Thieme

Die Buchinhalte auch digital nutzen

In drei einfachen Schritten online freischalten und kostenlosen Zugang über gängige Smartphones, Tablets und PCs erhalten:

1. QR-Code scannen oder die angegebene URL aufrufen

   thieme.com/eref-code

2. Mit einem bestehenden Thieme Account einloggen oder neu registrieren.

3. Zugangscode aus dem Buch eingeben – die digitale Version wird damit freigeschaltet.

Persönlicher Zugangscode:

EBPEd58wfWJ8X

Wichtig: Sobald der Zugangscode der Printausgabe eingelöst wurde, ist eine Rückgabe des Buches nicht mehr möglich.

Schnellzugriff zum Buch

Nach erfolgreicher Registrierung und Freischaltung ist das Buch ohne Umwege unter eref.thieme.de/9783132454484 oder über diesen QR-Code zu finden.

Wichtige Hinweise

Der persönliche Zugangscode wird gesperrt, sobald die erste Freischaltung des Buches erfolgt ist. Die Nutzung ist somit nur für Erstkäufer*innen bzw. Erstnutzer*innen (z. B. bei Bibliotheksexemplaren) möglich.

Die Weitergabe von Passwörtern ist nicht erlaubt. Der Verlag behält sich das Recht vor, bei Verstoß rechtliche Schritte einzuleiten.

Zugang zu den Online-Materialien erhalten Käufer*innen ausschließlich für den privaten Gebrauch. Eine gewerbliche bzw. institutionelle Nutzung ist nicht gestattet.

Taschenatlas Anästhesie

Norbert Roewer
Thorsten M. Smul
Christian Wunder
Mitbegründet von Holger Thiel

7., aktualisierte und erweiterte Auflage

475 Abbildungen

Georg Thieme Verlag
Stuttgart • New York

Bibliografische Information der Deutschen Nationalbibliothek
Die Deutsche Nationalbibliothek verzeichnet diese Publikation in der Deutschen Nationalbibliografie; detaillierte bibliografische Daten sind im Internet über http://dnb.d-nb.de abrufbar.

Georg Thieme Verlag KG
Oswald-Hesse-Straße 50, 70469 Stuttgart, Germany
www.thieme.com

Printed in Germany

1. Auflage 2001
2. Auflage 2004
3. Auflage 2008
4. Auflage 2010
5. Auflage 2013
6. Auflage 2017
1. französische Auflage 2003
2. französische Auflage 2009
3. französische Auflage 2017
1. spanische Auflage 2003
2. spanische Auflage 2011
1. russische Auflage 2009
2. russische Auflage 2020

Umschlaggestaltung: © Thieme
Umschlagfoto: PD Dr. med. Thorsten M. Smul
Zeichnungen: Prof. Jürgen Wirth, Dreieich;
Nora Wirth, Frankfurt
Redaktion: Anne-Kathrin Janetzky, Dresden
Satz: Druckhaus Götz GmbH, Ludwigsburg
Druck: AZ Druck und Datentechnik GmbH, Kempten

DOI 10.1055/b000000870

ISBN 978-3-13-245448-4 1 2 3 4 5 6

Auch erhältlich als E-Book:
eISBN (PDF) 978-3-13-245449-1
eISBN (epub) 978-3-13-245450-7

MIX
Papier | Fördert gute Waldnutzung
FSC® C008457

Wichtiger Hinweis: Wie jede Wissenschaft ist die Medizin ständigen Entwicklungen unterworfen. Forschung und klinische Erfahrung erweitern unsere Erkenntnisse, insbesondere was Behandlung und medikamentöse Therapie anbelangt. Soweit in diesem Werk eine Dosierung oder eine Applikation erwähnt wird, dürfen die Lesenden zwar darauf vertrauen, dass Autor*innen, Herausgeber*innen und Verlag große Sorgfalt darauf verwandt haben, dass diese Angabe dem Wissensstand bei Fertigstellung des Werkes entspricht.
Für Angaben über Dosierungsanweisungen und Applikationsformen kann vom Verlag jedoch keine Gewähr übernommen werden. Jede*r Benutzende ist angehalten, durch sorgfältige Prüfung der Beipackzettel der verwendeten Präparate und gegebenenfalls nach Konsultation eines/r Spezialist*in festzustellen, ob die dort gegebene Empfehlung für Dosierungen oder die Beachtung von Kontraindikationen gegenüber der Angabe in diesem Buch abweicht. Eine solche Prüfung ist besonders wichtig bei selten verwendeten Präparaten oder solchen, die neu auf den Markt gebracht worden sind. **Jede Dosierung oder Applikation erfolgt auf eigene Gefahr des Benutzenden.** Autor*innen und Verlag appellieren an alle Benutzenden, ihnen etwa auffallende Ungenauigkeiten dem Verlag mitzuteilen.
Marken, geschäftliche Bezeichnungen oder Handelsnamen werden nicht in jedem Fall besonders kenntlich gemacht. Aus dem Fehlen eines solchen Hinweises kann nicht geschlossen werden, dass es sich um einen freien Handelsnamen handelt.

Wo datenschutzrechtlich erforderlich, wurden die Namen und weitere Daten von Personen redaktionell verändert (Tarnnamen). Dies ist grundsätzlich der Fall bei Patient*innen, ihren Angehörigen und Freund*innen, z. T. auch bei weiteren Personen, die z. B. in die Behandlung von Patient*innen eingebunden sind.
Thieme Publikationen streben nach einer fachlich korrekten und unmissverständlichen Sprache. Dabei lehnt Thieme jeden Sprachgebrauch ab, der Menschen beleidigt oder diskriminiert, beispielsweise aufgrund einer Herkunft, Behinderung oder eines Geschlechts. Thieme wendet sich zudem gleichermaßen an Menschen jeder Geschlechtsidentität. Die Thieme Rechtschreibkonvention nennt Autor*innen mittlerweile konkrete Beispiele, wie sie alle Lesenden gleichberechtigt ansprechen können. Die Ansprache aller Menschen ist ausdrücklich auch dort intendiert, wo im Text (etwa aus Gründen der Leseleichtigkeit, des Text-Umfangs oder des situativen Stil-Empfindens) z. B. nur ein generisches Maskulinum verwendet wird.

„Wir sind wie Zwerge,
die auf den Schultern von Riesen sitzen,
sodass wir mehr sehen können als sie
und auch Dinge in größerer Entfernung –
nicht etwa, weil wir schärfer sähen als sie,
sondern weil wir von ihrer Größe
emporgehoben wurden.“

— Bernhard von Chartres,
überliefert von Johannes von Salisbury,
Metalogicon 3,4 (1159)

Liebe Leserin, lieber Leser,

wir, die Autoren, wollen nach wie vor in bewährter Weise vornehmlich Medizinstudenten sowie anästhesiologische und intensivmedizinische Berufsanfänger mit dieser siebten Auflage des Taschenatlas Anästhesie einen leicht verständlichen Einblick in das Fachgebiet Anästhesiologie geben. Der große Zuspruch der Leser zu den vorherigen Auflagen hat uns gezeigt, dass insbesondere auch das anästhesiologische und intensivmedizinische Fachpflegepersonal sowie interessierte Ärzte anderer Fachrichtungen zunehmend diesen Taschenatlas nutzen. Das hat die Autoren dazu bewogen, in der neuen Auflage auch diesen interessierten Leserkreis noch vertiefender anzusprechen.

Das Buch setzt – wie gewollt und wie gehabt – seinen Fokus auf die Darstellung und Erläuterung der komplexen Grundlagen der Anästhesie. Die anderen drei Säulen des Fachgebietes Anästhesiologie – Intensivmedizin, Notfallmedizin und Schmerztherapie – werden aufgrund der engen Verzahnung dieser Gebiete in bestimmten Themen zwar mit behandelt, aber nur insoweit, als es dem Schwerpunktthema Anästhesie dienlich ist. Die Einbeziehung sämtlicher Säulen des Faches hätte den Umfang des Taschenbuches gesprengt, und die Säule Anästhesie wäre dabei zu kurz gekommen. Zudem dürfte die Ausrichtung dieses Buches auf die Anästhesie auch für das ärztliche Personal und das Pflegepersonal auf Intensivstationen von großem fachlichem Nutzen sein, da das Teilgebiet Intensivmedizin bekanntlich ein umfangreiches Fachwissen in der Anästhesie voraussetzt.

Was ist nun der besondere Reiz dieser neuen Auflage für die Leser und Leserinnen? Die Wissensbasis in der Anästhesie wächst rasant, getrieben durch technologische Fortschritte (etwa Digitalisierung und künstliche Intelligenz), neue Pharmaka, interdisziplinäre Studien und evidenzbasierte Leitlinien. Um diesem rasanten Wissenszuwachs Rechnung zu tragen, wurde die Neuauflage des Buches umfassend überarbeitet, inhaltlich erweitert und damit auf den neuesten Stand gebracht. Das bewährte duale Prinzip der Text-Bild-Verknüpfung sowie die fundierte Vermittlung physiologischer und pathophysiologischer Zusammenhänge sind dabei selbstverständlich erhalten geblieben. Die Aktualisierungen umfassen unter anderem die neuesten Reanimationsleitlinien, ein leitliniengerechtes Atemwegsmanagement und moderne Strategien zur Narkoseeinleitung. In Themengebieten, in denen ein wissenschaftlicher Diskurs stattfindet oder noch anhält (z. B. Volumentherapie mit künstlichen kolloidalen Volumenersatzmitteln), folgen wir den aktuell gültigen Leitlinien unserer Fachgesellschaft mit einem pragmatischen Ansatz.

Wenn wir, die Autoren, Sie mit diesem Buch für die faszinierende, dynamische Welt der Anästhes(iolog)ie begeistern könnten und Sie mit einem sicheren Fundament auf Ihrem beruflichen Weg in schwierigen Zeiten begleiten dürften, hätten wir unser wichtigstes Ziel mehr als erreicht. Möge dieses Werk Ihnen nicht nur als verlässlicher Wegweiser im klinischen Alltag dienen, sondern auch Ihre Neugier wecken und vielleicht sogar die Leidenschaft für ein Fachgebiet entfachen, das – wie kaum ein anderes – wissenschaftliches Denken, Präzision im Handeln und menschliche Fürsorge miteinander vereint! Wir wünschen Ihnen für Ihre Ausbildung und Ihre spätere Tätigkeit von Herzen viel Erfolg und tiefe Erfüllung.

Besonders danken möchten wir Holger Thiel für seinen engagierten Einsatz bei der Mitverfassung der ersten 6 Ausgaben dieses Werkes.

Viel Freude beim Lesen wünschen nun

Norbert Roewer
Thorsten Smul
Christian Wunder

Das wirklich Spannende an der Anästhesie ist die enge Verzahnung von Theorie und Praxis mit Bezug zu vielen klinischen und vorklinischen Fächern. Die theoretischen Grundlagen umfassen dabei neben der Kunde der Anästhesie die Physiologie und Pathophysiologie, die Pharmakologie, die Nosologie und die anästhesiespezifischen Besonderheiten der einzelnen operativen Fachgebiete.

Die Anästhesie hat sich von ihren Anfängen, der „bloßen Narkose", mittlerweile zu einem herausragenden Faktor in der „perioperativen Medizin" entwickelt und hat wesentlichen Anteil an der Durchführbarkeit und dem Erfolg invasiver medizinischer Eingriffe. Das bedingt für den klinisch tätigen Anästhesisten während seiner Ausbildung neben dem Erwerb diverser praktisch-manueller Fähigkeiten die Aneignung profunder Detailkenntnisse in den oben erwähnten Teilgebieten. Hier setzt nun der vorliegende Taschenatlas an. Er ordnet und selektiert die inzwischen überbordende stoffliche Fülle des Fachgebiets Anästhesie und bereitet sie so auf, dass der theoretische Einstieg für den Anfänger erleichtert, ja erst ermöglicht wird.

In diesem Buch werden nicht nur die komplexen Grundlagen der Anästhesie Schritt für Schritt herausgearbeitet und anschaulich dargestellt, mehr noch wurde größter Wert auf eine eingehende, differenzierte Beleuchtung der für rationales Handeln wesentlichen Hintergründe gelegt – mit dem Ziel, so eine möglichst verständliche Präsentation der entsprechenden Wissensinhalte zu erreichen. Deshalb findet sich auch hier das bewährte Thieme-Prinzip der „dualen Didaktik" wieder, das sich wie ein roter Faden durch die gesamte Reihe der Taschenatlanten zieht. Gemeint ist die enge Verknüpfung von „Wort und Bild" auf jeweils einer Doppelseite. An dieser Stelle gebührt unser ganz besonderer Dank Jürgen Wirth für die grafische Gestaltung und mehr noch für die kreativ-konstruktive Illustration zuweilen doch recht abstrakter Inhalte. Gleichwohl kaum minder richten wir das Dankeswort an Susanne Schimmer als der Projektplanerin vom Georg Thieme Verlag für die produktiven, fast schon „mäeutischen" Diskussionsstunden, die uns auch der Antwort auf die klassische philosophische Streitfrage näherbrachten, ob denn nun am Anfang das Wort oder das Bild war ... Mag hier die Antwort strittig sein – unstrittig war die Beibehaltung der alten Rechtschreibregelung.

Der Taschenatlas der Anästhesie richtet sich in erster Linie an Studenten und AIPs bzw. Berufsanfänger, daneben aber auch an das anästhesiologische Fachpflegepersonal sowie interessierte Ärzte anderer Fachrichtungen. Er soll diesen Leserkreisen die grundlegenden Zusammenhänge erschließen, die das Fundament eines ganzheitlichen Verständnisses der Anästhesie bilden.

Würzburg im August 2004
Norbert Roewer
Holger Thiel

Inhaltsverzeichnis

Prof. Dr. med. Dr. h. c. Norbert **Roewer**
Universitätsklinikum Würzburg
Klinik und Poliklinik für Anästhesiologie, Intensivmedizin, Notfallmedizin und Schmerztherapie
Oberdürrbacherstraße 6
97080 Würzburg

PD Dr. med. Thorsten M. **Smul**
Klinikum Passau
Klinikum des Universitären Medizincampus Niederbayern
Klinik für Anästhesiologie und Operative Intensivmedizin
Innstraße 76
94032 Passau

Prof. Dr. med. Christian **Wunder**
https://orcid.org/0000-0002-6768-8300
Robert Bosch Krankenhaus
Abteilung für Anästhesie und operative Intensivmedizin
Auerbachstraße 110
70376 Stuttgart

Anästhesie

Der Begriff „Anästhesie“ leitet sich vom griechischen „αναισθησια“ ab, was so viel bedeutet wie „Unempfindlichkeit eines Organismus“ oder „Empfindungslähmung“. Man versteht darunter die Aufhebung *sämtlicher* peripherer Sinnesqualitäten wie Berührungs-, Tast-, Temperatur- und Schmerzempfinden. Der Teil- oder Unterbegriff „Analgesie“ bezeichnet dagegen lediglich die Schmerzlosigkeit.

Im Zentrum der anästhesiologischen Tätigkeit steht, allgemein gesagt, die **Ermöglichung schmerzloser Eingriffe in die Körperintegrität.** Hierbei handelt es sowohl um die klassischen, d. h. offenen Operationen als auch um die sog. minimal invasiven (videoassistierten) Eingriffe, daneben um invasive diagnostische Maßnahmen und zunehmend um interventionelle Eingriffe, also solche, die mithilfe bildgebender (radiologischer) Verfahren durchgeführt werden. Das anästhesiologische Hauptziel bei derartigen Eingriffen, die Schmerzfreiheit, kann grundsätzlich auf zweierlei Art erreicht werden (► Abb. 1.1):

- mit der klassischen Narkose oder
- mit einer Regionalanästhesie.

Synonym für „Narkose“ steht semantisch die Allgemeinanästhesie. Sie unterscheidet sich von den regionalanästhesiologischen Methoden unter anderem durch die Ausschaltung des Bewusstseins.

Eine **Allgemeinanästhesie** umfasst die Anästhesie des *gesamten* Körpers. Sie geht immer mit der Aufhebung, zumindest aber mit einer deutlichen Einschränkung des Bewusstseins einher. Der hierfür umgangssprachlich benutzte Begriff „Vollnarkose“ ist ein Pleonasmus und sollte deshalb in der Fachsprache nicht angewendet werden. Für eine Allgemeinanästhesie können

- inhalative, d. h. über die Lungen zugeführte Gase oder
- intravenöse, d. h. in Wasser gelöste Stoffe

eingesetzt werden. Sie alle haben ihre Hauptwirkorte im zentralen Nervensystem (ZNS: Gehirn und Rückenmark). Begrifflich werden die

- Inhalations-,
- intravenöse und
- balancierte Anästhesie

voneinander unterschieden, wobei unter einer balancierten Anästhesie der kombinierte Einsatz von Inhalations- und intravenösen Anästhetika verstanden wird. Da eine Allgemeinanästhesie stets zu einer Beeinträchtigung oder Ausschaltung der Atemtätigkeit führt, werden hierbei künstliche Atemwegshilfen und außerdem maschinelle Systeme benötigt, die die Atmung unterstützen oder ersetzen.

Bei einer **Regional- oder Lokalanästhesie** kann die Anästhesie auf bestimmte Körperareale begrenzt werden („topische Anästhesie“). Man unterscheidet folgende Formen:

- rückenmarknahe Regionalanästhesien (= zentrale Nervenblockaden: Spinalanästhesie, Epi- oder Periduralanästhesie, Kaudal- oder Sakralanästhesie)
- periphere Nervenblockaden (z. B. Anästhesie des Plexus brachialis, Anästhesie einzelner Nerven)
- Infiltrationsanästhesie (z. B. sub- oder intrakutan)
- Oberflächenanästhesie (z. B. epikutane Anästhesie, Schleimhautanästhesie)

Bei all diesen Verfahren werden spezielle Wirkstoffe, die sog. *Lokalanästhetika*, nicht systemisch (z. B. inhalativ oder intravenös) appliziert, sondern – abgesehen von der Oberflächenanästhesie – in die unmittelbare Nähe von nervalen Strukturen injiziert, um dort die Erregungsentstehung und -fortleitung selektiv auszuschalten. Bewusstsein und Spontanatmung bleiben so erhalten. Rückenmarknahe Regionalanästhesien und Plexus-brachialis-Anästhesien liegen – wie die Allgemeinanästhesie – ausschließlich in der Hand des Anästhesisten.

Kombinationsanästhesie

Unter gewissen Umständen oder bei bestimmten Eingriffen können Allgemein- und Regionalanästhesieverfahren auch vorteilhaft miteinander kombiniert werden („Kombinationsanästhesie“) (► Abb. 1.2). Ein solches Vorgehen empfiehlt sich besonders dann, wenn Regionalanästhesiekatheter als Bestandteil eines gesamtheitlichen perioperativen Anästhesiekonzepts postoperativ zur selektiven Analgesie genutzt werden sollen. Die Kombinationsanästhesie muss semantisch von der *Kombinationsnarkose* abgegrenzt werden. Unter letzterer versteht man die gemeinsame Verwendung zentral wirksamer Pharmaka, z. B.

- i. v. Hypnotikum zur Narkoseeinleitung und Inhalationsanästhetikum zur Aufrechterhaltung
- i. v. Hypnotikum zur Bewusstseinsausschaltung, Opioid zur Analgesie und Relaxans zur Muskelerschlaffung

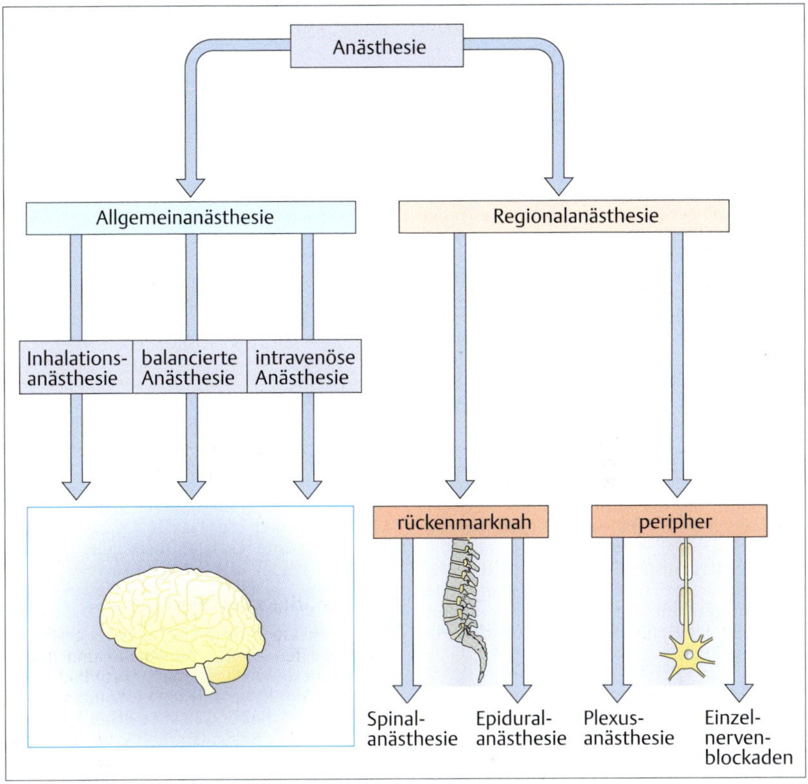

Abb. 1.1 Anästhesieverfahren.

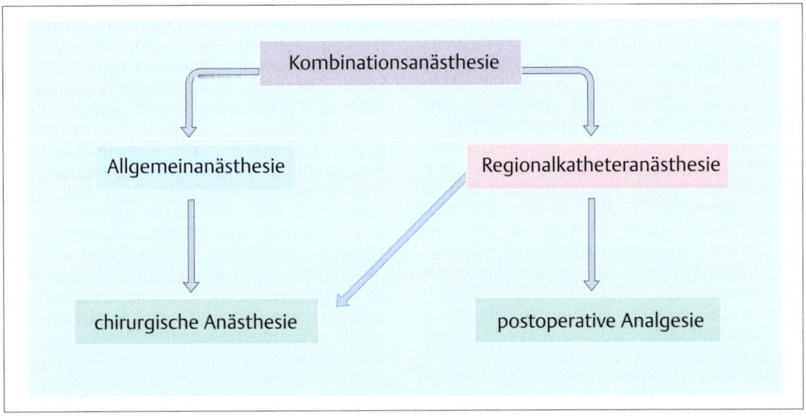

Abb. 1.2 Kombinationsanästhesie.

Unter **„Narkose“** (Syn.: Allgemeinanästhesie) versteht man eine zur Durchführung operativer, diagnostischer oder interventioneller Eingriffe pharmakologisch induzierte, reversible Verminderung der Aktivität des ZNS. Im Vordergrund steht dabei die *komplette* Aufhebung der Sinneswahrnehmung.

Komponenten der Narkose

Der Zustand der Narkose ist geprägt durch den Verlust des Bewusstseins *(Hypnose)* und der Schmerzwahrnehmung *(Analgesie)*. Für die Dauer der Hypnose und in der Regel noch für einige Zeit danach ist die Wahrnehmung blockiert, sodass die Erinnerung fehlt *(anterograde Amnesie)*. Meist geht aber auch die Erinnerung an Sinneseindrücke verloren, die in die Phase unmittelbar vor Eintritt der Hypnose fallen *(retrograde Amnesie)*. Mit der Analgesie verschwinden nicht nur die willkürlichen, sondern auch die unwillkürlichen Schmerzreaktionen (Reflexe). Durch die Unterdrückung der Reflexaktivität werden Abwehrbewegungen verhindert, der Skelettmuskeltonus wird vermindert, das vegetative Nervensystem gedämpft (vorrangig Sympathikushemmung). In tieferen Narkosestadien kommt es dann zu einer wirklichen Erschlaffung (*Relaxation*) der Skelettmuskulatur, in diesem Fall hervorgerufen durch eine Hemmung der motorischen Aktivität auf Rückenmarkebene (▸ Abb. 1.3).

Dämpfung zerebraler Funktionen

Die Narkose ist das Ergebnis einer *generalisierten* Dämpfung der Aktivität des ZNS. Sie kann durch Pharmaka unterschiedlichster chemischer Struktur und Herkunft erzeugt werden (▸ Abb. 1.4). Die Vorstufen sind die **Sedierung**, ein Zustand psychomotorischer Indifferenz, in dem Schlaf ermöglicht wird, der Patient aber ansprechbar oder weckbar bleibt, und die **Hypnose**, ein Zustand erzwungenen Schlafs, während dessen der Patient nicht mehr durch äußere Reize geweckt werden kann (▸ Abb. 1.5). Beiden Zuständen *fehlt* im Unterschied zur Narkose die *somatische Komponente der Analgesie*. Durch eine Sedierung wird der psychische, angstbezogene Schmerzanteil ausgeschaltet („der Schmerz tut nicht mehr so weh“), durch eine Hypnose geht auch das an das Bewusstsein gekoppelte Schmerzempfinden verloren. Schmerzinduzierte Abwehrbewegungen und Kreislaufreaktionen können aber in beiden Fällen weiterhin auftreten. Sedierung oder Hypnose lässt sich sowohl durch spezifisch wirkende Substanzen herbeiführen als auch durch Narkotika im engeren Sinn. Narkotika wirken nämlich *dosisabhängig* und erzeugen zunächst Sedierung, dann Hypnose und schließlich Narkose, wobei die Übergänge fließend sind. Umgekehrt gilt dies allerdings nicht, d. h., *reine* Sedativa oder Hypnotika haben keine narkotische Wirkung. Die Fähigkeit gewisser Stoffe, eine Narkose auszulösen, ist also in erster Linie eine Substanzeigenschaft.

Klinische Bedeutung

Die erforderliche Intensität einer Narkose hängt vom Ausmaß der (chirurgischen) Stimulation des „Schmerzapparates“ (nozizeptives System) ab. Da sich während einer Operation unterschiedlich schmerzhafte Phasen miteinander abwechseln, muss eine Narkose vom Anästhesisten *dynamisch* gesteuert werden.

Rückblick

Bis weit ins 20. Jahrhundert konnten Narkosen jeweils nur mit *einer* Substanz durchgeführt werden. Für diese „Mononarkosen“ (▸ Abb. 1.6) standen ausschließlich Inhalationsanästhetika zur Verfügung: anfangs „Äther“ (Diethylether), Chloroform und Lachgas. Da Chloroform aber zu toxisch und Lachgas nicht potent genug war, wurden sie rasch durch Äther verdrängt, der dann lange Zeit das Narkosemittel schlechthin blieb. Die erste öffentlich demonstrierte (und auch publizierte) Narkose war eine Äthernarkose, am 16. Oktober 1946 von W.T.G. Morton in Boston vorgenommen. Äther war alles andere als frei von Nebenwirkungen. Neben der Tatsache, dass er zusammen mit Luft ein explosibles Gasgemisch bildet, ist die Einschlaf- und Aufwachphase mit einer ausgeprägten, lang dauernden Exzitation belastet. Äther reizt stark die Schleimhäute (→ Hustenanfälle, vermehrte Schleimsekretion) und ist ausgesprochen emetogen (→ Übelkeit und Erbrechen). Zudem sind – typisch für eine Mononarkose – z. T. sehr hohe Dosen zum Unterdrücken der Abwehrreflexe und zum Erreichen einer adäquaten Muskelrelaxation nötig (→ Atem- und Kreislaufstörungen).

Aus heutiger Sicht unvorstellbar, aber zu Beginn des 20. Jahrhunderts gängige Praxis war die Durchführung großer Oberbaucheingriffe, z. B. der Billroth-Operationen, in Äthertropfnarkose am nicht intubierten, spontan atmenden Patienten. Auf einem Drahtgestell, das Mund und Nase überspannte, befand sich eine Gaze, auf die Äther geträufelt wurde (Kap. 7.2). Er verdunstete und der Patient atmete ätherangereicherte Raumluft ein. Die Narkosetiefe wurde ausschließlich anhand klinischer Zeichen bestimmt (Kap. 1.3), den EKG-Monitor gab es noch nicht, eine Blutdruckmessung war noch nicht üblich. Schnell wird einem klar, dass nur kardiopulmonal Gesunde in gutem

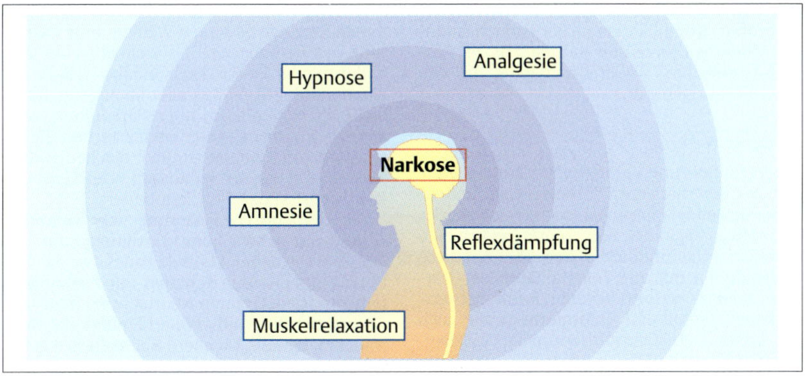

Abb. 1.3 Komponenten der Narkose.

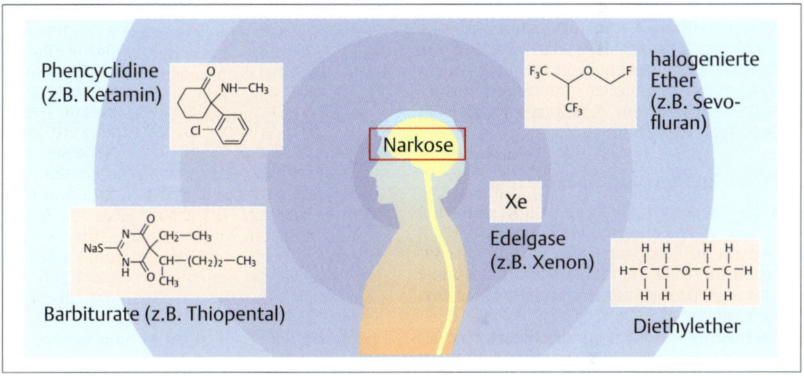

Abb. 1.4 Narkotika zur Dämpfung zerebraler Funktionen.

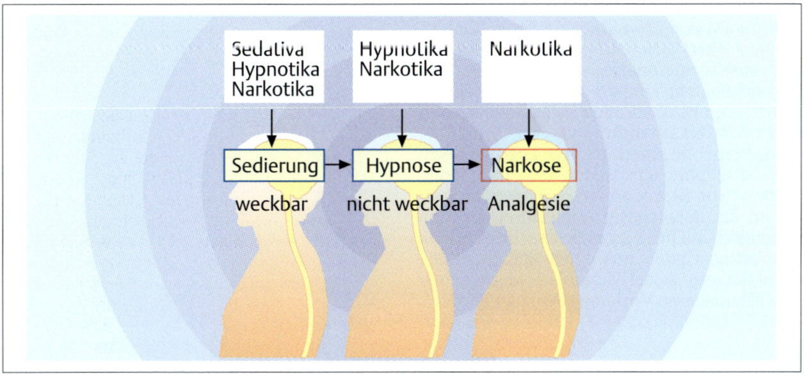

Abb. 1.5 Dämpfung des Bewusstseins.

Allgemeinzustand größere Operationen in Narkose ohne Komplikationen überstehen konnten. Höheres Lebensalter galt damals als Ausschlusskriterium, wobei das bereits für den etwa 50-Jährigen galt.

Moderne Narkose

Zur Verminderung von Nebenwirkungen werden bei der modernen Narkose verschiedenartig wirkende Pharmaka wie Sedativa oder Hypnotika, Opioide und Muskelrelaxanzien miteinander kombiniert (▶ Abb. 1.6). Auf diese Weise lassen sich die Teilqualitäten der Narkose selektiv verwirklichen („Kombinationsnarkose"). Äther und Chloroform sowie auch das Lachgas (Distickstoff[mon]oxid, Stickoxydul, N_2O), welches auch analgetisch wirksam war, sind durch neuere dampfförmige (= volatile) Substanzen, wie z. B. Isofluran oder Sevofluran, ersetzt worden. Diese sind deutlich besser verträglich und zudem nicht explosibel. Volatile Anästhetika zeichnen sich durch gute hypnotische Eigenschaften aus, während die analgetische Komponente um einiges geringer ausfällt. Sie werden daher in der Regel zusammen mit intravenösen Substanzen verabreicht („balancierte Anästhesie").

ZNS-Wirkungen von Anästhetika

Das Edelgas **Xenon** ist in einer Konzentration von ca. 70 % anästhetisch wirksam, es erzeugt Hypnose und Analgesie. Dem Vorteil der chemischen Inertheit stehen jedoch als Nachteile die geringe Verfügbarkeit und die hohen Kosten gegenüber.

Barbiturate werden in der Regel nur als Hypnotika eingesetzt, weil höhere, narkotisch wirksame Dosen eine zu starke Kreislaufdepression hervorrufen. In subanästhetischer Dosierung können sie die Schmerzempfindung sogar verstärken („Hyperalgesie").

Propofol und **Etomidat** sind keine Narkotika. Sie wirken sedierend und in höherer Dosis hypnotisch; eine Analgesie im Sinne einer Unterdrückung der willkürlichen und unwillkürlichen Schmerzreaktionen gelingt jedoch mit diesen Substanzen nicht.

Während die meisten oral angewendeten **Benzodiazepine** nur anxiolytisch und sedierend wirken, ist mit Midazolam oder Flunitrazepam bei intravenöser Applikation auch ein hypnotischer Effekt zu erzielen. Diese beiden Substanzen eignen sich daher zur Einleitung einer Narkose, wobei Midazolam wegen seiner deutlich kürzeren Wirkung bevorzugt wird.

Ketamin und S-Ketamin haben eine Sonderstellung. Sie bewirken weniger eine Dämpfung des Bewusstseins als vielmehr eine Veränderung der Bewusstseinsinhalte (z. B. Halluzinationen) und gelten daher im engeren Sinne nicht als Hypnotikum oder Narkotikum. Man kann sich aber die guten analgetischen Eigenschaften von Ketamin zunutze machen, indem man es mit einem Sedativum oder Hypnotikum, meist Midazolam, kombiniert.

Die hypnotische Wirkung von **Opioiden** kommt nur in sehr hoher Dosierung zum Tragen und ist daher klinisch kaum von Bedeutung. Früher wurde Fentanyl mit hochdosiertem Droperidol, einem Neuroleptikum aus der Gruppe der Butyrophenone, kombiniert („Neuroleptanalgesie"). Da allerdings auch so das Bewusstsein nicht sicher auszuschalten war und nicht selten Nebenwirkungen, vor allem Bewegungsstörungen, auftraten, wird dieses Verfahren schon lange nicht mehr angewendet. Statt mit Droperidol oder anderen Neuroleptika werden Opioide heute gemeinsam mit intravenösen Hypnotika („total intravenöse Anästhesie") oder Inhalationsanästhetika („balancierte Anästhesie") eingesetzt, wodurch das Bewusstsein verlässlich unterdrückt wird (▶ Abb. 1.7).

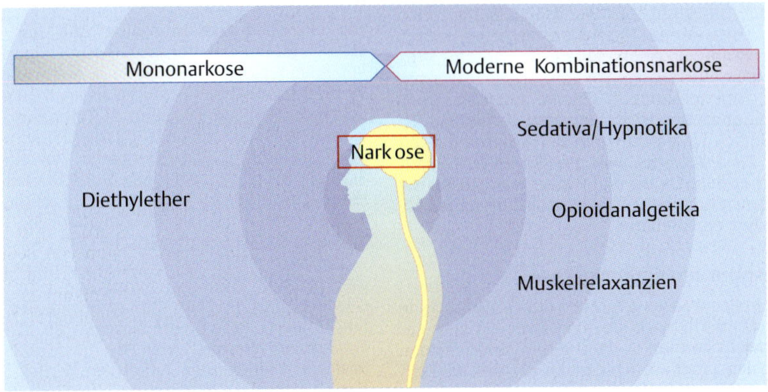

Abb. 1.6 Klinische Bedeutung der Narkose.

	narkotisch	hypnotisch	sedierend	amnestisch	analgetisch
Volatile (dampfförmige) Anästhetika Diethylether, Isofluran, Sevofluran	+	+	+	+	+
Gasförmige Anästhetika Xenon	+	+	+	+	+
Barbiturate Thiopental, Methohexital	(+)	+	+	+	(+)
Propofol		+	+	+	
Etomidat		+	+	+	
Benzodiazepine Diazepam Midazolam, Flunitrazepam		 (+) +	 + +	 (+) +	
Ketamin	(+)	(+)	(+)	(+)	+
Opioide Fentanyl, Sufentanil, Alfentanil, Remifentanil		(+)	(+)		+

Abb. 1.7 ZNS-Wirkungen von Anästhetika.

Narkotika wirken nicht isoliert auf das ZNS, sondern beeinflussen grundsätzlich alle Zellen des Organismus. Hirnzellen reagieren jedoch am empfindlichsten, sodass narkotische Wirkungen in der Regel vor relevanten Störungen der Funktion anderer Organe auftreten. Doch auch unter den Hirnzellen bzw. Zellverbänden bestehen Unterschiede in der Empfindlichkeit auf Narkosemittel, was im Folgenden detailliert erläutert wird und was es ermöglicht, die Entwicklung einer Narkose in verschiedene Stadien einzuteilen.

Ausbreitung einer Narkose

Als erstes werden die Zellen der Großhirnrinde (zerebraler [Neo-]Kortex) in ihrer Aktivität gehemmt (Stadium I), dann die in subkortikalen Arealen (Stadium II), danach die des Rückenmarks (Stadium III) und zuletzt die der vegetativen Steuerzentren im Hirnstamm (Stadium IV) (▶ Abb. 1.8). So ist gewährleistet, dass die lebenswichtigen Mechanismen der Atem- und Kreislaufregulation auch in tiefer Narkose erhalten bleiben. Es lässt sich als Regel erkennen, dass die entwicklungsgeschichtlich jüngsten, endständigen neuronalen Strukturen (Großhirn [Telenzephalon] mit Neokortex) am empfindlichsten auf Narkotika reagieren, während sich die älteren und ältesten, tiefer gelegenen Zellformationen deutlich resistenter verhalten (z. B. Zwischenhirn [Dienzephalon], Mittelhirn [Mesenzephalon], Hinterhirn [Metenzephalon]; verlängertes Rückenmark [Myelenzephalon oder Medulla oblongata]).

Die unterschiedliche Narkotikaempfindlichkeit der einzelnen Hirnanteile korrespondiert auch mit der ebenfalls unterschiedlichen Stoffwechselrate. So ist der als Gradmesser der metabolischen Aktivität fungierende Sauerstoffverbrauch in den (neo-)kortikalen Zellen am höchsten und in den pontinomedullären Zellen (Hirnstamm) am geringsten. Dies lässt den Rückschluss zu, dass Narkotika ihre zellulären Wirkungen am besten in den Geweben mit dem höchsten Energiebedarf entfalten können. Aus der Reihenfolge der von *kortikal nach medullär* fortschreitenden Ausschaltung zentralnervöser Strukturen lässt sich eine Narkose in Stadien einteilen, und jedes Stadium lässt sich grob dem Ausfall bestimmter Regionen des ZNS zuordnen (→ „Topografie der Narkosewirkungen").

Monoinhalationsanästhesie

Die einzelnen Narkosestadien sind nur bei einer Monoinhalationsanästhesie deutlich voneinander zu unterscheiden (▶ Abb. 1.9). Sie werden sowohl beim Anfluten als auch (in umgekehrter Reihenfolge) beim Abfluten des Anästhetikums durchlaufen (Narkoseeinleitung und -ausleitung). Die Übergänge von einem Stadium ins nächste sind eigentlich fließend – die im Folgenden vorgenommene Einteilung in *diskrete* Stufen hat klinisch-pragmatische und an dieser Stelle auch didaktische Gründe.

Die exakte Differenzierung der Narkosestadien anhand klinischer Symptome geht auf *Guedel* zurück. Das von ihm zu Beginn des 20. Jahrhunderts entwickelte Schema gilt streng genommen allerdings nur für die Mononarkose mit Diethylether. Außerdem berücksichtigt es nicht die Einflüsse der Narkose auf die Herz-Kreislauf-Funktion. Zum damaligen Zeitpunkt war nämlich die EKG- und Blutdrucküberwachung wegen fehlender technischer Voraussetzungen klinisch noch nicht etabliert oder wurde in ihrer Bedeutung noch nicht richtig eingeschätzt. So standen zur Beurteilung der Narkosetiefe die klinisch gut zu beobachtenden Veränderungen der Spontanatmung ganz im Vordergrund, nicht zuletzt auch deshalb, weil die Spontanatmung bis in tiefe Narkosestadien zumindest in abgeschwächter Form, zuletzt als reine Zwerchfellatmung, aufrechterhalten bleibt (s. u.). Daneben wurden die typischen Auswirkungen der Narkose auf die Augenmotorik und die Pupillenweite sowie der allmähliche Ausfall bestimmter Hirnnervenreflexe als Kriterien für die Narkosetiefe herangezogen. Noch bis zur Mitte des 20. Jahrhunderts war es in Deutschland alltägliche Praxis, große Oberbaucheingriffe wie die Billroth-Operationen in tiefer Äthermononarkose am nicht intubierten, spontan atmenden Patienten auszuführen (Kap. 1.2).

Bei den modernen Allgemeinanästhesien mit Einleitung durch intravenöse Substanzen werden die einzelnen Stadien der Narkose zwar prinzipiell genauso durchlaufen; dies geht in der Regel jedoch zu rasch, als dass es klinisch gleichermaßen beobachtet werden könnte.

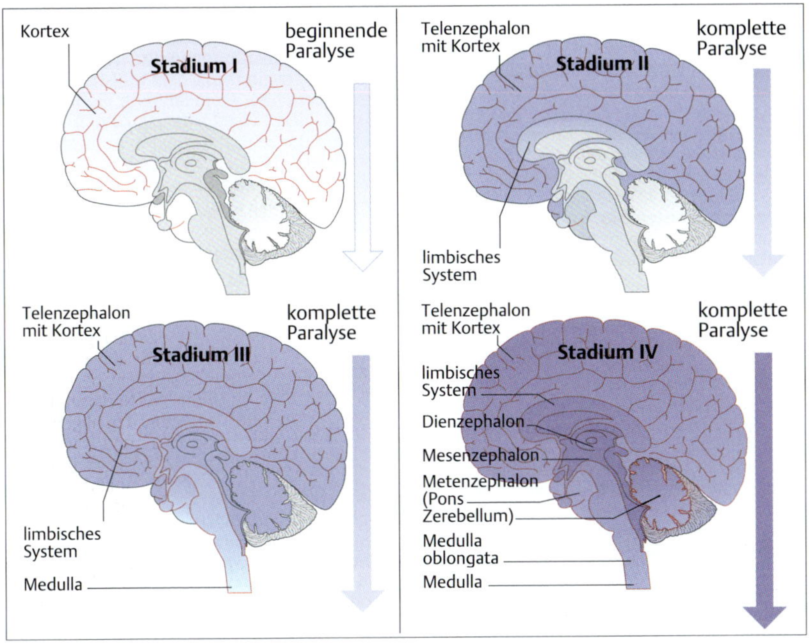

Abb. 1.8 Ausbreitung einer Narkose.

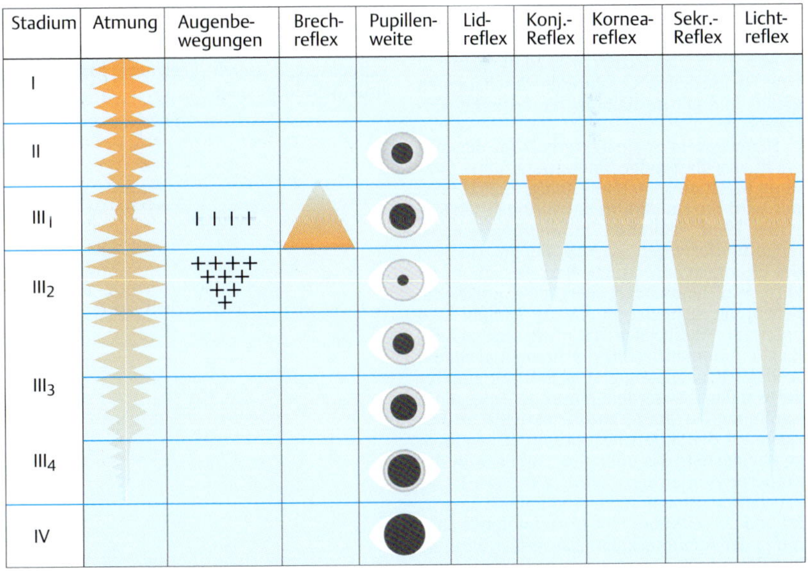

Abb. 1.9 Monoinhalationsanästhesie. Zeichen der Narkosetiefe nach Guedel.

Klinische Narkosestadien und korrespondierende Hirnfunktion

Im **Stadium I** wird nur die kortikale Schmerzwahrnehmung herabgesetzt, genauer gesagt geht der angstbesetzte Schmerzcharakter verloren *(„Anxiolyse")* und die Fähigkeit zur Identifizierung von Schmerzen (das Erkennen des Schmerzes als Schmerz) verschlechtert sich. Die irreführende Bezeichnung als Stadium der Analgesie hat historische Gründe und geht auf die ersten Zahnextraktionen unter Lachgasinhalation im 19. Jahrhundert zurück. Der eigentliche, d. h. der somatische Schmerz bleibt erhalten und dementsprechend laufen auch die subkortikal verschalteten Schmerzantworten des Organismus, die Schmerzreaktionen und -reflexe, unbewusst weiter ab. Mit dem Eintritt der Bewusstlosigkeit folgt der Übergang ins zweite Stadium, erkennbar daran, dass der Patient nicht mehr auf Ansprache reagiert und beim Berühren der Augenwimpern kein Lidreflex mehr auslösbar ist.

Kortikale und subkortikale neuronale Netze sind so miteinander verbunden, dass wechselseitig *aktivierende* und *hemmende* Impulse gleichzeitig verarbeitet und integriert werden müssen. Im Wachzustand dominiert der hemmende Einfluss des Kortex auf tiefer gelegene Hirnschichten. Dieser Einfluss entfällt im **Exzitationsstadium (Stadium II)**. Mit der Ausschaltung der kortikalen Aktivität können nun die aktivierenden Impulse aus dem Subkortex ungefiltert auf die somatischen und vegetativen Hirnzentren Einfluss nehmen, was sich in typischen klinischen Symptomen äußert (▸ Abb. 1.10). Das Exzitationsstadium geht mit einer potenziellen Gefährdung des Patienten einher und gilt deshalb als die kritische Narkosephase.

Herausragendes Charakteristikum des sich daran anschließenden **Toleranzstadiums (Stadium III)** ist die *somatische Analgesie*. Erst hiermit wird die Durchführung chirurgischer Eingriffe ohne störende Abwehrbewegungen möglich. Deswegen ist das Toleranzstadium das eigentlich angestrebte Narkosestadium. Es wird, was heutzutage aber keine praktische Bedeutung mehr hat, in ein sog. *Planum 1 – 4* unterteilt. Maßgeblich dafür ist eine zunehmende Automatisierung der Atemtätigkeit, die schließlich unabhängig vom Einfluss äußerer Reize abläuft. Außerdem nimmt als Folge einer Hemmung der Vorderhornzellaktivität im Rückenmark der Skelettmuskeltonus ab, wodurch zwar einerseits das operative Vorgehen in der Körpertiefe erleichtert wird (z. B. Verlust der Bauchdeckenspannung für abdominale Eingriffe), andererseits aber eine fortschreitende Lähmung der Atemmuskulatur ausgelöst wird. So besteht im Planum 3 nur noch eine reine Zwerchfellatmung, die Atemhilfsmuskulatur aber ist bereits vollständig erschlafft.

Das **Intoxikationsstadium (Stadium IV)** schließlich beginnt mit dem Stillstand der Atmung (*periphere* Atemlähmung als Folge des Ausfalls der Zwerchfellmuskulatur). Zusammen mit der zentral bedingten Aufhebung des Gefäßtonus (Vasoparalyse oder Vasoplegie) mündet dies in einen hypoxisch-ischämischen Zusammenbruch auch der Herztätigkeit.

Unterschiede zwischen physiologischem Schlaf und Narkose

Der Zustand des physiologischen Schlafs unterscheidet sich ganz erheblich von dem der Narkose (▸ Abb. 1.11). Entscheidend ist, dass in Narkose die elektrische Aktivität des Gehirns fast völlig zum Erliegen kommt, während im Schlaf lediglich der kortikale Anteil gedrosselt wird. Der Funktionsstoffwechsel der Hirnzellen ist in tiefer Narkose aufgehoben und es bleibt nur noch der zum Überleben unbedingt nötige Strukturstoffwechsel übrig. Das hat – ähnlich wie beim tiefen Koma – zur Folge, dass keine äußeren Sinneseindrücke mehr wahrgenommen oder verarbeitet werden können; potenzielle Weckreize verlieren also ihre Wirksamkeit. Der Verlust des Skelettmuskeltonus führt im Falle der Mundbodenmuskulatur dazu, dass die Zunge in Rückenlage nach hinten fällt und die oberen Atemwege verlegt (→ Erstickungsgefahr). Dies und der Ausfall der Schutzreflexe lassen die Narkose zu einem potenziell lebensbedrohlichen Zustand werden, was eine Sicherung und Überwachung der Vitalfunktionen durch geeignete Maßnahmen unentbehrlich macht.

Stadium	Bezeichnung	Hirnfunktion	Klinik
I	„Analgesie“	beginnende kortikale Lähmung	Bewusstsein erhalten, aber gedämpft (= Somnolenz); Amnesie; Ausschaltung nur der psychovegetativen Schmerzkomponente, keine somatische Analgesie
II	Exzitation	kortikale Lähmung, subkortikale Enthemmung	Bewusstlosigkeit Reflexsteigerung, Erregung
III	Toleranz	kortikale und subkortikale Lähmung	somatische Analgesie Reflexdämpfung → Ermöglichung chirurgischer Eingriffe
III_1			→ oberflächliche Eingriffe
III_2		beginnende Lähmung des Rückenmarks	beginnende Muskelrelaxation → oberflächliche und tiefere Eingriffe
III_3		Lähmung des Rückenmarks	komplette Muskelrelaxation → fast alle Eingriffe im Bauchraum ausgeschalteter Hustenreflex → endotracheale Intubation
III_4		beginnende Lähmung des Hirnstamms	→ alle Eingriffe im Bauchraum
IV	Intoxikation	Lähmung des Hirnstamms	Ausfall der Atem- und Kreislaufregulation

Klinische Symptome des Exzitationsstadiums

- Tachykardie, Arrhythmie
- Blutdruckanstieg
- unregelmäßige Atmung, Tachypnoe
- Schwitzen
- Übelkeit/Erbrechen
- evtl. Harn- und Stuhlentleerung
- vermehrter Speichelfluss (Hypersalivation)
- Pupillenerweiterung
- Nystagmus
- Bulbidivergenz
- Zunahme des Skelettmuskeltonus, Hypermotilität, Kloni, Kieferklemme

Abb. 1.10 Klinische Narkosestadien und korrespondierende Hirnfunktion.

	Schlaf	Narkose
Hirnelektrische Aktivität (EEG)	auch im Tiefschlaf	Burst-suppression-EEG/Nulllinie
Hirnstoffwechsel und O_2-Verbrauch		
kortikal	deutlich vermindert	maximal unterdrückt
global	unverändert bis leicht vermindert	in tiefer Narkose maximal unterdrückt
Schutzreflexe	unverändert	aufgehoben
Muskeltonus	unverändert (außer in den REM-Phasen)	aufgehoben
Verarbeitung von Sinneseindrücken	ja	nein
Aufwachen durch äußere Reize	ja	nein
Aspirationsgefahr	nein	ja
Erstickungsgefahr in Rückenlage	nein	ja

Abb. 1.11 Unterschiede zwischen physiologischem Schlaf und Narkose.

Die Hauptbestandteile einer Narkose,
- Hypnose,
- Analgesie und
- Muskelrelaxation,

sind das Ergebnis eines pharmakologischen Eingriffs in unterschiedliche Regionen und Strukturen des zentralen Nervensystems.

Hypnose

Neurophysiologisch ist nach wie vor nicht genau geklärt, auf welche Weise in neuronalen Netzen Bewusstsein im Sinne von Wachheit (= Wachbewusstsein [nicht zu verwechseln mit dem Ich-Bewusstsein]) entsteht. Gesicherte Erkenntnis ist allerdings, dass das **Wachbewusstsein** kein Zustand per se ist, der sich einem einzelnen, klar abzugrenzenden Hirnanteil zuordnen ließe, sondern in überaus komplexer Weise von der kontinuierlichen Aktivierung des assoziativen Kortex durch subkortikale Afferenzen abhängt. Darüber hinaus können kortikale Neuronenfelder über rückgekoppelte Verbindungen mit subkortikalen Zellverbänden ihren eigenen Aktivitätszustand aber auch selbst beeinflussen. Das Wachbewusstsein entwickelt sich also aus speziellen Interaktionen verschiedener Zentren im Gehirn und könnte als das Resultat eines dynamischen Gleichgewichts zwischen kortikalem Input und Output aufgefasst werden.

Schlaf entsteht, mechanistisch betrachtet, durch direkte oder indirekte Ausschaltung des Neokortex. Hierbei können zwei Arten des Schlafs unterschieden werden:
- der physiologische Schlaf (z. B. „Nachtschlaf") und
- der artifizielle, d. h. pharmakologisch induzierte Schlaf („Hypnose")

Die **indirekte** schlaferzeugende Wirkung kommt durch eine Hemmung afferenter Bahnen in den medialen Kerngebieten der Formatio reticularis zustande („retikulärer Schlaf"). Auf diese Weise wird der Fluss von Signalen zum Kortex reduziert. Die Formatio reticularis zieht sich als neuronales Netz durch den gesamten Hirnstamm und bestimmt unter anderem den kortikalen Aktivitätszustand und damit den Wachheits- oder Vigilanzgrad („aufsteigendes retikuläres aktivierendes System"). Sie ist maßgeblich an der Steuerung des physiologischen Schlaf-wach-Rhythmus beteiligt. Eine Zerstörung der Formatio reticularis, z. B. durch Trauma, führt zu einem Bewusstseinsverlust, d. h. zum Koma. In dieses System greifen auch die Sedativa, Hypnotika und Narkotika ein. Sie unterbinden die Fortleitung der aufsteigenden „Weckimpulse" in unterschiedlicher Ausprägung („Deafferenzierung"). Im Unterschied zu Sedativa können Hypnotika und Narkotika das Bewusstsein aber auch durch eine **direkte** Wirkung auf den Kortex ausschalten („kortikaler Schlaf"). Im Gegensatz zum kortikalen Schlaf, der auf einer Suppression der Informationsverarbeitung beruht, entsteht der physiologische Schlaf immer retikulär durch Unterdrückung der Informationsweiterleitung. Für den Zeitraum des artifiziellen Schlafs besteht in der Regel eine **Amnesie,** d. h. äußere Reize gelangen nicht mehr bis ins Bewusstsein und entziehen sich so der Erinnerung. Die Amnesie ist integraler Bestandteil einer Narkose (▶ Abb. 1.12).

Analgesie

Schmerzen sind Ausdruck eines für den Organismus potenziell bedrohlichen Eingriffs in die körperliche Integrität und erfüllen von Natur aus eine Warnfunktion. Phylogenetisch hat sich ein fein abgestimmtes System herausgebildet, das die Schmerzleitung, die Schmerzverarbeitung und die Schmerzantwort umfasst („nozizeptives System").

Der **Schmerz** durchläuft auf seinem *afferenten* Weg von den peripheren Schmerzrezeptoren zum Kortex, d. h. bis zur Bewusstwerdung, spinomedulläre und subkortikale Umschaltstationen (▶ Abb. 1.13). Die erste ist das *Hinterhorn* des Rückenmarks. Hier werden die aus schnell leitenden Aδ- und langsam leitenden C-Fasern stammenden Schmerzrohsignale auf das jeweilige zweite Neuron umgeschaltet. Dessen Fasern bilden den nach kranial verlaufenden Tractus spinothalamicus. Zentrale und wichtigste subkortikale Durchgangsstation ist der *Thalamus*. Erst an dieser Stelle werden die Rohsignale zum Schmerz, d. h., der Schmerz wird als solcher auch erkannt („Schmerzen: Identifikation"). Vom Thalamus aus existieren Verbindungen zum Neokortex und im Nebenschluss zum limbischen System. Das *limbische System*, ein Grenzgebiet zwischen Groß- und Stammhirn, verleiht dem Schmerz seinen emotionalen Charakter („Schmerzaffektion").

Kortikale Areale im *Gyrus postcentralis* dienen zur Schmerzlokalisierung und vor allem zur Schmerzwahrnehmung; hier werden die Schmerzimpulse zum bewussten Sinneseindruck verknüpft, hier wird der Schmerz „erlebt" („bewusste Schmerzintegration"). Unterhalb der Thalamusebene werden die Schmerzimpulse durch die Formatio reticularis des Mittelhirns geleitet und erreichen über Kollateralen auch die motorischen Kerne im Hirnstamm sowie den Hypothalamus. Unter dem Einfluss der in der *Formatio reticularis* eintreffenden Schmerzreize erhöht sich die Vigilanz (für eine Narkose bedeutet dies, dass sie flacher wird). Die motorischen *Hirnstammkerne* vermitteln über *efferente* Bahnen die schmerzinduzierten Fluchtreflexe und Abwehrbewegungen. Vom

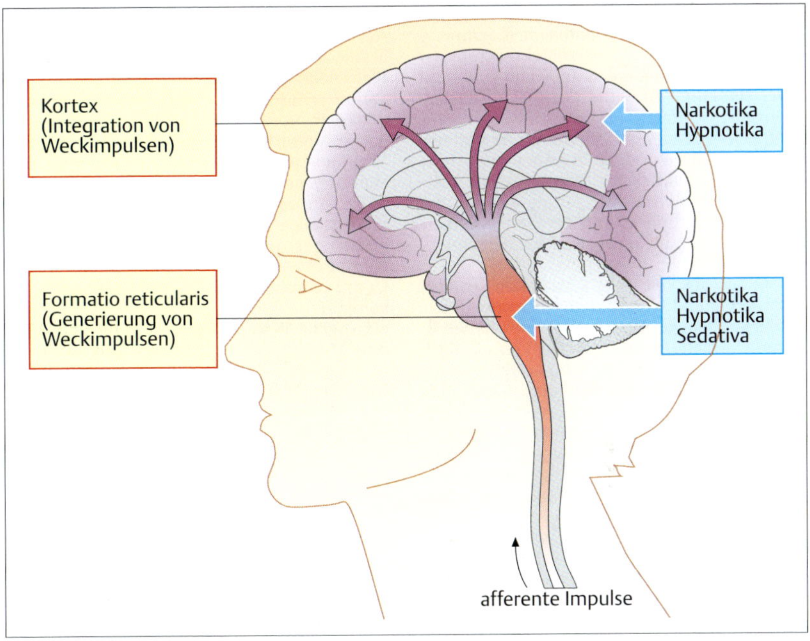

Abb. 1.12 Narkosewirkungen: Hypnose.

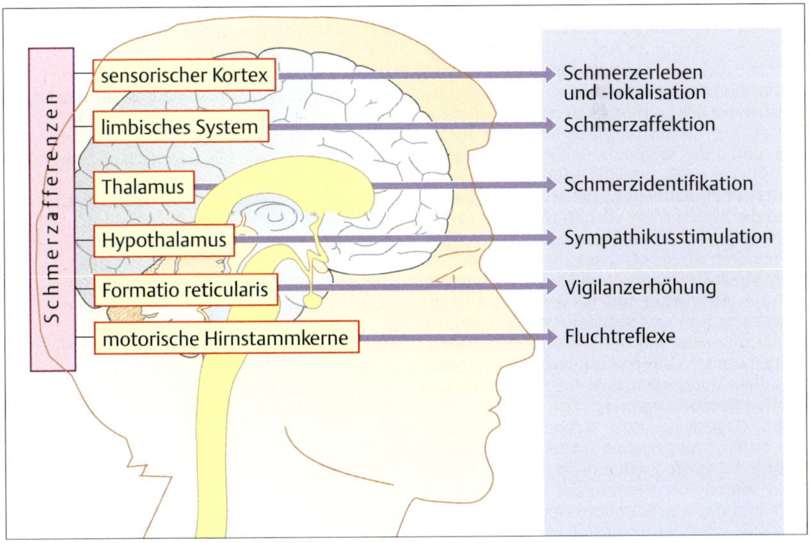

Abb. 1.13 Narkosewirkungen: Analgesie. Topografie der Schmerzverarbeitung.

Hypothalamus aus werden über afferent-efferente Verbindungen die *autonomen* Schmerzreflexe kontrolliert. Schmerzen aktivieren hier das sympathoadrenerge System, und es kommt unter anderem zu Blutdruck- und Herzfrequenzanstieg, Steigerung der Stoffwechselaktivität, Schwitzen, Pupillenerweiterung und unter Spontanatmung auch zu einer Intensivierung der Atemtätigkeit („Stressreaktion"). Als Folge der Stoffwechselsteigerung können der Energiebedarf und damit der Sauerstoffverbrauch des Organismus ganz erheblich zunehmen.

Das überaus komplexe System von Schmerzerzeugung und -verarbeitung macht deutlich, dass die alleinige Ausschaltung des Bewusstseins keinesfalls genügt, um eine klinisch suffiziente, d. h. eine auch die Schmerzreflexe ausschaltende **Analgesie** hervorzurufen. Erst Pharmaka, die die zentralnervöse Schmerzintegration beeinflussen, können eine adäquate, umfassende Analgesie bewirken, was durch den Begriff „somatische Analgesie" gekennzeichnet werden soll. Ihre Wirkung kann dabei *umfassend* sein (Narkotika) oder *selektiv*, d. h. auf die Schlüsselpositionen der Schmerzverschaltung beschränkt (z. B. Opioide) (▶ Abb. 1.14). Überdies können Lokalanästhetika die Impulsfortleitung im Bereich peripherer Nerven bzw. Nervengeflechte oder auch auf Rückenmarkebene (z. B. Hinterhornzellen) *regional* unterbrechen.

Muskelrelaxation

Die durch **Narkotika** induzierte Relaxation der Skelettmuskulatur (▶ Abb. 1.14) entsteht zunächst durch eine Suppression der übergeordneten motorischen Zentren, vor allem der Basalganglien des Endhirns, die wesentlichen Anteil an der Vermittlung des Muskeltonus haben, und außerdem durch eine Hemmung der im Rückenmark verlaufenden absteigenden motorischen Bahnen. In tiefen Narkosestadien wird die Aktivität der Vorderhornzellen im Rückenmark auch direkt vermindert. Das Zusammenwirken dieser Mechanismen wird als *zentrale* Muskelrelaxation bezeichnet. Sie umfasst also die Absenkung des Muskeltonus und die Hemmung polysynaptischer Reflexe. Letzteres findet sich nicht nur bei den eigentlichen Narkotika, sondern interessanterweise und als Nebeneffekt auch bei den ja nur sedierend wirkenden Benzodiazepinen.

Im Gegensatz dazu stehen die Wirkungen der spezifischen **Muskelrelaxanzien** (▶ Abb. 1.14). Sie greifen nicht zentral an, sondern selektiv an Rezeptoren, die im Bereich der motorischen Endplatte liegen und deren Blockade die neuromuskuläre Übertragung aufhebt. Dies bezeichnet man als *periphere* Muskelrelaxation. Der Vorteil, der sich aus der Anwendung spezifischer Muskelrelaxanzien ergibt, besteht darin, dass keine tiefe Narkose mehr benötigt wird, um eine vollständige Relaxation zu erreichen. Durch den verringerten Bedarf an Narkosemitteln lassen sich deren negative Auswirkungen, vor allem auf das Herz-Kreislauf-System, deutlich reduzieren. Die Wirkung peripherer Muskelrelaxanzien kann außerdem, wenn nötig, in gewissen Grenzen pharmakologisch antagonisiert werden. Aufgrund der unterschiedlichen Ansatzpunkte kommt es, wenn zentral relaxierende Narkotika mit peripher wirkenden Muskelrelaxanzien kombiniert werden, zu einer intraoperativ günstigen Wirkungsverstärkung („Synergismus").

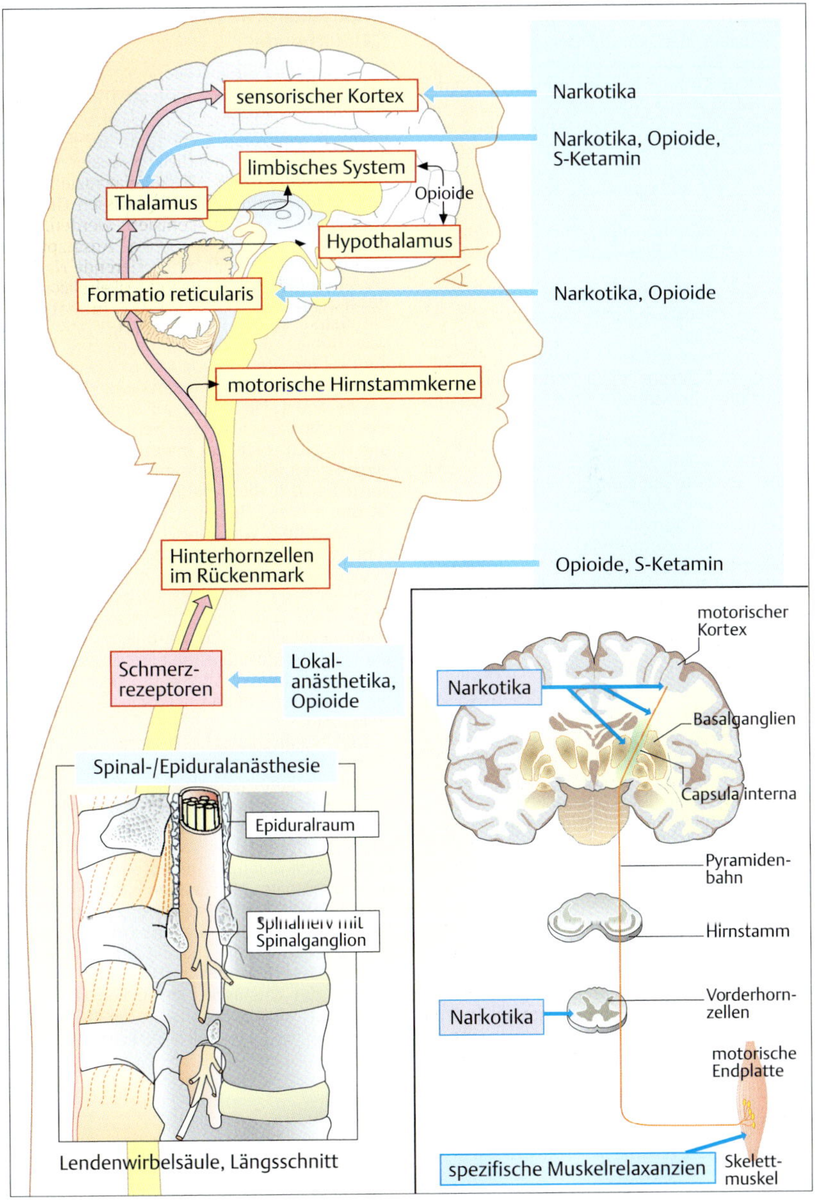

Abb. 1.14 Narkosewirkungen: Analgesie und Muskelrelaxation

Anästhetika

Bei genauer Betrachtung der einzelnen Anästhetika fällt auf, dass es sich nicht um eine homogene Gruppe handelt. Vielmehr können pharmakologische Substanzen mit ganz unterschiedlicher chemischer Struktur und entsprechend unterschiedlichen physikochemischen Eigenschaften eine Narkose auslösen (▶ Abb. 1.15). Als eigentliche **Narkotika** gelten jedoch nur

- volatile (dampfförmige) Etherverbindungen wie Diethylether, Isofluran, Sevofluran und Desfluran,
- ein Gas wie Xenon (Edelgas) sowie
- die Injektionsbarbiturate Thiopental und Methohexital.

Das Cyclohexanonderivat Ketamin nimmt wegen seiner halluzinogenen Wirkung eine Sonderstellung ein und wird höchstens im erweiterten Sinn zu den Narkotika gezählt.

Lediglich als **Hypnotika** (ohne analgetische und damit streng genommen auch ohne anästhetische Potenz) sind anzusehen:

- das Alkylphenolderivat Propofol
- das Imidazolderivat Etomidat
- die Benzodiazepine Midazolam und Flunitrazepam

Bei der Beschäftigung mit der Frage, wie sich narkotische Wirkungen pharmakologisch erklären lassen, stößt man auf folgende **Gesetzmäßigkeiten:**

- Prinzipiell wirkt jedes ausreichend hoch dosierte, kleine, lipophile organische oder anorganische Molekül narkotisch.
- Die Wirksamkeit von Narkotika in Zellverbänden ist umso besser, je höher deren *Stoffwechselrate* ist. Demgemäß reagieren die einzelnen Hirnanteile unterschiedlich stark auf Narkotika, was überhaupt erst eine Narkose ermöglicht.
- Die narkotische Potenz von *stereospezifischen Isomeren* unterscheidet sich interessanterweise in der Regel recht deutlich, d. h., es bestehen im Hinblick auf die erforderliche Dosis ausgeprägte Unterschiede zwischen den Enantiomeren eines Razemats.

Aufgrund der Tatsache, dass Narkotika pharmakologisch ausgesprochen verschieden sind, erscheint es eher unwahrscheinlich, jemals eine einheitliche, konsistente Theorie zum Wirkungsmechanismus der Narkose entwickeln zu können. Aus experimentellen Untersuchungen haben sich zwei unterschiedliche Erklärungsansätze herauskristallisiert, die *biophysikalische* und die *biochemische* Theorie.

Biophysikalische Theorie („Lipidtheorie")

Im Mittelpunkt dieser Theorie steht die **unspezifische Beeinflussung biologischer Membranen** durch Narkotika (▶ Abb. 1.16). Es ist bekannt, dass kleine organische (wie auch anorganische) Moleküle sich abhängig vom Grad ihrer *Lipophilie* in die (hydrophoben) Phospholipid-Doppelschichten von Zellmembranen einlagern. Hierdurch wird der Ordnungszustand der Membran verändert. Die geordnete Gelfraktion der Lipoproteine wird aufgeweicht und geht in einen mehr flüssig-ungeordneten Zustand über. Die Flüssigkeits- und die damit einhergehende Volumenzunahme beeinflussen die Membranpermeabilität, indem sie die Öffnung von Ionenkanälen beeinträchtigen und so transmembranale Ionenströme hemmen. Dies führt zu Änderungen der elektrischen Ladung der betroffenen Zellen und folglich auch zu Änderungen der Zellerregbarkeit. Die Membranexpansion in Nervenzellen, d. h. die Zunahme der „Unordnung", ist durch eine Erhöhung des Umgebungsdruckes reversibel, was klinisch mit der Beobachtung wieder abflachender oder aufgehobener Anästhesie korrespondiert („pressure reversal of anaesthesia"). Ab einer *kritischen Molekülgröße* lässt sich kein anästhetischer Effekt mehr ausmachen („Cut-off-Effekt"). Das liegt daran, dass Moleküle eine bestimmte Länge nicht überschreiten dürfen, um sich „stabil" in die apolare Membraninnenschicht einlagern zu können.

Die biophysikalische Theorie liefert aus thermodynamischer Sicht ein Erklärungsmodell für **holenzephal,** also auf das gesamte Gehirn einwirkende Anästhetika (z. B. Inhalationsanästhetika, mit Einschränkung auch Barbiturate). Typisch für solche Substanzen ist, dass sie sich ubiquitär in neuronale (und auch nicht neuronale) Membranen einlagern. Dabei wird deutlich, dass bei gasförmigen und volatilen Anästhetika die narkotische Potenz mit steigender Lipophilie oder Lipidaffinität zunimmt (Meyer/Overton, 1901). Auch die Wirksamkeit der chemisch inerten Edelgase ließe sich durch rein physikalische Veränderungen im Bereich der Zellmembran erklären.

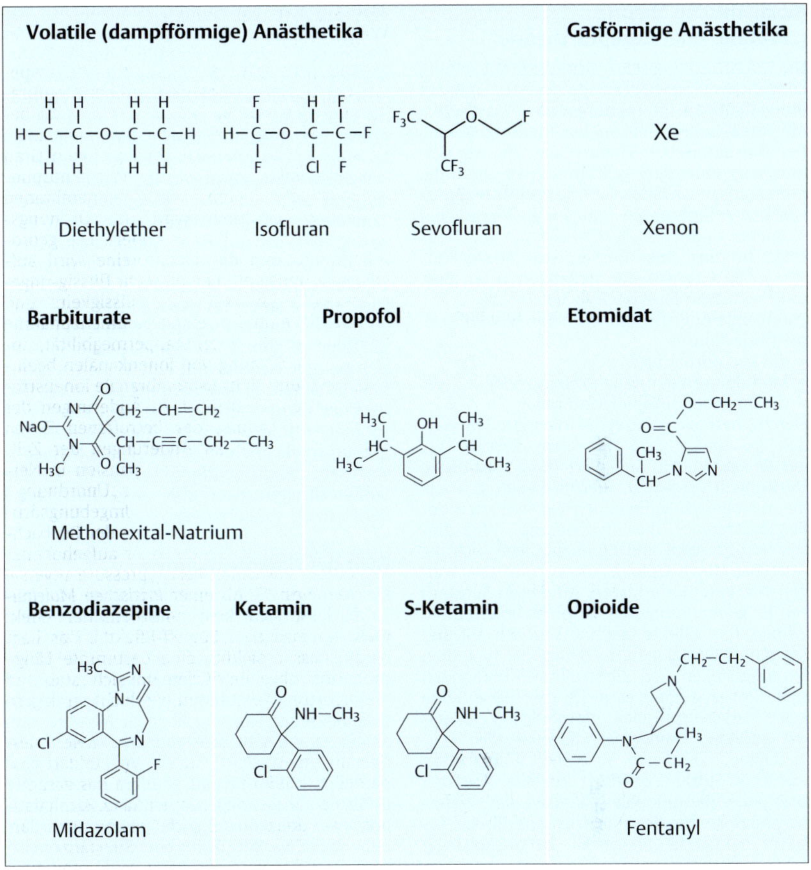

Abb. 1.15 Strukturformeln von Anästhetika.

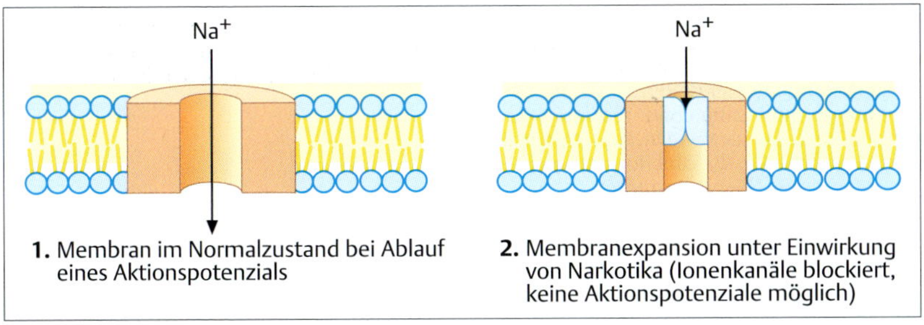

Abb. 1.16 Biophysikalische Theorie der Narkose.

Biochemische Theorie („Protein- oder Rezeptortheorie")

Die anästhesiologische Grundlagenforschung konzentriert sich heutzutage in erster Linie auf die vielfältigen Interaktionen von Anästhetika mit spezifischen neuronalen Bindungsstellen. Der biochemischen Theorie liegt die Vorstellung zugrunde, dass bestimmte, vor allem die intravenösen Anästhetika mit **Proteinrezeptoren** der Zellmembran und der Zellorganellen reagieren und dadurch die Funktion von Neurotransmittern beeinflussen, was Auswirkungen auf den transmembranalen Ionentransport und zellulären Stoffwechsel hat (▶ Abb. 1.17). Potenzielle Angriffspunkte im Bereich der Zellmembran sind

- die Kanalproteine,
- Modulatoren der Kanalproteine oder
- die umgebende Lipidmembran.

Durch Pharmakon-Rezeptor-Interaktionen werden in Abhängigkeit von dem Rezeptortyp, der Rezeptordichte und -verteilung **spezifische Wirkungen** vermittelt. Hiermit lassen sich z. B. die anxiolytisch-sedierenden Eigenschaften der Benzodiazepine, die hypnotische Wirksamkeit von Propofol und Etomidat, aber auch die Analgesie durch Opioide sowie einige Wirkungen von Ketamin erklären. All diesen Substanzen ist gemeinsam, dass sie **nicht holenzephal** wirken. Ihre Effekte beschränken sich auf diejenigen ZNS-Regionen, in denen die typischen Bindungsstellen und Zielstrukturen vorhanden sind. So verwundert es nicht, dass diese Stoffe keine Narkose mit allen erforderlichen Qualitäten auslösen können, sondern lediglich Teilqualitäten. Erst die sinnvolle Kombination mehrerer Substanzen führt zu einer Narkose. Dies bildet die rationale Grundlage der modernen Narkose, bei der möglichst spezifische, selektiv wirkende Pharmaka bedarfsabhängig eingesetzt werden sollen.

Zusammenfassung

Im Zentrum des wissenschaftlichen Interesses an der Entstehung von **Narkose** stehen heutzutage

- der Natriumkanal (Auslösung des Aktionspotenzials, Membrandepolarisation),
- der Kalium- und der Chloridkanal (Membranhyperpolarisation und -repolarisation),
- der $GABA_A$- und der NMDA-Rezeptorkanal als Ansatzpunkte für inhibitorische und exzitatorische Neurotransmitter,
- Opioid-, cholinerge und adrenerge Rezeptoren,
- Second-Messenger-Systeme und
- die Zelllipidmembran selbst.

Trotz großer Forschungsaktivitäten ist das Wissen über die Wirkungsmechanismen der Narkose nach wie vor recht lückenhaft. Wahrscheinlich ist, dass der Entwicklung von Narkose ein multimechanistisches Prinzip zugrunde liegt, d. h., es existieren auf molekularer Ebene verschiedene Angriffspunkte für Narkosemittel. Deren Wirksamkeit ist offenbar an reversible Veränderungen der Zellmembranstruktur und -funktion gekoppelt. Gemeinsame Endstrecke ist schließlich die Beeinträchtigung der synaptischen Signaltransmission, der Impulsweiterleitung und der neuronalen Signalintegration in bestimmten subkortikalen Hirnzentren sowie im (Neo-)Kortex, was dann zu einer Verminderung der zerebralen Aktivität führt (▶ Abb. 1.18). Die Tatsache, dass es sich bei der Narkose um eine Form der zerebralen Dämpfung handelt, zeigt sich in der Unterdrückung der hirnelektrischen Aktivität im spontanen und evozierten Elektroenzephalogramm sowie in einer Abnahme des Hirnstoffwechsels. Nach heutiger Auffassung ist die Stoffwechselreduktion aber nicht die Ursache der Narkose, sondern deren Folge.

Fazit der Narkosetheorien

Da chemisch völlig verschiedenartige Pharmaka eine Narkose hervorrufen können, kann Narkose neurophysiologisch als uniforme, unspezifische Reaktion auf eine reversible Hemmung der neuronalen Signalübertragung und -verarbeitung verstanden werden. In klinisch-pragmatischer Hinsicht aber ist Narkose kein absoluter, statischer Zustand, d. h. keine „Alles-oder-nichts-Antwort" auf die Wirkung zentral dämpfender Substanzen, sondern muss immer in Bezug zur jeweiligen operativen oder manipulativen Reizkonstellation gesehen werden. Eine flache Narkose kann bei fehlender operativer Stimulation zu tief, eine tiefe Narkose bei starker Stimulation zu flach sein.

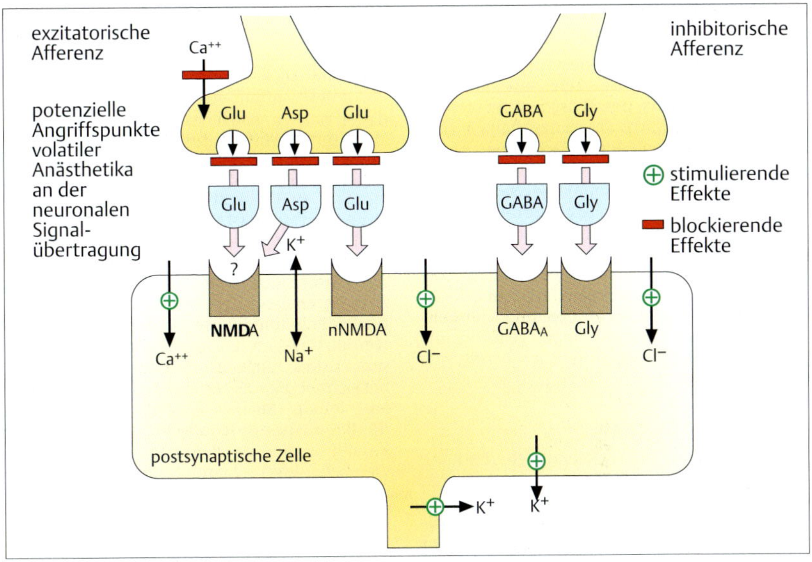

Abb. 1.17 Biochemische Theorie der Narkose.

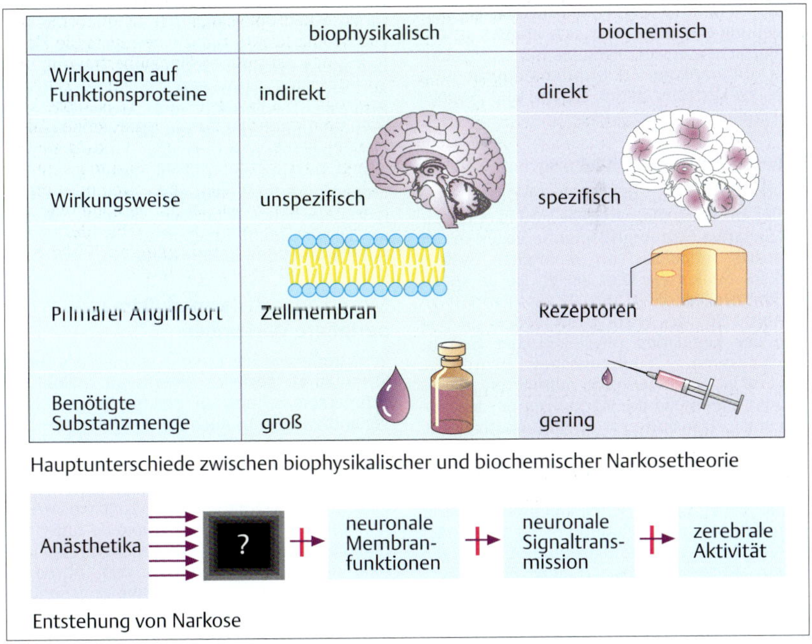

Abb. 1.18 Biophysikalische und biochemische Theorie der Narkose im Vergleich.

Holenzephale Wirkung

Holenzephal wirkende Anästhetika hemmen dosisabhängig nacheinander die Funktionen des Groß- oder Endhirns (Telenzephalon), des limbischen Systems, des Zwischenhirns (Dienzephalon), Mittelhirns (Mesenzephalon), Hinterhirns (Metenzephalon), Nach- oder Markhirns (Myelenzephalon oder auch Medulla oblongata) und des Rückenmarks (Medulla spinalis). Sie bewirken eine „assoziierte Anästhesie". Da hierin *alle* Teilqualitäten einer Narkose enthalten sind, werden solche Wirkstoffe als **Narkotika** bezeichnet. In hohen Dosen beeinträchtigen sie die vegetativen Steuerungsfunktionen im Hirnstamm (→ Atem- und Kreislaufstillstand). Zu dieser Gruppe gehören die *Inhalationsanästhetika* und die *Barbiturate* (► Abb. 1.19).

Telenzephale Wirkung

Substanzen mit überwiegend telenzephaler Wirkung unterdrücken die kortikale Aktivität, ohne tiefere Hirnanteile wesentlich zu beeinflussen. Sie werden wegen der fehlenden analgetischen Komponente **Hypnotika** genannt und müssen für chirurgische Eingriffe mit Opioiden kombiniert werden. Die vegetativen Hirnstammfunktionen bleiben intakt. Die kortikale Hemmung hat eine subkortikale Enthemmung zur Folge, was sich klinisch in unwillkürlichen Bewegungen bis hin zu Myoklonien äußern kann („Exzitationsäquivalente"). Typische Vertreter dieser Gruppe sind *Propofol* und *Etomidat* (► Abb. 1.19).

Telemesenzephale Wirkung

Zu den telemesenzephal wirkenden Pharmaka zählen die *Benzodiazepine*. Sie sind in erster Linie **Sedativa.** Ihre Angriffspunkte liegen in der Formatio reticularis, im limbischen System und im Neokortex. Dort setzen sie an spezifischen Stellen des $GABA_A$-Rezeptorkanals an (► Abb. 1.20), des wichtigsten Pfeilers im System der Regulation physiologischer Hemmmechanismen („inhibitorisches neuronales System"). Benzodiazepine aktivieren dieses System, indem sie die Wirkungen des körpereigenen Transmitters γ-Aminobuttersäure (GABA) verstärken und beschleunigen (wie bei einer Servobremse). Hiermit erklärt man ihre anxiolytisch-sedierenden und auch die z. T. vorhandenen hypnotischen Eigenschaften. Der Unterschied zu Barbituraten ist folgender (► Abb. 1.21): Benzodiazepine unterliegen einem Sättigungseffekt (Ceiling-Phänomen), weil physiologische Hemmmechanismen naturgemäß nicht mehr als maximal verstärkt werden können. Das bedeutet, dass eine darüberhinausgehende Dosissteigerung nicht zu einer weiteren Zunahme der Wirkung führt. Barbiturate hingegen unterdrücken dosisabhängig auch exzitatorische Mechanismen. Bei ihnen verläuft die Dosis-Wirkungs-Kurve daher nahezu linear, mit dem Ergebnis, dass „höchste" Barbituratdosen eine totale Hemmung hervorrufen, was mit dem Leben nicht vereinbar ist.

Teledienzephale Wirkung

Eine Substanz wie *Ketamin* reduziert vor allem die Schmerzwahrnehmung. Dies geschieht in tieferen, thalamischen Hirnschichten. Die kortikalen Funktionen und damit das Bewusstsein werden dagegen nur mäßig gedämpft. Bei diesem Zustand, auch als „dissoziierte Anästhesie" bezeichnet, handelt es sich nicht um eine Narkose im eigentlichen Sinn. Man kann ihn, was die Bewusstseinsveränderung angeht, mit der Katalepsie des psychotischen Patienten vergleichen. Aufgrund einer Stimulation subkortikaler Areale können abnorme traumhafte Erlebnisse (Halluzinationen), ein erhöhter Skelettmuskeltonus und eine ungesteuerte motorische Aktivität auftreten. Ferner werden hirnstammabhängige Funktionen wie die Kreislauftätigkeit aktiviert („zentrale Sympathikusstimulation"), der Atemantrieb wird in der Regel nicht oder nur mäßig gedämpft. Die pharyngolaryngealen Schutzreflexe bleiben meist erhalten und können sogar gesteigert sein. Einige Wirkungen des Ketamins (u. a. Amnesie, „Sedierung" und Analgesie) werden auf Interaktionen mit NMDA-(N-Methyl-D-Aspartat-)Rezeptorkanälen zurückgeführt. NMDA-Rezeptoren sind maßgeblich an der Steuerung zentral erregender Impulse beteiligt („exzitatorisches neuronales System"). In dieses System greift Ketamin als Antagonist an der Phencyclidinbindungsstelle ein.

Mesodienzephale, medulläre und periphere Wirkungen

Wirkstoffe wie die *Opioide* vermindern durch Stimulation spezieller Rezeptoren sowohl die Schmerzentstehung an den peripheren Nervenendigungen als auch die Erregungsübertragung und -verarbeitung im ZNS (► Abb. 1.22). Die Analgesie soll supraspinal wie spinal hauptsächlich über μ-Rezeptoren und schwächer über κ-Rezeptoren vermittelt werden. In höheren Dosen entwickeln Opioide unter Beteiligung von κ-Rezeptoren zudem direkte kortikal dämpfende Wirkungen und führen zu einer Bewusstseinseinschränkung (Somnolenz).

	telenzephal	dienzephal	mesenzephal	medullär	peripher
Inhalationsanästhetika	⊖	⊖	⊖	⊖	
Barbiturate	⊖	⊖	⊖	⊖	
Propofol, Etomidat	⊖		⊖		
Benzodiazepine	⊖		⊖	⊖	
S-Ketamin	⊖	⊖		⊕	⊖
Opioide	⊖	⊖	⊖	⊖	⊖

⊖ gedämpft ⊕ stimuliert

Abb. 1.19 Einteilung der Anästhetika nach wirktopografischen Gesichtspunkten.

⊖ gedämpft ⊕ stimuliert

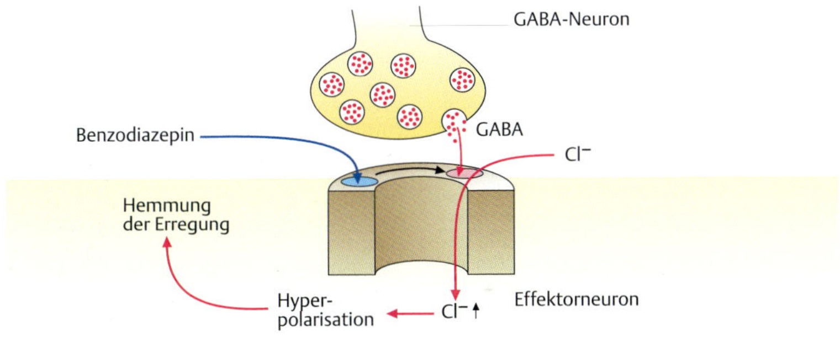

Abb. 1.20 Angriff der Benzodiazepine am $GABA_A$-Rezeptorkanal.

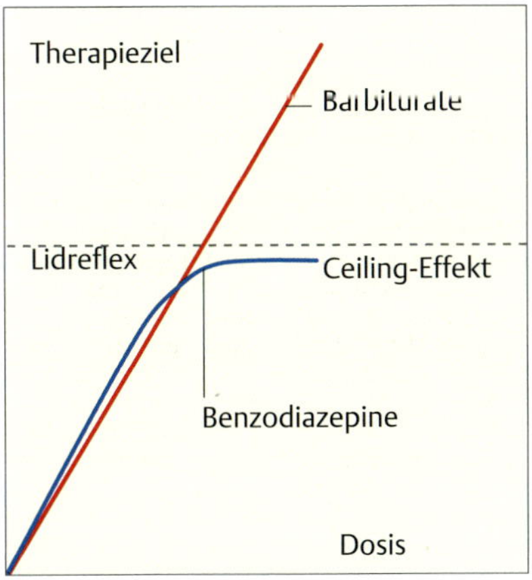

Abb. 1.21 Dosis-Wirkungs-Beziehung von Benzodiazepinen und Barbituraten.

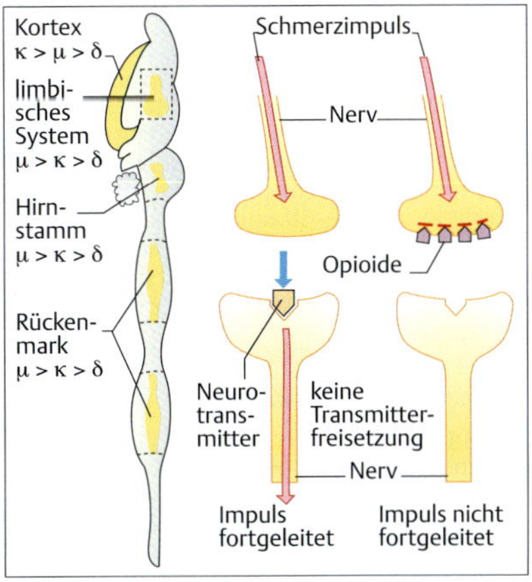

Abb. 1.22 Angriff der Opioide an Opioidrezeptoren.

Der präoperativen anästhesiologischen Visite, auch Prämedikationsvisite genannt, kommt entscheidende Bedeutung zu, weil hier der Grundstein für den erfolgreichen Ablauf der Anästhesie gelegt wird. Die Visite hat zwei wesentliche Ziele: Dem Patienten muss neben den nötigen Sachinformationen das Gefühl von Sicherheit und bestmöglicher medizinischer Versorgung gegeben werden; der Anästhesist dagegen muss sich ein möglichst objektives Bild vom physischen und psychischen Zustand des Patienten verschaffen. Diese von sich aus nicht immer kongruenten Ziele gilt es im präoperativen Gespräch miteinander in Einklang zu bringen.

Inhalte und Ablauf

Die Prämedikationsvisite sollte vor planbaren Eingriffen spätestens am Vortag der Operation in angenehmer, entspannter Atmosphäre stattfinden, um dem Patienten genügend Zeit und Freiheit für seine Entscheidungsfindung und Einwilligungserklärung zu lassen. Nach Möglichkeit sollte sie der Anästhesist durchführen, der auch die Anästhesie vornimmt. Eine Anästhesieaufklärung am Operationstag ist, abgesehen von dringlichen oder notfallmäßigen Eingriffen, nur in Ausnahmefällen zulässig, z. B. im ambulanten Bereich. Während des Gesprächs ist es wichtig, dass ein Vertrauensverhältnis zwischen Anästhesist und Patient zustande kommt, um dessen Ängste zu verringern und so den Ablauf für beide Seiten zu erleichtern. Demselben Ziel dient auch die zusätzliche Verordnung einer geeigneten Prämedikation. Sie soll in der Regel am Vorabend und am Tag der Operation verabreicht werden (▶ Abb. 2.1).

Vor elektiven Eingriffen (das sind Eingriffe, bei denen der Eingriffszeitpunkt frei wählbar ist) gelten ethisch und forensisch die höchsten Qualitätsanforderungen an die medizinische Vorbereitung, d. h., anästhesierelevante krankhafte Befunde dürfen nicht übersehen und reversible Funktionsstörungen lebenswichtiger Organe müssen präoperativ unbedingt korrigiert werden, damit sich der Patient zum Zeitpunkt von Eingriff und Anästhesie im bestmöglichen Zustand befindet. Außerdem müssen eventuelle Begleiterkrankungen bei der Auswahl des Anästhesieverfahrens berücksichtigt werden.

Prämedikationsambulanz

Zur optimalen Vorbereitung des Patienten auf die Anästhesie sind gewisse Untersuchungen erforderlich. Deren Umfang hängt vom Gesundheitszustand und Alter des Patienten sowie von eingriffsspezifischen Faktoren wie Lokalisation und Ausmaß der operativen Maßnahmen ab. Um den Ablauf zu vereinfachen, wird, was Laboranalysen, das EKG und das Thoraxröntgen betrifft, meist nach klinikúblichen Schemata verfahren. Die Ergebnisse sollten idealerweise bereits zur anästhesiologischen Visite vorliegen. Mitunter ergeben sich Aspekte, die eine weiterführende Diagnostik notwendig machen, mit der möglichen Konsequenz, dass der Operationstermin verschoben und neu geplant werden muss. Um generell die Operationsplanung zu verbessern, aber auch um den Komfort der Patienten zu erhöhen, sind anästhesiologische Ambulanzen („Prämedikationsambulanzen") eingerichtet worden. Hier stellt sich der Patient deutlich vor dem Eingriffstermin dem Anästhesisten vor. Gerade bei längerfristig planbaren stationären wie auch bei ambulant durchführbaren Eingriffen hat sich dieses Vorgehen überaus gut bewährt, weil es die Entwicklung individueller patientenorientierter Strategien erheblich erleichtert (▶ Abb. 2.2).

Anamnese

Nach der Kontaktaufnahme mit dem Patienten steht zunächst die Erhebung der Anamnese im Vordergrund. Hierfür ist es sinnvoll, anhand eines schematisierten Erfassungsbogens, der dem Patienten am besten schon vorher ausgehändigt wurde, die wichtigsten anästhesierelevanten Punkte nacheinander durchzugehen. Wichtig ist dabei vor allem die Beantwortung der Fragen nach Erkrankungen der Atmungsorgane, des Herz-Kreislauf-Systems und des zentralen Nervensystems, da naturgemäß der Aufrechterhaltung der Vitalfunktionen bei jeder Anästhesie die größte Bedeutung zukommt (▶ Abb. 2.3). Ergeben sich bereits aus der Anamnese Hinweise auf präexistente Störungen, sollte der Arzt versuchen, diese Auffälligkeiten während der körperlichen Untersuchung zu objektivieren. Gegebenenfalls muss ihr Ausmaß aber auch durch weiterführende apparative und/oder laborchemische Untersuchungen abgeklärt werden, um die richtigen Konsequenzen für die Operation und Anästhesie ziehen zu können.

- Erhebung der anästhesierelevanten Anamnese
- Einschätzung des Zustands des Patienten
- klinische Untersuchung
- Befundung bereits vorliegender Untersuchungen
- ggf. Festlegung zusätzlicher diagnostischer und therapeutischer Maßnahmen

- Beurteilung des Anästhesierisikos
- Auswahl des Anästhesieverfahrens
- Aufklärung des Patienten und dessen (schriftliche) Einwilligung
- Verminderung von Angst und Aufregung
- Verordnung der Prämedikation

Abb. 2.1 Präoperative Visite. Inhalte und Ablauf.

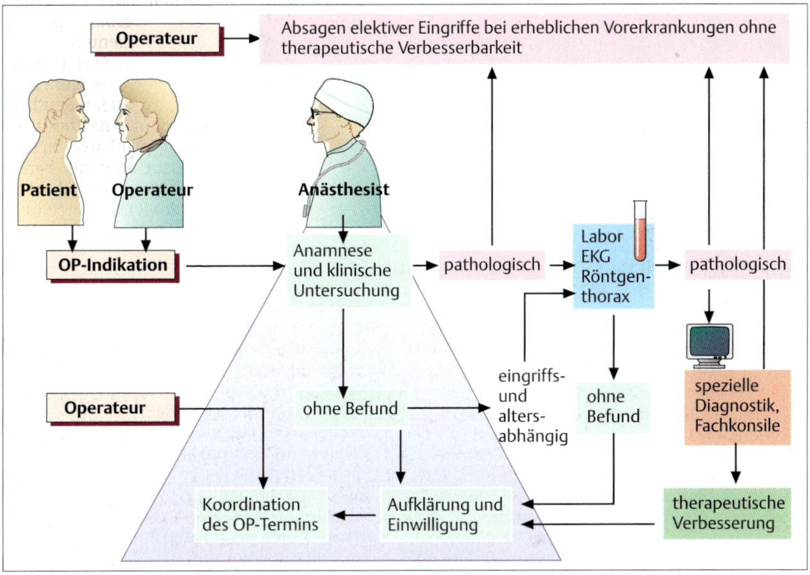

Abb. 2.2 Prämedikationsambulanz.

Allgemeine Fragen: frühere Krankheiten u. Operationen, Art der Anästhesie, periop. Komplikationen, postop. Intensivtherapie, Bluttransfusionen, chron. Erkrankungen, Medikamente, Allergien, letzte Regelblutung bei gebärfähigen Frauen, Besonderheiten bei Narkosen an Blutsverwandten

Atmung	Herz und Kreislauf	ZNS	Sonstiges
wiederholte Infekte	Hypertonie/Hypotonie	Gefäßerkrankungen	Adipositas (permagna)
chron. Bronchitis	koronare Herzkrankheit	Schädel-Hirn-Trauma	Refluxkrankheit
Asthma bronchiale	Herzinfarkt/-insuffizienz	Hirntumoren	chronische Niereninsuffzienz
Lungenemphysem	Herzrhythmusstörungen	Synkopen/Epilepsie	Lebererkrankungen
Lungenfibrose	Herzklappenfehler	Rückenmark-erkrankungen	Stoffwechsel-erkrankungen
Bronchialtumoren	Myokarditis		Muskelerkrankungen
Tuberkulose	Cor pulmonale		

Anästhesierelevante Erkrankungen (Auswahl)

Abb. 2.3 Anamnese.

Das Hauptziel präoperativer Diagnostik ist aus anästhesiologischer Sicht, die Faktoren, die das perioperative Risiko erhöhen, zu erkennen, um sie dann durch gezielte therapeutische Maßnahmen so weit wie möglich zu minimieren. Außerdem kann das anästhesiologische Vorgehen umso besser dem individuellen Risiko angepasst werden, je genauer dieses bekannt ist. Nach größeren Statistiken ist die Bedeutung routinemäßig, altersunabhängig durchgeführter Untersuchungen zur Aufdeckung präexistenter, noch nicht erkannter Erkrankungen jedoch äußerst gering einzuschätzen. Der Umfang des präoperativen Untersuchungsprogramms kann deshalb am anamnestisch-klinischen Gesundheitszustand und dem Alter des Patienten sowie an Art, Ausmaß, Dauer und Dringlichkeit des Eingriffs ausgerichtet werden.

Allgemeine Prinzipien

In den meisten anästhesiologischen Einrichtungen wird **vor elektiven Eingriffen** folgendes Vorgehen mit evtl. geringen Modifikationen praktiziert:

- Bei *gesunden Kindern* werden für kleine Eingriffe Anamnese und körperliche Untersuchung als ausreichend angesehen (Ausnahme: Hb oder Hkt bei Säuglingen in den ersten 6 Lebensmonaten wegen der Trimenonanämie).
- Bei *Erwachsenen* mit unauffälliger Anamnese und unauffälliger klinischer Untersuchung sind, unabhängig vom Alter des Patienten, weiterführende Untersuchungen nicht erforderlich. Patienten mit kardialen Risikofaktoren erhalten ein (Ruhe-)EKG und Patienten mit einer klinischen Verdachtsdiagnose mit Konsequenzen für das präoperative Vorgehen eine Röntgenaufnahme des Thorax.
- Vor *rückenmarknahen Regionalanästhesien* sowie vor *infraklavikulären und interskalenären Plexusblockaden* wird – auch bei unauffälliger Anamnese und Klinik – eine Kontrolle der globalen Gerinnungsparameter inkl. Thrombozytenzahl vorgenommen.
- Vor *umfangreichen größeren Operationen* werden weitere Laboruntersuchungen, bei anamnestischen und/oder klinischen Hinweisen auf *Vor- bzw. Begleiterkrankungen* auch weiterführende Untersuchungen zur differenzierten Abklärung durchgeführt.
- Bei Erfordernis von Voruntersuchungen sollten die Befunde zum Operationstermin hin möglichst *aktuell* sein, d. h. bei unverändertem Gesundheitszustand die Laborwerte nicht älter als 14 Tage, das EKG nicht älter als 4 Wochen und die Röntgenaufnahme des Thorax nicht älter als 3 Monate.

Systematik der klinischen Untersuchung

Die klinische Untersuchung umfasst:

- Inspektion
- Palpation
- Perkussion
- Auskultation

Sie sollte – um so effektiv wie möglich zu sein – systematisch, nach Organen oder Organsystemen gegliedert, durchgeführt werden (▶ Abb. 2.4).

EKG

Anamnestisch unauffällige und kardial asymptomatische Patienten, egal welchen Alters, erhalten präoperativ keine EKG-Untersuchung. Patienten mit einem Herzschrittmacher brauchen kein präoperatives EKG, wenn eine regelmäßige SM-Kontrolle (< 6 Monate) erfolgt und keine Symptome vorliegen. Bei Patienten mit Hinweisen auf eine kardiovaskuläre Erkrankung ist ein EKG dagegen immer indiziert. Hier soll es helfen, behandlungsbedürftige Veränderungen aufzudecken und abzuschätzen, ob eine weiterführende Diagnostik sinnvoll ist (z. B. Echokardiografie, Koronarangiografie). Folgende **EKG-Veränderungen** sind anästhesiologisch von Bedeutung:

- ST-Strecken-Veränderungen
- Zeichen eines Herzinfarkts
- absolute Arrhythmie bei Vorhofflimmern
- Vorhofflattern
- AV-Blockierungen
- Schenkelblockbilder
- Extrasystolen (supraventrikulär/ventrikulär)
- Präexzitationssyndrome
- Rechtsherz- oder Linksherzhypertrophie
- Aktionen eines künstlichen Herzschrittmachers

Die Sensitivität des Ruhe-EKGs ist allerdings gering, d. h., dass ein unauffälliger Befund keineswegs schwere myokardiale oder koronare Veränderungen ausschließen lässt. Auf die einzelnen EKG-Bilder kann an dieser Stelle nicht näher eingegangen werden. Es wird daher auf die einschlägigen Lehrbücher verwiesen (▶ Abb. 2.5, ▶ Abb. 2.6).

Als **Standardtechnik** auch für die präoperative Diagnostik gilt ein *im Ruhezustand* durchgeführtes 12-Kanal-Oberflächen-EKG mit den bi- und unipolaren Extremitätenableitungen I, II, III, aVR, aVL, aVF sowie den unipolaren Brustwandableitungen V_{1-6}.

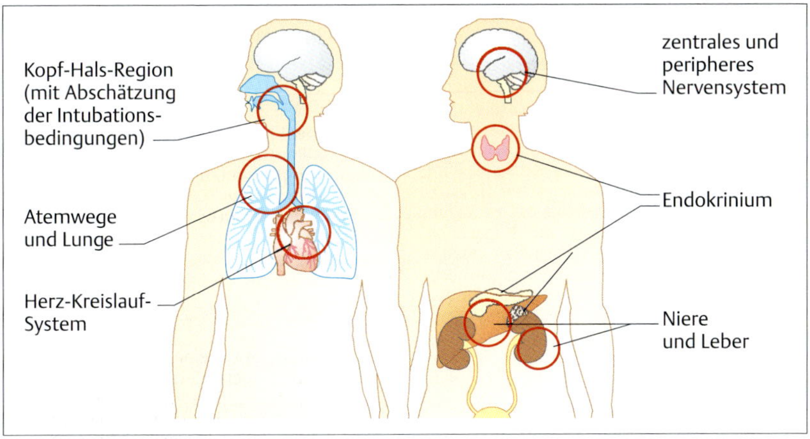

Abb. 2.4 Systematik der klinischen Untersuchung.

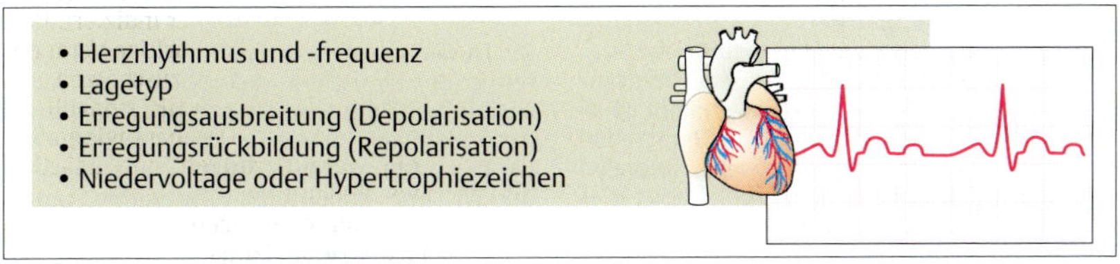

Abb. 2.5 Systematische EKG-Analyse.

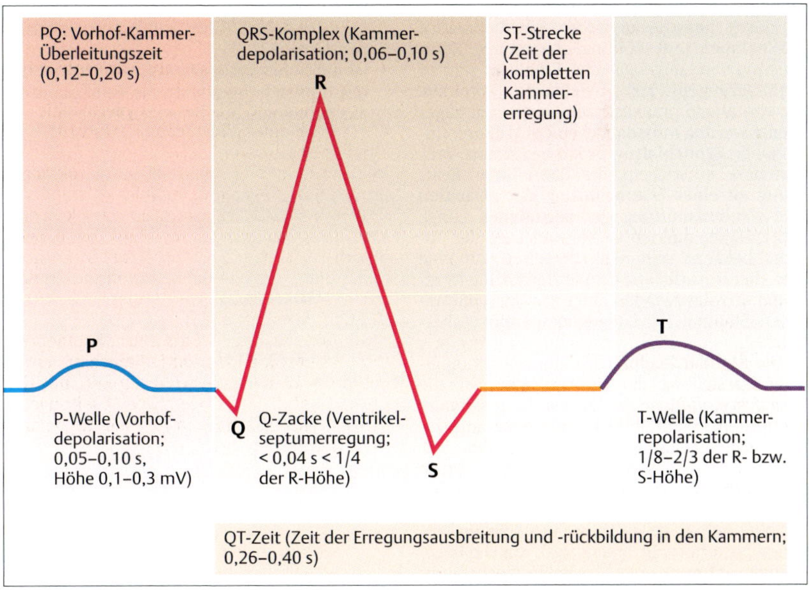

Abb. 2.6 Elektrische Herzaktion.

Radiologische Untersuchung

Eine häufige radiologische Untersuchung präoperativ ist die **Röntgenaufnahme des Thorax** (► Abb. 2.9, ► Abb. 2.10). Damit sollen vorher nicht erkannte kardiopulmonale Erkrankungen aufgedeckt oder Auffälligkeiten in der Anamnese und der klinischen Untersuchung auf ihre Bedeutung hin überprüft werden. Eine Röntgenuntersuchung der Thoraxorgane (p. a.) ist unabhängig vom Alter nur indiziert, wenn eine klinische Verdachtsdiagnose mit Konsequenzen für das perioperative Vorgehen (Pleuraerguss, Atelektase, Pneumonie u. a.) erhärtet oder ausgeschlossen werden soll. Die Bildqualität eines Röntgenthorax lässt sich systematisch beurteilen (► Abb. 2.8).

Davon unabhängig ist in bestimmten Fällen eine präoperative radiologische Diagnostik aber unverzichtbar, so z. B.

- vor einer Strumektomie,
- vor thoraxchirurgischen Eingriffen,
- bei Patienten mit einem (zentralen) Bronchialtumor und
- bei Patienten mit einer Herzinsuffizienz.

Vor einer **Strumektomie** muss eine Verdrängung oder Stenose der Trachea erkannt werden. Deshalb sollte zunächst ein Röntgenbild im posterior-anterioren und im lateralen Strahlengang angefertigt werden. Bringt dies noch keinen ausreichenden Aufschluss, dann werden eine sog. Tracheazielaufnahme und auch ein Computertomogramm (CT) benötigt. Während **thoraxchirurgischer Eingriffe** kann es durch anästhesiologische oder operative Maßnahmen (z. B. Einlungenbeatmung; Kompression von Lungengewebe, Einblutungen) zu Veränderungen (z. B. Atelektasen) kommen, die von einem präexistenten Geschehen abgegrenzt werden müssen. Bei einem größeren hilusnahen **Bronchialtumor** kann sich eine Ventilstenose entwickeln, die dann unter Beatmung zu einer Überbelüftung der gesunden und Minderbelüftung der betroffenen Lunge führt. Daher müssen Größe und Lage des Tumors bekannt sein. Bei Hinweisen auf eine **Linksherzinsuffizienz** geht es darum, die Herzgröße und das Ausmaß einer etwaigen pulmonalen Stauung (→ Lungenödem) einzuschätzen.

Die **Standardtechnik** für die röntgenologische Darstellung der Thoraxorgane ist die *Übersichtsaufnahme im Stehen in maximaler Inspiration* (Sagittalbild im posterior-anterioren Strahlengang) (► Abb. 2.7, ► Abb. 2.9, ► Abb. 2.10). So lassen sich bronchopulmonale und kardiovaskuläre Strukturen am besten beurteilen. Bei bettlägerigen Patienten muss man auf eine Aufnahme im Liegen ausweichen (anterior-posteriorer Strahlengang), was die Beurteilung aufgrund des Zwerchfellhochstands, der intrathorakalen Blutumverteilung und von Abbildungsartefakten jedoch deutlich erschwert.

Laboruntersuchungen

Der Nutzen routinemäßiger (umfangreicher) Laboruntersuchungen zum Aufdecken vorher unbekannter Erkrankungen oder Störungen ist gering. Aus diesem Grund kann präoperativ wie oben beschrieben verfahren werden. Um die Patientenvorbereitung zu vereinfachen, kann es auch sinnvoll sein, Standards für das Vorgehen in „Routinefällen" festzulegen. Zu diesen gehören z. B. Hb/Hkt, Blutzucker, Serum-Natrium, Kalium sowie Quick, PTT und Thrombozyten. Die Notwendigkeit erweiterter Analyseprogramme ergibt sich in Abhängigkeit von der Anamnese und vom Ergebnis der klinischen Untersuchung sowie von Art und Umfang des geplanten Eingriffs.

Spezielle Untersuchungen

Bei Hinweisen aus der Anamnese, Auffälligkeiten in der klinischen und apparativen Untersuchung und vor Operationen mit erheblichen Auswirkungen auf die Funktion lebenswichtiger Organe wird eine gezielte Diagnostik erforderlich. Vor Einleitung aufwendiger Untersuchungen zur Abklärung krankhafter Befunde sollten aber zwei Voraussetzungen geprüft werden:

- Sind diese Untersuchungen für die Beurteilung des Anästhesierisikos von essenzieller Bedeutung?
- Ist mit hoher Wahrscheinlichkeit zu erwarten, dass sich therapeutische Konsequenzen aus pathologischen Befunden ergeben

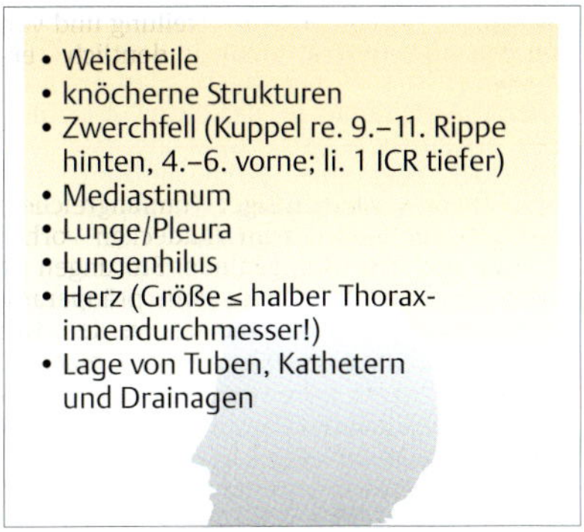

Abb. 2.7 Röntgenthorax. Systematische Bildanalyse.

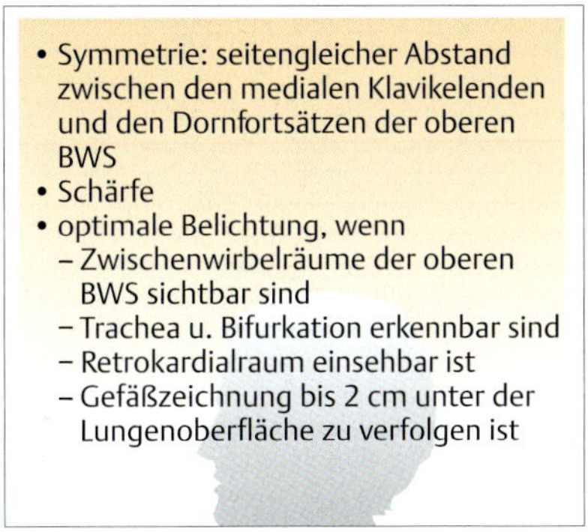

Abb. 2.8 Röntgenthorax. Beurteilung der Bildqualität.

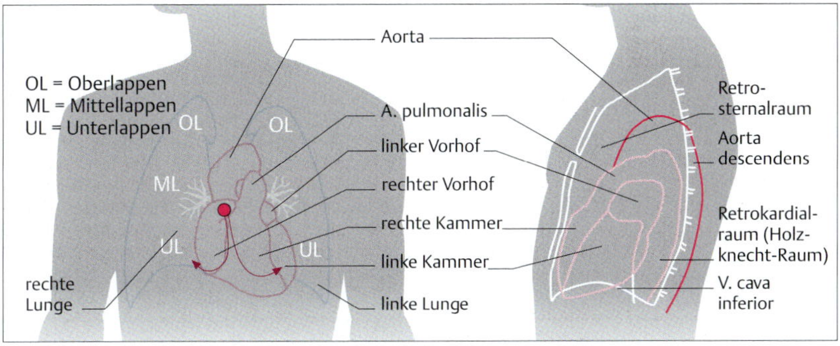

Abb. 2.9 Radiologische Untersuchung. Schematische Standardprojektionen: Sagittalbild (li.), Linksseitenbild (re.).

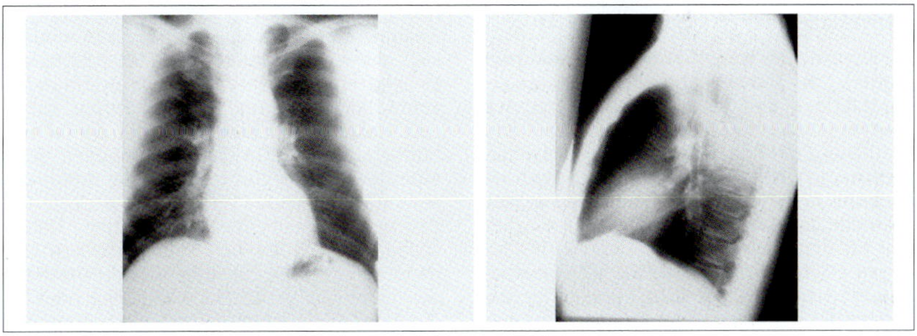

Abb. 2.10 Röntgenthorax: Normalbefund. Sagittalbild (li.), Linksseitenbild (re.).

Bei Erkrankungen oder vor Operationen mit relevanter perioperativer Beeinträchtigung der Lungenfunktion sollte eine sog. **Lungenfunktionsanalyse** durchgeführt werden. Diese sollte neben einer *arteriellen Blutgasanalyse* (BGA; PaO_2, $PaCO_2$) zur Einschätzung des pulmonalen Gasaustausches zumindest auch eine *„kleine" Spirometrie* zur Erfassung der wichtigsten atemmechanischen Parameter (Vitalkapazität [VC], forciertes Exspirationsvolumen [FEV_1]) mit einschließen (▶ Abb. 2.11, ▶ Abb. 2.12). Die Aussagekraft einer arteriellen BGA in Ruhe ist in Hinsicht auf die postoperative respiratorische Morbidität relativ gering. Erst eine BGA unter Belastung (Ergometrie) oder die Ermittlung der FEV_1 lässt eine eingeschränkte pulmonale Reserve erkennen und ermöglicht Rückschlüsse auf zu erwartende respiratorische Komplikationen (Einzelheiten: Kap. 12.1). Wird eine bronchiale Obstruktion festgestellt, so sollte ein *Broncholysetest* (Inhalation eines β_2-Sympathomimetikums) angeschlossen werden, um die Reversibilität beurteilen zu können. Neben der Identifizierung von Patienten mit pathologischer Lungenfunktion dient die Lungenfunktionsanalyse auch als Grundlage für die Einleitung gezielter therapeutisch-prophylaktischer Maßnahmen und zur Überprüfung deren Effektivität.

Genauso wichtig ist eine präoperative Abklärung kardiovaskulärer Erkrankungen. Die Wahrscheinlichkeit perioperativer schwerer kardialer Komplikationen lässt sich mithilfe des Revised Cardiac Risc Index (RCRI) einfach berechnen (▶ Abb. 2.13) Zur Einschätzung der **Herzfunktion** können folgende Verfahren eingesetzt werden:

- transthorakale Echokardiografie
- Belastungs-EKG
- Herzkatheteruntersuchung

Die Domäne der **transthorakalen Echokardiografie** ist die Untersuchung des myokardialen Kontraktions- und des linksventrikulären Auswurfverhaltens. Hierdurch lässt sich eine Herzinsuffizienz mit hoher Genauigkeit nachweisen oder ausschließen. Darüber hinaus kann die Funktion der Herzklappen beurteilt werden. Während das **Ruhe-EKG** eine hohe Treffsicherheit für den Nachweis eines Herzinfarkts hat, ist seine Sensitivität für die Diagnose einer koronaren Herzkrankheit (KHK) nur gering und beschränkt sich hier auf das Erkennen myokardialer Ischämien im Anfall. Mit einem **Belastungs-EKG** können anamnestische Angaben im Sinne von Belastungsstenokardien objektiviert werden. Zusätzlich lässt sich das Blutdruckverhalten besser einschätzen (z. B. labiler Hypertonus) und die Relevanz von in Ruhe auftretenden Herzrhythmusstörungen klären. Verschwindet eine Arrhythmie nämlich unter Belastung, so spricht dies im Allgemeinen für eine vegetative Genese und nicht für eine KHK. Umgekehrt ist aber eine durch Belastung provozierte Arrhythmie in der Regel Ausdruck einer organischen Herzerkrankung, wie z. B. einer KHK oder einer Herzinsuffizienz. Die **Herzkatheteruntersuchung** besteht aus einer Koronar- und Ventrikulografie. Sie übertrifft die Aussagemöglichkeiten der Echokardiografie besonders im Hinblick auf die Diagnostik einer KHK. Mit ihrer Hilfe lassen sich Koronarstenosen bereits bei geringerer Ausdehnung nachweisen, exakt lokalisieren und nicht selten einer umgehenden Therapie zuführen (Ballondilatation, Stenteinlage). Weitere Einzelheiten zum Stellenwert der unterschiedlichen Untersuchungsmethoden: Kap. 12.2.

Konsiliaruntersuchungen

Fachkonsile (am häufigsten internistisch-kardiologischer oder neurologischer Art) werden nur zur Beantwortung gezielter Fragen angefordert. Dabei geht es nicht um die Beurteilung der Anästhesiefähigkeit des Patienten durch den Konsiliar. Dies ist Aufgabe des Anästhesisten. Vielmehr soll z. B. bei risikoerhöhenden Begleiterkrankungen geklärt werden, ob durch eine Behandlung der Zustand des Patienten präoperativ gebessert und damit das perioperative Risiko vermindert werden kann. In anderen Fällen soll eine bereits laufende Therapie auf ihre Wirksamkeit hin überprüft werden.

Voruntersuchungen im Notfall

Der Umfang von Voruntersuchungen wird im Notfall wesentlich von der Eingriffsdringlichkeit mitbestimmt. Da hier nur wenig Zeit bleibt, wird zunächst – soweit möglich – die Anamnese erhoben (Allergien). Daran schließt sich eine kurze körperliche Untersuchung an. Es folgt eine Blutentnahme zur Bestimmung von Laborwerten und der Blutgruppe sowie zum Ansetzen der Kreuzprobe für die Fremdblutbereitstellung. In Extremsituationen muss eine Operation beginnen, bevor die Laborwerte vorliegen (z. B. bei einem perforierten Bauchaortenaneurysma). Apparative Untersuchungen werden bei Notfallpatienten nur dann durchgeführt, wenn sie für die Strategie des operativen Vorgehens maßgeblich oder für die Beurteilung lebensbedrohlicher Störungen unerlässlich sind (z. B. CCT bei polytraumatisierten Patienten).

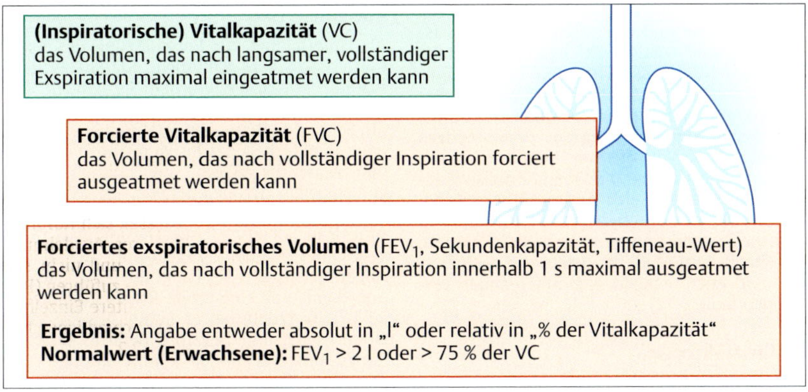

Abb. 2.11 Lungenfunktionsanalyse. Begriffsdefinitionen.

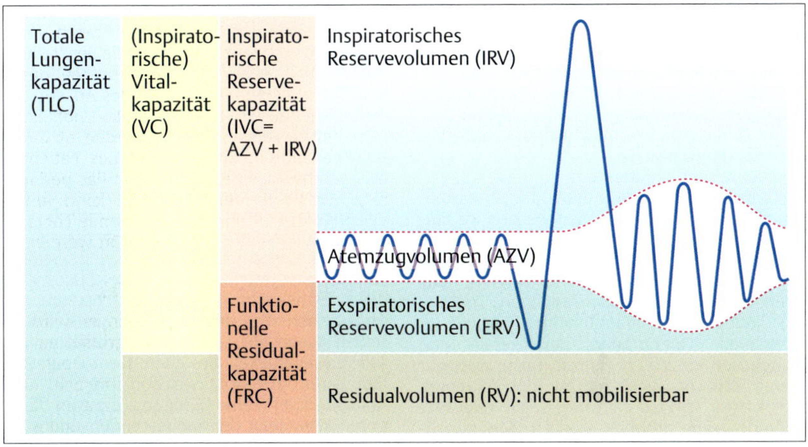

Abb. 2.12 Statische Lungenvolumina und -kapazitäten.

Risikofaktoren	**Risiko für kardiale Komplikationen**			
• Hochrisikoeingriff • koronare Herzkrankheit in Anamnese • Herzinsuffizienz in Anamnese • zerebrovaskuläre Erkrankung in Anamnese • insulinpflichtiger Diabetes mellitus • präoperatives Serum-Kreatinin > 2,0 mg/dl	Klasse 1	Klasse 2	Klasse 3	Klasse 4
	0,4%	0,9%	6,6%	11,0% und mehr

Abb. 2.13 Revised Cardiac Risc Index (RCRI). erstellt mit Daten nach Lee TH, Marcantonio ER, Mangione CM et al. Derivation and prospective validation of a simple index for prediction of cardiac risk of major noncardiac surgery. Circulation 1999; 100: 1043–1049. doi:10.1161/01.cir.100.10.1043

Zur bestmöglichen Vorbereitung des Patienten auf Anästhesie und Operation sollte die anästhesiologische Visite, wie bereits dargelegt, möglichst frühzeitig stattfinden. Erst die umfassende Würdigung aller wesentlichen Begleiterkrankungen und -umstände ermöglicht eine genaue Einschätzung des *perioperativen Gesamtrisikos*. Von diesem Gesamtrisiko, das sich aus Anästhesie- und Operationsrisiko zusammensetzt, lässt sich das eigentliche Anästhesierisiko nur unscharf abtrennen, weil sich anästhesie- und operationsbezogene Faktoren in erheblichem Maße wechselseitig beeinflussen und entsprechend eng miteinander verknüpft sind.

Einflussfaktoren

Das Anästhesierisiko hängt nicht nur von möglichen Begleiterkrankungen, sondern auch von eingriffsspezifischen Merkmalen ab (▶ Abb. 2.14). Folgende Faktoren haben den größten Einfluss auf die perioperative Morbidität und Mortalität:

- Herz-Kreislauf-Erkrankungen (vor allem arterielle Hypertonie, KHK, Herzinsuffizienz)
- Lungenerkrankungen (vor allem COPD)
- Art, Umfang und Dringlichkeit des Eingriffs
- Dauer der Operation
- Lebensalter des Patienten

Die Bedeutung und die Auswirkungen kardiopulmonaler Vorerkrankungen werden im Einzelnen in Kap. 12 erläutert. Was den Eingriff angeht, so steigt das perioperative Risiko mit dem Ausmaß des chirurgischen Traumas. Ganz oben in der Risikoskala rangieren Thorax-, Oberbauch- und Zweihöhleneingriffe sowie intrakranielle Operationen. Bei Notfall- und dringlichen Eingriffen kommt hinzu, dass nur wenig Zeit zur Vorbereitung des Patienten bleibt. Hier können mitunter sogar relevante Befunde nicht erhoben werden. Mit zunehmender Operationsdauer wächst die Schwierigkeit, alle Bedingungen zu kontrollieren, die für die Aufrechterhaltung der Homöostase bedeutsam sind. So können bei lang dauernden Eingriffen eine Hypothermie und extrazelluläre Flüssigkeitsdefizite nicht immer vermieden werden. Auch mit steigendem Lebensalter wird das perioperative Risiko größer, aber nicht durch das Alter selbst bedingt, sondern durch die mit fortschreitendem Alter vermehrt auftretenden Begleiterkrankungen. Ebenfalls ist das Risiko bei Neugeborenen und Säuglingen erhöht, weil bei ihnen die kardiopulmonalen Kompensationsmöglichkeiten eingeschränkt sind.

Klassifizierung

Als Hilfestellung zur Einschätzung des Anästhesierisikos sind zahlreiche Klassifizierungssysteme entwickelt worden. Es handelt sich dabei z. T. um modifizierte Checklisten, z. T. um Scoring-Systeme. Bei Letzteren soll mithilfe einer Punkteskala das Risiko quantifiziert werden, wobei die Akzente auf Funktionsstörungen einzelner Organe oder von Organsystemen liegen. Am häufigsten wird das Schema der **American Society of Anesthesiologists** (ASA) verwendet (▶ Abb. 2.15), obwohl es nur den Allgemeinzustand des Patienten berücksichtigt und damit nur eine grobe Risikoeinschätzung zulässt. Trotzdem hat es sich in der Praxis als Orientierungshilfe bewährt, denn in verschiedenen Untersuchungen konnte gezeigt werden, dass die ASA-Einstufung statistisch gut mit der perioperativen Mortalität korreliert.

Die Beurteilung des Anästhesierisikos führt zwangsläufig auch zu der Frage nach der Anästhesiefähigkeit. Die **Anästhesiefähigkeit** ist allerdings eine relative Größe. Sie ist zum einen eng mit dem objektiven Anästhesierisiko verknüpft; zum anderen muss sie aber auch in Beziehung zur Notwendigkeit und Dringlichkeit des Eingriffs gesetzt werden. Eingriffe, die unmittelbar zur Lebenserhaltung erforderlich sind, müssen immer durchgeführt werden, auch bei erheblichen (chronischen) Erkrankungen, die im anderen Extrem z. B. plastische Eingriffe aus ästhetischen Gründen niemals zuließen. So gesehen existiert also keine absolute „Nicht-Anästhesiefähigkeit". In der Praxis wird der Anästhesist nach seiner Einschätzung des Anästhesierisikos den Operateur in Kenntnis setzen, wenn aus seiner Sicht Zweifel an der Anästhesiefähigkeit bestehen. Dem Operateur fällt dann, falls sich zwischen ihm und dem Anästhesisten keine Einigung erzielen lässt, unter Abwägung der indizierenden und kontraindizierenden Faktoren letztlich die Entscheidung zu, ob der Eingriff durchgeführt wird. Damit übernimmt er dann aber auch die volle ärztliche und rechtliche Verantwortung.

Wichtige präoperative Informationen

- Eingriff und Indikation sowie Dringlichkeit
- anästhesiebezogene Anamnese
- klinische Untersuchung
- Befunde apparativer und konsiliarischer Untersuchungen
- kardiopulmonale Leistungsfähigkeit
- Hypovolämie
- Stoffwechsel- und andere Organstörungen
- Dauermedikation

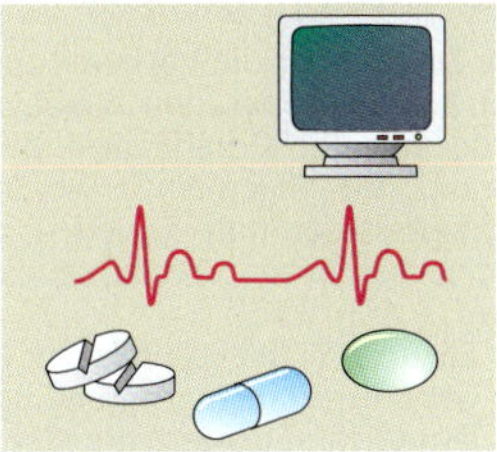

Abb. 2.14 **Anästhesierisiko.** Einflussfaktoren.

ASA-Risikogruppe		Perioperative Mortalität (bis 7. postop. Tag)
I	ein normal(er) gesunder Patient: gesund, Nicht-Raucher, kein oder minimaler Alkoholkonsum	0,1 %
II	ein Patient mit milder systemischer Erkrankung z.B. milde Erkrankungen ausschließlich ohne wesentliche/substanzielle funktionelle Einschränkungen, Raucher, Schwangerschaft, Adipositas (BMI 30–40 kg/m²), gut eingestellte(r) Diabetes mellitus/arterielle Hypertonie, milde Lungenerkrankung	0,5 %
III	ein Patient mit schwerer systemischer Erkrankung: z.B. substanzielle funktionelle Einschränkungen, eine oder mehrere moderate oder schwere Erkrankungen, schlecht eingestellte(r) Diabetes mellitus/arterielle Hypertonie, Adipositas (BMI ≥ 40kg/m²), Alkohol-abhängigkeit, Träger von Herzschrittmachern, moderate Reduktion der Ejektionsfraktoren, terminale Niereninsuffizienz	4,4 %
IV	ein Patient mit schwerer systemischer Erkrankung, die eine konstante Bedrohung für das Leben darstellt: z.B. frische(r) (< 3 Monate) Myokardinfarkt, Apoplex, TIA oder kardiovaskuläre Verschlusserkrankung/Stents, fortbestehende kardiale Ischämie, schwere Herz-klappendysfunktion, schwere Reduktion der Ejektionsfraktion, Schock, Sepsis	23,5 %
V	ein moribunder Patient, der voraussichtlich ohne operativen/interventionellen Eingriff nicht überleben wird: z.B. rupturiertes Aortenaneurysma (thorakal/adominal), massives Trauma, intrakranielle Blutung mit Masseneffekt, Darmischämie im Zusammenhang mit einer schweren kardialen Pathologie oder einem Multiorganversagen	50,8 %

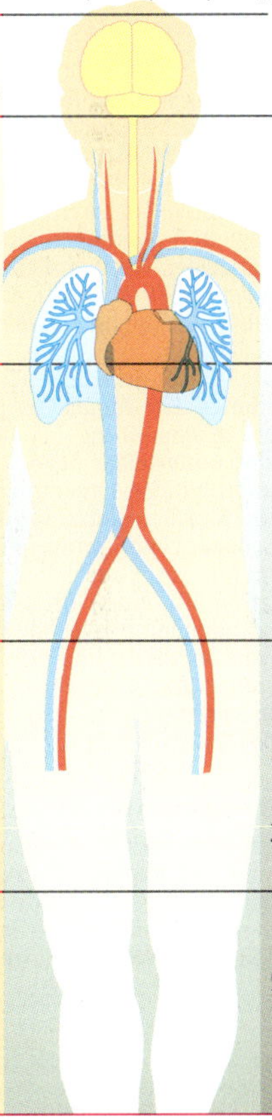

Abb. 2.15 **Anästhesierisiko.** Klassifizierung.

Operative Dringlichkeit

Die Zeit, die für die Vorbereitung eines Patienten auf eine Operation bleibt, wird entscheidend von der Dringlichkeit des Eingriffs bestimmt. Im Allgemeinen werden **vier Dringlichkeitsstufen** unterschieden, wobei z. T. eine unterschiedliche Terminologie verwendet wird (▶ Abb. 2.16):

1. Elektiv = Wahleingriff (nicht dringlich)
2. Geplant = Planeingriff (bedingt dringlich)
3. Dringlich = organerhaltender Eingriff
4. Notfall = lebenswichtiger Soforteingriff

Wenn von *aufschiebbaren* oder manchmal auch von *planbaren* Eingriffen gesprochen wird, handelt es sich um Eingriffe der Stufe 1 oder 2, *nicht aufschiebbare* Eingriffe gehören zur Stufe 3 oder 4.

Festlegung des Operationstermins

Vor *aufschiebbaren* Eingriffen gilt die Regel, den Patienten zur Minimierung des perioperativen Risikos in den bestmöglichen Zustand zu bringen. Hier müssen die höchsten Maßstäbe an die präoperative Vorbereitung, die Diagnostik von Begleiterkrankungen und deren Behandlung angelegt werden. Bei wesentlichen Störungen der Funktion wichtiger Organe dürfen deshalb keine elektiven oder geplanten Eingriffe stattfinden.

Für Notfall- oder dringliche Eingriffe gelten andere Kriterien. Ein *Notfalleingriff* ist indiziert zur akuten Lebensrettung bei bereits bestehender oder unmittelbar bevorstehender Dekompensation vitaler Organfunktionen (z. B. perforiertes Bauchaortenaneurysma mit hämorrhagischem Schock, schwere intrathorakale Blutung mit respiratorischer Insuffizienz). Als Indikation für einen *dringlichen* Eingriff wird ein drohender irreversibler Verlust der Funktion von Organen oder Körperteilen angesehen, wenn damit eine verzögerte Lebensbedrohung verbunden ist (z. B. Ileus mit der Gefahr einer Darmgangrän).

Herzinfarktanamnese

Nach einem *transmuralen* Myokardinfarkt sollen während der ersten 60 Tage keine aufschiebbaren operativen Eingriffe durchgeführt werden, da das Reinfarktrisiko innerhalb dieser Frist deutlich erhöht ist (Einzelheiten: Kap. 12.2).

Nahrungs- und Nikotinkarenz

Außer bei Notfall- und dringlichen Eingriffen sollte eine präoperative Nahrungskarenz von *mindestens 6 Stunden für feste Bestandteile* und *2 Stunden für (klare) Flüssigkeiten* eingehalten werden, um eine pulmonale Aspiration während der Narkoseeinleitung zu verhindern (Einzelheiten: Kap. 5.2). Das Rauchen sollte spätestens am Vorabend der Operation eingestellt werden. Diese *kurzfristige* Nikotinabstinenz dient vor allem zur Reduktion perioperativer hypoxischer Komplikationen, die durch Kohlenmonoxid (CO) ausgelöst werden. Aufgrund der hohen Affinität von CO zum Hämoglobin entsteht COHb (bei starken Rauchern bis zu 20 %), das dann nicht mehr für den Sauerstofftransport zur Verfügung steht. Die CO-Bindung ist allerdings mit einer Halbwertszeit von ca. acht Stunden reversibel, sodass eine Nikotinabstinenz schnell zu einer Normalisierung des Sauerstofftransports führt. Dagegen wird die durch das Rauchen induzierte bronchiale Hyperreagibilität nicht so rasch gebessert. Hierzu ist eine *längerfristige* Abstinenz von meist mehr als 4 Wochen erforderlich.

Auswahl des Anästhesieverfahrens

Nach der Einschätzung des Anästhesierisikos wird in Abhängigkeit vom Zustand des Patienten und von eingriffsspezifischen Faktoren wie Art, Lokalisation, Dauer und Dringlichkeit der Operation das Anästhesieverfahren ausgewählt (▶ Abb. 2.17). Prinzipiell wird dasjenige Verfahren mit der **größtmöglichen Sicherheit für den Patienten** angewandt. Wünsche des Patienten sollen hierbei so weit wie möglich Berücksichtigung finden. Im Zweifelsfall geht aber die *objektive* Sicherheit des Patienten vor dessen subjektivem Komfort. Betrachtet man Untersuchungen zur perioperativen Morbidität und Mortalität nach Allgemein- und rückenmarknahen Anästhesien in Abhängigkeit von Begleiterkrankungen, so ist kein statistisch signifikanter Unterschied zwischen beiden Verfahrensarten festzustellen. Dies macht es im Einzelfall schwierig, ein Verfahren unter dem Aspekt seiner möglichen Vorteile zu bevorzugen.

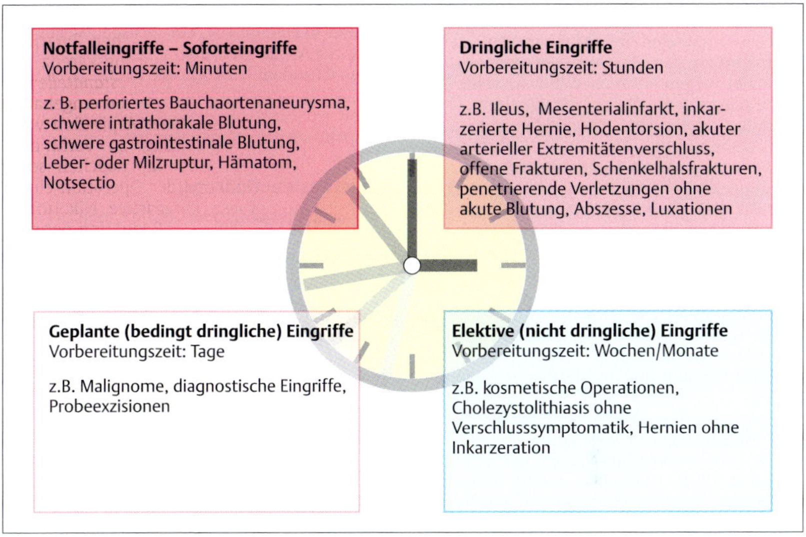

Abb. 2.16 Operative Dringlichkeit.

	Indikationen	Kontraindikationen
Allgemeinanästhesie		
endotracheale Intubation	Thorax-, Oberbauch-, 2-Höhlen-Eingriffe, intrakranielle Operationen; Eingriffe in Bauchlage, bei Nicht-Nüchternheit oder mit langer Dauer	
Gesichtsmaske	Kurzeingriffe (< 30 min)	Nicht-Nüchternheit, Bauchlage, Kopftieflage, Adipositas permagna, Laparotomie, Thorakotomie
Kehlkopfmaske	Eingriffe > 30 min	wie bei Gesichtsmaske
Regionalanästhesie	Vermeidung einer Allgemeinanästhesie; Notfall- oder dringliche Eingriffe	unkooperative, verwirrte oder bewusstseinsgetrübte Patienten, Kinder (Einzelfallentscheidung)
Plexus brachialis	Eingriffe an der oberen Extremität, der Skapula und Klavikula	Blutgerinnungsstörungen (wie unten) bei infraklavikulärer oder interskalenärer Technik
rückenmarknah	Eingriffe an der unteren Extremität, im Beckenbereich und Unterbauch	Blutgerinnungsstörungen oder Antikoagulanzientherapie (außer Low-dose-Heparin od. Low-dose-ASS), Hypovolämie, Schock, dekompensierte Herzinsuffizienz

Abb. 2.17 Auswahl des Anästhesieverfahrens.

Selbstbestimmungsrecht des Patienten

Invasive medizinische Maßnahmen gelten strafrechtlich als Körperverletzung, es sei denn, der Patient hat rechtswirksam seine **Einwilligung** zu deren Durchführung erteilt. Ob er einwilligt oder nicht, entscheidet er in *freier* Selbstbestimmung. Um sein Selbstbestimmungsrecht ausüben zu können, muss er vorher hinreichend und in angemessener Form über Art und Inhalt der geplanten Maßnahmen informiert worden sein und deren Wesen, Bedeutung und Tragweite in ihren Grundzügen erkennen und begreifen können. Dies setzt eine Aufklärung voraus über

- methodentypische Risiken,
- Vor- und Nachteile alternativ in Betracht kommender Verfahren.

Art und Umfang der Aufklärung sind abhängig von

- Dringlichkeit und Risiko des Eingriffs,
- Wissensstand des Patienten.

Es gilt also: Je weniger dringlich und je risikoreicher ärztliche Maßnahmen sind, umso umfangreicher und nachhaltiger ist der Patient aufzuklären.

Einwilligungsfähigkeit und Aufklärungsart

Die Einwilligung in ärztliche Maßnahmen erfordert aus juristischer Sicht nicht die volle Geschäftsfähigkeit des Patienten, sondern nur seine **natürliche Einsichts- und Willensfähigkeit.** Ist sie gegeben – was vor der Anästhesieaufklärung zu prüfen ist –, so gilt uneingeschränkt das Selbstbestimmungsprinzip. Fehlt sie, dann muss entweder die Einwilligung eines legitimierten Vertreters eingeholt oder eine richterliche Verfügung beim Vormundschaftsgericht erwirkt werden. In einem Notfall allerdings kann (und muss) der Arzt nach dem Prinzip der „Geschäftsführung ohne Auftrag" verfahren, d. h., er wird seine Hilfeleistung nach dem mutmaßlichen Willen des Patienten zu dessen Besten ausführen.

Ein *Aufklärungsverzicht* vonseiten des Patienten ist möglich, im anderen Extrem kann er aber auch eine Aufklärung über sämtliche Risiken einfordern *(„Totalaufklärung")*. Normalerweise findet die sog. **Stufenaufklärung** nach *Weißauer* Anwendung, d. h., nach Ansprechen der üblichen Risiken entscheidet der Patient, welche Bereiche vertieft werden sollen. In der Rechtsprechung stößt man auch auf den Begriff des *„wissenden Patienten"*. Hiermit sind solche Patienten gemeint, die medizinische Vorkenntnisse haben oder bei denen eine ähnliche Behandlung schon einmal durchgeführt worden ist. Bei ihnen kann die Aufklärung deutlich abgekürzt werden, nachdem sich der aufklärende Arzt vom Kenntnisstand des Patienten überzeugt hat. Ein *therapeutisches Privileg zur Nichtaufklärung*, z. B. aus psychologischen Gründen, wird von der deutschen Rechtsprechung generell nicht eingeräumt und kann schon gar nicht für die Anästhesieaufklärung in Anspruch genommen werden.

Anästhesieaufklärung

Das anästhesiologische Aufklärungsgespräch muss im Einzelnen umfassen:

- Darstellung des perioperativen Ablaufs des für den Eingriff vorgesehenen Anästhesieverfahrens
- Erläuterung alternativer Verfahren, falls solche in Betracht kommen, und deren Vor- und Nachteile
- Auswahl des geeigneten Verfahrens unter Beachtung etwaiger Kontraindikationen und größtmöglicher Berücksichtigung der Patientenwünsche
- Aufklärung über *typische* Risiken des ausgewählten Verfahrens unabhängig von deren Häufigkeit
- Aufklärung über *generelle* Risiken nur, wenn sie im Einzelfall nicht als bekannt vorausgesetzt werden können

Herausragende zivilrechtliche Bedeutung hat die ärztliche **Dokumentation** (→ Beweissicherung). Bei mangelhafter oder fehlender Dokumentation kommt es im Zivilverfahren zur sog. *Beweislastumkehr*, d. h. der Arzt muss nun nachweisen, dass er keinen Fehler begangen hat (und nicht mehr der Patient, dass der Arzt einen begangen hat). Aus diesem Grund ist die Verwendung der vom Berufsverband Deutscher Anästhesisten (BDA) geprüften Anamnese- und Aufklärungsbogen zweckmäßig. Bei der Aufklärung *nicht einwilligungsfähiger* Patienten und von *Minderjährigen* sind zudem einige **Besonderheiten** zu berücksichtigen (▸ Abb. 2.18).

„VOLUNTAS AEGROTI SUPREMA LEX!"

Selbstbestimmungsrecht des Patienten

Aufklärungsverzicht → **Stufenaufklärung** → **Totalaufklärung**

Einwilligungsfähigkeit und Aufklärungsart

Leitsätze zur Aufklärung und Einwilligung in besonderen Fällen

1. Wenn der Patient nicht einwilligungsfähig ist:

– bei Erfordernis einer *notfallmedizinischen* Versorgung

Bei *Bewusstlosigkeit oder Bewusstseinsstörung* gilt der Grundsatz „Geschäftsführung ohne Auftrag".

– bei *aufschiebbaren* Eingriffen

Besteht eine *Geisteskrankheit* oder *Unmündigkeit*, so ist die Einwilligung des gesetzlichen Vertreters (gerichtlich bestellter Betreuer oder persönlich Bevollmächtigter) notwendig. Handelt es sich aber um einen das Leben des Patienten gefährdenden Eingriff, dann muss überdies die Zustimmung des Vormundschaftsgerichts eingeholt werden.

Bei neu aufgetretener, akut zur Einwilligungsunfähigkeit führender *geistiger Verwirrung* muss eine richterliche Verfügung erwirkt werden.

Steht der Patient unter dem Einfluss von *Pharmaka*, die die Geschäftsfähigkeit beeinträchtigen (Sedativa, Alkohol etc.), so muss bis zum Abklingen deren Wirkung abgewartet werden.

Erhebliche *Schmerzen* müssen vor dem Einwilligungsgespräch durch nicht die Einwilligungsfähigkeit vermindernde Analgetika beseitigt werden.

Bei Patienten, die die *deutsche Sprache* nicht beherrschen, muss das Einwilligungsgespräch mithilfe eines Dolmetschers geführt werden.

Bei *Blinden* muss zur korrekten Dokumentation der Einwilligungserklärung eine Person ihres Vertrauens anwesend sein.

2. Wenn es sich um Minderjährige handelt

– Bei Kindern unter 14 Jahren sollten *beide* Eltern einem planbaren Eingriff zustimmen; für dringliche Eingriffe genügt die Einwilligung eines Elternteils.

– Bei Verweigerung der elterlichen Zustimmung in einen *lebensrettenden Eingriff* liegt ein Sorge rechtsmissbrauch vor. Zur Umgehung der elterlichen Verfügungsgewalt kann (und muss) dann umgehend eine richterliche Genehmigung eingeholt werden. Wenn dazu keine Zeit bleibt, handelt der Arzt unter dem Aspekt der „Geschäftsführung ohne Auftrag".

– Jugendliche können vom vollendeten 14. Lebensjahr an *selbst* rechtswirksam in einen Eingriff einwilligen, wenn sie dessen Bedeutung und Tragweite voll erfassen können.

Abb. 2.18 Anästhesieaufklärung und Einwilligung.

Prämedikationsziele

Der Begriff „Prämedikation" steht im engeren Sinn für die spezifische medikamentöse Vorbereitung des Patienten auf die Anästhesie und Operation. Vorrangiges und obligates Ziel ist die Stressreduktion oder -vermeidung durch **Anxiolyse,** d. h., Angst und Aufregung sollen dem Patienten genommen werden (▶ Abb. 3.1). Durch eine anxiolytisch wirksame Prämedikation lassen sich sonst während der Anästhesieeinleitung häufiger zu beobachtende Kreislaufdysregulationen (tachykarde Rhythmusstörungen, hyper- oder hypotensive Episoden, vasovagale Synkopen) reduzieren wie auch der postoperative Analgetikaverbrauch vermindern. Eine über die Anxiolyse hinausgehende Sedierung ist nicht in jedem Fall notwendig, sie ist aber nicht immer zu vermeiden. Die Kooperationsfähigkeit des Patienten, die vor allem für die Durchführung von Regionalanästhesien erwünscht ist, sollte dabei aber ebenso wie die Schutzreflexe erhalten bleiben. Als weitere, akzessorische oder nur in Einzelfällen angestrebte Prämedikationsziele können genannt werden:

- Amnesie
- Antikonvulsion (Verhinderung zerebraler Krampfanfälle)
- „Antipsychose"
- Vermeidung anaphylaktoider Reaktionen
- Antiemesis (d. h. Verhinderung von Übelkeit und Erbrechen in der postoperativen Phase)
- Aspirationsprophylaxe
- Antisalivation (Hemmung der Speichel- und Bronchialsekretion)
- Verminderung der Intensität autonomer (Kreislauf-)Reflexe
- Analgesie

Substanzübersicht

Für die Prämedikation steht eine Reihe von Pharmaka aus unterschiedlichen Gruppen mit entsprechend unterschiedlichen Eigenschaften und Wirkungsmustern zur Verfügung:

- Benzodiazepine
- Antihistaminika
- Antazida
- Parasympatholytika
- α_2-Rezeptor-Agonisten
- Opioide

Mit deren Hilfe lassen sich sämtliche oben genannten Ziele erreichen (▶ Tab. 3.1). Zur Anxiolyse werden am häufigsten **Benzodiazepine** eingesetzt. Sie vermitteln darüber hinaus noch eine (anterograde) Amnesie und sind antikonvulsiv wirksam. Sollen mehrere Ziele gleichzeitig erreicht werden, so ist oftmals aber eine Kombination von Wirkstoffen erforderlich, da das gesamte Spektrum nicht allein von einer Substanz abgedeckt wird. Bei bestimmten Patienten (zum Beispiel mit Demenz) oder in speziellen Situationen kann es wegen möglicher Nebenwirkungen (Delir) oder fehlender Notwendigkeit auch sinnvoll sein, ganz auf eine Prämedikation zu verzichten (▶ Abb. 3.2).

Tab. 3.1 Prämedikationsziele und verwendete Pharmaka.

Prämedikationsziele	Pharmaka
Anxiolyse	Benzodiazepine, α_2-Rezeptor-Agonisten
Sedierung	Benzodiazepine, α_2-Rezeptor-Agonisten
Amnesie	Benzodiazepine
Antikonvulsive Wirkung	Benzodiazepine
Antiemetische Wirkung	H_1-Rezeptor-Antagonisten, Neuroleptika
Histaminhemmung	H_1- und H_2-Rezeptor-Antagonisten, Neuroleptika aus der Gruppe der Phenothiazine
Salivationshemmung	Parasympathikolytika
Reflexdämpfung	Parasympathikolytika, α_2-Rezeptor-Agonisten
Analgesie	Opioide

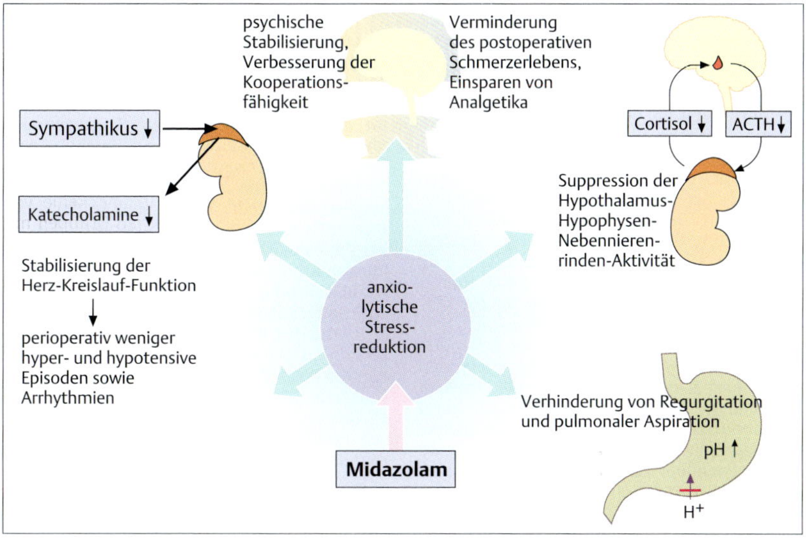

Abb. 3.1 Prämedikationsziele.

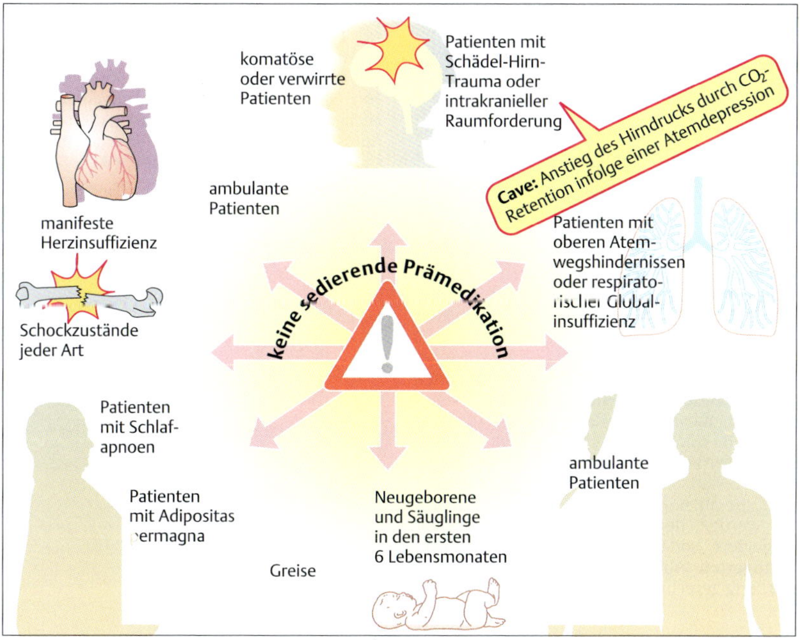

Abb. 3.2 Verzicht auf eine anxiolytisch-sedierende Prämedikation.

Pharmaka

Benzodiazepine

Benzodiazepine eignen sich wegen ihrer guten Wirksamkeit bei nur geringen Nebenwirkungen am besten für eine **anxiolytische Prämedikation.** Nahezu alle Benzodiazepine wirken *qualitativ* gleich (► Abb. 3.3). Deutliche Unterschiede bestehen aber z. T. im hepatischen Metabolismus und in der Wirkungsdauer (► Abb. 3.4). Benzodiazepine vermitteln ihre Effekte nach Bindung an einer spezifischen Stelle des GABA-Rezeptorkomplexes (Kap. 1.6), indem sie die Wirkungen von GABA als inhibitorischem endogenem Neurotransmitter verstärken. Während Barbiturate eine „schlaferzwingende" Wirkung haben, wirken Benzodiazepine als Folge ihres anxiolytisch-sedierenden Effekts primär nur *„schlafanstoßend"*. Daneben erzeugen sie auch *amnestische* (in der Regel nur anterograd) und *antikonvulsive* Effekte. Benzodiazepine zeichnen sich durch gute Kreislaufstabilität aus. Die Atmung wird nach den zur Prämedikation üblichen Dosen in der Regel nicht beeinträchtigt (Einzelheiten: Kap. 4.3). Bei älteren Patienten kann es jedoch nach schneller intravenöser Gabe zu Störungen des *zentralen* Atemmusters mit kurz dauernder Apnoe kommen. Bei gleichzeitiger Opioidapplikation muss bedacht werden, dass Benzodiazepine die opioidinduzierte Atemdepression verstärken. Wie unter Barbituraten können auch unter Benzodiazepinen als unerwünschte Wirkungen, besonders bei älteren Patienten, *paradoxe* Reaktionen wie Unruhe, Agitiertheit, Desorientiertheit und Logorrhö auftreten. Bei *Myasthenien* sind Benzodiazepine wegen ihres zentral muskelrelaxierenden Effektes absolut kontraindiziert.

Substanzauswahl

Am Vorabend der Operation werden Benzodiazepine mit mittellanger Wirkung, z. B. *Temazepam*, bevorzugt, am Operationstag zumeist das kurz wirksame **Midazolam.** Sie werden jeweils *oral* verabreicht. Da im Alter wie auch bei Lebererkrankungen die sog. Phase-I-Reaktionen (u. a. Oxidation, Reduktion, Hydrolyse) beeinträchtigt, die Phase-II-Reaktion der Konjugation, z. B. mit Glukuronsäure (Glukuronidierung), aber in der Regel noch intakt ist, sollten hier Substanzen wie *Oxazepam* oder *Lorazepam* zur abendlichen Prämedikation verwendet werden, denn diese werden unmittelbar konjugiert, sodass am wenigsten mit einem verzögerten Abbau und einer verlängerten Wirkung gerechnet werden muss.

Antihistaminika

Histamin ist entscheidend an der Vermittlung *anaphylaktoider*, pseudoallergischer Reaktionen beteiligt (H_1- und H_2-Rezeptoren). Darüber hinaus fungiert es als wesentlicher Mediator der *Magensäuresekretion* (H_2-Rezeptoren) und es trägt außerdem zur Entstehung von *Übelkeit und Erbrechen* bei (H_1-Rezeptoren) (► Abb. 3.5). Die meisten anästhesiologisch eingesetzten Medikamente sind in der Lage, unspezifisch Histamin freizusetzen, was zu kardiovaskulären und bronchialen Nebenwirkungen führen kann (Tachykardie, Arrhythmie, AV-Blockierung, Blutdruckabfall; Bronchokonstriktion) (Kap. 13.4). Prädisponierte Patienten (z. B. Atopiker, Patienten mit kardiozirkulatorischen und pulmonalen Erkrankungen) mögen hiervon besonders betroffen sein.

Durch die kombinierte Gabe von *H_1- und H_2-Rezeptor-Antagonisten* kurz vor der Narkoseeinleitung lassen sich sämtliche histaminvermittelten Wirkungen verhindern oder zumindest deutlich in ihrer Ausprägung abschwächen. Dieses Vorgehen scheint bei Atopikern gerechtfertigt zu sein, um **anaphylaktoiden** Reaktionen entgegenzuwirken. Ebenfalls erfolgreich lässt sich diese Kombination bei Patienten, die besonders gefährdet sind, postoperativ Übelkeit und Erbrechen („postoperative nausea and vomiting", PONV) zu entwickeln, zur **Emesisprophylaxe** einsetzen (Kap. 14.3). Hierdurch kann die PONV-Rate erheblich stärker reduziert werden als z. B. durch die Gabe von Haloperidol. Gute Erfahrungen bestehen auch mit der präventiven Applikation des H_1-Antagonisten *Dimenhydrinat* (Vomex A, 62 mg i. v. bei der Narkoseeinleitung) (► Abb. 3.6).

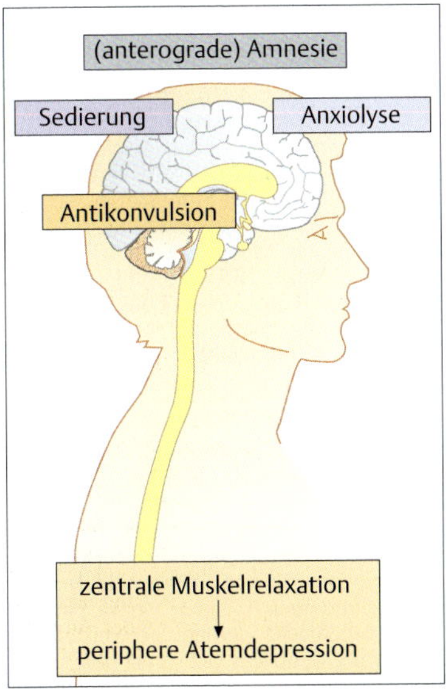

Abb. 3.3 Wirkungsprofil von Benzodiazepinen.

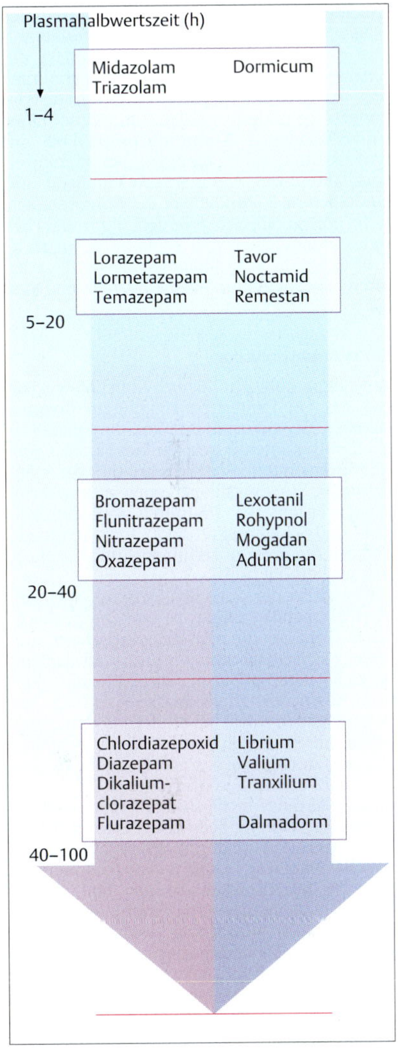

Abb. 3.4 Einteilung der Benzodiazepine nach Wirkungsdauer.

Durch eine Blockade von H_2-Rezeptoren in der Magenmukosa werden das Magensaftvolumen und der Säuregehalt vermindert, sodass die Gefahr einer pulmonalen Aspiration abnimmt und, was im Vordergrund steht, deren Auswirkungen gemildert werden. Im Sinne einer so verstandenen **Aspirationsprophylaxe** am wirksamsten sind Protonenpumpeninhibitoren wie Pantoprazol, wenn sie am Vorabend und zusätzlich ca. 2 Stunden vor der Narkoseeinleitung oral verabreicht werden. Ihr mögliches Anwendungsgebiet sind geplante geburtshilfliche Eingriffe in Intubationsnarkose. Zu weiteren Einzelheiten und den *Antazida* siehe Kap. 5.2.

Parasympatholytika

Parasympatholytika (Syn.: Anticholinergika) wie das am häufigsten eingesetzte **Atropin,** daneben Glycopyrronium (Robinul) und Scopolamin hemmen durch Konkurrenz mit dem Neurotransmitter Acetylcholin die parasympathische Erregungsübertragung an muskarinartigen Rezeptoren. Hierdurch wird die Speichel- und Schleimsekretion in den oberen und unteren Atemwegen vermindert und die Herzfrequenz erhöht (▸ Abb. 3.7).

Vor allem der **antisalivatorische** (speichelflusshemmende) Effekt ist aus prophylaktischen Gründen von anästhesiologischem Interesse, z. B. bei Operationen im Mund-Rachen-Bereich, fiberoptischen Intubationen oder Bronchoskopien, Larynxmaskennarkosen, vor Ketamingaben sowie bei Kindern in den ersten Lebensjahren wegen der bei ihnen erhöhten Neigung zu Laryngospasmen. Die Gabe von Parasympatholytika bereits auf der Krankenstation ist allerdings nicht zu empfehlen, weil die maximale Wirkung nach oraler oder subkutaner Applikation nicht immer rechtzeitig zur Narkoseeinleitung erreicht wird. Außerdem wird die Mundtrockenheit von den meisten Patienten als unangenehm empfunden. Besser ist daher eine *intravenöse Verabreichung* unmittelbar vor Einleitungsbeginn. Die Wirkung von Atropin setzt so z. B. innerhalb einer Minute ein und hält etwa 30–60 Minuten an.

Die normalerweise gewählte Atropindosis von *maximal 0,01 mg/kg KG* schützt nicht ausreichend vor **reflektorischen Bradykardien.** Hierzu, d. h. zur kompletten Vagusblockade, sind deutlich höhere Dosen, mindestens 0,03 mg/kg KG, erforderlich, die aber wegen erheblicher Herzfrequenzsteigerung in der Regel nicht toleriert werden! Bei Patienten mit *Glaukom* sind die üblichen Anticholinergikadosen (▸ Abb. 3.7) nicht kontraindiziert, weil nach systemischer Gabe keine lokal wirksamen Konzentrationen am Auge erreicht werden. Ausgeprägte *Tachykardien* sowie *Vorhofflattern* oder *-flimmern* mit schneller Überleitung dagegen gelten wegen der möglichen weiteren Erhöhung der Herzfrequenz als absolute, eine *Mitralstenose* und eine *Hyperthyreose* als relative Kontraindikation (▸ Abb. 3.8). Weitere *relative Kontraindikationen* bestehen

- bei chronischer obstruktiver Lungenerkrankung (Eindickung des Bronchialsekrets),
- bei Fieber (Temperatursteigerung durch Verminderung der Schweißsekretion) und
- bei vollem Magen (Erleichterung der Regurgitation durch Erniedrigung des Tonus des unteren Ösophagussphinkters und damit erhöhte Aspirationsgefahr).

α_2-Rezeptor-Agonisten

Hauptvertreter der α_2-Rezeptor-Agonisten ist das Imidazolinderivat **Clonidin** (Catapresan, Paracefan). Ursprünglich wurde Clonidin nur zur Blutdrucksenkung eingesetzt. Inzwischen konnten aber weitere, besonders für die Anästhesiologie bedeutsame Effekte wie *Anxiolyse, Sedierung* und auch *Analgesie* (supraspinal und spinal) ausgemacht werden. Sie werden einer Stimulierung zentraler prä- und postsynaptischer α_2-Rezeptoren zugeschrieben und sind damit z. T. Folge einer Hemmung adrenerger Aktivität. Hierdurch wird der Narkosemittelverbrauch gesenkt. Mittlerweile hat man experimentell festgestellt, dass im Gegensatz zu früheren Auffassungen die blutdrucksenkenden Effekte von Clonidin, die Folge einer Verminderung des Sympathikotonus sind, wohl nicht in erster Linie durch die Erregung von α_2-Rezeptoren zustande kommen, sondern eher durch einen agonistischen Ansatz an einer anderen Klasse clonidinbindender Rezeptoren, den Imidazol(in)rezeptoren (▸ Abb. 3.9).

Neben der zentralen Sympathikolyse bewirkt Clonidin, bedingt durch eine Erregung peripherer postsynaptischer α_1-Rezeptoren, auch eine Vasokonstriktion. Da die Affinität von Clonidin zu α_1-Rezeptoren aber erheblich geringer ist als zu α_2- und Imidazol(in)rezeptoren (1:200), spielt die Vasokonstriktion nur bei zügiger intravenöser Injektion eine Rolle. Hierunter kann es zu einem *passageren Anstieg des Blutdrucks* kommen, was allerdings durch die zentrale Wirkung überspielt wird, sobald Clonidin in ausreichender Menge die Blut-Hirn-Schranke passiert hat und zu den zentralen Wirkorten gelangt ist. Die zentrale Reduktion des Sympathikotonus führt dann zu einer *Abnahme der Herzfrequenz* und einer peripheren Vasodilatation mit *Absinken des Blutdrucks.*

	H_1-Rezeptoren	H_2-Rezeptoren
Tachykardie	ø	100 %
Vasodilatation	60 %	40 %
Bronchokonstriktion	60 %	40 %
Übelkeit/Erbrechen	70 %	30 %*
Magensäuresekretion	ø	100 %
Antagonisten, z.B.:	Dimenhydrinat (Vomex A)	Ranitidin (Sostril®, Zantic)

* indirekt durch Erhöhung des Magensaftvolumens

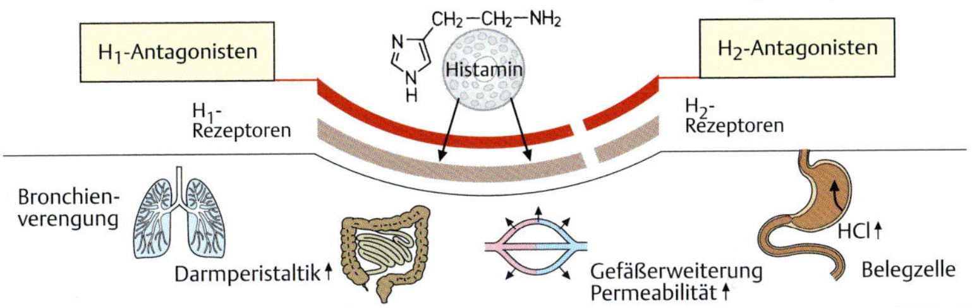

Abb. 3.5 Histaminwirkungen und Rezeptorsubtypen.

- Polytrauma/septisch-toxischer Schock
- gastrointestinale Blutungen/Ileus
- chronische Niereninsuffizienz
- maligne Tumoren
- Verbrennungen
- größere abdominale Eingriffe (Darmmanipulation)
- Anwendung von Palacos-Knochenzement, ionisierenden Strahlen oder Röntgenkontrastmitteln

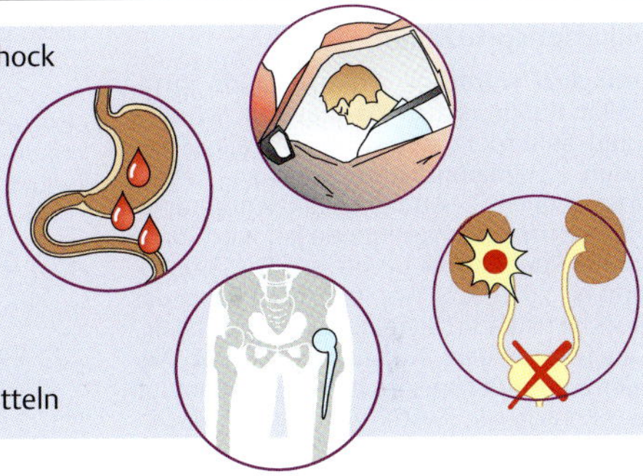

Abb. 3.6 Zustände mit erhöhtem Histaminplasmaspiegel.

	Atropin	Glycopyrronium	Scopolamin
Herzfrequenz	+++	++	+
Salivationshemmung	+	+++	++
ZNS-Wirksamkeit	geringe Stimulation	keine[1]	Sedierung, Amnesie
Antiemesis	ø	ø	+++
Dosis i.v.	0,005–0,01 mg/kg	0,002–0,004 mg/kg	ø[2]
Wirkungseintritt i.v.	30–60 s	2–3 min	
Wirkungsdauer i.v.	30–60 min	2–3 h	ø[2]

[1] als quartäres Amin nicht liquorgängig; [2] kein i.v. Präparat verfügbar

Abb. 3.7 Vergleich der Wirkungen verschiedener Parasympatholytika.

Für die Prämedikation spielt Clonidin vor allem bei Alkoholabhängigkeit eine Rolle. Bei ihr kann es zur Verhinderung von Entzugssymptomen wie überschießenden adrenergen Reaktionen und zur gleichzeitigen Sedierung eingesetzt werden. Hierdurch lässt sich die Narkoseführung deutlich erleichtern. Clonidin kann präoperativ *adjuvant* zu Benzodiazepinen oral verabreicht werden, und zwar jeweils abends und morgens vor der Operation.

Opioide

Die Wirkungsweise von Opioiden wird ausführlich in Kap. 4.4 abgehandelt. Wegen ihrer atemdepressorischen Effekte spielen sie für die routinemäßige Prämedikation keine Rolle mehr. Sie werden vielmehr nur gezielt zur **Schmerzbehandlung** eingesetzt (z. B. bei Trauma), vor schmerzhaften Lagerungsmaßnahmen, die vor der Anästhesieeinleitung stattfinden, oder bei Personen mit Suchterkrankung, um akute Entzugssymptome zu verhindern. Hierzu sollten nur rein agonistische Substanzen mit längerer Wirkungsdauer, wie z. B. Piritramid (Dipidolor), verwendet werden.

Applikationsprinzipien

Ursprünglich wurde die Prämedikation intramuskulär durchgeführt. Da dies mit Schmerzen und außerdem mit seltenen Risiken wie Infektion, Hämatombildung (cave: Gerinnungsstörungen, Antikoagulanzientherapie) und Nervenläsionen verbunden ist, wird heute die **orale Applikation** bevorzugt. Die Einnahme von bis zu 100 ml Wasser erhöht dabei das Aspirationsrisiko nicht und widerspricht folglich auch nicht dem Nüchternheitsgebot. Neben der Zufuhr der spezifischen Prämedikation kann so auch die Fortführung einer Dauermedikation gewährleistet werden. In einigen Fällen, z. B. bei gestörter gastrointestinaler Resorption oder eingeschränkten Schluck- und Hustenreflexen, ist eine *orale* Prämedikation allerdings nicht sinnvoll oder kontraindiziert (▸ Abb. 3.10). Dann können die Medikamente *subkutan* oder *intravenös* gegeben werden. Alternativ besteht bei Schluck- oder Resorptionsstörungen auch die Möglichkeit, Präparate einzusetzen, die bereits *sublingual* resorbiert werden (z. B. Lorazepam als Tavor Expidet). Ist die Resorption nicht beeinträchtigt und liegt eine Magensonde, dann lassen sich einige Substanzen auch hierüber verabreichen. Notfall- oder Intensivpatienten sollten Pharmaka jedoch generell intravenös erhalten. Das garantiert den schnellsten und sichersten Wirkungseintritt.

Verordnung

Die Prämedikation wird *schriftlich* verordnet und setzt immer die *persönliche* Visite eines Anästhesisten voraus. Es werden genaue Angaben zur Dosierung der Medikamente und zu Zeitpunkt und Art der Applikation gemacht (▸ Abb. 3.11). Am **Vorabend der Operation** benötigen die Patienten zur Verminderung von Angst, Aufregung und Schlaflosigkeit ein länger wirkendes Anxiolytikum bzw. Sedativum. Hierzu wird in der Regel ein mittellang wirksames Benzodiazepin per os eingesetzt (z. B. Temazepam). Bei Schmerzen wird zusätzlich ein Analgetikum verabreicht. Eine bei Begleiterkrankungen erforderliche Dauermedikation sollte bis auf Ausnahmen (Kap. 3.3) unverändert fortgesetzt werden. Die Prämedikation am **Operationstag** wird in der Regel ebenfalls oral durchgeführt. Hierbei sollte die Einnahme 45–60 Minuten vor Anästhesiebeginn stattfinden, um zu diesem Zeitpunkt maximale Plasmaspiegel zu gewährleisten. Üblicherweise werden kurz wirksame Benzodiazepine bevorzugt, z. B. Midazolam, wodurch erreicht werden soll, dass der Patient entspannt, angstfrei und kooperativ zur Anästhesieeinleitung kommt.

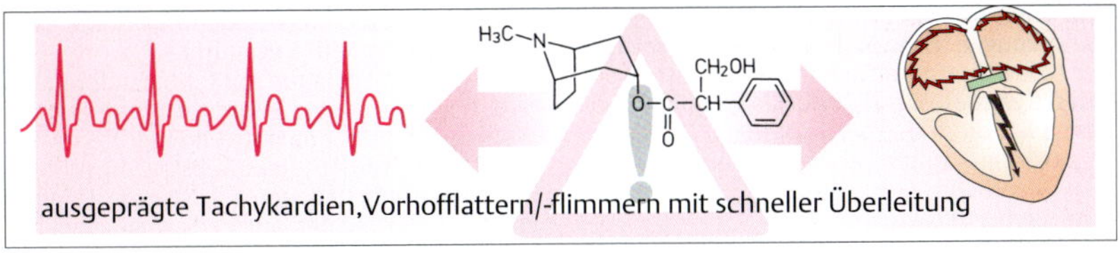

Abb. 3.8 Absolute Kontraindikationen für Parasympatholytika.

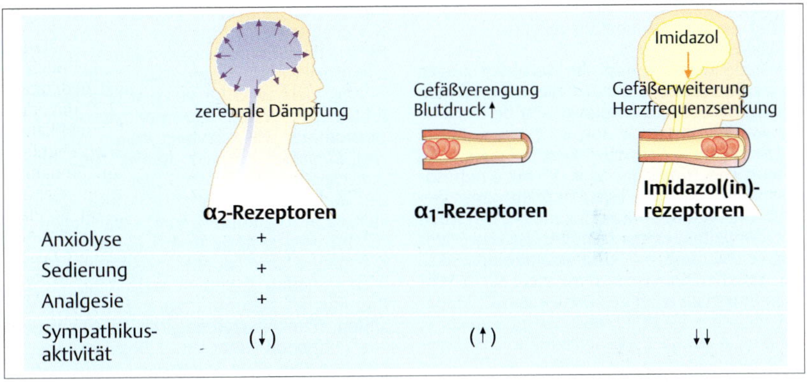

Abb. 3.9 Rezeptoragonistische Wirkungen von Clonidin.

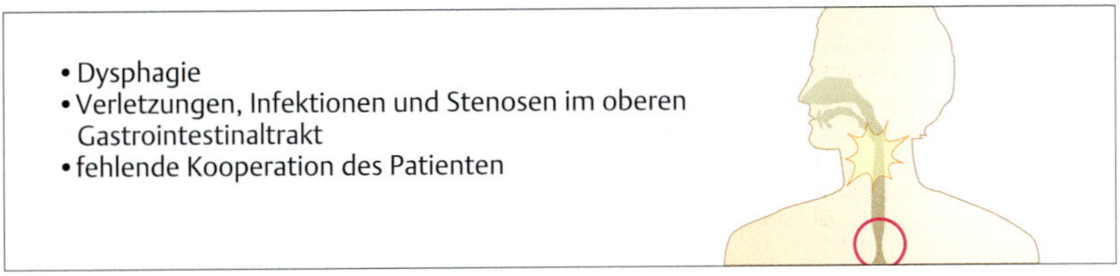

Abb. 3.10 Kontraindikationen für eine orale Prämedikation.

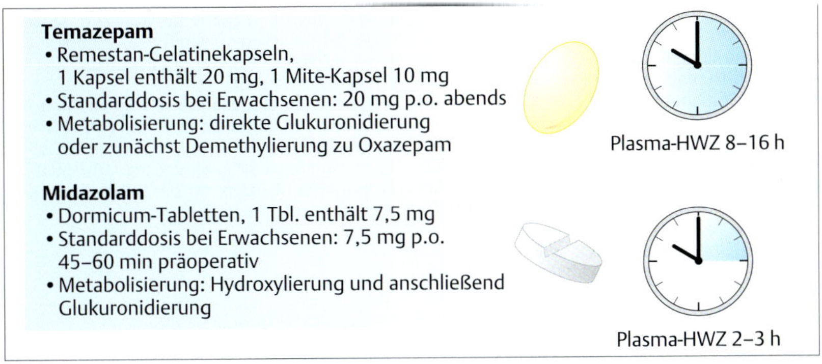

Abb. 3.11 Prämedikation – Substanzauswahl.

Eine etwaige Dauermedikation bei Begleiterkrankungen sollte in der Regel bis *einschließlich* des Operationstags unverändert **fortgesetzt** werden. Details zum Umgang mit Dauermedikation in der perioperativen Phase finden sich im Kapitel 12. Dies gilt insbesondere für

- Antihypertensiva,
- Kardiotropika (außer Herzglykosiden),
- Antiasthmatika,
- Antikonvulsiva,
- Antiparkinsonmittel und
- Glukokortikoide oberhalb der „Cushing-Schwelle".

Das bedeutet aber, dass die Nebenwirkungen dieser Pharmaka und mögliche Interaktionen mit Anästhetika und Adjuvanzien berücksichtigt werden müssen (▸ Abb. 3.12).

Die „Cushing-Schwelle" liegt bei 30 mg Hydrocortison (Cortisol) oder 7,5 mg Predniso(lo-)näquivalent pro Tag. Oberhalb davon beginnt die ACTH-Suppression, die bei Erreichen der doppelten Dosis komplett ist. Bei einer Langzeittherapie mit **Glukokortikoiden,** d. h. bei täglicher Einnahme über mehr als 4 Wochen innerhalb einer Zeitspanne von 12 Monaten vor dem Eingriff, muss damit gerechnet werden, dass die Cortisolproduktion perioperativ nicht adäquat stimulierbar ist. Dann ist eine Substitution mit erhöhten Dosen nötig, damit sich keine akute Nebennierenrindeninsuffizienz entwickelt („Addison-Krise"; Kap. 12.5).

Kontrazeptiva können bei einer Thromboseprophylaxe mit Low-Dose-Heparin weiter verabreicht werden. Zu beachten ist aber, dass ihre ovulationshemmende Wirkung durch Medikamente, die eine Enzyminduktion in der Leber auslösen (z. B. Barbiturate), aufgehoben werden kann, worauf die Patientinnen hinzuweisen sind.

Folgende Medikamente werden in der Regel präoperativ **abgesetzt:**

- Herzglykoside
- Diuretika
- SGLT-2-Inhibitoren
- orale Antikoagulanzien
- Thrombozytenaggregationshemmer
- orale Antidiabetika
- einige Psychopharmaka

Herzglykoside und Diuretika interferieren mit dem Elektrolyt- und Flüssigkeitshaushalt und sollen deshalb am Operationstag nicht mehr zugeführt werden. Sie können eine *Hypokaliämie* und dadurch Herzrhythmusstörungen auslösen. Umgekehrt erhöht eine Hypokaliämie die Glykosidempfindlichkeit mit der Folge möglicher Überdosierungserscheinungen. Diuretika können zudem eine *Hypovolämie* hervorrufen, die die kreislaufdepressorische Wirkung von Anästhetika verstärkt.

Eine Antikoagulation mit **Cumarinderivaten** (z. B. Phenprocoumon [Marcumar]) steigert die *Blutungsgefahr* bei operativen Eingriffen deutlich. Daher werden diese Substanzen präoperativ abgesetzt und durch Low-Dose-Heparin ersetzt. Aufgrund der langen Plasmahalbwertszeit ist bei Phenprocoumon frühestens nach einer Woche mit einem spontanen Wirkungsverlust zu rechnen. Zur Beschleunigung kann Vitamin K_1 (Konakion) gegeben werden. Nur Notfalleingriffe rechtfertigen den Einsatz von PPSB (Prothrombinkomplex-Konzentrat) zur sofortigen Gerinnungsnormalisierung.

Allgemein wird für elektive Eingriffe empfohlen, **irreversible Thrombozytenaggregationshemmer** wie *Acetylsalicylsäure* (ASS; Aspirin), *Clopidogrel* (Plavix, Iscover) und *Abciximab* (ReoPro) *wenigstens 3 Tage* davor abzusetzen und stattdessen eine Low-Dose-Heparinisierung durchzuführen. Sonderregelungen gelten für niedrig dosierte ASS ($\leq$ 100 mg/d). Die Zeitspanne kann bei allen genannten Medikamenten verkürzt werden, wenn eine normale Blutungszeit bestimmt wird. Bei den **reversiblen Thrombozytenaggregationshemmern** wie *Eptifibatid* (Integrelin), *Tirofiban* (Aggrastat) und den *nicht steroidalen Antiphlogistika (NSAID)* außer ASS sollte es genügen, die Therapie *etwa acht Stunden* vor dem Eingriff zu beenden.

Orale Antidiabetika vom Typ der Sulfonylharnstoffe wie *Glibenclamid* (Euglucon) haben eine extrem hohe Eiweißbindung (> 99 %). Durch ebenfalls stark eiweißgebundene Substanzen (z. B. Anästhetika) können sie aus ihrer Bindung „verdrängt" werden. In Einzelfällen können so noch bis zu 50 Stunden nach der letzten Einnahme *Hypoglykämien* auftreten.

Sodium-Glucose-Cotransporter-2(SGLT-2)-Inhibitoren führen perioperativ zu einer gesteigerten Ketonreabsorption und iatrogen induzierten Glukosurie. Die Folge kann eine euglykämische diabetische Ketoazidose sein. SGLT-2-Inhibitoren sollten 72 Stunden vor einer größeren Operation abgesetzt werden (siehe auch Kap. 12).

Bei **Psychopharmaka** wie trizyklischen Antidepressiva, Monoaminoxidase-(MAO-)Hemmern oder Lithium muss nach einer individuellen Nutzen-Risiko-Abwägung (Psychiater!) entschieden werden, ob die Substanzen perioperativ weiter zugeführt werden.

	Interaktion mit	Mechanismus	Risiken
Acetylsalicylsäure	Heparin o.ä.	irrevers. Thrombozytenaggregationshemmung	erhöhtes Blutungsrisiko
Antiarrhythmika Klasse-I-Substanzen	Anästhetika Muskelrelaxanzien	negative Inotropie „Natriumantagonismus"	Herzinsuffizienz verläng. neuromusk. Blockade
Antibiotika Aminoglykoside	Muskelrelaxanzien	Hemmung der ACh-Freisetzung	verläng. neuromusk. Blockade
β-Sympatholytika, Kalziumantagonisten	Anästhetika	negative Inotropie (v.a. Verapamil-Typ)	Herzinsuffizienz
Clonidin	Anästhetika	Sedierung	vermind. Anästhetikabedarf, Narkoseüberhang
H_2-Antagonisten Cimetidin, (Ranitidin)		Hemmung mikrosomaler Leberenzyme (CYP)	Verlängerung der Wirkung von Anästhetika, Opioiden u.a.
Herzglykoside Digitoxin, Digoxin	Schleifen- und Thiaziddiuretika	Hypokaliämie und Hypomagnesiämie	Herzrhythmusstörungen (Bradykardie, AV-Block, VES)
Magnesium	Muskelrelaxanzien	Hemmung der ACh-Freisetzung	verstärkte neuromuskuläre Blockade
	Anästhetika	ZNS-Depression	Narkoseüberhang
Psychopharmaka			
Neuroleptika Butyrophenone	Anästhetika Adrenalin, α-Mimetika	Sedierung α-Rezeptoren-Blockade	vermind. Anästhetikabedarf vermind. Blutdruckanstieg
Trizyklische Antidepressiva z.B. Imipramin, Amitryptilin	dir. Symp.-Mimetika indir. Symp.-Mimetika	Hemmung der neuronalen Wiederaufnahme	Tachykardie, hypertensive Krise abgeschwächte Wirkung
Monoaminoxidase-Hemmer			
Tranylcypromin	Pethidin	irreversible Hemmung der MAO_A und MAO_B	Agitiertheit, Hypertension, Hyperpyrexie, Krampfanfälle
	indirekte u. direkte Sympathomimetika	Hemmung des Abbaus von Noradrenalin	Tachykardie, hypertens. Krise
Moclobemid	Pethidin, Sympathomimetika	reversible Hemmung der MAO_A	Nebenwirk. deutlich geringer als unter Tranylcypromin
Selegilin	ø	selektive Hemmung der MAO_B	keine Interaktionen mit Pethidin oder Sympathomimetika
Lithium	Saluretika	tubuläre Rückresorption von Lithium erhöht	Tremor, Muskelschwäche, Erbrechen, Krampfanfälle, Koma, vermind. Anästhetikabedarf, Narkoseüberhang
	Muskelrelaxanzien	(?)	verläng. neuromusk. Blockade
Schleifen- und Thiaziddiuretika	Muskelrelaxanzien	u.a. Hypokaliämie Hypokaliämie	verläng. neuromusk. Blockade Herzrhythmusstörungen

ACh = Acetylcholin; CYP = Cytochrom-P450-Monooxygenasen;
VES = ventrikuläre Extrasystolen; ZNS = zentrales Nervensystem; MAO = Monoaminoxidase

Abb. 3.12 Medikamenteninteraktionen in der Anästhesie (Auswahl).

Eine Allgemeinanästhesie kann mit Inhalationsanästhetika und/oder intravenösen Wirkstoffen durchgeführt werden. In der modernen Anästhesie gilt der Grundsatz, möglichst selektiv wirkende Substanzen wie

- Hypnotika,
- (Opioid-)Analgetika und
- spezifische Muskelrelaxanzien

miteinander zu kombinieren, um so die einzelnen Qualitäten einer Narkose den jeweiligen operativen Erfordernissen gemäß gezielt erreichen und Nebenwirkungen so gering wie möglich halten zu können. Prinzipiell lassen sich drei allgemeinanästhesiologische Verfahren unterscheiden:

- Inhalationsanästhesie
- intravenöse Anästhesie
- balancierte Anästhesie

Inhalationsanästhesie

Bei der Inhalationsanästhesie werden die Substanzen über die Lunge aufgenommen und zum größten Teil auch wieder darüber eliminiert. Alleinige Inhalationsanästhesien sind heutzutage aber die Ausnahme und kommen eigentlich nur noch für *Kurzeingriffe bei Säuglingen und Kleinkindern* in Betracht (▶ Abb. 4.1). Davon unabhängig werden Inhalationsanästhetika in dieser Altersgruppe bevorzugt zur Einleitung einer Narkose benutzt, um anschließend am ruhigen und schlafenden Kind einen intravenösen Zugang sicher und ohne psychische Alterationen platzieren zu können. Dieser Zugang dient zur Applikation von

- Hypnotika,
- Analgetika,
- Relaxanzien,
- Infusionen und
- ggf. von Notfallmedikamenten.

Intravenöse Anästhesie

Für eine intravenöse Anästhesie werden, wie schon der Name sagt, die Wirkstoffe ausschließlich intravenös appliziert. Das setzt natürlich voraus, dass bereits vor Beginn der Narkose eine Kanüle in eine Vene eingeführt wird. Die *intravenöse Narkoseeinleitung* ist bis auf die oben erwähnten Ausnahmen der angestrebte Standard in der Allgemeinanästhesie, um bei etwaigen Komplikationen einen sicheren intravasalen Zugang für die umgehende Injektion weiterer Medikamente zur Verfügung zu haben. Eine rein intravenöse Anästhesie wird nur bei *kurzen Eingriffen* durchgeführt. Hierbei werden die Substanzen im *Bolus* einmalig oder bei Bedarf auch mehrmalig zugeführt.

Als Weiterentwicklung der intravenösen Bolustechnik gilt die sog. **total intravenöse Anästhesie** (TIVA). Auch dabei wird ganz auf Inhalationsanästhetika verzichtet (dies schließt selbstverständlich den Verzicht auf N_2O ein). Hypnotika, Opioide und Muskelrelaxanzien werden nach einem mathematischen, an der Pharmakokinetik orientierten Modell und Dosierungsregime verabreicht. Ziel ist es, die einzelnen Substanzen so zu dosieren, dass möglichst rasch ein pharmakokinetischer *Gleichgewichtszustand*, auch Steady State oder Äquilibrium genannt, mit konstanten Substanzplasmaspiegeln entsteht. Darüber hinaus muss die Höhe der Plasmaspiegel aber auch zügig zu verändern sein, um die Narkosetiefe der jeweiligen Operationsphase unmittelbar anpassen zu können (man spricht dann von guter Steuerbarkeit). Hierzu werden Wirkstoffe mit der schnellstmöglichen Elimination benötigt. Zurzeit sind dies:

- das Hypnotikum Propofol,
- das Opioid Remifentanil und
- das Muskelrelaxans z. B. Mivacurium.

Das Konzept der TIVA erfordert initial eine *Bolusaufsättigung*, gefolgt von einer *kontinuierlichen* Substanzzufuhr über Spritzenpumpen (▶ Abb. 4.2). Das Verfahren ist besonders für *längere Operationen* mit gleichförmiger chirurgischer Stimulation und dementsprechend gleichbleibendem Anästhetikabedarf geeignet (z. B. minimal invasive Chirurgie). Mikroprozessorgesteuerte Spritzenpumpen erlauben sogar die Vorgabe von *Plasmazielkonzentrationen* der zuzuführenden Substanz (**„target-controlled infusion“**, TCI). Hierzu werden allerdings spezielle Infusionsspritzen benötigt. Die notwendigen spezifischen Eigenschaften des Medikaments, die verwendete Menge und Konzentration sind im Medikamentenprofil der Spritzenpumpe (Perfusor) hinterlegt bzw. einstellbar. Ein Sensor liest die Daten und nach Eingabe von Alter und Körpergewicht des Patienten steuert der Mikroprozessor die Substanzzufuhr, die zum Erreichen und Aufrechterhalten der gewünschten Zielkonzentration im Plasma („target“) erforderlich ist. Die dazu nötigen Berechnungen basieren auf den pharmakodynamischen Eigenschaften von Propofol sowie der nach pharmakokinetischen Modellen zu erwartenden Verteilung und Elimination. Das TCI-System ist nur für die Applikation des Hypnotikums *Propofol* verfügbar. Es hat sich in der Breite bisher nicht durchsetzen können.

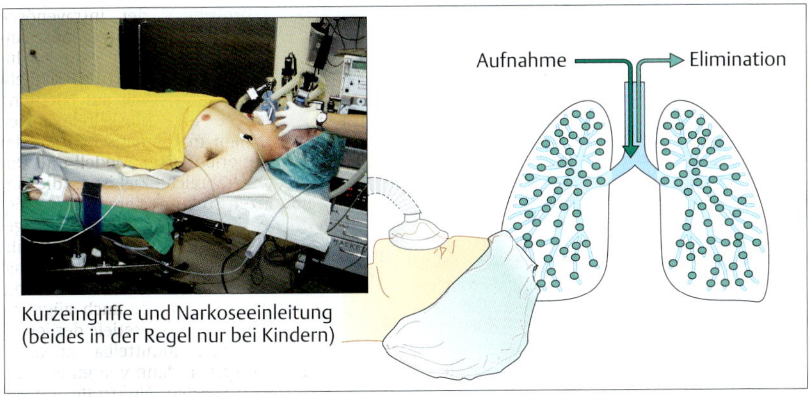

Abb. 4.1 Inhalationsanästhesie.

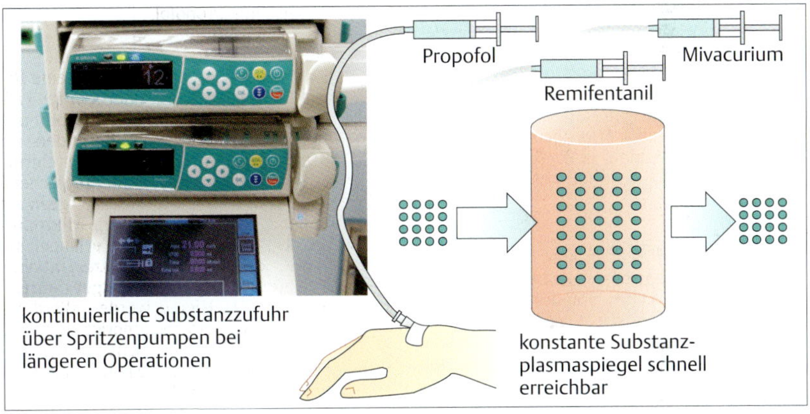

Abb. 4.2 Total intravenöse Anästhesie (TIVA).

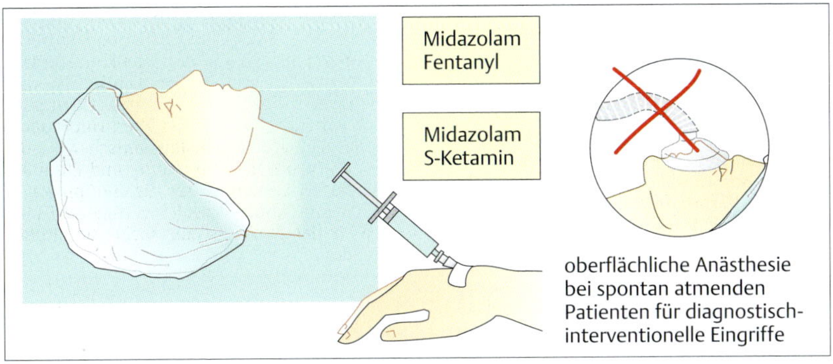

Abb. 4.3 Analgosedierung.

Eine andere Form der intravenösen Anästhesie ist die heutzutage nicht mehr gebräuchliche **Neuroleptanalgesie** (NLA). Hierzu wurde früher das stark wirksame Neuroleptikum Droperidol in hoher Dosis mit Fentanyl kombiniert. Droperidol ist in seiner Wirkung dem Haloperidol sehr ähnlich und stammt ebenfalls aus der Gruppe der Butyrophenone. Bei diesem Vorgehen haben sich jedoch die unzuverlässige Bewusstseinsausschaltung (→ „intraoperative Wachphänomene"; Kap. 5.3) und vor allem die extrapyramidalmotorischen Nebenwirkungen als entscheidende Nachteile erwiesen. Auch die zusätzliche Gabe von N_2O, dann als **Neuroleptanästhesie** bezeichnet, konnte die Bewusstseinsausschaltung nur unwesentlich verbessern, sodass auch dieses Verfahren schon seit Längerem nicht mehr praktiziert wird.

Im weiteren Sinn zählt auch die **Analgosedierung** zu den intravenösen Anästhesien. Typischerweise bleibt hierbei die *Spontanatmung* erhalten. Mit der Analgosedierung lässt sich somit nur eine *oberflächliche Anästhesie* erzielen, die aber bei weniger schmerzhaften, vor allem diagnostisch-interventionellen Eingriffen in der Regel ausreicht. Eine Analgosedierung kann mit niedrig dosierten Benzodiazepinen (z. B. Midazolam [Dormicum]) in Kombination mit Opioiden (z. B. Fentanyl) oder auch Ketamin (S-Ketamin) erzielt werden (► Abb. 4.3).

Balancierte Anästhesie

Als balancierte Anästhesie wird jede Form des kombinierten Einsatzes von Inhalationsanästhetika und intravenösen Wirkstoffen verstanden (► Abb. 4.4). Sie soll die jeweiligen Vorteile der unterschiedlichen Applikationsarten, wie vor allem

- die gute Steuerbarkeit der Inhalationsanästhetika,
- die fehlende Exzitation bei den Injektionshypnotika und
- die bis in die postoperative Phase hineinreichende Analgesie der Opioide,

miteinander verbinden und optimal nutzbar machen. Die balancierte Anästhesie dürfte deswegen immer noch die am häufigsten angewendete Form der Allgemeinanästhesie sein, auch wenn seit einiger Zeit die neueren intravenösen Anästhesietechniken wie die TIVA zunehmend Verbreitung und Akzeptanz gefunden haben.

Künstlicher Atemweg

Außer bei der Analgosedierung kommt es bei allen bisher vorgestellten, heutzutage praktizierten allgemeinanästhesiologischen Verfahren zu einer so ausgeprägten anästhetikainduzierten Atemdepression und Beeinträchtigung der Atemwegsschutzreflexe, dass eine Unterstützung der Atmung und eine Sicherung der Atemwege notwendig werden. Als technische Hilfsmittel zur Ermöglichung einer Beatmung des Patienten und zum Offenhalten oder Überbrücken der oberen Atemwege dienen in aufsteigender Invasivität (► Abb. 4.5):

- Gesichtsmaske
- Kehlkopf- oder Larynxmaske
- Endotrachealtubus

Die Narkosen werden dementsprechend, je nach eingesetztem Hilfsmittel, als *Masken-*, *Larynxmasken-* oder *Intubationsnarkose* bezeichnet.

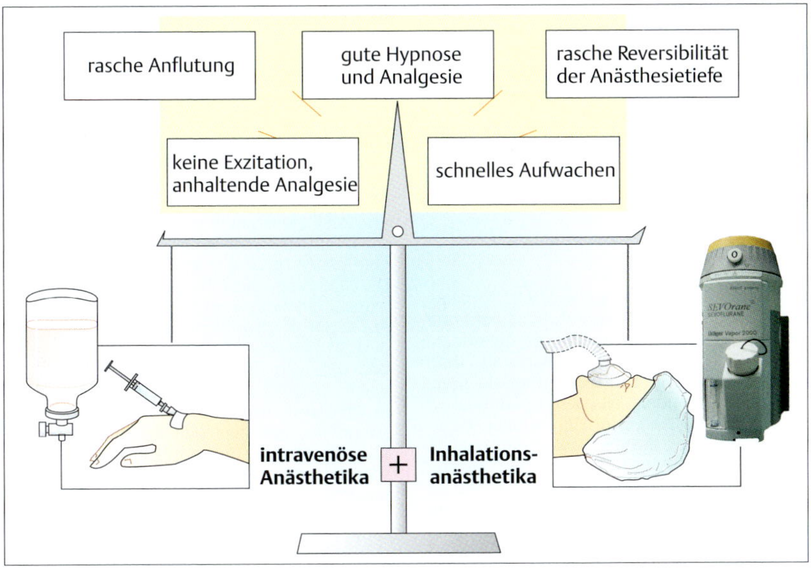

Abb. 4.4 Balancierte Anästhesie.

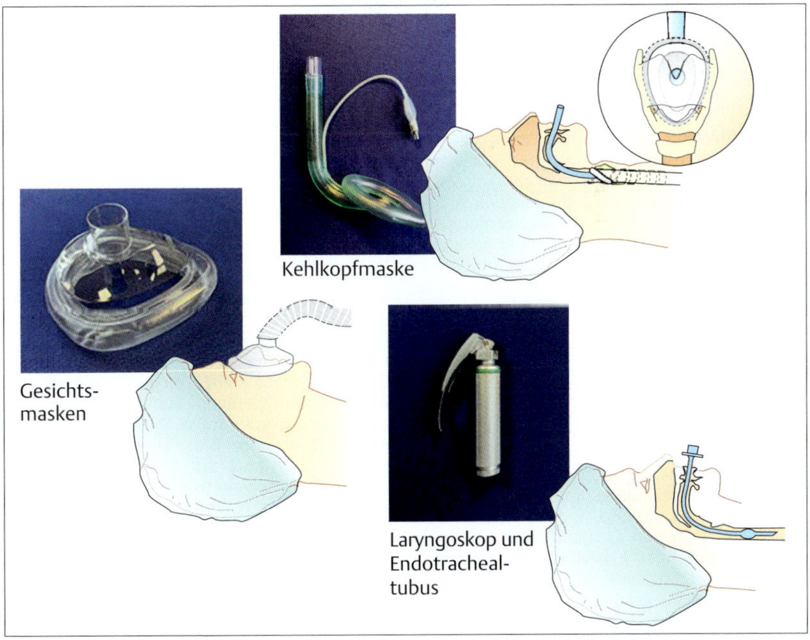

Abb. 4.5 Künstlicher Atemweg.

Inhalationsanästhetika sind entweder leicht flüchtige Flüssigkeiten mit einem Siedepunkt knapp oberhalb der Raumtemperatur (dampfförmige bzw. volatile Anästhetika) oder Gase wie *Stickoxydul* (Distickstoff[mon]oxid, Lachgas, N_2O) und das noch vergleichsweise selten eingesetzte Xenon (Xe). Die Gruppe der volatilen Anästhetika umfasst chemisch weiterentwickelte ätherartige Substanzen wie *Isofluran* (Forene), *Sevofluran* (Sevorane) und *Desfluran* (Suprane).

Pharmakokinetik

Inhalationsanästhetika werden dem Organismus über die Atmung zugeführt. Sie diffundieren aus den Alveolen ins Blut, gelangen dann physikalisch gelöst mit dem Blutstrom zu ihren Wirkorten im ZNS und werden anschließend zum überwiegenden Teil wieder pulmonal eliminiert (▸ Abb. 4.6). Ihre Wirksamkeit ist somit abhängig von ihren physikochemischen Eigenschaften (▸ Tab. 16.1) und dem Zustand von Lunge und Kreislauf. Folgende Größen beeinflussen grundlegend die Aufnahme, Verteilung und Elimination der Inhalationsanästhetika: die alveoläre Konzentration des Anästhetikums, die funktionelle Residualkapazität (FRC), die alveoläre Ventilation, die alveolokapillare Diffusion, die Wasser- bzw. Blutlöslichkeit und die Gewebe- bzw. Gehirnlöslichkeit der betreffenden Substanz, das Herzzeitvolumen (HZV) und die Hirndurchblutung (▸ Abb. 4.7).

Aufnahme

Um der Atemluft beigemengt werden zu können, müssen Anästhetika als Gas vorliegen. Während dies für Xenon von vornherein gegeben ist, werden hierzu für die volatilen Anästhetika spezielle Narkosemittelverdampfer (Vaporen) benötigt. Der Siedepunkt volatiler Anästhetika liegt nämlich knapp über der Raumtemperatur, d. h., sie sind bei + 20 °C noch flüssig (▸ Abb. 4.8). Lediglich ein kleiner Teil verdampft auch schon bei Raumtemperatur („Verdunstung"). Der sog. *Dampfdruck* gibt Aufschluss, in welchem Maße ein Inhalationsanästhetikum bei Raumtemperatur im gasförmigen Zustand vorliegt. Er ist damit für dessen Anreicherung im Inspirationsgas von entscheidender Bedeutung. Je höher der Dampfdruck einer Substanz ist, desto größer ist deren *inspiratorisch* zu erreichende Konzentration, und umso schneller kann folglich die *alveoläre* Konzentration ansteigen (s. u.). Das Narkosegasgemisch („Frischgas"), bestehend aus Sauerstoff (O_2), evtl. Stickstoff (N_2) und dem volatilen Anästhetikum, gelangt durch die Atemzüge in die Alveolen und vermischt sich hier mit der Alveolarluft. Es dauert jedoch eine gewisse Zeit, d. h. mehrere Atemzyklen, bis sich die Konzentrationen des Anästhetikums in der Inspirations- und der Alveolarluft einander angenähert haben, weil zunächst die *funktionelle Residualkapazität* (das Volumen, das sich nach normaler Exspiration noch in der Lunge befindet; beim Erwachsenen ca. 2,5 l) „ausgewaschen" werden muss. Die Geschwindigkeit des Konzentrationsausgleichs ist einerseits abhängig von der *alveolären Ventilation*, also von der Menge der Atemluft, die in die Alveole gelangt und am Gasaustausch teilnimmt, und andererseits vom *Herzzeitvolumen*, d. h. von der Lungen- oder genauer gesagt der alveolären Durchblutung. Diese beiden Prozesse arbeiten jedoch einander entgegen. Die fortlaufende Aufnahme des Anästhetikums ins Blut vermindert nämlich dessen alveoläre Konzentration und verzögert die Einstellung eines Gleichgewichts. Je *kleiner* die FRC, je *größer* die alveoläre Ventilation und je *geringer* das HZV ist, umso rascher gleichen sich die inspiratorische und die alveoläre Konzentration an, und umso schneller verläuft folglich die Anflutung von Inhalationsanästhetika.

Die Diffusion des Anästhetikums aus der Alveole in die Lungenkapillare, die *alveolokapillare Diffusion*, wird entscheidend von seinem *Partialdruck* (Anteil am Gesamtdruck in einem Gasgemisch) in der Inspirations- und Alveolarluft bestimmt. Ein hohes Partialdruckgefälle zwischen Alveole und Kapillare führt zu einem zügigen Übertritt (▸ Abb. 4.9). Das Anästhetikum diffundiert so lange ins Blut, bis der Partialdruck in Alveole und Blut gleich ist. Die in diesem Zustand im Blut vorhandene Anästhetikumkonzentration hängt neben dem Partialdruck auch von der spezifischen physikalischen Blutlöslichkeit ab. Diese wird mit dem *Blut/Gas-Verteilungskoeffizienten* erfasst. Er gibt das Verhältnis der Anästhetikumkonzentrationen im Blut und Narkosegasgemisch nach Erreichen des Verteilungsgleichgewichts an. Je geringer die Blutlöslichkeit eines Inhalationsanästhetikums ist, umso höher muss der Partialdruck sein, um die erforderliche Wirkstoffkonzentration im Blut zu erzielen. Allerdings verkürzt sich bei geringer Blutlöslichkeit die Zeit bis zum Einstellen eines Gleichgewichts, weil hierzu weniger Substanzmenge aufgenommen werden muss. Die Löslichkeit eines Anästhetikums im Blut ist demnach umgekehrt proportional zu der Geschwindigkeit, mit der ein anästhetischer Zustand erreicht wird.

Wie schon beschrieben, beeinflusst auch die *Lungendurchblutung* die Aufnahme eines Inhalationsanästhetikums. Unter physiologischen Verhältnissen entspricht sie dem HZV. Je höher sie ist, umso mehr Anästhetikum kann zwar prinzipiell pro Zeiteinheit vom Blut aufgenommen werden; jedoch sinkt dabei, eine unver-

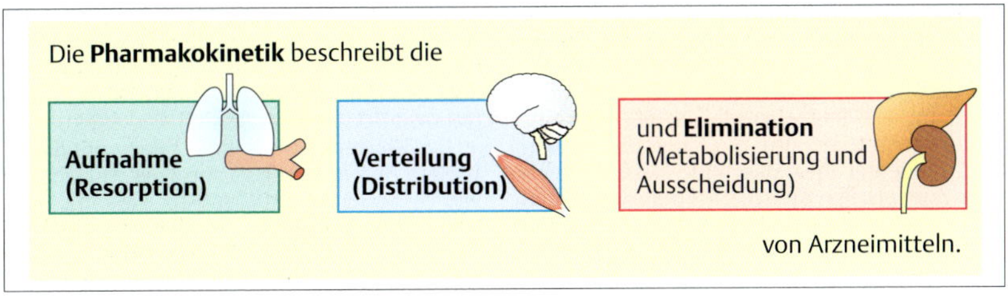

Abb. 4.6 Pharmakokinetik – Definition.

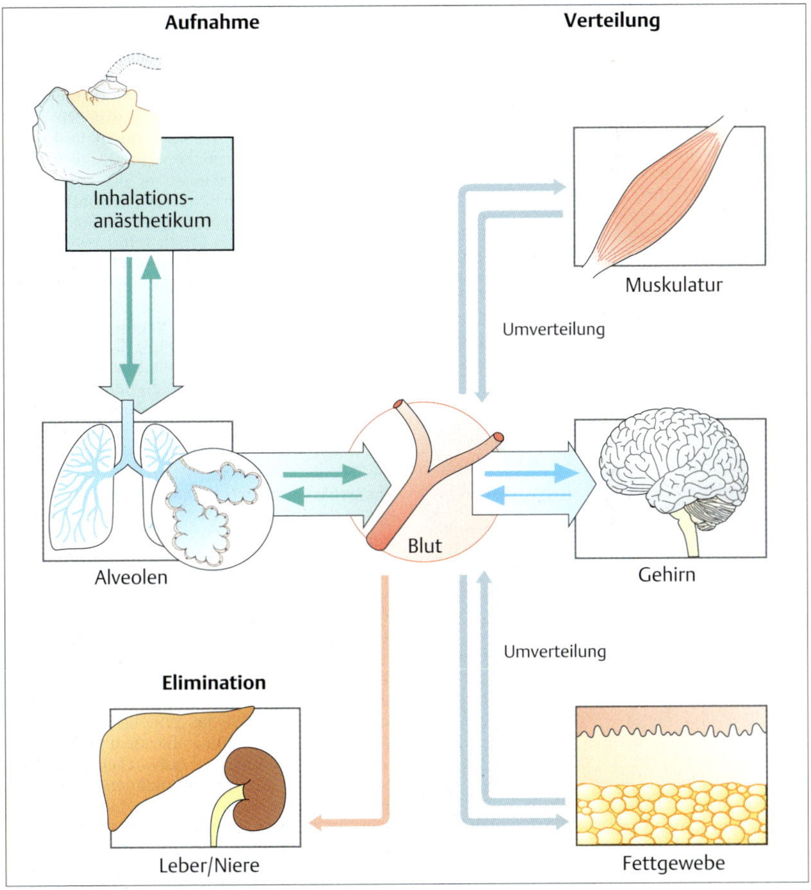

Abb. 4.7 Weg eines Inhalationsanästhetikums im Organismus.

änderte Ventilation vorausgesetzt, die alveoläre Konzentration des Anästhetikums ab, sodass der Konzentrationsgradient zum Blut hin kleiner wird und als Folge davon weniger (!) Anästhetikum ins Blut gelangt. Damit steigt die Blutkonzentration also nur langsam an. Klinisch bedeutet dies, dass eine Narkoseeinleitung mit volatilen Anästhetika durch ein hohes HZV *verlangsamt*, durch ein niedriges (z. B. im Schock) hingegen *beschleunigt* wird!

Verteilung

Der Transport des Anästhetikums von den Lungenkapillaren zu den Hirnzellen ist abhängig von der *Hirndurchblutung* und dem *Anteil der Hirndurchblutung am HZV*. Eine hohe Hirndurchblutung und ein geringes HZV beschleunigen die zerebrale Anflutung und umgekehrt (► Abb. 4.10). Die Hirndurchblutung wird durch den Widerstand der Hirngefäße reguliert und dieser im Wesentlichen durch die Kohlensäurespannung im arteriellen Blut (CO_2-Partialdruck: $PaCO_2$). Eine *Hyperventilation* führt durch die Verminderung des $PaCO_2$ (Hypokapnie) zu einer Verengung (Konstriktion) der Hirngefäße und folglich zu einer Reduktion der Durchblutung. Auch wenn hierdurch die Aufnahme des Anästhetikums ins Hirngewebe verzögert wird, so tritt die Narkosewirkung unter Hyperventilation doch schneller ein als unter Normoventilation, was an der beschleunigten Aufnahme des Anästhetikums ins Blut liegt.

Die Diffusion des Anästhetikums vom Blut in die Hirnzellen hängt nicht nur von seiner Blutlöslichkeit ab, die hauptsächlich von der Wasserlöslichkeit bestimmt wird, sondern auch von seiner Löslichkeit in der lipidhaltigen Hirnsubstanz. Das Verhältnis von Gehirn- und Blutkonzentration wird mit dem *Gehirn/Blut-Verteilungskoeffizienten* angegeben. Inhalationsanästhetika mit hoher Fettlöslichkeit reichern sich jedoch nicht nur im Hirngewebe an, sondern auch im Fettgewebe, dessen Kapazität aber so groß und dessen Durchblutung so klein ist, dass es hier mehrere Stunden bis zum Erreichen eines Gleichgewichts dauern kann. Zur Charakterisierung der eigentlichen Fettlöslichkeit dient der *Fett/Blut-Verteilungskoeffizient*. Zusammenfassend lässt sich festhalten, dass *hohe Fettlöslichkeit* und *niedrige Blutlöslichkeit* eines Anästhetikums dessen Aufnahme ins Gehirn begünstigen.

In der Summe sind es also folgende Faktoren, die die Anflutung und damit den **Wirkungseintritt** eines Inhalationsanästhetikums **beschleunigen:** hoher Partialdruck des Anästhetikums in der Inspirationsluft, geringe funktionelle Residualkapazität, große alveoläre Ventilation, niedriges (!) Herzzeitvolumen, hohe Hirndurchblutung, niedrige Löslichkeit der Substanz im Blut und hohe Löslichkeit im Gehirn. Daneben existieren noch zwei weitere, aber weniger bedeutsame Effekte: der Konzentrationseffekt und der Second-Gas-Effekt.

Der **Konzentrationseffekt** beschreibt die alveoläre Anreicherung gasförmiger Anästhetika wie N_2O oder Xenon. Dadurch, dass mit jeder Inspiration große Mengen von z. B. Xenon ins Blut aufgenommen werden, erhöht sich zunächst nur der Xenon-Anteil an dem dann verminderten Restgasvolumen der Lunge. Durch die deutliche Verminderung des alveolären Volumens entsteht gewissermaßen eine Sogwirkung bei der folgenden Inspiration. Das führt dazu, dass zusätzlich Xenon-haltiges Frischgas in die Alveolen einströmt, was die alveoläre Xenon-Konzentration während der Anflutungsphase der Narkose *überproportional* ansteigen lässt. Dieser als Konzentrationseffekt bezeichnete Vorgang ist umso ausgeprägter, je größer der inspiratorische Xenon-Anteil ist. Er beschleunigt das Erreichen eines Äquilibriums für Xenon; dagegen spielt er bei den nur in niedriger inspiratorischer Konzentration verabreichten volatilen Anästhetika keine Rolle.

Der **Second-Gas-Effekt** beschreibt die schnellere Zunahme der alveolären Konzentration eines volatilen Anästhetikums in Gegenwart eines hohen Anteils von Xenon. Die raschere Aufnahme von z. B. Xenon ins Blut führt zu einem Volumenverlust in der Lunge, aufgrund dessen die Konzentration des volatilen Anästhetikums im verbleibenden kleineren Volumen ansteigt und der alveolokapillare Partialdruckgradient größer wird. Neuere Untersuchungen sprechen dafür, dass die klinische Bedeutung des Second-Gas-Effekts in der Vergangenheit überschätzt wurde.

Elimination

Inhalationsanästhetika werden größtenteils wieder unverändert ausgeatmet, d. h., ihre Elimination hängt in erster Linie von der *Ventilation* ab (► Abb. 4.11). Hierbei gilt in Analogie zur Aufnahme, dass gut blutlösliche Substanzen aufgrund des geringeren Partialdruckgefälles langsamer pulmonal ausgeschieden werden als schlecht blutlösliche. Wichtig ist auch, dass sich mit zunehmender Narkosedauer die Elimination und damit das Aufwachen verzögert, weil erst größere Anästhetikamengen aus den peripheren Geweben mobilisiert werden müssen. Das gilt besonders bei Adipositas. Die Verstoffwechselung in der Leber (Metabolismus bzw. Biotransformation) spielt für die Elimination der Inhalationsanästhetika quantitativ keine Rolle.

	Volatile Anästhetika	Xenon/N_2O
Siedepunkt	knapp über Raumtemperatur → flüchtige Flüssigkeit	deutlich unter Raumtemperatur → Gas
Dampfdruck	niedrig	hoch
Blutlöslichkeit	höher	niedriger
Fettlöslichkeit	hoch → Kumulation im Fettgewebe	niedrig → keine Kumulation
Partialdruckgefälle	klein	groß
Erreichen eines Gleichgewichts	langsam	schnell
An-/Abflutung	langsam	schnell
Hyperventilation/niedriges HZV	An-/Abflutung beschleunigt	kaum von Einfluss
Hypoventilation/hohes HZV	An-/Abflutung verzögert	kaum von Einfluss
Intoxikationsgefahr	groß	klein (wenn *hypoxische* Gasgemische vermieden werden)

Abb. 4.8 Unterschiede zwischen dampf- und gasförmigen Anästhetika.

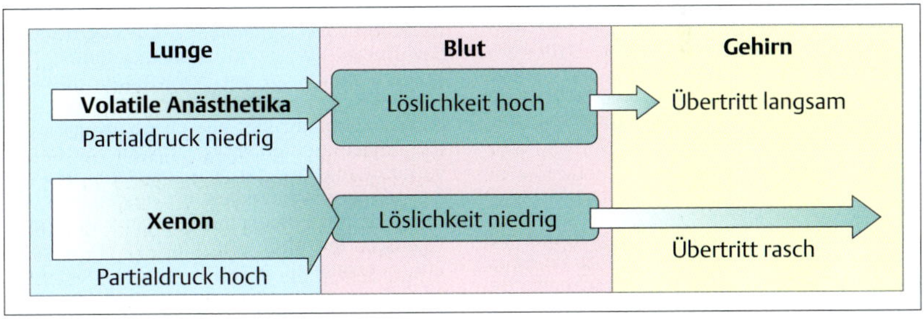

Abb. 4.9 Aufnahme von Inhalationsanästhetika.

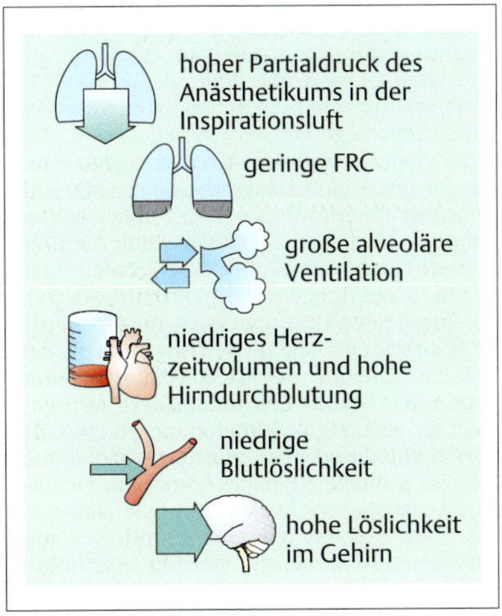

Abb. 4.10 Beschleunigte Anflutung von Inhalationsanästhetika.

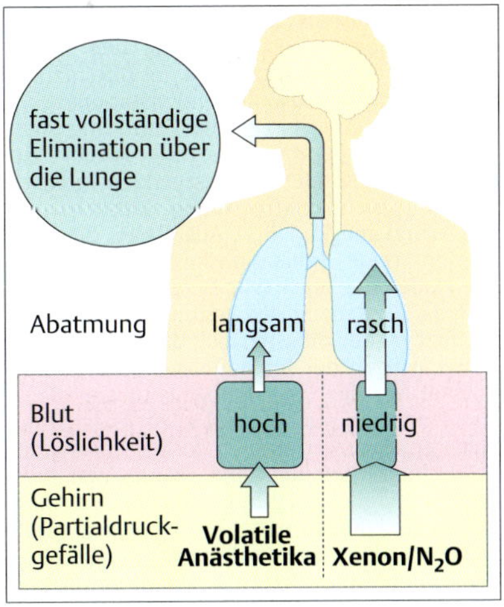

Abb. 4.11 Elimination von Inhalationsanästhetika.

Minimale alveoläre Konzentration

Die minimale alveoläre Konzentration (MAC) ist ein Maß für die dosisabhängige Wirkungsstärke der Inhalationsanästhetika. Anhand der MAC lässt sich die klinische Wirksamkeit der einzelnen Substanzen miteinander vergleichen. Am gebräuchlichsten ist die **MAC_{50}**. Sie ist definiert als diejenige alveoläre Konzentration (im Steady State!), bei der 50 % der Patienten auf eine Hautinzision nicht mehr mit Abwehrbewegungen reagieren. Narkosedauer sowie Geschlecht, Größe und Gewicht des Patienten haben keinen Einfluss auf die MAC. Anders verhält es sich mit der *Körpertemperatur*. Bei Hypothermie wird weniger, bei Fieber mehr Anästhetikum benötigt. Auch spielt das *Lebensalter* eine Rolle. Die MAC ist im Alter von 1–6 Monaten am höchsten und fällt dann kontinuierlich bis ins Greisenalter ab. Chronischer *Alkoholabusus* erhöht den Anästhetikumbedarf, wohingegen eine akute *Alkoholintoxikation* ihn, ebenso wie der Gebrauch *ZNS-dämpfender Medikamente* (z. B. Hypnotika, Opioide, α_2-Rezeptor-Agonisten), erniedrigt. Ferner ist die MAC bei fortgeschrittener *Schwangerschaft* und im *Schock* reduziert.

Klinische Bedeutung der Inhalationsanästhesie

Die Inhalationsanästhesie hat gegenüber der intravenösen Anästhesie einige Vorteile. So ist die Anästhesietiefe in der Regel schneller reversibel, was auf die weitgehend von Leber- und Nierenfunktion unabhängige Elimination der Inhalationsanästhetika zurückzuführen ist. Zudem kommt es postoperativ seltener zu einer Atemdepression. Nachteilig sind jedoch die längeren Einleitungszeiten mit Durchlaufen eines potenziell bedrohlichen Exzitationsstadiums und die aufgrund rascher Abflutung mangelhafte postoperative Analgesie. Ferner tritt nach alleinigen oder überwiegenden Inhalationsanästhesien relativ häufig Muskelzittern (Shivering) auf (Kap. 5.3). Aus diesen Gründen werden *reine* Inhalationsanästhesien nicht mehr oder nur noch sehr selten durchgeführt (z. B. bei Kindern in den ersten Lebensjahren). Darüber hinaus müssen auch die ökologischen Auswirkungen der Inhalationsanästhetika betrachtet werden. Die Halogene Brom, Chlor und Fluor, die aus den volatilen Anästhetika freigesetzt werden, sind an der Zerstörung der Ozonschicht beteiligt sind. Neue Verfahren zum kompletten Recycling von volatilen Anästhetika sind derzeit in der Entwicklung. Verglichen mit den industriell oder aus privaten Haushalten freigesetzten Treibhausgasen und FCKW, fällt der Anteil der Inhalationsanästhetika jedoch kaum ins Gewicht.

Vor- und Nachteile inhalativer und intravenöser Anästhesien sind in ▸ Abb. 4.12 zusammengefasst.

Stellenwert gebräuchlicher Substanzen

Die wichtigsten Haupt- und Nebenwirkungen gebräuchlicher Inhalationsanästhetika sind in ▸ Abb. 4.13 und ▸ Abb. 4.14 zusammengestellt. Eine detaillierte Übersicht gibt außerdem ▸ Tab. 16.2.

Isofluran hat die beste muskelrelaxierende Wirkung unter den volatilen Anästhetika. Zu berücksichtigen ist aber die deutliche Verminderung des peripheren Gefäßwiderstands mit den Folgen von Blutdruckabfall und kompensatorischer Tachykardie (zum Coronary-Steal-Phänomen: Kap. 12.2). Zudem wirkt Isofluran schleimhautreizend, weshalb es für eine Inhalationseinleitung weniger geeignet ist.

Die fehlende Schleimhautirritation, der angenehme Geruch und die im Vergleich zu Isofluran erheblich schnellere Anflutung machen **Sevofluran** für die Inhalationseinleitung bei Kindern und sogar bei Erwachsenen interessant (z. B. geistig Behinderte, Patienten mit einer Obstruktion der oberen Atemwege). Die hämodynamischen Veränderungen unter Sevofluran sind nur gering ausgeprägt. So sinkt der periphere Widerstand im Vergleich zu Isofluran deutlich weniger, die negativ inotropen Eigenschaften sind allerdings etwas stärker. Zur potenziellen Nephrotoxizität siehe Kap. 12.3.

Desfluran nimmt unter den volatilen Anästhetika in mehrerlei Hinsicht eine Sonderstellung ein. Die Blutlöslichkeit ist gering. Das bedeutet, dass die anästhetische Wirkung von Desfluran ähnlich schnell an- und abflutet. Von Nachteil sind allerdings der hohe MAC-Wert und der niedrige, ungefähr bei Zimmertemperatur liegende Siedepunkt, der den Einsatz beheizter und damit teurer Spezialvaporen für die exakte Dosierung der hohen Konzentrationen erforderlich macht. Einer Anwendung von Desfluran zur Narkoseeinleitung (bei Kindern) steht vor allem dessen schleimhautreizende Wirkung entgegen. Problematisch ist der Einsatz von Desfluran auch aus einem weiteren Grund: Bei Beginn der Zufuhr und bei jeder deutlicheren Dosissteigerung kommt es über einen kurzen Zeitraum (ca. 10 Minuten) zu einer adrenergen Stimulation, d. h., Herzfrequenz und Blutdruck steigen vorübergehend an. Das schließt einerseits den Gebrauch bei kardiovaskulären Risikopatienten aus und führt andererseits zu einem *anästhesiologischen Paradoxon*. Für die meisten anästhetisch wirksamen Substanzen ist typisch, dass Dosiserhöhungen eine Dämpfung der sympathischen Aktivität hervorrufen. Dieses Verhalten

	Inhalationsanästhesie	Intravenöse Anästhesie
Narkoseeinleitung	mäßig geeignet	gut geeignet
– Exzitation	ja	nein
– Aspirationsgefahr	grundsätzlich ja	gering
– Indikation	Säuglinge/Kleinkinder ohne i.v. Zugang	alle anderen; immer bei Nicht-nüchternheit
– Kontraindikation	Nichtnüchternheit	
Steuerbarkeit	gut	auch bei neuen Substanzen mit schnellerer Elimination noch nicht genauso gut
Metabolisierung	gering	hoch
Kumulationsgefahr	gering	höher, bes. bei Leber-/Niereninsuffizienz
Postoperative Analgesie	schlecht, da schnelle Abflutung	gut bei länger wirkenden Opioiden (Fentanyl, Sufentanil)
Postoperative Atemdepression	selten	eher bei länger wirkenden Opioiden
Postop. Shivering	häufig	selten
Kosten	niedrig bei „low/minimal flow“	höher
Umweltbelastung	Ozonzerstörung, Treibhauseffekt	Abwasserbelastung durch Abbauprodukte, wie z.B. Phenolderivate

Abb. 4.12 Vor- und Nachteile inhalativer und intravenöser Anästhesien.

wird auch zur Einschätzung und Steuerung der Narkosetiefe herangezogen. Unter Erhöhung der Desflurankonzentration hingegen wird die Beziehung zwischen Narkosetiefe und Sympathikusaktivität passager entkoppelt („Desfluran-Paradoxon"), was in Phasen zunehmender chirurgischer Stimulation die Narkoseführung beeinträchtigen kann.

Xenon ist als Edelgas in vielerlei Hinsicht ein nahezu *ideales* Anästhetikum. Es ist chemisch inert und wird demzufolge nicht metabolisiert, es ist nicht toxisch und außerdem ökologisch unbedenklich. Mit einer MAC_{50} von 71 % ist es anästhetisch wirksam, sodass volatile Anästhetika in noch größerem Maße eingespart und somit deren Nebenwirkungen weiter reduziert werden können. Xenon hat die *geringste Blutlöslichkeit* von allen Inhalationsanästhetika, was für ein sehr schnelles An- und Abfluten und dementsprechend rasches Einschlafen und Aufwachen sorgt. Die atemdepressorische Wirkung ist nur gering ausgeprägt, Herz-Kreislauf-Parameter werden durch Xenon nicht beeinträchtigt. Die aufgrund der geringen Blutlöslichkeit zu erwartende Gefahr der Ausgasung in Hohlräume oder intravasale Luftblasen scheint wegen der Fettlöslichkeit von Xenon gering zu sein.

Den unbestreitbaren medizinischen Vorteilen steht als entscheidender Nachteil der *hohe Preis* entgegen. Das bedeutet, dass der Einsatz aus ökonomischer Sicht, wenn überhaupt, nur bei Niedrigflussnarkosen („low/minimal flow") oder im geschlossenen Kreislauf vertretbar ist (Kap. 5.3, Kap. 7.2). Kostspielig ist auch die Technik der Gasmessung in der Atemluft, weil nicht auf die bei den gebräuchlichen Inhalationsanästhetika gängigen Verfahren zurückgegriffen werden kann. Deshalb ist der endgültige Stellenwert von Xenon für die klinische Anästhesie noch nicht abzuschätzen.

	Isofluran	Sevofluran	Desfluran	Xenon
Hypnose, Amnesie	++	++	++	+
Analgesie	+	+	+	++
Muskelrelaxation	+	+	+	(+)?

Abb. 4.13 Hauptwirkungen gebräuchlicher Inhalationsanästhetika.

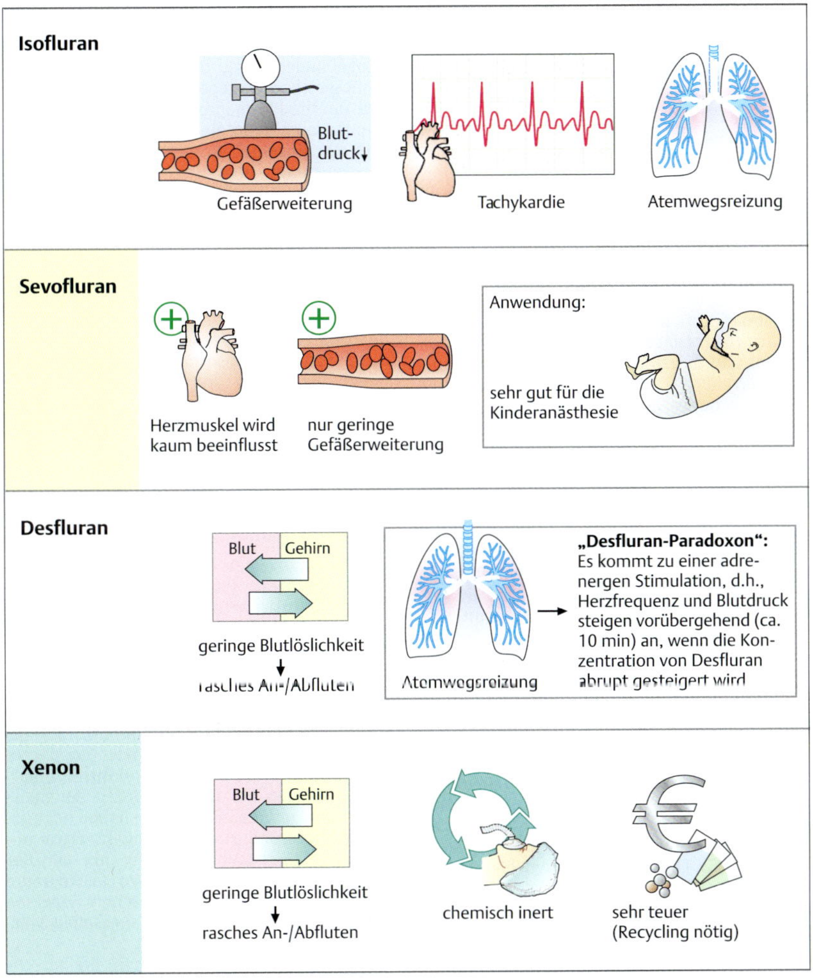

Abb. 4.14 Nebenwirkungen gebräuchlicher Inhalationsanästhetika.

Pharmakokinetik

Intravenös zugeführte Pharmaka sind von Resorptionsprozessen unabhängig, da sie *direkt* in die Blutbahn gelangen. Deshalb tritt ihre Wirkung schneller ein als die inhalativer Stoffe. Im Blutplasma liegen sie z. T. als freie, gelöste Substanz vor oder werden an Eiweiße gebunden. Nur der ungebundene, freie Anteil ist in der Lage, das Gefäßsystem zu verlassen, und kann die zellulären oder subzellulären Wirkorte erreichen („free drug hypothesis"), er ist der pharmakologisch aktive Teil. Für die Wirkung eines Pharmakons entscheidend ist seine Konzentration in der sog. **Biophase**, also dem Raum im Gewebe, von dem aus es unmittelbar mit seinen Bindungsstellen reagieren kann (▶ Abb. 4.15).

Verteilung

Nach Aufnahme in die Blutbahn werden Arzneistoffe mit dem Blutstrom zu den Organen transportiert. Dies geschieht in Abhängigkeit vom Herzzeitvolumen und von der Organdurchblutung. Da die Organe unterschiedlich durchblutet werden, läuft die Verteilung nicht gleichmäßig ab. Die gut durchbluteten Organe *Gehirn, Herz, Lunge, Nieren und Leber* werden schnell und in größerer Menge erreicht („initiale Verteilung"). Infolgedessen kann sich hier rasch ein hoher Konzentrationsgradient vom Blut zum Gewebe hin aufbauen. Anschließend findet eine langsamere Umverteilung in die *Skelettmuskulatur und Haut* und erst zuletzt in das nur gering durchblutete *Fettgewebe* statt („terminale Verteilung"). Es ist die **Umverteilung**, die die Hauptwirkung der intravenösen Hypnotika beendet, und nicht etwa die Elimination, d. h. die Entfernung der Substanzen aus dem Körper. Im Gehirn selbst müssen die Anästhetika den Plasmaraum verlassen, um wirken zu können. Dazu müssen sie zunächst die Barriere der Kapillarendothelien überwinden. Anders als in den meisten anderen Organen bestehen jedoch im Gehirn feste Verbindungen zwischen den Endothelzellen („tight junctions"), was den Durchtritt erschwert („Blut-Hirn-Schranke").

Für das Passieren der Blut-Hirn-Schranke ebenso wie für den Eintritt nach intrazellulär muss ein Anästhetikum durch *lipidhaltige* Membranen diffundieren können (▶ Abb. 4.16). Die Diffusion hängt ab von der physikochemischen **Löslichkeit** der Substanz (Hydrophilie – Lipophilie; Dissoziationsgrad, abhängig vom pK-Wert der Substanz und vom pH-Wert des Gewebes; Kap. 9.5, Kap. 10.1) und von der Membrandurchlässigkeit („Permeabilität"). Nur *nicht dissoziierte* (= ungeladene), *lipophile* Pharmaka können biologische Membranen durchdringen.

Ferner spielt die hohe **Eiweiß- oder Proteinbindung** der Anästhetika im Plasma eine wichtige Rolle für deren Verteilung, wobei Albumin quantitativ am bedeutendsten ist. Der proteingebundene Anteil einer Substanz bildet funktionell ein Depot bzw. einen Puffer und steht mit der freien Plasmafraktion im Gleichgewicht. Da nur der freie Anteil für die Verteilung im Gewebe verfügbar ist, bestimmt seine Konzentration im Plasma auch die Substanzkonzentration im Interstitium und Intrazellulärraum. Im Gewebe findet wiederum eine Bindung an Proteine statt und es entwickelt sich erneut ein Gleichgewicht zwischen proteingebundener und freier Fraktion. Verschiedene gleichzeitig gegebene Arzneimittel können um die Plasmaproteinbindung konkurrieren. Dadurch kann die freie Plasmakonzentration des einzelnen Arzneimittels erhöht werden und unter ungünstigen Umständen können *akute Überdosierungseffekte* auftreten. Hiermit muss am ehesten bei herabgesetzter Proteinbindungskapazität aufgrund schwerer Leber- oder Nierenerkrankungen oder eines alimentären Eiweißmangels gerechnet werden. In diesen Fällen müssen Anästhetika niedriger dosiert werden. Von noch größerer Bedeutung ist die Tatsache, dass die Proteinbindung von der *Injektionsgeschwindigkeit* abhängt. Bei hoher Injektionsgeschwindigkeit vergrößert sich der freie, also der wirksame Substanzanteil. Um eine Überdosierung zu vermeiden, sollen Hypnotika zur Narkoseeinleitung grundsätzlich langsam und nach Wirkung injiziert werden.

Verteilungsräume

Man unterscheidet *morphologisch* für systemisch applizierte Pharmaka drei Verteilungsräume (Kompartimente):

- *Blutplasmaraum* mit ca. 4 % des Körpergewichts,
- *Interstitium* mit ca. 15 % des KG
- *Intrazellulärraum* (IZR) mit ca. 40 % des KG

Der Plasmaraum wird auch als *zentrales* Kompartiment bezeichnet, weil von hier aus die Substanzen in die *tieferen* bzw. *peripheren* Kompartimente Interstitium und Intrazellulärraum gelangen. Da die Endothelien der meisten Organe interzelluläre Poren haben oder gefenstert sind und so der Durchtritt relativ ungehindert geschehen kann bzw. nur von der Molekülgröße abhängt, können Plasmaraum und Interstitium unter kinetischen Aspekten häufig als *ein* Kompartiment angesehen werden *(Extrazellulärraum, EZR)*.

Am Rande sei erwähnt, dass für die Berechnung der kinetischen Abläufe die Kompartimente anders, d. h. nach *funktionellen* Aspekten, definiert werden. Hier umfasst das zentra-

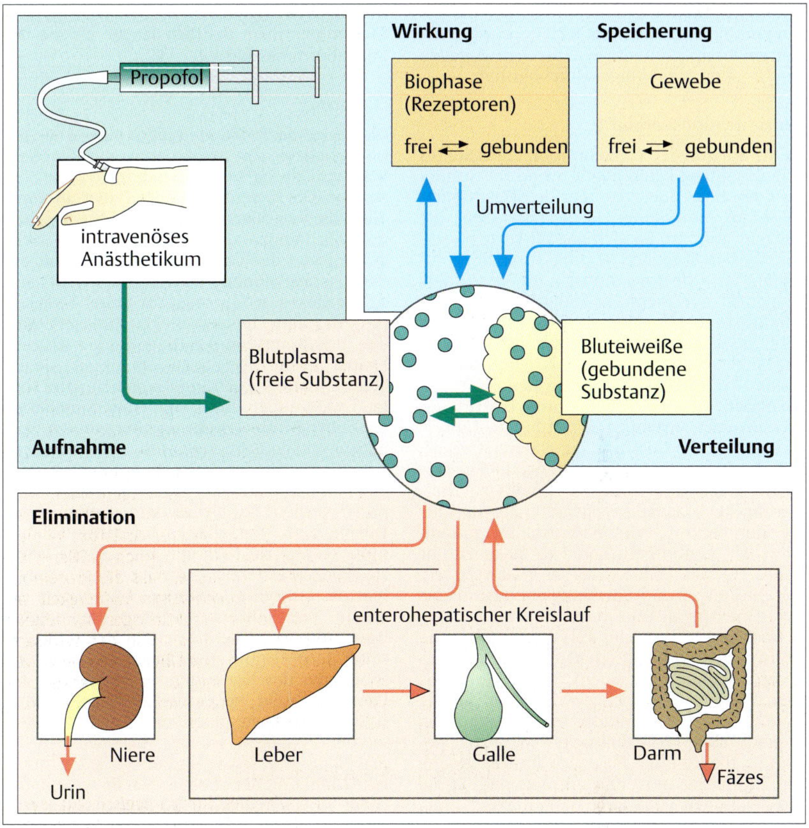

Abb. 4.15 Kinetikschema für intravenöse Anästhetika.

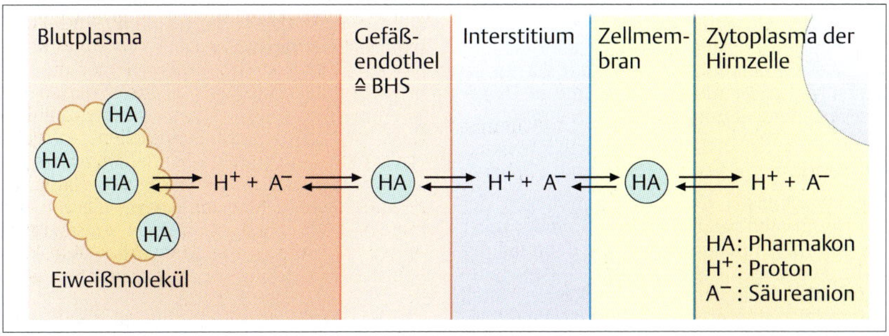

Abb. 4.16 Penetration der Blut-Hirn-Schranke (BHS) durch intravenöse Anästhetika.

le Kompartiment das Blutvolumen und die Organe mit hohem Anteil am HZV (s. o.), die peripheren Kompartimente entsprechen dagegen den Organen mit geringer Durchblutung.

Konzentrationsverlauf

Da Messungen der Konzentration eines Stoffes in der Biophase kaum möglich sind, verwendet man den Blut- oder vielmehr den Plasmaspiegelverlauf, um daraus Rückschlüsse auf die Konzentration im Bereich der Wirkorte zu ziehen. Diesem Vorgehen liegt die Vorstellung zugrunde, dass die Konzentration im Plasma derjenigen in der Biophase äquivalent oder zumindest proportional ist (▶ Abb. 4.17). Für die klinische Beurteilung der intravenösen Hypnotika sind aus pharmakokinetischer Sicht folgende Parameter am wichtigsten: die *Anschlagzeit*, d. h. die Zeit bis zum Eintritt der (maximalen) Wirkung, die Zeit bis zur *Umverteilung* aus dem Gehirn in die anderen Organe, d. h. die Dauer der Hauptwirkung, die *Plasmahalbwertszeit* ($t_{1/2}$), d. h. die Zeit bis zur Halbierung der Plasmakonzentration als Maß für die Elimination (= Eliminationshalbwertszeit), oder bei kontinuierlicher Pharmakonzufuhr (TIVA, TCI) die *kontextsensitive Halbwertszeit*, d. h. die Zeit von der Beendung der Infusion bis zur Halbierung der Plasmakonzentration.

Nach abgeschlossener Verteilung stehen die Pharmakonkonzentrationen in den einzelnen Kompartimenten in einem festen Verhältnis zueinander („Fließgleichgewicht“ oder „Steady State“). Der Konzentrationsverlauf wird dann in erster Linie von Eliminationsvorgängen bestimmt, die für eine „Plasmaclearance“ sorgen. Die Plasmaclearance gibt an, wie viel Plasma pro Zeiteinheit von einem Stoff „befreit“ wurde. Die **Eliminationshalbwertszeit** eines Medikaments kann aus seiner Plasmaclearance und der Größe seines Verteilungsraums berechnet werden, vorausgesetzt, der Plasmaspiegel halbiert sich in immer gleichen Zeitabständen („Kinetik 1. Ordnung“ oder „lineare Kinetik“), was bei den meisten Pharmaka aber der Fall ist. Die Eliminationshalbwertszeit ist umso *kürzer*, je *größer* die Clearance und je *kleiner* der Verteilungsraum ist.

Elimination

Die intravenösen Hypnotika unterliegen der *Biotransformation*. Sie werden z. T. in der Leber metabolisiert und inaktiviert und dann mit der Galle oder über die Nieren ausgeschieden („hepatorenale Clearance“). Nur ein kleiner Anteil verlässt den Körper unverändert. Metabolisch-enzymatische Vorgänge benötigen naturgemäß mehr Zeit als eine rein physikalische pulmonale Elimination. Daher dauert die Elimination auch der modernen intravenösen Hypnotika immer noch deutlich länger als die der Inhalationsanästhetika.

Dosierung

Die *Initial- oder Einleitungsdosis* eines Anästhetikums dient zur Aufsättigung der Biophase und wird durch sein Verteilungsvolumen bestimmt. Die *Repetitions- oder Dauerinfusionsdosis*, die den pharmakologischen Effekt erhalten soll, hängt dagegen in ihrer Höhe weitgehend von der Geschwindigkeit ab, mit der die Substanz eliminiert wird (▶ Abb. 4.18). Sättigungsdosen sollen langsam unter Beobachtung des auftretenden Effekts appliziert werden. Erhaltungsdosen müssen immer deutlich kleiner als die Sättigungsdosis sein, da sie auf bereits partiell gesättigte Kompartimente treffen. Anderenfalls muss mit einer *Kumulation* der Substanz im Gewebe und überhöhten Plasmaspiegeln gerechnet werden.

Ändert sich das Verteilungsvolumen oder die Elimination, dann muss die Dosis angepasst werden. Bei *Dehydratation* oder *Hypovolämie* (z. B. beim hämorrhagischen Schock) muss sie reduziert werden, um zu hohe Wirkstoffkonzentrationen aufgrund des „kontrahierten“ Verteilungsvolumens und infolge der durch Kreislaufzentralisierung verzögerten Umverteilung zu vermeiden (▶ Abb. 4.19). Sie muss ferner mit *zunehmendem Lebensalter* (Abnahme des Verteilungsvolumens und der Clearance) und bei *schwerem Eiweißmangel* (verringerte Proteinbindungsrate) vermindert werden. Dagegen ist bei *Alkoholabusus* im frühen bis mittleren Stadium, bedingt durch eine Induktion der abbauenden Enzyme in der Leber (Cytochrom-P450-Monooxygenasensystem), der Anästhetikabedarf erhöht (▶ Abb. 4.19). Bei fortgeschrittener *Leber- oder Niereninsuffizienz* ist das Verteilungsvolumen vergrößert, sodass höhere Einleitungsdosen erforderlich werden, während die Erhaltungsdosen wegen der verlangsamten Elimination reduziert werden müssen.

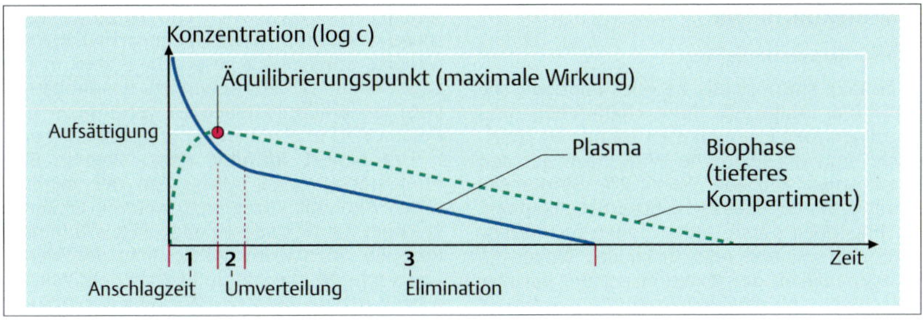

Abb. 4.17 Verlauf der Konzentration eines i. v. Anästhetikums im Plasma und in der Biophase.

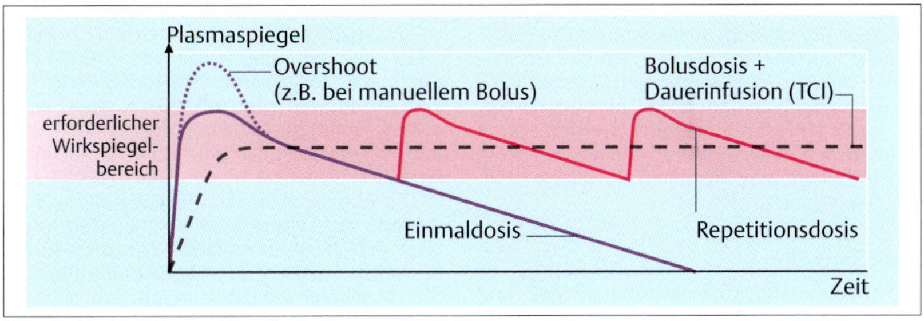

Abb. 4.18 Aufsättigung, Repetition, Dauerinfusion von i. v. Anästhetika.

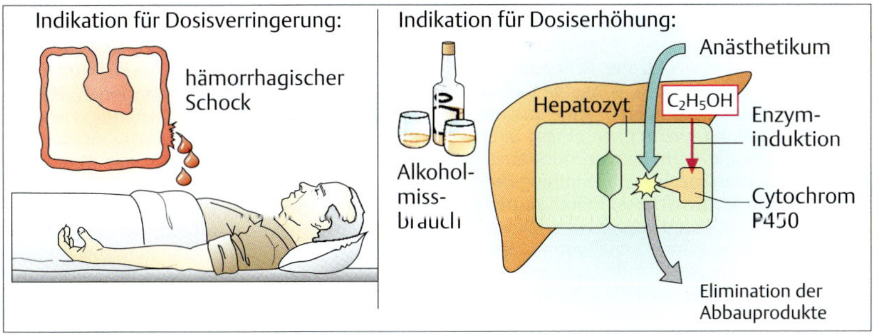

Abb. 4.19 Anpassung der Dosis von i. v. Anästhetika.

Pharmakodynamik

Wirkungsmechanismen

Pharmaka sind organische oder anorganische Moleküle. Aufgrund ihrer chemischen und physikalischen Eigenschaften können sie spezifische und unspezifische Wirkungen auf den Organismus ausüben. *Spezifische Wirkungen* sind eng an die chemische Struktur gekoppelt. Sie entstehen durch Interaktionen mit Rezeptoren (Stimulation oder Blockade), wobei die Passgenauigkeit der Reaktionspartner darüber entscheidet, ob eine stabile Bindung zustande kommt. Für die Auslösung spezifischer Wirkungen sind daher nur verhältnismäßig niedrige Dosen bzw. Konzentrationen des Wirkstoffs erforderlich. *Unspezifische Wirkungen* dagegen hängen weniger von der chemischen Struktur ab, sondern mehr von den physikalischen Substanzeigenschaften wie der Löslichkeit in biologischen Membranen („Lipophilie"). Da die Bindung an lipophile Strukturen ubiquitär im Organismus stattfindet, werden relativ hohe Dosen bzw. Konzentrationen benötigt, um in bestimmten Regionen dezidierte Wirkungen hervorzurufen.

Grundbegriffe

Wichtige Grundbegriffe zur Charakterisierung der Wirkungsweise eines Pharmakons sind die intrinsische Aktivität, die Affinität, die Dosis-Wirkungs-Kurve, die effektive Dosis und die therapeutische Breite.

Unter der **intrinsischen Aktivität** (Syn.: Effektivität, [maximale] Wirkungsstärke) versteht man die maximal mögliche Wirkung eines Arzneimittels. Nach der Rezeptortheorie erreicht ein reiner *Agonist*, d. h. eine Substanz, die den Rezeptor stimuliert, seine maximale Wirksamkeit dann, wenn er in einem biologischen System alle vorhandenen oder eine bestimmte Mindestanzahl von Bindungsstellen besetzt. Seine intrinsische Aktivität ist per definitionem gleich 1 und entspricht zugleich der in dem System maximal erzielbaren Wirkung. Ein reiner *Antagonist* kann dosisabhängig zwar ebenfalls alle Bindungsstellen besetzen, übt selbst aber keine agonistische Wirkungen aus. Seine intrinsische Aktivität ist damit gleich 0. Er konkurriert gewissermaßen mit dem Agonisten um die Bindungsstellen und kann diese eine Zeitlang blockieren („*kompetitiver* Antagonismus"). Ein gemischt wirkender *Agonist-Antagonist* (partieller [Ant-]Agonist) hat in der Regel eine relative Wirksamkeit zwischen 0 und 1, d. h., auch er besetzt die Bindungsstellen, wirkt jedoch nur teilweise agonistisch. Seine Wirkungen unterliegen meist einem sog. *Ceiling-Effekt*, d. h., ab einer bestimmten Dosis steigert eine weitere Dosiserhöhung die Wirksamkeit nicht mehr. Aufgrund der antagonistischen Wirkkomponente ist ein partieller (Ant-) Agonist, anschaulich gesprochen, aber in der Lage, einen reinen Agonisten dosisabhängig von den Bindungsstellen zu verdrängen und dessen Wirkungen damit anteilig aufzuheben.

Der Begriff **Affinität** (Syn.: Potenz, Bindungsstärke) muss streng von der intrinsischen Aktivität abgegrenzt werden. Er kennzeichnet die Neigung eines Stoffes, sich einem Rezeptor anzulagern, was sich in der Menge widerspiegelt, die von ihm verabreicht werden muss, um eine definierte Wirkung hervorzurufen. Je genauer ein Ligand aufgrund seiner chemischen Struktur auf eine Rezeptorbindungsstelle passt („Schlüssel-Schloss-Prinzip"), umso niedriger ist die benötigte Dosis, und umso höher sind seine Affinität und Spezifität (▶ Abb. 4.20). Substanzen mit gleicher intrinsischer Aktivität sind zwar äquieffektiv (die durch sie auslösbaren Maximaleffekte sind also gleich), sie sind jedoch nur dann *äquipotent*, wenn zur Erzielung der gleichen Wirkungsstärke auch die gleichen Dosen benötigt werden!

Die Abhängigkeit der Wirkung eines Pharmakons von seiner Dosis bzw. Konzentration lässt sich grafisch als **Dosis-Wirkungs-Kurve** darstellen (▶ Abb. 4.21). Hierbei fällt auf, dass die Beziehung zwischen verabreichter Dosis und biologischem Effekt in der Regel nicht linear verläuft, d. h., eine Dosisverdopplung führt nicht zu einer Verdopplung der Wirkung. Aus der Kurve lässt sich die **effektive Dosis**, in der Regel die sog. **ED_{50}**, ermitteln. Darunter versteht man die Dosis, mit der bei 50 % der Patienten der spezifische Maximaleffekt einer Substanz erzielt werden kann oder unter der 50 % des Maximaleffekts bei nur einem Patienten auftreten. Mit der ED_{50} wird die Wirksamkeit der intravenösen Hypnotika charakterisiert (die ED_{50} entspricht also der MAC_{50} der Inhalationsanästhetika).

Die **therapeutische Breite** gibt einen Anhalt über den Sicherheitsabstand, den ein Arzneimittel bei seiner Anwendung in Bezug auf toxische Wirkungen hat. Sie wird gemeinhin mit dem im Tierversuch ermittelten therapeutischen Index **„LD_{50}/ED_{50}"** angegeben. Die **LD_{50}** ist die Menge eines Arzneimittels, die bei 50 % der Tiere einen letalen Effekt hervorruft. Je höher der Index ausfällt, desto sicherer ist das Arzneimittel in seiner klinischen Anwendung. Die therapeutische Breite zentral wirkender Anästhetika ist, bezogen auf ihre atemdepressorischen Nebenwirkungen, durchweg sehr niedrig. Sie liegt z. B. für volatile Inhalationsanästhetika im Bereich von 1,5–2,0. Das bedeutet, dass bereits bei 1,5–2-facher Dosierung eine potenziell letale Konzentration erreicht wird!

Morphin und Fentanyl sind beide reine Opioidagonisten, ihre intrinsische Aktivität ist also gleich. Von Morphin benötigt man jedoch 10 mg und von Fentanyl lediglich 0,143 mg, um eine äquieffektive Wirkung zu erreichen. Bezogen auf die bei diesen Substanzen relativ ähnliche Molmasse, bedeutet dies, dass die Affinität von Fentanyl ungefähr um den Faktor 100 größer ist als die von Morphin.

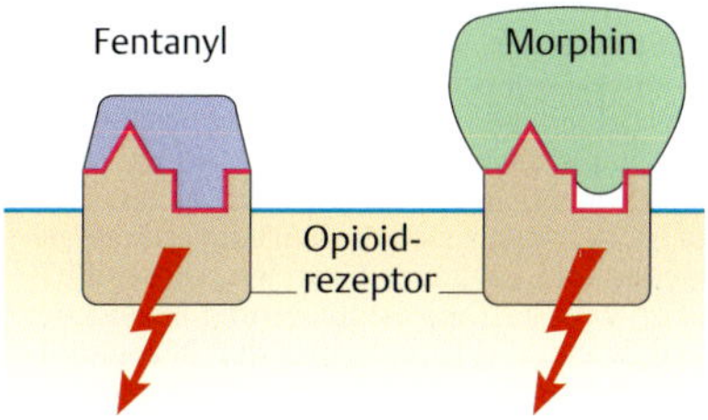

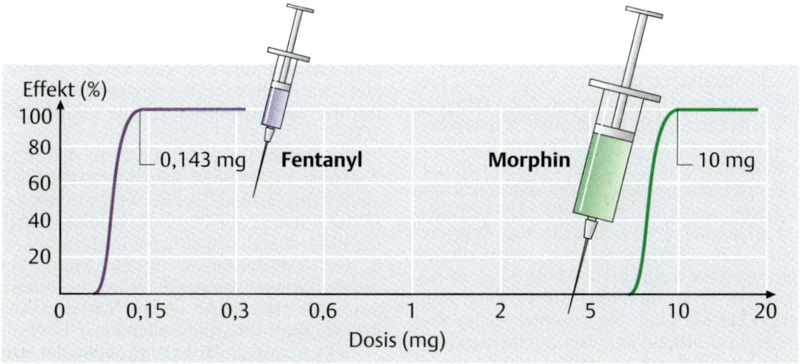

Abb. 4.20 Affinität am Beispiel „Morphin vs. Fentanyl“

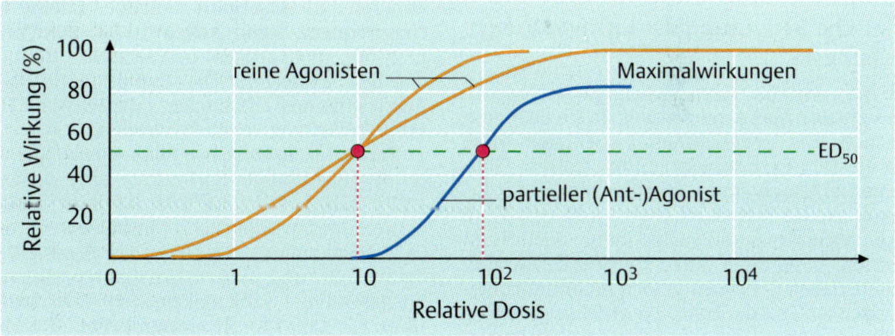

Abb. 4.21 Beispiele für eine Dosis-Wirkungs-Kurve.

Veränderung von Rezeptoren

Bei anhaltender Rezeptorstimulation, wie sie bei einer Dauertherapie mit Agonisten oder auch bei einigen chronischen Erkrankungen (z. B. Opioidabhängigkeit, Alkoholismus, Herzinsuffizienz, Diabetes mellitus Typ 2) vorzufinden ist, verringert sich die Wirkungsstärke endogener und exogener Liganden. Dieses Phänomen wird als **Desensibilisierung** bezeichnet und mit einer Verminderung der Rezeptoraffinität sowie einer Abnahme der Rezeptorzahl erklärt („Down-Regulation"). Eine verminderte Rezeptoraffinität hat zur Folge, dass höhere Dosen eines Agonisten zur Erzielung des gewünschten Effekts benötigt werden, eine verringerte Rezeptorzahl reduziert darüber hinaus die maximal erreichbare Wirkung, da weniger stimulierbare Rezeptoren zur Verfügung stehen. Der umgekehrte Fall einer **Hypersensibilisierung** tritt bei nachlassender Rezeptorstimulation ein, also z. B. bei chronischer Therapie mit Antagonisten. Durch eine Zunahme der Rezeptoraffinität und -zahl („Up-Regulation") erklärt man sich auch die sog. *Rebound-Effekte* mit überschießenden agonistischen Wirkungen nach abruptem Absetzen eines Antagonisten (z. B. Clonidin, β-Rezeptoren-Blocker). Eine Veränderung rezeptorgekoppelter Effekte wird nicht durch den kurzzeitigen Gebrauch einer Substanz ausgelöst (z. B. Narkosen für operative Eingriffe), spielt aber bereits beim Intensivpatienten eine Rolle (z. B. Nachlassen einer über Tage praktizierten Analgosedierung).

Klinische Bedeutung der intravenösen Anästhesie

Die intravenösen Hypnotika eignen sich besonders gut zur *Narkoseeinleitung*, da sie zu einem raschen und angenehmen Einschlafen ohne manifestes Exzitationsstadium führen. Ihre Steuerbarkeit ist aber schlechter als die der Inhalationsanästhetika. Einmal appliziert, kann ihre Wirkungsdauer nicht mehr beeinflusst werden, es sei denn durch spezifische Antagonisten, deren Gebrauch jedoch nicht unproblematisch ist. Erst die *kontinuierliche* intravenöse Anästhesie mit kurz wirksamen Substanzen ermöglicht eine flexible, bedarfsorientierte Anpassung der zuzuführenden Wirkstoffmenge (TIVA, TCI, ▸ Abb. 4.22). Zum Vergleich der Vor- und Nachteile intravenöser und inhalativer Anästhesien siehe Kap. 4.2, ▸ Abb. 4.12.

Stellenwert gebräuchlicher Substanzen

Zu den hypnotisch wirksamen Substanzen, die bei Narkosen verwendet werden, gehören die Barbiturate *Thiopental* (Trapanal) und *Methohexital* (Brevimytal), *Propofol* (Disoprivan, Propofol-Lipuro), *Etomidat* (Etomidat-Lipuro), das Benzodiazepin *Midazolam* (Dormicum) sowie Ketamin und S(+)-Ketamin (Ketanest S). Sie zeigen bis auf Ketamin, das eine Sonderstellung einnimmt (s. u.), alle gute *hypnotische* Wirkungen (▸ Abb. 4.23). Unterschiede bestehen aber im Wirkungsmechanismus (Kap. 1.5), in der Wirkungstopografie (Kap. 1.4), der Wirkungsdauer und im Nebenwirkungsspektrum (Übersicht über die pharmakologischen Daten und Eigenschaften sowie die Nebenwirkungen: ▸ Tab. 16.3, ▸ Tab. 16.4). Während *jede* der erwähnten Substanzen zur *Narkoseeinleitung* eingesetzt werden kann, ist *Propofol* aufgrund der besten Steuerbarkeit (kürzeste Elimination, geringste Kumulation) das einzige Hypnotikum, das sich nahezu uneingeschränkt auch für die *kontinuierliche* Zufuhr eignet (TIVA, TCI).

Barbiturate (▸ Abb. 4.24) führen dosisabhängig zu *zentraler Atemdepression* bis hin zum *Atemstillstand*. Hierbei wird die ventilatorische Antwort auf CO_2 und Hypoxie zunächst vermindert und schließlich aufgehoben. In flacheren Narkosestadien besteht eine Hyperreaktivität der Atemwege, sodass mechanische Stimulationen leicht einen Laryngo- oder Bronchospasmus auslösen können.

Die kardiovaskulären Wirkungen der Barbiturate sind komplex. Im Vordergrund steht die *Reduktion des HZV*. Ursächlich sind neben einer Venodilatation, die ein „Blutpooling" in den betroffenen Gefäßgebieten mit Verminderung des venösen Rückstroms bewirkt, ihre ausgeprägten direkt negativ inotropen Effekte. Die Herzfrequenz kann reflektorisch zunehmen und der myokardiale O_2-Verbrauch dadurch deutlich ansteigen. Die Symptomatik kann durch eine dosisabhängige, unspezifische *Histaminfreisetzung* verstärkt werden.

Bei den *exzitatorischen Phänomenen*, die unter der Injektion der Barbiturate, aber auch der anderen Hypnotika auftreten können, handelt es sich um unwillkürliche Muskelbewegungen (z. B. Myoklonien). Sie gelten als „Exzitationsäquivalent" und sind Folge einer passageren Enthemmung subkortikaler Hirnstrukturen (Kap. 1.3, Kap. 1.6). Sie weisen kein EEG-Korrelat im Sinne einer Krampfaktivität auf. Barbiturate wirken vielmehr *antikonvulsiv* und sind potente Mittel für die Therapie zerebraler Krampfanfälle einschließlich der Unterbrechung eines Status epilepticus. Eine versehentliche arterielle oder paravenöse Injektion kann, abhängig von Konzentration und injizierter Menge der stark alkalischen Lösungen (pH ≈ 10–11), *Gewebenekrosen* bis hin zur Gangrän verursachen.

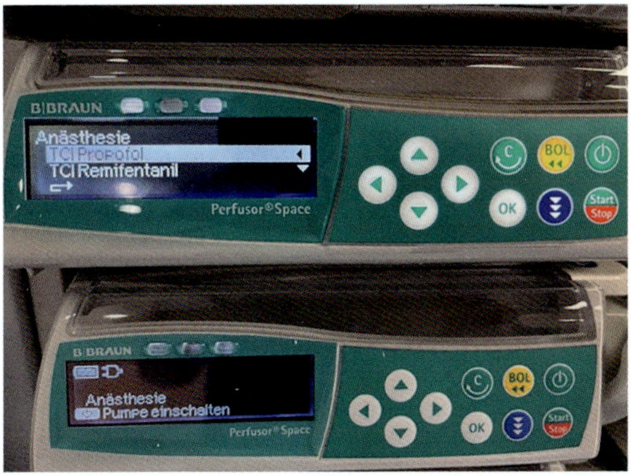

Abb. 4.22 Klinische Bedeutung der i. v. Anästhesie. TCI.

	Thiopental	Propofol	Etomidat	Midazolam	Ketamin
Hypnose, Amnesie	++	++	++	+	+
Analgesie	ø*	ø	ø	ø	++
Muskelrelaxation	ø	ø	ø	(+)	ø

*unspezifisch und nur bei hoher, narkotisch wirksamer Dosis

Abb. 4.23 Hauptwirkungen gebräuchlicher Injektionshypnotika.

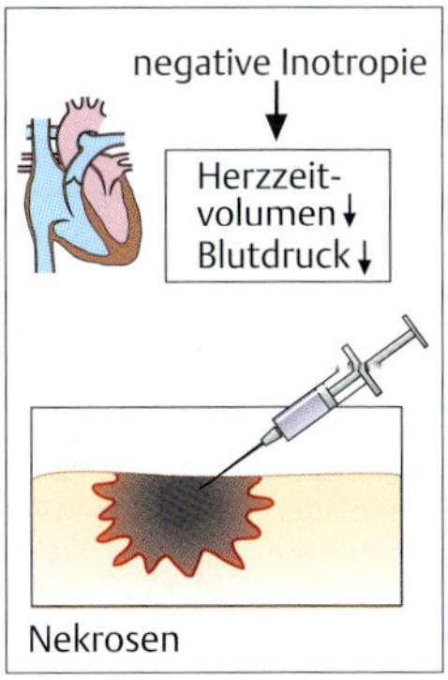

Abb. 4.24 Barbiturate.

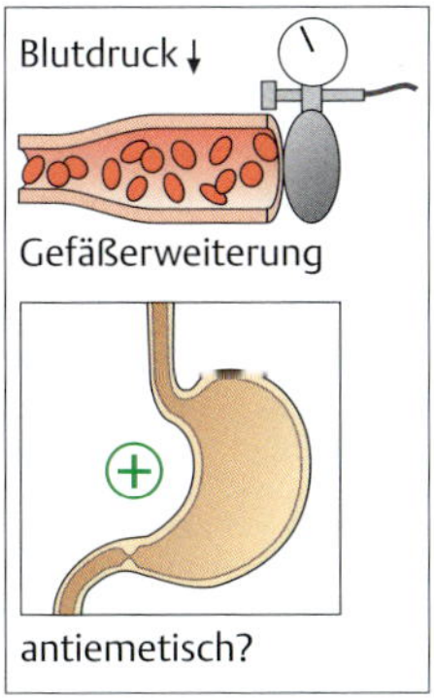

Abb. 4.25 Propofol.

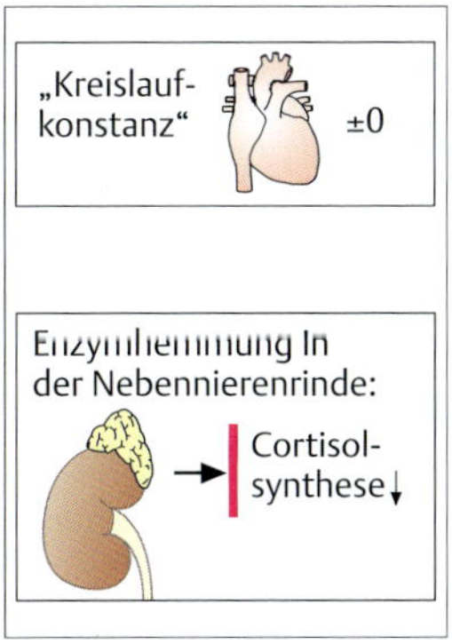

Abb. 4.26 Etomidat.

Unter den Nebenwirkungen von **Propofol** (▸ Abb. 4.25) sind nach den typischen atemdepressorischen die kardiovaskulären am wichtigsten. Da Propofol sowohl vasodilatierende als auch negativ inotrope Eigenschaften hat, kann es zu einer ausgeprägten *Verminderung des arteriellen Blutdrucks* kommen (cave: Hypovolämie!). Während normalerweise ein Blutdruckabfall zu einer kompensatorischen Herzfrequenzsteigerung führt, sind unter Propofol häufiger auch *Bradykardien* beobachtet worden. Propofol wirkt im Unterschied zu den anderen Hypnotika möglicherweise *antiemetisch*, was besonders bei einer TIVA zum Tragen kommen soll.

Etomidat (▸ Abb. 4.26) hat unter den Injektionshypnotika die *beste* Kreislaufverträglichkeit und wird deshalb bevorzugt bei kardiovaskulären Risikopatienten eingesetzt. Ein Nachteil ist die dosisabhängige, reversible Unterdrückung der *Cortisolsynthese* durch eine substanzspezifische Enzymhemmung in der Nebennierenrinde (NNR). Zwar bewirken auch die anderen Hypnotika und die Opioide wie letztlich jede Narkose ein Absinken des Cortisolplasmaspiegels, hier liegt die Ursache jedoch in einer Verminderung der ACTH-Produktion bzw. Sekretion; die stressvermittelte NNR-Stimulation wird dadurch nicht oder nur wenig beeinträchtigt.

Benzodiazepine (▸ Abb. 4.27) verstärken als *nicht kompetitive GABA-Agonisten* physiologische Hemmmechanismen (Kap. 1.6). Man geht davon aus, dass die Effekte vom Grad der Rezeptorbesetzung abhängen, also dosisabhängig sind. So soll eine 20–30 %ige Rezeptorbesetzung nur anxiolytisch wirksam sein, eine 30–50 %ige zu Sedierung führen und erst eine über 60 %ige Bewusstseinsverlust auslösen. Eine *Amnesie* tritt oft schon bei einer sedierenden Dosierung ein. Sie ist in der Regel anterograd, bei höherer Dosierung häufig aber auch retrograd und schließt dann unmittelbar vorausgegangene Sinneseindrücke ein.

Die unter Benzodiazepinen zu beobachtende *Atemdepression* ist in der Regel nicht zentral, sondern *peripher* durch eine Obstruktion der Atemwege bedingt. Ursache ist, dass der Tonus der Zungengrundmuskulatur gesenkt wird, weshalb beim nicht intubierten Patienten in Rückenlage die Zunge gegen die Pharynxhinterwand zurückfallen kann. Benzodiazepine vermindern den Tonus der Skelettmuskulatur durch eine Hemmung polysynaptischer Rückenmarkreflexe *(zentrale Myotonolyse)* und können so die Wirkungen von Muskelrelaxanzien verstärken. Bei Erkrankungen mit eingeschränkter Muskelkraft, z. B. Myasthenia gravis, dürfen sie daher nicht angewendet werden. Wegen ausgeprägter *antikonvulsiver* Eigenschaften empfiehlt sich ihr Einsatz aber bei Patienten mit Krampfleiden, sowohl zur Prophylaxe als auch zur Therapie epileptischer Anfälle. In seltenen Fällen, besonders im höheren Alter, können *paradoxe zentralnervöse Reaktionen* (Unruhe, Agitiertheit etc.) auftreten. Sie sind oft Ausdruck eines zentralanticholinergen Syndroms (ZAS; Kap. 14.3).

Midazolam (▸ Abb. 4.28) als Hydrochlorid ist bis heute das einzige *wasserlösliche* Benzodiazepin. Seine daraus resultierende gute Venenverträglichkeit, die gute hypnotische Wirksamkeit und die kurze Plasmahalbwertszeit machen es zu dem für Narkosezwecke bevorzugten Benzodiazepin. Es wird außerdem nur zu einer einzigen Substanz, nämlich Hydroxymidazolam, metabolisiert, die schwächer und kürzer wirksam ist als die Muttersubstanz. Dies verhindert eine Akkumulation. In einer Dosis von 0,05–0,1 mg/kg KG i. v. wirkt Midazolam *sedierend*, ab ca. 0,15 mg/kg *hypnotisch*. Nach intravenöser Gabe von Benzodiazepinen und besonders von Midazolam kann es zu einem allmählichen *Blutdruckabfall* kommen, der aber nur selten bedrohliche Ausmaße annimmt (cave: Hypovolämie!). Er beruht neben der zentralen Sympathikushemmung („Stressreduktion") auch auf einer geringen direkten Vasodilatation.

Für die Benzodiazepine ist im Gegensatz zu den anderen Hypnotika mit **Flumazenil** (Anexate; ▸ Abb. 4.29) ein spezifischer, d. h. kompetitiv wirkender *Antagonist* verfügbar. Er kann bei Benzodiazepinüberdosierung oder -intoxikation eingesetzt werden. Aufgrund der gegenüber Benzodiazepinen kürzeren Wirkungsdauer besteht allerdings die Gefahr einer erneuten Sedierung („Rebound-Effekt"), sodass eine Repetition oder kontinuierliche Zufuhr nötig werden kann. Die manchmal unter Benzodiazepinen auftretenden Erregungs- und Verwirrtheitszustände lassen sich ebenfalls durch Flumazenil beseitigen. Wenn sie auf einem ZAS beruhen, ist auch Physostigmin (Anticholium) wirksam (Kap. 14.3), was den Vorteil hat, dass die unangenehmen Erscheinungen verschwinden und anschließend die gewünschte sedierende oder hypnotische Wirkung eintritt.

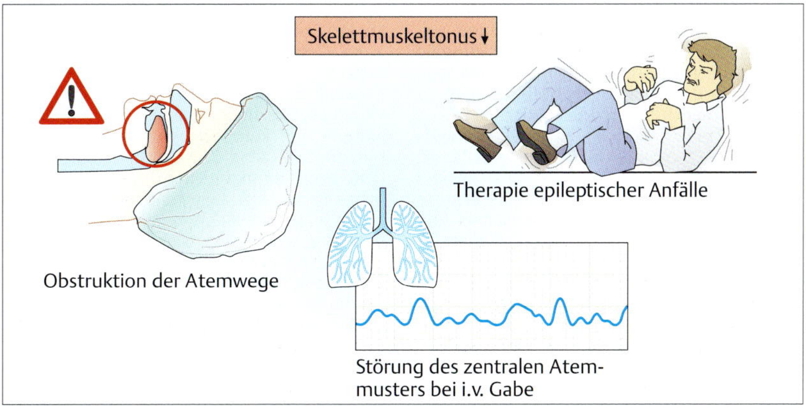

Abb. 4.27 Benzodiazepine allgemein.

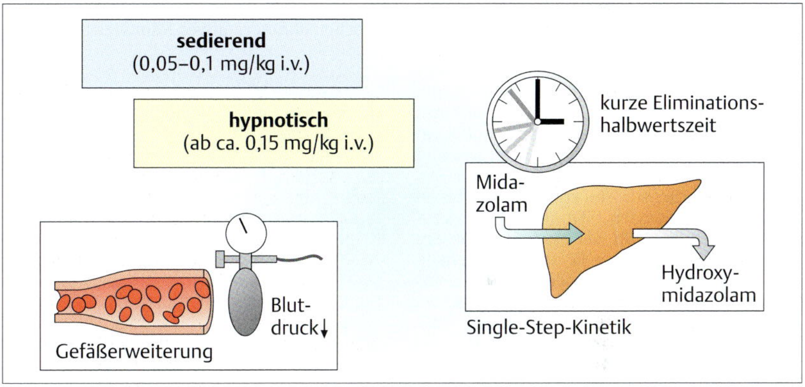

Abb. 4.28 Midazolam.

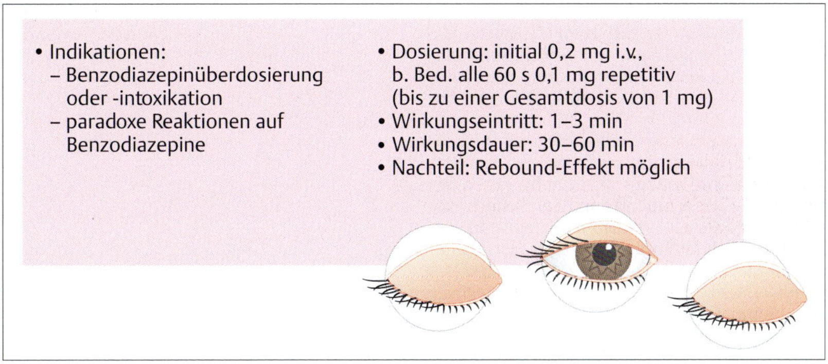

Abb. 4.29 Flumazenil (Benzodiazepinantagonist).

Ketamin/S-Ketamin (▶ Abb. 4.30) hat chemische Ähnlichkeit mit Halluzinogenen wie Phencyclidin und LSD. Hieraus leiten sich seine besonderen *psychotropen Effekte* ab. Ketamin ist ein *nicht kompetitiver NMDA-Antagonist* (Kap. 1.6) und führt in anästhetischer Dosierung (1–2 mg/kg KG i. v.) zu einer Bewusstseinsveränderung mit ausgeprägter Analgesie, ohne dass jedoch ein richtiger Schlafzustand erreicht wird. Dieses Bild wird als **„dissoziierte oder dissoziative Anästhesie"** bezeichnet und ähnelt mit z. T. furchterregenden Träumen bis hin zu deliranten Zuständen (vor allem in der Aufwachphase) dem kataleptischen Zustand psychotischer Patienten. Es ist außerdem geprägt von Nystagmus (schnelle horizontale Augenbewegungen), Erweiterung der Pupillen, gesteigerter Tränen-, Speichel- und Bronchialsekretion, spontanen Muskelbewegungen bei erhöhtem Skelettmuskeltonus und einem Anstieg von Blutdruck und Herzfrequenz. Die Schutzreflexe wie Husten- und Schluckreflex sind hierbei oft erhalten. Durch Vorweggabe eines *Benzodiazepins* können, bis auf die Hypersalivation, diese unerwünschten Wirkungen verhindert oder zumindest abgeschwächt werden. Aufgrund ähnlicher Halbwertszeiten empfiehlt sich vor allem die Kombination mit Midazolam. Zur Salivationshemmung sollte ein *Parasympatholytikum* wie Atropin verwendet werden.

Subanästhetische Dosen von Ketamin (bis zu 0,5 mg/kg KG i. v. oder 1,0 mg/kg i. m.) oder S(+)-Ketamin (die Hälfte der erwähnten Dosen; s. u.), auch als Low-Dose-Ketamin bezeichnet, lassen das Bewusstsein in der Regel unbeeinträchtigt und führen nur zu einer Analgesie.

Die atemdepressorische Wirkung von Ketamin ist nur gering ausgeprägt. Außer bei individueller Empfindlichkeit kommt es erst bei hohen Dosen oder in Kombination mit anderen Hypnotika zu einer *Apnoe*. Ketamin führt zu einer *Relaxation der Bronchialmuskulatur*. Dies kann z. B. bei Asthmatikern therapeutisch genutzt werden. Da die Hypersalivation die Neigung zu *Laryngospasmen* erhöht, soll Ketamin nicht bei Eingriffen im Rachen- und Kehlkopfbereich eingesetzt werden. Dies gilt besonders für Kinder.

Die *kardiovaskulär stimulierenden Wirkungen* unterscheiden Ketamin von den anderen Hypnotika und können sich für Narkosen bei Patienten im hypovolämischen Schock als nützlich erweisen, verbieten jedoch den Gebrauch von Ketamin bei koronarer Herzkrankheit, Hypertonus etc. Sie entstehen vermutlich in erster Linie durch eine zentrale Steigerung der Sympathikusaktivität und überspielen bzw. maskieren die negativ inotrope Eigenwirkung, die Ketamin wie nahezu alle Hypnotika, Opioide und Inhalationsanästhetika an isolierten Herzmuskelpräparaten zeigt.

Im Gegensatz zu den anderen Hypnotika verändert Ketamin auch die zerebrale Hämodynamik. Hier bewirkt es dosisabhängig eine Vasodilatation mit Zunahme der Hirndurchblutung und kann zu einer *Hirndrucksteigerung* führen. Daher darf Ketamin nicht bei Patienten mit intrakraniellen Tumoren, Hämatomen, Ödemen o. Ä. angewendet werden.

Das klassische Ketamin ist ein *Razemat* und besteht aus den Enantiomeren S(+)- und R(−)-Ketamin im Verhältnis 1:1. Der Hauptwirkbestandteil, **S(+)-Ketamin**, ist seit einiger Zeit als Reinsubstanz klinisch verfügbar (Ketanest S). S(+)-Ketamin zeichnet sich im Vergleich zum Razemat durch eine ungefähr *doppelt so hohe Affinität* aus, d. h., die analgetische und „hypnotische" Wirkung setzt schon bei der Hälfte der Dosis ein. Die Elimination erfolgt etwas schneller als beim Razemat. Die Aufwachzeit ist entsprechend kürzer; das Aufwachen wird außerdem weniger von psychischer und vegetativer Stimulierung begleitet.

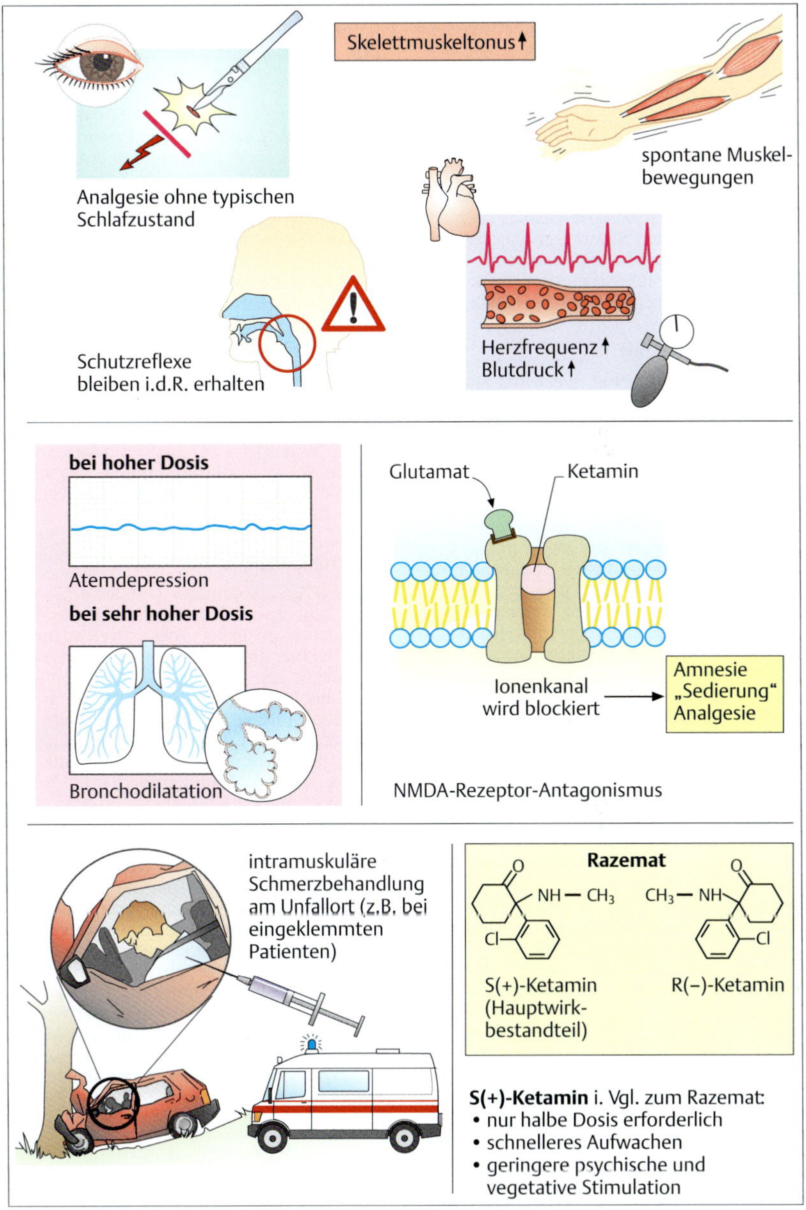

Abb. 4.30 Ketamin.

Der Begriff „Opioide“ wird für nativ vorkommende (= Opiate) und für synthetisch hergestellte Substanzen mit morphinartiger Wirkung verwendet. Kennzeichnend für die Opioide ist eine weitgehend *selektive* Analgesie, d. h., andere Sinnesqualitäten werden kaum beeinträchtigt. Die heute bei **Narkosen und Analgosedierungen** gebräuchlichen Opioide sind: *Fentanyl*, *Sufentanil* (Sufenta), *Alfentanil* (Rapifen) und *Remifentanil* (Ultiva). Sie werden im Folgenden kurz als „Narkose-Opioide“ bezeichnet. Alle genannten Substanzen werden vollsynthetisch hergestellt und sind reine Rezeptoragonisten; sie unterscheiden sich vor allem in pharmakokinetischer Hinsicht (▸ Abb. 4.33).

Pharmakodynamik

Opioide interagieren mit speziellen Rezeptoren, den **Opioidrezeptoren**, für die auch körpereigene Liganden bekannt sind (Endorphine). Zurzeit werden drei Hauptrezeptortypen mit dem komplexen Wirkungsmuster der Opioide in Verbindung gebracht („multiple receptor theory“): μ (my), κ (kappa) und δ (delta). Hiervon ist der μ-Rezeptor der Wichtigste. Die Rezeptoren lassen sich weiter in Subtypen einteilen. Am bedeutsamsten ist dabei die Unterscheidung von μ_1- und μ_2-Subtypen, weil diese wesentliche, aber ganz unterschiedliche pharmakologische Effekte vermitteln. Die σ-Rezeptoren zählt man mittlerweile nicht mehr zu den Opioidrezeptoren, weil hauptsächlich andere Pharmaka, z. B. Ketamin, mit ihnen reagieren und die Effekte nicht durch Opioidantagonisten aufzuheben sind. Mit der Stimulation von Opioidrezeptoren in bestimmten Arealen des ZNS lassen sich die meisten Wirkungen und Nebenwirkungen der Opioide erklären. Für die Opioideffekte bei einer Narkose ist vor allem der μ-Rezeptor, daneben auch der κ-Rezeptor von Interesse. Die Erregung von **μ-Rezeptoren** führt zu ausgeprägter *Analgesie* (vorrangig μ_1), aber auch zu *Atemdepression* (μ_2) und *Euphorie* (μ_2). Bis heute ist es nicht gelungen, selektive μ_1-Rezeptor-Agonisten herzustellen, die analgetische Wirkungen ohne begleitende Atemdepression erzeugen. Die Stimulation der μ-Rezeptoren vermittelt entsprechend deren Verteilung (Kap. 1.6, ▸ Abb. 1.22) analgetische Effekte sowohl *supraspinal-subkortikal* (Schmerzumschaltstellen im Stammhirn; μ_1) als auch *spinal* (Substantia gelatinosa im Rückenmark; μ_2) und in geringem Maße auch *peripher* im Bereich der Nervenendigungen („Nozizeptoren“). Die Erregung von **κ-Rezeptoren** führt zu geringerer *supraspinaler und spinaler Analgesie*, wegen der hohen Rezeptordichte im Kortex als Nebeneffekt aber zu stärkerer *Sedierung*, die jedoch bei einer Narkose durchaus erwünscht ist.

Die „Narkose-Opioide“ unterscheiden sich in ihrer Wirkung auf die Opioidrezeptoren nicht in der intrinsischen Aktivität; sie sind alle reine, relativ selektive **μ-Agonisten** (▸ Abb. 4.31). Jedoch bestehen z. T. beträchtliche Unterschiede in der μ-Affinität. So sind die analgetisch *äquieffektiven* Dosen, bezogen auf Fentanyl, von Remifentanil etwa gleich, von Alfentanil 5–10-mal so groß; von Sufentanil wird dagegen nur □$_{10}$ bis ⅕ der Fentanyldosis benötigt. Die Stimulation von *κ-Rezeptoren* trägt bei reinen Opioidagonisten nur wenig zur analgetischen Wirkung bei. Hier können allerdings ebenfalls substanzspezifische Affinitätsunterschiede bestehen. So soll die κ-Affinität von Sufentanil höher sein als die von Fentanyl, Alfentanil und Remifentanil, was bei äquieffektiver Dosierung – bezogen auf die μ-Wirkung – zusätzliche und damit doch (etwas) bessere analgetische Eigenschaften sowie die ausgeprägtere Sedierung unter Sufentanil erklären würde. Wirkungen auf δ- und σ-Rezeptoren sind bei reinen Agonisten klinisch von untergeordneter Bedeutung bzw. gar nicht vorhanden (▸ Abb. 4.32).

Pharmakokinetik

Fentanyl und Sufentanil (▸ Abb. 4.33) sind beide sehr lipophil. Die relativ kurze Wirkungsdauer ist daher Folge ihrer schnellen Umverteilung aus dem Gehirn in die Skelettmuskulatur und das Fettgewebe. Wegen ihrer Lipophilie haben beide aber auch ein großes Verteilungsvolumen, sodass wiederholte Gaben aufgrund der allmählichen Sättigung der tiefen Kompartimente zu einem deutlichen postoperativen Wirkungsüberhang führen können.

Alfentanil (▸ Abb. 4.33) hat zwar eine deutlich geringere Lipophilie, liegt allerdings bei physiologischem pH-Wert weitestgehend in undissoziierter Form vor (pK_S nur 6,5). Aus diesem Grund passiert es schnell die Blut-Hirn-Schranke. Da Alfentanil außerdem wegen der schwächeren Lipophilie nur sehr gering unspezifisch im Hirngewebe gebunden wird, ist die maximale Wirkung bereits nach etwa einer Minute erreicht. Alfentanil neigt bei wiederholter Gabe wegen seines geringeren Verteilungsvolumens weniger zur Kumulation als Fentanyl und Sufentanil, es eignet sich deshalb sowohl für kürzere als auch für längere Eingriffe.

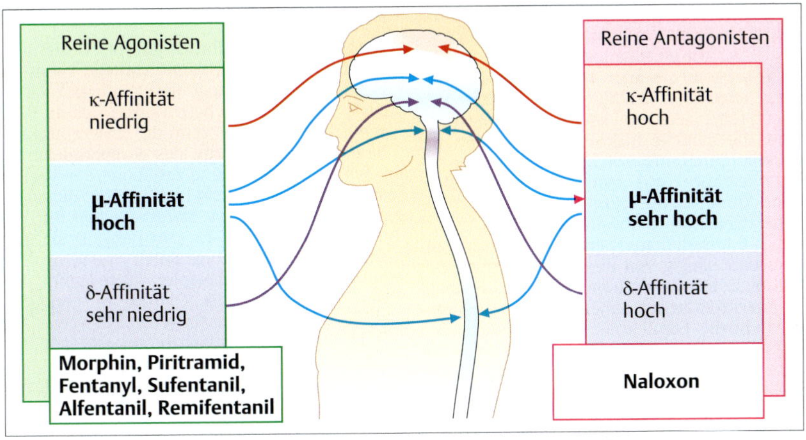

Abb. 4.31 Rezeptorspezifische Aktivität und Affinität von Opioiden und ihren Antagonisten.

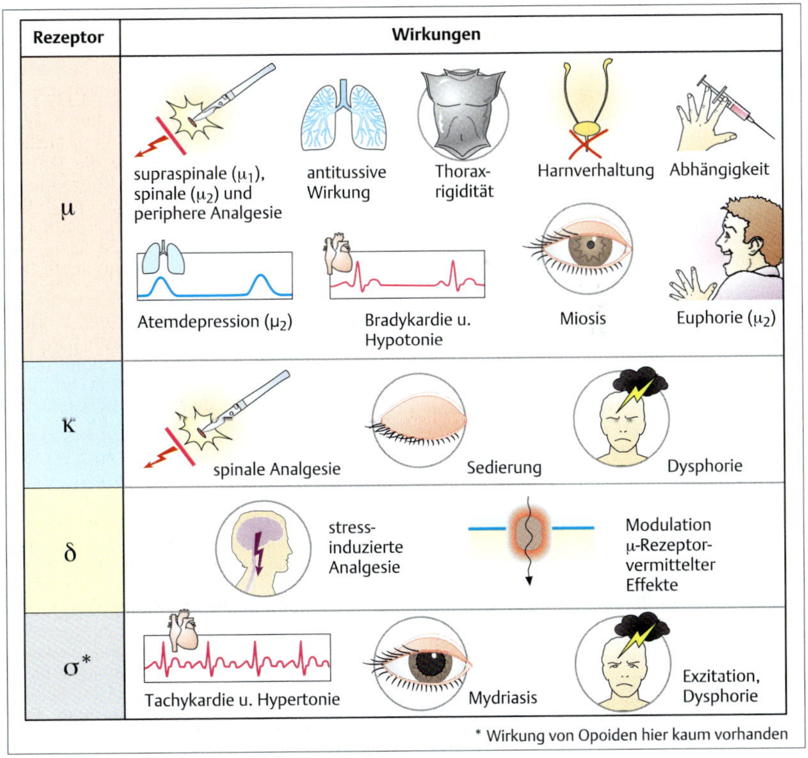

Abb. 4.32 Rezeptorspezifische Opioidwirkungen.

Remifentanil (► Abb. 4.33) ist das Opioid mit dem schnellsten Wirkungseintritt und der kürzesten Wirkungsdauer. Die nur sehr geringe Lipidlöslichkeit, die aber immer noch für eine gute Penetration der Blut-Hirn-Schranke ausreicht, führt zu einem kleinen Verteilungsvolumen, die schnelle Inaktivierung im Blut und Gewebe durch unspezifische Esterasen zu hoher Clearance, was eine gute Steuerbarkeit ohne Kumulationseffekte nach sich zieht. Die kontextsensitive Halbwertszeit (Kap. 4.3) ist mit 3–4 Minuten ausgesprochen kurz und zudem unabhängig von der Infusionsdauer. Der bei der Esterhydrolyse entstehende Metabolit ist pharmakologisch nahezu inaktiv. Die überaus schnelle Elimination hat allerdings auch ein schlagartiges Wirkungsende zur Folge, sodass mit der postoperativen Schmerztherapie rechtzeitig begonnen werden muss.

Nebenwirkungen

Die Nebenwirkungen der Opioide werden vorwiegend *zentral* und größtenteils *rezeptorabhängig* vermittelt (► Tab. 16.5).

Atmung

Im Vordergrund der Opioidnebenwirkungen steht die **Atemdepression.** Sie ist eng an den µ-analgetischen Effekt gekoppelt und wird damit bereits in klinischen Dosen relevant. Sie beruht auf einer verringerten CO_2-Empfindlichkeit des Atemzentrums. Durch Dämpfung des Hustenzentrums wird der Hustenreflex abgeschwächt *(antitussive Wirkung)*, sodass z. B. der Endotrachealtubus besser toleriert wird. Zu beachten ist, dass die Bolusinjektion eines „Narkose-Opioids", wohl aufgrund passagerer Vaguserregung, initial einen *Hustenstoß* auslösen kann. Die vor allem bei älteren Patienten und nach Bolusinjektionen höherer Opioiddosen zu beobachtende Skelettmuskelrigidität wird durch eine Imbalance zwischen dopaminerger und cholinerger Aktivität im extrapyramidalen System mit Überwiegen der cholinergen Komponente erklärt („Parkinson-Äquivalent"). Sie kann alle Muskelgruppen betreffen; klinisch bedeutsam ist jedoch in erster Linie die *Thoraxrigidität*, weil hierdurch die Atmung oder Beatmung erschwert wird. Im Extremfall ist eine Beatmung unmöglich, was eine umgehende Muskelrelaxation (z. B. mit Succinylcholin) notwendig macht. Hohe Dosen von „Narkose-Opioiden" *steigern* durch Vagusstimulation den Tonus der Bronchialmuskulatur und damit den *Atemwegswiderstand*; sie sollten deshalb bei Patienten mit Asthma bronchiale vermieden werden.

Herz und Kreislauf

Opioide führen in klinisch üblicher Dosierung, solange keine Hypovolämie vorliegt, kaum zu einer Beeinträchtigung des kardiovaskulären Systems. Die Effekte beschränken sich im Wesentlichen auf eine zentrale, µ-Rezeptor-abhängige Verminderung des Sympathikotonus („Sympathikolyse") und Erhöhung der Vagusaktivität. Die Folgen sind eine *geringe Abnahme der Herzfrequenz, des Blutdrucks und des Venentonus.* Bei hoher bis sehr hoher Dosierung werden diese Symptome durch eine Sympathikusstimulation (!) überspielt. Diese kommt dadurch zustande, dass Opioide in geringem Maße Katecholamine freisetzen. Die zwar am isolierten Papillarmuskel zu beobachtende Herabsetzung der Kontraktionskraft tritt erst weit oberhalb der „therapeutischen" Dosierung ein und spielt daher klinisch für die Herzfunktion keine Rolle.

Varia

Zu den **peripheren** Nebenwirkungen der Opioide gehört die Erregung der glatten Eingeweidemuskulatur, was unter anderem einen Druckanstieg im Gallengangsystem hervorruft und die Magenentleerung, Darmmotilität (→ spastische Obstipation) und Blasenentleerung hemmt. Unspezifische, d. h. **nicht rezeptorabhängige** Nebenwirkungen umfassen die *Histaminfreisetzung*, die *emetische* Wirkung und den *Juckreiz* (Pruritus), wobei jedoch die beiden Letzteren z. T. auch rezeptorabhängig sein sollen. Übelkeit und Erbrechen werden überwiegend durch Stimulation der Area postrema im Hirnstamm hervorgerufen. Die „Narkose-Opioide" setzen, wenn überhaupt, erst bei extrem hoher Dosierung Histamin frei. Pruritus kann nach systemischer, aber auch nach rückenmarknaher Gabe von Opioiden auftreten. Im ersten, selteneren Fall beruht er auf einer Histaminfreisetzung, im zweiten Fall ist die Ursache noch nicht aufgeklärt.

Sucht

Das suchtauslösende Potenzial der Opioide spielt bei ihrer Anwendung zur Narkose und bei der Behandlung des postoperativen Schmerzes bei Nichtabhängigen keine Rolle. Bei ehemals Süchtigen sollten aber nach Möglichkeit keine Opioide eingesetzt werden, um nicht eine erneute Abhängigkeit zu provozieren. Dies gilt nicht für *Remifentanil*, weil sich hier durch zeitgerechte Applikation eine postnarkotische Euphorie verhindern lässt. Bei bekanntem Opioidabusus ist zu beachten, dass wegen einer gesteigerten Toleranz deutlich höhere Dosen benötigt werden.

	Fentanyl	Sufentanil	Alfentanil	Remifentanil
pK_S-Wert	8,4	8,0	6,5	7,1
Ionisierter Anteil bei pH 7,4 (%)	91	80	11	33
Lipidlöslichkeit (Octanol/H_2O)	816	1727	129	18
Plasmaproteinbindung (%)	85	92	92	70

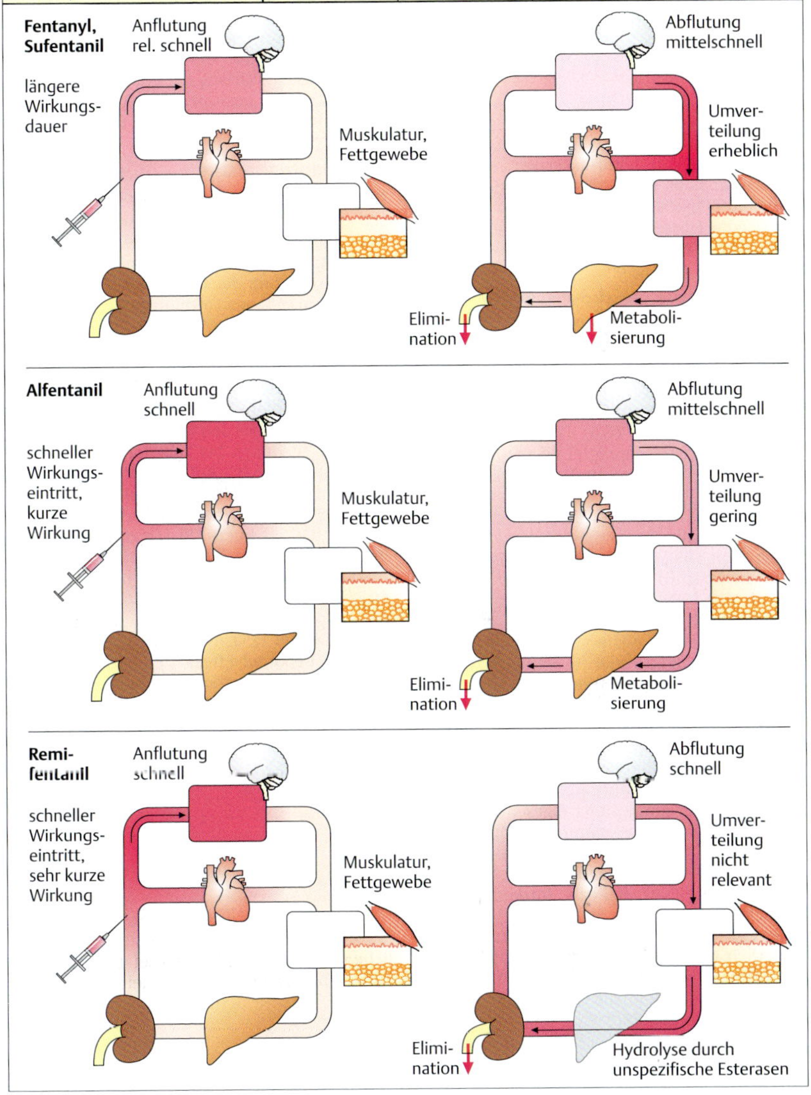

Abb. 4.33 Pharmakokinetik von Opioiden.

Hypothermie

Durch Stimulierung von μ-Rezeptoren im Hypothalamus können Opioide dosisabhängig die zentrale Temperaturregulation ausschalten. Hierdurch wird der Soll-Wert gelöscht, sodass die Körpertemperatur dann wesentlich von der Umgebungstemperatur mitbestimmt wird; der Organismus wird auf diese Weise *poikilotherm*.

Miosis

Die unter Opioiden auftretende Pupillenverengung wird durch eine μ-agonistische Wirkung in den Okulomotoriuskernen verursacht. Typisch für hohe Opioiddosen sind *stecknadelkopfgroße* Pupillen. Unter schwerer Hypoxie löst sich die Miosis jedoch, und die Pupillen erweitern sich (Mydriasis).

Stellenwert der „Narkose-Opioide"

Opioide wie Fentanyl, Sufentanil, Alfentanil oder Remifentanil sind die **Standardanalgetika** für moderne *Narkosen*, sei es in Form balancierter Anästhesien oder rein intravenöser Regime, sowie für die *Analgosedierung* (Daten zur Anwendung: ▸Tab. 16.6) (▸Abb. 4.34). Sie führen zwar zu ausgeprägter Analgesie, die Induktion von Hypnose und Amnesie gelingt aber selbst bei hochdosierter Anwendung nicht sicher. Zur Aufrechterhaltung einer Narkose ist deshalb die Kombination mit intravenösen Hypnotika oder mit Inhalationsanästhetika unverzichtbar. Des Weiteren können Opioide bei *Regionalanästhesien* eingesetzt werden: entweder zur intravenösen Supplementierung einer nicht ganz ausreichenden regionalen Analgesie oder rückenmarknah (Sufentanil) zur Verstärkung der Wirkung von Lokalanästhetika.

Bei der *endotrachealen Intubation* werden die heftigen sympathikotonen Kreislaufreaktionen, die bei alleiniger Gabe von Hypnotika und Relaxanzien aufträten, durch Opioide verhindert oder mindestens abgeschwächt. Besonders bei kardiovaskulären Risikopatienten ist die unter Opioiden im Vergleich zu volatilen Anästhetika fehlende hämodynamische Eigenwirkung vorteilhaft. Bei *sehr starken operativen Schmerzreizen* (z. B. Sternotomie) ist allerdings eine Kombination beider Substanzen erforderlich, denn hier können weder Opioide (in der Regel auch nicht Sufentanil) noch Inhalationsanästhetika allein die vegetativen Reflexe zufriedenstellend dämpfen.

Die analgetischen Wirkungen der länger wirkenden Substanzen Fentanyl und Sufentanil können bis in die postoperative Phase hineinreichen und so den Schmerzmittelverbrauch im Aufwachraum senken („präventive Analgesie"; Kap. 14.4). Dagegen zeigt Remifentanil einen raschen Wirkungsverlust (sog. On-off-Eigenschaft), sodass frühzeitig eine Schmerztherapie eingeleitet werden muss. Andererseits ist Remifentanil bei Weitem das am besten steuerbare Opioid. Es eignet sich daher, zusammen mit Propofol, hervorragend für eine TIVA. Bei balancierten Anästhesien kann es in der letzten Phase der Operation zugeführt werden, um kurzfristig die Analgesie zu vertiefen, ohne eine postoperative Atemdepression befürchten zu müssen (sog. On-top-Gabe).

Opioidantagonisten

Die rezeptorabhängigen Opioidwirkungen lassen sich *kompetitiv* durch reine Antagonisten wie **Naloxon** (Narcanti; ▸Abb. 4.31, ▸Abb. 4.35) aufheben. Dies ermöglicht eine rasche Beseitigung der opioidinduzierten Atemdepression, z. B. als Folge eines postoperativen Wirkungsüberhanges. Da jedoch mit Naloxon eine *komplette* Antagonisierung, also auch der analgetischen Komponente, möglich ist, verbunden mit der Gefahr von Tachykardie und überschießendem Blutdruckanstieg, muss die Zufuhr titriert werden (d. h. wiederholte Gabe geringer Teildosen bis zum Eintreten des gewünschten Effekts). Auf diese Weise kann nur die atemdepressive Wirkung aufgehoben werden und die Analgesie bleibt erhalten. Hierbei ist aber die nur kurze Wirkungsdauer von Naloxon zu beachten (ca. 30 Minuten). Mit dem Abklingen der Naloxonwirkung kann nämlich erneut eine Atemdepression auftreten, sofern der ursprünglich applizierte Agonist noch in ausreichender Plasmakonzentration vorhanden ist („Rebound-Effekt"). Zu beachten ist ferner, dass mit Naloxon bei Opioidsüchtigen eine perakute Entzugssymptomatik ausgelöst werden kann.

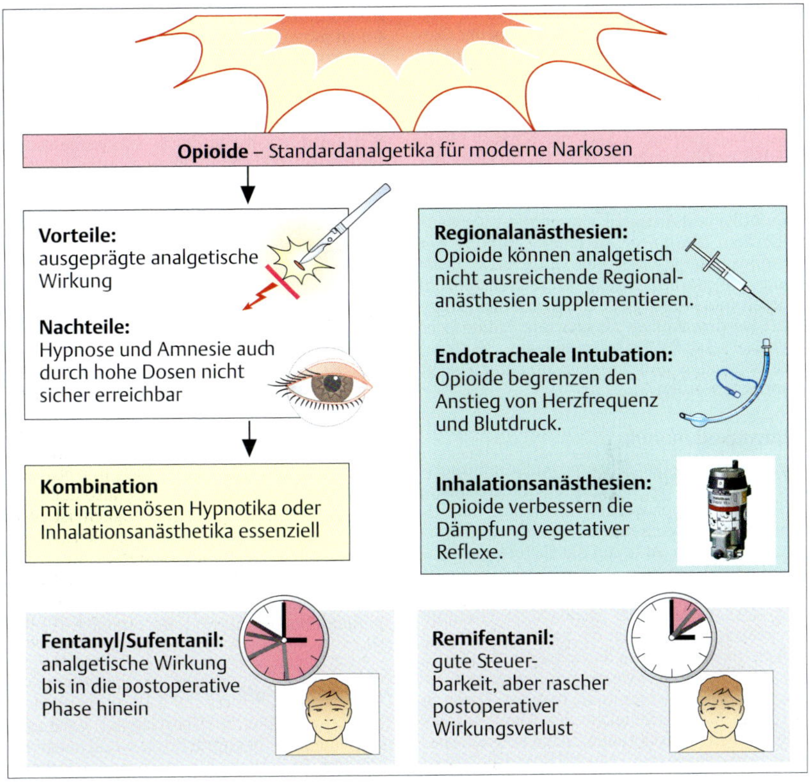

Abb. 4.34 Stellenwert der „Narkose-Opioide".

	Naloxon
Wirkung	reiner Antagonist
Dosierung (Erwachsene)	0,04–0,08 mg fraktioniert i.v., max. 0,4 mg
Wirkungseintritt	1–2 min
Wirkungsdauer	ca. 30 min
Indikationen	postoperativer Opioidüberhang, akute Opioidintoxikation
Nebenwirkungen	akuter Opioidentzug mit Tachykardie und Hypertonus; Opioid-Rebound
Kontraindikationen	schwere Hypertonie, KHK oder Herzinsuffizienz; fixierte pulmonale Hypertonie; Opioidsucht

Abb. 4.35 Opioidantagonisten. Naloxon.

Die spezifischen Muskelrelaxanzien rufen eine selektive, reversible, schlaffe Lähmung der Skelettmuskulatur hervor. Sie werden unter anderem zur Erleichterung der endotrachealen Intubation und des operativen Vorgehens eingesetzt. Sie sind lediglich Adjuvanzien einer Narkose, doch niemals Ersatz für Narkosemittel, z. B. bei zu flacher Anästhesie. Da sie keine Bewusstseins- und Schmerzausschaltung bewirken, müssen sie immer mit Narkotika oder Hypnotika und Analgetika kombiniert werden! Außerdem führen sie zu einer Lähmung der Atemmuskulatur, was eine künstliche Beatmung erforderlich macht. Muskelrelaxanzien müssen intravenös (oder intramuskulär) zugeführt werden, weil sie als quartäre Amine (vier Nichtwasserstoffsubstituenten am N-Atom) positiv geladen sind und deshalb enteral nicht resorbiert werden.

Pharmakodynamik

Die Schnittstelle der neuromuskulären Impulsübertragung ist die sog. **motorische Endplatte** (▶ Abb. 4.36). Hier werden die Signale motorischer Nerven durch den endogenen Transmitter **Acetylcholin** (ACh) auf die Skelettmuskelfasern übergeleitet. ACh wird im Zytosol der präsynaptischen Nervenendigungen synthetisiert und dort in Vesikeln gespeichert. Efferente Nervenimpulse triggern die kalziumabhängige Freisetzung von ACh in den synaptischen Spalt, das dann mit den *nikotinergen Rezeptoren* der postsynaptischen Membran reagiert. Dadurch wird die Na^+-Leitfähigkeit der Membran erhöht und ein Endplattenpotenzial erzeugt. Hieraus entstehen ein Muskelaktionspotenzial und schließlich die Muskelkontraktion. In unmittelbarer Rezeptornähe befindet sich das membranständige, nahezu spezifische Enzym *Acetylcholinesterase*. Es ist in der Lage, ACh innerhalb kürzester Zeit (wenige ms) durch hydrolytische Spaltung (in Cholin und Acetat) zu inaktivieren, sodass eine anhaltende Depolarisation der postsynaptischen Membran verhindert wird.

Wirkungsweise der Muskelrelaxanzien

Muskelrelaxanzien unterbrechen die synaptische Übertragung der Nervenimpulse an der motorischen Endplatte, indem sie mit ACh um die Bindungsstellen an den nikotinergen Rezeptoren konkurrieren (▶ Abb. 4.37). Nach der Wirkungsweise am Rezeptor werden *depolarisierende und nicht depolarisierende Relaxanzien* unterschieden (▶ Abb. 4.38). Klassischer und einziger klinischer Vertreter der depolarisierenden Relaxanzien ist **Succinylcholin** (= Suxamethonium; Pantolax, Lysthenon). Ebenso wie ACh bindet es an den nikotinergen Rezeptor und wirkt hier zunächst *agonistisch*. Dies führt jedoch im Unterschied zu ACh zu einer länger anhaltenden Membrandepolarisation („Depolarisationsblock" oder „Phase-I-Block"). Nach Auslösung der Depolarisation haftet Succinylcholin nämlich noch einige Zeit an den Rezeptorbindungsstellen, weil es im Gegensatz zu ACh nur durch die in der Leber synthetisierte und ausschließlich im Plasma vorkommende unspezifische *Pseudocholinesterase* (Syn.: Plasma- oder Serumcholinesterase, unspezifische Cholinesterase) gespalten werden kann. Solange Succinylcholin am Rezeptor gebunden ist, kann keine neue Erregung entstehen; Succinylcholin wirkt in dieser Phase also *antagonistisch*. Klinisch zeigt sich ein Depolarisationsblock initial mitunter in feinen, unkoordinierten, kurzen Muskelzuckungen (Faszikulationen oder Fibrillationen) und darauffolgender schlaffer Lähmung. **Nicht depolarisierende Relaxanzien** lagern sich ebenfalls an nikotinerge Rezeptoren an, ohne jedoch eine Depolarisation auszulösen („Nichtdepolarisationsblock"). Gegenüber ACh wirken sie als *kompetitive Antagonisten* und verursachen deshalb eine rein schlaffe Lähmung. Sie lassen sich nach ihrer chemischen Grundstruktur in zwei Gruppen unterteilen: die Benzylisochinoline *Atracurium* (Tracrium), *cis-Atracurium* (Nimbex), *Mivacurium* (Mivacron) und die Aminosteroide *Vecuronium* (Norcuron) und *Rocuronium* (Esmeron).

Muskuläre Empfindlichkeit

Die neuromuskuläre Übertragung wird erst dann messbar beeinträchtigt, wenn *mehr als 70 % der Rezeptoren* blockiert sind („Eisbergphänomen"; Kap. 9.3). Dies zeigt die große physiologische Sicherheitsbreite der neuromuskulären Funktion. Die Empfindlichkeit auf Relaxanzien ist nicht in allen Skelettmuskelgruppen gleich ausgeprägt, d. h., um die gleiche Blockadeintensität an den einzelnen Muskeln zu erreichen, können unterschiedliche Relaxansdosen nötig sein. Am empfindlichsten reagieren die kleinen, dicht innervierten Muskeln von Fingern, Zehen, Augen (Ausnahme: M. orbicularis oculi), Zunge, Zungengrund, Pharynx und Kiefer. Es folgen die Extremitäten-, Rumpf-, Hals- und dann die Kehlkopfmuskeln. Am resistentesten sind der M. orbicularis oculi und die Atemmuskeln (besonders das Zwerchfell). Dennoch tritt die neuromuskuläre Blockade nicht in dieser Reihenfolge ein, sondern erstaunlicherweise in etwa umgekehrt zur Empfindlichkeit der einzelnen Muskeln, also: Zwerchfell vor Larynx, Larynx vor peripherer Muskulatur (z. B. M. adductor pollicis). Auf die möglichen Ursachen kann hier aber nicht eingegangen werden. Die Blockade lässt dann in der gleichen Reihenfolge wieder nach.

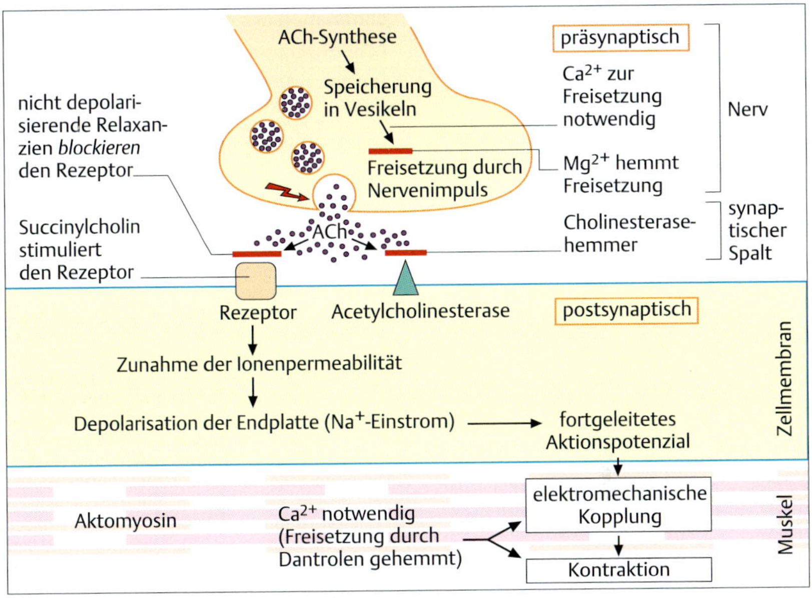

Abb. 4.36 Neuromuskuläre Übertragung.

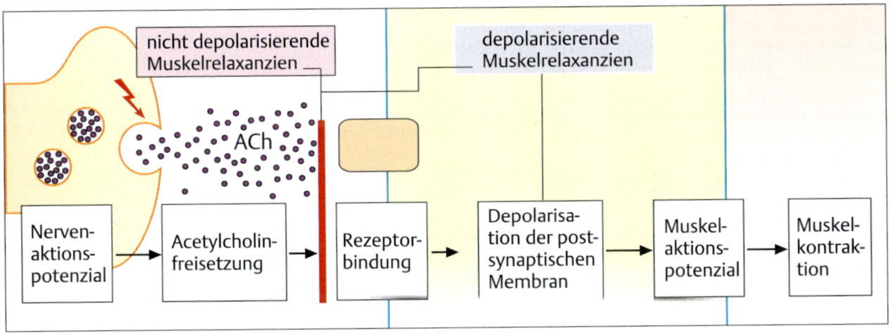

Abb. 4.37 Neuromuskuläre Funktion und Muskelrelaxanzien.

Wirkungsdauer	depolarisierend	nicht depolarisierend
kurz	Succinylcholin	
kurz bis mittel		Mivacurium
mittel		Atracurium, cis-Atracurium Vecuronium, Rocuronium

Abb. 4.38 Einteilung von Muskelrelaxanzien.

Pharmakologische Kenngrößen

Zur Beurteilung der Wirkung von Muskelrelaxanzien dienen folgende Begriffe: ED_{95}, Anschlagzeit, Wirkungsdauer und Erholungsindex (▶ Abb. 4.39). Die **ED_{95}** wird zur Quantifizierung der neuromuskulär blockierenden Potenz eines Relaxans benutzt. Es handelt sich um die Dosis, die für eine 95 %ige, also nahezu vollständige Muskelerschlaffung erforderlich ist. Als zur Intubation geeignet wird in der Regel die *doppelte ED_{95}*, die sog. *Intubationsdosis*, angesehen. Die **Anschlagzeit** beschreibt die Zeitspanne von der Bolusinjektion bis zur *95 % igen* Unterdrückung der Reizantwort, d. h. bis zum Eintritt der submaximalen Wirkung. Als **klinische Wirkungsdauer** (DUR_{25}) wird der Zeitraum von der Applikation bis zur Erholung der neuromuskulären Übertragung bzw. der Muskelkraft auf 25 % des Ausgangswertes bezeichnet. Während dieser Zeit besteht für die meisten operativen Eingriffe eine ausreichende Muskelerschlaffung. Die Muskelrelaxanzien werden nach der klinischen Wirkungsdauer der einfachen (!) ED_{95} in *kurz* (< 10 min), *mittellang* (10–30 min) und *lang* (> 30 min) wirkende Substanzen unterteilt (▶ Abb. 4.38). Der **Erholungsindex** gibt Aufschluss über die Geschwindigkeit, mit der die Wirkung von Relaxanzien abklingt. Er umfasst die Zeit, in der sich die neuromuskuläre Funktion von 25 % auf 75 % des Ursprungswertes erholt. In dieser Phase reicht der Relaxierungsgrad für operative Bedürfnisse in der Regel allerdings nicht mehr aus; jedoch ist die (Spontan-)Atmung noch erheblich beeinträchtigt. Unter der **Gesamtwirkungsdauer** (DUR_{90}) versteht man die Zeit bis zu einer 90 %igen, also nahezu kompletten Wiederherstellung der Muskelkraft. Sie entspricht etwa der *doppelten* DUR_{25} und korreliert klinisch mit einer suffizienten Eigenatmung und der Extubierbarkeit der Patienten. Die einzelnen Zeitparameter sind *dosisabhängig*. Hierbei gilt, dass höhere Relaxansdosen die Anschlagzeit verkürzen und die Wirkungsdauer verlängern. Die Ausnahme davon bildet lediglich der Erholungsindex bei Mivacurium, Atracurium und cis-Atracurium; er bleibt über einen größeren Dosisbereich nahezu konstant. Eine Übersicht über die pharmakologischen Daten und Eigenschaften der gebräuchlichen Muskelrelaxanzien findet sich in ▶ Tab. 16.7.

Elimination der Muskelrelaxanzien

PChE-Hydrolyse

Succinylcholin wird fast vollständig und *Mivacurium* überwiegend durch die im Plasma befindliche **Pseudocholinesterase** (PChE) hydrolytisch gespalten und auf diese Weise inaktiviert. Damit ist die Wirkungsdauer dieser Relaxanzien in erster Linie eine Funktion der Konzentration und Aktivität des Enzyms. Da die Hydrolysierungskapazität der PChE ausgesprochen hoch ist, erreicht von beiden Substanzen überhaupt nur ein kleiner Teil der injizierten Menge den Extrazellulärraum und somit die motorische Endplatte. Erst eine **Abnahme der PChE-Aktivität** um mehr als 80 % äußert sich in einem deutlich verlängerten neuromuskulären Block nach einer Normdosis von Succinylcholin oder Mivacurium (▶ Abb. 4.40). Solch eine hochgradige Verminderung bis hin zu einem völligen Fehlen der PChE-Aktivität findet sich nur bei **homozygoten genetischen Defekten.** Die Häufigkeit der homozygoten Fehlanlage mit Bildung einer „atypischen PChE“ wird mit ca. 1:2500 angegeben, die des völligen Fehlens des PChE-Gens mit 1:100 000 („silent gene“). Unter diesen Umständen ist die Elimination von Succinylcholin und Mivacurium erheblich verlangsamt. Die relaxierende Wirkung einer Normdosis kann dann mehrere Stunden anhalten. Eine physiologische Funktion der PChE ist nicht bekannt, sodass die Träger des Defekts keine Ausfallerscheinungen zeigen und oft erst zufällig an der verlängerten neuromuskulären Blockade nach der üblichen Dosis von Succinylcholin oder Mivacurium erkannt werden. Therapeutisch kann zwar mit größeren Mengen gefrorenem Frischplasma (ab 4–6 Einheiten FFP) PChE substituiert werden; hierbei ist allerdings das Risiko der Volumenbelastung zu berücksichtigen. Am besten ist es, die Spontanerholung unter apparativ unterstützter Beatmung und ausreichender Sedierung des Patienten abzuwarten. Die Diagnose einer prolongierten Wirkung von Succinylcholin oder Mivacurium sollte mithilfe der Relaxometrie/-grafie gesichert werden (Kap. 9.3).

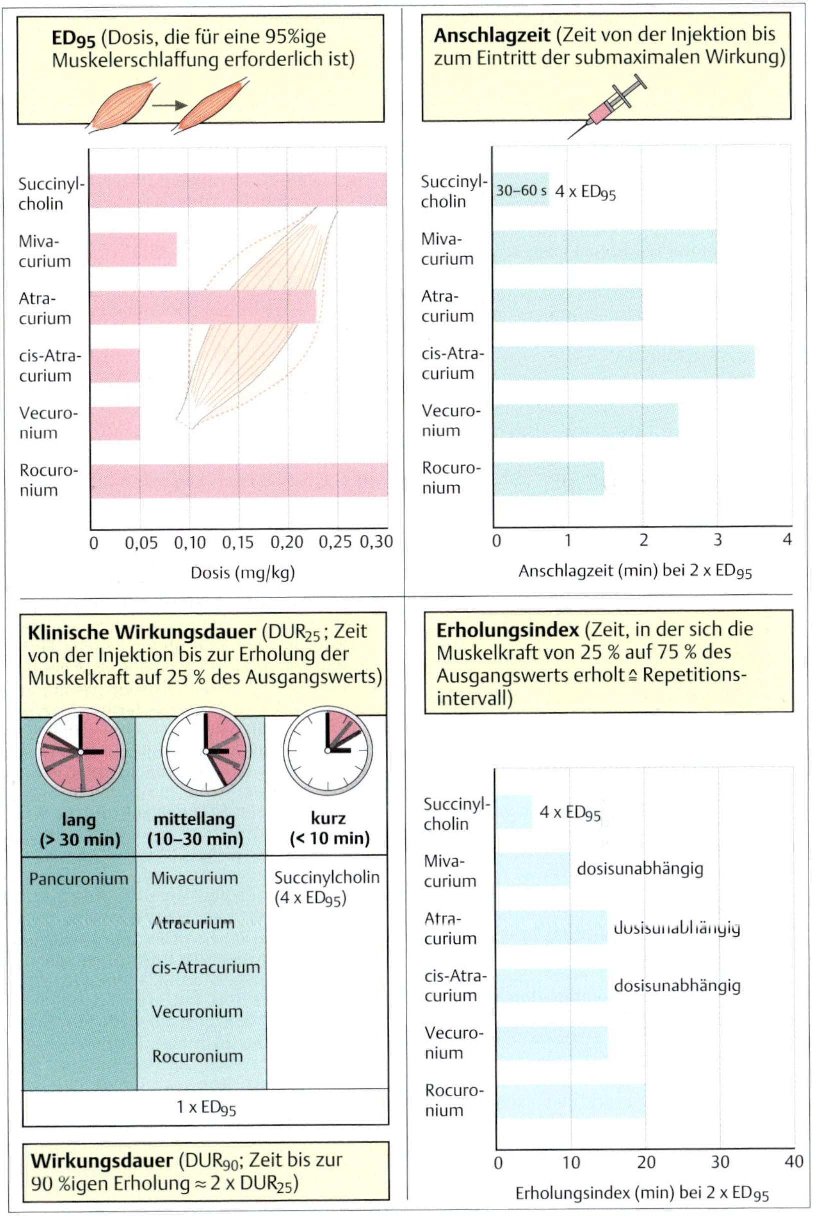

Abb. 4.39 Pharmakologische Kenngrößen von Muskelrelaxanzien.

Hofmann-Elimination

Atracurium und cis-Atracurium unterliegen bei physiologischem pH-Wert und normaler Körpertemperatur hauptsächlich einem spontanen, nicht enzymatischen Zerfall („Hofmann-Reaktion"). Ein kleiner Anteil wird durch unspezifische Esterasen gespalten, nicht aber durch die Pseudocholinesterase. Die Elimination ist damit weitgehend unabhängig von der Leber- und Nierenfunktion. Nur der aus der Hofmann-Reaktion entstehende Hauptmetabolit *Laudanosin* wird renal ausgeschieden. Er hat selbst aber keine neuromuskulär blockierenden Eigenschaften, sondern wirkt strychninartig und kann deshalb prinzipiell zu exzitatorischen Nebenwirkungen im zentralen Nervensystem führen.

Leber und Niere

Rocuronium wird so gut wie nicht metabolisiert, hier steht die biliäre Ausscheidung der unveränderten Substanz im Vordergrund, während *Pancuronium* im Wesentlichen renal eliminiert wird. *Vecuronium* wird teils hepatisch metabolisiert, teils unverändert biliär und renal ausgeschieden.

Interaktionen

Die häufigste Interaktion ergibt sich aus der **Kombination eines nicht depolarisierenden Relaxans mit Succinylcholin.** Kurz vor Succinylcholin wird meist eine geringe, subrelaxierende Dosis (ca. ¼ der ED_{95}) eines nicht depolarisierenden Relaxans injiziert. Dieses Verfahren, auch **„Präkurarisierung"** genannt, kann die meisten Nebenwirkungen von Succinylcholin (z.B. Faszikulationen, Muskelschmerzen, Bradykardie), die sich aus dessen depolarisierender Wirkung ergeben, verhindern oder zumindest abschwächen. Allerdings wird der Wirkungseintritt von Succinylcholin dadurch leicht verzögert, und dessen Dosis muss etwas erhöht werden. Die Intubationsdosis von Succinylcholin verstärkt ihrerseits die Wirkung anschließend applizierter nicht depolarisierender Relaxanzien. Eine **Kombination nicht depolarisierender Relaxanzien** führt oft zu synergistischen Effekten (gegenseitige Wirkungsverstärkung und -verlängerung). Für die Praxis bedeutet das, dass mit der Applikation eines kurz wirkenden nicht depolarisierenden Relaxans wie Mivacurium nach einem lang wirkenden wie Rocuronium zum Ende einer Operation nicht eine Wirkungsverkürzung, sondern genau das Gegenteil erreicht werden kann. Dieses sollte daher unterbleiben.

Volatile Anästhetika (▸ Abb. 4.41) wirken zwar vor allem *zentral* muskelrelaxierend, üben aber auch einen geringen direkten hemmenden Einfluss auf die muskelzelluläre Membran aus. Sie verstärken und verlängern konzentrationsabhängig die neuromuskuläre Wirkung nicht depolarisierender Relaxanzien, sodass deren Dosis reduziert werden kann.

Der Einfluss, den **andere Pharmaka** auf die Wirkung von Relaxanzien haben, ist in seiner klinischen Relevanz eher gering einzuschätzen. Wichtiger dagegen sind einige **Änderungen des inneren Milieus**. Vor allem eine *Hypothermie* oder eine *Hypermagnesiämie* kann zu einer relevanten Wirkungsverlängerung bzw. -verstärkung führen.

Nebenwirkungen

Lähmung der Atemmuskulatur

Sie ist die wichtigste Nebenwirkung *aller* Relaxanzien und erklärt sich aus deren Hauptwirkung. Sie ist unter klinischen Dosen unvermeidbar.

Herz und Kreislauf

Grundsätzlich können Muskelrelaxanzien mit sämtlichen Bindungsstellen im vegetativen Nervensystem reagieren, für die Acetylcholin der physiologische Transmitter ist. Durch Interaktion mit *nikotinergen* (ganglionären) und *muskarinergen* (postganglionären) Rezeptoren werden vegetative Reaktionen entweder stimuliert oder inhibiert (▸ Abb. 4.42). Am bedeutendsten sind hierunter die kardiovaskulären Effekte. Die Blockade nikotinerger Rezeptoren autonomer Ganglien („Ganglioplegie") führt zu einer *Blutdrucksenkung*, die Blockade kardialer muskarinerger Rezeptoren wie bei Atropin zu einer *Tachykardie*. Rezeptorabhängige Nebenwirkungen sind jedoch bei den modernen nicht depolarisierenden Relaxanzien zu vernachlässigen; sie spielen nur bei Succinylcholin eine Rolle. Unter **Succinylcholin** kommt es nicht selten zu Symptomen, die aus einer muskarinergen Stimulation entstehen: *Sinusbradykardie* (bis hin zum Sinusknotenstillstand) oder *Knotenersatzrhythmen*. Weitaus seltener kann auch eine *Tachykardie* auftreten. Sie erklärt sich aus einer nikotinergen Erregung, die im Nebennierenmark eine vermehrte Ausschüttung von Adrenalin und Noradrenalin bewirken kann. Sowohl bei nikotinerger wie bei muskarinerger Stimulation sind *ventrikuläre Arrhythmien* möglich.

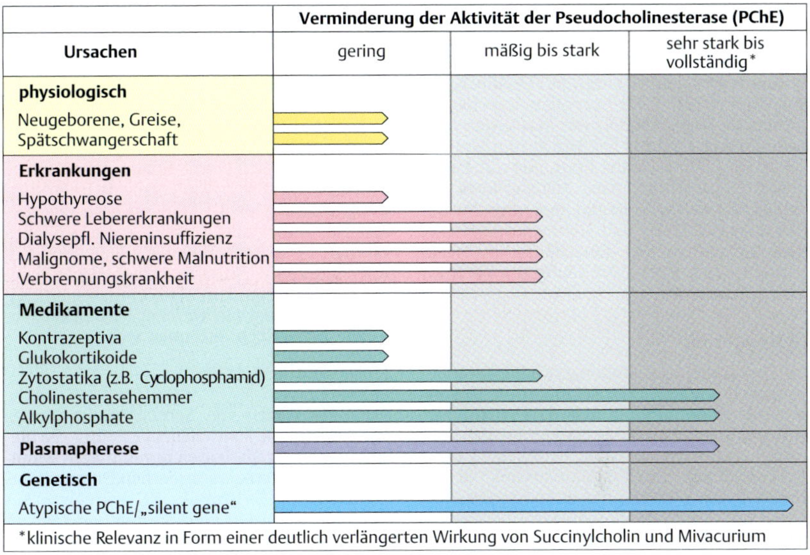

Abb. 4.40 Verminderte Aktivität der Pseudocholinesterase.

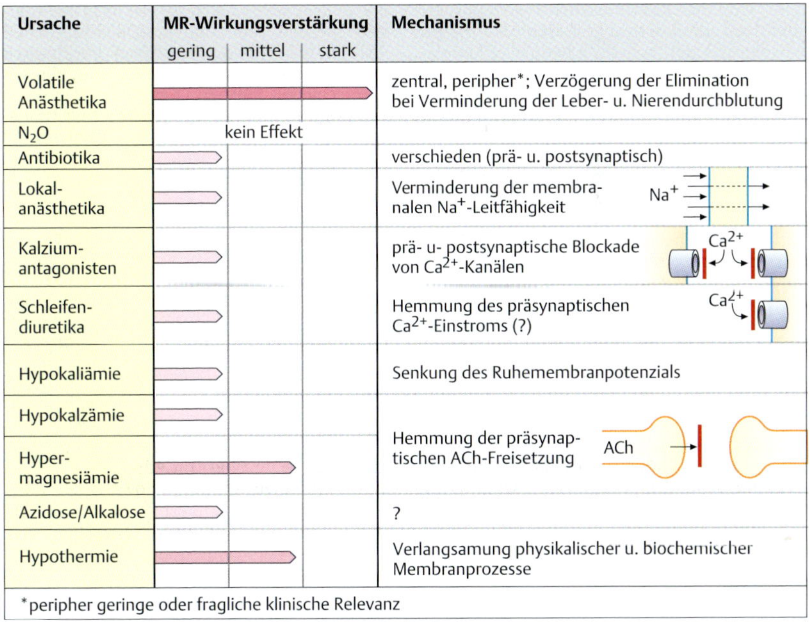

Abb. 4.41 Interaktionen verschiedener Art mit Muskelrelaxanzien (MR).

Histaminfreisetzung

In klinisch üblichen Dosen setzen die heute gebräuchlichen Relaxanzien nicht oder nur selten relevante Mengen Histamin frei (▶ Abb. 4.42). Während es sich hierbei vor allem um eine *unspezifische* Degranulation von Mastzellen handelt, die relativ häufig bei Atracurium und Mivacurium in Form lokaler Erytheme o. Ä. zu beobachten ist, zumal nach zügiger Injektion, sind echte *allergische* Reaktionen mit schwerer hämodynamischer und bronchospastischer Symptomatik nur in Einzelfällen für Relaxanzien beschrieben, am häufigsten noch für Succinylcholin.

Hyperkaliämie

Bei bestimmten Erkrankungen oder Veränderungen, die primär oder sekundär die Skelettmuskulatur betreffen (▶ Abb. 4.43), kann **Succinylcholin** eine exzessive Steigerung der Kaliumkonzentration im Plasma hervorrufen, ohne dass dies durch eine „Präkurarisierung“ zu verhindern wäre. Während es normalerweise durch die succinylcholininduzierte postsynaptische Depolarisation lediglich im Bereich der motorischen Endplatte zu einem Kaliumaustritt aus der Muskelzelle kommt und dadurch der Plasmakaliumspiegel nur kurzfristig um ca. 0,5–1,0 mmol/l ansteigt, ändert sich die Situation, wenn die Skelettmuskulatur generalisiert oder doch zumindest in größeren Anteilen geschädigt ist oder (genetisch bedingte) Anomalien aufweist. Hier bilden sich ACh-Rezeptoren auch *extrasynaptisch*, also außerhalb der Endplatten, und zwar entlang der gesamten Muskelmembran („Up-Regulation“). Das hat zur Folge, dass eine Normdosis Succinylcholin nicht nur im Bereich der Endplatte wirksam wird, sondern über die gesamte Membran hinweg einen *generalisierten* Kaliumausstrom bewirkt, der erhebliche Ausmaße annehmen kann. Die ganze Muskelmembran reagiert gewissermaßen „endplattenartig“. Die Folge einer solchen massiven Kaliumfreisetzung sind exzessive Hyperkaliämien, die zu bedrohlichen **Arrhythmien** bis hin zum hyperkaliämischen **Herzstillstand** führen können (Kaliumspiegel von 10 (!) mmol/l und mehr sind keine Seltenheit). Während die abnorme Empfindlichkeit auf Succinylcholin bei den genetisch bedingten Muskelerkrankungen von vornherein vorhanden ist, dauert es bei den erworbenen Muskelschädigungen nach deren Eintritt meist 2–3 Tage, bis sie sich entfaltet hat. In Einzelfällen kann sie wahrscheinlich auch hier lebenslang bestehen bleiben (z. B. Querschnittssyndrom).

Muskelschmerzen

Muskelschmerzen („Muskelkater“) entwickeln sich nur nach Gabe von **Succinylcholin**, vor allem bei jungen Leuten. Die Pathogenese ist nicht eindeutig geklärt. Man vermutet den Grund in muskulären Mikroverletzungen, die im Zusammenhang mit den durch Succinylcholin ausgelösten Fibrillationen stehen sollen. Muskelschmerzen treten verzögert in Erscheinung, d. h. erst einige Stunden nach der Narkose, ihr Höhepunkt ist meist nach 1–3 Tagen erreicht („Ödementwicklung“). Sie bilden sich über eine Zeit von maximal einer Woche spontan zurück. Durch eine „Präkurarisierung“ lassen sie sich zwar nicht immer verhindern, zumindest aber doch vermindern.

Dualblock

Repetitive Gaben von Succinylcholin können ebenso wie eine *kontinuierliche* Zufuhr die blockierenden Eigenschaften der Substanz verändern (die hierzu erforderliche kumulative Dosis soll ca. 5–10 mg/kg KG betragen). Aus einem zunächst nur verlängerten Depolarisationsblock (Phase-I-Block) entwickelt sich dann eine Art lang anhaltender Nichtdepolarisationsblock (Phase-II- oder Dualblock). Der genaue Mechanismus ist nicht bekannt. Ein Dualblock entsteht auch, wenn Succinylcholin bei *atypischer Pseudocholinesterase* nicht hydrolysiert werden kann und so im synaptischen Spalt kumuliert (s. o.). Die beiden Blockformen können nur relaxografisch, nicht aber klinisch unterschieden werden (Kap. 9.3). Der Dualblock soll im Gegensatz zum Depolarisationsblock partiell durch Cholinesterasehemmer (s. u.) antagonisierbar sein.

Stellenwert der Muskelrelaxanzien

Succinylcholin

Succinylcholin ist nach wie vor das Relaxans mit dem *schnellsten* Wirkungseintritt und der *kürzesten* Wirkungsdauer. Die kurze Anschlagzeit wird jedoch auch mit einem Kunstgriff erreicht, dadurch nämlich, dass für die Intubation mit der etwa *4-fachen* ED_{95} eine höhere Dosis als bei den nicht depolarisierenden Relaxanzien gewählt wird. Wegen der im Einzelfall nicht immer vorhersehbaren, z. T. deletären Komplikationen (Maligne-Hyperthermie-Krise, Kap. 13.6, hyperkaliämischer Herzstillstand) ist die Indikation für Succinylcholin allerdings äußerst streng zu stellen (▶ Abb. 4.44).

Relaxans	Autonome Ganglien	Muskarinerge Rezeptoren	Histaminfreisetzung
Succinylcholin	Stimulation	Stimulation	geringfügig
Mivacurium	ø	ø	geringfügig
Atracurium	ø	ø	geringfügig
cis-Atracurium	ø	ø	ø
Vecuronium	ø	ø	ø
Rocuronium	ø	ø	ø

Abb. 4.42 Ganglionäre, muskarinerge und histaminfreisetzende Wirkung von Relaxanzien.

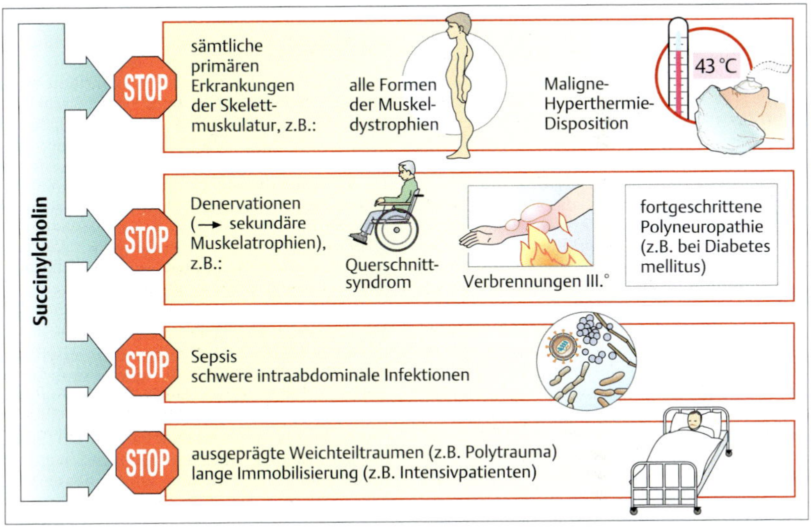

Abb. 4.43 Absolute Kontraindikationen für Succinylcholin.

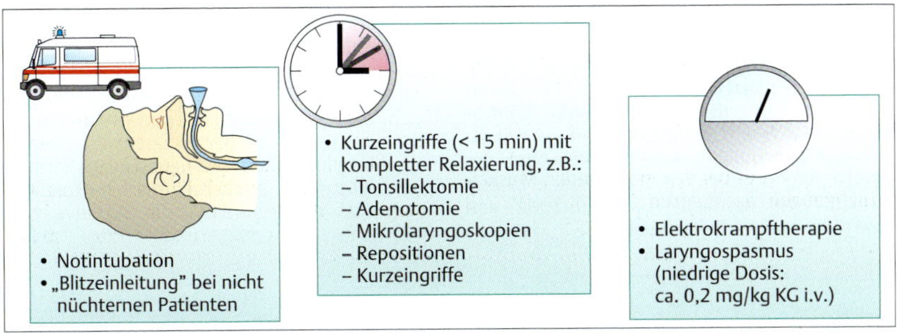

Abb. 4.44 Indikationen für Succinylcholin.

Nicht depolarisierende Relaxanzien

Nicht depolarisierende Relaxanzien führen außer der Atemlähmung in der Regel nicht zu bedrohlichen Komplikationen. Sie gelten deshalb bei allen Eingriffen, die an nüchternen Patienten vorgenommen werden und länger als 15 Minuten dauern, als **Standardsubstanzen**, wenn eine Relaxation benötigt wird. Mit dem sog. **Priming-Prinzip** lässt sich ihr Wirkungseintritt beschleunigen (▶ Abb. 4.45, ▶ Abb. 4.46). Hierbei wird zunächst eine *subrelaxierende* Dosis der betreffenden Substanz injiziert, wodurch bereits ein Großteil der Rezeptorbindungsstellen besetzt wird, ohne dass dies im Idealfall die Muskelfunktion beeinträchtigt. Meist genügt bereits *¼ der einfachen* ED_{95}; in der Praxis wird jedoch oft eine etwas höhere Dosis gewählt. Wenige Minuten danach wird die Vollwirkdosis zur Blockade der restlichen Bindungsstellen appliziert. Auf diese Weise lässt sich die Anschlagzeit von **Rocuronium** (in allerdings 3-facher ED_{95}) in den Bereich von Succinylcholin verkürzen. Durch diese hohe Dosis verlängert sich allerdings die DUR_{25} auf über eine und die DUR_{90} auf über 2 Stunden. **Mivacurium** ist das am kürzesten wirkende nicht depolarisierende Relaxans. Es eignet sich auch für die *kontinuierliche Zufuhr*, z. B. eine TIVA. Bereits nach kurzer Zeit lassen sich konstante Plasmaspiegel erreichen. Jedoch sollte in diesen Fällen die neuromuskuläre Funktion relaxometrisch überwacht werden, um Überdosierungen sicher vermeiden zu können. Von Nachteil sind bei Mivacurium die überwiegend PChE-abhängige Inaktivierung und die damit fehlende Antagonisierbarkeit durch Cholinesterasehemmer (s. u.). Das Enantiomer **cis-Atracurium** gilt als Nachfolger des Razemats Atracurium, weil es im Gegensatz zum Gemisch kein Histamin freisetzt und die Bildung von Laudanosin um 80–90 % geringer ausfällt. Klinisch relevante Laudanosineffekte sind daher nicht zu erwarten. Nachteilig sind allerdings die relativ lange Anschlagzeit von cis-Atracurium und seine im Vergleich zu Atracurium längere Wirkung.

Während bei den meisten **neuromuskulären Erkrankungen** (Muskeldystrophien, Muskelatrophien) Succinylcholin wegen der Gefahr exzessiver Kaliumfreisetzung absolut kontraindiziert ist (s. o.), besteht für nicht depolarisierende Relaxanzien eine z. T. erheblich gesteigerte Empfindlichkeit. Ihr Einsatz erfordert deshalb eine deutliche Dosisreduktion und eine relaxometrische Kontrolle.

Antagonisten

Die Wirkung der meisten **nicht depolarisierenden Relaxanzien** kann durch Cholinesterasehemmer wie **Neostigmin** antagonisiert werden (▶ Abb. 4.47). Die Wirkung von Rocuronium kann spezifisch durch das Zyklodextrin Sugammadex (Bridion), welches das Rocuronium „enkapsuliert“, antagonisiert werden. Neostigmin bindet dosisabhängig und reversibel an die *Acetylcholinesterase* und hemmt damit den Abbau von Acetylcholin. Hierdurch steigt dessen Konzentration im synaptischen Spalt der motorischen Endplatte an, sodass die Relaxanswirkung an den Rezeptoren kompetitiv aufgehoben werden kann. Neben der Wirkung an der motorischen Endplatte üben Cholinesterasehemmer jedoch auch Effekte an *nikotinergen Rezeptoren* autonomer Ganglien und an *muskarinergen Rezeptoren* des Herzens, der glatten Muskelzellen und der exokrinen Drüsen aus. Typische *parasympathomimetische Nebenwirkungen* lassen sich allerdings dadurch verhindern, dass Neostigmin zusammen mit Atropin oder Glycopyrronium appliziert wird. Hierbei können beide Substanzen gemeinsam in einer Spritze verabreicht werden. Eine Antagonisierung sollte jedoch – wenn überhaupt – grundsätzlich erst vorgenommen werden, nachdem die Spontanatmung bereits wieder eingesetzt hat. Hierdurch wird sichergestellt, dass der Relaxanswirkspiegel schon deutlich abgefallen ist. Auf diese Weise kann am ehesten ein Rebound-Effekt aufgrund unterschiedlicher Halbwertszeiten von Agonist und Antagonist und somit eine erneute Relaxierung verhindert werden.

Ein **Depolarisationsblock** kann durch Cholinesterasehemmer nicht antagonisiert werden. Im Gegenteil – die Wirkung wird sogar verlängert, weil auch die PChE-Aktivität und so der Abbau von Succinylcholin gehemmt werden. Aus demselben Grund ist die Gabe von Neostigmin zur Aufhebung eines durch **Mivacurium** induzierten Nichtdepolarisationsblocks nicht sinnvoll. Die trotzdem z. T. empfohlenen Antagonisierungsversuche erscheinen daher fragwürdig.

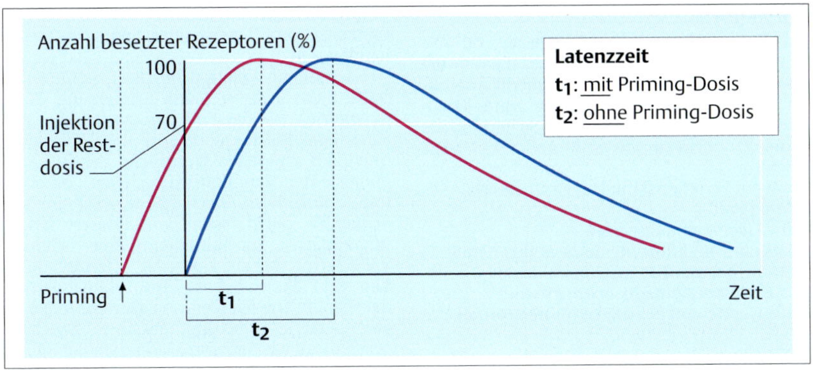

Abb. 4.45 Mechanismus des Priming-Prinzips.

Relaxans	Priming-Dosis (mg/kg KG)	Intubationsdosis gesamt (mg/kg KG)	Zeit bis zur Intubation (s)	Klinische Wirkungsdauer (DUR_{25}; min)
Rocuronium	0,1	0,9[1]	60	50–60
Rocuronium	0,1	0,6	75	35–45
Vecuronium	0,02	0,1	90	30–40
Atracurium	0,1	0,6	90	30–40
cis-Atracurium	0,02	0,1	120	40–50
Mivacurium	0,03	0,2[2]	120	ca. 20

[1] 3fache ED_{95} (zur „Blitzeinleitung"); [2] 2,5fache ED_{95}

Abb. 4.46 Anwendung nicht depolarisierender Relaxanzien nach dem Priming-Prinzip.

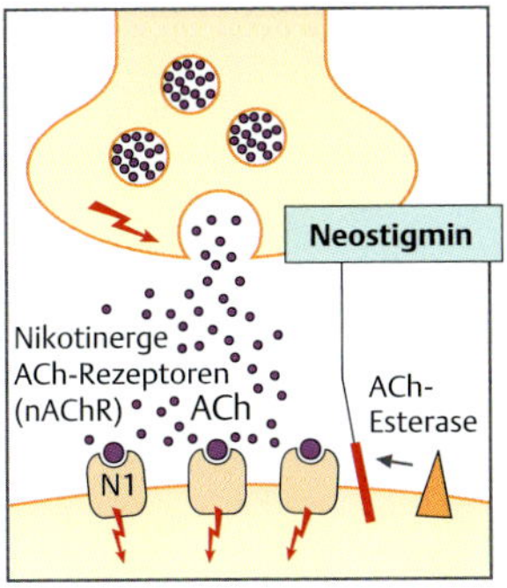

Dosierung *(für TOF 0,6–0,89)*
Neostigmin 15–30 µg/kgKG (max. 70 µg/kgKG) mit Glycopyrrolat (5:1; 0,5 mg bei Erw.)

Wirkungsbeginn
1–2 min

Eintritt der max. Wirkung
5–10 min

Wirkungsdauer
45–60 min

Kontraindikationen
- Bradyarrhythmien
- arterielle Hypotonie
- COPD

Sugammadex

Glycopyrrolat wirkt anticholinerg, d.h. blockiert Muscarinrezeptoren, insbesondere M1 und M3,

und vermindert

Nebenwirkungen der Antagonisierung
- Bradyarrhythmien
- Bronchokonstriktion
- Hypersalivation
- Schweißausbruch
- Miosis
- gastrointestinale Hyperperistaltik
- Relaxans-Rebound

Abb. 4.47 Muskelrelaxanzien – Antagonisten.

Arbeitsplatz

Vor Beginn einer jeden Anästhesie, ob Allgemein- oder Regionalanästhesie, müssen die technischen, apparativen und medikamentösen Voraussetzungen geschaffen werden, um perioperativ die größtmögliche Sicherheit des Patienten zu gewährleisten (▶ Abb. 5.1). Hierzu gehören

- ein auf Funktionsfähigkeit geprüftes Narkosegerät,
- die Überwachungsgeräte,
- das zur Durchführung der jeweiligen Anästhesie notwendige Instrumentarium,
- die Anästhesiemedikamente sowie
- die Geräte und Pharmaka für den Notfall.

Medizinproduktegesetz

Der Umgang mit medizinischen Geräten wird durch das Medizinproduktegesetz geregelt. Hierin ist festgelegt, dass ein Anwender nur solche Geräte bedienen darf, in deren Handhabung er auch angemessen eingewiesen wurde. Bevor die Geräte am Patienten eingesetzt werden dürfen, muss ihre einwandfreie Funktion sichergestellt sein. Für die Überprüfung des Narkosegeräts trägt der Anästhesist die Verantwortung.

Patient

Mit der Übernahme des Patienten in den Einleitungsraum beginnt die unmittelbare anästhesiologische Verantwortung. Zunächst hat sich der zuständige Anästhesist von der *Identität* des Patienten zu überzeugen. Dann soll er durch Befragen prüfen, ob offenkundige Diskrepanzen zwischen Diagnose und beabsichtigter Operation bestehen (z. B. falsche Seite bei Extremitätenoperationen!). Weitere Fragen sollen klären, ob die zur Prämedikation verordneten Medikamente eingenommen und die *Nüchternheitsfristen* eingehalten wurden. Zudem gilt es, den Erfolg einer anxiolytischen Prämedikation einzuschätzen. Die Befragung des Patienten sollte im Rahmen eines strukturierten Fragebogens (WHO-Checkliste) erfolgen. Schließlich muss der Anästhesist die Krankenpapiere auf Vollständigkeit der anästhesierelevanten Befunde kontrollieren und sich vergewissern, dass eine *Einwilligungserklärung* vorliegt und welches *Anästhesieverfahren* hiernach ausgewählt wurde. Dazu gehören auch die Sichtung der präoperativen Untersuchungen (EKG, Röntgenthorax, aktuelle Laborwerte usw.) und die Gewichtung wesentlicher anamnestischer Informationen (inkl. Dauermedikation) und etwaiger Begleiterkrankungen. Für Eingriffe, bei denen die Gefahr eines größeren Blutverlustes besteht, muss neben einem Blutgruppenbefund eine ausreichende Anzahl von Blutkonserven (Eigen- oder Fremdblut) vorhanden sein.

Nach der Installation des Basismonitorings (EKG, nicht invasive Blutdruckmessung, Pulsoxymetrie) werden die *Ausgangswerte* der Herz- und Pulsfrequenz (Art des Herzrhythmus), des arteriellen Blutdrucks, der O_2-Sättigung (unter Raumluftbedingungen) erhoben und protokolliert. Anschließend wird eine *Venenkanüle* gelegt, sicher mit Pflaster fixiert und zunächst zum Infundieren einer isotonen Vollelektrolytlösung benutzt (Einzelheiten: Kap. 8.1). Hierbei muss eine Fehlplatzierung der Kanüle im paravenösen Gewebe oder in einer Arterie unbedingt erkannt bzw. ausgeschlossen werden. Dazu lässt man die Infusion entlang einem ausreichenden hydrostatischen Druckgefälle (80–100 cm) mit maximaler Geschwindigkeit spontan einlaufen. Ist dies ungehindert möglich und bildet sich außerdem nach einer Infusionsmenge von > 50 ml keine sicht- oder fühlbare Schwellung im umgebenden Gewebe, so kann von einer korrekten Kanülenlage ausgegangen werden. Da bei den Patienten in der Regel ein extrazelluläres *Flüssigkeitsdefizit* vorliegt (präoperative Flüssigkeitskarenz, evtl. diuretische Therapie u. a.), kann schon vor der Anästhesieeinleitung mit dessen Ausgleich begonnen werden (Einzelheiten: Kap. 9.4). Vor Induktion der Anästhesie müssen der Atemweg evaluiert und der Zahnstatus beurteilt werden (lockere Zähne, Karies, Zahnschmelz, bereits vorhandene Zahnschäden, Prothesen) (▶ Abb. 5.2).

1. Arbeitsplatz: Narkosegerät, Überwachungsapparate, Narkosewagen

2. Standardnarkosezubehör

- Narkosegerät (inkl. separater Handbeatmungsbeutel)
- Absauggerät, Absaugkatheter
- Maskenbeatmung: Gesichtsmasken, Larynxmasken, Guedel- und Wendl-Tuben
- endotracheale Intubation
  - Tuben und Laryngoskop mit Spatel
  - Führungsstab und Magill-Zange
  - Gleitgel für Tubus
    Spritze zum Blocken des Tubus
- venöser Zugang
  - Periphere Verweilkanülen
  - kristalloide Infusionslösung mit Infusionsbesteck
- Medikamente (mit Klebeetiketten nach DIVI-Standard)
  - i.v. Hypnotikum, Opioid, Muskelrelaxanz
  - Inhalationsanästhetika
  - kristalloide und kolloidale Volumenersatzmittel
  - Notfallmedikamente
- Patientenüberwachung
  - EKG-Monitor
  - NIBP (nicht invasive Blutdruckmessung)
  - Pulsoxymetrie
  - Kapnometrie
  - Temperaturmessung
  - Stethoskop

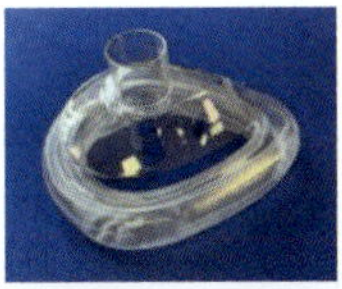

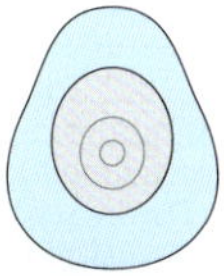

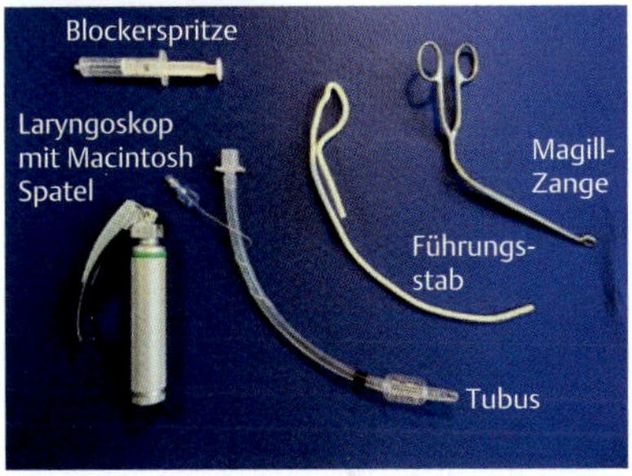

3. Spezialzubehör

- inv. Blutdruckmessung
- zentraler Venenkatheter
- Magensonde
- neuromuskuläres Monitoring
- Narkosetiefemessung
- transurethrale Harnableitung (Blasenkatheter)
- Transfusionszubehör
- Maschinelle Autotransfusion (MAT)
- Bronchoskop/Fiberendoskop

Abb. 5.1 Anästhesievorbereitung: Arbeitsplatz.

Vorbereitungen zur Narkoseeinleitung im Einleitungsraum

1. Initialer Check (gemäß Checkliste im 4-Augen-Prinzip)
2. Sichtung und Bewertung der anamnestischen Informationen und präoperativen Befunde
3. Kontrolle von Blutgruppenbefund, Antikörpersuchtest
4. Verfügbarkeit der Blutprodukte
5. Anlage des Monitorings und Dokumentation der Ausgangswerte sowie evtl. Auffälligkeiten z.B. Neurologischer Status: neurologische Defizite, Demenz oder Delirium
6. Anlage einer peripheren Verweilkanüle (PVK) und Anschließen der Infusionslösung
7. Briefing des Teams: „Schwierigkeiten zu erwarten?"

Initialer Check nach WHO („Sign-In")

- Patienten-ID, Eingriffsort, Eingriffsart, markiert
- Anästhesie – Sicherheitscheck
  - Allergien
  - Atemwegsevaluation „LEMON"
  - Aspirationsrisiko?
  - Geräte-KURZcheck nach DGAI
  - separater Handbeatmungsbeutel vorhanden?
- Monitoring und postoperative Überwachung
- Aufklärung liegt vor
- Material, Instrumente und Blutprodukte

Abb. 5.2 Anästhesievorbereitung: Patient.

Eine Narkose wird in aller Regel **intravenös** eingeleitet, um den Vorteil des schnellen Einschlafens, den die intravenösen Hypnotika bieten, zu nutzen und bei Komplikationen (z. B. Bradykardie, Blutdruckabfall, Laryngo- oder Bronchospasmus) die schnellstmögliche Wirkung von Notfallmedikamenten gewährleisten zu können. Daran schließt eine **Masken**- (Gesichts- oder Kehlkopfmaske) oder **Intubationsnarkose** als Inhalations-, balancierte oder intravenöse Anästhesie an (▶ Abb. 5.3). Ausnahmen von diesem Vorgehen betreffen vor allem Säuglinge und Kleinkinder. Bei ihnen erfolgt die Einleitung meist *per inhalationem* über eine Maske oder seltener *intramuskulär, rektal* oder *intraossär.*

Verfahren

Intravenöse Einleitung

Zur intravenösen Einleitung (▶ Abb. 5.4) werden Hypnotika, Opioide und ggf. Muskelrelaxanzien (Intubation) verabreicht. Da mit dem Narkoseeintritt die Schutzreflexe verloren gehen und außerdem eine Apnoe einsetzt, sollte eine effektive Präoxygenierung vorgenommen werden. Hierzu wird dem wachen, spontan atmenden Patienten über eine Gesichtsmaske reiner Sauerstoff zugeführt (s. u.). Die O_2-Sättigung wird während der gesamten Einleitungsphase pulsoxymetrisch überwacht.

Während der Präoxygenierung wird zunächst das Opioid injiziert. Nach dessen Applikation wird das Hypnotikum in Einschlafdosis injiziert, und zwar *langsam nach Wirkung*, d. h. über 30–60 Sekunden (Kreislaufzeit), um kardiovaskuläre Nebenwirkungen zu minimieren. Es können Thiopental, Propofol, Etomidat oder Midazolam, sowie Ketamin bzw. S(+)-Ketamin verwendet werden.

Das Einschlafen des Patienten ist an seiner fehlenden Ansprechbarkeit und den erlöschenden Schutzreflexen (→ Prüfung des Lidreflexes) zu erkennen. In dieser Phase macht die atemdepressorische Wirkung der Hypnotika und Opioide bei noch vorhandener Resteigenatmung eine assistierende und schließlich eine vollständige *Maskenbeatmung* erforderlich. Zur Erleichterung der Intubation wird in der Regel nun ein Muskelrelaxans appliziert. Schwierigkeiten mit der Maskenbeatmung können durch strukturiertes Vorgehen meist gelöst werden („Praxis der Maskenbeatmung", Kap. 6.1 S. 116; „Management des schwierigen Atemwegs", Kap. 6.2). Die Beatmung mit reinem Sauerstoff wird so lange fortgeführt, bis sich optimale Intubationsbedingungen eingestellt haben. Die Dauer richtet sich dabei in erster Linie nach dem Wirkungseintritt des benutzten Relaxans.

Inhalationseinleitung

Bei *Säuglingen oder Kleinkindern* empfiehlt es sich, die Narkose mit Inhalationsanästhetika einzuleiten, falls die Kanülierung einer peripheren Vene im Wachzustand nicht durchführbar ist oder nicht zumutbar erscheint. Eine Inhalationseinleitung kann ebenfalls bei (erwachsenen) Patienten sinnvoll sein, dann nämlich, wenn eine *Atemwegsobstruktion* oder *nicht sicher durchführbare Maskenbeatmung* zu befürchten ist. In solchen Fällen muss aber vorab ein venöser Zugang für den Notfall gelegt werden. Zu Inhalationseinleitung wird bevorzugt Sevofluran eingesetzt.

Zur Inhalationseinleitung (▶ Abb. 5.4) werden die Gase über eine Gesichtsmaske zugeführt, die an das Kreisteil des Narkosegeräts angeschlossen ist. Die Maske wird zunächst dicht über das Gesicht des Patienten gehalten, sodass keine Raumluft mit eingeatmet wird und keine Narkosegase die Umgebung kontaminieren können. Nach angemessener Präoxygenierung konnte N_2O in bis zu 70 %iger Konzentration beigemischt werden, was zu einer Anosmie (Verlust des Geruchsempfindens) und damit besseren Tolerierung des volatilen Anästhetikums führte. Dieses wurde dann dem Inspirationsgas in der Regel langsam ansteigender Konzentration (in Schritten von 0,5–1,0 Vol.-% pro 5–10 Atemzüge) hinzugefügt, bis schließlich eine Konzentration von ca. 2 MAC_{50} erreicht war. Hierbei ist zu beachten, dass Lachgas (Distickstoffmonoxid, N_2O) signifikant zum Treibhauseffekt beiträgt. Daher ist es in vielen Kliniken nicht verfügbar und wird nicht mehr eingesetzt. Nach dem Eintritt in das Narkosestadium III_1 (Sistieren des Lidreflexes und der Extremitätenbewegungen, Parallelstellung der Bulbi etc.) wird eine periphere Vene kanüliert, um weitere Medikamente intravenös geben zu können. Für die endotracheale Intubation wird zumeist zusätzlich ein Muskelrelaxans verabreicht. Sie lässt sich aber auch in alleiniger, ausreichend tiefer Inhalationsanästhesie durchführen.

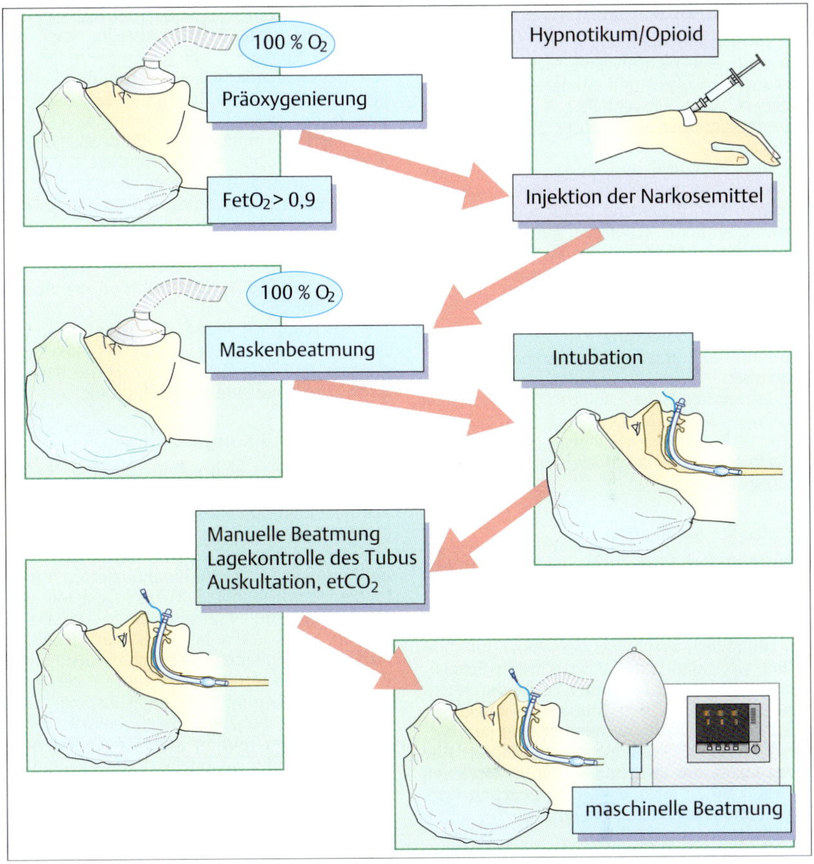

Abb. 5.3 Ablauf einer Narkoseeinleitung beim nüchternen Patienten.

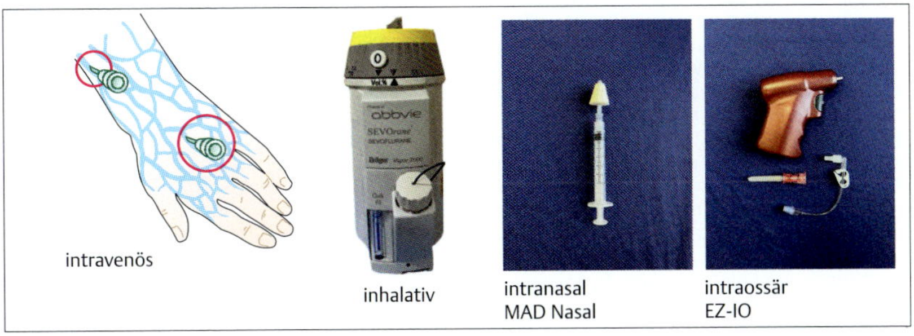

Abb. 5.4 Möglichkeiten der Narkoseeinleitung.

Intranasale Applikation

Die intranasale Applikation von Medikamenten stellt eine nichtinvasive Methode zur Sedierung, Anxiolyse und Analgesie dar. Sie ist indiziert, wenn ein schneller Wirkungseintritt erforderlich, aber ein venöser Zugang schwer zu legen ist.

Diese Verabreichungsform umgeht den First-Pass-Metabolismus der Leber, was die schnelle Resorption und damit einen zügigen Wirkungseintritt (typischerweise innerhalb von 10 bis 15 Minuten) gewährleistet. Sie hat sich insbesondere im präklinischen Bereich und in der Kinderanästhesie etabliert.

Typische Wirkstoffe:
- Midazolam: Sedierung
- S-Ketamin: kurze, ggf. schmerzhafte Prozeduren

Die intranasale Gabe erfolgt meist über einen Nasenzerstäuber (MAD, ▶ Abb. 5.4). Um eine optimale Resorption zu sichern, sollte die max. Einzelmenge pro Nasenloch 1 bis 1,5 ml nicht überschreiten.

Intraossäre Applikation

Eine besondere Möglichkeit bietet der intraossäre Zugang (▶ Abb. 5.4). Er kann eine Venenkanüle bei kleineren Eingriffen (wie auch im Notfall) sogar ganz ersetzen und kommt daher bei unmöglich erscheinender Venenpunktion in Betracht. Man benötigt jedoch eine Spezialkanüle, die an der Tibiainnenfläche durch den Knochenschaft in den Markraum eingeführt wird. Die Medikamente werden dann am besten über eine Druckinfusion eingespült. Alle Substanzen, die sich intravenös verabreichen lassen, können auch intraossär gegeben werden, und das in gleicher Dosierung.

Präoxygenierung

Unter „Präoxygenierung" versteht man das kurzfristige Atmen von 100 %igem O_2 (FiO_2) vor Einleitung einer Narkose. Dies soll dem Patienten eine O_2-Reserve verschaffen und so eine Hypoxie während der narkotika- oder relaxansinduzierten Apnoe vor der Intubation und Beatmung vermeiden („hyperoxische Apnoe"). Hierzu muss die funktionelle Residualkapazität *denitrogeniert* werden (▶ Abb. 5.5), d. h., der Stickstoff (N2) muss aus den Lungen ausgewaschen und durch Sauerstoff ersetzt werden. Dadurch werden zugleich eine möglichst vollständige Sättigung des Hämoglobins mit Sauerstoff erreicht und der im Blut physikalisch gelöste O_2-Anteil erhöht. Über eine hermetisch abschließende Gesichtsmaske kann eine 90 %ige Denitrogenierung ($FetO_2 > 0{,}9$) innerhalb von ca. 5 Minuten erreicht werden, wobei tiefe Atemzüge diesen Prozess beschleunigen. Eine *ideale* Präoxygenierung kann die tolerable Apnoezeit bei lungengesunden Erwachsenen *rechnerisch* auf 10 Minuten verlängern, bei Kindern in den ersten Lebensjahren wegen der besonderen Atmungsphysiologie (u. a. geringe funktionelle Residualkapazität) allerdings nur auf max. 3 Minuten. Die technische Durchführung unterscheidet sich in Abhängigkeit davon, ob es sich um einen Normal- oder einen Risikopatienten handelt (▶ Abb. 5.6). Bei Risikopatienten sollte immer eine optimale Präoxygenierung angestrebt werden (▶ Abb. 5.7). Der während der Apnoe eintretende PCO_2-Anstieg im Blut (1. Minute bis zu 10 mmHg, dann ca. 3–4 mmHg/min; „Hyperkapnie") hat bei normalen Ausgangswerten und physiologischen Hirndruckverhältnissen keine klinische Bedeutung.

Gefahren und Komplikationen

Die wichtigsten Gefahren, die von einer Narkoseeinleitung ausgehen, sind die **Hypoxie**, vor allem bedingt durch erschwerte oder unmögliche Maskenbeatmung oder durch Intubationsschwierigkeiten, und der **Blutdruckabfall** aufgrund einer anästhetikainduzierten Kreislaufdepression (▶ Abb. 5.8). Laryngoskopie und Intubation sind dagegen starke adrenerge Stimuli. Sie können bei nicht ausreichender Narkosetiefe zu einem erheblichen Anstieg von Blutdruck und Herzfrequenz führen. Bei intravenöser Einleitung können substanz- und konzentrationsabhängig Injektionsschmerzen (Venenreizung) und in seltenen Fällen anaphylaktoide oder anaphylaktische Reaktionen auftreten. Die potenziell gefährliche Phase einer Inhalationseinleitung ist das **Exzitationsstadium**. Hier kann es am ehesten zum Erbrechen und Aspirieren von Mageninhalt und durch Irritation der Atemwege zu reflektorischer Apnoe, Laryngo- oder Bronchospasmus kommen. Das Aspirationsrisiko ist aber bei nüchternen Patienten insgesamt sehr gering einzuschätzen. Die Behandlung eines Laryngospasmus erfordert eine Narkosevertiefung, manuelle Beatmung mit 100 % O_2 und ggf. eine intravenöse Injektion einer geringen Dosis Succinylcholin.

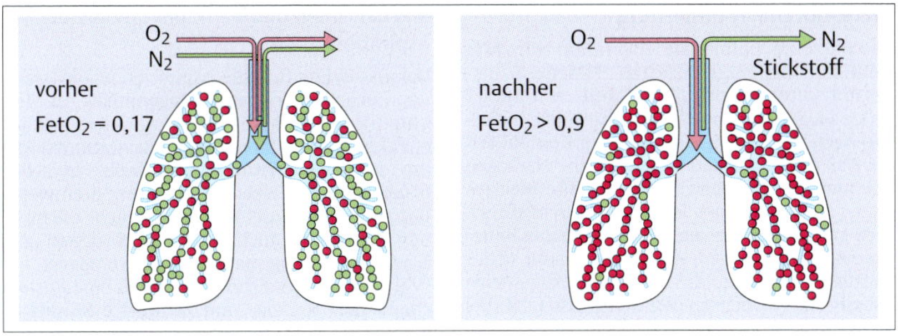

Abb. 5.5 Narkoseeinleitung – Denitrogenierung – endtidaler O_2-Gehalt ($FetO_2 > 0{,}9$).

Bei Normalpatienten

- Kreisteil für ca. 10 s mit O_2 „patientenfern" durchspülen – hierzu Flush-Ventil betätigen, Überdruckventil öffnen und Y-Stück schließen
- unter Spontanatmung (SPA) bei geöffnetem Ventil die Maske sanft, hermetisch abdichtend auf das Gesicht halten und zum langsamen, tiefen Durchatmen auffordern
- Gabe des i.v. Hypnotikums
- festes Aufsetzen der Maske und assistierende Beatmung erst, wenn der Patient eingeschlafen ist

Ziel: $FetO_2 > 0{,}9$

O_2 mind. 10 l/min

Bei Risikopatienten

- Kreisteil für ca. 30 s mit O_2 „flushen"
- unter Spontanatmung möglichst in 45° Oberkörperhochlagerung (Verbesserung der FRC) Maske aufsetzen und dicht halten, anschließend Patienten für 3–5 min normofrequent (12/min) und tief durchatmen lassen (Hyperventilation vermeiden); alternativ im Notfall 8 tiefste Atemzüge innerhalb von 60 s
- Gabe des i.v. Hypnotikums
  1. beim nüchternen Patienten assistierende Beatmung, sonst
  2. apnoische Oxygenierung

Ziel: $FetO_2 > 0{,}9$

$O_2 > 10$ l/min

Abb. 5.6 Praktische Durchführung der Präoxygenierung.

Erhöhtes Aspirationsrisiko

- Nichtnüchternheit (z.B. Notfalleingriffe)
- akutes Abdomen (Ileus, Subileus)
- obere gastrointestinale Blutung
- Bewusstseinseinschränkung
- Bulbärparalyse (Ausfall der kaudalen Hirnnerven)
- Oberbauch-, Notfalleingriffe

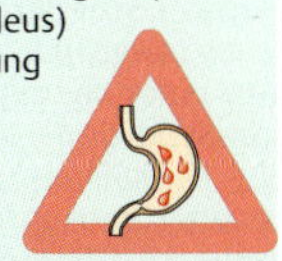

Respiratorische und andere Faktoren

- eingeschränkte Lungenfunktion ($pSaO_2 < 95$ %)
- ausgeprägtes Lungenemphysem (Thoraxrigidität)
- zu erwartende Schwierigkeiten bei der Maskenbeatmung oder Intubation
- pathologische Veränderungen im Bereich der oberen Atemwege
- Risikoklasse ≥ ASA III

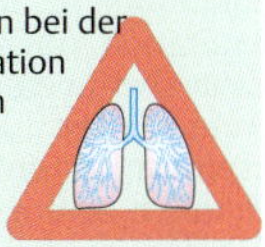

Abb. 5.7 Risikofaktoren, die eine optimale Präoxygenierung erfordern.

- Hypoxie/Hyperkapnie*
  - erschwerte/unmögliche Maskenbeatmung
  - Intubationsschwierigkeiten
- Kreislaufdepression
  - Anästhetika-assoziiert
  - Anaphylaxie
  - Rechtsherzversagen
  - Arryhythmie
- Kreislaufstimulation
  - Laryngoskopie
  - endotracheale Intubation
- Injektionsschmerz durch Propofol
- Exzitation bei Inhalationseinleitung
- Laryngospasmus, Bronchospasmus
- pulmonale Aspiration
- MH-Krise (Succinylcholin, volatile Anästhetika)
- Traumatisierungen wie Zahnschäden, Verletzung der Lippen etc.

*Hyperkapnie gefährlich bei erhöhtem Hirndruck

Abb. 5.8 Wichtige Komplikationen bei Anästhesieeinleitung.

Nicht-nüchtern-Einleitung

Obwohl eine pulmonale Aspiration von Mageninhalt bei narkotisierten Patienten insgesamt selten auftritt (Häufigkeit ca. 1:3000), ist sie wegen der möglichen bedrohlichen Folgen nach wie vor eine gefürchtete Komplikation. Aus diesem Grund werden keine Narkosen bei nicht nüchternen Patienten für elektive oder aufschiebbare Eingriffe durchgeführt. Dies gilt im Prinzip auch für regionalanästhesiologische Verfahren, weil hierbei nicht sicher auszuschließen ist, dass auf eine Allgemeinanästhesie gewechselt werden muss (z. B. bei unzureichender Analgesie). Vor *elektiven* Eingriffen ist darum vom Patienten eine *Nahrungskarenz* einzuhalten. Sie sollte mindestens 6 Stunden für feste Nahrungsbestandteile betragen. Klare Flüssigkeiten, d. h. Wasser, kohlensäurearme Getränke, fruchtfleischlose Säfte, aber auch Tee oder Kaffee können in kleinen Mengen bis zu 2 Stunden vor Anästhesiebeginn getrunken werden. Auch die Einnahme der zur Prämedikation verordneten Substanzen mit bis zu 100 ml Wasser, sogar nach Ablauf der 2-Stunden-Grenze, erhöht das Aspirationsrisiko nicht und verstößt somit auch nicht gegen das Nüchternheitsgebot. Wenn bei entsprechender Indikation eine Einhaltung der Nüchternfrist nicht möglich ist oder wenn krankheitsbedingt oder Medikamenten-vermittelt die Magenentleerung verzögert ist, müssen Vorkehrungen getroffen werden, die eine Aspiration unter der Narkose verhindern (siehe Rapid Sequence Induction, RSI, ▸ Abb. 5.13).

Magenentleerung

Die physiologische Magenentleerungszeit beträgt nach einer gemischten Mahlzeit unter Ruhebedingungen ca. 4 Stunden. Trotzdem bietet die Einhaltung auch einer 6-stündigen Nahrungskarenz keine sichere Gewähr für einen leeren Magen, denn die Nahrungsverweildauer kann durch zahlreiche Faktoren, die die gastrointestinale Motilität beeinträchtigen, z. T. recht deutlich verlängert werden (▸ Abb. 5.9). Hervorgehoben werden soll, dass aber auch bei übermäßig langer Nahrungskarenz (> 14–16 Stunden) das Magensaftvolumen aufgrund verstärkter Nüchternsekretion erhöht sein kann. Die bis vor wenigen Jahren übliche Praxis, Patienten ≥ 24 Stunden präoperativ Nahrungs- und Flüssigkeitskarenz zur Prävention einer pulmonalen Aspiration aufzuerlegen, ist kritisch zu sehen.

Mechanismen und Pathophysiologie der Aspiration

Voraussetzung für eine Aspiration ist ein *passives* Zurückfließen von Mageninhalt in den Mund-Rachen-Raum („Regurgitation") oder ein *aktives* Erbrechen (z. B. im Exzitationsstadium) bei jeweils ganz oder teilweise *aufgehobenen* Schutzreflexen der oberen Atemwege. Besonders gefährdet sind neben nicht nüchternen Patienten auch solche, bei denen die Magenentleerung pathologisch verzögert ist. Während aktives Erbrechen durch eine ausreichend tiefe Narkose und komplette Muskelrelaxierung verhindert werden kann, unterliegt die Regurgitation ausschließlich physikalisch-mechanischen Gesetzmäßigkeiten. Aus physiologischen Untersuchungen ist bekannt, dass bei nicht narkotisierten Patienten der Mageneingang durch die glatte Muskulatur im Bereich des gastroösophagealen Übergangs im Mittel mit einem Druck von ca. 28 cm H_2O verschlossen wird („Sphinkter"). Erst bei Ansteigen des intragastralen Drucks über den Verschlussdruck öffnet sich der Sphinkter und Mageninhalt kann entlang dem retrograden Druckgradienten regurgitieren. Der Sphinkterschluss kann durch funktionelle, anatomische oder pharmakologische Faktoren beeinträchtigt sein. Dadurch wird eine Regurgitation begünstigt und kann ggf. bereits bei intragastralen Drücken deutlich < 28 cm H_2O auftreten.

Aspirationsfolgen

Bereits die Aspiration geringerer Mengen (≥ 25 ml beim Erwachsenen) sauren Magensafts (pH < 2,5) kann akut zu einer *hämorrhagischen Tracheobronchitis* mit schwerer bronchospastischer Reaktion führen und innerhalb weniger Stunden zu einem bedrohlichen *toxischen Lungenödem* (▸ Abb. 5.10) auf der Grundlage einer chemischen Pneumonitis („Mendelson-Syndrom"). Im weiteren Verlauf kann sich ein Lungenversagen (ARDS) entwickeln. Die Letalität betrug früher bis zu 50 %, unter konsequenter Therapie liegt sie in den letzten Jahren bei 5–10 %. Bei erfolgreicher Therapie bilden sich die Veränderungen in der Regel nach 3–5 Tagen zurück. Je höher der pH-Wert des Aspirats ist, desto eher ist dieses bakteriell kontaminiert. In solchen Fällen bleibt eine Aspiration zunächst klinisch asymptomatisch, kann aber in eine *Pneumonie* münden. Werden Fremdkörper oder grobe Nahrungspartikel aspiriert, so kommt es größenabhängig zu mechanisch bedingten und entzündlich reaktiven *Atelektasen*. Bei komplettem Verschluss der Trachea durch z. B. einen Speisebolus besteht bei nicht umgehender Entfernung mithilfe eines Bronchoskops akute Erstickungsgefahr („Bolustod").

- Art und Menge der aufgenommenen Nahrung
  - schwer Verdauliches, große Mengen
- vegetative, psychische und funktionelle Einflüsse, z.B.:
  - Trauma/Schmerzen/Stress (erhöhter Sympathikotonus)
  - gastroösophagealer oder duodenogastraler Reflux
- Wirkung von Medikamenten, z.B.:
  - Alkohol, Sedativa, Opioide, Anticholinergika (z.B. Atropin)
- paralytischer oder mechanischer Ileus

  Stenosen im Ösophagus – Magen – Magenausgang – Duodenum
- erhöhter intraabdominaler Druck, z.B.:
  - abdominale Raumforderungen, ausgeprägter Aszites
- gesteigerter Hirndruck
- Schwangerschaft ab Mitte des 2. Trimenons

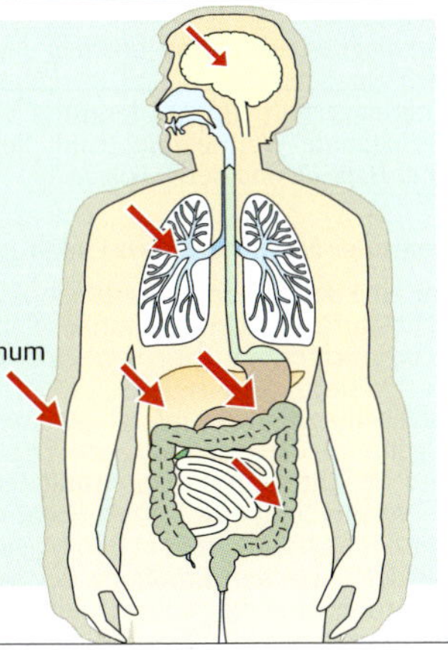

Abb. 5.9 Faktoren, die die Magenentleerung verzögern.

Diffuse feinstreifige Verschattungen in beiden Lungen als Ausdruck interstitieller Flüssigkeitsansammlung ca. 6 h nach Aspiration sauren Magensafts (Liegendaufnahme)

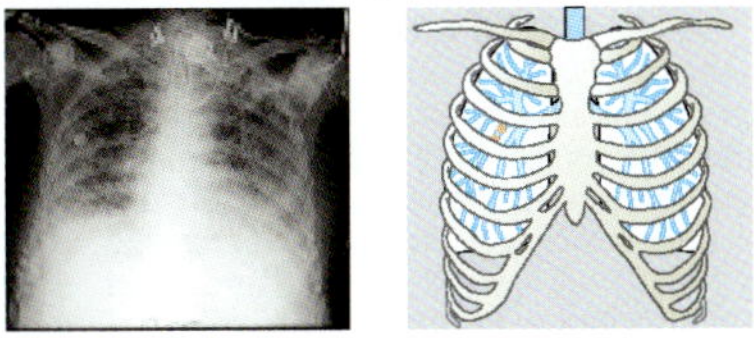

Abb. 5.10 Interstitielles Lungenödem nach Aspiration.

- endotracheale (Re-)Intubation
- lungenprotektive Beatmung mit PEEP (5–8 cmH_2O) u. 100 % O_2
- einfaches endotracheales Absaugen
- Asservierung von Bronchialsekret zur mikrobiologischen Untersuchung
- pH-Wert-Bestimmung aus Aspirat u. Magensaft
- keine routinemäßige Gabe von Glukokortikoiden und Antibiotika
- Antimikrobielle Therapie:
  - primär kalkulierte Therapie nur nach Aspiration von Darminhalt nach Bronchialsekretgewinnung (vorher Sekretgewinnung)
  - sonst erst bei Pneumonie (gezielt nach Antibiogramm)
- bei Partikelaspiration nur gezieltes, d.h. bronchoskopisches Absaugen, keine Spülung
- Röntgenthoraxaufnahme: Atelektasen/Ödem innerhalb der ersten 6 h
- intermittierend arterielle Blutgasanalysen
- Verlauf
  - asymptomatisch: Überwachung im Aufwachraum
  - symptomatisch: Intensivtherapie

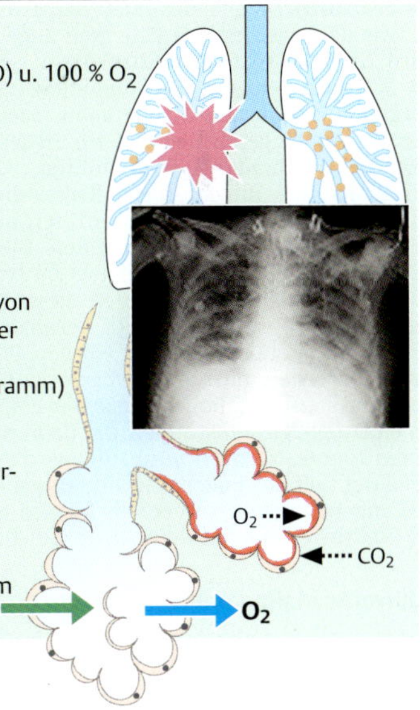

Abb. 5.11 Verhalten nach Aspiration.

Verhalten nach Aspiration

Die *diagnostisch-therapeutischen Maßnahmen* nach einer Aspiration sind in ▶ Abb. 5.11 zusammengestellt. Im Vordergrund stehen die konsequente Vermeidung und Bekämpfung einer *Hypoxie* und deren Folgen.

Praxis der Nicht-nüchtern-Einleitung

Um eine Aspiration zu verhindern, erfordern nicht aufschiebbare operative Eingriffe bei nicht nüchternen Patienten eine besondere Anästhesiestrategie (▶ Abb. 5.12). Falls Regionalanästhesien nicht infrage kommen, gilt bei Allgemeinanästhesien folgende Trias als Standard: die **intravenöse Einleitung** der Narkose, die **Vermeidung einer Maskenbeatmung** (Gefahr der Gasinsufflation in den Magen und damit der [weiteren] Erhöhung des intragastralen Drucks) und die (zügige) **endotracheale Intubation**.

Wichtig ist es hierbei, dass die Phase vom Erlöschen der Schutzreflexe bis zur Intubation so kurz wie möglich gehalten wird und dass durch eine tiefe Narkose und komplette Muskelrelaxation ein aktives Erbrechen und durch bestimmte Lagerungs- und andere Techniken eine Regurgitation verhindert werden. In der Literatur finden sich verschiedene Vorschläge für eine Nicht-nüchtern-Einleitung und auch zahlreiche alternative Bezeichnungen wie „rapid sequence induction", Crash-Einleitung, Blitz- oder Ileuseinleitung. In ▶ Abb. 5.13 ist ein bewährtes Schema detailliert dargestellt.

Was die Lagerung des Patienten angeht, so wird am häufigsten der **Oberkörper um ca. 40–50° hoch gelagert.** Dies minimiert die Regurgitationsgefahr. Zusätzlich kann, nachdem der Patient eingeschlafen ist, ein Helfer den sog. **Sellick-Handgriff** durchführen. Durch Druck auf den Ringknorpel („Krikoiddruck") wird der Kehlkopf nach dorsal verlagert und so der Ösophaguseingang verschlossen. Die Anwendung des Sellick-Handgriffs ist umstritten und viele Anästhesisten wenden diesen nicht mehr an. Der Griff darf nur zur Verhinderung einer Regurgitation eingesetzt werden. Bei aktivem Erbrechen muss er sofort gelockert werden, weil sonst sehr hohe Drücke im verschlossenen Ösophagus entstünden, der dann rupturieren könnte. Nach der Intubation wird umgehend der Cuff des Endotrachealtubus geblockt, d. h. mit Luft gefüllt, um so die Trachea gegen ein Eindringen von Mageninhalt abzudichten.

Adjuvante Maßnahmen

Der intragastrale Druck kann vor der Narkoseeinleitung gesenkt werden. Hierzu wird nasal eine Magensonde kurz vor der Narkoseinduktion in topischer Lokalanästhesie eingelegt, um den Druck im Magen zu entlasten und flüssigen Mageninhalt absaugen zu können.

Wenn von einem vollen Magen ausgegangen werden muss (z. B. Dünndarmileus), sollte auf eine **Magensonde** niemals verzichtet werden. Hierbei sollte es sich um eine *doppelläufige Sonde mit mehreren seitlichen Öffnungen* handeln. Die Belüftung über den zweiten Kanal mit endständiger Öffnung verhindert, dass sich die Sondenspitze an der Schleimhaut festsaugen kann, und so lassen sich in kurzer Zeit große Sekretmengen absaugen. Eine Magensonde wird üblicherweise *nasal* eingeführt.

Prokinetika wie Metoclopramid, erhöhen bereits wenige Minuten nach intravenöser Injektion den Tonus des gastroösophagealen Sphinkters und führen nach ca. 30 Minuten zu einem properistaltischen Effekt, wodurch die Magenentleerung gefördert wird. Eine aspirationsprophylaktische Wirkung konnte dennoch nicht nachgewiesen werden.

Vor dringlichen Eingriffen lässt sich durch orale Gabe von 30 ml 0,3-molarem **Natriumcitrat** innerhalb von 10–15 Minuten meist eine effektive Pufferung des Magensafts erreichen. Dabei wird das Magensaftvolumen zwar geringfügig erhöht, das Aspirationsrisiko soll jedoch nicht zunehmen. Natriumcitrat hat gegenüber anderen Antazida den entscheidenden Vorteil, dass es eine echte, d. h. *partikelfreie* Lösung bildet, die bei einer Aspiration selbst nicht zu einer Schädigung der Lunge führt. Es muss aber bedacht werden, dass Citratpuffer keinen Schutz bei partikulärer (feste Nahrungsbestandteile) oder galliger Aspiration (duodenogastraler Reflux, z. B. bei Dünndarmileus) bieten.

Maßnahme	Ziel	Effektivität
Rapid Sequence Induction (RSI) 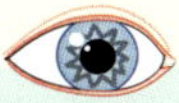	Verkürzung der Zeit bis zur Sicherung der Atemwege	geringe Risikoverminderung
Wachintubation 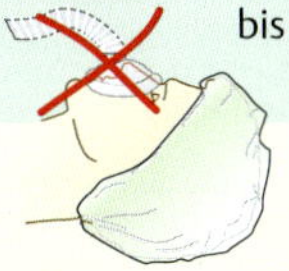	Erhalten der Schutzreflexe bis zur Intubation	nur sicher ohne tracheale Schleimhautanästhesie, Kooperation des Patienten erforderlich
sichere Präoxygenierung, keine Maskenbeatmung	erhöhte O_2-Reserve keine weitere Erhöhung des intragastralen Drucks	gesichert und essenziell 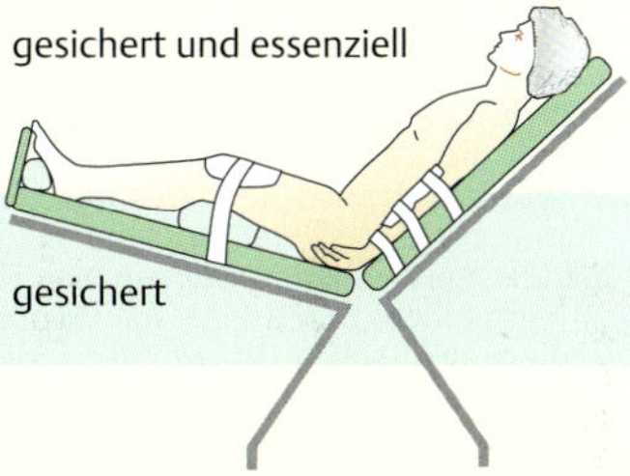
OK-Hochlagerung (40–50°)	Verhinderung der Regurgitation	gesichert
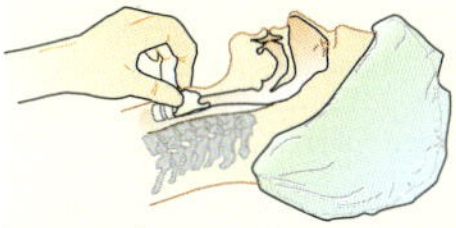 Sellick-Handgriff	Verhinderung der Regurgitation	kontrovers; *cave*: aktives Erbrechen
doppelläufige Magensonde 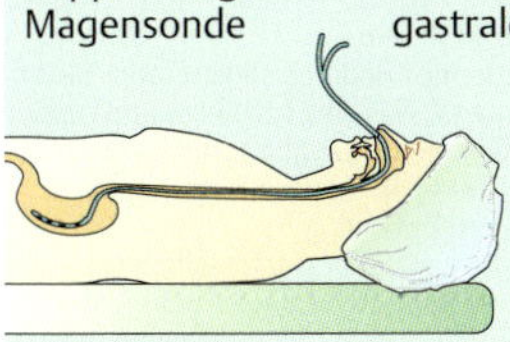	Reduktion des intragastralen Drucks	gesichert und essenziell (jedoch keine Entfernung fester Nahrungsbestandteile)
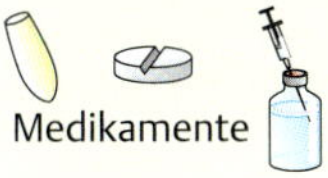 Medikamente	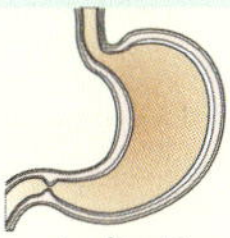	nur Milderung der Aspirationsfolgen
Natriumcitrat Prokinetika	Säureneutralisation Beschleunigung der Magenentleerung	

Abb. 5.12 Maßnahmen zur Verhinderung der Aspiration und der Aspirationsfolgen.

Wahl des Muskelrelaxans

Da Succinylcholin das Relaxans mit dem schnellsten Wirkungseintritt ist, wird es nach wie vor von vielen Anästhesisten zur Nichtnüchtern-Einleitung verwendet. Um das Auftreten von Faszikulationen, die den intragastralen Druck leicht erhöhen und damit eine Regurgitation begünstigen sollen, wird meist eine „Präkurarisierung“ durchgeführt. Die Frage, welcher Effekt überwiegt, kann an dieser Stelle nicht beantwortet werden.

Bei *absoluten* Kontraindikationen für Succinylcholin (Kap. 4.5, ▶ Abb. 4.43) kann Rocuronium sicher verwendet werden. Rocuronium hat sich mittlerweile in der Notfallmedizin und Anästhesie weit verbreitet und wird nahezu standardmäßig zur RSI eingesetzt. Rocuronium zeichnet sich einen schnellen Wirkungseintritt aus, wenn die 3-fache ED95 verwendet wird. Die unter nicht depolarisierenden Relaxanzien bis zum Eintritt der vollständigen Wirkung verlängerte Apnoephase sollte, um eine Hypoxie zu vermeiden, durch eine sog. **apnoische Oxygenierung** überbrückt werden. Hierbei bleibt die Maske auch während der Apnoe fest auf dem Gesicht des Patienten aufgesetzt und Sauerstoff wird mit sehr hohem Fluss (10–15 l/min) in das System eingeleitet, ohne dass der Patient jedoch beatmet wird. Die als Folge der O_2-Resorption entstehende Abnahme des pulmonalen Gasvolumens bewirkt einen geringen Sog und damit – bei offener Stimmritze – einen aventilatorischen O_2-Fluss in die Lungen („Diffusionsatmung“). Auf diese Weise kann die Oxygenierung sogar über einen längeren Zeitraum sichergestellt werden. Begrenzt wird das Verfahren allerdings durch die allmähliche CO_2-Retention, die ihre Ursache in der fehlenden Ventilation hat. Der damit verbundene Anstieg des $PaCO_2$ führt zu einer zerebralen Vasodilatation und so zu einer Zunahme des zerebralen Blutvolumens, weshalb bei disponierten Patienten (z. B. schweres SHT, große intrakranielle Raumforderung) der Hirndruck bedrohlich zunehmen kann. Bei ihnen muss daher die Apnoephase vor der Intubation so kurz wie möglich gehalten werden.

Alternativ zur Intubation in Narkose kommt auch eine **Intubation des wachen Patienten** in Betracht (Kap. 3.2). Eine Wachintubation sollte immer dann erwogen werden, wenn bei nicht nüchternen Patienten *Intubationsschwierigkeiten* zu befürchten sind. Sie wird am gar nicht oder nur mäßig sedierten Patienten unter Lokalanästhesie der Schleimhäute durchgeführt, entweder unter direkter, besser aber unter indirekter Sicht auf die Stimmritze. Letzteres erfordert den Einsatz eines Fiberendoskops. Auf eine zu ausgiebige Anästhesie der Trachealschleimhaut sollte dabei aber verzichtet werden, um den Hustenreiz nicht zu stark zu unterdrücken.

Exkurs Notfallnarkose

Die Notfallnarkose ist ein komplexes Not-Verfahren, das aufgrund der oft instabilen „schwierigen“ Physiologie des Patienten (Azidose, Hypoxämie, Hypotonie) mit hoher zeitlicher Dringlichkeit und maximalem Standardisierungsbedarf umgesetzt werden muss.

Die Evaluation der Situation hinsichtlich der folgenden drei Aspekte ist eine wichtige Basis für die Entscheidungsfindung und Planung des Vorgehens zur Notfallnarkose:

1. die Atemwegsanatomie und Dynamik
2. die aktuelle Physiologie sowie deren mögliche Dynamik
3. die Logistik und Raumordnung am Einsatzort

Das „physiologisch schwierige Atemwegsmanagement“ kann zur Übersicht im Kontext der Notfallnarkose in drei Kategorien eingeteilt werden:

- Azidose: kurze Apnoezeit, ausreichend Minutenvolumen
- Hypotonie, drohende Kreislaufinstabilität (C-Problem): Ziel-MAP 65 mmHg stabilisieren mit Vasopressoren, Vorlast optimieren
- Hypoxämie: zielgerichtete PräOx ≥ 94 % SpO_2, $FeO_2 > 0{,}9$, NIV, DSI, ApOX

Das Repertoire des standardisierten Vorgehens umfasst u. a. die RSI, ApOX und die DSI, die in verschiedenen Kombinationen in Skill- und Teamtrainings regelmäßig geübt werden sollten.

Prinzip der Delayed Sequence Induction (DSI)

Die DSI ist eine Strategie, um das Risiko der Desaturierung (Sättigungsabfall) während der Apnoe bis zur Sicherung des Atemwegs zu minimieren. Der Ablauf ist wie folgt:

1. Monitoring, Evaluation, Briefing DSI, PräOX, wenn toleriert
2. Induktion: esKETAmin i. v.
3. Ziel: Der Patient ist dadurch sediert, aber bleibt spontan atmend, was eine tolerierte und verlängerte Präoxygenierung (ggf. mittels CPAP/NIV) bis zur Erreichung optimaler Sättigungswerte $SpO_2 > 95$ % ermöglicht.
4. Intubation: Erst nach der erfolgreichen Optimierung der Oxygenierung und Anwendung des Intubation-Bundles (ApOX, Oberkörper hochlagern, Schnüffelposition) folgt die Applikation der neuromuskulären Blockade mit Rocuronium i. v. unter ApOX und anschließend die endotracheale Intubation mittels Videolaryngoskopie.

1. Oberkörperhochlagerung (40–50°), Vorbereitung der Sniffing-Position
2. ggf. 30 ml 0,3 molarer Citratpuffer oral
3. sicherer venöser Zugang
4. Einführen einer Magensonde am wachen Patienten und Absaugen von flüssigem Mageninhalt
5. Präoxygenierung mit 100 % O_2: über dicht-sitzende Gesichtsmaske für 3–5 min, ggf. ApOX Belassen der Magensonde, ggf. Entfernen der Magensonde unter erneutem Absaugen (Facharztentscheidung)
7. Versehen des angeschalteten Absauggeräts mit dicklumigem Absaugkatheter (Yankauer-Sauger)
8. Lagerung in Sniffing-Position, *ggf. Sellick-Handgriff*
9. Team-Briefing: Vorgehen Regurgitation
10. unter weiterer Präoxygenierung zügige Narkoseeinleitung i.v.:
    - veranschlagte Hypnotikumdosis, ggf. Opiat
    - Muskelrelaxans mit schnellem Wirkeintritt: Rocuronium oder Succinylcholin
    - keine Verzögerung zwischen Gabe des Hypnotikums und des Muskelrelaxans
    - Eintritt der vollständigen Paralyse zur Laryngoskopie
    - apnoische Oxygenierung (ApOX) bis zum Eintritt der kompletten Relaxation und zwischen ggf. Laryngoskopie- und Intubationsversuchen
11. zügige, primär orotracheale Intubation mit Tubus (Führungsstab) mittels Videolaryngoskopie Entfernen des Führungsstabes und Blocken des Cuffs
12. ggf. erneutes Legen einer Magensonde und Absaugen von flüssigem Mageninhalt
13. Lagekontrolle des Tubus, Kapnografie ($etCO_2$), Fixierung

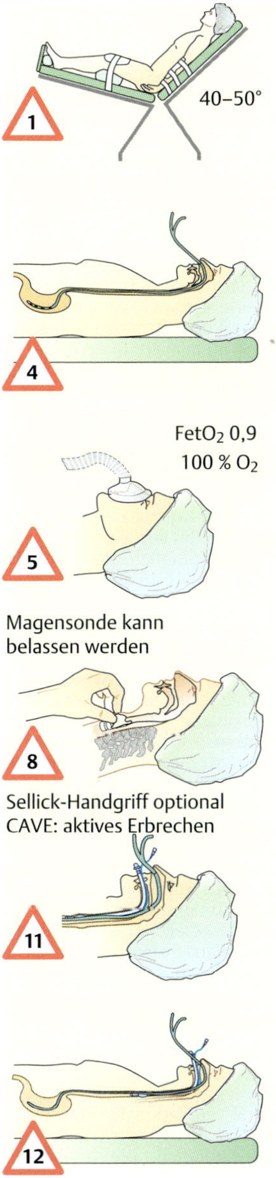

Abb. 5.13 Ablauf einer Rapid Sequence Induktion (RSI).

Maskennarkose

Für eine Maskennarkose stehen zwei unterschiedliche Maskenarten zur Verfügung:

- konventionelle Gesichtsmaske
- Kehlkopf- oder Larynxmaske (LMA)

Die *Gesichtsmaske* ist nur für Narkosen bei kurzen Eingriffen bis zu einer Dauer von ca. 30 Minuten geeignet (▶ Abb. 5.14). Dagegen kann die *Larynxmaske* auch bei längeren Operationen eingesetzt werden. Maskennarkosen dürfen aber nur bei *nüchternen Patienten* in Rückenlage durchgeführt werden (Larynxmaske auch in Seitenlage). Die Einleitung erfolgt hierbei üblicherweise intravenös, nur bei kleinen Kindern ggf. per inhalationem. Außer dem Hypnotikum (bevorzugt Propofol) wird ein Analgetikum injiziert, in der Regel ein kurz wirksames Opioid (Sufentanil, Alfentanil oder Remifentanil). Wird auf das Opioid verzichtet, so muss die Narkosegaskonzentration für den Eingriff entsprechend erhöht werden. Während einer Maskennarkose wird der Patient entweder assistierend (bei noch rudimentär vorhandener Eigenatmung) oder vollständig manuell beatmet, bei suffizienter Eigenatmung kann man ihn auch spontan atmen lassen. Die Kontraindikationen für eine Maskennarkose sind in ▶ Abb. 5.15 dargestellt.

Gefahren und Komplikationen

Zu den Gefahren zählt besonders die *Aspiration*. Sie ist bei einer Maskennarkose naturgemäß nie sicher zu vermeiden, was auch für die Larynxmaske gilt. Das Risiko ist jedoch bei nüchternen Patienten bzw. bei Patienten mit leerem Magen minimal, zumal eine Gasinsufflation in den Magen durch die richtige Beatmungstechnik und entsprechend niedrige Beatmungsdrücke verhindert werden kann. Eine Kontamination der Raumluft mit Narkosegasen lässt sich durch zentrale Absauganlagen und ggf. durch spezielle Absaugvorrichtungen an der Beatmungsmaske erheblich reduzieren, sodass die gesetzlich vorgegebenen maximalen Arbeitsplatzkonzentrationen nicht überschritten werden müssen (▶ Abb. 5.16).

Intubationsnarkose

Der Endotrachealtubus gilt als die beste Möglichkeit zur künstlichen Sicherung der Atemwege und zur Gewährleistung von Oxygenation und Ventilation. Ein einwandfrei geblockter Tubus ist zugleich der effektivste Schutz gegen eine Aspiration. Die Intubationsnarkose ist deswegen die Methode der Wahl bei nicht nüchternen Patienten. Darüber hinaus hängt ihr Einsatz von der Art und Lokalisation des Eingriffs sowie der Lagerung des Patienten ab (▶ Abb. 5.17). Weitere Einzelheiten: Kap. 6.2.

Steuerung der Narkosetiefe

Während chirurgischer Eingriffe kommt es naturgemäß zu Phasen unterschiedlicher Schmerz- bzw. Stimulationsintensität (▶ Abb. 5.18). Dem muss durch eine adäquate Steuerung der Narkosetiefe, d. h. Anpassung der Anästhetikadosierung an den jeweiligen Grad der Stimulation, Rechnung getragen werden, um einerseits eine Gefährdung des Patienten durch eine zu tiefe und andererseits eine Rückkehr des Bewusstseins durch eine zu flache Narkose zu vermeiden (▶ Abb. 5.18). Die Narkoseführung erfolgt im Allgemeinen empirisch-pragmatisch und orientiert sich im Wesentlichen an einfach zugänglichen Parametern wie

- Herzfrequenz und arteriellem Blutdruck sowie
- endexspiratorischem CO_2-Partialdruck ($etCO_2$).

Diese reagieren allerdings *unspezifisch*, d. h., sie unterliegen auch anderen Einflüssen (z. B. herzwirksame Medikamente).

Parameter

Ein Anstieg von Herzfrequenz, Blutdruck und $etCO_2$ kann ein Hinweis auf eine zu *flache* Narkose sein und erfordert dann eine Erhöhung der inspiratorischen Narkosegaskonzentration oder die Gabe von Opioiden und Hypnotika (Bolusinjektion oder Steigerung der Zufuhrrate bei kontinuierlicher Applikation). Dagegen ist die Abnahme dieser Werte Ausdruck einer verringerten Sympathikusstimulation, was auf eine zu *tiefe* Narkose hindeutet.

Ein Wiedereinsetzen der *Spontanatmung*, frühzeitig anhand der CO_2-Kurve erkennbar („Kapnografie"; Kap. 9.1), ist nicht unbedingt nur ein Zeichen nicht mehr ausreichender Relaxierung, sondern muss auch an eine mangelnde Narkosetiefe denken lassen. *Abwehrbewegungen* als Reaktionen auf schmerzhafte operative Stimuli sprechen dagegen immer für eine zu flache Anästhesie. Sie sind nur bei nicht relaxierten Patienten zu erwarten. Muskelrelaxanzien sollen intraoperativ so dosiert werden, dass sie das operative Vorgehen in den Phasen erleichtern, wo es notwendig ist. Für das anästhesiologische Management ist es deshalb außerordentlich wichtig, den Ablauf der chirurgischen Verfahren so gut zu kennen, dass die Narkoseführung darauf abgestimmt ist.

- Abszessspaltungen
- Repositionen von Frakturen
- schmerzhafte Verbandswechsel
- Gipswechsel bei Kleinkindern
- Entnahme von Gewebeproben
- Elektrokrampftherapie
- Kardioversion

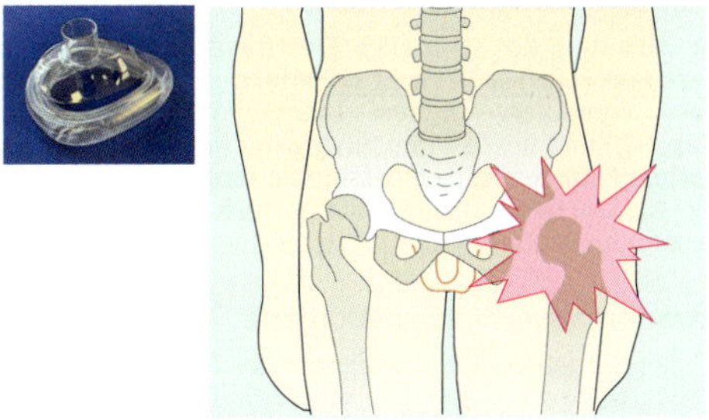

Abb. 5.14 Indikationen für die Gesichtsmaske.

- Nichtnüchternheit
- Bauchlage
- Kopftieflage*, Seitenlage*
- Adipositas (nie bei A. permagna)
- Eingriffslokalisation, z.B.: Abdomen, Thorax, Kopf/Hals
- Eingriffsdauer > 30 min*
- lockere Frontzähne
- Vollbart*, Gesichtsanomalien*
- Risikoklasse ≥ III*

*Ausnahme: LMA

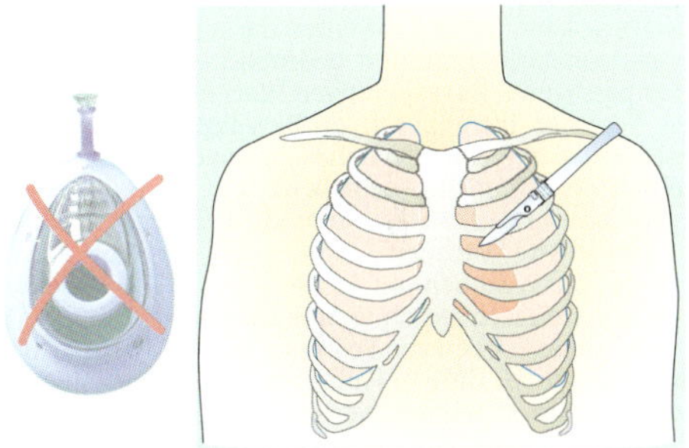

Abb. 5.15 Kontraindikationen für eine Maskennarkose.

- Gasinsufflation in den Magen
- pulmonale Aspiration
- Laryngo-, Bronchospasmus
- Kontamination der Raumluft mit Narkosegasen

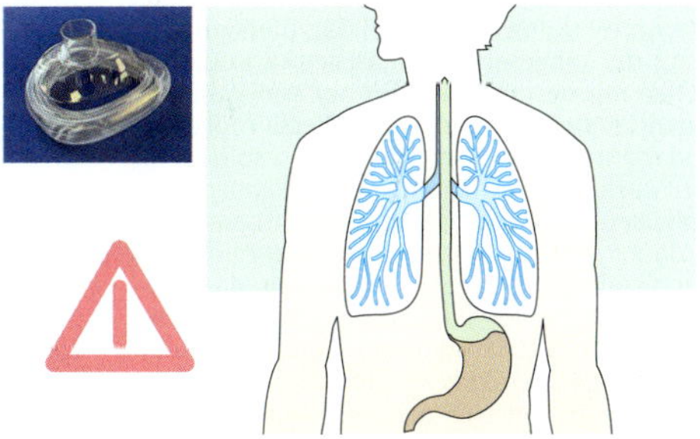

Abb. 5.16 Gefahren und Komplikationen einer Maskennarkose.

- aspirationsgefährdete Patienten
- lange Operationsdauer (> 3–4 h)
- besondere Lagerung
  - sitzende Position, Bauchlage
  - „Nierenlagerung"
- Eingriffslokalisation
  - Abdomen, Thorax, Kopf/Hals

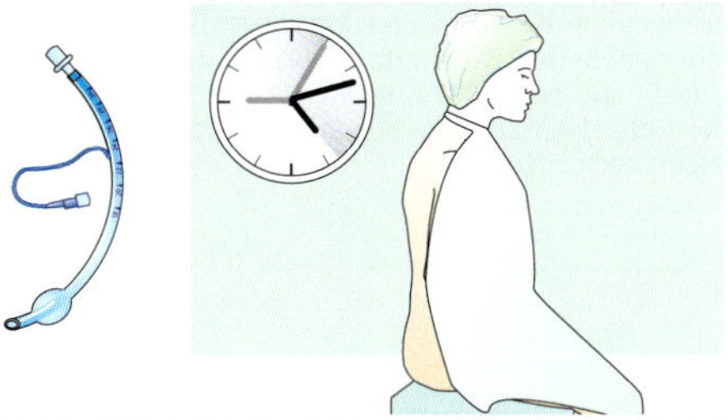

Abb. 5.17 Indikationen für eine Intubationsnarkose.

Elektrophysiologische Verfahren

Die Ableitung des spontanen Elektroenzephalogramms (EEG) ermöglicht in Verbindung mit einer computergestützten Indexkalkulation (Kap. 9.2) und im Zusammenhang mit den klinischen Parametern eine bessere Einschätzung der Narkosetiefe, aber ebenfalls noch keine spezifische Beurteilung.

Intraoperative Wachphänomene

Wegen der fehlenden Messbarkeit des Phänomens „Narkose" lässt sich im Verlauf eines operativen Eingriffs weder eine zu hohe noch eine zu niedrige Dosierung von Anästhetika und Hypnotika sicher vermeiden. Eine Unterdosierung kann für den Patienten die subjektiv äußerst unangenehme und bedrohliche Folge einer passageren intraoperativen Wachheit haben. Was den **intraoperativen Bewusstseinszustand** bei Allgemeinanästhesien angeht, so werden vier Stufen unterschieden:

1. Keine Wachheit (angestrebter Idealzustand)
2. Unbewusste Wachheit
3. Bewusste Wachheit mit Amnesie
4. Bewusste Wachheit ohne Amnesie (mit oder ohne Erleben von Schmerz)

Am schlimmsten für den Patienten ist hiervon die **bewusste Wachheit,** verbunden mit der Fähigkeit, intraoperative Ereignisse und Schmerzen wahrzunehmen („Awareness") und sich daran später zu erinnern („Recall"). Aus der Tatsache, dass sich die Narkosetiefe aus der Wechselwirkung der zentral dämpfenden Wirkung der eingesetzten Anästhetika und Hypnotika mit der Summe aller auf den Patienten einwirkenden exzitatorischen Reize (operative und manipulative Stimuli) ergibt, resultiert die Schwierigkeit, ein stabiles, gleichförmig tiefes Narkoseniveau über den gesamten operativen Verlauf sicherzustellen. Bei *unzureichender* Narkosetiefe besteht die Möglichkeit, dass sensorische Reize, vor allem *akustischer* Art, wahrgenommen werden und ins Kurzzeitgedächtnis gelangen. Bei längerer Einwirkung (≥ 45 Sekunden) können sich die Reize konsolidieren, was die Voraussetzung für eine Speicherung im Langzeitgedächtnis und für die dann in der Regel traumatisierenden, angstbesetzten Erinnerungen ist. Intraoperative Wachheit ist aber nicht nur für den Patienten belastend, sie kann auch für das beteiligte Anästhesieteam juristische Konsequenzen wie Schadensersatzforderungen nach sich ziehen.

Häufigkeit

Die Inzidenz von Awareness und Recall soll bei Patienten ohne besondere Risiken im Durchschnitt 0,1–0,2 % betragen. In speziellen Gruppen oder Arbeitsbereichen kann sie aber wesentlich höher ausfallen (bis zu 30 % bei geburtshilflichen Anästhesien und sogar über 40 % bei Polytraumatisierten). Was die Anästhesieregime betrifft, so sind die *hypnotikumfreien* Techniken, z. B. Monoanästhesien mit Opioiden am stärksten mit intraoperativen Wachphänomenen belastet. Sie sollten deshalb ganz vermieden werden.

Prophylaxe

Da nach wie vor kein verlässliches Überwachungsverfahren – auch kein elektrophysiologisches – existiert, das im Einzelfall Awareness sicher erkennen oder vorhersehen lässt, ist allergrößter Wert auf eine *Primärprophylaxe* mit geeigneten Hypnotika (▶ Abb. 5.19) in adäquater, empirisch bewährter Dosierung zu legen. Dies gilt umso mehr bei relaxierten Patienten. Erst mit der klinischen Verbreitung der Muskelrelaxanzien in den 40er und 50er Jahren des 20. Jahrhunderts häuften sich die Berichte über intraoperative Wachzustände. Ob intravenöse Hypnotika im Rahmen einer TIVA oder volatile Anästhetika den besseren Schutz gegen eine Awareness bieten, wird kontrovers diskutiert. Unverkennbarer Vorteil der *volatilen Anästhetika* ist aber, dass ihre Konzentration endexspiratorisch gemessen werden kann, während die Plasmawirkspiegel der intravenösen Substanzen nicht zu bestimmen sind. Eine gewisse Abhilfe kann hier die Narkosetiefemessung mittels EEG schaffen.

Bei dem geringsten Verdacht, dass ein Patient intraoperativ Reize wahrnimmt (▶ Abb. 5.18), muss die Anästhesie *umgehend* auch mit einem Hypnotikum vertieft werden. So lässt sich meist eine Reizspeicherung im Langzeitgedächtnis und damit ein postoperatives Erinnern verhindern *(„Sekundärprophylaxe")*. Nur wenn hierdurch die Sicherheit des Patienten gefährdet wird, rückt der Komfortaspekt in den Hintergrund, z. B. im hämorrhagischen Schock oder bei Polytraumatisierten.

Intensität operativer und nicht operativer Stimuli

Starker Reiz
- Laryngoskopie, endotrach. Intubation
- Hautinzision
- Sternotomie, Sternumspreizung
- Zug am Peritoneum bzw. Mesenterium
- Knochenoperationen (Periost), Trepanation
- Manipulationen am Hirnstamm
- Reizung des N. trigeminus
- Schiel-, Hornhautoperationen
- Dehnung von Zervix, Anus oder Harnblase

Schwacher Reiz
- Präparation an Muskeln und Faszien
- Sekrosektomie

Ohne Reizwirkung
- Präparation an Lunge, Gehirn, Darm oder Bindegewebe

Überwachungsmethoden

Überwachung

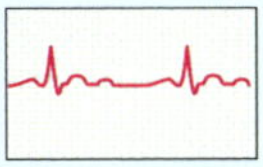

- klinisch durch Inspektion
- apparativ
  - Herzfrequenz
  - arterieller Blutdruck
  - Kapnometrie/-grafie
  - EEG Narkosetiefemessung (z.B. BIS, Narcotrend)
  - evozierte Potenziale

Zeichen zu flacher und zu tiefer Narkose

Zu flach

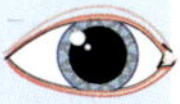

- Tachykardie, Blutdruckanstieg
- Schwitzen, Tränenfluss
- Pupillenerweiterung (*cave*: Hypoxie)
- nur beim *nicht relaxierten* Patienten: Abwehr- u. Augenbewegungen, Husten, Blinzeln, Bulbidivergenz, Lidreflex

Zu tief
- Bradykardie, Blutdruckabfall
- Pupillenerweiterung (Lähmung der Okulomotoriuskerne)
- Nulllinien-EEG

Abb. 5.18 Steuerung der Narkosetiefe - Intraoperative Reizintensität, Überwachungsmethoden und Zeichen der Narkosetiefe.

- Prämedikation mit Benzodiazepin (anterograd amnestische Wirkung)
- Benutzung von Substanzen mit ausreichend hypnotischer Wirksamkeit: Barbiturate, Propofol, Etomidat, Midazolam; volatile Anästhetika
- keine Monoanästhesien mit Opioiden, N_2O, Ketamin
- umgehende Narkosevertiefung bei zu flacher Anästhesie mit
  - volatilem Anästhetikum oder
  - Opioid + i.v. Hypnotikum
- Einsatz von Muskelrelaxanzien nur bei ausreichender Narkosetiefe
- Narkosetiefemessung, bei TIVA obligat
- akustische Abschirmung des anästhesierten Patienten

Verhinderung von Awareness

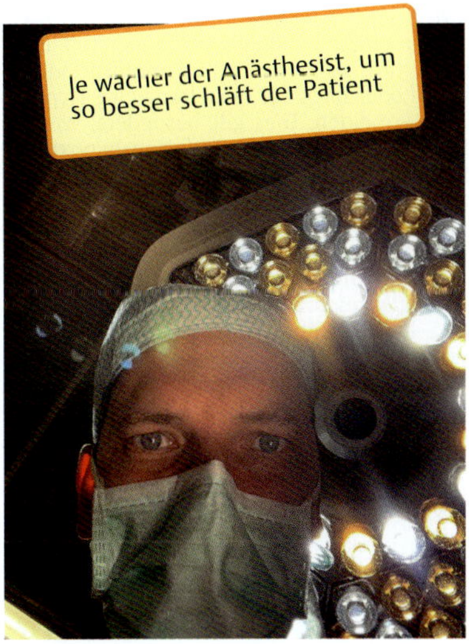

Awareness aus Sicht des Patienten

Abb. 5.19 Intraoperative Wachphänomene.

Die Phase der Narkoseausleitung ist durch das Abklingen von Hypnose und Relaxation und das Wiedereinsetzen der Reflexaktivität gekennzeichnet. Ein Fortbestehen der Analgesie ist in der unmittelbar postoperativen Phase erwünscht, denn es hilft, überschießende adrenerge Reaktionen zu vermeiden. Außerdem ist die postoperativ suffiziente Analgesie ein Qualitätsmerkmal eines guten anästhesiologischen Managements.

Vorbereitung

Eine zeitgerechte Ausleitung hängt bei jedem der erläuterten Narkoseverfahren von der richtigen Einschätzung des Operationsendes ab. Gegen Ende eines Eingriffs ist es sinnvoll, keine länger wirkenden Substanzen mehr zuzuführen und – falls erforderlich – auf kurz wirksame Alternativen zu wechseln. Im Allgemeinen sollten Relaxanzien und „Narkose-Opioide" bei einer noch zu erwartenden Operationsdauer von weniger als 30 Minuten nicht erneut appliziert werden (Ausnahme z. B. Remifentanil), da ein postoperativer Überhang die Aufwachphase der Patienten verlängert und zu Komplikationen führen kann. Die Konzentration des gewählten Narkosegases oder die Dosis des bei einer TIVA verwendeten Hypnotikums soll spätestens mit Beginn des Wundverschlusses schrittweise reduziert und die Zufuhr dann beendet werden, sobald keine weiteren schmerzhaften Manipulationen zu erwarten sind. Zum Ende einer Narkose wird immer für einige Minuten reiner Sauerstoff appliziert, um bei etwaigen Komplikationen während oder nach der Ausleitung eine Hypoxie zu vermeiden. Dies gilt besonders, wenn N_2O verwendet wurde („Diffusionshypoxie"; Kap. 4.2). Die Beatmungsparameter sind so einzustellen, dass der Patient während der abflutenden Narkose noch maschinell beatmet wird ($PaCO_2$ im unteren Normalbereich) und die Spontanatmung erst nach dem Abklingen der atemdepressorischen Wirkung der Anästhetika herbeigeführt wird. Die (pulmonale) Elimination von Inhalationsanästhetika wird durch eine Steigerung der Ventilation beschleunigt; ein zu frühes Einleiten der Spontanatmung würde hier bei noch anhaltender Atemdepression genau das Gegenteil bewirken, d. h. die Elimination und folglich auch das Aufwachen verzögern (▶ Abb. 5.20).

Extubation

Die Extubation des Patienten erfordert unter anderem eine suffiziente Spontanatmung und die völlige Wiederherstellung der pharyngealen und laryngealen Schutzreflexe. Wünschenswert ist außerdem, dass der Patient kontaktfähig ist, d. h. eindeutig auf Ansprache reagiert (▶ Abb. 5.21).

Bei **unzureichender Spontanatmung** müssen zunächst folgende Ursachen erwogen und abgeklärt werden:

- *Überhang an volatilen Anästhetika:* Bei einer durch volatile Anästhetika ausgelösten Atemdepression liegen in der Regel kleine Atemzugvolumina und eine normale oder erhöhte Atemfrequenz vor. Die Atmung des Patienten muss maschinell unterstützt werden, um die Elimination des Narkosegases zu beschleunigen.
- *Überhang an Opioiden:* Die opioidinduzierte Atemdepression ist durch normale oder erhöhte Atemzugvolumina und eine niedrige Atemfrequenz gekennzeichnet. Patienten mit einem Opioidüberhang sind oftmals ansprechbar. Sie sollten assistierend nachbeatmet werden. Manchmal kann eine titrierte Antagonisierung der Opioidwirkung mit Naloxon sinnvoll sein. Dieses Vorgehen ist allerdings nicht unproblematisch und bleibt erfahrenen Teams vorbehalten (Kap. 4.4).
- *Überhang an Muskelrelaxanzien:* Ein Relaxansüberhang als Ausdruck einer inkompletten neuromuskulären Blockade ist durch eine flache, schnelle Atmung oder frustrane Atembewegungen geprägt. Die Wirkung der meisten nicht depolarisierenden Relaxanzien kann mit Cholinesterasehemmern aufgehoben werden (Ausnahme: Mivacurium; Kap. 4.5). Allerdings sollte für eine Antagonisierung die Spontanatmung zumindest im Ansatz vorhanden und die neuromuskuläre Blockade mittels Relaxometrie objektiviert sein (Ziel: TOF > 0,9). Erst dies lässt die für den weiteren Verlauf zu erwartende Pharmakokinetik abschätzen. Anderenfalls muss die Beatmung – unter begleitender Sedierung – assistierend oder kontrolliert bis zum spontanen Abklingen der Blockade fortgeführt werden.

Weitere **Komplikationen**, die während oder nach der Ausleitung eintreten können (z. B. Atelektasen, Bronchospasmus, Pneumothorax oder das negative-pressure pulmonary edema [NPPE]), werden ausführlich in Kap. 13 und Kap. 14.3 behandelt.

- Vermeidung von Relaxanzien und Narkose-Opioiden zum Ende des Eingriffs
- rechtzeitige, langsame Reduktion der Dosis von Inhalationsanästhetika oder i.v. Hypnotika neuromuskuläres Monitoring, ggf. Antagonisierung bei TOF < 0,9
- Zufuhr von 100 % O_2 mit Beendung der Hautnaht
- assistierende Beatmung bis zur Suffizienz der Spontanatmung

Je länger die Dauer einer Narkose und damit die Anästhetikaexposition (Kumulation), umso eher muss mit der Ausleitung begonnen werden.

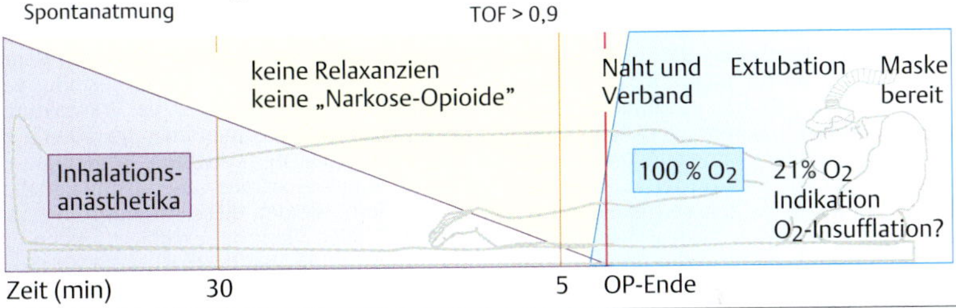

Abb. 5.20 Vorbereitung der Narkoseausleitung.

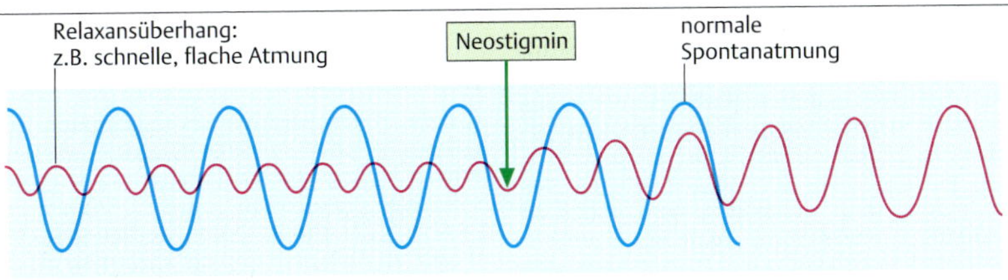

Extubationskriterien

- suffiziente Spontanatmung, bei Erwachsenen: Atemzugvolumen > 500 ml od. 8 ml/kg KG Atemfrequenz = 10–15/min
- wiederhergestellte pharyngeale u. laryngeale Schutzreflexe (Schluck-, Hustenreflex und Relaxometrie TOF > 0,9)
- Kontaktfähigkeit (z.B. Augenöffnen oder Händedrücken auf Aufforderung)
- Körpertemperatur > 35 °C (bei Risikopatienten ≥ 36,5 °C)
- stabiler Kreislauf, keine größeren Blutverluste
- kein erhöhter Hirndruck

Die Ausleitung ist ideal, wenn der Patient nicht gegen den Tubus hustet oder presst, ruhig und tief spontan atmet, zur Extubation kontaktfähig und schmerzfrei ist und Muskelzittern vermieden werden kann.

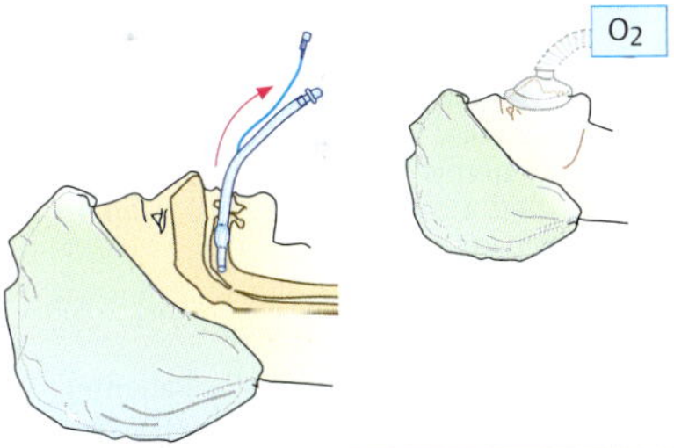

Durchführung

- oropharyngeales Absaugen von Sekreten
- endotracheales Absaugen nur bei Erfordernis
- Manuelles Hyperinflationsmanöver „Blähen"
- Entblocken der Manschette und Entfernen des Tubus unter ruhiger Spontanatmung
- O_2-Insufflation über Maske
- erneutes Überprüfen der Spontanatmung und der Kontaktfähigkeit

Abb. 5.21 Extubation – Extubationskriterien und Durchführung.

Durchführung

Bevor ein Patient extubiert werden darf, muss das komplette Instrumentarium für eine Reintubation bereitgestellt und überprüft worden sein. Sobald die Spontanatmung ausreicht, wird *oropharyngeal* abgesaugt, um eine Aspiration von Sekreten unter oder unmittelbar nach der Extubation zu verhindern. Ein endotracheales Absaugen (sterile Kautelen) ist nur bei entsprechender Sekretretention nötig (z. B. Auskultationsbefund). Anschließend wird unter manueller Beatmung der inspiratorische Druck erhöht und für mehrere Sekunden auf diesem Niveau gehalten *(„manuelles Hyperinflationsmanöver“)*. Damit lassen sich (Mikro-) Atelektasen wieder öffnen („Recruitment“) und ein (erneuter) Kollaps der kleinen Atemwege wird für längere Zeit verhindert. Eine *relative* Kontraindikation besteht bei Patienten mit COPD oder Lungenemphysem wegen der möglichen Auslösung eines Barotraumas und bei Patienten mit erhöhtem Hirndruck. Der Endotrachealtubus wird sodann in einer ruhigen Phase der Spontanatmung nach Entblocken der Manschette behutsam durch die Stimmritze zurückgezogen und danach zügig entfernt. Im Einzelfall, z. B. bei noch aspirationsgefährdeten Patienten, kann es sinnvoll sein, den Tubus unter gleichzeitigem endotrachealem Absaugen zu entfernen. Hierbei ist es ausgesprochen wichtig, dass der Absaugkatheter, der durch den Tubus eingeführt wird, nicht zu dicklumig ist, weil sonst beim Absaugen ein Unterdruck in den Lungen entstehen kann, der, besonders bei hoher Thoraxelastizität (Kinder), die Bildung von Atelektasen erheblich begünstigt. Nach der Extubation sollte jedem Patienten zunächst noch reiner *Sauerstoff* über die Beatmungsmaske zugeführt werden. Dabei wird die Spontanatmung erneut auf Suffizienz überprüft und außerdem die Ansprechbarkeit des Patienten kontrolliert.

Transport in den Aufwachraum

Nach der Ausleitung werden die Patienten – stabile Vitalfunktionen vorausgesetzt – zur weiteren Überwachung in eine Aufwacheinheit verlegt (Einzelheiten: Kap. 14.2). Sie sollten am besten von ihrem Anästhesieteam dorthin begleitet und dem Pflegepersonal übergeben werden. Die Übergabe muss die wichtigsten Informationen zum Operations- und Anästhesieverlauf und aktuellen Zustand des Patienten enthalten. Bei längeren Transportwegen sollte zur Vermeidung einer Hypoxie auch unterwegs Sauerstoff insuffliert und apparativ mindestens eine Pulsoxymetrie durchgeführt werden. Bei Umlagerungen, z. B. vom Operationstisch in das Aufwachraumbett, ist zu bedenken, dass unmittelbar nach einer Narkose, wie auch nach einer rückenmarknahen Regionalanästhesie, die Kreislaufregulation noch eingeschränkt ist und daher der Blutdruck bei abruptem Lagewechsel unter Umständen deutlich abfallen kann.

Besonderes Vorgehen

Extubation in tiefer Narkose

Von der Vorgehensweise, die Extubation erst vorzunehmen, wenn der Patient wach ist und die oben genannten Kriterien erfüllt, wird manchmal abgewichen, z. B. bei Erkrankungen mit besonderer mechanischer Irritabilität der Atemwege wie dem **Asthma bronchiale.** Um einen Bronchospasmus oder Asthmaanfall zu verhindern, werden diese Patienten nicht selten in tiefer Narkose extubiert, wobei die Spontanatmung aber bereits wieder eingesetzt haben soll. Voraussetzung für eine Extubation in tiefer Narkose ist, dass keine Umstände vorliegen, die das Aspirationsrisiko erhöhen wie Nichtnüchternheit oder Magenentleerungsstörungen (▸ Abb. 5.22).

Nachbeatmung

Größere intraoperative Komplikationen, umfangreiche oder spezielle Eingriffe wie auch schwere Begleiterkrankungen lassen eine sofortige Extubation nicht immer zu (▸ Abb. 5.22). Die Patienten werden dann entweder im Aufwachraum nachbeatmet, bis sich die Vitalfunktionen stabilisiert haben und die Homöostase wiederhergestellt ist, oder auf eine Intensivstation verlegt, z. B. wenn von vornherein eine längere Beatmungspflichtigkeit zu erwarten ist.

Die Kunst, eine Narkose zu beenden, liegt also nicht nur darin, die Extubation regelgerecht und sicher auszuführen, sondern auch darin, den richtigen Zeitpunkt zu erkennen oder ihn sorgfältig zu planen.

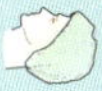 **Airway** Atemweg	• **Atemwege** offen? • **Schutzreflexe** vorhanden? • **Beißschutz** einlegen / abwägen • **Fremdkörper** in der Mundrachenhöhle (Oropharynx)? Sekret, Atemwegshilfe?
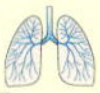 **Breathing** Atmung	• **Ventilationsstörungen? Oxygenierungsstörungen?** (SpO_2, ggf PaO_2, $etCO_2$, ggf. $PaCO_2$) • Regelmäßiges suffizientes **Atemmuster** (Atemfrequenz, Atemzugvolumen)? • **Druckunterstützung** notwendig?
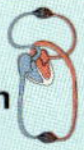 **Circulation** Kreislauf	Stabiler **Kreislauf** • Herzfrequenz und -rhythmus? Arrhythmien kontrolliert? • Normotension ohne Kreislaufunterstützung (Vasopressoren, Katecholamine, Inotropika) • Ausgeglichene Flüssigkeitsbilanz, Laktat (< 2,0 mmol/l) • Normaler pH (7,35–7,45)
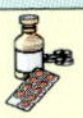 **Drugs** Medikamente	**Relaxansüberhang**: neuromuskuläre Restblockade vorhanden? (Ziel: Relaxometrie TOF > 0,9) **Analgesie adäquat?** Tachykardie? Tachypnoe? **Vigilanz:** Hypnotikaüberhang (Narkosetiefemessung)?
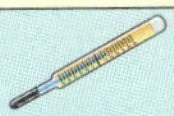 **Environment** Umgebung	**Körpertemperatur:** Normothermie? (Ziel ≥ 35°C) **Reintubationsbereitschaft** (Ausrüstung) **Lagerung:** Atemweg zugänglich? Ziel: Rückenlage, ggf. stabile Seitenlagerung **Personelle, räumliche und logistische Voraussetzungen zur Extubation/ Reintubation gegeben?**
 **Human Factors**	**Timing** • Erwäge Tageszeit inklusive Fatigue (Erschöpfung des Personals) • Personalressourcen vorhanden? • Fachexpertise ausreichend verfügbar? • Briefing: respiratorisches Versagen nach Extubation in Hochrisikokonstellationen

Abb. 5.22 ABC-Modell zur Vorbereitung zur Extubation nach Allgemeinanästhesie.

Gesichtsmaske

Ein bedeutender Bestandteil des anästhesiologischen Managements ist die Sicherung des Atemwegs und der Beatmung. Die manuelle Beatmung mittels Gesichtsmaske (Maskenbeatmung) ist eine grundlegende Fertigkeit des Atemwegsmanagements z. B. während elektiver Anästhesien und beim akuten Atemwegsnotfall (akutes A-Problem). Die **Maskenbeatmung** ermöglicht:
- die Apnoephase vor einer endotrachealen Intubation zu überbrücken (z. B. Anästhesieeinleitung),
- die Durchführung einer sog. Maskennarkose (Indikationen: Kap. 5.3),
- die inhalative Anästhesieeinleitung z. B. in der Kinderanästhesie,
- bei der akuten respiratorischen Insuffizienz (B-Problem) eine non-invasive Beatmung (NIV; non-invasive Ventilation) ggf. zur Überbrückung bis zur endotrachealen Intubation auf der Intensivstation.

Praxis der Maskenbeatmung

Eine suffiziente Maskenbeatmung wird durch die *Dichtigkeit der Maske* und den *offenen Atemweg* erreicht.

Dichtigkeit

Voraussetzung für eine erfolgreiche Maskenbeatmung ist ein dichter Sitz der Maske um Nase und Mund. Eine Maske sollte sich idealerweise bei geringem Anpressdruck an die Gesichtskontur anpassen (▸ Abb. 6.1). Bei Neugeborenen oder Säuglingen werden bevorzugt runde Gesichtsmasken verwendet. Der dichte Maskensitz kann aufgrund der Anatomie erschwert sein (u. a. Gesichtsbehaarung, Zahnlosigkeit, Trauma oder Deformität des Gesichtsschädels bzw. der Mundöffnung und -höhle). Die Maske wird von der *linken Hand* („C-E-Griff") geführt. Die Maskenbasis wird auf die Kinn-Lippen-Furche gesetzt, die Spitze auf die Nasenwurzel (▸ Abb. 6.1). Sanfte manuelle Beatmung (ca. 12 Atemzüge/min) ermöglicht geringe Druckspitzen und vermindert Leckage. Hohe Leckage (Atemgasverlust) muss durch höhere Frischgaszufuhr („O_2-Fluss") am Narkosegerät überbrückt werden.

Offener Atemweg

Mit Eintritt der Anästhesie erschlafft die Mundbodenmuskulatur, die Zunge sinkt gegen die Rachenhinterwand und verlegt den Hypopharynx. Dies führt zum Verschluss des Atemwegs und erschwert die Maskenbeatmung, so z. B. in besonderer Ausprägung bei adipösen Patienten mit obstruktiver Schlafapnoe.

Vorgehen zum Öffnen des Atemwegs durch die Maskenbeatmung (▸ Abb. 6.1, ▸ Abb. 6.2):
1. Lagern in *Sniffing*-Position (▸ Abb. 6.4): Der Patient liegt optimiert, wenn der Tragus des Ohres sich oberhalb der Ebene des Sternums befindet, während das Gesicht des Patienten parallel zur Decke ausgerichtet ist.
2. Anheben des Unterkiefers mit dem sog. „C-E-Griff"
3. Überstrecken des Kopfes in der Halswirbelsäule (HWS-Reklination)
4. Seitliche Rotation des Kopfes („head tilt")
5. Wechsel von ein- zu zweihändiger Maskenbeatmung („clamp-grip")

Diese Maßnahmen zur Optimierung der Maskenbeatmung werden durch Hilfsmittel und ein erweitertes Maßnahmenbündel (▸ Abb. 6.2) ergänzt: Wendl- und Guedel-Tubus (▸ Abb. 6.3).

C-E-Griff (▸ Abb. 6.1): Der Unterkiefer wird mit dem 3.–5. Finger entlang des Unterkieferknochens („E") angehoben, während die Maske mit Daumen und Zeigefinger umfasst („C") und mit leichtem Druck an das Gesicht dicht angepasst wird. Dabei wird durch den C-E-Griff das Gesicht inkl. Unterkiefer leicht angehoben und die Reklination des Kopfes stabilisiert. Die rechte Hand bleibt für den Atembeutel frei. Wenn nötig, kann die Maskenbeatmung assistiert zweihändig durchgeführt werden („doppelter C-E-Griff", „claw grip"). Der sog. „clamp grip" ist eine alternative Möglichkeit (▸ Abb. 6.1). Eine suffiziente Maskenbeatmung erreicht beim Erwachsenen pro Atemzug ca. 300–400 ml mit möglichst geringem Atemwegsdruck. Der Beatmungsdruck sollte sicher unter dem Verschlussdruck des gastroösophagealen Sphinkters (20–25 mbar) bleiben, um eine *Gasinsufflation* des Magens zu vermeiden. Das Atemzugvolumen lässt sich durch Beobachtung der Thoraxbewegung grob abschätzen und kann am Volumeter des Narkosegerätes gemessen werden. Die Beatmung erfolgt *manuell* über einen Atembeutel.

Maschinell kontrollierte Maskenbeatmung: Bei modernen Anästhesiegeräten kann der druckkontrollierte Beatmungsmodus (PIP < 18 mbar; PIP: peak inspiratory pressure, Beatmungsspitzendruck) zur maschinell druckkontrollierten Maskenbeatmung eingesetzt werden. So kann bei schwieriger Maskenbeatmung zweihändig effizient beatmet werden, ohne eine zweite Person zu binden. Die Maske ist dabei fest auf dem Gesicht fixiert, z. B. mittels zweihändigem „clamp grip". Die Beatmungsparameter PIP, PEEP, Atemfrequenz können individuell am Gerät angepasst werden.

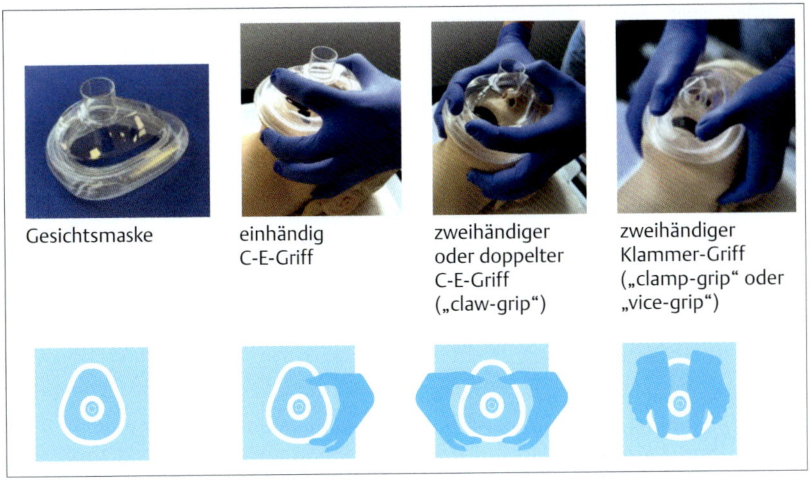

Abb. 6.1 Gesichtsmaske und ihre Handhabung.

Ziele zur optimierten Maskenbeatmung: 1. Dichtigkeit der Maske, 2. offener Atemweg		
	Interventionen	**Auswirkung**
1. durchführende Person	– Position der durchführenden Person und Körperhaltung	✓ Effizienz
2. Manipulationen: • Kopf und Hals	**1.** Lagerung optimieren („sniffing-Position“) **2.** seitliche Rotation des Kopfes **3.** Anheben des Unterkiefers „Esmarch-Handgriff“ **4.** Zahnprothese belassen bei zahnlosen Menschen	✓ Öffnung des Atemwegs
• Maske	**1.** Maskenbeatmung mittels C-E-Griff **2.** Wechsel von einhändigem zu zweihändigem C-E-Griff **3.** ggf. zweihändiger Klammer-Griff („vice-grip“)	✓ dichter Maskensitz und Öffnung des Atemwegs
3. adjunktive Hilfsmittel	– Guedel-Tubus (oropharyngeal airway; OPA) – Wendl-Tubus (nasopharyngeal airway; NPA)	✓ Öffnung des Atemwegs
4. Maskengröße/Typ	Maskengröße oder -typ wechseln	✓ dichter Maskensitz
5. Absaugen/ O_2-Flussrate	**1.** Atemweg absaugen **2.** O_2-Fluss erhöhen	✓ Öffnung des Atemwegs CPAP und Leckage ausgleichen
6. Anästhesietiefe	**1.** Anästhesie vertiefen **2.** Muskelrelaxierung	✓ Öffnung des Atemwegs

Abb. 6.2 Erweitertes Maßnahmenbündel – Schrittweise Optimierung der schwierigen Maskenbeatmung.

Ursachen einer insuffizienten Maskenbeatmung:

- Positionierung und Körperhaltung der durchführenden Person
- Lagerung und Maskengröße
- pharyngeale Atemwegsobstruktion durch Tonusverlust
- obere Atemwegsobstruktion, z. B. Trauma des Gesichtsschädels, Fremdkörper
- untere Atemwegsobstruktion, z. B. Laryngo-, Bronchospasmus
- zahnlose Patienten (ggf. Zahnprothesen belassen)
- flache Anästhesie

Exkurs Traumaversorgung

Bei Halswirbelsäulentrauma ist die Maskenbeatmung ohne die sonst hilfreiche Reklination ggf. erschwert. Die Maskenbeatmung muss in „In-line-Stabilisierung" der Halswirbelsäule (HWS) durchgeführt werden. Mit Bewegung des Kopfes und HWS droht beim Traumapatienten während der Maskenbeatmung eine Verletzung des zervikalen Rückenmarks. Gleichzeitig gilt es, suffiziente Oxygenierung zu erreichen. Das Offenhalten der Atemwege, die Sicherung des Atemwegs und der Beatmung erfordert gerade in dieser Situation spezielle Maßnahmen und eine adäquate Risiko-Nutzen-Abwägung mit kompetenter Erfahrung.

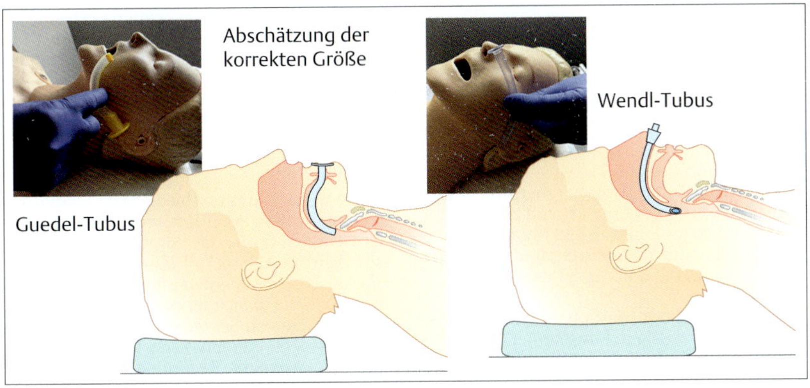

Abb. 6.3 Adjunktive Hilfsmittel der Maskenbeatmung – Guedel- und Wendl-Tubus.

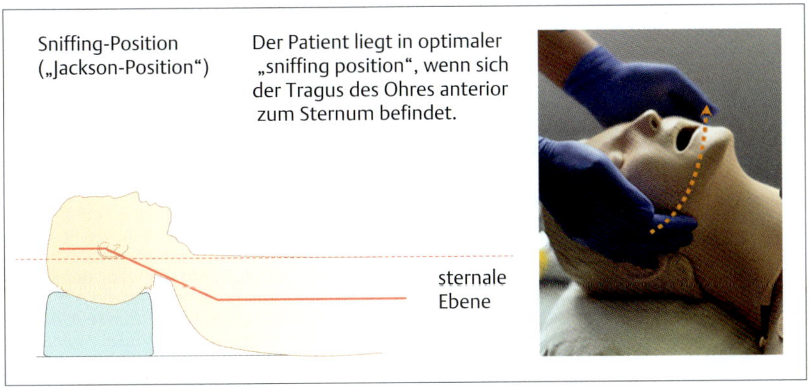

Abb. 6.4 Sniffing-Position – Lagerung zur Verbesserung der Maskenbeatmung.

Atemwegshilfen

Der Oropharyngealtubus nach *Guedel* und Nasopharyngealtubus nach *Wendl* (▶ Abb. 6.3) sind adjunktive Hilfsmittel zum Offenhalten der oberen Atemwege. Der Einsatz gehört zum adjunktiven Maßnahmenbündel des Offenhaltens des Atemwegs bei der schwierigen Maskenbeatmung (▶ Abb. 6.2).

- Der **Guedel-Tubus** (Oropharyngealtubus) ist anatomisch vorgeformt. Er wird zunächst umgekehrt zur Zunge in den Mund eingeführt, dann um 180° gedreht und zwischen Zungengrund und Rachenhinterwand platziert.
- Der **Wendl-Tubus** (Nasopharyngealtubus) besteht aus weichem Kunststoff. Er wird durch die Nase bis in den Hypopharynx eingeführt. Über den Wendl-Tubus lässt sich Sauerstoff applizieren.

Exkurs Notfallversorgung

Wendl-Tuben sind effiziente adjunktive Hilfsmittel und Bestandteil des primären Atemwegsmanagements beim Massenanfall von Verletzten (MANV) in der präklinischen Notfallmedizin und taktischen Medizin. Während der sog. Sichtungsphase der Katastrophenmedizin kann der Einsatz des Wendl-Tubus die Spontanatmung überbrückend erhalten, bis eine individualmedizinische Versorgung möglich ist.

Komplikationen bei der Anwendung von Guedel- und Wendl-Tubus sind Verletzungen im Mund-Rachenbereich, Zahnverletzungen und Reizung der Atemwege bis hin zur Auslösung eines Würgereizes mit Regurgitation bzw. pulmonaler Aspiration. Der Einsatz des Wendl-Tubus verursacht ggf. Nasenbluten und muss vor allem bei Patienten unter Antikoagulation, z. B. bei Vorhofflimmern, kritisch abgewogen werden.

Der *Esmarch-Handgriff* (engl. „jaw thrust"; ▶ Abb. 6.4) öffnet beim spontan atmenden Patienten z. B. unmittelbar akut nach der Extubation den Atemweg, ohne weitere Hilfsmittel. Dies erspart oftmals die Notwendigkeit des Einsatzes von Wendl- oder Guedel-Tubus.

Kehlkopfmaske – Larynxmaske (LMA)

Die Kehlkopf- oder Larynxmaske (engl.: „laryngeal mask airway", LMA) ist fester Bestandteil des Atemwegsmanagements im Notfall und elektiver Anästhesien. Es handelt sich dabei um eine sog. supraglottische Atemwegshilfe (SGA) mit einer Manschette (Cuff), die den Kehlkopfeingang umschließt. Der Cuffdruck bei SGA darf maximal 60 mbar betragen und sollte regelhaft geprüft werden, um Komplikationen wie Zungenschwellung zu vermeiden. Ursprünglich als Alternative zur Gesichtsmaske bei elektiven Eingriffen entwickelt, wird die LMA nun beim leitliniengerechten Notfallmanagement des schwierigen Atemwegs regelmäßig bei Kindern und Erwachsenen eingesetzt.

Maskentypen

Die LMA ist in unterschiedlichen Ausführungen und Größen erhältlich, wobei für die Wahl der richtigen Größe das Körpergewicht als Anhalt dient (▶ Abb. 6.5). Die 2. Generation der supraglottischen Atemwegshilfen (SGA 2. Gen.) besitzt einen Kanal, über den eine Magensonde zur Drainage von Sekret oder Luft in den Magen eingelegt werden kann (▶ Abb. 6.5). Da dies das Risiko von Regurgitation vermindern kann, wird die Anwendung von SGA 2. Generation empfohlen.

Einführtechnik

Die LMA kann in der Regel mit einer Hand eingeführt werden. Vorher wird der leicht erhöht gelagerte Kopf des Patienten mit der einen Hand oder besser von einer zweiten Person überstreckt, anschließend der Mund geöffnet und offengehalten. Die Führungshand umfasst den Schaft der LMA, wobei der Zeigefinger während des Einführvorgangs auf dem Maskenansatz ruht („Bleistiftgriff"). Er dirigiert die LMA mit konstantem, geringem Druck zuerst über den harten, dann über den weichen Gaumen in ihre Endposition, die Tiefe des Hypopharynx (▶ Abb. 6.6). Am Übergang der Mundboden- und Tracheaeingangsebene kann das Einführen der LMA problematisch sein, da diese Ebenen in einem spitzen Winkel zueinander liegen. Dieser Winkel der anatomischen Achsen wird bei der direkten Laryngoskopie zur endotrachealen Intubation durch das Laryngoskop und Reklination aufgehoben. Die Spitze der LMA kann dort umschlagen. Dabei besteht die Gefahr der Verletzung des weichen Gaumens und Möglichkeit einer Fehllage mit relevanter Undichtigkeit. Um die Platzierung der LMA zu erleichtern, soll diese ventral wie auch dorsal durch Auftragen eines Gels gleitfähig gemacht werden („Lubrizierung").

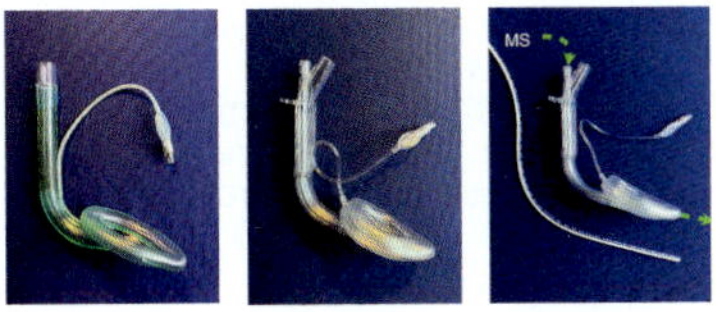

Standardtyp LMA (2. Gen.) mit Kanal für Magensonde (MS)

LMA-Größe	Anwendung bei	Körpergewicht
1	Säuglingen	-5 kg
1,5	Säuglingen	-10 kg
2	Kleinkindern	-20 kg
2,5	Kindern	20–30 kg
3	Jugendlichen	30–50 kg
4	Erwachsenen	50–70 kg
5	Erwachsenen	-100 kg

Abb. 6.5 Larynxmaske. Standardtyp und LMA (2. Generation). Auswahl der passenden Größe.

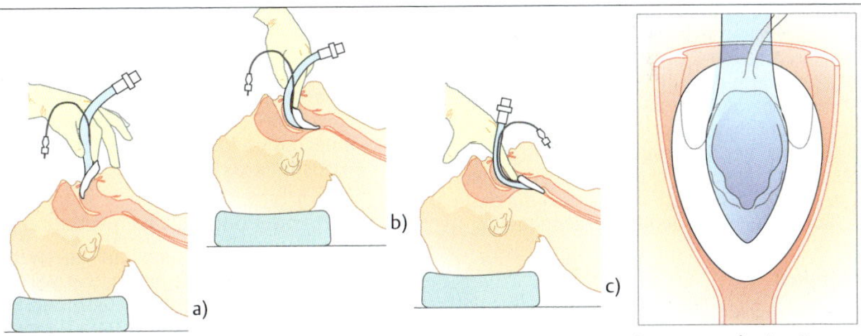

Larynxmaske in situ

Abb. 6.6 Einführen der Larynxmaske (= Kehlkopfmaske, LMA).

Position

Aufgrund ihrer angepassten Form gleitet die LMA leicht in Position auf bzw. hinter das knorpelige Kehlkopfskelett. Die Erfolgsquote liegt bei entsprechender Erfahrung des Anwenders bei über 95 %. Bei optimalem Sitz liegt die Spitze des Cuffs dem oberem Ösophagussphinkter auf und die lateralen Anteile füllen die Sinus piriformes aus. Die Epiglottis (Kehldeckel) befindet sich dann außerhalb der Maskenöffnung. Diese Lage zeigt sich bei fiberendoskopischer Kontrolle in 10–20 % der Fälle, in über 80 % ragt die Epiglottis partiell in das Lumen der LMA hinein. Davon wird die Beatmung meist nicht beeinträchtigt.

Lagekontrolle der LMA (2. Gen.)

Die LMA der 2. Generation (Synonym: SGA 2. Gen.) gestattet zusätzliche Lagekontrolle und damit höhere Anwendungssicherheit. Bei korrekter Lage lässt sich die Magensonde widerstandsfrei einführen und im Magen platzieren. Zusätzlich kann der sog. Supra-Sternal-Notch-Test (oder: Jugulum-Test) die korrekte Position bestätigen: Eine geringe Menge Gel wird auf die Öffnung des Drainagekanals der positionierten LMA gegeben. Durch leichtes Drücken auf das Jugulum bewegt sich das Gel durch die Luftsäulenbewegung deutlich erkennbar.

Dichtigkeit

Bei Beatmungsdrücken bis 20 mbar schließen über 70 % aller LMAs dicht ab. In 50 % der Fälle werden auch Spitzendrücke von 30 mbar toleriert, ohne dass eine Leckage auftritt. Bei Drücken > 20 mbar ist jedoch eine *Gasinsufflation in den Magen*, verbunden mit *erhöhtem Regurgitations- und Aspirationsrisiko*, nicht auszuschließen. Weiteres Nachblocken bei Undichtigkeit führt nur selten zu einer Verbesserung; die LMA sollte in diesen Fällen neu platziert werden. Ein erhöhtes Aspirationsrisiko bei Anwendung der LMA an nüchternen Patienten lässt sich nicht erkennen. Bei fehlender Nüchternheit hingegen darf die LMA nicht elektiv eingesetzt werden, weil sie keinen ausreichenden Schutz vor einer Aspiration bietet.

Narkosetiefe

Entscheidend für den Gebrauch der LMA ist eine ausreichend tiefe Anästhesie. Dies gilt nicht nur für das Einführen der Maske, sondern auch während der Beatmung. Als ideales Einleitungshypnotikum wird wegen der guten Dämpfung der pharyngolaryngealen Reflexe **Propofol** angesehen. Es kann mit einem Opioid kombiniert werden. Eine zusätzliche Muskelrelaxation ist in der Regel nicht nötig. Bei korrekt platzierter LMA gibt es keine eindeutige Evidenz für ein erhöhtes Aspirationsrisiko durch den Einsatz von Muskelrelaxanzien. Die LMA soll zum Ende der Anästhesie beim wachen Patienten nach vollständiger Rückkehr der Schutzreflexe entfernt werden.

Anwendungskriterien

Grundsätzlich kann eine LMA immer dann eingesetzt werden, wenn eine Intubation nicht erforderlich und eine Gesichtsmaske nicht zweckmäßig ist. Die LMA ist eine sichere Alternative zur Gesichtsmaske, aber keine Alternative, wenn die klare Indikation für einen Endotrachealtubus besteht. Gegenüber der Gesichtsmaske hat die LMA den Vorteil, dass eine maschinelle Beatmung mit geringem PEEP (≤ 5 mbar) möglich ist. Leckagen, die zu einer Raumluftkontamination mit Narkosegasen und einer Hypoventilation führen, treten deutlich seltener auf. Im Vergleich zum Endotrachealtubus löst die LMA wenig Irritation der Stimmbänder und der Trachealschleimhaut aus. Zudem fällt die hämodynamische Stimulation geringer aus. Die postoperative Inzidenz von Halsschmerzen und Heiserkeit ist bei umsichtiger Anwendung geringer als nach Intubation.

Erschwerte oder unmögliche Intubation

Die LMA kann bei erwarteter und unerwarteter schwieriger Intubation eingesetzt werden, um die oberen Atemwege zu sichern und eine Beatmung des Patienten zu gewährleisten (► Abb. 6.18). Außerdem lässt sich mithilfe eines Fiberendoskops ein dünner Tubus (Innendurchmesser ≤ 6,5 mm) über die LMA in die Trachea einführen.

Gefahren und Komplikationen

In ► Abb. 6.7 sind die speziellen Gefahren und Komplikationen bei der Anwendung der LMA zusammengefasst.

In ► Abb. 6.8 sind die Indikationen und Kontraindikationen für den Einsatz der LMA zusammengestellt.

- Dislokation der LMA führt zu Leckage oder Atemwegsobstruktion
  – z.B. durch Umschlagen des Cuffs, Rotation der Maske, Fehlplatzierung

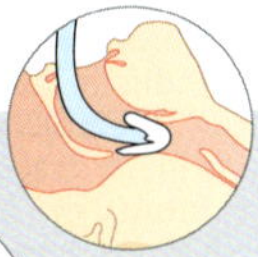

- Ödem der Zunge
- Hämatom, Sekret im Kehlkopfeingang
- Laryngo-, Bronchospasmus

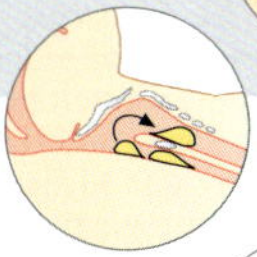

- Druckschäden (z.B. durch zu hohen Cuffdruck)
  - Verletzung der Uvula und der Tonsillen
  - Epiglottisödem, Ödem der hinteren Rachenhinterwand
- Husten, Würgen, Erbrechen: Regurgitation ± pulmonale Aspiration

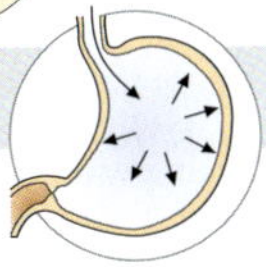

- gastrale Gasinsufflation
- in seltenen Einzelfällen: Hypoglossusparese, Rekurrensparese

Abb. 6.7 Spezielle Gefahren und Komplikationen der Larynxmaske (LMA).

Indikationen

- Eingriffe, bei denen eine endotracheale Intubation nicht erforderlich oder erwünscht und eine Gesichtsmaske nicht zweckmäßig ist
- Operationsdauer > 15 min und < 2–3 h
- Augen-, Ohroperationen
- Notfallbeatmung
- unerwartet schwieriger Atemweg

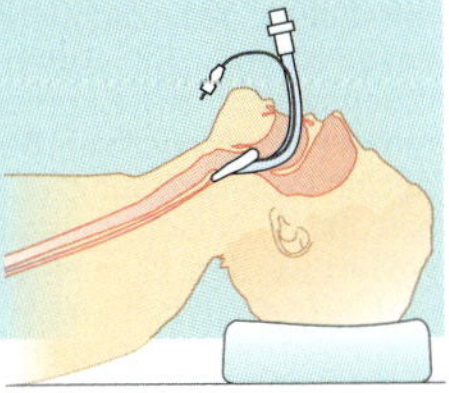

Kontraindikationen

- deutlich eingeschränkte Mundöffnung (z.B. Ankylose)
- lockere Frontzähne
- Nichtnüchternheit bzw. erhöhtes Aspirationsrisiko
- intraoperativ umständlich erreichbarer Atemweg
- Anwendung hoher Beatmungsdrücke: z.B. Lungenerkrankungen, Adipositas
- Erkrankungen im Mund-, Pharynx- oder Larynxbereich
- Tonsillenhypertrophie
- fehlende Erfahrung des Anwenders

Abb. 6.8 Indikationen und Kontraindikationen für die Larynxmaske (LMA).

Unter endotrachealer Intubation versteht man das Einführen eines Tubus in die Trachea. Dies kann durch den Mund („orotracheal“), die Nase („nasotracheal“) oder eine künstliche Öffnung in der Trachea („pertracheal“) geschehen. Die Intubation ist die sicherste Methode zur Freihaltung und Kontrolle der Atemwege. Sie gewährleistet die jederzeitige Zufuhr der gewünschten Sauerstoff- und Narkosegaskonzentration, minimiert das Risiko der pulmonalen Aspiration und ermöglicht die Durchführung sämtlicher operativen Eingriffe unter kompletter Muskelrelaxation, ferner die Langzeitbeatmung des Intensivpatienten und eine effektive Beatmung während der kardiopulmonalen Reanimation. Als Standard der Atemwegssicherung bei Narkosen und Notfällen gilt die **orotracheale Intubation,** die nasotracheale bleibt speziellen Indikationen, die pertracheale im Wesentlichen der Langzeitbeatmung des Intensivpatienten vorbehalten, z. B. Dilatationstracheotomie in Rahmen des Weanings der intensivmedizinischen Respiratortherapie.

Indikationen

Die angeführten Indikationen für eine endotracheale Intubation im operativen und intensivmedizinischen Bereich lassen sich aus zwei übergeordneten Indikationen ableiten (▶ Abb. 6.9):

- Schutz vor Makroaspiration und
- Erfordernis einer kontrollierten, invasiven Beatmung.

Dabei sind bei operativer Indikation zur Intubationsnarkose mehrere Faktoren zu berücksichtigen, z. B. Lokalisation des Operationsfeldes, Art, Umfang und Dauer des jeweiligen Eingriffs.

Evaluation des Atemwegs und der Intubationsbedingungen

Das Auftreten einer unerwartet schwierigen direkten Laryngoskopie wird mit 1,5–8 % angegeben. Die Inzidenz der sog. „can't intubate – can't oxygenate“ (CICO)-Situation, d. h. weder intubieren noch oxygenieren zu können, beträgt ca. 1:13 000 bis 1:25 000. Dabei sind auch interindividuell unterschiedliche Fertigkeiten und Routine der Durchführenden relevant.

Bei einer „konventionellen“ Intubation wird die Trachea unter direkter Visualisierung der Stimmritze („direkte Laryngoskopie“) intubiert.

Eine „unmögliche Laryngoskopie“ besteht, wenn die Glottisebene (Stimmritze) nicht visualisiert werden kann. In den meisten dieser Fälle ermöglicht die indirekte Laryngoskopie mittels Videolaryngoskop die Intubation. Wenn mehr als zwei Intubationsversuche misslingen, so gilt dies als „schwierige Intubation“.

Das Management des schwierigen Atemwegs bzw. der schwierigen Intubation ist Bestandteil der ärztlichen Fachweiterbildung für Anästhesiologie.

„Schwieriges“ Atemwegsmanagement

Eine Maßnahme (Maskenbeatmung, Laryngoskopie, Intubation) gilt definitionsgemäß als *„schwierig“*, wenn mehr als zwei Versuche nach anästhesiologischem Facharztstandard misslingen. Jede „schwierige“ Maßnahme ist entsprechend in Patientenakte und Narkoseprotokoll zu dokumentieren. Dazu gehören der objektivierbare Befund und die erfolgreiche Problemlösung (z. B. Koniotomie). Die betroffene Person muss informiert und aufgeklärt werden. Es muss ein Atemwegsausweis und ggf. zusätzlich ein Arztbrief (Bericht) mit Lösungsstrategie ausgehändigt werden. Ein **„schwieriger Atemweg“** liegt vor, wenn die Maskenbeatmung und/oder die direkte Laryngoskopie bzw. endotracheale Intubation Schwierigkeiten bereitet.

Der Befund der direkten und indirekten Laryngoskopie wird durch die Klassifikation nach Cormack und Lehane (I–IV) beschrieben (▶ Abb. 6.12).

Schutz vor pulmonaler Makroaspiration 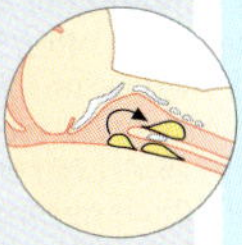	• bei aspirationsgefährdeten Patienten – Notfälle mit Vigilanzstörung, neuromuskuläre Erkrankungen (D-Problem) – gefüllter Magen, „nicht-nüchterner" Patient – anatomische Anomalie – Magen-Darm-Trakt: z.B. mechanischer Ileus, stenosierende Tumoren, Pylorusstenose – Diaphragma oder Ösophagus: z.B. Thoraxmagen, Hiatushernie, Achalasie – funktionelle Störung der Magen-Darm-Passage: z.B. paralytischer Ileus, Subileus, Refluxösophagitis – erhöhter intraabdomineller Druck: z.B. Aszites, Schwangerschaft, voluminöse abdominelle Tumoren
Erfordernis einer kontrollierten, invasiven Beatmung	• operative Eingriffe – intrathorakal, intraabdominell, intrakranial – Eingriffe im Kopf-Hals-Bereich – eingriffsassoziiert erhöhter intraabdomineller Druck: z.B. intraoperatives Kapnoperitoneum bei Laparoskopien – Einlungenbeatmung: z.B. Immobilisation eines Lungenflügels mittels Doppellumentubus zur Thorakotomie, videoassistierter Thorakoskopie oder minimalinvasiver Herz-OP – intraoperativ schwer zugänglicher Atemweg mit spezieller Lagerung: z.B. sitzende Position, Bauchlage – Eingriffe mit langer Dauer >3 h • intensivmedizinische Behandlung und Respiratortherapie: z.B. akute respiratorische Insuffizienz, Schädel-Hirn-Trauma, Vigilanzstörungen • Langzeitbeatmung

Abb. 6.9 Indikationen für die endotracheale Intubation.

Atemwegsevaluation

Die Beurteilung des Atemwegs findet vor *jedem* Atemwegsmanagement statt, z. B. während der Prämedikationsvisite und unmittelbar vor Narkoseeinleitung.

Prädisponierenden Faktoren des schwierigen Atemwegs müssen gezielt durch Befragung und Untersuchung des Patienten erkannt werden (▶ Abb. 6.10, ▶ Abb. 6.11). Verschiedene Schemata und Scores werden zur Objektivierung der Atemwegsevaluation verwendet:

- **Wilson's Test (positiv/negativ):** Dieser hochsensitive Test wird auch als „upper lip bite test" bezeichnet. Der Unterkiefer soll so weit wie möglich vorgeschoben werden (Protrusion). Können die unteren Schneidezähne nicht vor die oberen gebracht werden bzw. erreichen diese die Oberlippe nicht, deutet das auf einen schwierigen Atemweg hin.
- **Patil-Test (thyreomentaler Abstand in cm; Norm > 6–7 cm):** Als Kriterium für eine unter direkter Sicht durchführbare Intubation kann der Abstand zwischen Kinnspitze und Prominentia laryngea am Schildknorpel herangezogen werden („thyreomentaler Abstand"). Dieser sollte unter maximaler Reklination des Kopfes gemessen werden und *mehr als 6–7 cm* betragen. Ein Abstand < 6 cm ist in der Regel mit einer schwierigen direkten Laryngoskopie assoziiert.
- **Mallampati (I–IV):** Nach Mallampati korreliert bei der *Inspektion der Mundhöhle* der Grad der Erkennbarkeit enoraler und oropharyngealer Leitstrukturen mit der Einsehbarkeit der Glottisebene bei der direkten Laryngoskopie. Die graduelle Einteilung richtet sich danach, inwieweit der Zungengrund die Sicht auf die Pharynxhinterwand und die Gaumenanteile behindert (▶ Abb. 6.11). Für die Beurteilung spielt die Mundöffnung (Norm > 3,5 cm) eine wesentliche Rolle. Der Befund soll am aufrecht sitzenden Patienten mit maximal geöffnetem Mund und mit herausgestreckter Zunge ohne Phonation erhoben werden. Von Mallampati selbst wurde ursprünglich nur eine Einteilung in drei Klassen vorgenommen, die Klasse IV wurde nachträglich von Samsoon und Young als Extremvariante der Klasse III eingefügt. Bei einem Mallampati-Befund der Klasse I kann mit normalen Intubationsbedingungen gerechnet werden. Die Klasse III ist dagegen oft und die Klasse IV nahezu immer mit einer erschwerten, nicht selten auch konventionell unmöglichen Intubation verbunden. Für Klasse II ist keine individuelle Vorhersage möglich. Der Mallampati-Score ist Teil des sog. LEMON-Score.
- **LEMON-Score** (▶ Abb. 6.10): Ein Mnemonic der Atemwegsevaluation ist der LEMON-Score nach Reed. Dieser Score dient der Einschätzung des Atemwegs auch in Notfallsituationen, um eine evtl. schwierige direkte Laryngoskopie zu antizipieren. Vorbereitende Maßnahmen des schwierigen Atemwegs können dann frühzeitig getroffen werden (Personalressourcen, Ausrüstung etc.).
  Eine schwierige Laryngoskopie ist hochwahrscheinlich, wenn zwei oder mehr der fünf Kriterien als auffällig eingestuft werden. „LEMON" ist sehr sensitiv und berücksichtigt mehrere anatomische und funktionelle Aspekte:
  - Look: Liegen sichtbare Auffälligkeiten der Anatomie des Mund-Kiefer-Gesichts-Bereichs vor?
  - Evaluate 3–3–2 (▶ Abb. 6.10): erfasst die Geometrie des Atemwegs durch anatomische Abstände, gemessen in Querfingern (QF): Mundöffnung 3 QF, Abstand Kinn – Hyoid (3 QF), Hyoid – Thyroid (2 QF)
  - Mallampati (▶ Abb. 6.12): klassifiziert die pharyngeale Anatomie des Patienten in vier Klassen (I–IV), basierend auf der Sichtbarkeit des Gaumens und des Rachens. Mallampati-Score ≥ Klasse III ist als kritisch zu bewerten.
  - Obstruction: schließt Hindernisse und Verlegungen entlang des Atemwegs von Mundhöhle bis Bronchien ein: z. B. Epiglottitis, Zungenschwellung bei Insektenstich
  - Neck Mobility: bewertet eine Bewegungseinschränkung der Halswirbelsäule, z. B. eine angelegte Zervikalstütze bei HWS-Trauma oder Morbus Bechterew.

LEMON – Score nach Reed		Prädisponierende Faktoren für schwieriges Atemwegsmanagement – Auffälligkeiten der Atemwege
L	**Look externally:** Äußere Auffälligkeiten? • Gesichtsbehaarung, Adipositas, große Zunge, große Schneidezähne • Pathologien im Hals- und Gesicht	kraniofaziale Anomalien, Fehlbildungen, Raumforderungen, Zustand nach Operationen, Bestrahlungen im Gesichts-Hals-Bereich, Narben, Muskelveränderungen (Tortikollis), „kurzer, dicker“ Hals
E	**„Evaluate 3-3-2-rule“** • Mundöffnung: >3 Querfinger (normal: ≥3–4 cm) • Kinn-Hyoid-Abstand: >3 Querfinger • Hyoid-Thyroid-Abstand: >2 Querfinger	Zahnstatus, z.B. lockere Zähne, vorstehende obere Schneidezähne gotischer Gaumen, große und eingeschränkt bewegliche Zunge Prognathie, fliehendes Kinn (Retrogenie)
M	**Mallampati-Score** • Score ≥3	eingeschränkte Kehlkopfverschieblichkeit, hochstehender Kehlkopf
O	**Obstruction** durch • Pathologien der oberen Atemwege z.B. Peritonsillarabszess, Epiglottis, Tumor, Schwellung • Trauma, z.B. Rauchgasinhalation, laryngeale Verletzung • Fremdkörper	enorale Raumforderungen (z.B. Abszess, Tonsillenhypertrophie) Epiglottitis, Larynxödem, Rekurrensparese (Sprechqualität, Stimmbandfunktion, inspiratorischer Stridor) Struma, Trachealdeviation/-stenose, Tumoren der oberen Luftwege bis Hauptbronchien
N	**Neck mobility** • Halswirbelsäulen-Reklination eingeschränkt? (normale HWS-Extension >35°) • HWS-Trauma mit Zervikalstütze	HWS-Beweglichkeit eingeschränkt Spätschwangerschaft, Ödeme

Evaluate 3-3-2-rule

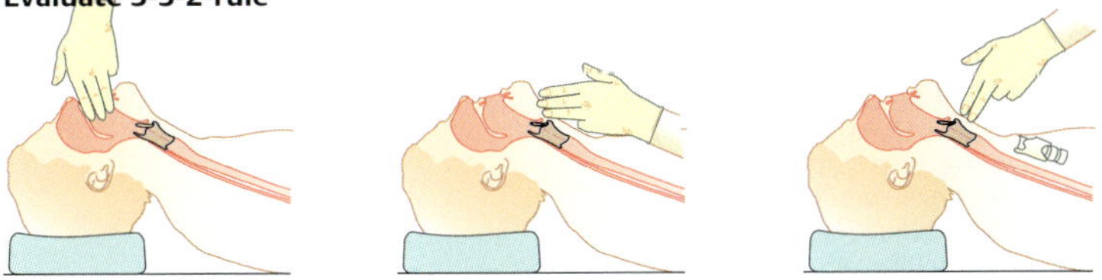

Abb. 6.10 **Atemwegsevaluation.** LEMON und prädisponierende Faktoren des anatomisch schwierigen Atemwegsmanagements.

Cormack-Lehane-Klassifikation

Die Einteilung von Cormack und Lehane kategorisiert den Befund der *direkten Laryngoskopie* mit Blick auf die Glottisebene in vier Grade (I–IV; ▸ Abb. 6.12). Es hat sich gezeigt, dass die Grade I und II ausgebildeten Anästhesisten keine Schwierigkeiten bei der Intubation bereiten. Bei *Grad III* ist die Anwendung des sog. *BURP-Manövers* (manuelles Verschieben des Kehlkopfs nach hinten, oben und nach rechts durch leichten Druck auf den Schildknorpel) und ggf. von Hilfsmitteln, z. B. eines Führungsstabes, häufig für eine erfolgreiche Intubation ausreichend. Bei *Grad IV* sind weder Glottis noch Epiglottis sichtbar, sodass eine konventionelle Intubation nicht möglich ist und spezielle Techniken wie die fiberendoskopische Intubation oder Videolaryngoskopie eingesetzt werden muss.

Endotrachealtuben

Bei einem Endotrachealtubus handelt es sich um eine in der Regel aus transparentem Kunststoff hergestellte biegsame Röhre, an deren distalem Ende sich eine aufblasbare Manschette (Cuff) für die Abdichtung der Trachea befindet. Endotrachealtuben gibt es in verschiedenen Größen und Formen (▸ Abb. 6.13). Standard für die orale und nasale Intubation ist der sog. **Magill-Tubus.** Er verläuft leicht gekrümmt und hat eine abgeschrägte Spitze. Die sog. *Spiraltuben* bestehen in der Regel aus Silikon, in das eine Metallspirale zur Verstärkung eingelassen ist. Sie verhindert ein Abknicken oder eine Kompression des Tubus. Spiraltuben werden vor allem bei Eingriffen im oder am Kopf oder in Bauchlage eingesetzt.

Der **Cuff** dient dem luftdichten Abschluss zwischen Tubus und Trachealwand. Dadurch wird eine Beatmung mit positivem Druck möglich. Außerdem soll die Abdichtung eine pulmonale Aspiration von Magensaft, Schleim, Blut und Fremdkörpern verhindern, ebenso wie eine Kontamination der Raumluft mit Inhalationsanästhetika. Hierzu muss der Cuff über eine Zuleitung mit Luft gefüllt werden („Blocken"). In der Regel werden nur noch sog. *Niederdruckmanschetten* (High-Volume/low-Pressure-Cuffs) benutzt. Sie entfalten sich schon bei einem verhältnismäßig geringen Druck, benötigen aber ein vergleichsweise großes Volumen. Das hat den Vorteil, dass der Druck, der auf die Trachealschleimhaut einwirkt, niedrig gehalten und so eine ischämische Schleimhautschädigung in der Regel vermieden werden kann. Die Manschette sollte nur mit so viel Luft geblockt werden, dass unter Beatmung gerade keine Nebenluft mehr entweicht (in der Regel 5–10 ml bei Erwachsenen). Der Füllungszustand sollte zudem – auch bei Kurzzeitintubationen – mithilfe eines Manometers wiederholt überprüft und ggf. korrigiert werden. Ein primär niedriger Druck kann bei Verwendung von N_2O (Lachgas) durch dessen Diffusion in die Manschette im Laufe der Zeit deutlich ansteigen, was insbesondere durch die großvolumigen Cuffs begünstigt wird. Bei Drücken von mehr als 20 mmHg besteht die Gefahr einer Minderperfusion der Trachealschleimhaut, sie sollen deshalb nicht längerfristig überschritten werden. Dies gilt insbesondere für Patienten mit Makro- oder Mikrozirkulationsstörungen (z. B. Sepsis, Schock, Diabetes mellitus).

Endotrachealtuben haben an ihrem distalen Ende meist eine seitliche Öffnung, das sog. **Murphy-Auge.** Hierüber kann Luft auch dann noch strömen, wenn die endständige Öffnung verlegt ist. Darüber hinaus gewährleistet das Murphy-Auge oft auch noch eine Beatmung beider Lungen, wenn die Tubusspitze bereits zu tief in einem Hauptbronchus liegt.

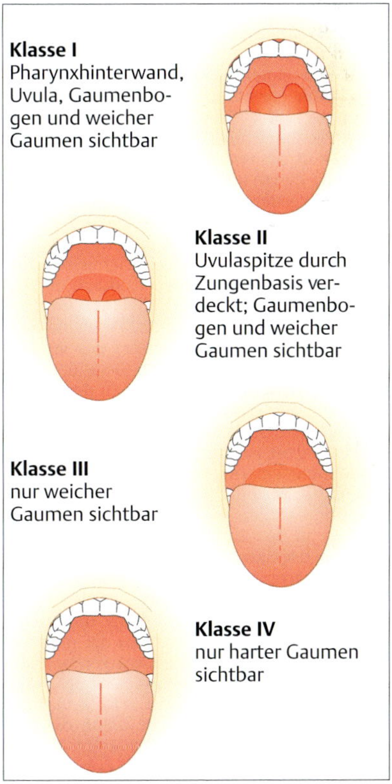

Abb. 6.11 Mallampati-Klassifikation.

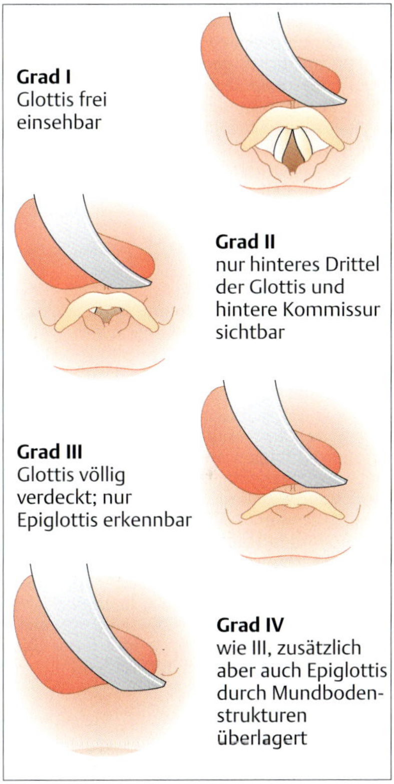

Abb. 6.12 Klassifikation der direkten Laryngoskopie nach Cormack und Lehane.

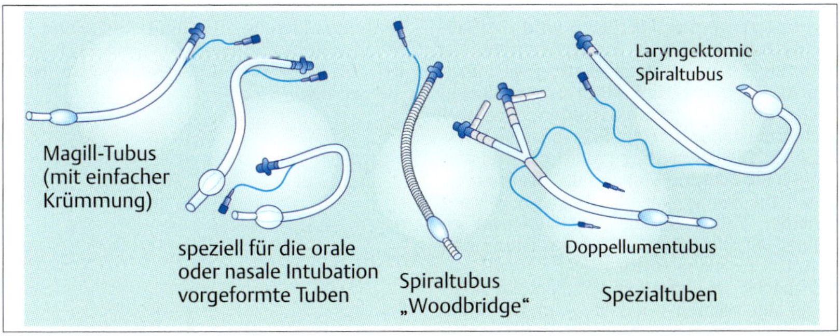

Abb. 6.13 Endotrachealtuben.

Wahl der Tubusgröße

Die Strömungswiderstände in den Atemwegen sollten möglichst geringgehalten werden. Je größer der innere Durchmesser des Tubus (ID), desto geringer ist der Strömungswiderstand. Um Schädigungen der Atemwege zu vermeiden, muss jedoch der Durchmesser an die individuelle Anatomie von Larynx und Trachea angepasst werden. In der Praxis werden bei **Erwachsenen** am häufigsten Tuben mit einem ID von **7,0–8,0 mm** verwendet.

Hilfsmittel

Zu den Hilfsmitteln für die Intubation gehören in erster Linie das Laryngoskop, der Führungsstab und die Magill-Zange (▶ Abb. 6.14). Das **Laryngoskop** besteht aus dem Handgriff mit Batterie und Lichtquelle, und dem Spatel. Der gebogene *Macintosh-Spatel* wird *am häufigsten verwendet*. Daneben gibt es gerade Spatel, die bei der Intubation von Früh-, Neugeborenen und Säuglingen vorgezogen werden. Ein **Führungsstab** aus formbarem Kunststoff kann nützlich sein, um bei Intubationsschwierigkeiten die Tubuskrümmung zu verändern. Eine **Magill-Zange** dient vor allem zur Erleichterung der *nasotrachealen* Intubation. Mit ihren kunststoffarmierten Branchen kann der Tubus nach Einsetzen des Laryngoskops proximal oder distal des Cuffs gefasst und unter Sicht durch die Stimmritze geführt werden.

Intubationstechniken

Die endotracheale Intubation wird in der Regel am narkotisierten und muskelrelaxierten Patienten unter direkter Laryngoskopie transoral vorgenommen. Um die Intubation so einfach wie möglich zu gestalten, sollte der *Kopf* grundsätzlich *leicht erhöht* auf einem Kissen (ca. 10 cm beim Erwachsenen) *in Neutralposition* gelagert werden. Hierdurch wird die Halswirbelsäule gering nach vorn gebeugt und der Kopf im Atlantookzipitalgelenk etwas überstreckt. Diese Lagerung wird als angehobene Reklination oder Jackson-Position oder auch **„Schnüffelstellung"** („sniffing position") bezeichnet. Diese Lagerung nähert die drei anatomischen Achsen (Mundhöhle, Pharynx, Larynx) aneinander an, verkürzt den Abstand zwischen Zahnreihe und Kehlkopf und gewährt direkte Sicht auf die Stimmritze (▶ Abb. 6.15, ▶ Abb. 6.16).

Zunächst wird mit dem Daumen und Zeigefinger der rechten Hand der Mund geöffnet. Die Zähne werden dabei nicht berührt. Der Daumen gleitet deshalb rechts in die Oberlippenfalte und dient als Widerlager, der Zeigefinger in die Unterlippenfalte und drückt den Unterkiefer leicht nach unten („extraoraler Scherengriff"; ▶ Abb. 6.15). Danach wird das Laryngoskop, in der Regel versehen mit dem Macintosh-Spatel, mit der linken Hand in die Mundhöhle eingebracht. Der Spatel drängt die Zunge nach links. Nun wandert der Spatel in der Medianlinie über den Zungengrund hinweg bis in die rechtsseitige Schleimhautfalte zwischen Zunge und Kehldeckel (Plica glossoepiglottica lateralis). Anschließend wird die Epiglottis durch Zug in Richtung des Mundbodens ohne Hebel- oder Kippbewegung (Verletzungsgefahr für die oberen Schneidezähne und Oberlippe) aufgerichtet, wodurch der Zugang zum Larynx frei wird. Hierbei wird nicht selten die Oberlippe zwischen Spatel und Zähnen eingeklemmt, da der Fokus des Intubierenden in der Tiefe auf Glottisebene liegt. Die Oberlippe wird deshalb vor Beginn des Spatelzuges von den Schneidezähnen mit dem Daumen der rechten Hand bewusst weggedrängt.

Im Idealfall ist die Glottis in ihrer ganzen Ausdehnung einschließlich der dem Spatel anliegenden Epiglottis direkt darzustellen. Der Endotrachealtubus wird dann von der rechten Seite so an den Larynxeingang herangeführt, dass die folgende transglottische Passage direkt beobachtet und damit seine tracheale Lage unmittelbar verifiziert werden kann („Intubation unter Sicht"). Gelingt die direkte Laryngoskopie nicht optimal, ist die indirekte Laryngoskopie mittels Videolaryngoskopie der nächste Schritt zur Atemwegssicherung.

Die *korrekte Tubusposition* beim Erwachsenen (▶ Abb. 6.16) ist erreicht, wenn die *proximale Cuffbegrenzung etwa 2 cm unterhalb der Glottis* liegt. Da die Trachea beim Erwachsenen 12–14 cm lang ist, befindet sich die Tubusspitze dann ca. 4–5 cm oberhalb der Bifurkation. Bei einem Abstand zwischen vorderer Zahnreihe und der Stimmritze von 10–14 cm beträgt die Intubationstiefe ca. 20–23 cm, was an der Längenmarkierung des Tubus auf Höhe des Mundwinkels abzulesen ist. Schließlich wird der Cuff geblockt und der Patient kann beatmet werden.

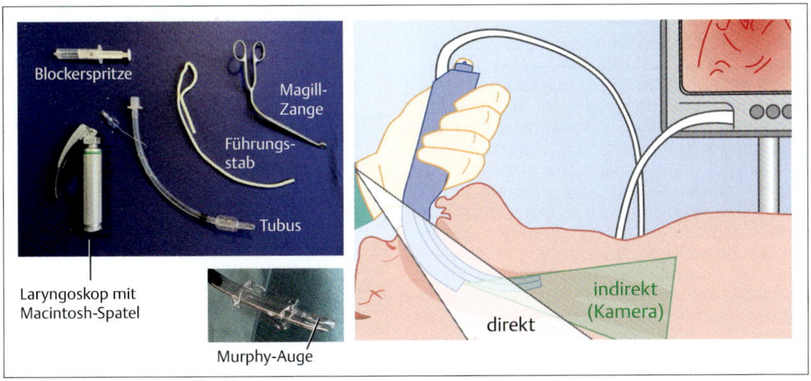

Abb. 6.14 Endotracheale Intubation: Hilfsmittel – Funktionsprinzip Videolaryngoskopie.

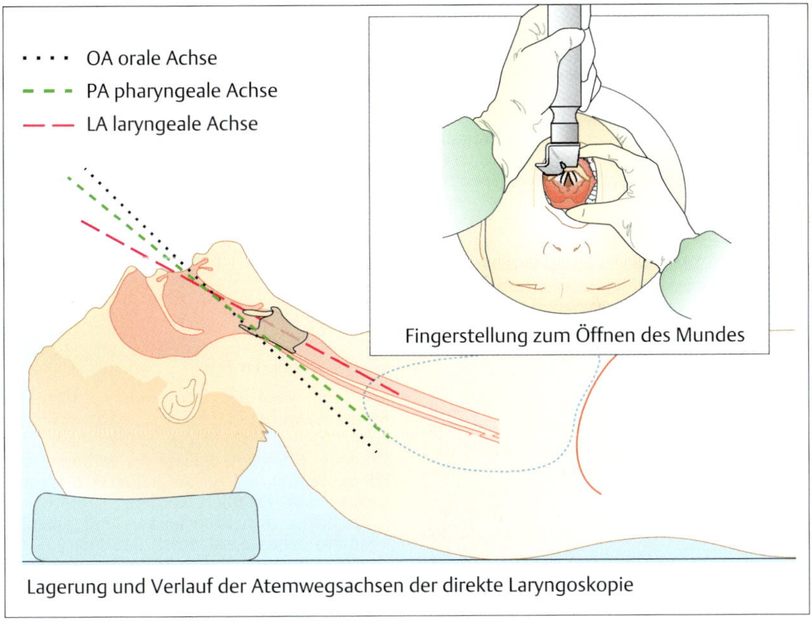

Abb. 6.15 Intubationstechniken: direkte Laryngoskopie.

Kontrolle der Tubuslage

Nach der Intubation wird unter manueller Beatmung eine **Auskultation** vorgenommen. Durch die Auskultation des Epigastriums kann die ösophageale Tubuslage nicht in jedem Fall einwandfrei ausgeschlossen werden. Dies gelingt mit der **Kapnografie**. Die Lungen werden jeweils über dem lateralen Thorax auskultiert, um eine einseitige Beatmung aufgrund zu tiefer Intubation erkennen zu können („bronchiale Tubusfehllage") (Kap. 9.1). Bestehen Zweifel an der beidseitigen Ventilation der Lungen, kann zur Kontrolle der Tubuslage eine Bronchoskopie mittels Fiberendoskop durchgeführt werden. Bestehen Zweifel an der richtigen Tubusposition, wird nach dem Grundsatz „in doubt – take it out" verfahren und der Tubus entfernt und der Patient wieder mit der Maske beatmet. Anschließend wird der Endotrachealtubus neu platziert.

Tubusfixation

Um eine spätere Dislokation in einen Bronchus oder eine ungewollte Extubation zu verhindern, wird der Tubus nach korrekter Platzierung sicher fixiert. Als Fixierung dienen z. B. *Pflasterklebeband* oder *Haltebänder*. Die Tuben sind in der Regel mit Längenmarken in cm versehen. Nach Abschluss der Fixierung muss die Tubuslage erneut kontrolliert werden (Überprüfung der Längenmarke in Korrespondenz mit der Auskultation seitengleicher Atemgeräusche, Kapnografie). Ein Beißschutz (z. B. Gazerolle) für Tubus und Zunge wird entweder mit Fixation oder spätestens vor Extubation bis zwischen die molaren Zähne eingeführt. Ein Beißschutz ist ein potenziell versteckter Fremdkörper im Atemweg.

Nasale Intubation

In besonderen Fällen, z. B. bei operativen Eingriffen im Mund-Rachen-Bereich oder anatomischen Veränderungen mit behinderter Mundöffnung, wird der Endotrachealtubus nicht oral, sondern nasal eingeführt (► Abb. 6.17). Um hierbei die Gefahr von Schleimhautblutungen zu reduzieren, sollten vor der Narkoseeinleitung abschwellende Nasentropfen gegeben werden, außerdem sollte die Gleitfähigkeit des Tubus mit einem Gel verbessert werden („Lubrizierung"). Dann wird der Tubus über ein Nasenloch unter leichten Drehbewegungen durch den unteren Nasengang bis in den Oropharynx vorgeschoben. Vorsichtiges Vorgehen und eine Schienung durch eine vorgelegte nasogastrale Sonde verhindert stärkere Blutungen, z. B. durch versehentliches submuköses Vorschieben. Anschließend wird das Laryngoskop eingesetzt, der Tubus mit einer Magill-Zange gefasst und unter Sicht durch die Stimmritze bis in die Trachea geführt. Damit die Branchen der Zange den Cuff nicht verletzen, müssen sie entweder oberhalb oder an der Tubusspitze angesetzt werden. Wenn es beim ersten Versuch nicht gelingt, den Tubus richtig zu platzieren, sollte er in den Oropharynx zurückgezogen, möglichst aber nicht entfernt werden, weil hierbei heftigeres Nasenbluten auftreten kann. Über den oropharyngeal liegenden Tubus ist es möglich, den Patienten vor dem nächsten Versuch kurz zu beatmen. Hierzu müssen der Mund und ggf. auch das andere Nasenloch zugehalten werden.

Fiberoptische Intubation (FOI)

Falls Schwierigkeiten bei der Maskenbeatmung zu befürchten sind oder eine konventionelle Intubation von vornherein unmöglich erscheint, so ist die **fiberoptische Intubation (FOI)** mithilfe eines flexiblen Endoskops (Bronchoskop) die Methode der Wahl, um die Atemwege zu sichern.

Sie wird in diesen Fällen *am wachen, spontan atmenden Patienten* unter Lokalanästhesie der Schleimhäute und ggf. leichter Sedierung und Anxiolyse durchgeführt (fiberoptische Wachintubation, FOI). Dabei ist wichtig, dass die Kooperation und Atmung des Patienten erhalten bleibt. Eine FOI ist auf *oralem* oder *nasalem* Weg möglich. Bei der nasalen Passage muss besonders schonend vorgegangen werden, um Blutungen zu vermeiden, die die Sicht erheblich behindern können. Bei Patienten unter Antikoagulation ist daher die orale FOI zu bevorzugen.

Vorgehen bei der FOI

Der Tubus wird bis zum Handstück über das Bronchoskop gestreift. Bei eingeschränkter Lungenfunktion sollte der Patient über eine spezielle Bronchoskopiemaske während der FOI oxygeniert und ggf. zusätzlich O_2 über eine nasale Sonde insuffliert werden.

Nachdem das Bronchoskop mit übergestreiftem Tubus nasal durch den Pharynx bis knapp über die Trachealbifurkation unter Sicht eingeführt wurde, wird der Tubus über das Bronchoskop als Leitschiene langsam *rotierend* geschoben. Die Tubusspitze sollte dabei 3 cm über der Carina zu liegen kommen und damit die korrekte Tubuslage endoskopisch verifiziert sein. Nach Entfernen des Bronchoskops und Blocken des Cuffs wird die Narkose eingeleitet.

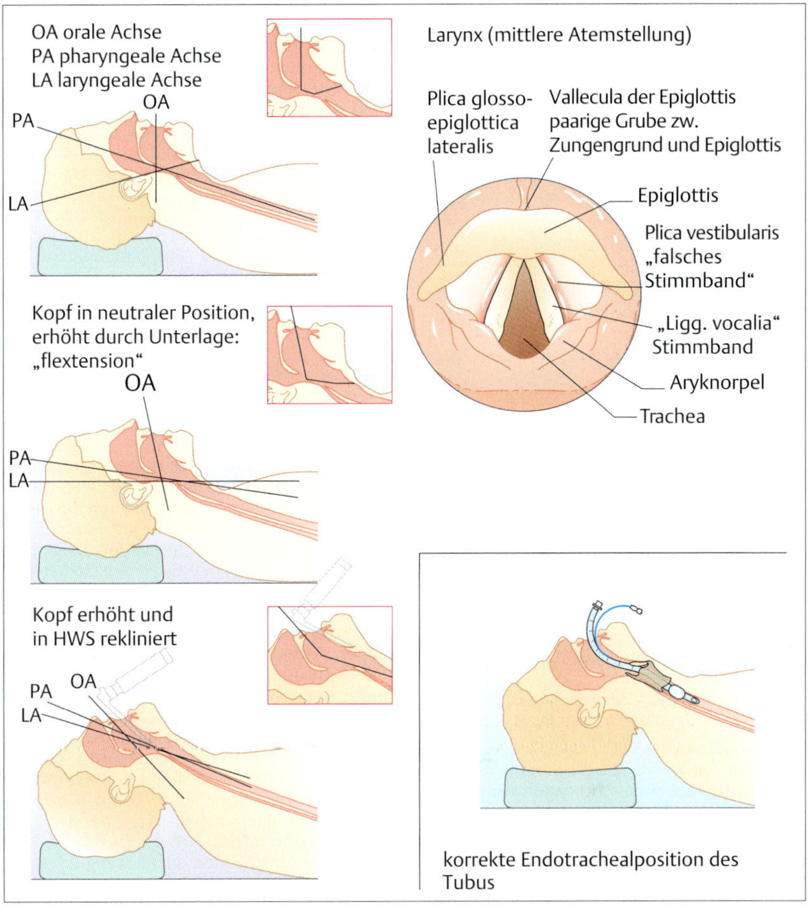

Abb. 6.16 Direkte Laryngoskopie: „Three Axis Alignment“ Modell der direkten Laryngoskopie und Anatomie des Larynx.

- Eingriffe, bei denen ein oraler Tubus hinderlich wäre
- orale Intubationshindernisse, Kiefergelenkdystrophien
- evtl. bei schwieriger oraler Intubation

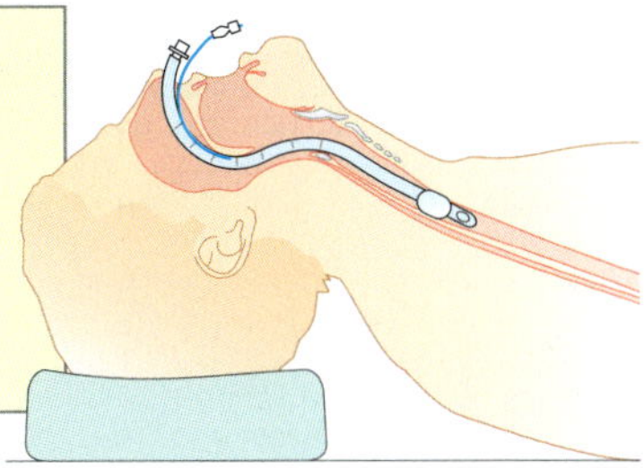

Abb. 6.17 Indikationen für die nasotracheale Intubation.

Für die topische **Lokalanästhesie** gibt es mehrere Möglichkeiten. Sie kann als alleinige *Sprühanästhesie* durchgeführt oder mit einem sog. *transkrikoidalen Block* kombiniert werden. In diesem Fall wird als erstes ein Lokalanästhetikum durch das Lig. cricothyreoideum in das Lumen der Trachea injiziert. Wird darauf verzichtet, dann sollte, um die Trachealschleimhaut ausreichend zu anästhesieren, das Anästhetikum vor dem Passieren der Glottis durch den Arbeitskanal des Endoskops instilliert werden. Alternativ zu diesen Verfahren kann das Lokalanästhetikum aber auch vernebelt und dem Patienten per inhalationem zugeführt werden.

Management des schwierigen Atemwegs

Jedes Anästhesie-Team muss mit den Maßnahmen und Möglichkeiten vertraut sein, wie im Falle des unerwarteten Misslingens von Intubation und Beatmung des narkotisierten Patienten („can't intubate – can't oxygenate") die Situation zu beherrschen ist. Hierbei sollte nach einem festen, trainierten Ablaufschema verfahren werden (▶ Abb. 6.18).

Folgende Maßnahmen erleichtern die direkte Laryngoskopie bzw. die endotracheale Intubation:

- Jackson-Position („sniffing position")
- manuelle externe Optimierung der Kehlkopflage (extralaryngeale Manöver, z. B. BURP-Manöver; s. o.)
- Verwendung der Videolaryngoskopie ggf. mit hyperanguliertem Spatel und Führungsstab

Can't intubate – can't oxygenate (CICO)

Eine CICO-Situation tritt ein, wenn alle Bemühungen der Oxygenierung mittels Maske, Larynxmaske und endotrachealer Intubation nicht gelingen. Damit drohen akut ein hypoxischer Hirnschaden, ein hypoxämischer Kreislaufstillstand und irreversible Organschäden. Die große Herausforderung besteht darin, die CICO-Situation als Notfall zeitgerecht zu erkennen, den chirurgischen Atemwegszugang (emergency front-of-neck airway; FONA) zu indizieren und zielsicher durchzuführen. Die Durchführung einer Koniotomie oder einer chirurgischen Notfalltracheotomie erfordert regelmäßiges Skill- als auch Human-Factors-Training.

Intubationskomplikationen

Anästhesiebedingte Komplikationen während Narkoseeinleitung konnten durch strikten Einsatz von Standardmonitoring deutlich reduziert werden. Die obligate Kapnografie (endtidales Kohlendioxid, $etCO_2$) und Pulsoxymetrie während Narkoseeinleitung helfen Komplikationen, wie z. B. durch ösophageale Fehlintubation, rasch zu erkennen und damit weitreichende Schäden zu verhindern. Bei erschwerten Intubationsbedingungen mit mehrfachen Manipulationen und Intubationsversuchen steht die Traumatisierung des Atemwegs im Vordergrund. Grundsätzlich lassen sich folgende Komplikationen unterscheiden:

- Folgen einer fehlenden Beatmung
- Folgen einer tubusbedingt fehlerhaften Beatmung
- Akut- und Spätfolgen einer traumatischen Intubation bzw. Laryngoskopie
- Reflexstimulation

Unter den häufigsten Intubationsverletzungen werden *Beschädigungen von Lippen und Zähnen* bis hin zur kompletten Zahnluxation durch das Laryngoskop (typische „Hebelverletzung") angegeben. Während der Intubation kann es – vor allem bei noch unzureichender Narkosetiefe – durch die mechanische Irritation der Schleimhäute zu einem *Laryngo- oder Bronchospasmus* kommen, die auch nach der Extubation auftreten können. Ebenso können durch die Intubation kardiovaskuläre Reaktionen, meist in Form von tachykarden Rhythmusstörungen und einem Blutdruckanstieg, hervorgerufen werden. Bradyarrhythmien und ein Blutdruckabfall sind dagegen deutlich seltener. Intraoperativ steht eine mögliche *Beeinträchtigung der Beatmung* im Vordergrund, häufig bedingt durch einen abgeknickten oder mit Sekret verlegten Tubus. Nach der Extubation sind leichtere Pharyngitiden oder Laryngitiden mit vorübergehenden Beschwerden wie Halsschmerzen, Schluckstörungen und Heiserkeit durchaus häufiger vorzufinden, Spätschäden wie Ulzerationen oder Nekrosen im Bereich der Stimmbänder oder der Trachealschleimhaut (Cuffbereich) aber nur selten. Sie nehmen allerdings mit der Beatmungsdauer zu. Eine der schwersten Spätkomplikationen ist die ausgesprochen seltene *Tracheomalazie* (▶ Abb. 6.18).

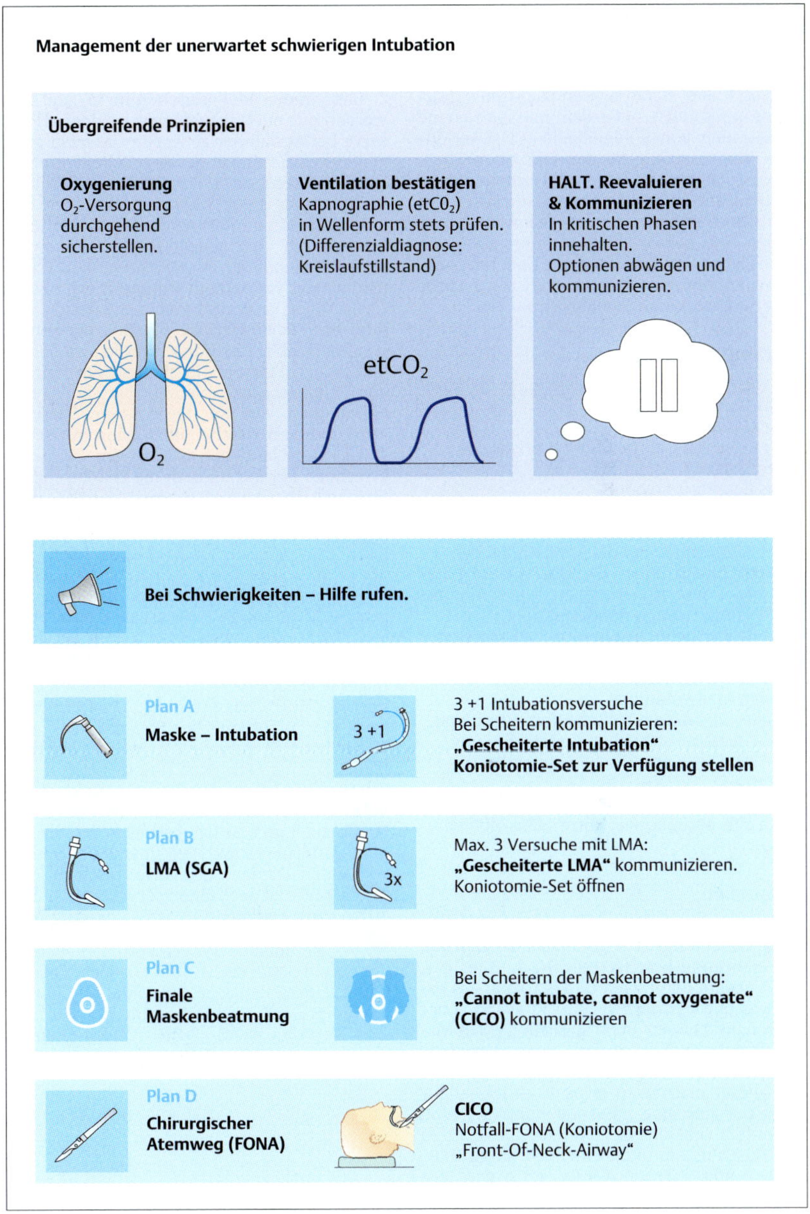

Abb. 6.18 Vorgehen bei unerwartet schwierigem Atemwegsmanagement und Intubationskomplikationen.

Zur Durchführung von Inhalationsanästhesien benötigt man apparative Systeme, die neben der Beatmung des Patienten eine sichere und exakt steuerbare Zufuhr von Sauerstoff (O_2), Luft und den Narkosegasen zulassen („Narkoserespiratoren"). Außerdem müssen sie eine Rückatmung von Kohlendioxid (CO_2) verhindern. Voraussetzung für den Einsatz von Narkoserespiratoren ist eine ausreichende Vertrautheit und Erfahrung des Anästhesisten mit dem Gerät, außerdem muss der Anwendung immer eine gewissenhafte Funktionsprüfung vorausgehen. Fehlbedienungen und Fehlfunktionen können zu schweren oder sogar tödlichen Narkosezwischenfällen führen.

Bestandteile

Die wesentlichen Bestandteile eines Narkosegeräts (▶ Abb. 7.1) sind

- die Gasquellen,
- die Dosierungseinheit für das Frischgasgemisch,
- das Beatmungsmodul,
- der CO_2-Absorber,
- die Narkosegasabsaugung sowie
- der Atembeutel und die Atemschläuche.

Darüber hinaus muss die Überwachung bestimmter Parameter integriert sein („Monitoring"). Hierzu zählen mindestens

- die (fraktionelle) inspiratorische Sauerstoffkonzentration (FIO_2),
- die Atemwegsdrücke (P_{aw}) und exspiratorischen Atemvolumina,
- die in- und exspiratorische Konzentration der Inhalationsanästhetika (FIA/FEA) und
- die (end-)exspiratorische Kohlendioxidkonzentration ($FECO_2 \rightarrow PECO_2$).

Die spezifischen Ausstattungsmerkmale sind durch die europäische Norm „EN 740" geregelt.

Gasquellen

Sauerstoff, Druckluft („Air") und Stickoxydul (N_2O) werden in der Regel über eine **zentrale Gasversorgung** bereitgestellt. Nach einer ersten Druckminderung auf ca. 5 bar kann das gereinigte und getrocknete Gas an Wand- oder Deckenanschlüssen über spezielle Anschlussventile entnommen werden. Um ein Verwechseln der Steckverbindungen auszuschließen, sind diese verschieden geformt, sodass es für jedes Gas nur eine passende Kupplung gibt. Außerdem sind die Gasleitungen, passend zu den Anschlüssen, unterschiedlich farbig markiert (▶ Abb. 7.2). Im Narkosegerät wird der Gasdruck über *Reduzierventile* weiter gemindert, zunächst auf ca. 1,5 bar und schließlich auf 0,2 bar. Kommt es in der zentralen O_2-Versorgung zu einem Druckabfall auf unter 1,5 bar, so ertönt ein Warnsignal. Bei einem weiteren Abfall (< 1,0 bar) wird eine *erste Lachgassperre* aktiviert, die eine Beatmung mit reinem N_2O verhindert.

Gaszylinder oder -flaschen für O_2 und N_2O werden nur noch ausnahmsweise oder als Reserve bei Ausfall der zentralen Gasversorgung eingesetzt. Sie sind in der Regel direkt am Narkosegerät angebracht. Für den Anwender ist es wichtig, sich vorab über den aktuellen Füllungszustand zu informieren. Hierzu kann der Gasdruck in „bar" oder „kp/cm^2" an einem Kontrollmanometer abgelesen werden. Da O_2 unabhängig von seinem Füllungsdruck nur als Gas vorliegt, kann zur Berechnung des O_2-Vorrats das *Boyle-Mariotte-Gesetz* angewendet werden (▶ Abb. 7.3). Danach ergibt sich der Inhalt des O_2-Zylinders in „l" aus dem Produkt von Füllungsdruck (max. 200 bar) und Zylindervolumen. Aus der O_2-Flussrate (Flow; l/min) und dem Flascheninhalt kann mit einem gewissen Sicherheitsaufschlag der Zeitpunkt errechnet werden, zu dem die Flasche spätestens gewechselt werden muss. Wird O_2 allerdings auch als Antriebsgas für die Sekretabsaugung oder sogar die Beatmungseinheit eingesetzt, so muss der zusätzliche Verbrauch unbedingt mit einkalkuliert werden. Im Gegensatz zu O_2 liegt N_2O im Gaszylinder sowohl in gasförmigem als auch in flüssigem Zustand vor. Beim Öffnen des Ventils entweicht N_2O als Gas und aus der flüssigen Phase bildet sich gasförmiges N_2O nach (vergleichbar mit Kohlensäure in einer Mineralwasserflasche). Das führt dazu, dass der ursprüngliche Füllungsdruck von 50 bar bei N_2O-Entnahme lange Zeit konstant bleibt. Solange sich noch flüssiges N_2O in der Flasche befindet, ist eine Berechnung des N_2O-Vorrats daher nicht möglich. Erst wenn der Druck auf unter 30 bar gesunken ist, ist nur noch gasförmiges und kein flüssiges N_2O mehr vorhanden. Da dann der Vorrat rasch zu Ende gehen kann, ist der Füllungsdruckbereich über 30 bar am Manometer farbig (in der Regel grün) gekennzeichnet.

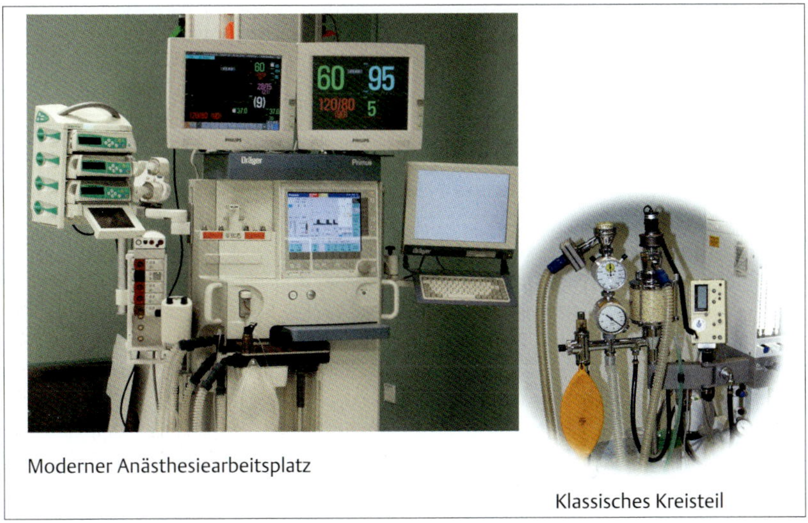

Abb. 7.1 Bestandteile eines modernen Narkoserespirators.

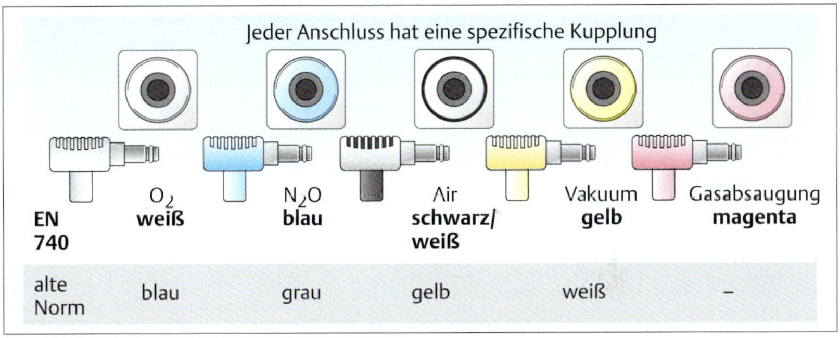

Abb. 7.2 Farbkodierungen der Gasleitungen und -anschlüsse nach „EN 740".

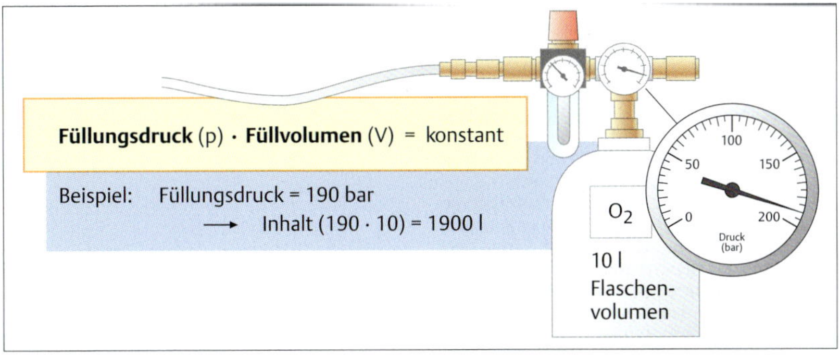

Abb. 7.3 Berechnung des O_2-Vorrats nach dem Boyle-Mariotte-Gesetz.

Gasdosierung

Um die gewünschte Zusammensetzung des Frischgases zu erreichen, sind fein regulierbare Dosierungseinrichtungen notwendig. Weit verbreitet für die Zufuhr von O_2, *Air* sind sog. **Rotameter** (▸ Abb. 7.4). Hierbei handelt es sich um senkrechte Röhren, die sich von unten nach oben erweitern und in denen sich ein Schwebekörper („Schwimmer“) befindet. Je höher die Position des Schwimmers ist, desto mehr Gas kann aufgrund der spezifischen Röhrenform an ihm vorbeiströmen. Wegen der unterschiedlichen Dichte und Viskosität müssen die Messröhren auf das jeweilige Gas geeicht sein. Inzwischen werden auch mikroprozessorgesteuerte Ventile zur Frischgasmischung eingesetzt. Alternativ zur Einzeleinstellung können bei einigen Geräten der gesamte Frischgasfluss (FGF; l/min) und der gewünschte prozentuale Anteil des jeweiligen Gases eingegeben werden. Um die Zufuhr „hypoxischer“ Gasgemische zu verhindern, muss der inspiratorische O_2-Anteil im Gerät kontinuierlich überwacht werden.

Die Beimischung der *volatilen Anästhetika* ist weitaus aufwendiger und komplizierter. Sie erfordert eine kontrollierte Verdampfung des jeweiligen Anästhetikums, wozu spezielle Vorrichtungen, die sog. **Vaporen,** benötigt werden. Das Problem bei der Verdampfung ist, dass sie in ihrem Ausmaß von der Temperatur abhängt und Energie verbraucht. Während der Verdampfung kühlt sich das zunächst flüssige Anästhetikum nämlich ab, mit dem Ergebnis, dass die dann verdampfte Menge kleiner wird, was technisch verhindert werden muss. Da sich die einzelnen Anästhetika in ihrem Dampfdruck unterscheiden (Kap. 4.2), gibt es für jedes einen eigenen Vapor. Um eine Verwechslung auszuschließen, sind nicht nur die Glasflaschen, in denen die (flüssigen) Anästhetika angeliefert werden, sondern auch die Vaporen und Einfüllstutzen verschiedenfarbig markiert. Außerdem hat jeder Vapor eine Öffnung, auf die nur ein einziger Stutzen passt (▸ Abb. 7.4). Idealerweise müssen Vaporen unabhängig vom Frischgasfluss, von der Umgebungstemperatur, vom Luftdruck und von Temperaturschwankungen, die bei der Verdampfung auftreten, wie auch von beatmungsbedingten Druckänderungen korrekt arbeiten. Wenn das Frischgas nicht vollständig, sondern nur zu einem Teil durch die Verdampferkammer geleitet wird, spricht man von *Flowverdampfern*. Im Gegensatz dazu wird bei den kaum noch eingesetzten *Vergasern*, die nach dem Venturi-Prinzip funktionieren, flüssiges Anästhetikum über eine Düse direkt in den Frischgasstrom gesprüht, was unmittelbar zur Verdampfung führt. Hierbei regelt ein Drosselventil den Strömungswiderstand im Frischgas und steuert über die resultierende Druckänderung die Abgabe der eingesprühten Menge.

CO_2-Absorber

Bei der Narkosebeatmung mit *Rückatmung* der Ausatemluft muss das aus dem Patienten stammende CO_2 entfernt werden. Hierzu dient der sog. **Atemkalk.** Er befindet sich in speziellen Behältern im Inspirationsschenkel des Narkosegeräts und besteht aus 3–6 mm großen, weißen Granula, die eine raue, unregelmäßige Oberfläche aufweisen, um die Absorption zu verbessern. In Deutschland wird überwiegend *Natronkalk* verwendet. Er enthält 75–85 % $Ca(OH)_2$,1–4 % NaOH und 4–18 % H_2O. Zusätzlich ist ein Farbindikator (meist Ethylviolett) beigegeben, der die Erschöpfung des Atemkalks sichtbar machen soll (Farbumschlag von Weiß nach Blauviolett). Die Absorption von CO_2 verläuft als exotherme Reaktion, wobei als Endprodukte $CaCO_3$ und H_2O entstehen und NaOH „zurückgewonnen“ wird (▸ Abb. 7.5). Der Absorber befindet sich immer im Inspirationsschenkel *hinter* der Frischgaszuleitung, um so auch eine gewisse Anfeuchtung und Anwärmung des eigentlich trockenen und kalten Frischgases zu ermöglichen. Unter optimalen Bedingungen können 100 g Atemkalk ca. 26 l CO_2 binden. Da die Absorptionsleistung stark vom Wassergehalt des Atemkalks abhängt, muss ein Austrocknen unbedingt verhindert werden. Ausgetrockneter Atemkalk kann in Kombination mit einigen volatilen Anästhetika außerdem zur Bildung von Kohlenmonoxid oder potenziell nephrotoxischem Compound A (Kap. 12.3) führen.

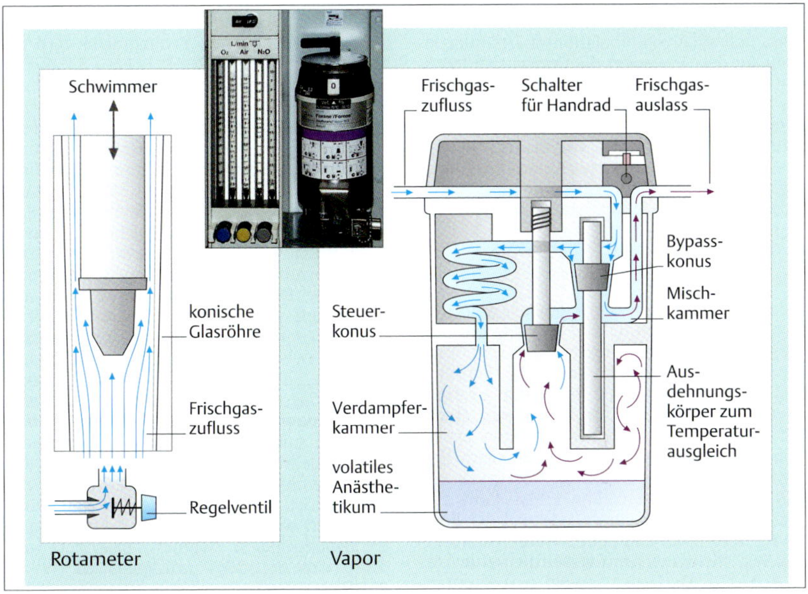

Abb. 7.4 Gasdosierung.

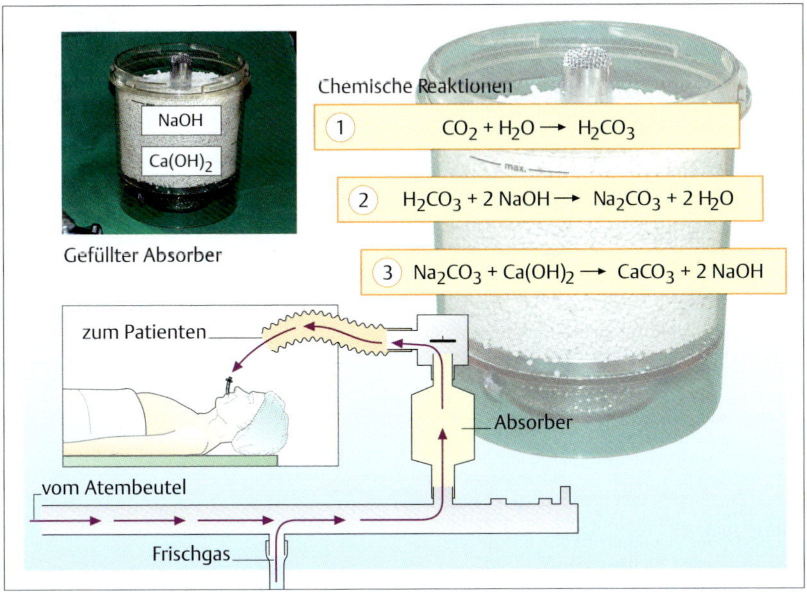

Abb. 7.5 CO_2-Absorber.

Narkosegaselimination

Beim Gebrauch von Inhalationsanästhetika besteht für den Anwender die Gefahr, sich (chronisch) einer zu hohen Raumluftkonzentration auszusetzen. Dies kann durch **Absaugvorrichtungen,** die „überschüssiges" Narkosegas eliminieren, größtenteils verhindert werden (▸ Abb. 7.6). Um die Umweltbelastung durch Inhalationsanästhetika zu minimieren, sollten außerdem Niedrigflussnarkosen durchgeführt werden (Kap. 7.2).

Atemventile

Ventile im Narkosesystem lenken den Gasstrom in eine Richtung und bewirken so eine Trennung von Inspirations- und Exspirationsschenkel („Kreissystem"; Kap. 7.2). Hierdurch wird eine Rückatmung („Pendelluft") verhindert. Als **Richtungsventile** dienen sehr dünne Plättchen aus Glimmer oder Kunststoff. Sie erhöhen den Strömungswiderstand kaum und öffnen sich bereits ab einem Überdruck von 0,2 mbar. In Geräten ohne Kreissystem, z. B. Transportbeatmungsgeräte, oder bei der Beatmung mit Maske und Beutel werden stattdessen sog. **Nichtrückatmungsventile** verwendet (▸ Abb. 7.7). Sie lassen sowohl eine Spontanatmung als auch eine Beatmung zu. Es gibt sie in verschiedenen Modifikationen (Ruben, Ambu, Laerdal).

Atemschläuche

Atemschläuche sollen den Strömungswiderstand für den Transport des Atemgases niedrig halten, und vor allem sollen sie nicht leicht abknicken. Daneben soll ihre Dehnbarkeit („Schlauchcompliance") so gering wie möglich sein (Kap. 7.4). In der Erwachsenenanästhesie haben sich **Faltenschläuche** (▸ Abb. 7.8 oben links) am besten bewährt. Sie werden zugentlastet am Operationstisch befestigt (z. B. mit dem „Ulmer Rad").

Atembeutel

Um neben der maschinellen auch eine manuelle Beatmung und eine Spontanatmung zu ermöglichen, ist ein Atembeutel (▸ Abb. 7.8 unten links) ins Narkosesystem integriert. Seine Füllung mit Frischgas und Ausatemluft wird durch ein manuell regelbares *Überdruckventil* gesteuert, das überschüssiges Gas aus dem System entweichen lässt (→ Narkosegasabsaugung). Der Atembeutel dient bei den gängigen Narkoserespiratoren während der maschinellen Beatmung als *Reservoir* für das inspiratorisch fließende Frischgas (Kap. 7.3).

Atemfilter

Unter physiologischen Bedingungen wird die Einatemluft im Bereich der oberen Atemwege optimal erwärmt, angefeuchtet und gefiltert, hinzu kommen die selbstreinigenden Mechanismen des unteren Respirationstrakts (z. B. Zilienbewegung). Bei Benutzung eines künstlichen Atemwegs und in Narkose greifen diese Funktionen jedoch nicht mehr. Neben den unmittelbaren Folgen, wie z. B. Sekreteindickung, kommt es bei längeren Eingriffen zu einem merklichen Verlust von Wasser und Wärme über die Ausatemluft. Dem muss durch eine *künstliche Befeuchtung und Anwärmung der Einatemluft* entgegengewirkt werden. Die einfachste Methode ist die Verwendung von speziellen, zwischen Tubus und Y-Stück angebrachten Filtern („künstliche Nasen") (▸ Abb. 7.8 oben rechts). Damit lassen sich zwar keine physiologischen Verhältnisse erreichen, sie sind aber im Narkosebetrieb ausreichend effektiv. Solche Filter bestehen aus *hydrophoben Membranen* und lassen Wasser nur als Aerosol passieren, aber nicht als Kondensat. Hierdurch wird eine gute (Rück-)Befeuchtung ermöglicht. Zudem werden Bakterien und Viren nahezu völlig zurückgehalten (bis zu 99,99 %). Das hat zur Folge, dass die Atemschläuche nur noch einmal täglich gewechselt werden müssen und nicht mehr zwingend von einem Patient zum nächsten, was auch die Betriebskosten senkt. Dafür muss jedoch ein weiterer Filter am Exspirationsstutzen angebracht werden. Wichtig ist, dass die Filter den anatomischen Totraum (Kap. 7.4) nur minimal erhöhen, hohe Gasflüsse zulassen und nicht zu einer relevanten Strömungsbehinderung (z. B. durch Wasseraufnahme) und damit Steigerung des Atemwegswiderstands führen.

Sekretabsauger

Bei der Ein- und Ausleitung einer Narkose, aber auch dazwischen, kann es nötig werden, Flüssigkeiten wie Magensaft, Speichel o. Ä. abzusaugen. Daher befindet sich ein Sekretabsauger am Narkosegerät (▸ Abb. 7.8 unten rechts). Er wird entweder mit Sog (Vakuumanschluss) nach dem Prinzip der Wasserstrahlpumpe (O_2/Air) oder elektrisch (Vakuumpumpe) betrieben.

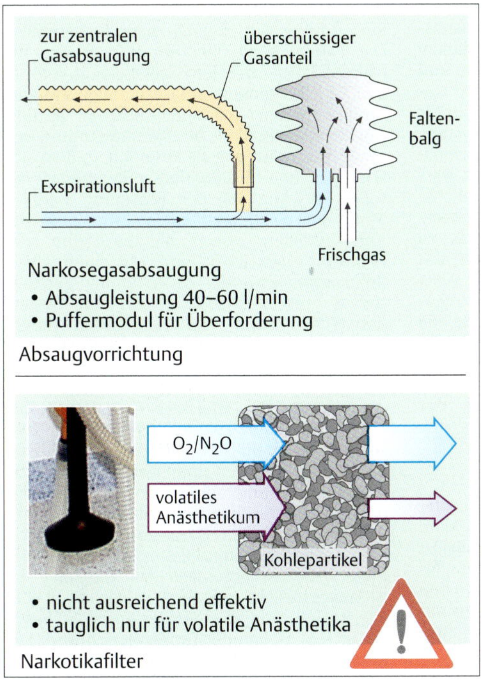

Abb. 7.6 Narkosegaselimination.

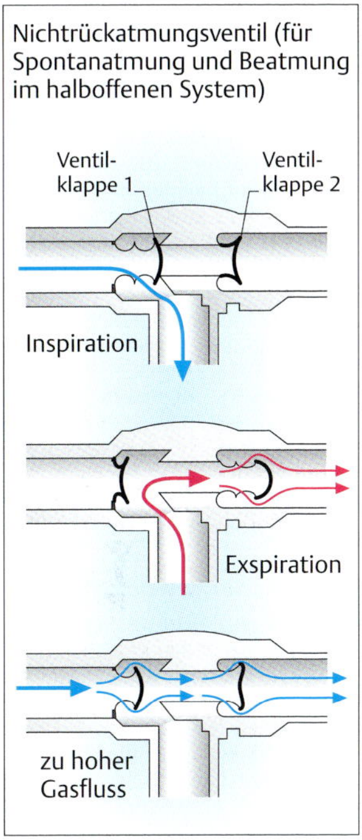

Abb. 7.7 Atemventile.

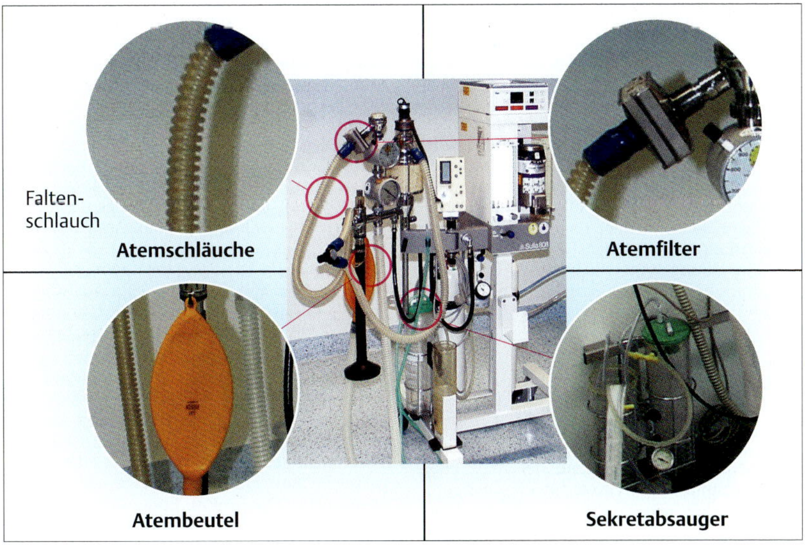

Abb. 7.8 Atemschläuche, Atembeutel, Atemfilter, Sekretabsauger.

Ein Narkosesystem ist, allgemein gesagt, eine Vorrichtung, mit deren Hilfe Inhalationsanästhetika appliziert werden können. Es lassen sich **offene, halboffene, halbgeschlossene und geschlossene Systeme** unterscheiden. Im Gegensatz zum offenen System benötigt man für die anderen zumindest ein Beatmungssystem. Narkosen im halbgeschlossenen und geschlossenen System sind sogar nur mit einem Narkosegerät möglich. Sie sind am gebräuchlichsten, weil dabei eine Rückatmung „unverbrauchter" Narkosegase stattfindet, was zu einem ökonomisch-ökologischen Umgang mit Inhalationsanästhetika führt und zudem Wärme- und Flüssigkeitsverluste über die Atemgase minimiert. Allgemeines Kriterium für die Einteilung der Narkosesysteme ist der **Rückatmungsanteil.** Je höher dieser ist, umso geringer wird folglich der für die Aufrechterhaltung einer bestimmten Zusammensetzung der Atemluft notwendige Frischgasfluss.

Halbgeschlossenes System

Das halbgeschlossene System ist heute der Standard bei Allgemeinanästhesien. Es kann mit allen modernen Narkosegeräten realisiert werden. Solche Geräte sind in sämtlichen Altersgruppen einsetzbar und eignen sich in den meisten Fällen sogar für Intensivpatienten mit erheblicher Lungenschädigung und entsprechend stark eingeschränkter Lungenfunktion. Sie ermöglichen nicht nur eine deutliche Einsparung von Frischgas durch eine **partielle Rückatmung,** sondern auch ein umfassendes Monitoring durch zahlreich integrierte Überwachungsfunktionen. Das Beatmungsmodul erlaubt neben der Spontanatmung verschiedene maschinelle Beatmungsformen (Kap. 7.3). Aufgrund der Rückatmung kann der Frischgasfluss theoretisch so weit reduziert werden, dass nur noch so viel Frischgas zugeführt wird, wie verbraucht wird („geschlossenes System"; s. u.). In Rückatmungssystemen muss aber zwingend das anfallende CO_2 durch Absorber zurückgehalten werden. Da das Ausmaß der Rückatmung vom Frischgasfluss abhängt, kann bei Einstellung von Flüssen oberhalb des Atemminutenvolumens umgekehrt eine Rückatmung auch ganz verhindert werden („halboffenes System"; s. u.).

Kreissystem

Um ein halbgeschlossenes oder geschlossenes Narkosesystem zu verwirklichen, müssen die einzelnen Bauteile kreisförmig angeordnet werden („Kreissystem"; ▸ Abb. 7.9), und die Atemgase dürfen nur in eine Richtung fließen. Hierfür sorgen *Richtungsventile*, von denen jeweils eines im Inspirations- und im Exspirationsschenkel platziert ist. Sie verhindern eine Rückatmung von „Pendel- oder Totraumluft". Der Patient wird über ein *Y-Stück* und die Atemschläuche mit dem Narkosegerät verbunden. Er kann spontan atmen, manuell mit dem Atembeutel oder maschinell beatmet werden. Der *Atembeutel* dient bei Spontanatmung und manueller Beatmung als Reservoir, in dem sich Frischgas und Ausatemluft miteinander mischen. Bei maschineller Beatmung wird er durch eine *Beatmungseinheit* (Faltenbalg oder Antriebskolben) ersetzt, die mit Strom oder Druckluft angetrieben wird. Mit einem Überdruckventil wird die Beutelfüllung geregelt, sodass überschüssiges Gas aus dem System entweichen kann. Das Gasgemisch durchströmt auf seinem Weg in den Patienten den *CO_2-Absorber* im Inspirationsschenkel und passiert, noch im Narkosegerät, einen ersten Sensor, der die *inspiratorische O_2-Konzentration* (FIO_2) misst (ein zweiter befindet sich zwischen Y-Stück und z. B. Tubus). Dagegen wird das *Atemzugvolumen* immer *exspiratorisch* gemessen („Volumeter"), um sicherzustellen, dass die gemessenen Volumina auch tatsächlich im Patienten am Gasaustausch teilgenommen haben. In unmittelbarer Nähe des Volumeters ist ein *Barometer* zur Messung der Atemwegsdrücke angebracht. Nicht in das Kreissystem integriert ist der *Vapor*. Er befindet sich zwischen der Dosiervorrichtung (z. B. Rotameter) für O_2, Air und dem Kreissystem.

Niedrigflussnarkosen

Wenn bestimmte apparative Voraussetzungen erfüllt sind wie hohe Dichtigkeit des Systems, exakte Dosierbarkeit des Frischgases, präzise und patientennahe Messung der Atemgase (O_2, CO_2, N_2O, volatile Anästhetika) und wenn außerdem die Oxygenierung des Patienten kontinuierlich mit der Pulsoxymetrie überwacht wird, dann kann der Frischgasfluss bei längeren Narkosen von 2–4 l/min (mittlerer Fluss) deutlich reduziert werden. Bei einer Rate von ca. 1,0 l/min (hiervon 0,5 l O_2 und 0,5 l Air) spricht man von „**low flow**" und bei ca. 0,5 l/min (hiervon 0,3 l O_2 und 0,2 l Air) von „**minimal flow**" (▸ Abb. 7.10). Vorteile von Niedrigflussnarkosen sind die bessere Anfeuchtung und Anwärmung der Atemgase, die geringere Umweltbelastung und die Kostenersparnis, Nachteile die schlechtere Steuerbarkeit der Narkosetiefe und die Möglichkeit, dass sich ein „hypoxisches" Atemgasgemisch bildet. Ursächlich hierfür können Veränderungen des O_2-Verbrauchs sein, ferner Leckagen und eine allmähliche Anreicherung von „Fremdgasen" im System (N_2, CO, Aceton, Ethanol, Argon, [Methan, H_2], Compound A [bei Sevofluran]).

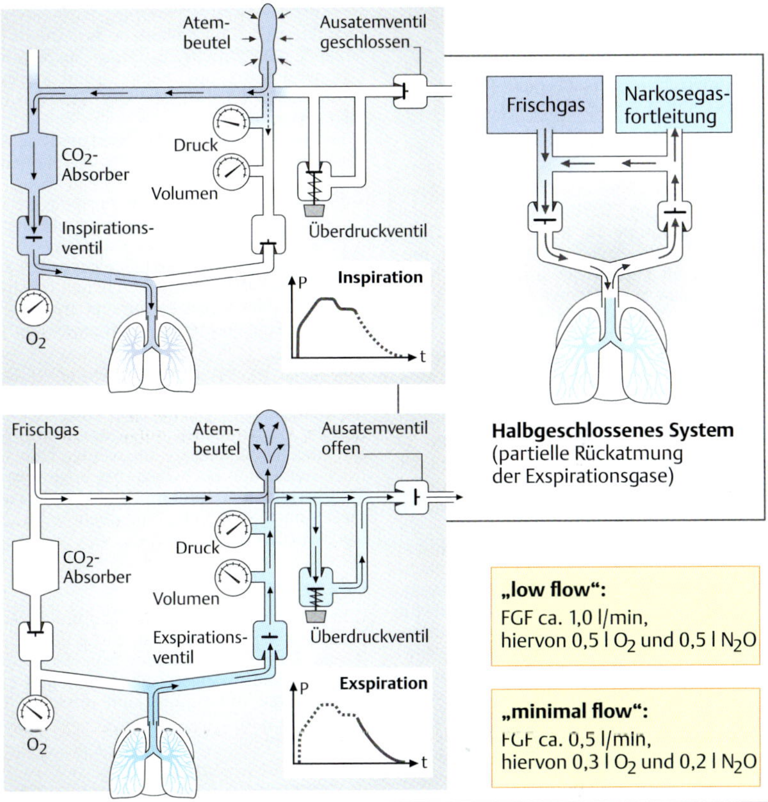

„low flow":
FGF ca. 1,0 l/min,
hiervon 0,5 l O_2 und 0,5 l N_2O

„minimal flow":
FGF ca. 0,5 l/min,
hiervon 0,3 l O_2 und 0,2 l N_2O

Abb. 7.9 Halbgeschlossenes Narkosesystem – Kreissystem.

Abb. 7.10 Definitionen.

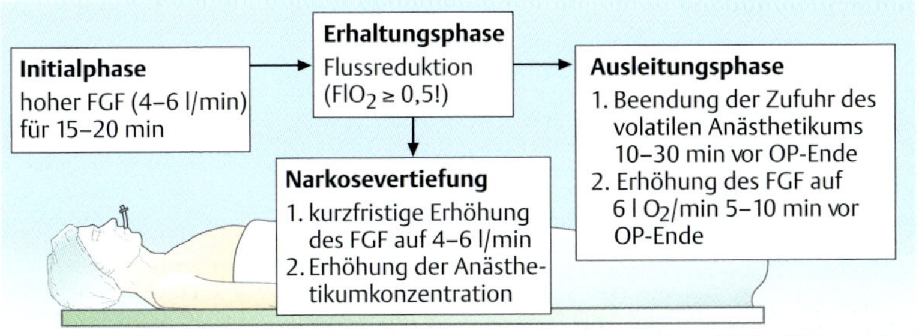

Abb. 7.11 Halbgeschlossenes Narkosesystem – Niedrigflussnarkosen.

Wegen solcher Akkumulationsphänomene sollten keine Niedrigflussnarkosen bei starken Rauchern (CO-Anreicherung), bei dekompensiertem Diabetes mellitus (Aceton), akuter Alkoholintoxikation (Ethanol) oder Niereninsuffizienz (Verzicht auf Sevofluran) durchgeführt werden.

Vor dem Übergang auf „low flow“ oder „minimal flow“ sollte eine ausreichend lange Phase (mindestens 15 Minuten) mit hohem Flow (4–6 l/min) liegen. Sie dient zum einen der schnellen Anflutung der Inhalationsanästhetika (Sicherstellung einer genügenden Narkosetiefe) und zum anderen der ausreichenden Denitrogenierung der Atemwege, speziell der funktionellen Residualkapazität, was eine protrahierte N_2-Akkumulation vermindern soll. Auch im Anschluss muss die Frischgaszusammensetzung noch nachgeregelt werden. Zur Narkoseausleitung kann die Zufuhr des volatilen Anästhetikums bereits 10–30 Minuten vor Operationsende beendet werden. Ungefähr 5–10 Minuten vor dem geplanten Aufwachen des Patienten sollte dann der Frischgasfluss wieder auf die initialen Werte angehoben werden (▸ Abb. 7.11).

Wenn während einer Niedrigflussnarkose schnelle Änderungen der Anästhetikumkonzentration zur Anpassung der Narkosetiefe nötig werden, muss der Frischgasfluss jeweils für einige Minuten auf 4–6 l/min erhöht werden. In gleicher Weise sollte das System bei Minimal-Flow-Anästhesien alle 1–2 Stunden durchgespült werden, um eine Fremdgasanreicherung zu verhindern. Aus Sicherheitsgründen sollte die eingestellte inspiratorische O_2-Konzentration bei „low flow“ 50 % und bei „minimal flow“ 60 % nicht unterschreiten. Die Konzentration des volatilen Anästhetikums muss einerseits dem niedrigen Flow und andererseits dem hohen Rückatmungsanteil angepasst werden.

Geschlossenes System

In einem geschlossenen System („closed circuit“, ▸ Abb. 7.12 oben rechts) wird mikroprozessorgesteuert exakt nur noch diejenige Menge an Frischgas und Anästhetikum in das System eingespeist, die zum Erreichen und Konstanthalten der eingestellten Zielkonzentrationen notwendig ist („quantitative Anästhesie“). Sie entspricht im Gleichgewichtszustand idealerweise dem O_2-Verbrauch des Patienten (bei Erwachsenen 200–300 ml/min) und dem Leckagevolumen des Systems. Da damit aber ein sehr hoher Mess-, Rechen- und Kontrollaufwand verbunden ist, hat sich dieses Prinzip bisher in der Breite nicht durchsetzen können, trotz des niedrigsten Frischgasverbrauchs und der dadurch geringsten Umweltbelastung.

Halboffene Systeme

Charakteristisch für halboffene Systeme ist die fehlende Rückatmung, d. h., das ausgeatmete Gas wird ganz aus dem System entfernt (▸ Abb. 7.12). Eine Rückatmung lässt sich wie folgt verhindern:

- im Kreissystem durch Anheben des Frischgasflusses über das Atemminutenvolumen (s. o.)
- mit Nichtrückatmungsventilen, die patientennah zwischen Atemschlauch und künstlichem Atemweg eingesetzt werden
- in ventillosen Systemen („Spülgassysteme“, z. B. nach *Kuhn*) durch einen hohen Frischgasfluss (2–3-faches Atemminutenvolumen), mit dem die Ausatemluft „ausgewaschen“ wird

Nachteilig ist der extrem hohe Frischgasverbrauch. Bei Spülgassystemen kommen die unzureichenden Überwachungsmöglichkeiten und die Kontamination der Raumluft mit Anästhetika hinzu. Mittlerweile werden halboffene Systeme nur noch begrenzt angewendet: Spülgassysteme mitunter in der Kinderanästhesie und Nichtrückatmungsventile in der Notfallmedizin.

Offene Systeme

Offene Systeme, wie z. B. die **Schimmelbusch-Maske,** haben nur noch historische Bedeutung (▸ Abb. 7.13). Darüber wurde früher mit Äther oder Chloroform angereicherte Raumluft eingeatmet. Die Ausatmung fand direkt in die Umgebung statt.

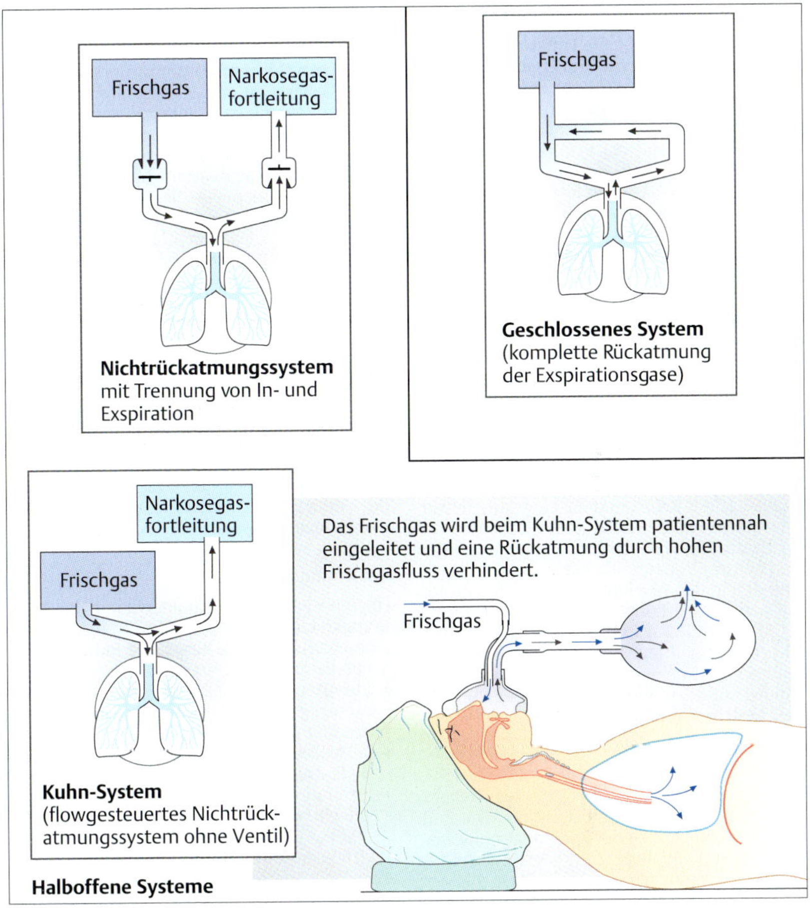

Abb. 7.12 Geschlossene und halboffene Narkosesysteme.

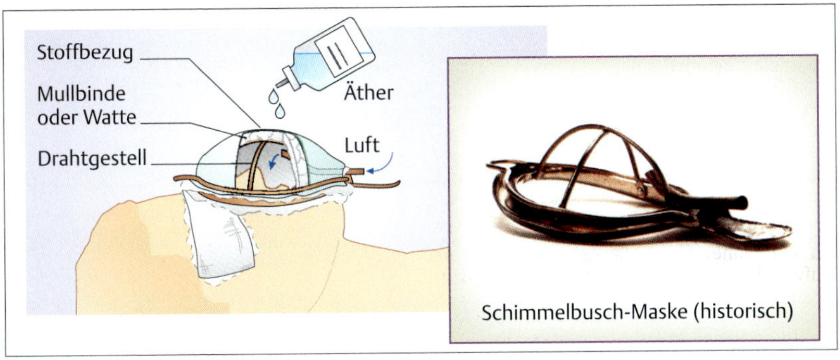

Abb. 7.13 Offene Narkosesysteme.

Grundprinzipien

Damit bei der Atmung ein Luftstrom zustande kommen kann, muss ein *Druckgefälle* zwischen Mund-Rachen-Raum und Alveolen vorhanden sein, der sog. transthorakale Druckgradient. Bei der **Spontanatmung** wird dieser Gradient durch den während der Inspiration negativen intrapleuralen Druck erzeugt („Unterdruckatmung"; ▶ Abb. 7.14). Der intrapleurale Druck, der schon während der Exspiration leicht negativ (subatmosphärisch) ist, vermindert sich, ausgelöst durch die Kontraktion der Inspirationsmuskulatur, weiter. Das führt dazu, dass auch der Druck in den Alveolen, d. h. der intrapulmonale Druck, negativ wird. Hierdurch entsteht ein Sog (also das oben beschriebene Druckgefälle), der dann bei offenen oberen Atemwegen die Luft in die Alveolen einströmen lässt. Die Menge der einströmenden Luft, d. h. das Atemzugvolumen, ist dieser Druckdifferenz direkt proportional. In der Exspiration kehren sich die alveolären Druckverhältnisse um. Der Alveolardruck übersteigt nun den Druck im Mund-Rachen-Raum, und die eingeatmete Luft kann passiv wieder nach außen strömen. Bei der **Beatmung** wird der Druck dagegen zu Beginn der Inspiration in den oberen Atemwegen über den in den Alveolen herrschenden Atmosphärendruck erhöht („Überdruckbeatmung"; ▶ Abb. 7.15). Das kann manuell (Atembeutel) oder maschinell (Atembalg/-kolben eines Respirators) geschehen. Für eine maschinelle Beatmung sollte ein künstlicher Zugang zur Trachea bestehen (z. B. Tubus).

Narkosebeatmung

Da aufgrund der atemdepressorischen Nebenwirkungen von Anästhetika, Hypnotika und Opioiden eine suffiziente Spontanatmung unter Narkose nicht oder zumindest nicht über längere Zeit möglich und bei einem Einsatz von Muskelrelaxanzien von vornherein ausgeschlossen ist, muss in solchen Fällen beatmet werden (▶ Abb. 7.16). Dies kann auf unterschiedliche Weise geschehen:

- assistierend manuell
- komplett manuell
- assistierend maschinell
- komplett maschinell (= kontrolliert)

Die Anwendung einer manuellen Beatmungsform beschränkt sich neben der Ein- und Ausleitung einer Narkose auf Kurzeingriffe und Notsituationen. Sonst wird eine komplette maschinelle (= kontrollierte) Beatmung vorgezogen. Assistierend maschinell wird, wenn überhaupt, nur in der Ausleitungsphase beatmet.

Maschinelle Beatmung

Der Narkoserespirator enthält ein Steuermodul für die maschinelle Beatmung. Geräte der neuesten Generation ermöglichen damit eine Beatmung sowohl im *volumenkontrollierten* als auch im *druckkontrollierten* Modus. Eine eingebaute Triggerfunktion erlaubt eine assistierende maschinelle Beatmung. Außerdem kann jederzeit auf manuelle Beatmung oder auch auf Spontanatmung umgeschaltet werden.

Ablauf

Zunächst wird das Atemgas, das sich aus Frischgas und ggf. Exspirationsgas des Patienten zusammensetzt, in einen Atembalg, bei modernen Geräten in einen Kolben oder Zylinder, geleitet. Die Inspiration beginnt damit, dass der Balg durch das Antriebssystem, elektrisch oder pneumatisch (durch Druckluft), komprimiert wird und dadurch das unter Druck stehende Atemgas in das Patientensystem, bestehend aus Atemschläuchen, Ventilen, CO_2-Absorber etc., einströmen kann und dann in die Lungen gelangt.

Beatmungsparameter

Folgende Parameter charakterisieren den Beatmungszyklus und bestimmen die intrapulmonale Volumen-Druck-Beziehung in ihrem zeitlichen Verlauf:

- Atemfrequenz (AF)
- Atemzug- oder Tidalvolumen (AZV oder V_T)
- Atemminutenvolumen (AMV)
- Verhältnis Inspirations- zu Exspirationszeit (I : E; Atemzeitverhältnis)
- Inspirationsflow und -druck
- ggf. ein positiver endexspiratorischer Druck (PEEP)

Welche der genannten Größen vom Anwender eingestellt werden können oder müssen und welche sich dann daraus ergeben, hängt vom Beatmungsmodus (volumen- oder druckkontrolliert) und von der Ausstattung des Gerätes ab. Eine Übersicht über die gängigen Narkosebeatmungsformen mit den gebräuchlichen Abkürzungen gibt ▶ Abb. 7.17.

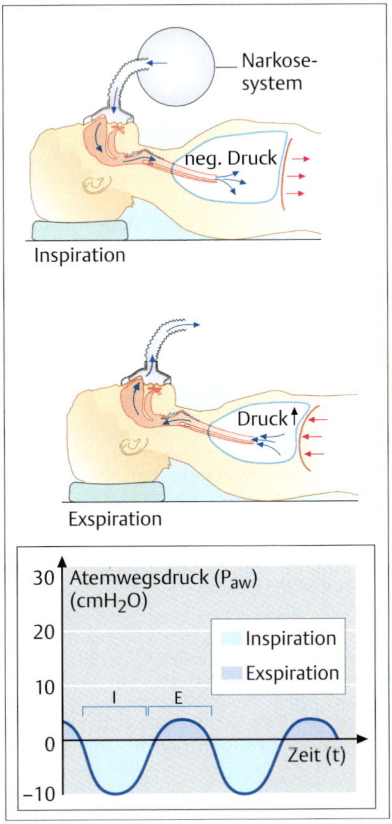

Abb. 7.14 Spontanatmung.

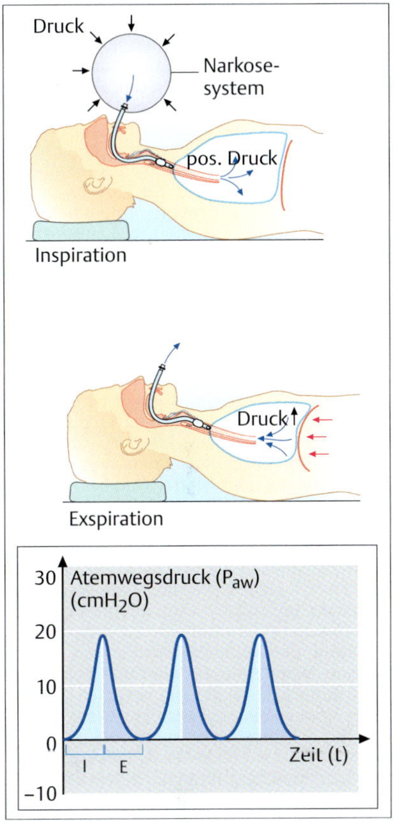

Abb. 7.15 Überdruckbeatmung.

Verfahren	Funktionsprinzip
assistierend manuell	Unterstützung insuffizienter Spontanatmung durch synchronisierte manuelle Atemhübe
komplett manuell	vollständige manuelle Beatmung (bei fehlender Spontanatmung)
assistierend maschinell	Triggerung maschineller Atemhübe durch spontane Inspiration
komplett maschinell (= kontrolliert)	vollständige maschinelle Beatmung (bei fehlender Spontanatmung)

Abb. 7.16 Narkosebeatmung.

Volumenkontrollierte Beatmung

Bei der volumenkontrollierten Beatmung (▶ Abb. 7.18) wird das Volumen, das in den Patienten transportiert werden soll, als Atemzugvolumen vorab eingestellt. Der Flow, d.h. die Strömungsgeschwindigkeit, mit der das Atemgas im Patientensystem bewegt wird, ist ebenfalls einstellbar und bleibt dann während der Inspiration konstant. Das hat zur Folge, dass der Druck in den Atemwegen mit zunehmender Inspiration überproportional ansteigt. Er ergibt sich aus der Dehnbarkeit („Compliance") von Lunge und Thorax und aus weiteren eingestellten Zielgrößen wie Atemzeitverhältnis, Atemfrequenz und PEEP.

Hierbei kann jedoch geräteseitig ein bestimmter Maximaldruck nicht überschritten werden. Dieser wird bei älteren Geräten als „Arbeitsdruck" bezeichnet und ist hier zumeist fest vorgegeben (in der Regel 100 cmH_2O), er kann dann auch als Druckreserve verstanden werden. Bei neueren Geräten wird er z.B. „P_{max}" genannt und ist frei wählbar, er kann hier als inspiratorische Druckbegrenzung genutzt werden und so die Form der Atemkurve beeinflussen (z.B. inspiratorisches Druckplateau). Die Steilheit des Druckanstiegs lässt sich dagegen mit dem Inspirationsflow verändern. Mit einem hohen Flow kann überdies ein endinspiratorisches Druckplateau erzeugt werden.

Vorteil des volumenkontrollierten Modus ist eine relativ volumenkonstante Beatmung, auch wenn sich – innerhalb gewisser Grenzen – der Widerstand im Patientensystem ändert. Die Sicherheitsreserve ist hierbei natürlich umso größer, je höher der Arbeitsdruck oder P_{max} ist. Allerdings führen hohe Drücke zu turbulenten Strömungen und damit zu einer ungleichmäßigen, unvorteilhaften Gasverteilung in der Lunge. Bei konstantem Flow werden gut dehnbare Lungenbezirke immer erheblich besser belüftet als schlecht dehnbare, was vor allem bei geschädigter Lunge eine Rolle spielt. Von Nachteil ist ferner, dass Leckagen bei einer volumenkontrollierten Beatmung überhaupt nicht kompensiert werden können, hier geht dann zumindest ein Teil des Atemzugvolumens verloren.

Druckkontrollierte Beatmung

Die druckkontrollierte Beatmung (▶ Abb. 7.19) funktioniert im Prinzip genau umgekehrt. Hier wird nicht das Atemzugvolumen am Gerät eingestellt, sondern der Druck, der während der Inspiration im Patientensystem aufgebaut werden soll. Das Atemzugvolumen ergibt sich dann aus dem Druck und den Widerständen, die im System und in den Atemwegen herrschen („Resistance"). Da mit zunehmender Füllung der Lunge der Widerstand größer wird, nimmt das Druckgefälle ab, sodass der Flow während der Inspiration immer kleiner wird „dezelerierender Flow").

Der dezelerierende Flow ist aus physiologischer Sicht der entscheidende Vorteil der druckkontrollierten Beatmung. Er sorgt nämlich für eine deutlich bessere Gasverteilung in der Lunge, wovon krankhaft veränderte Lungenabschnitte mit verminderter Dehnbarkeit oder gesteigerten Flusswiderständen am meisten profitieren. Außerdem können Volumenverluste, z.B. als Folge einer bronchopleuralen Fistel, bis zu einem gewissen Grad gut kompensiert werden, und bei Kindern im ersten Lebensjahr gelingt es leichter, die minimalen maschinellen Hubvolumina zu erzeugen. Dem steht als Nachteil gegenüber, dass Widerstandsänderungen, die intraoperativ nicht selten auftreten (z.B. Kompression des Abdomens, Behinderung der Zwerchfellbewegung), zwangsläufig mit umgekehrt proportionalen Änderungen des Atemzugvolumens verbunden sind. Dies lässt sich allerdings bei entsprechend eng eingestellten Alarmgrenzen sofort erkennen.

Frischgasentkopplung

Frischgas fließt entsprechend der eingestellten Rate sowohl in der Inspiration als auch in der Exspiration. Wenn es während der Inspiration ins Kreissystem gelangt, erhöht es um den anteiligen Betrag seiner Flussrate das Volumen, das in den Patienten transportiert wird. Das hat den Nachteil, dass das Atemzugvolumen bei jeder Änderung des Frischgasflusses neu justiert werden muss. Um dies zu umgehen, muss das während der Inspiration einströmende Frischgas zunächst in einem Reservoir, z.B. dem Atembeutel, gesammelt werden. Dieses gesammelte Frischgas wird dann während der Exspiration in den Atembalg oder -kolben geleitet (bei geringem Frischgasanteil zusammen mit dem Exspirationsgas des Patienten) und erreicht mit dem folgenden Atemhub den Patienten. Das hat zur Folge, dass das am Gerät eingestellte Hubvolumen ziemlich genau dem (exspiratorisch gemessenen) Atemzugvolumen entspricht. Alle neuen Narkosebeatmungsgeräte sind mittlerweile frischgasentkoppelt. Sie gewährleisten eine volumenkonstante Beatmung unabhängig vom eingestellten Frischgasfluss, sobald dieser den Minimalbedarf (= Verbrauch durch den Patienten + Leckagevolumen des Systems) überschreitet.

Kürzel	Bedeutung	Prinzip
CMV	continuous mandatory ventilation	maschinelle (= kontrollierte) Beatmung
VCV	volume-controlled ventilation	volumenkontrollierte Beatmung
PCV	pressure-controlled ventilation	druckkontrollierte Beatmung
IPPV	intermittent positive pressure ventilation	Beatmung mit positivem inspiratorischen Druck
ZEEP	zero endexpiratory pressure	atmosphärischer endexspiratorischer Druck
PEEP	positive endexpiratory pressure	positiver endexspiratorischer Druck
CPPV	continuous positive pressure ventilation	IPPV + PEEP
IRV	inversed ratio ventilation	Beatmung mit umgekehrtem Atemzeitverhältnis (I : E > 1 : 1, max. 4 : 1)
SIMV	synchronized intermittent mandatory ventilation	komb. Spontanatmung und Beatmung, wobei ein Unterschreiten einer bestimmten Spontanatmungsrate maschinelle Atemhübe nach sich zieht, die mit ggf. noch vorhandener Eigenatmungsaktivität synchronisiert werden („Triggerung“)

Abb. 7.17 Glossar der gängigen Narkosebeatmungsformen.

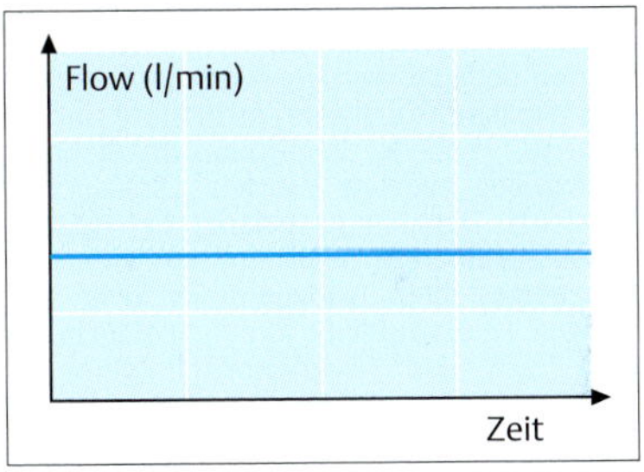

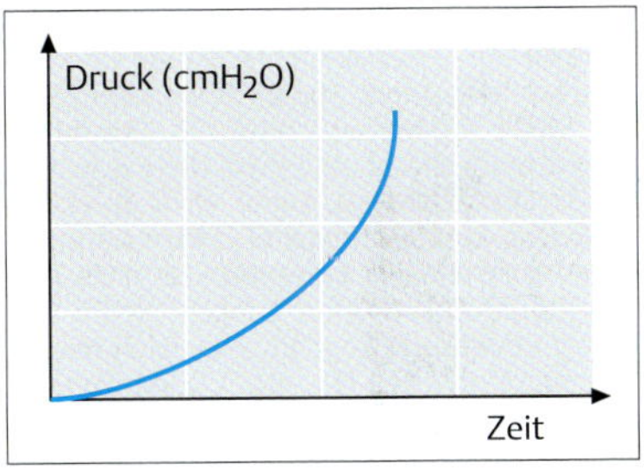

Abb. 7.18 Volumenkontrollierte Beatmung.

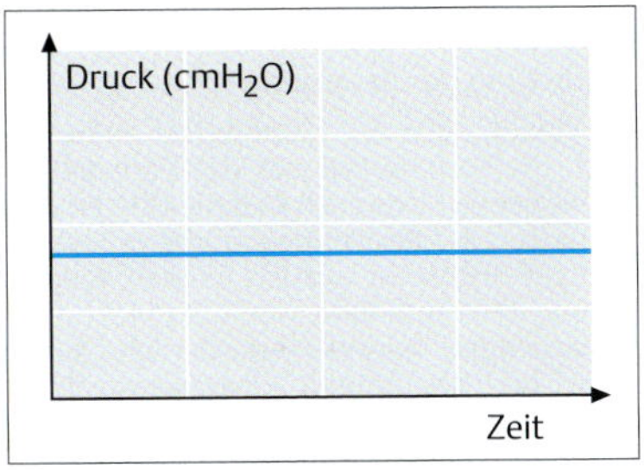

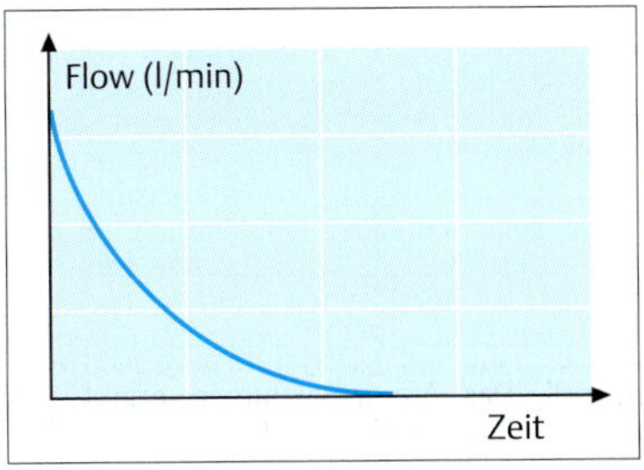

Abb. 7.19 Druckkontrollierte Beatmung.

In tiefer Narkose bzw. unter Muskelrelaxation ist die Spontanatmungsaktivität aufgehoben, sodass der Patient beatmet werden muss. Damit soll ein Gasaustausch sichergestellt werden, der die Voraussetzungen für die Aufrechterhaltung der nötigen Organfunktionen schafft. Bei einer kontrollierten Beatmung müssen die Ventilationsgrößen am Respirator so eingestellt werden, dass im Normalfall ein arterieller Sauerstoffpartialdruck (PaO_2) von 80–100 mmHg und ein arterieller Kohlendioxidpartialdruck ($PaCO_2$) von 35–40 mmHg resultieren.

Einstellung der Beatmung

Bereits vor Beginn einer maschinellen Beatmung müssen die wesentlichen Beatmungsparameter grob für den betreffenden Patienten eingestellt werden. Dafür können als Anhalt Werte zugrunde gelegt werden, die für Lungengesunde in der Regel einen adäquaten Gasaustausch gewährleisten (▶ Abb. 7.20).

Pulmonaler Gasaustausch

Der pulmonale Gasaustausch umfasst bekanntlich die O_2-Aufnahme (Oxygenierung) und die CO_2-Abgabe (Ventilation) (▶ Abb. 7.21). Für die **O_2-Aufnahme**, die unter physiologischen Bedingungen im Gleichgewichtszustand dem O_2-Verbrauch entspricht (beim Erwachsenen in Ruhe 200 – 300 ml/min oder ca. 3,5 ml/kg/min), ist maßgebend, wie groß die gasaustauschende Oberfläche ist. Diese wird durch die *funktionelle Residualkapazität* (FRC) bestimmt. Die FRC ist dasjenige Volumen, das nach normaler Exspiration in den Lungen bleibt. Ihre zentrale Bedeutung liegt im Ausgleich der in- und exspiratorischen O_2- und CO_2-Konzentrationen im Alveolarraum („Pufferfunktion"). Das hat zur Folge, dass der Gasaustausch auch während der Exspiration aufrechterhalten wird, und zwar umso besser, je größer die FRC ist. Dieser Umstand ist vor allem für die Oxygenierung wichtig. Basierend auf diesen Grundlagen, kann im Extremfall sogar, ohne dass Atembewegungen stattfinden müssen, eine O_2-Aufnahme durch kontinuierliche Einleitung von Sauerstoff in die Lungen sichergestellt werden („apnoische Oxygenierung"; Kap. 5.2). Diese Möglichkeit ist allerdings wegen der dabei fehlenden CO_2-Elimination zeitlich limitiert. Die FRC kann zur Steigerung der O_2-Aufnahme durch einen *positiven endexspiratorischen Druck* (PEEP) angehoben werden. Damit werden die Alveolen während der Exspiration länger offengehalten, was die O_2-Diffusion entsprechend verbessert.

Die **CO_2-Abgabe** hängt dagegen in erster Linie von der *alveolären Ventilation* ab. Hierunter versteht man denjenigen Teil des Atemminutenvolumens, der tatsächlich für den Gasaustausch zur Verfügung steht. Die alveoläre Ventilation bestimmt damit die O_2-Menge, die mit der Atemluft zu den Alveolen transportiert wird, und die CO_2-Menge, die von hier in die Umgebungsluft abgegeben wird. Sie kann errechnet werden, indem man von der Gesamtventilation, dem Atemminutenvolumen, die anatomische Totraumventilation abzieht (▶ Abb. 7.22). Der *anatomische Totraum* ist der Teil der Atemwege, in dem kein Gasaustausch stattfindet. Physiologisch umfasst er das Volumen sämtlicher Luftwege bis zum Übergang der Bronchioli terminales zu den Alveolen. Beim intubierten Patienten beginnt er am Übergang vom Y-Stück zum Endotrachealtubus (o. Ä.) oder am Atemfilter, wenn einer benutzt wird. Er beträgt beim Erwachsenen normalerweise etwa 2 ml/kg KG und wird durch eine Intubation sogar eher etwas vermindert, zumindest in der Regel aber nicht vergrößert. Je geringer das Atemzugvolumen ist, umso mehr fällt der anatomische Totraum ins Gewicht, d. h. umso höher ist der Anteil der Totraumventilation an der Gesamtventilation. Da mit jedem Atemhub zunächst der anatomische Totraum überwunden werden muss, darf das Atemzugvolumen also nicht zu klein gewählt werden. Außerdem muss beim beatmeten Patienten bedacht werden, dass die *Atemschläuche*, wie bereits erwähnt, nicht starr sind, sondern während der Inspiration druckabhängig geringfügig gedehnt werden („Schlauchcompliance"). Demzufolge gelangt bei der volumenkontrollierten Beatmung ein kleiner Teil des eingestellten Hubvolumens nicht in die Lungen, sondern bleibt in den Schläuchen, sodass sich das (exspiratorisch gemessene) Atemzugvolumen etwas verringert. Diese Form der Totraumventilation macht allerdings bei Verwendung der üblichen Schläuche in einer Länge von 2–3 m und bei einem inspiratorischen Beatmungsdruck von weniger als 20–25 cmH_2O höchstens 5 % des vorgegebenen Atemminutenvolumens aus.

Anpassung der Beatmung

Bei Änderungen der Narkosetiefe ändern sich auch die Stoffwechselrate des Patienten und damit der O_2-Verbrauch und die CO_2-Produktion, sodass die Beatmungsparameter überprüft und ggf. angepasst werden müssen. Eine Steigerung der Ventilation wird aber nicht nur bei abflachender Narkose erforderlich, sondern auch bei bestimmten Operationstechniken, wie z. B. Laparoskopien mit intraperitonealer CO_2-Insufflation („Kapnoperitoneum"). Hier muss der vermehrten CO_2-Resorption ins Blut Rechnung getragen werden.

Anhaltswerte für lungengesunde Erwachsene	
Atemzugvolumen	6–8 ml/kg KG
Beatmungsfrequenz	10–12/min
Atemzeitverhältnis	1 : 1 bis 1 : 2
Inspirationsflow (bei VCV)	30 l/min
Inspirationsdruck (bei PCV)	20 cmH_2O
Inspiratorische Druckbegrenzung (P_{max})	25 cmH_2O
Positiver endexspiratorischer Druck (PEEP)	5 cmH_2O
Inspiratorische O_2-Konzentration (FIO_2)	30 % (0,3)

Ziel: PaO_2 = 80–100 mmHg, $PaCO_2$ = 35–40 mmHg

Abb. 7.20 Grundeinstellung des Narkoserespirators.

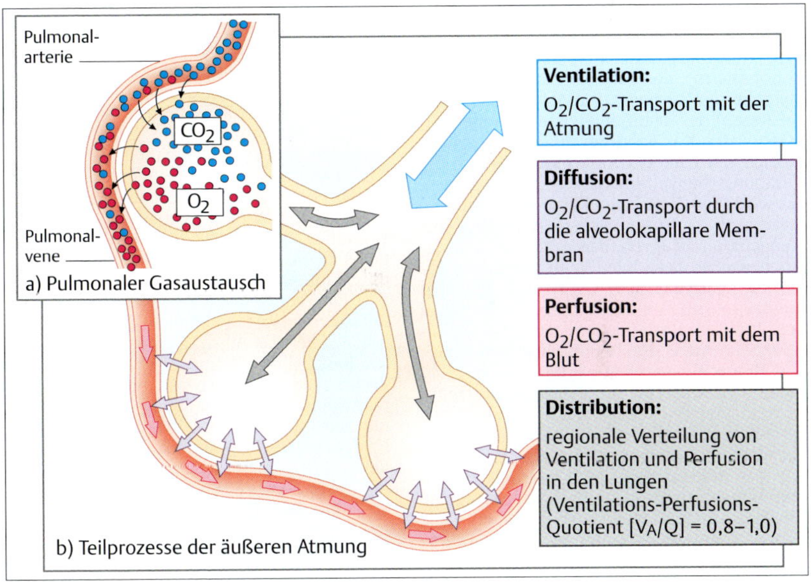

Abb. 7.21 Pulmonaler Gasaustausch und Teilprozesse der äußeren Atmung.

Alveoläre Ventilation: $V_A = AMV - (V_{Danat} \cdot AF)$

V_{Danat} = anatomischer Totraum
AMV = Atemminutenvolumen
AF = Atemfrequenz

Abb. 7.22 Berechnung der alveolären Ventilation.

Monitoring

Ein muskelrelaxierter, künstlich beatmeter Patient ist jederzeit gefährdet, eine **Hypoxie und Hyperkapnie** zu entwickeln. Folgende Gründe können infrage kommen:

- Fehlfunktionen des Narkoserespirators
- Probleme im Bereich der Atemwege
- Veränderungen auf der Ebene des Lungenparenchyms

Um dies zu verhindern oder rechtzeitig zu erkennen, müssen bestimmte Atemparameter überwacht werden (▶ Abb. 7.23). Deren Kontrolle ist eine wichtige Voraussetzung für die Anpassung der Beatmung an die jeweiligen Bedürfnisse.

Beatmungsgerät

Der *Atemwegsdruck* wird mechanisch oder elektronisch gemessen und digital angezeigt. Außerdem kann er als Kurve in seinem zeitlichen Verlauf dargestellt werden. Von besonderer Bedeutung sind der „Stenosealarm“, der beim Überschreiten vorher eingestellter Druckwerte ausgelöst wird, und der „Dekonnexionsalarm“, der auf eine Leckage im Beatmungssystem hinweist. Die *Atemfrequenz* gibt die Anzahl der Beatmungszyklen in einer Minute wieder. Das *Atemzugvolumen*, das grundsätzlich erst nach der Ausatmung, d. h. im Exspirationsschenkel des Narkosegerätes gemessen wird (Kap. 7.2), kann digital abgelesen und meist auch als Kurve dargestellt werden. Aus Frequenz und Zugvolumen wird das *Atemminutenvolumen* berechnet. Beim beatmeten Patienten kann mit dem Quotienten aus dem Atemzugvolumen und der Differenz zwischen dem endinspiratorischen und dem endexspiratorischen Druck die Dehnbarkeit von Lunge und Thorax eingeschätzt werden (▶ Abb. 7.24). Dieser Quotient gibt die *dynamische Compliance* an und wird von modernen Monitoren automatisch errechnet. Eine Abnahme kann, nachdem ein Abknicken der Atemschläuche oder des Tubus ausgeschlossen wurde, auf eine Atemwegsobstruktion (z. B. Sekretverlegung, Bronchospasmus, Trachealkompression) oder eine Änderung der intrathorakalen Druck-Volumen-Verhältnisse (z. B. chirurgische Manipulation, Kapnoperitoneum, Lungenödem) hindeuten.

Atemgase

Aus einer Atemgasprobe, die möglichst *patientennah*, d. h. zwischen Tubus und Y-Stück oder am Atemfilter, entnommen werden soll, lassen sich sowohl inspiratorisch als auch exspiratorisch die *O_2*- und CO_2-Konzentration sowie der Gehalt der Atemluft an *Narkosegas(en)* messen. Die Erfassung dieser Parameter ist mit optischen und akustischen Alarmfunktionen verbunden. Mikroprozessorgesteuerte Geräte erlauben dabei neben der manuellen auch eine automatische Anpassung der oberen und unteren Alarmgrenzen. Um Veränderungen frühzeitig erkennen zu können, empfiehlt sich eine enge Einstellung der Grenzwerte.

Patient

Die einfachsten Möglichkeiten, den Gasaustausch und damit den Beatmungserfolg zu objektivieren, sind die Überwachung der partiellen O_2-Sättigung ($pSaO_2$) mit der *Pulsoxymetrie* und die oben erwähnte Überwachung der endexspiratorischen CO_2-Konzentration ($PECO_2$) mit der *Kapnometrie/-grafie* (beides Kap. 9.1). Falls erforderlich, können mit zusätzlichen *Blutgasanalysen* der PaO_2, der $PaCO_2$ und die Sauerstoffsättigung des Hämoglobins (SaO_2) bestimmt werden.

Auch die *Oxygenierungsfunktion der Lunge* lässt sich grob relativ leicht abschätzen. Hierzu benötigt man den gemessenen PaO_2 – zur Orientierung reicht unter Umständen bereits die $pSaO_2$ – und die eingestellte FIO_2. Zwischen diesen beiden Größen besteht nämlich eine einfache Beziehung. Wenn Ventilation und Perfusion normal aufeinander abgestimmt sind, dann muss der PaO_2 mindestens *5-mal* größer sein als die zugrunde liegende FIO_2 (▶ Abb. 7.25). Ist dieses Verhältnis vermindert, so ist die Oxygenierung gestört, was nichts anderes heißt, als dass eine vermehrte Shuntdurchblutung in der Lunge stattfindet (Kap. 7.5). Ein Vergleich von gemessenem und theoretisch zu erwartendem PaO_2 gibt somit einen Anhalt über das Ausmaß eines intrapulmonalen Rechts-links-Shunts. Die Berechnung des Rechts-links-Shunts ebenso wie die der Totraumventilation ist dagegen sehr aufwendig und nur mithilfe invasiver Techniken möglich. Da der zusätzliche praktische Nutzen dieser Informationen außerdem im Zusammenhang mit einer Narkose gering ist, wird an dieser Stelle auf die Erläuterung der Grundlagen verzichtet.

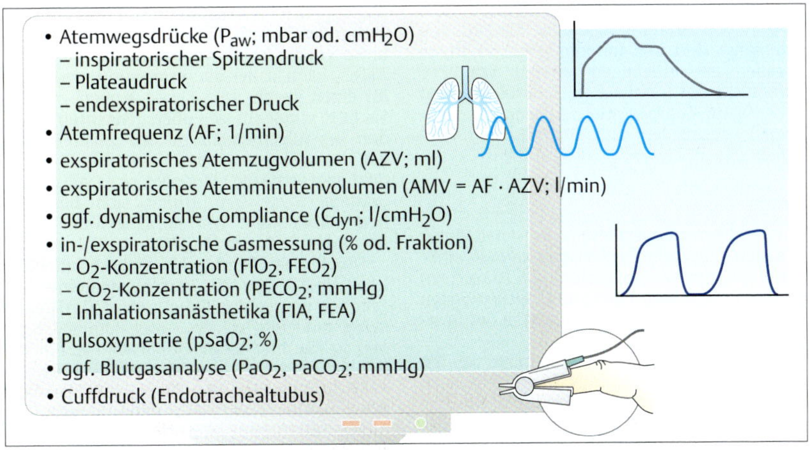

Abb. 7.23 Respiratorische Basisüberwachung des Beatmungspatienten.

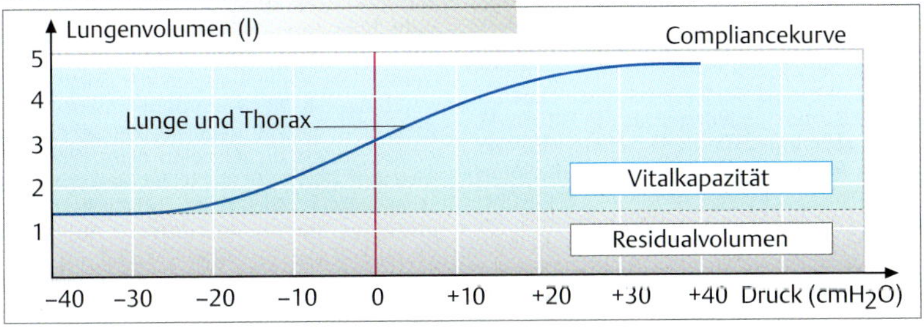

Dynamische Compliance: $C_{dyn} = \frac{AZV_{exsp}}{P_{endinsp} - P_{endexsp}}$

AZV_{exsp} = exspiratorisches Atemzugvolumen
$P_{endinsp}$ = endinspiratorischer Druck
$P_{endexsp}$ = endexspiratorischer Druck

Normalwert: 0,05–0,1 l/cmH_2O

Abb. 7.24 Dynamische Compliance von Lunge und Thorax.

FIO_2 (%)	PaO_2 (mmHg)
30	> 150
40	> 200
50	> 250
75	> 400
100	> 600

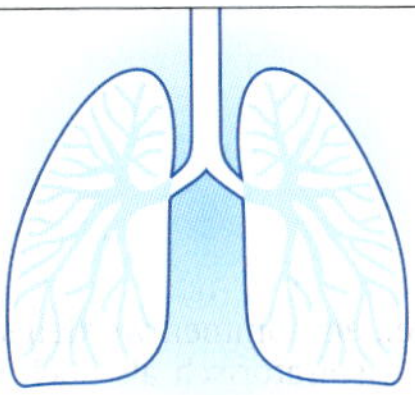

Abb. 7.25 Beziehung zwischen FIO_2 und PaO_2 bei ungestörter Oxygenierung.

Eine Überdruckbeatmung führt zwar zu einer Vielzahl von Veränderungen, die die Funktion von Lunge, Herz und anderen lebenswichtigen Organen beeinträchtigen können, wirkliche Komplikationen entstehen allerdings erst dann, wenn Kompensationsgrenzen, die individuell verschieden sind, überschritten werden.

Lunge

Unter Allgemeinanästhesien ist unabhängig von den eingesetzten Anästhetika mit einer Einschränkung der Lungenfunktion zu rechnen (► Abb. 7.26, ► Abb. 7.28). Die Ursachen liegen in der Lagerung des Patienten und in der Beatmung.

Bereits in **horizontaler Rückenlage** werden durch die Verschiebung des Zwerchfells nach kranial, speziell beim Adipösen, die *funktionelle Residualkapazität* (FRC) und die thorakale Compliance vermindert. Die Abnahme der FRC kann zu vermehrter Bildung von *Mikroatelektasen* (Verschluss der terminalen Luftwege) in den abhängigen, also unteren Lungenabschnitten führen, was die Oxygenierung verschlechtert. Normalerweise ist das kritische Lungenvolumen, bei dessen Unterschreiten Teile der Luftwege während der Exspiration kollabieren („airway closure"), niedriger als die FRC. Sinkt die FRC aber unter dieses Verschlussvolumen („closing volume"), dann kommt es zu einem exspiratorischen Kollaps terminaler Bronchiolen. Die Luft bleibt in den davon betroffenen Alveolen „gefangen" („Air-Trapping") und wird resorbiert, bis schließlich auch die Alveolen kollabieren.

Auch die **Beatmung** selbst, besonders mit PEEP und unter Muskelrelaxation, beeinträchtigt den koordinierten Ablauf der Zwerchfellbewegungen. Unter maschineller Inspiration wird das Zwerchfell passiv nach kaudal bewegt. Dies geschieht wegen des geringeren Widerstands stärker im oben als im unten liegenden Teil. Infolgedessen ändert sich das *Ventilations-Perfusions-Verhältnis* und die oberen Lungenabschnitte, die schlechter durchblutet sind, werden noch stärker belüftet, die unten liegenden, besser durchbluteten dagegen noch schwächer.

Werden **volatile Anästhetika** eingesetzt, so kann sich die Lungenfunktion weiter verschlechtern. Sie setzen nämlich dosisabhängig den *Euler-Liljestrand-Mechanismus* außer Kraft, d. h. sie verhindern die normalerweise bei einer Hypoxie auftretende Vasokonstriktion, die für eine Umleitung des Blutflusses von schlechter zu besser ventilierten Lungenbezirken sorgt. Folglich nimmt die venöse Beimischung im arterialisierten Blut zu, und der PaO_2 fällt ab. Mit dem Abfall des PaO_2 ist ein Anstieg der alveoloarteriellen O_2-Differenz verbunden (► Abb. 7.26). Je größer die $AaDO_2$, umso größer ist die venöse Beimischung. Die $AaDO_2$ kann daher als semiquantitatives Maß für einen Rechts-links-Shunt genutzt werden. Sie liegt schon aus den oben genannten Gründen bei Allgemeinanästhesien generell über der Norm. Dadurch, dass Anteile des Bluts bei der Lungenpassage nicht oder nicht vollständig oxygeniert werden, erhöht sich hier der *Rechts-links-Shunt* von normalerweise 2–5 % auf durchschnittlich 10–15 %.

Durch eine **Überdruckbeatmung mit PEEP** kann die FRC über das Verschlussvolumen angehoben und so die Bildung von Mikroatelektasen reduziert werden, was zumindest einen stärkeren Abfall des PaO_2 verhindert (► Abb. 7.27). Allerdings können bei zu hohem PEEP die oben liegenden Alveolarbezirke überbläht werden, was dann das Ventilations-Perfusions-Verhältnis (wieder) verschlechtert. Um eine arterielle Hypoxie unter Allgemeinanästhesien zu verhüten, soll der inspiratorische O_2-Anteil nicht unter 30 % liegen ($FIO_2 \geq 0{,}3$) und der PEEP dabei routinemäßig 5 cmH_2O nicht überschreiten. Doch auch zu hohe O_2-Konzentrationen sollen möglichst vermieden werden. Sie können wegen der Stickstoffauswaschung zu *Resorptionsatelektasen* führen. Stickstoff dient zur Stabilisierung der Alveolarwände, sodass die Alveolen beim Fehlen von Stickstoff (FIO_2 1,0) nach der Resorption des Sauerstoffs entsprechend ihrer Oberflächenspannung leichter kollabieren. Aus diesem Grund soll der O_2-Anteil – außer im Notfall, zur Präoxygenierung und zur Narkoseausleitung – so gewählt werden, dass nur ein normaler, d. h. den Bedürfnissen entsprechender PaO_2 erreicht wird.

Barotrauma

Unter einem Barotrauma versteht man eine Schädigung der Lunge durch Einwirken starker Scherkräfte aufgrund zu hoher Beatmungsdrücke (Kap. 13.2). Während lungengesunde Erwachsene Drücke bis zu 70 cmH_2O tolerieren können, liegt die Grenze bei pulmonalen Erkrankungen mit verminderter pulmonaler Compliance (z. B. Emphysem) deutlich niedriger. Da der Grenzwert im Einzelfall aber nicht bekannt ist, sollen Spitzendrücke von über 20–30 cmH_2O möglichst vermieden werden. Ein Barotrauma kann sich auf verschiedene Art manifestieren (► Abb. 7.28). Besonders gefürchtet ist der *Pneumothorax*, weil er meist mit einem Ventilmechanismus verbunden ist und sich dann unter Beatmung schnell ein lebensbedrohlicher *Spannungspneumothorax* entwickeln kann (Kap. 13.2).

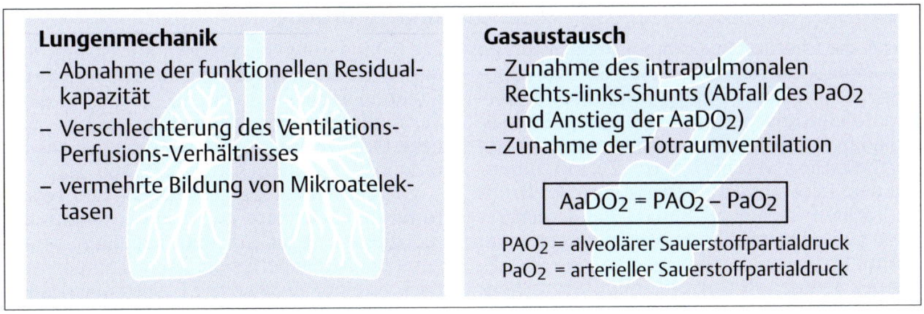

Abb. 7.26 Veränderungen der Lungenfunktion unter Allgemeinanästhesie.

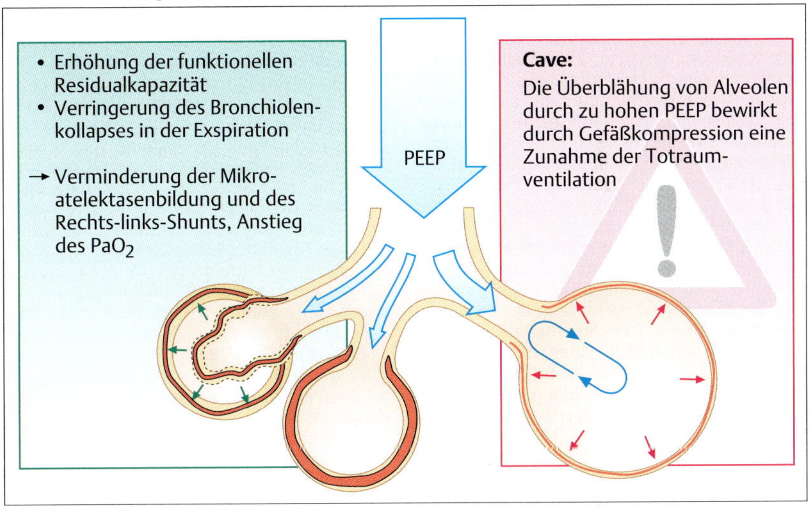

Abb. 7.27 PEEP-Effekte auf die Lunge.

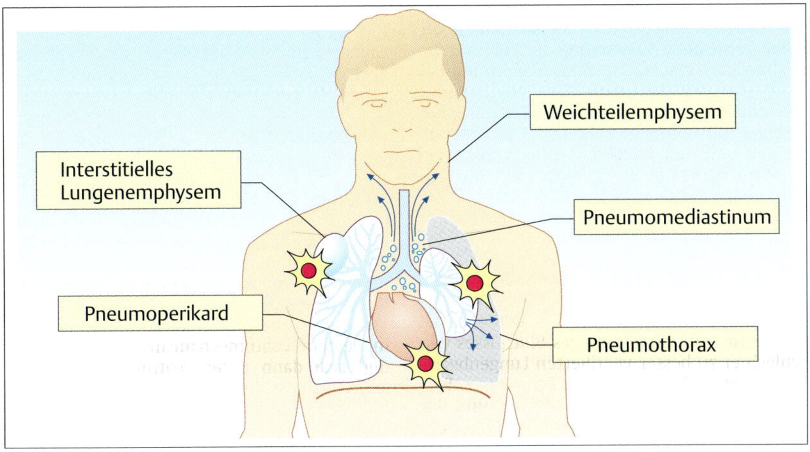

Abb. 7.28 Barotrauma.

Herz

Durch die Überdruckbeatmung steigt während der Inspiration der intrathorakale Druck, sodass perialveoläre Gefäße komprimiert werden. Infolgedessen erhöht sich der pulmonalvaskuläre Widerstand, was mit einer Rechtsherzbelastung verbunden ist. Zudem nimmt mit dem intrathorakalen Druck auch der Druck im rechten Vorhof zu, sodass der Druckgradient zwischen peripheren Venen und rechtem Vorhof kleiner wird. Die Folge ist eine Abnahme des venösen Rückstroms mit entsprechender *Verringerung des HZV* (→ ggf. Blutdruckabfall) (▶ Abb. 7.29). Autoregulativ wird der Sympathikotonus erhöht, und die Herzfrequenz nimmt zu, während sich periphere Venen verengen, um den Blutrückstrom zum Herzen wieder zu steigern. Durch die rechtsventrikuläre Belastung wird auch der linke Ventrikel in Mitleidenschaft gezogen. Bedingt durch die Druckerhöhung im rechten Ventrikel, verlagert sich das Septum enddiastolisch nach links, sodass die linksventrikuläre Füllung behindert wird („enddiastolische Tamponade"). Eine (zu starke) Aufblähung der Lunge mit PEEP kann die Dehnungsfähigkeit des linken Ventrikels auch direkt beeinträchtigen.

Die Auswirkungen der Beatmung auf die Hämodynamik sind selbstverständlich umso stärker, je mehr der intrathorakale Druck ansteigt und je weniger die Sympathikusaktivität zunehmen kann (z. B. Sympathikusdämpfung unter Narkose). Sie fallen noch deutlicher aus, wenn auch während der Exspiration ein positiver Druck herrscht (PEEP-Beatmung) (▶ Abb. 7.30). Allerdings lassen sie sich in der Regel durch Vermehrung des intravasalen Volumens abfangen. Ein PEEP bis zu 5 cmH_2O gilt allgemein als unproblematisch. Grundsätzlich ist es wichtig, bei einer PEEP-Beatmung nicht nur die Anhebung des PaO_2 im Auge zu haben, sondern auch die Auswirkung des PEEP auf die *O_2-Transportkapazität des Bluts*, die das zelluläre O_2-Angebot bestimmt. Der O_2-Transport kann nämlich bei Abnahme des HZV unter Beatmung mit höherem PEEP unter Umständen so weit reduziert werden, dass sich trotz verbesserter pulmonaler O_2-Aufnahme die O_2-Versorgung des Gewebes verschlechtert.

Herzinsuffizienz

Bei einer Herzinsuffizienz liegen die Verhältnisse anders. Hier kann die Verminderung der ventrikulären Füllungsvolumina gemäß dem Frank-Starling-Mechanismus auch zu einer Erhöhung der Schlagvolumina führen (abfallender Schenkel der Starling-Kurve). Dieses Prinzip macht man sich bei der Behandlung des kardiogenen Lungenödems zunutze.

Andere Organe

Die Behinderung des venösen Rückstroms und die Abnahme des HZV beeinflussen auch die Funktion anderer Organe. So kann es zu einer Verminderung der Nierenausscheidung und Lebertätigkeit und zu einer Erhöhung des intrakraniellen Drucks kommen (▶ Abb. 7.31).

Die Einschränkung der **Nieren- und Leberfunktion** erklärt sich im Wesentlichen aus der reduzierten Organdurchblutung. Eine herabgesetzte Nierenperfusion führt kompensatorisch zu einer gesteigerten Freisetzung des antidiuretischen Hormons und so zu einer Vermehrung des intravasalen Volumens.

Der **intrakranielle Druck** (ICP) kann unter Beatmung ansteigen, wenn durch den erhöhten intrathorakalen Druck der hirnvenöse Abfluss beeinträchtigt wird und dadurch das zerebrale Blutvolumen zunimmt. Voraussetzung ist allerdings, dass die Kompensationsmechanismen, z. B. Liquorverschiebung vom Schädel in den Spinalkanal, bereits erschöpft sind (z. B. schweres SHT). Neben der ICP-Erhöhung kann sich auch die PEEP-induzierte HZV-Abnahme negativ auf die zerebrale Perfusion auswirken. Mit dem Abfall des HZV ist nämlich ein Abfall des arteriellen Mitteldrucks (MAP) verbunden. ICP-Zunahme und MAP-Abnahme zusammen lassen den zerebralen Perfusionsdruck (Kap. 9.2) deutlich absinken. Schon durch *leichte Oberkörperhochlagerung* (15–30°) lässt sich jedoch der hirnvenöse Abfluss verbessern und so der PEEP-Effekt ausgleichen. Zudem kann durch *milde Hyperventilation* ($PaCO_2$ = 32–34 mmHg) über eine Konstriktion von Hirngefäßen der zerebrale Blutfluss leicht gesenkt und so eine Abnahme des zerebralen Blutvolumens und damit des ICP erreicht werden.

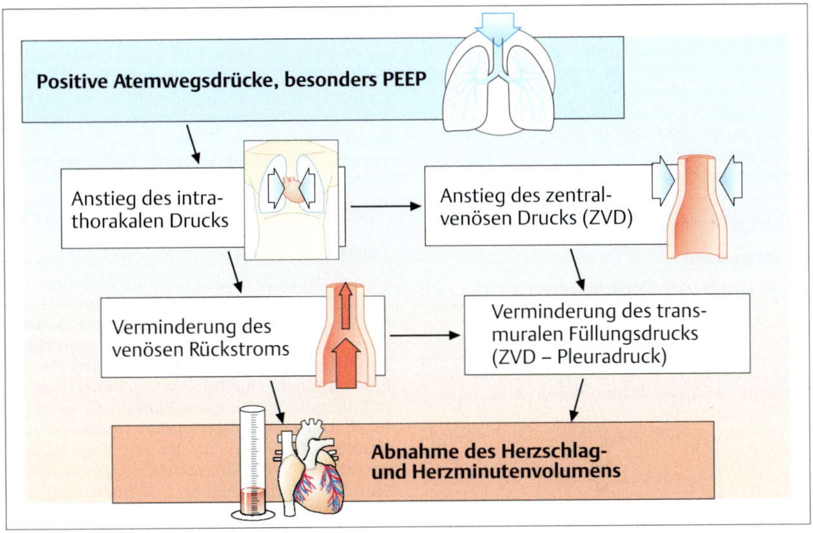

Abb. 7.29 Auswirkungen der Überdruckbeatmung auf die Hämodynamik.

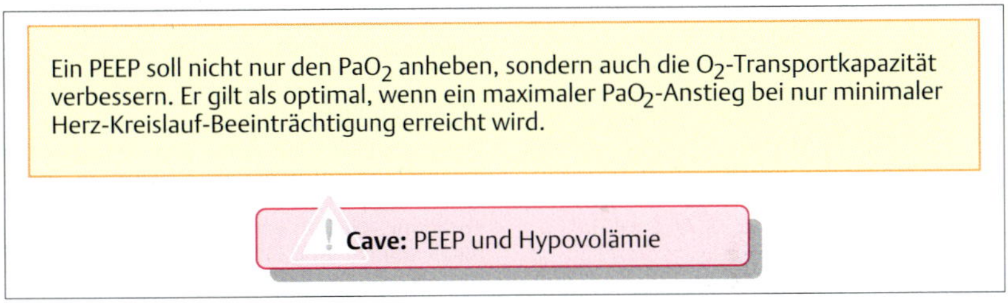

Abb. 7.30 PEEP und O_2-Transportkapazität.

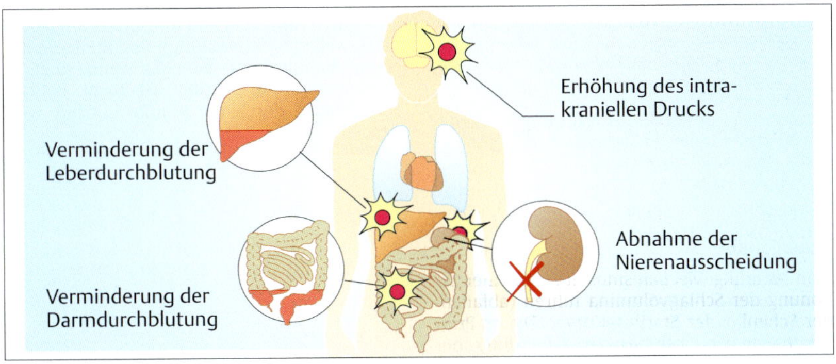

Abb. 7.31 Auswirkungen der Überdruckbeatmung auf andere Organe.

Ein venöser Zugang ist obligat bei jeder Form der Anästhesie. Hierzu wird in der sog. „Over-the-Needle"-Technik eine Kunststoffkanüle über eine Hohlnadel in eine periphere Vene z. B. am Handrücken gelegt. Dies ermöglicht

- die Zufuhr von Medikamenten,
- die Infusionstherapie inkl. zügiger Volumensubstitution,
- die Transfusion von Blut(produkten).

Periphervenöser Zugang

Punktionsorte

Die Auswahl des Punktionsortes richtet sich nach den Venenverhältnissen, der Zugänglichkeit der Punktionsstelle, die möglichst weit vom Operationsgebiet entfernt liegen sollte, nach Art und Venenverträglichkeit der Medikamente und der Dauer deren Anwendung. Um Venenreizungen und Thrombophlebitiden zu vermeiden, sollte die Osmolarität der eingesetzten Lösungen 800–1000 mosmol/l nicht überschreiten. Aus dem gleichen Grund ist die Injektion von Medikamenten mit unphysiologischem pH-Wert in kleinlumige Venen nicht ratsam (unzureichende Verdünnung).

In der Regel werden *Venen des Handrückens oder des Unterarms* bevorzugt (▸ Abb. 8.1), weil hier die Kanüle sicher fixiert werden kann und die Gefahr einer Fehlpunktion am geringsten ist. Nach Möglichkeit soll zunächst *distal* punktiert werden. Bei Fehlpunktion einer proximalen Vene mit Perforation der Venenwand und Hämatombildung können nämlich anschließend distale Venen, deren Blut über die perforierte Vene abfließt, nicht mehr verwendet werden.

Exkurs Mythos Venenpunktion und Mammakarzinom

Studien bei Patientinnen mit Brustkrebsanamnese ergaben eine ähnlich niedrige Komplikationsrate an beiden Armen. Es war kein Unterschied, ob die Punktion am Arm auf der gleichen oder der gegenüberliegenden Seite eines zuvor operierten Mammakarzinoms durchgeführt wurde. Auch eine vorhergehende Lymphknotenentfernung auf derselben Seite führte nicht grundsätzlich zu einem erhöhten Risiko.

Auch für ein erhöhtes Lymphödemrisiko durch Blutdruckmessungen am betroffenen Arm gibt es keine wissenschaftliche Evidenz.

Venenkanüle

Eine Venenkanüle besteht aus einer an ihrer Spitze abgeschrägten, scharf geschliffenen inneren Hohlnadel aus Stahl, die außer im Spitzenbereich von einer flexiblen Kunststoffkanüle ummantelt ist (▸ Abb. 8.1 oben). Nach der Punktion bleibt nur der Kunststoffteil im Gefäß. Zur Vermeidung von Nadelstichverletzungen sollten nur Sicherheitskanülen verwendet werden. Bei Erwachsenen werden meist *Flügelkanülen* mit einem Innendurchmesser (ID) von 1,4–1,6 mm benutzt (entsprechend einem Außendurchmesser von 18G [Gauge]). Für den zügigen Volumenersatz sind allerdings großlumige Modelle besser geeignet (ID 1,7–2,0 mm bzw. 14 G).

Punktionstechnik

Es werden zwei Methoden unterschieden: die direkte (= einzeitige) und die indirekte (= zweizeitige). Bei der *direkten* Punktion werden Haut und Venenwand in einer Bewegung durchstochen, bei der *indirekten* wird die Kanüle nach dem Durchdringen der Kutis mehrere Millimeter durch das subkutane Gewebe geführt, bevor die Venenwand penetriert wird (▸ Abb. 8.2). Dieser Tunnel zwischen Punktionsort und Vene bildet einen gewissen Schutz vor dem Eindringen von Keimen. Vor der Punktion muss das betreffende Hautareal gesäubert, entfettet und ausreichend desinfiziert werden. Die hierzu üblicherweise verwendeten *alkoholischen Lösungen* (z. B. 70 %iger Isopropylalkohol) benötigen eine Einwirkzeit auf sauberer, fettfreier Haut von mindestens 60 Sekunden, um ausreichend effektiv zu sein.

Komplikationen

Bevor Medikamente durch eine Venenkanüle injiziert werden, muss deren *korrekte intravenöse Lage* sichergestellt sein. Zur Kontrolle wird eine Infusion angeschlossen, die bei ausreichendem hydrostatischem Druckgefälle spontan in die Vene tropfen muss. Eine *intraarterielle* Fehllage kann – bei ausreichendem Blutdruck – am Zurückfließen von Blut ins Infusionssystem festgestellt werden. Eine *paravasale* Fehllage äußert sich unter der Infusion durch Austreten von Infusat ins umgebende Gewebe (→ Schwellung). Bestehen Zweifel, ob die Kanüle intra- oder paravenös liegt, so sollten unter Inspektion 10–20 ml 0,9 %ige NaCl-Lösung durch die Kanüle injiziert werden.

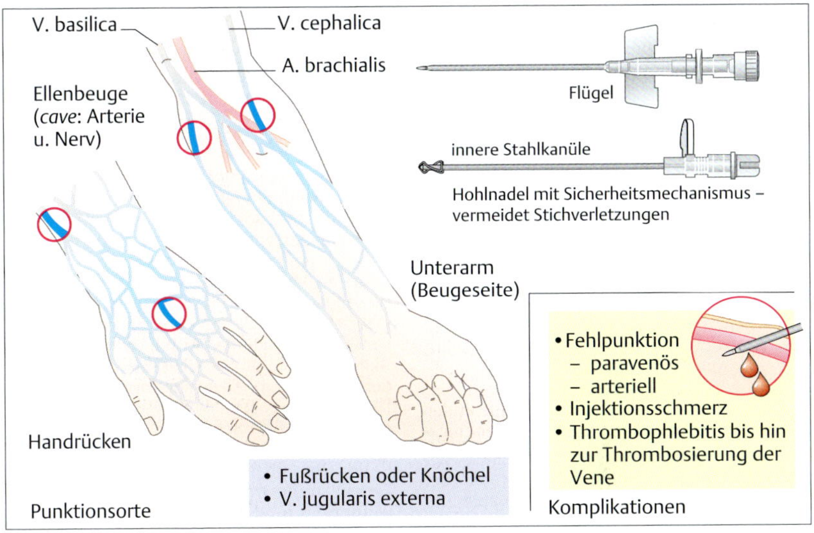

Abb. 8.1 Periphervenöser Zugang – Punktionsorte, Venenkanüle und Komplikationen.

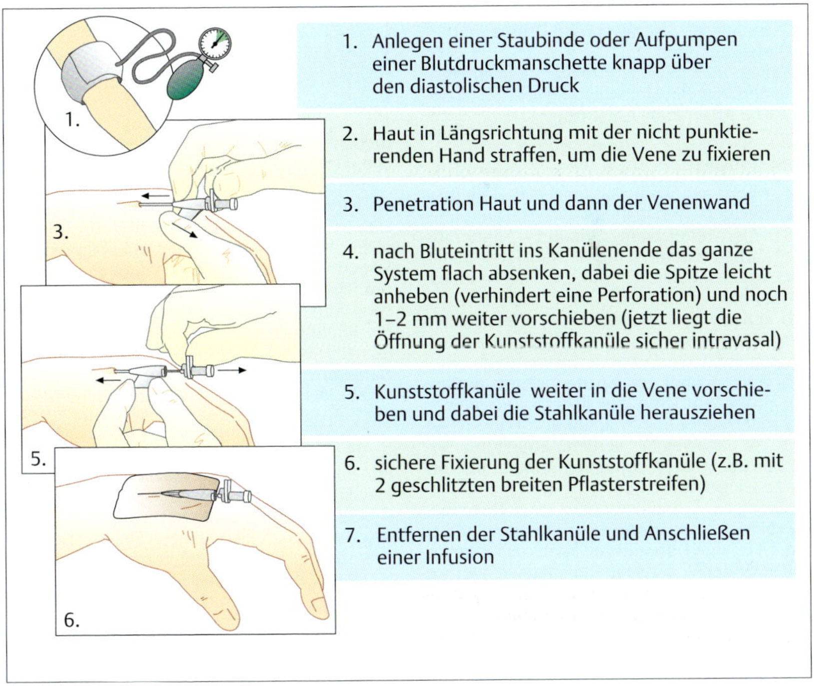

Abb. 8.2 Indirekte Punktionstechnik.

Zentralvenöser Katheter

Als zentralvenöse Katheter (ZVK) werden Katheter bezeichnet, die mit ihrer Spitze in der **V. cava superior** platziert werden. Idealerweise soll die Öffnung 2–3 cm oberhalb der Stelle liegen, wo die obere Hohlvene in den rechten Vorhof mündet. So soll bei Bewegungen im Schulter-Hals-Bereich eine Katheterdislokation in den Vorhof verhindert werden, wo die Spitze Irritationen (→ Arrhythmien, Klappenläsionen) bis hin zur Perforation (→ Perikardtamponade) auslösen könnte.

Indikationen

Je nach Indikation (▶ Abb. 8.3) werden *ein- oder mehrlumige* Katheter verwendet. In einfachen Fällen (intermittierende Messung des zentralvenösen Drucks [ZVD], Blutprobenentnahme) genügen einlumige Modelle. Mehrlumige werden benötigt, wenn z. B. bei Patienten mit rechtsventrikulärer Insuffizienz der ZVD kontinuierlich gemessen werden soll, oder für eine differenzierte Kreislauftherapie mit z. B. hochdosierten Katecholaminen und zur intensivmedizinischen Behandlung. Beispiele für Indikationen sind

- differenzierte Kreislauftherapie
- Messung des zentralvenösen Drucks und Blutgasanalysen
- venen- oder gewebereizende Medikamente
- langfristige Infusionstherapie und hochkalorische parenterale Ernährung

Punktionsorte

Meist wird eine tiefe Halsvene, d. h. **V. jugularis interna** (▶ Abb. 8.4) zur ZVK-Anlage punktiert. Als Notfallzugang gilt die V. femoralis. Die Katheterisierung der V. subclavia bietet, ebenso wie die der V. femoralis, Vorteile im hypovolämischen Schock, weil ihr Lumen durch das umgebende Bindegewebe offengehalten wird. Da aber auch bei richtiger Punktionstechnik ein Pneumothorax, aus dem sich unter Beatmung schnell ein Spannungspneumothorax entwickeln kann, nie sicher zu vermeiden ist, sollte eine Subklaviapunktion unmittelbar kritisch abgewogen werden. Eine Katheteranlage über die V. femoralis kommt nur bei kurzer Liegedauer in Betracht, weil hier katheterbedingte Komplikationen wie Thrombophlebitiden und Thrombosen häufiger auftreten. Über eine Femoralvene kann die Katheterspitze in der V. cava inferior platziert werden („unterer Kavakatheter"). Jüngere Studien zeigten, dass der femorale und juguläre Zugang eine ähnlich hohe Wahrscheinlichkeit für katheter-assoziierte Sepsis aufweisen, insbesondere bei optimaler Pflege. Vena subclavia-Katheter haben die niedrigste Wahrscheinlichkeit für Blutstrominfektion. Die Auswahl des Zugangs sollte Infektionsrisiko, mechanische Komplikatioen (Invasivität) sowie patientenspezifische Faktoren berücksichtigen.

Punktionstechnik

Die Katheterisierung erfordert ein streng steriles Vorgehen, um eine lokale Keimausbreitung und katheterassoziierte Sepsis zu vermeiden. Zum Standard gehören eine gründliche Hautdesinfektion (remanent wirksames Antiseptikum), die Verwendung eines Lochtuchs als sterile Abdeckung des Punktionsbereichs. Die hygienische Händedesinfektion und Verwendung steriler Handschuhe, Kittel, Kopfhaube und Mundschutz sind obligat. Außerdem benötigt der Patient ein Basismonitoring inkl. EKG-Überwachung, falls Rhythmusstörungen bei der Anlage auftreten. Ein Defibrillator sollte verfügbar sein.

Vor der Punktion von Halsvenen kann der Patient in die *Trendelenburg-Position* gebracht werden (d. h. Kopftieflagerung um 15–20°), um durch den hydrostatischen Druck die Venenfüllung zu verbessern und so das Luftembolierisiko zu senken.

V. jugularis interna

Die Punktion der V. jugularis interna ist in ▶ Abb. 8.5 beschrieben. Der M. sternocleidomastoideus, der Kieferwinkel und Ringknorpel dienen als anatomische Bezugspunkte. In der sonografischen Darstellung ist der Verlauf der Vene (antero-)lateral zur A. carotis communis zu verfolgen. Die Sonografie-gestützte Punktion ist empfohlen, um das Risiko einer Pleuraläsion (→ Pneumothorax), Karotispunktion (→ Hämatom) und Plexusverletzung zu minimieren. Nach versehentlicher Punktion der A. carotis muss sofort durch digitale Kompression die Bildung eines Hämatoms verhindert werden. Erst wenn sichergestellt ist, dass sich kein Hämatom entwickelt hat, darf die kontralaterale V. jugularis interna punktiert werden.

V. subclavia

Zur Punktion der V. subclavia wird der infraklavikuläre Zugang genutzt. Die Sonografie-assistierte Punktion sollte bevorzugt werden. Es besteht das Risiko einer Pleuraverletzung ebenso wie das einer Punktion der A. subclavia. Daher darf nach der Fehlpunktion einer V. subclavia nicht unmittelbar anschließend ein Versuch auf der anderen Seite unternommen werden. Ein Pneumothorax (z. B. Lungensonografie) und eine arterielle Blutung mit möglichem Hämatothorax muss zuvor ausgeschlos-

Allgemein
- Messung des zentralvenösen Drucks
- Blutgasanalyse: O_2-Sättigung (SvO_2), $PvCO_2$, Säure-Basen-Status
- Verabreichung venen- oder gewebe-reizender Medikamente
- langfristige Infusionstherapie
- hochkalorische parenterale Ernährung

Speziell
- chirurgische Eingriffe mit größerem Flüssigkeitsumsatz oder Blutverlust
- Operationen mit Luftemboliegefahr
- ausgeprägte Dehydratation
- Schock
- V. a. Lungenembolie
- Polytrauma
- kontrollierte Beatmung bei respiratorischer Insuffizienz

Abb. 8.3 Indikationen für einen zentralvenösen Katheter.

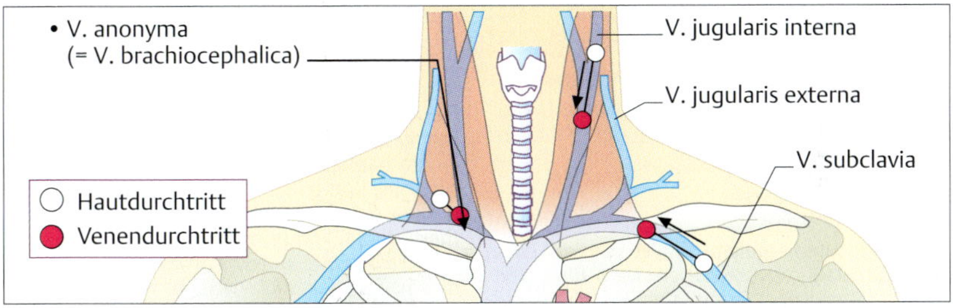

Abb. 8.4 Zentralvenöser Zugang – Punktionsorte.

Vorgehensweise
- wenn möglich Kopftieflagerung um 15–20°
- Hautdesinfektion, steriles Abdecken des Punktionsortes
- beim wachen Patienten Lokalanasthesie

Sonografie zum Auffinden der Vene
- Kopf in Neutralstellung lagern
- Hauteinstich so weit kranial wie möglich, ca. 0,5 cm lateral der A. carotis communis
- Stichrichtung: von der A. carotis weg in einem Winkel von 10–15° nach lateral, außerdem nach kaudal und dorsal in einem Winkel von ca. 30° zur Haut
- Penetration der Vene unterhalb des M. sterno-cleidomastoideus in 3–4 cm Tiefe
- Seldinger-Draht einführen und sonografische Lagekontrolle
- Katheter in Seldinger-Technik über Draht platzieren
- Kontrolle der intraatrialen Lage mittels EKG
- Zurückziehen in die V. cava. sup. bis P-Wellen klein ggf. Röntgenthorax, wenn EKG-Lagekontrolle nicht eindeutig

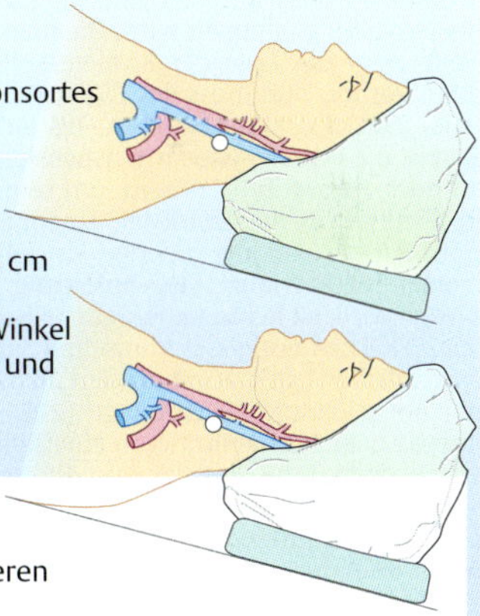

Erfolgskontrolle
- eindeutige Aspiration von Blut über den Katheter

Fixierung des Katheters durch Annähen, ggf. mit Fixierhilfe

Abb. 8.5 Punktion der V. jugularis interna („hoher Zugang“).

sen werden. Bei einer intrathorakalen arteriellen Blutung ist eine gefäßchirurgische Versorgung angezeigt.

V. anonyma (= V. brachiocephalica)

Die V. brachiocephalica verläuft durch ein Areal mit sehr variablen venösen und arteriellen Abgängen der großen Gefäße. Die Punktion der V. anonyma ist für den Unerfahrenen nicht geeignet und sollte sonografisch geführt vorgenommen werden.

Punktionsnadeln

Für die Punktion kann, wenn im Set vorhanden, eine Stahl-Kunststoff-Doppelkanüle nach dem oben erläuterten Prinzip verwendet werden.

Durch die Kanüle wird ein spiralisierter Draht in die V. cava superior platziert. Der Draht dient als Leitschiene für den Katheter („Seldinger-Technik").

Lagekontrolle

Jeder ZVK muss lagekontrolliert werden. Dies lässt sich dadurch realisieren, dass über den Katheter bzw. den Draht ein EKG abgeleitet wird (Ableitung II). Der ZVK bzw. die Katheterspitze wird als bewegliche unipolare Elektrode genutzt, die in der Hohlvene bis in den Vorhof und damit in die Nähe des Sinusknotens (erhöhte P-Welle) geschoben wird. Die überhöhte P-Welle zeigt die Lage der Katheterspitze im rechten Vorhof. Nun muss der ZVK samt Draht so weit zurückgezogen werden, bis sich das EKG bzw. die P-Welle wieder normalisiert, und dann noch um weitere 2–3 cm, um seine korrekte Position in der Hohlvene einzunehmen (▶ Abb. 8.6). Wenn die richtige Katheterlage mit einer **intraatrialen EKG-Ableitung** nachgewiesen wird, ist keine radiologische Kontrolle der ZVK-Lage nötig. Bei klinischen Symptomen möglicher traumatischer Komplikationen durch Punktion und ZVK-Anlage (z. B. Pneumothorax oder Hämatom) kann eine Röntgenübersichtsaufnahme des Thorax differenzialdiagnostisch indiziert sein.

Die EKG-gesteuerte ZVK-Platzierung (▶ Abb. 8.6) hat gegenüber der Röntgenkontrolle mehrere Vorteile: Sie lässt nicht nur die richtige Katheterlage sofort erkennen, sie ermöglicht auch unmittelbare Korrekturen. Zudem verursacht sie keine Strahlen- und Kontrastmittelbelastung und ist kostengünstiger. Die Beurteilbarkeit kann durch Herzrhythmusstörungen, Wechselstromüberlagerungen, Muskelzittern und Bewegungsartefakte eingeschränkt sein.

Bei nicht eindeutigem Ergebnis kann daher auch weiterhin auf eine **radiologische Lagekontrolle** nicht verzichtet werden. Hierbei soll sich die Katheterspitze idealerweise ca. 1 cm oberhalb der Trachealbifurkation (bzw. der Herztaille) oder auf den hinteren Ansatz der 5. und den vorderen Ansatz der 3. Rippe projizieren.

Komplikationen

Es können *punktions-* und *katheterbedingte* Komplikationen auftreten. Punktionsbedingte sind abhängig vom Zugang. Am bedrohlichsten davon ist der *Spannungspneumothorax*, der durch Pleuraverletzungen während Punktionsversuchen z. B. der V. subclavia verursacht wird.

Eine *Luftembolie* lässt sich mit der nötigen Sorgfalt sicher vermeiden, sie ist eher bei einer Dekonnexion des Katheters am spontan atmenden Patienten zu befürchten.

Am häufigsten sind *Hämatome*. Sie sind die typische Komplikation einer arteriellen Fehlpunktion. Während Blutungen im Halsbereich meist digital komprimiert werden können (cave: Bradykardie durch Karotissinusdruck), ist dies bei der A. subclavia nicht möglich, sodass sich hier eine Punktion bei verlängerten Gerinnungszeiten verbietet. In seltenen Fällen kann es, am ehesten noch bei der Punktion einer tiefen Halsvene, zu *Nervenverletzungen* kommen (Ganglion stellatum [→ Horner-Syndrom], Pl. brachialis, N. phrenicus).

Unter den katheterbedingten Komplikationen dominieren die *Fehllagen* (intra-, extravasal, intrakardial). Am gefährlichsten ist die Dislokation des Katheters ins Herz, was meist mit Arrhythmien verbunden ist, aber auch zu einer Verletzung der Herzklappen und sogar zu einer Myokardperforation führen kann. Mit zunehmender Liegedauer steigen – auch bei primär sterilem Vorgehen – die Gefahr einer *Keimbesiedelung* des Katheters und einer *Keimverschleppung*, aus der sich eine Endokarditis oder katheterassoziierte Sepsis entwickeln kann, und das Risiko einer *Thrombenbildung* mit anschließender *Embolisierung*. Um dies zu verhindern, soll ein ZVK immer nur so lange liegenbleiben, wie es wirklich nötig ist, und die Indikation sollte täglich kritisch hinterfragt werden.

Kontraindikationen

In ▶ Abb. 8.7 sind die Kontraindikationen für ZVK-Punktionen zusammengefasst.

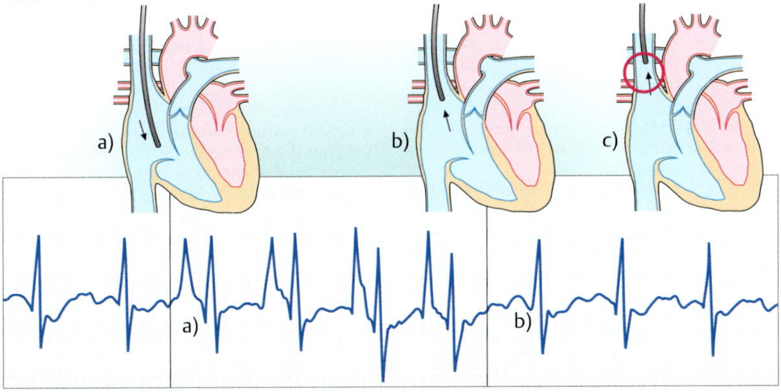

a) Die Katheterspitze befindet sich im rechten Vorhof, erkennbar an überhöhten P-Wellen.

b) Die Katheterspitze wurde aus dem rechten Vorhof zurückgezogen, die P-Wellen haben sich dementsprechend normalisiert.

c) Anschließendes Zurückziehen um weitere 2–3 cm führt zur korrekten Position.

Abb. 8.6 Kontrolle der Katheterlage mit intraatrialem EKG.

Allgemein

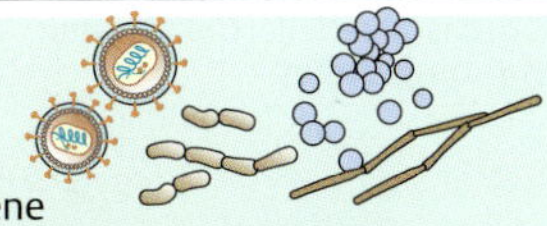

- Infektionen im Punktionsbereich
- Punktionsbereich im Operationsgebiet
- Thrombose und Obstruktion der betreffenden Vene
- Hypokoagulabilität des Bluts bei nicht möglicher „digitaler Blutstillung“ (Auswahl der Punktionsstelle bei erhöhtem Blutungsrisiko: V. femoralis > V. jugularis interna >> V. subclavia, V. anonyma)
- ipsilaterale Herzschrittmacher- oder Defibrillatorsonde

Für die Punktion tiefer Halsvenen

- zerebrale Durchblutungsstörungen
- ein- oder beidseitige Karotisstenose
- intrakranieller Eingriff
- kontralaterale Thorakotomie

Für die Punktion tiefer Halsvenen oder der V. subclavia

- kontralaterale Phrenikus- oder Rekurrensparese
- kontralateraler Pneumothorax
- kontralaterale Lungenkontusion
- kontralaterales Horner-Syndrom

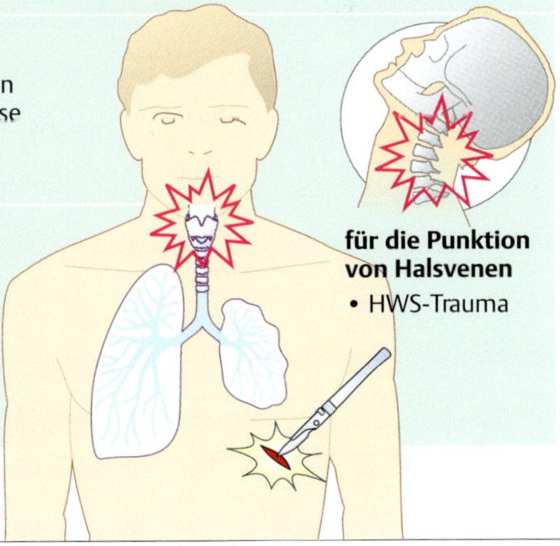

für die Punktion von Halsvenen

- HWS-Trauma

Abb. 8.7 Kontraindikationen für ZVK-Punktionen.

Die Katheterisierung von Arterien dient zur kontinuierlichen, invasiven Blutdruckmessung (erweitertes hämodynamisches Monitoring) und zur Entnahme arterieller Blutgasanalysen. Indikationen sind z. B. differenzierte Kreislauftherapie, Beatmungstherapie, umfangreiche Eingriffe (z. B. Polytraumaversorgung, Schädel-Hirn-Trauma, Aorten- und Herzchirurgie, neurochirurgische Eingriffe).

Punktionsorte

Am häufigsten wird die **A. radialis der nicht dominanten Hand** für die Kanülierung oder Katheterisierung verwendet. Die *A. femoralis* sollte wegen der fehlenden Kollateralisierung des Beines, vor allem aber wegen des höheren Infektionsrisikos (Leistenbereich), nur in besonderen Fällen punktiert und nicht für längere Zeit eingesetzt werden (▶ Abb. 8.8). Eine eindeutige, ggf. rote Kennzeichnung des arteriellen Zugangs soll eine akzidentelle intraarterielle Injektion vermeiden.

Die Punktionsstelle der inv. Druckmessung wird anhand mehrerer Aspekte bestimmt: Zugänglichkeit, Invasivität, Hygiene und eingriffs- und patientenspezifische Abwägungen.

Um den relevanten Punktionsort zur Blutdruckmessung bei bestimmten Eingriffen (z. B. Aortenbogenersatz) festlegen zu können, gliedert man das arterielle Gefäßsystem grob in drei Perfusionsgebiete:

1. Der Truncus brachiocephalicus mündet in die A. subclavia dextra und A. carotis communis dextra. Die zerebralen Gefäße werden über die Karotiden und die Arteriae vertebrales via Circulus Willisi perfundiert (blaues Perfusionsgebiet ▶ Abb. 8.8).
2. Die A. carotis communis sinistra versorgt über die A. carotis interna hauptsächlich die linke Hemisphäre des Gehirns sowie über den Circulus Willisi Anteile der rechten Hemisphäre. Die A. subclavia sinistra versorgt vor allem die linke obere Extremität (grünes Perfusionsgebiet ▶ Abb. 8.8).
3. Die Aorta descendens versorgt Teile des Rückenmarks und vor allem die abdominellen Organe sowie die untere Körperhälfte (lila).

Exkurs Kardioanästhesie

Während Eingriffen an den großen Gefäßen und des Herzens werden unter Einsatz einer Herz-Lungen-Maschine bestimmte Perfusionsgebiete vom Kreislauf zeitweise getrennt bzw. selektiv perfundiert. Das dafür notwendige hämodynamische Monitoring (z. B. A. radialis rechts und A. femoralis) und die damit verbundene Instrumentierung müssen darauf in einem präoperativen Briefing ausgerichtet werden.

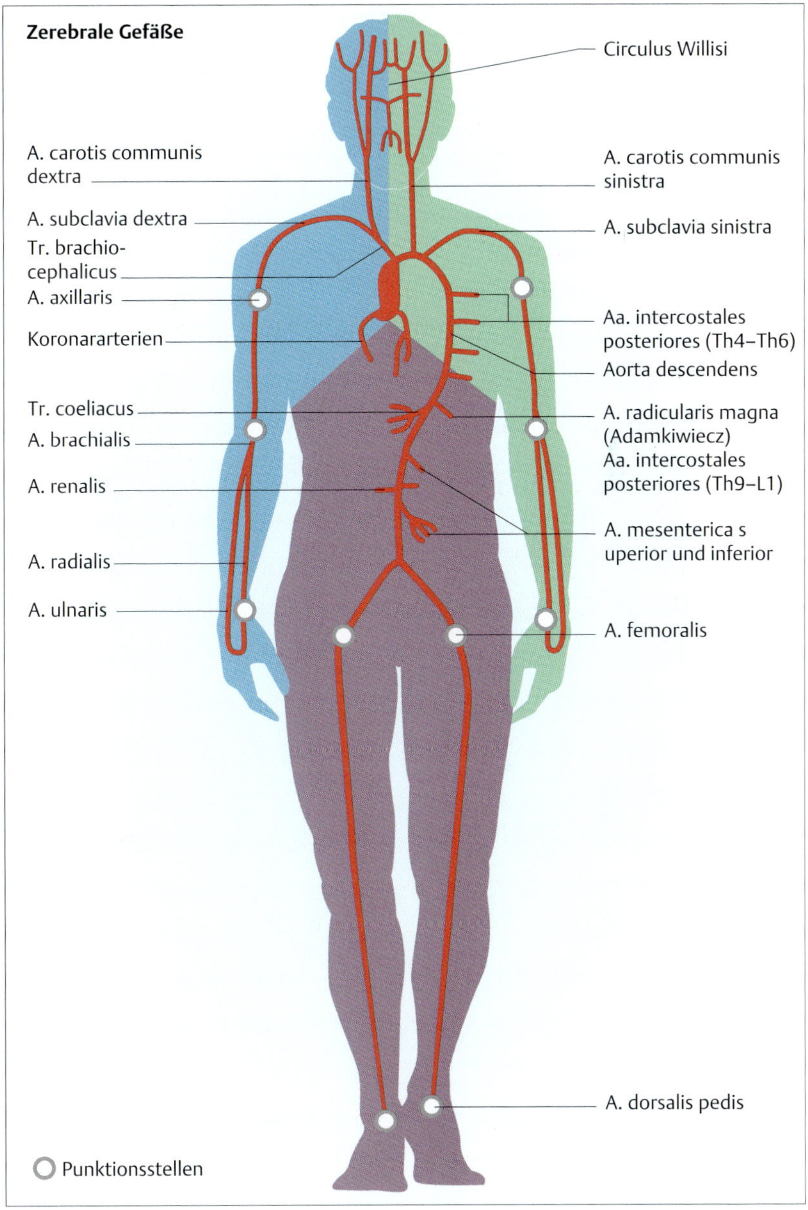

Abb. 8.8 Arterieller Zugang – Punktionsorte und Perfusionsgebiete.

Punktionstechnik

Arterien können unter Palpation **perkutan sonografisch gesteuert kanüliert** werden (► Abb. 8.9). Es gibt die Möglichkeit der Direktpunktion („Over-the-Needle") und die Kanülierung mittels Seldinger-Technik (► Abb. 8.10).

Die Anwendung der *Seldinger-Technik* (Kap. 8.1) empfiehlt sich besonders bei schwierigen Gefäßverhältnissen (z. B. sklerotische, geschlängelt verlaufende Arterien) und generell bei der Punktion der A. femoralis.

Komplikationen

Schwerwiegende Komplikationen können sich aus der fehlenden oder mangelhaften Kollateralisation bei einer *Okklusion* der Arterie im Bereich der Punktionsstelle ergeben (vor allem durch Thrombosierung). Hierbei besteht ebenso wie nach einer intraarteriellen Fehlinjektion bestimmter gefäßschädigender Medikamente (z. B. Barbiturate) die Gefahr einer *Gangränbildung*. Punktionsbedingte Aneurysmen, arteriovenöse Fisteln oder Nervenläsionen sowie Infektionen sind selten. Häufig dagegen kommt es beim Punktieren durch rein mechanische Irritation zu *Gefäßspasmen*. Sie äußern sich in einer vorübergehenden Abblassung oder lividen Hautverfärbung.

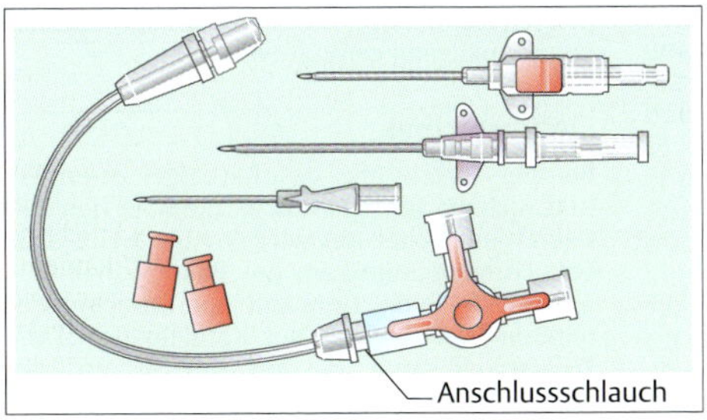

Abb. 8.9 Punktionsnadeln zur arteriellen Punktion.

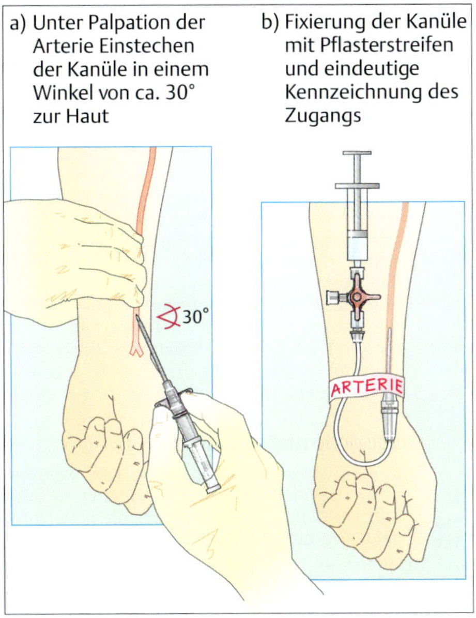

Abb. 8.10 Punktion der A. radialis.

Über die bei der zentralvenösen Katheterisierung beschriebenen Zugänge (Kap. 8.1) kann auch ein Katheter in eine Pulmonalarterie gelegt werden (Pulmonalis-, PA- oder nach ihren Entwicklern Swan-Ganz-Katheter genannt). Er wird, bevorzugt nach Punktion der **rechten V. jugularis interna** und Einlage einer sog. venösen Schleuse (▶ Abb. 8.14) eingebracht. Der Katheter wird durch den rechten Vorhof und Ventrikel mit dem Blutstrom langsam in die rechte (häufiger) oder die linke A. pulmonalis „eingeschwemmt". Er dient zur Bestimmung mehrerer hämodynamischer Parameter (▶ Abb. 8.11). Die Bestimmung des PCWP (pulmonalkapillärer Verschlussdruck, siehe Kap. 9.1) liefert indirekt eine Schätzung des enddiastolischen Drucks des linken Ventrikels und damit der linksventrikulären Vorlast.

Indikationen

Ein PAK dient in erster Linie zur Überwachung spezieller Kreislaufgrößen (▶ Abb. 8.11); Einzelheiten: Kap. 9.1), ermöglicht aber über eine rechtsatriale Öffnung auch die Injektion oder Infusion von Medikamenten. Vor dem Hintergrund des nicht unbeträchtlichen Komplikationsrisikos sollte die Indikation für einen PA-Katheter streng gestellt und am Einzelfall ausgerichtet werden, zumal bisher keine Untersuchung eine statistisch signifikante Verbesserung des Outcomes durch ein PAK-Monitoring belegen konnte. Die im Folgenden aufgezählten Indikationen sind *empirisch* begründet:

- dekompensierte oder grenzwertig kompensierte Herzinsuffizienz
- insbesondere rechtsventrikuläre Störungen
- pulmonale Hypertonie

Es stehen zwar *weniger* invasive Verfahren zur Steuerung der Kreislauftherapie zur Verfügung. Dazu gehören z. B. die Pulskonturanalyse, die transpulmonale Thermodilution und die transösophageale Echokardiografie (Kap. 9.1). Trotzdem ist es wichtig zu erkennen, dass bei bestimmten Störungen des Kreislaufs ein PAK indiziert ist. Ein PAK bietet mit den differenzierten Möglichkeiten der Messung und Analyse von Parametern die Basis für notwendige therapeutische Entscheidungen durch das situative Verständnis der individuellen Physiologie.

Kathetertypen

In der Standardausführung (▶ Abb. 8.12) hat der Katheter *vier Lumina* und wird bei Erwachsenen in der Größe 7 oder 8 F (F: French; entspricht Charrière) über eine sog. Schleuse (8 bzw. 8,5 F; ▶ Abb. 8.14) in die V. jugularis interna eingeführt. Spezielle Kathetermodelle erlauben z. B. die kontinuierliche Messung des Herzzeitvolumens und der gemischtvenösen O_2-Sättigung ($Sv_{gem}O_2$) oder eine Schrittmacherstimulation. Die Schleuse kann auch als Volumenzugang genutzt werden.

Einführtechnik

Bei der Platzierung des Katheters orientiert man sich an der *Druckkurve*, die über den distalen Kanal abgeleitet wird (▶ Abb. 8.13). Nach vorsichtigem Aufblasen des Ballons (mit 1,0–1,5 ml Luft) in der Hohlvene und Erreichen des rechten Vorhofs wird der Katheter durch die Trikuspidalklappe in die Ausflussbahn des rechten Ventrikels eingeschwemmt und gelangt nach Passieren der Pulmonalklappe in den Pulmonalarterienhauptstamm. Nun wird er so weit vorgeschoben, bis der noch aufgeblasene Ballon das Lumen eines Pulmonalarterienastes (zumeist *rechter* Unterlappen) verschließt, was als **Wedge-Position** bezeichnet wird und an einer charakteristischen Verschlussdruckkurve zu erkennen ist (pulmonalkapillärer Verschlussdruck, PCWP; „Wedge-Pressure"; normal 5–12 mmHg). Die Bestimmung des PCWP (Pulmonalkapillarkeil-Druck) liefert indirekt eine Schätzung des enddiastolischen Drucks des linken Ventrikels (LVEDP). Nach dem Entlüften des Ballons muss bei korrekter Katheterlage wieder das typische Bild der pulmonalarteriellen Druckkurve erscheinen. Anhand der Längenmarken auf dem Katheter kann die Tiefe der Katheterspitze dokumentiert werden. Die Katheterlage muss durch eine *Röntgenaufnahme des Thorax* dokumentiert werden.

Spezielle Komplikationen

Komplikationen können nicht nur während der Katheterisierung auftreten, sondern auch danach. Während *Arrhythmien*, die nahezu regelmäßig beim Vorschieben des Katheters zu beobachten sind, ebenso wie eine Verschlingung oder Verknotung des Katheters meist harmlos verlaufen, kann eine Überblähung des Ballons zu einer lebensbedrohlichen *Ruptur eines Pulmonalarterienastes* führen. Um dies zu verhindern, soll der Ballon nur langsam und mit so wenig Luft wie nötig geblockt werden. Bei Verschluss einer Pulmonalarterie aufgrund zu lange bestehender Wedge-Position (entweder bei aufgeblasenem Ballon oder bei zu weit eingeschwemmtem oder später disloziertem Katheter) kann sich ein *Lungeninfarkt* entwickeln. Damit eine versehentliche Wedge-Position unmittelbar zu erkennen ist, muss die pulmonale Druckkurve fortlaufend auf dem Monitor dargestellt und sorgfältig überwacht werden. Da das Risiko von *Herzklappen-* und *Endomyokardläsionen* wie auch von *infektiösen* Komplikationen mit der Liegedauer deutlich zunimmt, sollte der Katheter nur so kurz wie unbedingt nötig in situ belassen werden.

Der PAK liefert verschiedene hämodynamische Messgrößen:
- rechtsatrialer Druck (RAP) bzw. zentralvenöser Druck (ZVD)
- pulmonalarterielle Drücke (PAP)
- pulmonalkapillarer Verschlussdruck (PCWP; „Wedge-Druck")
- gemischtvenöse O_2-Sättigung ($SvgemO_2$)
- Herzzeitvolumen gemessen mittels Thermodilutionstechnik

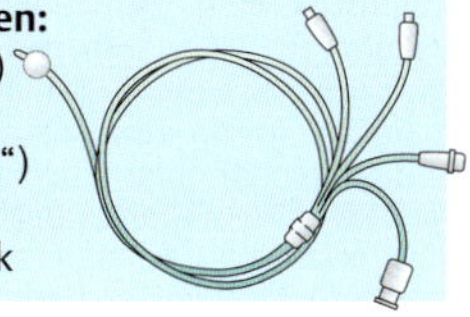

Abb. 8.11 Messgrößen des Pulmonalarterienkatheters (PAK).

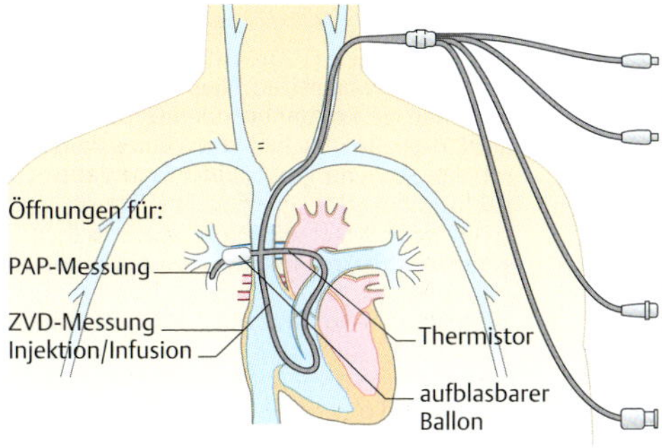

Vierlumiger PAK in situ
1. proximaler Kanal mit Öffnung im rechten Vorhof
2. distaler Kanal mit Öffnung an der Katheterspitze in der Pulmonalarterie (PAP-Messung)
3. Kanal zum Aufblasen des Ballons
4. Verbindung zum Temperatursensor (Thermistor) einige cm vor der Katheterspitze

Abb. 8.12 Pulmonalarterielle Katheter (PAK) besitzen mehrere Kanäle.

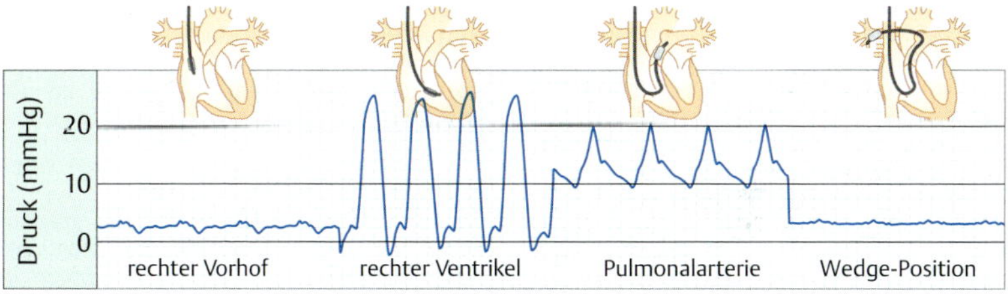

Abb. 8.13 Typischer Druckkurvenverlauf während der Katheterpassage.

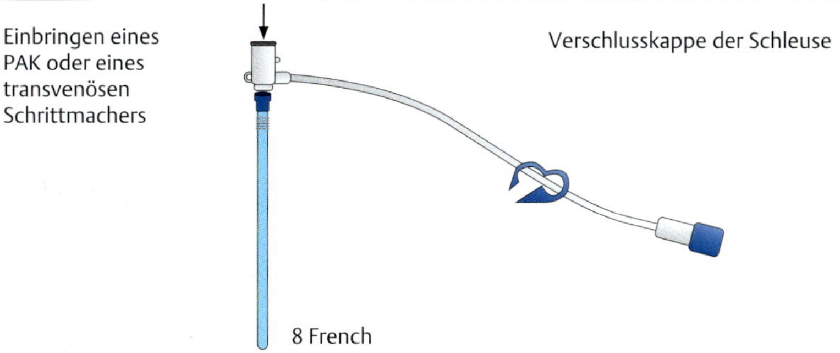

Abb. 8.14 Venöse Schleuse zur Einbringung eines PAK.

Einer klinischen Überwachung des Patienten durch Inspektion, Palpation, Perkussion und Auskultation sind während der Anästhesie enge Grenzen gesetzt. Sie muss daher durch **apparative Methoden** ergänzt werden. Auch wenn die technischen Möglichkeiten heute ein lückenloses, detailliertes perioperatives Monitoring erlauben und wesentlich dazu beitragen, die Sicherheit des Patienten zu erhöhen, so ist es dennoch bisher nicht gelungen, den streng wissenschaftlichen Beweis anzutreten, dass dadurch auch das Outcome verbessert wird. Dies ist jedoch auf methodische Schwierigkeiten bei der Untersuchung und Analyse und nicht etwa auf eine Ineffizienz der Überwachungsverfahren zurückzuführen. Folgerichtig wurden in vielen Ländern von der jeweiligen anästhesiologischen Fachgesellschaft Empfehlungen oder Leitlinien zum apparativen Monitoring herausgegeben.

Überblick

Da Störungen der Hirnfunktion intraoperativ selbst nicht ohne Weiteres nachzuweisen sind, aber überwiegend aus Störungen von Kreislauf und Atmung resultieren, liegt es nahe, den Hauptakzent auf die Überwachung kardiovaskulärer und respiratorischer Parameter zu legen. Die zu diesem Zweck eingesetzten Verfahren können in *nicht invasive* und *invasive* sowie *kontinuierliche* und *diskontinuierliche* eingeteilt werden. Eine strikte Trennung nach pulmonaler und kardiovaskulärer Überwachung ist allerdings wegen der engen Verzahnung von Perfusion, Oxygenierung und CO_2-Elimination nicht immer möglich. Deshalb wird das kardiorespiratorische Monitoring an dieser Stelle gemeinsam erläutert (▸ Abb. 9.1).

Zweckmäßigerweise werden die einzelnen Verfahren bedarfsgerecht und abgestuft angewendet. Dabei lassen sich

- ein nicht invasives Minimal- oder Basismonitoring,
- ein erweitertes, überwiegend invasives Monitoring und
- ein spezielles Monitoring

unterscheiden. Zum unverzichtbaren **Basismonitoring** gehören

- das Oberflächen-EKG,
- die nicht invasive Blutdruckmessung und
- die Pulsoxymetrie,

ergänzt durch die Kapnometrie/-grafie und weitere Parameter bei intubierten und beatmeten Patienten (Kap. 7.4).

Oberflächen-EKG

Das Elektrokardiogramm (EKG) erfasst als Summenpotenzial die gesamte **elektrische Aktivität des Herzens**, liefert aber keine Informationen zur mechanischen Herzaktion. Mithilfe einer kontinuierlichen EKG-Überwachung lassen sich *Änderungen der Herzfrequenz*, *Störungen der Erregungsbildung und -leitung* (Arrhythmien), *Myokardischämien* (→ ST-Strecken-Analyse) und *Fehlfunktionen von Schrittmachern* unmittelbar erkennen. Auf modernen Monitoren können mehrere Ableitungen gleichzeitig dargestellt werden, was die Analyse intraoperativ deutlich verbessert.

Ableitungen

Das EKG (▸ Abb. 9.2) wird intraoperativ meist am Stamm abgeleitet. Hierzu werden selbstklebende Elektroden verwendet und so platziert, dass die üblichen bipolaren und unipolaren Ableitungen geschaltet werden können. Je nach Umfang der Überwachung können unterschiedliche Systeme eingesetzt werden:

- umschaltbarer Einkanal-Monitor mit 3-adrigem Kabel
- Mehrkanal-Monitor mit 5-adrigem Kabel

Standard ist die **Ableitung II** (nach *Einthoven*), weil hier die Amplitude der P-Welle und des QRS-Komplexes in der Regel am höchsten ist. Bei umschaltbaren Monitoren können nacheinander die Ableitungen I, II und III abgerufen werden. Durch Veränderung der Elektrodenposition kann eine **modifizierte V_5-Ableitung** realisiert werden. Mehrkanal-Monitore lassen insgesamt sieben Ableitungen – I, II, III, aVR, aVL, aVF und V_5 – und davon bis zu drei gleichzeitig darstellen. Es empfiehlt sich, mindestens die Ableitungen II und V_5 parallel zu überwachen.

ST-Strecken-Analyse

Moderne Monitore bieten mit der automatischen ST-Strecken-Analyse die Möglichkeit einer Detektion von Myokardischämien. Am wichtigsten ist dafür die Überwachung der **Ableitung V_5**, die die Vorderseitenwand repräsentiert (Versorgungsgebiet der *linken* Koronararterie). Sie sollte mit derjenigen der **Ableitung II** kombiniert werden, um auch die Unterwand beurteilen zu können (Versorgungsgebiet der *rechten* Koronararterie). Als signifikante ST-Strecken-Veränderung gilt eine mindestens 30 Sekunden anhaltende, absolute oder relative, horizontale oder deszendierende *Senkung* von mehr als 0,1 mV bzw. 1 mm in den Brustwandableitungen und von mehr als 0,05 mV bzw. 0,5 mm in den peripheren Ableitungen oder eine entsprechende *Hebung* von mehr als 0,2 mV bzw. 2 mm in den Brustwandableitungen oder 0,1 mV bzw. 1 mm in den peripheren Ableitungen. Der Messpunkt dafür befindet sich 60–80 ms hinter dem sog. *J-Punkt* („Junction-Punkt" = Wendepunkt der ST-Linie),

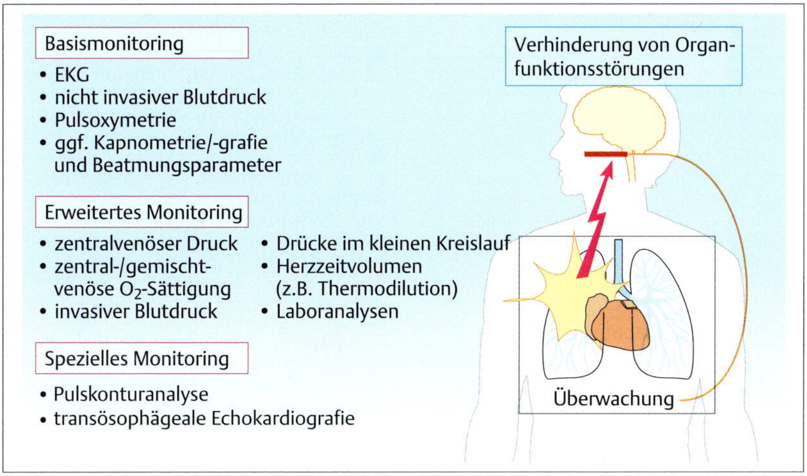

Abb. 9.1 Apparatives kardiorespiratorisches Monitoring – Überblick.

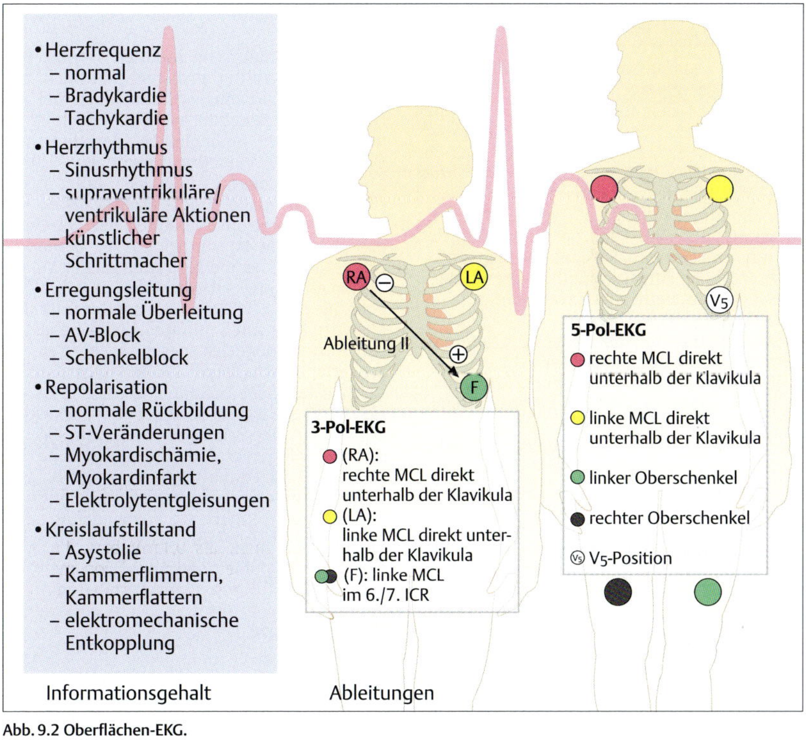

Abb. 9.2 Oberflächen-EKG.

die PQ-Linie dient hierbei als isoelektrische Referenz (▸ Abb. 9.3).

Die ST-Strecken-Analyse ist nach der transösophagealen Echokardiografie die empfindlichste Methode zur intraoperativen Diagnose einer **Myokardischämie,** mit dem Vorteil der einfacheren Handhabung und ubiquitären Verfügbarkeit. Die Sensitivität kann bis zu 95 % erreichen. Die Spezifität jedoch ist deutlich geringer, da ST-Strecken-Veränderungen auch aus anderer Ursache auftreten können (z. B. Elektrolytverschiebungen, Pharmakaeffekte, Schenkelblock, Linksherzhypertrophie, Schrittmacherimpulse).

Störeinflüsse und Komplikationen

In ▸ Abb. 9.4 sind Störeinflüsse und mögliche Komplikationen während der EKG-Durchführung zusammengefasst.

Nicht invasive Blutdruckmessung

Die nicht invasive Blutdruckmessung (NIBP) ist die einfachste Möglichkeit, den **arteriellen Blutdruck** festzustellen. Verglichen mit dem invasiven Verfahren (s. u.), ist damit zwar nur eine diskontinuierliche Überwachung möglich – was perioperativ in den meisten Fällen auch ausreicht –, dafür sind Aufwand und Risiko aber deutlich geringer. Die beiden Techniken unterscheiden sich allerdings nicht nur in der Messmethode, sondern auch in der Messgröße. Bei der nicht invasiven Messung ist dies der *Gefäßwanddruck*, bei der invasiven der *Druck im Gefäß*. Mit der zunehmenden Verbreitung von „Blutdruckautomaten" ist die **manuelle Messung** nach *Riva-Rocci* perioperativ in den Hintergrund getreten. Sie läuft wie folgt ab:

1. Aufpumpen einer (vorher luftleeren) Blutdruckmanschette am Oberarm auf ca. 200 mmHg (Erwachsene)
2. Auskultation über der Ellenbeuge (alternativ Palpation des Radialispulses)
3. Langsames Ablassen des Drucks (2–3 mm pro Sekunde [zu schnell → falsch niedriger, zu langsam → falsch hoher Wert])
4. Auftreten erster Blutströmungsgeräusche (Korotkow-Geräusche) oder Wiederauftreten des Radialispulses (bei Palpation) markiert den systolischen Druck.
5. Weiteres Ablassen des Drucks, bis die Geräusche plötzlich leiser werden oder ganz verschwinden (diastolischer Druck)

Automatische Messung

Blutdruckautomaten arbeiten meist nach dem **oszillometrischen Prinzip** und erfassen die druckinduzierten Schwingungen der Arterienwand (Oszillationen). Diese werden auf eine Manschette übertragen, dann über einen Schlauch zu einem Druckwandler im Monitor geleitet und dort nach Umwandlung in elektrische Signale als Druckwerte in „mmHg" digital angezeigt. Hierzu muss zunächst eine pneumatische Manschette am Oberarm (oder Oberschenkel) auf einen Druckwert aufgeblasen werden, der initial deutlich über dem systolischen Blutdruck liegt. Das bedeutet, dass der Blutfluss nun unterbunden ist. Dann wird der Manschettendruck langsam stufenweise abgelassen. Auf jeder Druckstufe werden immer zwei Pulswellen annähernd gleicher Amplitude zur Analyse verwendet, sodass Artefakte größtenteils erkannt und vermieden werden können. Das Auftreten von Oszillationen bei Entlastung der Manschette zeigt den Beginn des arteriellen Blutflusses an und entspricht dem systolischen Blutdruck. Bei weiterer Entlastung erreichen die Oszillationen schließlich ein Maximum. Dieser Punkt markiert den **mittleren arteriellen Druck** (MAP). Der MAP ist der genaueste Wert, den die oszillometrische Methode liefert. Dagegen ist der diastolische Druck wesentlich weniger exakt zu ermitteln. Er ist als derjenige Punkt festgelegt, an dem die Oszillationen nicht mehr schwächer werden.

Die oszillometrische Methode (▸ Abb. 9.5) kann zwar auch bei *niedrigem* Blutdruck, z. B. im Schock, und eingeschränkt auch bei Arrhythmien angewendet werden, jedoch ist sie unter solchen Bedingungen der invasiven Druckmessung eindeutig unterlegen. Grundsätzlich sollte das *Messintervall* – außer in kritischen Situationen – *nicht weniger als 2,5 Minuten* betragen, um Ischämien der betreffenden Extremität zu vermeiden. Als besonders gefährdet müssen hierfür Patienten mit Mikroangiopathien angesehen werden (z. B. bei Diabetes mellitus). Bei stabiler Hämodynamik sind Messabstände von 5 Minuten ausreichend. Um den Druck möglichst exakt zu messen, ist zweierlei entscheidend: Die Manschette muss sich auf *Herzhöhe* befinden, und sie muss die *richtige Größe* haben. So sollte sie ⅔ des Oberarms oder Oberschenkels bedecken. Bei zu schmaler Manschette werden falsch hohe, bei zu breiter falsch niedrige Werte gemessen. Von wachen Patienten wird vor allem der initiale Messvorgang oftmals als unangenehm empfunden, weil hierbei die Manschette auf einen sehr hohen Druck aufgepumpt wird, der dann nur sehr langsam abgelassen wird.

Pulsoxymetrie

Die Pulsoxymetrie ist in erster Linie ein Verfahren zur nicht invasiven, kontinuierlichen **Messung der Sauerstoffsättigung des arteriellen Bluts.** Das Messprinzip beruht auf der Ab-

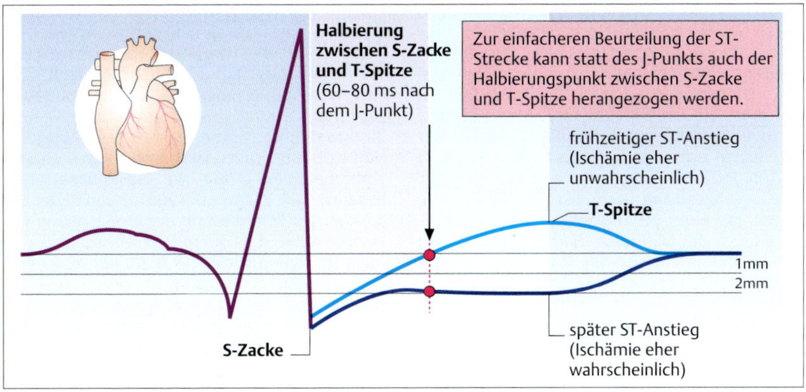

Abb. 9.3 Oberflächen-EKG – ST-Streckenanalyse.

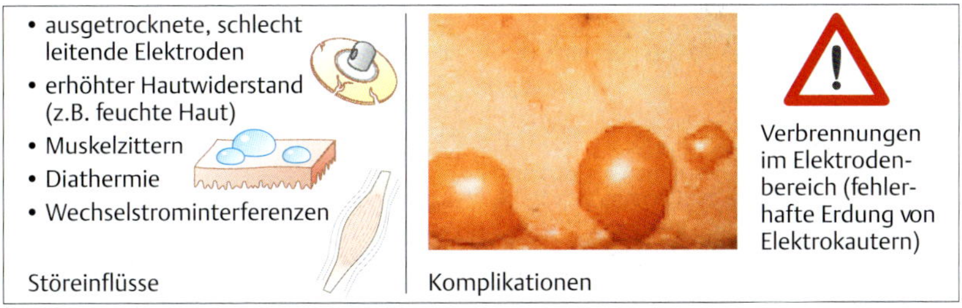

Abb. 9.4 Störeinflüsse und Komplikationen beim Oberflächen-EKG.

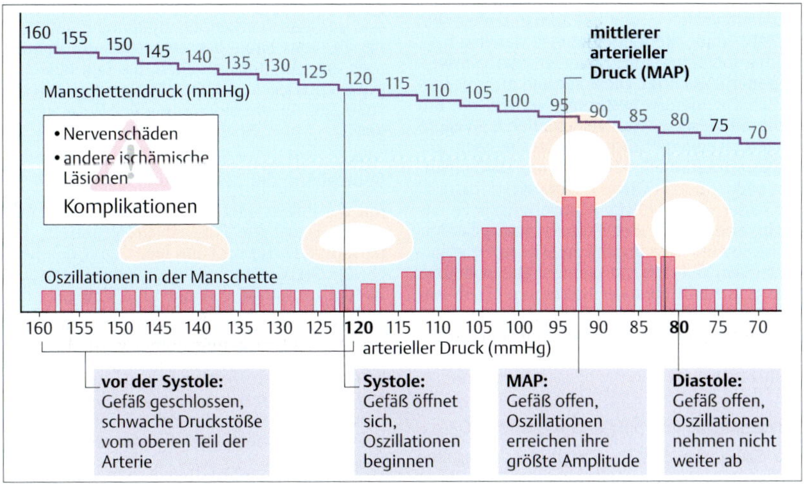

Abb. 9.5 Nicht invasive Blutdruckmessung – oszillometrisches Prinzip.

sorption von Licht bestimmter Wellenlängen durch das Hämoglobin vorbeiströmender Erythrozyten. Da *oxygeniertes* (O_2Hb) und *desoxygeniertes* Hämoglobin (Hb) unterschiedliche Absorptionsmaxima haben (O_2Hb bei 940 nm [infrarot], Hb bei 660 nm [rot]), lässt sich ihre relative Konzentration im Blut mithilfe der *Fotometrie* ermitteln („Lambert-Beer-Gesetz") (▶ Abb. 9.6). Das Licht wird von zwei Leuchtdioden abgestrahlt und der durchgelassene Anteil von einer gegenüberliegenden Fotodiode erfasst. Die Differenz, die der absorbierten Menge entspricht, ist der Konzentration der Hämoglobine proportional. Um nur die arterielle O_2-Sättigung zu bestimmen, muss ein pulsatiler Blutfluss vorhanden sein. Dann kann aus der systolischen „Spitzenabsorption", die durch arterielles Blut verursacht wird, die „Hintergrundabsorption" durch Gewebe, venöses und kapillares Blut herausgerechnet werden. Um die besten Ergebnisse zu erzielen, sollte der Sensor (Clip) am *Ohrläppchen* angebracht werden, gefolgt von Fingerbeere und Zehe. Ein gelegentlicher Wechsel des Orts verhindert Drucknekrosen.

Einschränkungen

Die Ansprechzeit von Pulsoxymetern ist kurz, erste Messwerte erhält man schon nach 5–10 Sekunden. Fehlt allerdings ein pulsatiler Blutfluss, dann lässt sich kein Signal ableiten (z. B. bei Vasokonstriktion im Schock, Hypothermie). Pulsoxymeter messen die sog. funktionelle oder **partielle O_2-Sättigung** des Hämoglobins ($pSaO_2$; prozentualer Anteil des O_2Hb an der Summe von O_2Hb und Hb; Normalwert: 98 %). *Dyshämoglobine* wie Carboxyhämoglobin (COHb) und Methämoglobin (MetHb) bzw. Sulfhämoglobin (SulfHb) bleiben normalerweise unberücksichtigt. Diese können nur mit speziellen Oxymetern bestimmt werden, die mit Licht mindestens vier verschiedener Wellenlängen arbeiten. Solche Geräte messen die exakte, „fraktionelle" O_2-Sättigung (SaO_2; Normalwert: 96 %). COHb (Normalwert: ca. 1 %) hat leider eine ähnliche Absorptionskurve wie O_2Hb, sodass mit der Pulsoxymetrie fatalerweise sowohl die tatsächliche als auch die partielle SaO_2 überschätzt werden. Das bedeutet, dass z. B. starke Raucher mit einem COHb-Anteil von 10–20 % nicht nur eine scheinbar normale $pSaO_2$, sondern erstaunlicherweise sogar eine höhere $pSaO_2$ aufweisen können als Nichtraucher.

Aussagekraft von SaO_2, $pSaO_2$ und PaO_2

Die SaO_2 gibt den O_2-Gehalt des arteriellen Bluts (CaO_2) besser wieder als der PaO_2, denn zusammen mit der Hb-Konzentration lässt sich anhand der SaO_2 (unter Vernachlässigung des geringen physikalisch gelösten O_2-Anteils) für klinische Belange mit akzeptabler Genauigkeit der Sauerstoffgehalt (CaO_2) abschätzen. Der PaO_2 hingegen ermöglicht erst dann eine Aussage über den CaO_2, wenn die aktuelle O_2-Hb-Bindungskurve (▶ Abb. 9.24), die Qualität des Hämoglobins (cave: Dyshämoglobine, Hämoglobinopathien!) und die Hb-Konzentration bekannt sind. Während **Hypoxämien** in der Regel mit der Bestimmung der O_2-Sättigung gut zu erfassen und zu quantifizieren sind, gilt dies nicht für hyperoxämische Zustände, also oberhalb eines PaO_2 von 100 mmHg (▶ Abb. 9.7). Die Aussagekraft der pulsoxymetrisch ermittelten $pSaO_2$ ist zwar um einiges geringer als die der in vitro gemessenen SaO_2, reicht aber für klinische Zwecke in der Regel aus. Im Zweifelsfall kann das Ergebnis mit einer In-vitro-Analyse der SaO_2 überprüft und damit für den Einzelfall validiert werden. Die Genauigkeit der Pulsoxymetrie beträgt ±2 % in einem Messbereich der $pSaO_2$ von 80–100 % und verringert sich mit abfallender $pSaO_2$. Aufgrund des anatomischen Rechts-links-Shunts (Bronchialarterien, Vv. Thebesii) von physiologisch ca. 2–5 % des HZV ist eine O_2-Sättigung von 100 % unter Raumluftbedingungen nicht zu erreichen. Die Angabe von 100 % liegt daher bei diesen Geräten im Bereich ihrer Messungenauigkeit. Erst ab einem PaO_2 von 150 mmHg (▶ Abb. 9.24) wird wirklich die maximale $pSaO_2$ von 100 % erzielt, was für die SaO_2 auch, aber nur bei Abwesenheit von Dyshämoglobinen gilt.

Die Pulsoxymetrie ist im Gegensatz zur Kapnometrie nicht geeignet, eine **Fehl- oder Nichtbeatmung** des Patienten unmittelbar und verlässlich erkennen zu können, denn abhängig vom Grad der Oxygenierung können mehrere Minuten vergehen, bis sich eine Hypoxie entwickelt (▶ Abb. 9.8). Damit geht wertvolle Zeit für die Beseitigung der Ursache verloren.

Beurteilung der peripheren Perfusion

Mit der Pulsoxymetrie lässt sich aus dem pulsatilen Signal die *Pulsfrequenz* ermitteln. Die periphere Perfusion kann jedoch mit den heute üblichen Geräten nicht suffizient überwacht werden, denn diese reagieren z. T. sogar noch auf Volumenpulssignale, wenn der Blutfluss schon auf ca. 10 % des Normalwerts abgefallen ist. Bei *Hypovolämie* kommt es ebenso wie beim arteriellen Druckpuls (s. u.) zu stärkeren in-/exspiratorischen Schwankungen der Volumenpulsamplitude, die dann unter entsprechender Volumenzufuhr wieder deutlich geringer werden.

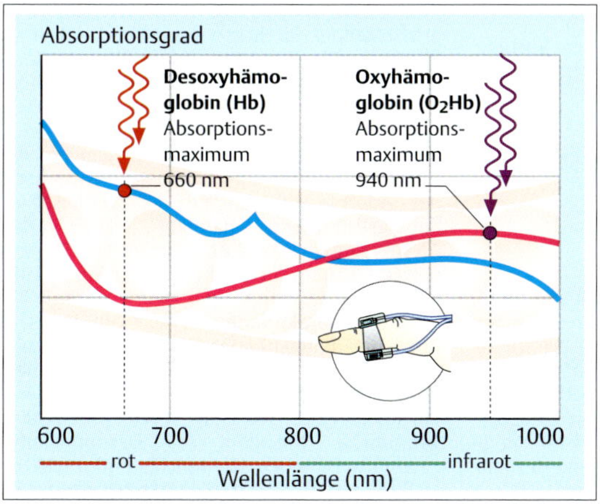

Abb. 9.6 Pulsoxymetrie: Absorptionskurven für Oxy- und Desoxyhämoglobin.

$pSaO_2$ (%)	PaO_2 (mmHg)
99 od. 100	95–673
95	≈ 80
90	≈ 60
70	≈ 40
50	≈ 25

Werte abhängig von
- Temperatur
- pH-Wert
- [2,3-DPG]
- $PaCO_2$

Abb. 9.7 Korrelation von $pSaO_2$ und PaO_2.

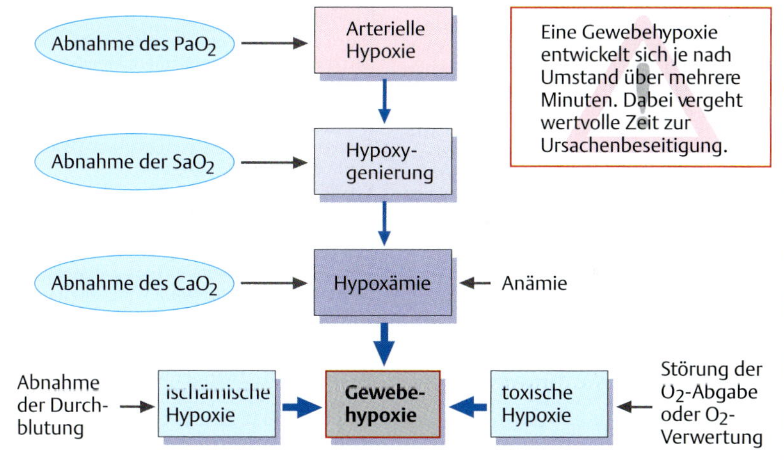

$$CaO_2 = [Hb] \cdot SaO_2 \cdot 1{,}39 + PaO_2 \cdot 0{,}003 \text{ [ml/dl Blut]}$$ **Normalwert: ≈ 20 ml/dl**

- 1,39 = theoretische Hüfner-Zahl (gibt die spezifische O_2-Bindungsfähigkeit des Hämoglobins an: 1 g Hb bindet 1,39 ml O_2)
- 0,003 = rechnerische Konstante für physikalisch gelösten O_2-Anteil
- SaO_2 in der Formel als Fraktion verwendet

Abb. 9.8 Hypoxie.

Vorteile

In ▸ Abb. 9.9 sind die wesentlichen Vorteile der Pulsoxymetrie zusammengefasst.

Störeinflüsse

Die Faktoren, die die Messwertqualität beeinträchtigen und zu Messartefakten führen können, sind ▸ Abb. 9.10 zu entnehmen.

Kapnometrie/-grafie

Mit der Kapnometrie kann der **Kohlendioxidgehalt der Atemluft** während des gesamten Atemzyklus gemessen werden. Die ermittelte in- und exspiratorische CO_2-Konzentration lässt sich außerdem grafisch als fortlaufende Kurve auf einem Monitor darstellen („Kapnografie"). Von besonderem Interesse ist die *endexspiratorische CO_2-Konzentration*, die deshalb als Digitalwert, bevorzugt als *Partialdruck ($PECO_2$)* in „mmHg", auf dem Display angezeigt wird. Das in der klinischen Praxis am weitesten verbreitete Messverfahren beruht auf der *Infrarotspektrometrie*. Hierbei macht man sich zunutze, dass CO_2 aufgrund seiner molekularen Eigenschaften infrarotes Licht in einem engen Wellenlängenbereich absorbieren kann (Maximum bei 4,26 µm). Eine entsprechende Lichtquelle sendet Licht dieser Wellenlänge durch eine Messkammer, die die Atemgasprobe enthält (Gasküvette). Anschließend wird der durchgelassene Anteil von einer gegenüberliegenden Fotodiode erfasst und quantitativ analysiert. Da die absorbierte Lichtmenge der Anzahl der in der Probe vorhandenen CO_2-Moleküle proportional ist, lässt sich die CO_2-Konzentration berechnen. Prinzipiell wird bei der Infrarotkapnometrie die Anzahl der CO_2-Moleküle im Verhältnis zur Zahl aller gasförmigen Moleküle gemessen. Die CO_2-Konzentration wird dann als prozentualer Anteil (FCO_2; Vol.-%) angegeben. Nach dem Dalton-Gesetz kann leicht auf den CO_2-Partialdruck (PCO_2; mmHg) umgerechnet werden. Viele Geräte können alternativ beide Werte anzeigen (▸ Abb. 9.11).

Messorte

Grundsätzlich ist eine CO_2-Messung im Haupt- oder Nebenstrom des Atemgases möglich, wobei beide Methoden charakteristische Vor- und Nachteile haben. Klinisch werden **Nebenstromkapnometer** bevorzugt. Sie saugen mit unterschiedlicher Geschwindigkeit ein definiertes Probevolumen über einen Konnektor oder den Atemfilter, der sich zwischen Endotrachealtubus oder Maske und Y-Stück befindet, an und messen die CO_2-Konzentration *patientenfern* im Gerät selbst. Hierdurch wird naturgemäß die Analyse etwas verzögert. Um ein störendes Eindringen von Feuchtigkeit in die Messzelle zu verhindern, sollte die Konnexionsstelle mit dem Gasprobenschlauch immer nach oben zeigen. Darüber hinaus wird Wasserdampf durch Wasserfallen, spezielle Filter oder wasserresorbierendes Schlauchmaterial entfernt. Das angesaugte Gas wird nach der Analyse entweder in das Narkosegasabsaugsystem oder – häufiger – wieder in das Atemsystem des Narkosegeräts geleitet. Bei *externen* Geräten entweicht es allerdings in die Raumluft.

Hauptstromkapnometer messen die CO_2-Konzentration *patientennah*, d. h. direkt zwischen Y-Stück und Tubus. Das hat zwar den Vorteil einer verzögerungsfreien Messung, von entscheidendem Nachteil ist aber der relativ voluminöse Messkopf (→ Dekonnexionsgefahr), der neben Lichtquelle und Detektor auch immer eine Heizung enthalten muss, um ein Beschlagen mit Wasserdampf zu verhindern. Aus diesem Grund werden Hauptstromkapnometer klinisch nur selten verwendet.

Messgenauigkeit

Die Genauigkeit der *Nebenstromkapnometrie* beträgt ca. ±2 mmHg in einem Messbereich des PCO_2 von 40–60 mmHg. Sie wird von folgenden Faktoren beeinflusst:

- Druck (Atmosphären- und Beatmungsdruck)
- Zusammensetzung der Gasprobe (H_2O; volatile Anästhetika; O_2)
- Größe der Atemgasprobe
- Ansprechzeit des Kapnometers

Änderungen des *Atmosphärendrucks* (P_B) ziehen *gleichsinnige* Änderungen der PCO_2-Messwerte nach sich, falls nicht auf den aktuellen Barometerstand korrigiert wird. Moderne Nebenstromgeräte können den P_B jedoch direkt messen, was die Kalibrierung entsprechend erleichtert. Mit steigendem *PEEP* nimmt der gemessene PCO_2 zwar geringfügig zu, dies kann aber in der Praxis vernachlässigt werden. *Wasserdampf* und in geringerem Maße auch *volatile Anästhetika* führen ebenso wie CO_2 zu einer Absorption von infrarotem Licht, sodass bei ihrer Anwesenheit der PCO_2 *falsch hoch* gemessen wird. Höhere *O_2-Konzentrationen* lassen dagegen den PCO_2 *unterschätzen*. Eine Fehlerkorrektur ist möglich, wenn die Konzentration der betreffenden Gase ebenfalls vom Gerät gemessen wird. Um den Einfluss von Feuchtigkeit auf den Messvorgang auszuschalten, wird die Gasprobe bei Nebenstromkapnometern vor der Analyse *getrocknet*. Da dann aber die CO_2-Konzentration in der Probe wegen des fehlenden Wasserdampfs ansteigt, wird der PCO_2 um ca. 2 mmHg überschätzt, falls der P_{H2O} nicht entsprechend korrigiert wird.

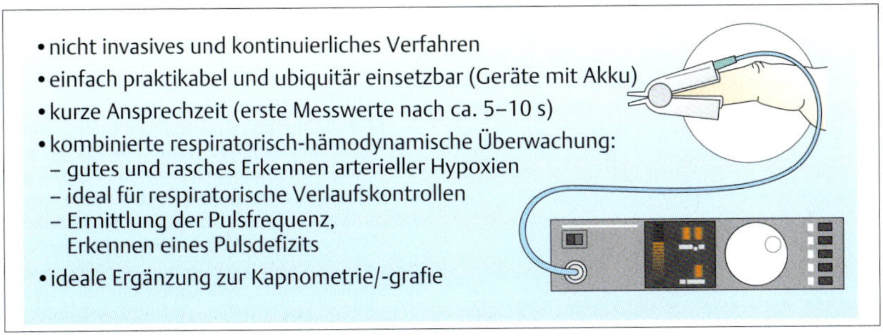

Abb. 9.9 Vorteile der Pulsoxymetrie.

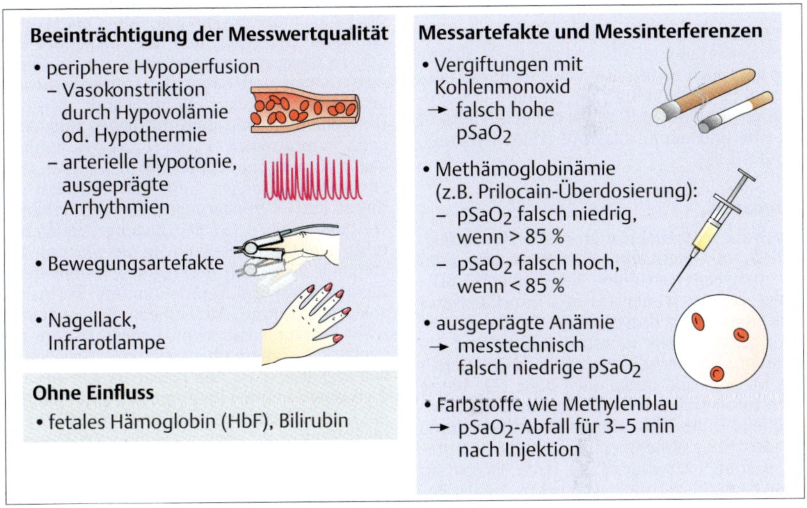

Abb. 9.10 Störeinflüsse bei der Pulsoxymetrie.

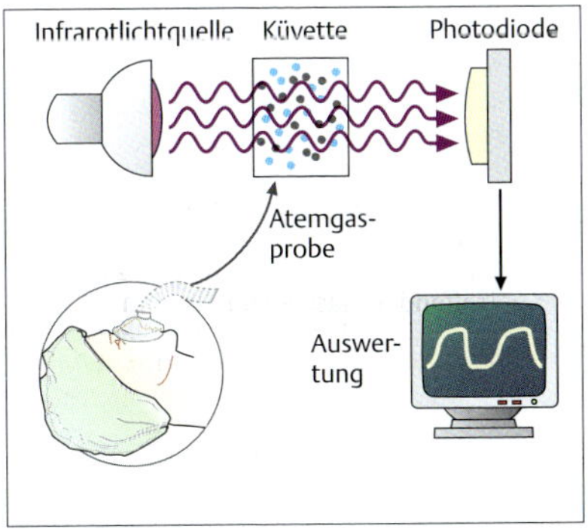

Abb. 9.11 Messprinzip der Kapnometrie.

- Überwachung der Ventilation
- Überwachung des Atemsystems (inkl. Respirator und patientenaher Konnexionsstellen)
- Beurteilung der CO_2-Produktion
- Beurteilung der CO_2-Resorption (z.B. Kapnoperitoneum bei Laparoskopien)
- Einschätzung des (kreislaufabhängigen) CO_2-Transports
- Diagnostizierung eines pathologischen Ventilations-Perfusions-Verhältnisses ($P_{a-E}CO_2$)

Abb. 9.12 Indikationen für eine Kapnometrie/-grafie.

Das Analyseergebnis wird selbstverständlich umso genauer, je *größer* die *Atemgasprobe* ist. Ein *verzögertes Ansprechen* ist nur ein Problem der Nebenstromkapnometrie. Hier muss die Gasprobe nämlich erst über einen Schlauch, der üblicherweise 1,5–3 m lang ist, zur Messkammer transportiert werden. Das führt dazu, dass die Messgenauigkeit bei hohen Atemfrequenzen und kleinen Zugvolumina stark abnimmt (z. B. bei Neugeborenen).

Indikationen

In ▸ Abb. 9.12 sind die Indikationen für eine Kapnometrie/-grafie aufgeführt.

Aussagekraft

Mit der Kapnometrie/-grafie lassen sich grundsätzlich drei physiologische Prozesse qualitativ und z. T. auch quantitativ beurteilen: die *CO_2-Abatmung* (Ventilation), die *zelluläre CO_2-Produktion* (Stoffwechsel) sowie der *CO_2-Transport im Blut* und damit das HZV (Hämodynamik) (▸ Abb. 9.13).

Ventilation

Durch die Kapnometrie/-grafie lässt sich feststellen, ob überhaupt eine Beatmung oder Atemtätigkeit stattfindet. Eine fehlende CO_2-Kurve gilt als schnellstes und zuverlässigstes Kriterium einer *ösophagealen* Fehlintubation oder akzidentellen Tubusdislokation bzw. Extubation. Nur bei seltenem hohem CO_2-Gehalt des Magens sind initial auch hohe CO_2-Werte nach Intubation des Ösophagus messbar („Cola-Effekt"), die dann aber sehr schnell durch Auswaschung abnehmen. Eine ebenfalls seltene extreme *Bronchospastik* nach Intubation kann dazu führen, dass auch bei trachealer Tubuslage kein Kapnogramm erscheint. Eine einseitige Beatmung nach *bronchialer* Fehlintubation oder Tubusdislokation lässt sich dagegen nicht hinreichend mithilfe der Kapnometrie/-grafie diagnostizieren, denn bei unveränderter Beatmungseinstellung, d. h. bei unverändertem Atemminutenvolumen, wird CO_2 entsprechend vermehrt über die andere Lunge eliminiert. In dieser Situation wird eher der Beatmungsdruck ansteigen und bei niedriger inspiratorischer O_2-Konzentration ggf. die $pSaO_2$ abfallen.

Stoffwechsel

Die CO_2-Produktion repräsentiert den aeroben Stoffwechsel. Ein ansteigender Metabolismus, z. B. bei abflachender Narkose, führt bei konstanter Ventilation zu einer entsprechenden Erhöhung des $PECO_2$. Ein plötzlicher, massiver Anstieg des $PECO_2$ kann dagegen Ausdruck einer *Maligne-Hyperthermie-Krise* sein.

Hämodynamik

Zur Beurteilung des Kreislaufs mit der Kapnometrie/-grafie benötigt man den *$PECO_2$* und den *$PaCO_2$*. Am Ende einer normalen Exspiration wird nur noch alveoläre Luft ausgeatmet, sodass der $PECO_2$ dem (mittleren) alveolären CO_2-Partialdruck ($PACO_2$) entspricht. Werden nun einzelne Lungenabschnitte nicht mehr perfundiert, aber weiterhin belüftet (alveoläre oder *funktionelle* „Totraumventilation", ▸ Abb. 9.14), dann findet hier auch keine CO_2-Elimination mehr statt, mit dem Ergebnis, dass der $PACO_2$ und infolgedessen der $PECO_2$ abfällt, der $PaCO_2$ hingegen ansteigt. Dieser Effekt, also der Abfall des $PECO_2$ und der Anstieg des $PaCO_2$, ist umso ausgeprägter, je stärker das Herzzeitvolumen und damit die Lungenperfusion vermindert werden (z. B. im Schock). Mit der Differenz zwischen dem *arteriellen* und dem *endexspiratorischen* PCO_2 ($P_{a-E}CO_2$) können also nicht nur pulmonal bedingte Ventilations-Perfusions-Störungen aufgedeckt, sondern indirekt auch *Veränderungen des HZV* erkannt werden (▸ Abb. 9.15). Bei Lungengesunden beträgt der $P_{a-E}CO_2$ 3–4 mmHg, was lagerungsabhängig durch eine geringgradig inhomogene Abstimmung von Ventilation und Perfusion zustande kommt. Änderungen des *anatomischen* Totraums haben im Gegensatz zum alveolären – innerhalb bestimmter Grenzen – keinen Einfluss auf den $PECO_2$, da die Luft aus dem anatomischen Totraum ja bereits zu Beginn der Exspiration ausgeatmet wird. Unter physiologischer Spontanatmung ist das Atemzugvolumen mindestens 3–4-mal, unter maschineller Beatmung in der Regel sogar 5-mal größer als der anatomische Totraum (ca. 2 ml/kg KG), sodass die Totraumluft endexspiratorisch bereits „ausgewaschen" ist.

Kapnografie

Erst mit der grafischen Darstellung des PCO_2-Verlaufs über den gesamten Atemzyklus können die Möglichkeiten des CO_2-Monitorings optimal genutzt und die Ursachen von Störungen differenziert werden. Dabei lassen sich vier typische Phasen im Kapnogramm unterscheiden (▸ Abb. 9.13).

Die wichtigsten Informationen aus der Kapnografie sind in ▸ Abb. 9.16 zusammengefasst.

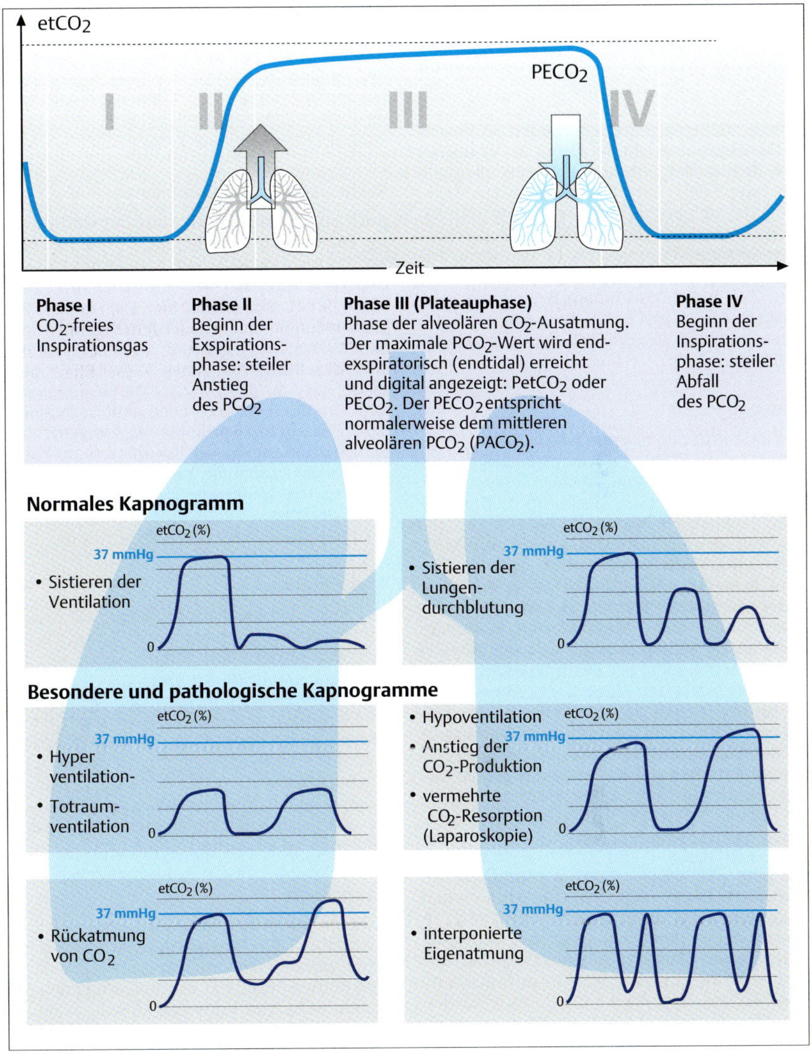

Abb. 9.13 Kapnogramme – normal und pathologisch.

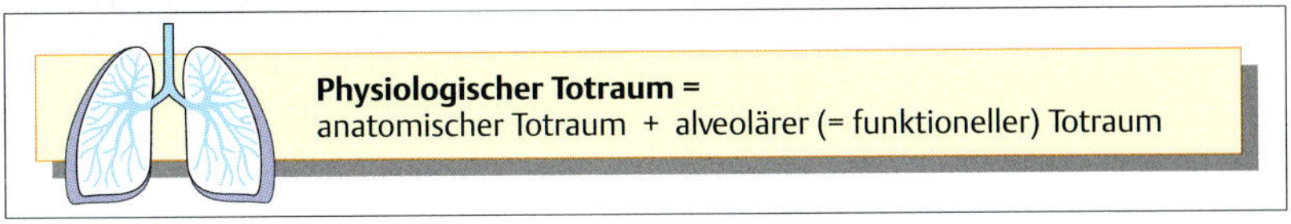

Abb. 9.14 Totraum.

Zentralvenöser Druck

Der zentralvenöse Druck (ZVD) ist definitionsgemäß der Druck, der in der **V. cava superior** im Bereich ihrer Einmündung in den rechten Vorhof herrscht. Er kann dort über entsprechende Katheter gemessen werden. In flacher Rückenlage entspricht der Druck in der oberen wie auch in der unteren Hohlvene (oberhalb des Zwerchfells) dem im rechten Vorhof. Dieser kann seinerseits mit dem **(end-)diastolischen Druck im rechten Ventrikel** gleichgesetzt werden, vorausgesetzt, es liegt keine Trikuspidalstenose vor. Das bedeutet, dass mit dem ZVD unter bestimmten Bedingungen die rechtsventrikuläre Füllung und damit ansatzweise auch die sog. Vorlast abgeschätzt werden kann.

Messung

Der ZVD wird mit einem wassergefüllten Steigrohr in „cmH_2O" oder – was vorzuziehen ist – elektronisch über einen Druckaufnehmer (s. u.) in „mmHg" gemessen ($1\,mmHg = 1{,}36\,cmH_2O$ oder $1\,cmH_2O = 0{,}74\,mmHg$). Bei der elektronischen Messung lässt sich, analog zum MAP, der *mittlere* ZVD *kontinuierlich* erfassen. Zudem kann der ZVD *grafisch* als fortlaufende Kurve dargestellt werden (▸ Abb. 9.17). Um den Einfluss einer kontrollierten Beatmung (s. u.) auszuschalten oder so weit wie möglich zu reduzieren, sollte der ZVD am besten *endexspiratorisch* aus der Kurve abgelesen werden. So ist am ehesten zu erwarten, dass er dem *transmuralen* rechtsventrikulären enddiastolischen Füllungsdruck entspricht. Bei einem 3-Lumen-Katheter sollte immer das *distale* Lumen für die Messung benutzt werden.

Transmuraler Füllungsdruck

Mit dem ZVD wird nur der *intravasale Druck* gemessen. Dieser sagt aber zunächst einmal nichts über das intravasale Volumen aus. So führt z. B. ein hoher von außen auf das Gefäß einwirkender Druck zu einem hohen ZVD bei einer in diesem Fall jedoch nur geringen Gefäßfüllung. Erst wenn man vom ZVD den Umgebungsdruck abzieht, erhält man einen Druckwert, der mit dem Füllungsvolumen korreliert. Er wird als transmuraler Füllungsdruck bezeichnet (▸ Abb. 9.18). Der *Umgebungsdruck* entspricht dem intrathorakalen bzw. intrapleuralen Druck. Unter Spontanatmung ist der Pleuradruck während der Inspiration negativ, unter Beatmung dagegen positiv (▸ Abb. 9.19). Das bedeutet, dass z. B. beim Übergang von Spontanatmung auf Beatmung nur durch Erhöhung des Umgebungsdruckes der ZVD ansteigt, obwohl das kardiale Füllungsvolumen abnimmt. Dieser Effekt wird durch einen PEEP noch verstärkt. Die Messung des Umgebungsdruckes ist klinisch nicht praktikabel. Am *Ende der Exspiration* kommt der Umgebungsdruck jedoch dem Luftdruck (Referenzdruck) am nächsten, sodass diese Phase für die ZVD-Messung am geeignetsten erscheint.

Rechtsventrikuläre Compliance

Auch bei korrekter Ermittlung des transmuralen Füllungsdruckes kann nicht ohne Weiteres auf das rechtsventrikuläre enddiastolische Volumen geschlossen werden. Hierzu müsste idealerweise die *individuelle* ventrikuläre „Volumendehnbarkeit" (Compliance = Volumen-Druck-Beziehung) bekannt sein. Die Compliance ist jedoch keine statische Größe. Sie kann nicht nur chronisch (z. B. durch Myokardhypertrophie), sondern auch akut vermindert sein (z. B. bei Myokardischämie, Lungenembolie, Perikardtamponade, Pneumothorax, PEEP-Beatmung, Erhöhung des intraabdominalen Drucks). Der gemessene ZVD entspricht dann einer *geringeren* rechtsventrikulären Füllung als unter physiologischen Verhältnissen.

Interpretation

Aus den bisherigen Erläuterungen geht hervor, dass ein *einmalig* gemessener ZVD zur Beurteilung der intravasalen Füllung völlig wertlos sein kann, wenn die Umgebungsbedingungen außer Acht gelassen werden. Um die Hämodynamik situativ beschreiben und bewerten zu können, sollte der ZVD nur in seinem *Verlauf* unter gleichzeitiger Beachtung weiterer hämodynamischer Parameter, wie z. B. invasiver Blutdruck inkl. Puls-Druck-Varianz (PPV), Laktat und Echokardiographie, bewertet werden. („Volumenbelastungstest": Kap. 13.3).

Normalwert

Als „Normalwertbereich" werden für den ZVD *4–8* cmH_2O oder 3–6 mmHg angegeben. Diese Werte spiegeln die Verhältnisse beim flach auf dem Rücken liegenden, spontan atmenden Patienten wider, der keine kardiopulmonalen Erkrankungen aufweist. Eine solche Ausgangssituation ist aber *intraoperativ* kaum vorzufinden. Hier sollte deshalb folgendermaßen verfahren werden:

- Der ZVD wird stets in der **aktuellen Körperposition** gemessen. Dies gilt nicht nur während einer Operation, sondern auch und ganz besonders für Patienten mit *akuter Linksherzinsuffizienz*. Bei ihnen könnte eine Flachlagerung zum ZVD-Messen im äußersten Fall eine Dekompensation durch kardiale Überfüllung auslösen; aber auch sonst lie-

- Leckage oder Tubusundichtigkeit
  → Verdünnung des angesaugten Gases
- Atemzugvolumen < anatomischer Totraum
  → Alveolargas gelangt nicht bis zur CO_2-Messstelle

- pathologische Ventilations-Perfusions-Inhomogenität:

aus kardiovaskulärer Ursache (pulmonale Hypoperfusion bei HZV-Abnahme)
- Lungenembolie
- Schock
- myokardiale Dekompensation
- Kreislaufstillstand

aus pulmonaler Ursache
- Totalatelektase einer Lunge (bronchiale Fehlintubation): $P_{a-E}CO_2$ nur gering erhöht
- chronische Lungenerkrankungen
- ARDS (akutes Lungenversagen)

Abb. 9.15 Differenzialdiagnose bei erhöhtem $P_{a-E}CO_2$.

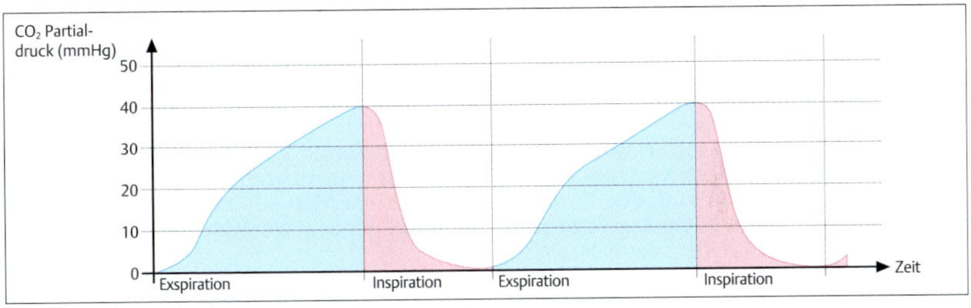

Abb. 9.16 Wichtigste Informationen aus der Kapnografie.

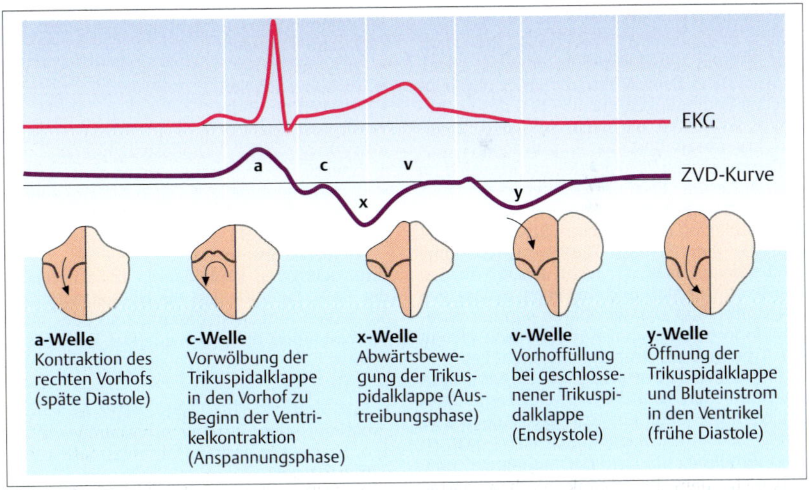

Abb. 9.17 Physiologische ZVD-Kurve.

Transmuraler Füllungsdruck = Intravasaldruck (ZVD) – Umgebungsdruck (Pleuradruck)

Abb. 9.18 Transmuraler Füllungsdruck.

ßen sich so keine für die Therapie repräsentativen Werte bestimmen.

- Um die Werte miteinander vergleichen zu können, wird jede Messung auf das Vorhofniveau bezogen (etwa mittlere Thoraxhöhe beim flach auf dem Rücken liegenden Patienten). Bei elektronischer Messung wird auf dieser Höhe der **„Nullpunktabgleich"** durchgeführt (s. u.), beim Steigrohrverfahren wird hierauf der Messzeiger ausgerichtet.
- Die Interpretation der ZVD-Werte sollte sich weniger an dem oben angegebenen Normalwertbereich orientieren, sondern mehr am **Trend** und dabei die individuelle Situation des Patienten einschließlich der Umgebungsfaktoren berücksichtigen.
- Die Darstellung der **ZVD-Kurve** auf dem Monitor ist nützlich, um ein Anliegen der Katheterspitze an der Gefäßwand oder ein Verstopfen des Katheters sofort zu erkennen und falsche Schlüsse zu vermeiden.
- Bei **Fehllage der ZVK-Spitze in einer zentralen Vene** (z. B. V. jugularis int./ext.) ist der dort gemessene Druck in der Regel trotzdem verwertbar. Er repräsentiert normalerweise mit klinisch akzeptabler Genauigkeit den ZVD, indem er nur geringfügig höher ist als dieser.

Gemischt-/zentralvenöse O_2-Sättigung

Der O_2-Verbrauch (VO_2) beträgt bei Erwachsenen in Ruhe 200–300 ml/min oder ca. 3,5 ml/kg/min. Da er beim Menschen unter physiologischen Bedingungen nur 25–30 % des O_2-Angebots (DO_2; Kap. 9.6) ausmacht, sind im **gemischtvenösen Blut der A. pulmonalis** normalerweise noch 70–75 % des ursprünglich im arterialisierten Blut enthaltenen Sauerstoffs vorhanden. Demgemäß liegt die O_2-Sättigung des Hämoglobins im gemischtvenösen Blut ($Sv_{gem}O_2$) bei 70–75 %. Die O_2-Ausschöpfung unterscheidet sich z. T. recht deutlich in den einzelnen Organen und Geweben, sodass sich das venöse Blut aus der oberen und der unteren Hohlvene und den Koronarvenen erst in der A. pulmonalis richtig durchmischt hat.

Physiologisch entspricht der O_2-Verbrauch dem O_2-Bedarf, und die $Sv_{gem}O_2$ ist eine konstante Größe, denn ein gesteigerter O_2-Bedarf der Gewebe führt in einem Regelkreis nicht zu einer Erhöhung der O_2-Ausschöpfung aus dem vorbeiströmenden Blut, also zu einem Abfall der $Sv_{gem}O_2$, sondern durch eine Sympathikusstimulierung zu einer Steigerung des HZV und damit der Durchblutung. Erst wenn die Grenzen der HZV-Steigerung überschritten werden, nimmt die O_2-Extraktion zu, und die $Sv_{gem}O_2$ fällt entsprechend ab. Umgekehrt bedeutet dies, dass bei konstantem O_2-Verbrauch Änderungen der $Sv_{gem}O_2$ auf (unphysiologische) Änderungen des HZV schließen lassen (z. B. Abnahme von HZV und $Sv_{gem}O_2$ im Schock). Zusammenfassend lässt sich also Folgendes festhalten: Die $Sv_{gem}O_2$ ist direkt proportional zum HZV und umgekehrt proportional zum O_2-Verbrauch. Diese Zusammenhänge werden nach ihrem Erstbeschreiber als **Fick-Prinzip** (▶ Abb. 9.20) bezeichnet. Hiernach ist die $Sv_{gem}O_2$ umso größer, je höher das HZV und je niedriger der O_2-Verbrauch ist. Mit der Bestimmung der $Sv_{gem}O_2$ ist es infolgedessen möglich – ohne das HZV und den O_2-Verbrauch messen zu müssen –, eine Beziehung zwischen diesen beiden Größen herzustellen. Je nach Ausfall der $Sv_{gem}O_2$ lässt sich eine der drei Kernaussagen treffen:

- Bei *normaler* $Sv_{gem}O_2$ sind HZV und VO_2 physiologisch aufeinander abgestimmt.
- Bei *erniedrigter* $Sv_{gem}O_2$ ist das HZV im Verhältnis zum VO_2 zu gering (z. B. Schock).
- Bei *erhöhter* $Sv_{gem}O_2$ ist das HZV im Verhältnis zum VO_2 zu hoch (z. B. hyperdyname Phase einer Sepsis, Katecholaminüberdosierung oder zu großzügige Volumengabe).

Einflussfaktoren

Bevor aber anhand der $Sv_{gem}O_2$ eine definitive Aussage zum HZV und O_2-Verbrauch getroffen werden kann, müssen noch folgende Faktoren, die einen Einfluss auf die $Sv_{gem}O_2$ ausüben, berücksichtigt werden:

- PaO_2 und SaO_2
- Hb-Konzentration
- pH-Wert des Bluts
- Körpertemperatur
- erythrozytärer 2,3-Diphosphoglycerat-Gehalt
- Dyshämoglobine (z. B. COHb, MetHb) und Hämoglobinopathien
- Cyanide (indirekt durch beeinträchtigte O_2-Verwertung in den Zellen)

Am wichtigsten sind hiervon normalerweise der *PaO_2*, die *SaO_2* und die *Hb-Konzentration*. Sie sollten möglichst bekannt sein oder müssen zumindest realistisch eingeschätzt werden können.

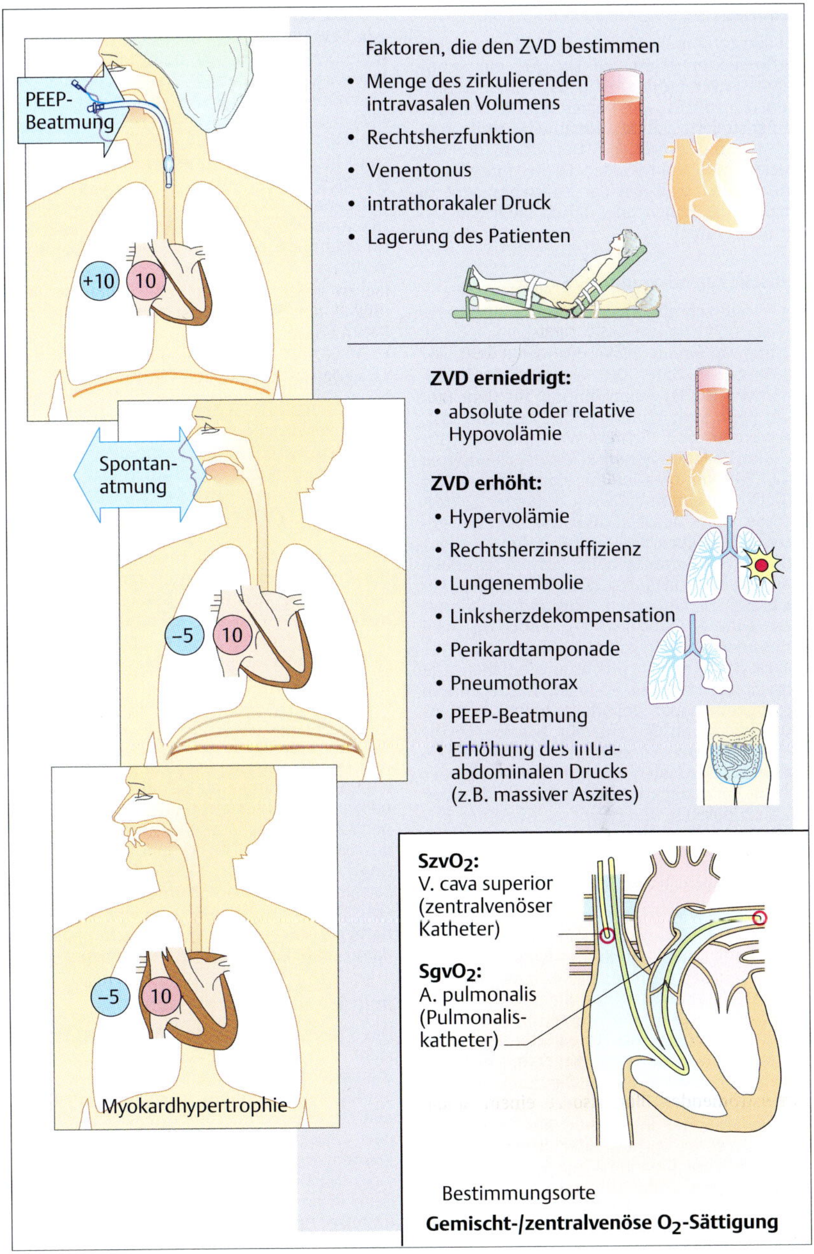

Abb. 9.19 Bedeutung von transmuralem Druck und myokardialer Compliance für die Ventrikelfüllung.

Resümee

Bei konstantem O_2-Verbrauch (und konstanten Einflussfaktoren) ist die **$Sv_{gem}O_2$ ein semiquantitativer Indikator für das Herzzeitvolumen**, d. h., die $Sv_{gem}O_2$ eignet sich für eine grobe Beurteilung der Makrohämodynamik. Dies gilt allerdings nicht bei Herzvitien, die mit einem Links-rechts- oder Rechts-links-Shunt einhergehen, weil hier das Kurzschlussblut zu einer falsch hohen oder falsch niedrigen O_2-Sättigung führt.

Kritische Erniedrigung der $Sv_{gem}O_2$

Bei Unterschreiten kritischer Grenzwerte (▶ Abb. 9.21) ist mit einer Gewebehypoxie zu rechnen. In einem solchen Fall sinkt auch der O_2-Verbrauch unter den eigentlichen O_2-Bedarf, weil die O_2-Ausschöpfung aus dem Blut nicht mehr in dem nötigen Maß aufrechterhalten werden kann. Richtungsweisend ist hierfür die Konstellation einer kritisch erniedrigten $Sv_{gem}O_2$ in Kombination mit einer *Zunahme der $avDCO_2$* und einer hypoxisch bedingten *Laktatazidose*. Unter aerober Glykolyse sind der gemischt- und auch der zentralvenöse CO_2-Partialdruck ca. 5 mmHg höher als der arterielle ($PaCO_2 \approx 40$ mmHg, $Pv_{gem}CO_2 \approx 45$ mmHg). In hypoxisch-ischämischen Zuständen nimmt diese Differenz, die $avDCO_2$, jedoch zu, weil unter anaerober Glykolyse vermehrt saure Valenzen in Form von Milchsäure anfallen. Die hieraus stammenden H^+-Ionen werden durch Hydrogencarbonat gepuffert, wobei Kohlensäure und damit CO_2 entsteht, sodass – unabhängig von der Ventilation – der $Pv_{gem}CO_2$ stärker als der $PaCO_2$ ansteigt. Der Anstieg der $avDCO_2$ setzt noch vor der Entwicklung einer Laktatazidose ein und ist ein relativ frühes Zeichen einer Gewebehypoxie.

Zentralvenöse O_2-Sättigung

Da sich die gemischt- und die zentralvenöse O_2-Sättigung (SvO_2) in der Regel gleichsinnig ändern, reicht es klinisch im Allgemeinen aus, **zentralvenöses Blut** aus der V. cava superior zu analysieren und damit die SvO_2 zur Abschätzung des Herzzeitvolumens heranzuziehen. Voraussetzung hierfür ist allerdings, dass der Katheter an der richtigen Stelle in der V. cava superior liegt und nicht zwischen den Messungen hin und her wandert. Eine Aberration seiner Spitze in Richtung des Sinus coronarius (rechter Vorhof) oder selten auch in eine Lebervene lässt vorwiegend venöses Blut aus den betreffenden Teilkreisläufen entnehmen, wobei vor allem das koronarvenöse Blut im Vergleich zum venösen Mischblut deutlich stärker O_2-entsättigt ist (O_2-Gehalt ca. 40 %).

Außerdem müssen weitere **Einschränkungen** beachtet werden, die die Korrelation zwischen SvO_2 und $Sv_{gem}O_2$ aufheben. So kann bei Prozessen, die den O_2-Verbrauch oder die Durchblutung in der oberen und der unteren Körperhälfte unterschiedlich beeinflussen (z. B. Schock, Peritonitis, Abklemmen größerer Arterien) in der V. cava superior eine viel *höhere* O_2-Sättigung gemessen werden als in der A. pulmonalis. Bei Anwendung volatiler Anästhetika in höherer Konzentration nimmt die Hirndurchblutung zu, während der zerebrale O_2-Verbrauch abnimmt, sodass auch in diesem Fall die SvO_2 die $Sv_{gem}O_2$ übertrifft. Allerdings bleibt hier meist die Trendkorrelation zwischen $Sv_{gem}O_2$ und SvO_2 erhalten.

Messmethoden

$Sv_{gem}O_2$ und SvO_2 sind Parameter, die nur invasiv zu ermitteln sind. Beim herkömmlichen Vorgehen wird eine Blutprobe über einen PA-Katheter oder ZVK entnommen und anschließend in vitro analysiert. Die genauesten Messwerte liefert hierbei ein **Mehrwellenoxymeter**, das alle Hämoglobinfraktionen erfasst. Im Gegensatz zur Messung berücksichtigt die bloße **Berechnung** der O_2-Sättigung (anhand von Nomogrammen der O_2-Hb-Bindungskurve) die manchmal wesentlichen Faktoren wie den 2,3-Diphosphoglycerat-Gehalt der Erythrozyten (Veränderungen z. B. durch Massivtransfusion) und Dyshämoglobine (z. B. COHb bei Rauchern) nicht (▶ Abb. 9.22). Bei der Probenentnahme aus der **A. pulmonalis** muss beachtet werden, dass das Blut langsam aspiriert wird und der PA-Katheter nicht in Wedge-Position liegt. Nur so kann eine Entnahme von pulmonalkapillarem Blut vermieden werden, was einen falsch hohen Sättigungswert ergeben würde. Neben der diskontinuierlichen In-vitro-Analyse besteht auch die Möglichkeit, die O_2-Sättigung kontinuierlich mithilfe eines fiberoptischen Messsystems, das in einen speziellen Katheter integriert sind, zu bestimmen und damit Änderungen sofort zu erkennen.

Invasive Blutdruckmessung

Das Prinzip der invasiven Druckmessung besteht darin, dass die Druckpulsationen der Blutsäule und Gefäßwand („Druckpuls") über ein flüssigkeitsgefülltes Schlauchsystem auf einen Druckaufnehmer oder genauer gesagt einen Druckwandler (Transducer) übertragen werden. Hier werden die Schwingungen von einer Membran aufgenommen und anschließend in normierte, d. h. kalibrierte elektrische Impulse umgewandelt. Diese Signale lassen sich nach Verstärkung auf einem Monitor analog als Kurve darstellen und digital als Druck-

Die **gemischtvenöse O_2-Sättigung** ($Sv_{gem}O_2$) ist direkt proportional zum Herzzeitvolumen (HZV) und umgekehrt proportional zum O_2-Verbrauch (VO_2).

Abb. 9.20 Fick-Prinzip.

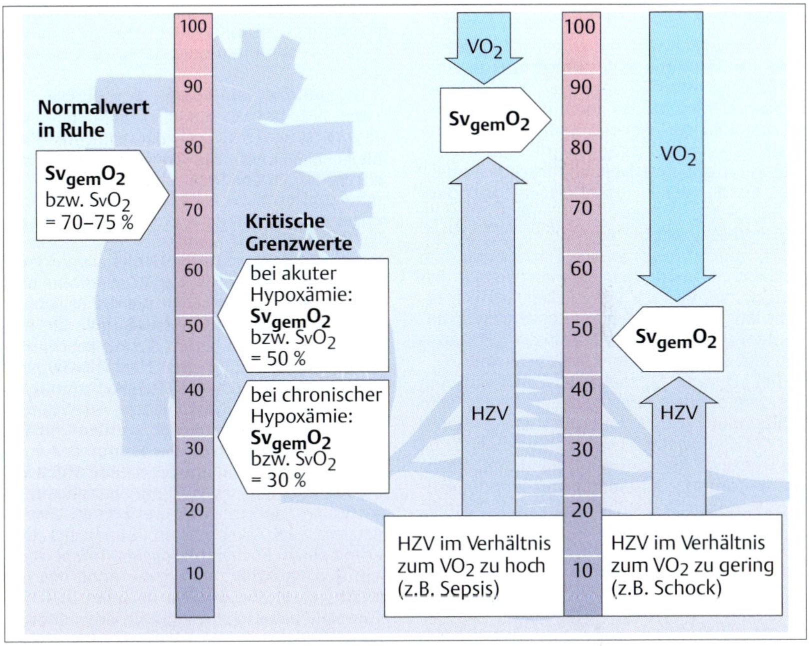

Abb. 9.21 SvO_2 und $Sv_{gem}O_2$.

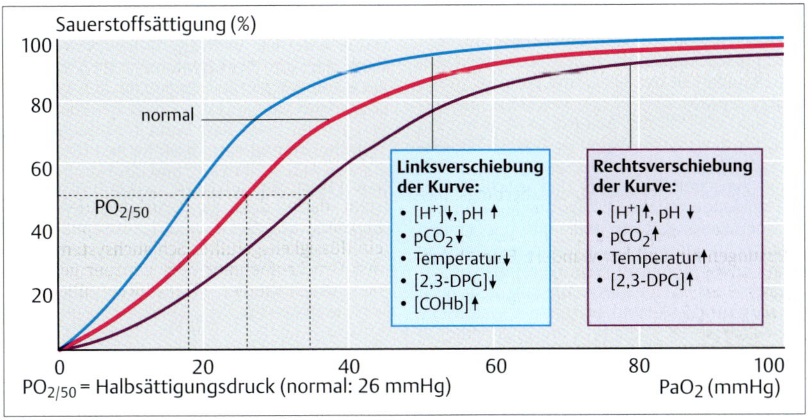

Abb. 9.22 O_2-Bindungskurve für Hämoglobin.

werte (systolisch, diastolisch, Mitteldruck) in „mmHg" anzeigen (▸ Abb. 9.23). Neben dem arteriellen Blutdruck können auf diese Weise auch der zentralvenöse (s. o.), der pulmonalarterielle Druck (s. u.) sowie der Liquordruck gemessen werden.

Messgrößen

Am häufigsten wird die invasive Druckmessung zur Bestimmung des **Blutdrucks in einer peripheren Arterie** eingesetzt. Wirklich gemessen werden hierbei allerdings nur der systolische und der diastolische Druck, der arterielle Mitteldruck dagegen wird – im Gegensatz zur nicht invasiven Blutdruckmessung – oft nach einer Faustformel kalkuliert (▸ Abb. 9.25). In neueren Systemen erlauben Mikroprozessoren die Berechnung des Mitteldrucks durch Integration der Fläche unter dem systolischen und diastolischen Anteil der Druckkurve, was die Genauigkeit deutlich erhöht. Aus der fortlaufenden Kurve werden außerdem automatisch die Anzahl der Herzaktionen und damit die *Pulsfrequenz* errechnet.

Der **arterielle Mitteldruck** ist abhängig vom Herzzeitvolumen oder genauer gesagt vom Schlagvolumen und außerdem vom peripheren Gefäßwiderstand (MAP = HZV × SVR). Er ist die treibende Kraft für die Organdurchblutung und bestimmt – zusammen mit autoregulativen Prozessen in der Endstrombahn – unmittelbar, wie hoch jene ausfällt. Außer bei Gefäßstenosen fällt der MAP auf dem Weg von der Aorta zu den peripheren Arterien nur um wenige mmHg ab, sodass der peripher ermittelte Wert den aortalen Mitteldruck in der Regel gut widerspiegelt. Erst in sehr kleinen Arterien (Durchmesser < 1 mm), die sich aber *distal* des Messortes befinden, liegt der arterielle Mitteldruck deutlich unter dem aortalen.

Der **systolische Druck** entspricht dem höchsten Punkt auf der Druckkurve. Erzeugt durch das Schlagvolumen in Abhängigkeit von der Dehnbarkeit der Aorta und der großen Arterien, repräsentiert er den kardialen Auswurf und die Gefäßfüllung. Außerdem ist er mit ein Maß für den myokardialen O_2-Bedarf. Die systolische Druckwelle wird entlang der Gefäßwand zwischen Peripherie und geschlossener Aortenklappe reflektiert. Hierdurch kommt es zu Überlagerungen von ante- und retrograden Wellen. Aus diesem Grund ist der systolische Druck umso höher, je weiter peripher er gemessen wird. In der Messortdistanz liegt auch ein wesentlicher Grund, warum der systolische Druck *invasiv* (A. radialis, A. dorsalis pedis) in der Regel etwas *höher* gemessen wird als nicht invasiv (Oberarmmanschette).

Der **diastolische Druck** (tiefster Punkt auf der Druckkurve) ist ein Maß für die Koronarperfusion und die O_2-Versorgung des Herzens, denn ca. 70 % der koronaren Durchblutung finden während der Diastole statt. Er nimmt – im Gegensatz zum systolischen Druck – von zentral nach peripher ab. Das liegt daran, dass der Widerstand mit der Zunahme des Gefäßbettquerschnitts (= Summe aller Gefäßquerschnitte in einer bestimmten Entfernung zum Herzen) absinkt.

Die **Blutdruckamplitude** als Differenz zwischen systolischem und diastolischem Druck vergrößert sich mit wachsender Entfernung zur Aorta. Die Amplitude verhält sich im Übrigen direkt proportional zum Schlagvolumen und damit auch zur Kapillardurchblutung und umgekehrt proportional zum Gefäßtonus. Bei der Therapie des hypovolämischen Schocks ist die periphere Blutdruckamplitude wegen ihrer Korrelation mit den Schlagvolumen ein besseres Maß als z. B. der MAP. Auf der Beziehung zwischen peripherer Blutdruckamplitude und Herzschlagvolumen beruht die zur kontinuierlichen Überwachung des Herzzeitvolumens einsetzbare Methode der **Pulskonturanalyse**. Diese kann auf zwei verschiedene Arten durchgeführt werden: Entweder werden anhand eines Datenalgorithmus die Kontur der Pulskurve analysiert und entsprechende Messwerte abgeleitet, oder es wird ein Spezialkatheter verwendet, der in einer peripheren Arterie platziert wird. Er ist wie ein Pulmonaliskatheter mit einem hochempfindlichen Temperatursensor ausgestattet, sodass die Änderung der peripheren Bluttemperatur nach der Injektion eines Kältebolus in eine zentrale Vene (über einen ZVK) exakt gemessen werden kann. Nach dem Prinzip der *Indikatorverdünnungsmethode* lässt sich dann das HZV ermitteln (Einzelheiten: Kap. 9.1). Diese Form der HZV-Messung ist zur Kalibrierung des Systems vor allem initial erforderlich, weil die Blutdruckamplitude nicht nur vom Schlagvolumen, sondern eben auch von der aortalen Impedanz abhängt. Anschließend kann aus der Größe der Fläche, die grafisch im zeitlichen Verlauf zwischen dem systolischen und dem diastolischen Druck entsteht (▸ Abb. 9.24 oben), und der Herzfrequenz das HZV direkt errechnet werden, wobei die Genauigkeit vergleichbar ist mit der HZV-Messung über einen PA-Katheter.

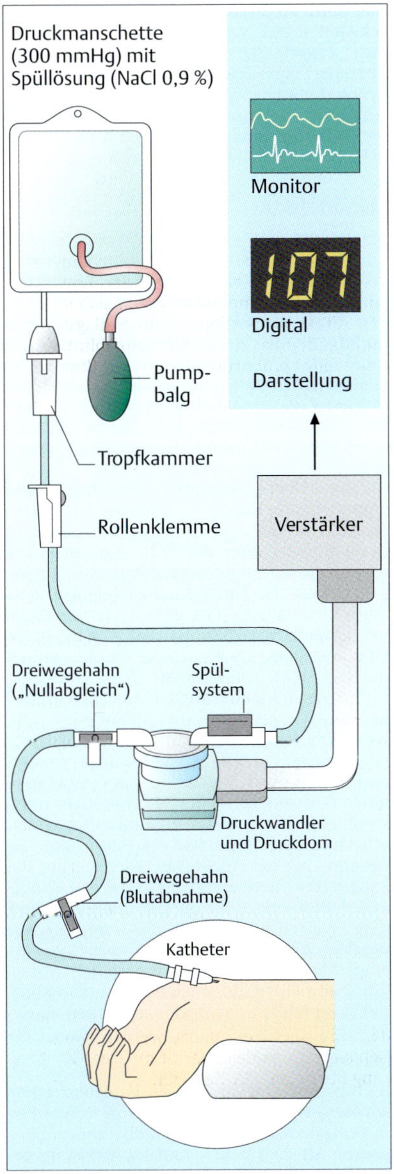

Abb. 9.23 Komponenten der invasiven Druckmessung (Messkette).

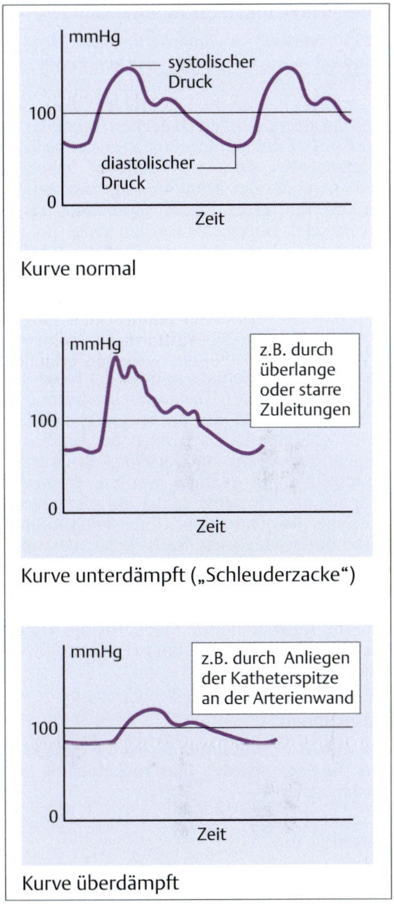

Abb. 9.24 Normaler und gestörter Druckkurvenverlauf in peripheren Arterien.

MAP (in peripheren Arterien)
= diastolischer Druck
+ 1/3 der Blutdruckamplitude

MAP (in zentralen Arterien)
= diastolischer Druck
+ 1/2 der Blutdruckamplitude

Abb. 9.25 Berechnung des arteriellen Mitteldrucks (MAP) nach Faustformel.

Messtechnik und Messvoraussetzungen

Durch werkseitige *Kalibrierung des Druckwandlers* wird festgelegt, welcher Punkt auf der Druckkurve einem bestimmten Druckwert in „mmHg" entspricht. Das Problem, dass sich die Transducer der verschiedenen Hersteller in ihren physikalischen Eigenschaften geringfügig unterscheiden, lässt sich dadurch beheben, dass in modernen Monitoren menügesteuert ein Korrekturfaktor für das verwendete Transducermodell eingegeben werden kann. Um außerdem den hydrostatischen Einfluss auf den Blutdruck auszuschalten, muss der Anwender vor Beginn der Druckmessung einen sog. *hydrostatischen Null(punkt)abgleich* durchführen (▶ Abb. 9.26). Referenzniveau ist hierbei in der Regel die Herzvorhofhöhe. Sie entspricht bei horizontaler Rückenlage in etwa der Mitte des anterior-posterioren Thoraxdurchmessers. Auf dieser Höhe wird der hydrostatische Druck gleich null gesetzt. Dazu muss der Druckaufnehmer zur Arterie hin verschlossen und zur Atmosphäre hin geöffnet werden. Entweder befindet er sich dabei selbst auf Herzniveau oder aber das Ende eines flüssigkeitsgefüllten Verbindungsschlauchs. Nach jeder Veränderung der Körperposition wird ein erneuter Abgleich erforderlich. Unabhängig davon sollte auch in unregelmäßigen Abständen eine Überprüfung stattfinden, um eine Drift des Transducers und hierdurch bedingte Fehlmessungen erkennen zu können.

Indikationen

In ▶ Abb. 9.26 sind unten rechts die Indikationen für eine invasive Blutdruckmessung zusammengefasst.

Vorteile

Der grundlegende Vorteil der invasiven Druckmessung ist, dass der Blutdruck *fortlaufend* erfasst wird und damit die Qualität einer jeden Herzaktion beurteilt werden kann. Folglich lässt sich eine abrupte Änderung des Kreislaufzustands umgehend erkennen. In hämodynamisch instabilen Situationen (z. B. Schock) wie auch bei unregelmäßiger Herzschlagfolge (z. B. absolute Arrhythmie) ist der Blutdruck invasiv zudem relativ problemlos und mit größerer Genauigkeit als mit der nicht invasiven Methode zu ermitteln. Nur so ist es überhaupt möglich, die hämodynamische Relevanz von Herzrhythmusstörungen zu quantifizieren (z. B. Pulsdefizit). Ferner erlaubt die visuelle Begutachtung der Druckkurve eine *qualitative Einschätzung der Makrohämodynamik*. Bei Hypovolämie, Herzinsuffizienz oder Perikardtamponade wird die Druckwellenamplitude schmaler und die respiratorisch bedingten Kurvenschwankungen werden stärker („paradoxer Puls"; Einzelheiten: Kap. 13.3). Nach adäquater Therapie vergrößert sich die Kurve wieder und gewinnt ihre normale Form zurück. Bei Anwendung des oben beschriebenen Verfahrens der Pulskonturanalyse lassen sich die Schlagvolumenschwankungen sogar quantifizieren.

Messartefakte

Bei der Interpretation der invasiven Messwerte dürfen die Digitalwerte nicht isoliert betrachtet werden, sondern müssen im Zusammenhang mit der betreffenden Druckkurve gesehen werden. Dadurch lassen sich artifizielle Änderungen der Kurvenform (Über- oder Unterdämpfung, ▶ Abb. 9.24), die die Werte verfälschen, erkennen und falsche Schlüsse vermeiden. Gleichermaßen ist es wichtig, bei stärkeren Druckänderungen kurz den Nullabgleich zu überprüfen, bevor therapeutische Konsequenzen gezogen werden.

Eine **(Über-)Dämpfung der Druckkurve** kommt häufig durch ein Anliegen der Katheterspitze an der Arterienwand, ein Abknicken des Katheters oder durch im System eingeschlossene Luft, seltener auch durch einen Vasospasmus oder Thrombus zustande. Luft oder Thromben müssen aus dem System entfernt werden; ein Vasospasmus lässt sich oft durch langsame Injektion von 10–20 mg Lidocain 1 % durch die Kanüle beseitigen.

Die sog. **Schleuderzacken** entstehen als Folge einer zu geringen Kurvendämpfung, z. B., wenn überlange (> 100 cm) oder ausgesprochen starre Zuleitungen verwendet werden, und führen durch Verstärkung der physiologischen Pulswellenreflexion (s. o.) zu einer Überschätzung des systolischen und einer Unterschätzung des diastolischen Blutdrucks. Sie können auch bei erheblicher Sklerosierung der kanülierten Arterie auftreten. Durch Einspritzen einer geringen Menge Luft in die Zuleitung mag zwar eine Dämpfung der Kurve erreicht werden, dieses Vorgehen ist aber nicht zu empfehlen. Besser ist es, sich nach dem *Mitteldruck* zu richten, der auch bei Unterdämpfung mit akzeptabler Genauigkeit angegeben wird.

Messprobleme

Bei ausgeprägter *peripherer Vasokonstriktion* können erhebliche Differenzen zwischen den in zentralen (Aorta, A. femoralis) und in peripheren Arterien (z. B. A. radialis, A. dorsalis pedis) gemessenen Drücken auftreten. Wenn der Gefäßquerschnitt durch Vasokonstriktion proximal der peripheren Kanüle *kleiner* wird als der Kanülendurchmesser, wird der Blutdruck hier falsch niedrig gemessen. Man misst also

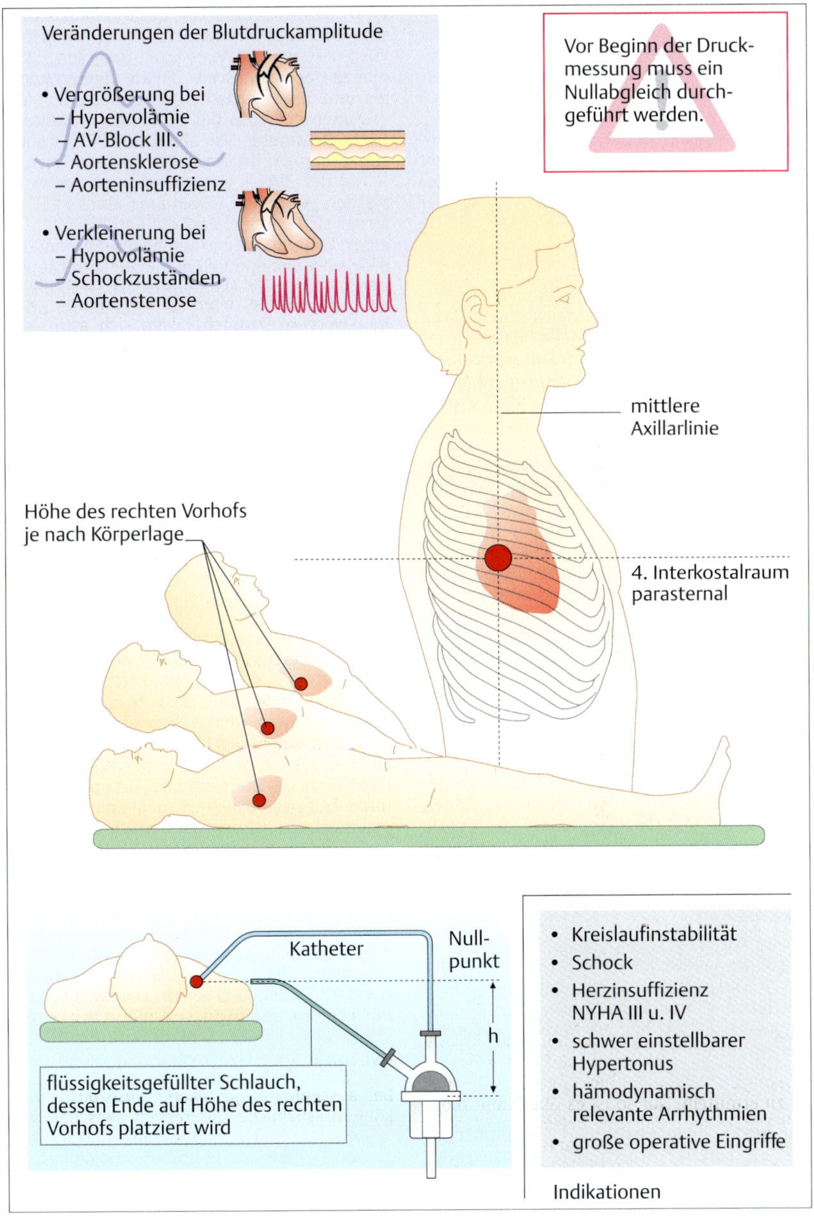

Abb. 9.26 Invasive Druckmessung – hydrostatischer Null(punkt)abgleich und Indikationen.

gewissermaßen den Druck hinter einer artifiziellen Stenose. Aus diesem Grund sollte der äußere Kanülendurchmesser idealerweise immer deutlich kleiner sein als das Gefäßlumen. Problematisch wird die Druckmessung auch bei organisch bedingten *lokalen Stenosen* im arteriellen Gefäßsystem (z. B. bei Subclavian-Steal-Syndrom, Aortenisthmusstenose). Hier sollte der Druck grundsätzlich in Arterien gemessen werden, die funktionell *proximal* der Stenose liegen. In einigen Fällen kann zusätzlich eine *distale* Druckmessung nötig werden, um Aufschluss über den dort herrschenden Perfusionsdruck zu erhalten.

Pulmonalkapillarer Verschlussdruck

Mithilfe eines Pulmonaliskatheters kann neben dem systolischen und dem diastolischen pulmonalarteriellen Druck auch der pulmonalkapillare Verschlussdruck (PCWP; auch Wedge-Druck genannt) gemessen werden. Dieser entspricht unter physiologischen Bedingungen und bei geöffneter Mitralklappe dem **linksventrikulären enddiastolischen Druck** (LVEDP; „Prinzip der kommunizierenden Röhren", ▶ Abb. 9.27). Befindet sich aber auf der Strecke zwischen pulmonalem Kapillarbett und linkem Ventrikel ein mechanisches Hindernis, wie z. B. eine *Pulmonalvenenstenose*, ein *Tumor im linken Vorhof* oder eine *Mitralstenose*, dann ist der PCWP nicht mehr mit dem LVEDP gleichzusetzen. In einem solchen Fall wird der PCWP in der Regel *höher* gemessen als der LVEDP. Das gilt ebenso für die *Mitralinsuffizienz*, wobei hier der Grund jedoch im systolischen Blutrückfluss zu suchen ist. Anders verhält es sich bei der *Aorteninsuffizienz*. Hier bewirkt die diastolische Regurgitation einen verfrühten Schluss der Mitralklappe, sodass der LVEDP den linksatrialen Druck und damit auch den PCWP übersteigen kann.

Aussagekraft

Wie mit dem ZVD eine Aussage zur rechtsventrikulären Vorlast möglich ist (s. o.), kann der PCWP unter idealen Bedingungen zur groben Abschätzung der linksventrikulären Vorlast herangezogen werden. Als *Normalwertbereich* werden für den PCWP *6–12 mmHg* angegeben. Allerdings gelten für die Interpretation der Messwerte ähnliche Einschränkungen wie beim ZVD. So wird bei Erkrankungen mit **verminderter linksventrikulärer Compliance,** wie z. B. *Linksherzhypertrophie, Aortenstenose, Myokardischämie/-infarkt, Lungenembolie* oder *Perikardtamponade* (▶ Abb. 9.29), der LVEDP zwar durch die Messung des PCWP korrekt erfasst, wegen der unphysiologischen Volumen-Druck-Beziehungen lässt sich aber mit dem PCWP keine oder nur eine eingeschränkte Aussage über die linksventrikuläre Vorlast treffen. Der gemessene PCWP spiegelt in diesen Fällen eine *geringere* linksventrikuläre Füllung wider als unter physiologischen Verhältnissen.

Außerdem kann der PCWP durch **kontrollierte Beatmung,** vor allem mit PEEP, beeinflusst werden. Grundsätzlich sollte er deshalb – wie der ZVD – *endexspiratorisch* gemessen werden (s. o.). Bei Anwendung eines PEEP ist ferner anzustreben, dass die Katheterspitze in einer Pulmonalarterie zu liegen kommt, die möglichst wenig durch den PEEP komprimiert wird (→ dorsale Unterlappenarterie; Zone 3 nach *West*; ▶ Abb. 9.28). Bei PEEP-Werten *größer als 10 cm*H_2O wird allerdings – eine normale pulmonale Compliance vorausgesetzt – auch in der Zone 3 der Einfluss des PEEP auf den PCWP größer, sodass der Verschlussdruck nicht mehr mit ausreichender Genauigkeit den LVEDP wiedergibt. Die Auswirkungen einer Beatmung auf den PCWP sind insgesamt umso größer, je höher die pulmonale und je niedriger die thorakale Compliance ist, weil sich unter solchen Bedingungen die alveolären Drücke leichter auf das pulmonale Kapillarbett übertragen.

Pulmonalvaskuläre Hypertonie

Der *diastolische pulmonalarterielle Druck* entspricht normalerweise dem PCWP. Er kann im Gegensatz zum PCWP kontinuierlich gemessen werden. Für den Fall, dass er *höher* als der PCWP ist, kann von einer pulmonalen Vasokonstriktion ausgegangen werden, was ein Hinweis auf eine pulmonale Widerstandshypertonie ist. Eine pulmonalvaskuläre Hypertonie lässt sich auch noch auf andere Weise diagnostizieren. Hierzu müssen die im großen und kleinen Kreislauf herrschenden Drücke zueinander ins Verhältnis gesetzt werden. Am besten bildet man den *Quotienten aus dem mittleren arteriellen Druck und dem mittleren pulmonalarteriellen Druck*. Physiologisch sollte dieser Quotient mehr als 4 betragen, mindestens aber 3. Ist er *kleiner als 3*, so spricht das ebenfalls für einen erhöhten Gefäßwiderstand im kleinen Kreislauf. Lässt sich dort der Widerstand nicht selektiv senken (z. B. durch eine Hyperoxie [→ „Hyperoxietest"]), dann liegt eine *fixierte pulmonale Hypertonie* vor. Sie ist einer der bedeutendsten perioperativen Risikofaktoren.

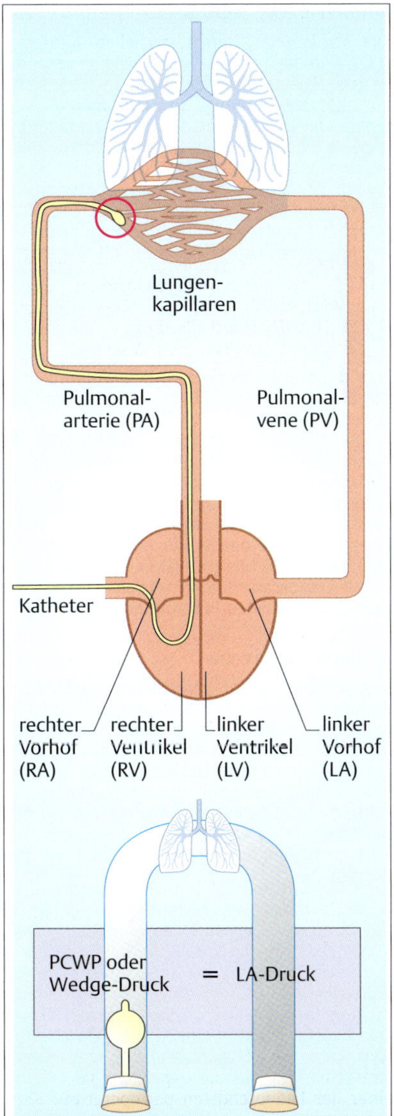

Abb. 9.27 Pulmonalkapillarer Verschlussdruck – Messprinzip.

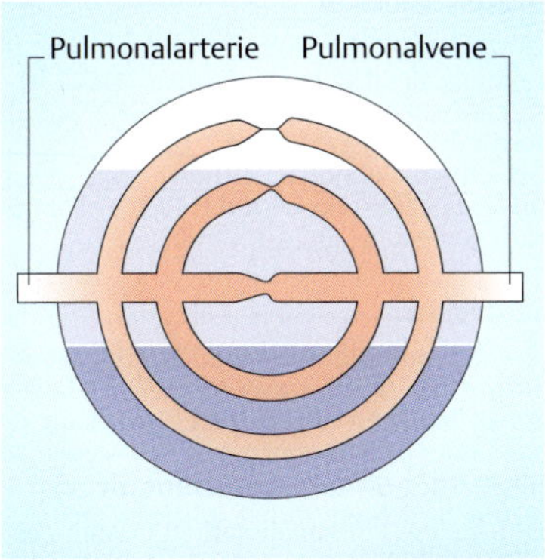

Zone 1	**Zone 2**	**Zone 3**
PA > Pa > Pv	Pa > PA > Pv	Pa > Pv > PA

PA = Alveolardruck
Pa = Pulmonalarteriendruck
Pv = Pulmonalvenendruck

Abb. 9.28 Lungenzonen nach West.

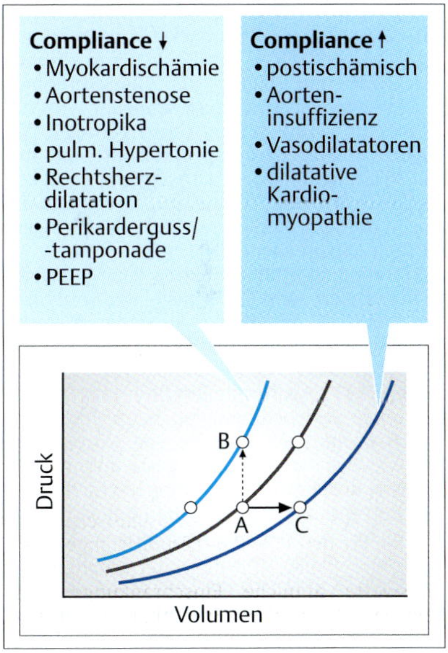

Abb. 9.29 Veränderungen der linksventrikulären Compliance.

Herzzeitvolumen

Die Standard- und Referenzmethode zur Bestimmung des Herzzeitvolumens (HZV) ist in der klinischen Anästhesie nach wie vor das **Thermodilutionsverfahren.** Hierzu benötigt man einen Pulmonaliskatheter. Mit dessen Standardausführung wird das HZV *diskontinuierlich* gemessen („Bolustechnik").

Bolustechnik

Die Thermodilutionsmethode beruht auf dem *Prinzip der Indikatorverdünnung.* Klassisch wird als Indikator eine eisgekühlte Lösung (am besten NaCl 0,9 %) benutzt, von der Menge und Temperatur bekannt sein müssen. Sie wird zügig in den rechten Vorhof injiziert (proximale Öffnung des PA-Katheters). Dieser „Kältebolus" durchmischt sich mit dem vorbeiströmenden Blut. Die Bluttemperatur wird in einem Pulmonalarterienast mit einem Sensor (Thermistor) anhand der Änderungen des elektrischen Widerstands kontinuierlich erfasst. Die grafische Darstellung des Temperaturverlaufs ergibt eine typische Kurve auf dem Monitor (▸ Abb. 9.30). Aus der Integration der Fläche unter dieser Kurve wird dann nach der *Stewart-Hamilton-Gleichung* das HZV in „l/min" ermittelt. Hierbei gilt, dass sich das HZV umgekehrt proportional zur Größe der Fläche verhält. Je höher nämlich das HZV und damit die Blutströmungsgeschwindigkeit sind, umso schneller wird der Kältebolus verdünnt und umso geringer fällt folglich die Erniedrigung der Bluttemperatur aus. Mit zunehmender Passagegeschwindigkeit verflacht also die Temperaturkurve und die Fläche darunter verkleinert sich. Bei geringem HZV gilt entsprechend das Umgekehrte.

Um eine zu große Streuung der Messwerte zu vermeiden, wird in der Regel der *Mittelwert* aus drei kurz aufeinander folgenden Messungen gebildet. Bei korrekter Durchführung sollte der Messfehler dann unter 10 % bleiben (▸ Abb. 9.31). Als *Normalwert* für das HZV gelten unter Ruhebedingungen beim Erwachsenen *5–6 l/min.* Bei Eingabe von Körperlänge und -gewicht werden die Werte automatisch auf 1 m^2 Körperoberfläche umgerechnet. Auch die Berechnung weiterer hämodynamischer Parameter, wie z. B. des peripheren oder pulmonalen Gefäßwiderstands, ist möglich. Auf diese Weise lässt sich die Differenzialdiagnose beim sog. **Low-Output-Syndrom,** das auf einer kritischen Erniedrigung des HZV beruht, erheblich vereinfachen (▸ Abb. 9.32).

Kontinuierliche Technik

Die Verwendung eines speziellen Katheters (CCO-Katheter) erlaubt eine nahezu kontinuierliche Bestimmung des HZV. Im Gegensatz zur Kälteverdünnung werden hierbei von einem Thermofilament, das in den Katheter integriert ist, in schneller, unregelmäßiger Folge *Wärmeimpulse* von ca. 44 °C an das Blut abgegeben. Ein schnell ansprechender Thermistor („Fast-Response-Thermistor") misst die Bluttemperaturänderungen in der Pulmonalarterie. Mit einem komplizierten mathematischen Verfahren (Kreuzkorrelation der ausgesendeten Impulse mit den empfangenen Signalen) kann dann, ähnlich wie bei der Kälteverdünnung, das HZV kalkuliert werden. Der angezeigte Wert repräsentiert jeweils das *mittlere* HZV der vorausgegangenen 3 Minuten, wobei die Einzelwerte alle 30–60 Sekunden neu erhoben werden.

Die CCO-Methode bietet Vorteile bei Operationen, bei denen sich die hämodynamischen Verhältnisse abrupt und gravierend ändern können (z. B. Lebertransplantation). Probleme messtechnischer Art ergeben sich allerdings bei hohem HZV und hoher Körpertemperatur (z. B. Sepsis). In diesem Fall werden die messbaren Temperaturdifferenzen so gering, dass die Fehlerbreite deutlich zunimmt.

Methodische Grenzen

Bei Vorhof- oder Ventrikelseptumdefekten kommt es durch den *intrakardialen Shunt* entweder zu einem Rezirkulieren (Links-rechts-Shunt) oder zu einem Abströmen des Injektats (Rechts-links-Shunt), sodass das HZV mit der Thermodilutionstechnik nicht genau genug ermittelt wird. Das gilt auch für die *Trikuspidalinsuffizienz.* Hier wird das HZV wegen des hin- und herfließenden Injektats falsch hoch gemessen.

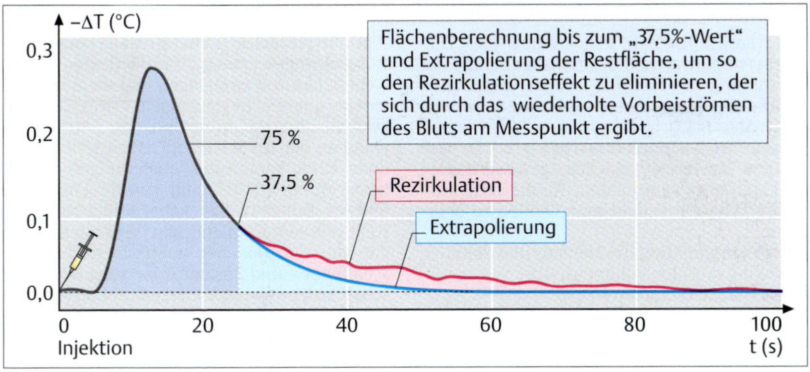

Abb. 9.30 Thermodilutionskurve.

- Verwenden eines Korrekturfaktors für die spezifische Wärmeleitfähigkeit des Katheters
- Vermeidung von „spontanen" Temperaturschwankungen in der A. pulmonalis, z.B. durch schnell laufende („kalte") Infusionen während des Messvorgangs (hierdurch meist Unterschätzen des HZV)
- Injektatmenge: bei Erwachsenen 10 ml (möglichst eisgekühlt)
- direkte Messung der Injektattemperatur (vor der Spritze)
- Vor der ersten Messung einer Serie proximalen Katheterschenkel mit eisgekühlter Injektatlösung füllen.
- zügige Injektion (< 4 s) des Kältebolus (zur Vermeidung einer relevanten Injektaterwärmung im Katheter):
  - Methode A: 3 Messungen jeweils endinspiratorisch (zur systematischen Berücksichtigung des Einflusses der Beatmung auf das HZV) und Errechnung des Mittelwerts → am besten geeignet zur Ermittlung des „HZV-Trends"
  - Methode B: 3–4 Messungen mit zufälliger Verteilung auf den Atemzyklus → am besten geeignet zur Ermittlung des „absoluten HZV"

Abb. 9.31 Verbesserung der HZV-Messgenauigkeit bei Thermodilution.

	HZV, MAP	ZVD	PCWP	PAP_{diast} vs. PCWP*
Hypovolämie	↓	↓	↓	=
Linksherzinsuffizienz	↓	±0/↑	↑	=
Rechtsherzinsuffizienz	↓	↑	±0/↓	=
Lungenembolie	↓	↑	↑/±0/↓	> 1
Pulmonale Hypertension	(↓)	↑	±0/(↑)	> 1
Perikardtamponade	↓	↑	↑	=

*Verhältnis vom diastolischen pulmonalarteriellen Druck zum Wedge-Druck

Abb. 9.32 Differenzialdiagnose beim Low-Output-Syndrom.

Transösophageale Echokardiografie

Die transösophageale Echokardiografie (TEE) ist ein (semiinvasives) Ultraschallverfahren zur **Darstellung des Herzens und der herznahen Gefäße**. Zu diesem Zweck muss eine Schallsonde (▶ Abb. 9.33) in bestimmter Weise in der Speiseröhre positioniert werden (s. u.). So wird es dem Anwender möglich, gewissermaßen auf einen Blick verschiedene für die kardiovaskuläre Funktion bedeutsame Größen zu beurteilen:

- die Pumpfunktion des Herzens und damit den intravasalen Volumenstatus,
- das Herzzeitvolumen sowie
- angeborene und erworbene morphologische Abweichungen von der normalen Herzanatomie.

Mit der TEE werden außerdem die Interaktionen des rechten und des linken Herzens während der Systole und der Diastole „veranschaulicht“. Störungen des geordneten Ablaufs können hier z. B. frühe Hinweise auf eine *myokardiale Ischämie* liefern. Insgesamt versetzt die TEE den Untersucher in die Lage, den aktuellen Funktionszustand und den Kompensationsgrad des kardiovaskulären Systems abzuschätzen, und das auch unter den Bedingungen eines operativen Eingriffs.

Es lassen sich grundsätzlich zwei **Anwendungsarten** für die TEE in der Anästhesie unterscheiden:

- der kontinuierliche Einsatz als Teil eines erweiterten hämodynamischen Monitorings (bei kardialen Risikopatienten oder bei kardiovaskulär risikobehafteten Eingriffen) und
- der Einsatz als diagnostisches Verfahren bei akuter hämodynamischer Instabilität oder bei Verdacht auf akute oder präexistente anatomische Anomalien.

Im Unterschied zur *transthorakalen Echokardiografie* ist die TEE – einmal abgesehen von enoralen und ösophagogastralen Eingriffen – bei den meisten Operationen realisierbar, vorausgesetzt, diese werden in Allgemeinanästhesie durchgeführt. In der Regel behält der Anästhesist dabei den freien Zugang zur Mundhöhle und kann die Sonde wenn nötig in ihrer Position korrigieren oder nachjustieren.

Beurteilbare anatomische Strukturen

Neben den Herzhöhlen, Herzklappen und sämtlichen Myokardanteilen sowie dem Herzbeutel können mit der TEE die arteriellen und venösen herznahen Gefäße, die Aorta descendens und die beiden Pleurahöhlen eingesehen werden. Der Untersuchungsgang (s. u.) sollte immer einem standardisierten Ablauf folgen, um relevante Befunde nicht zu übersehen.

Physikalische Grundlagen

Mithilfe piezoelektrischer Kristalle können Ultraschallwellen erzeugt, nach Reflexion an Gewebestrukturen empfangen und dann in elektrische Energie umgewandelt werden. Dieser gesamte Prozess erfolgt im sog. Ultraschallwandler, der im Schallkopf lokalisiert ist. Am Ende einer komplexen, mehrstufigen Signalverarbeitung entsteht ein zweidimensionales Bild in Echtzeit: das Echokardiogramm. Es stellt die unterschiedlichen Echointensitäten dar, die sich aus der unterschiedlichen Beschaffenheit und Zusammensetzung der angeschallten Gewebe sowie deren räumlicher Ausdehnung ergeben. Die bei der TEE verwendeten Ultraschallfrequenzen liegen zwischen 2,5 und 7,5 MHz.

Folgende Verfahren sind für die TEE in der Anästhesie relevant: der B-Mode, der PW-Doppler, der CW-Doppler und der Farbdoppler.

- Mit dem **B-Mode** können die oben aufgezählten anatomischen Strukturen *zweidimensional* dargestellt werden (▶ Abb. 9.37). Damit lassen sich die Pumpfunktion des Herzens und der Volumenstatus beurteilen.
- Die Verfahren, die sich den Dopplereffekt zunutze machen, ermöglichen die Abschätzung der Blutströmungsgeschwindigkeit (genauer gesagt der Geschwindigkeit, mit der sich die Erythrozytensäule bewegt) und dienen somit der Untersuchung des Blutflusses. Der **PW-Doppler** verwendet hierzu *gepulste* Ultraschallwellen. Er eignet sich vor allem zur Beurteilung der Strömungsverhältnisse im Niedrigflussbereich. So lässt sich z. B. die diastolische Funktion des linken Ventrikels mit dem Flussprofil über der Mitralklappe abschätzen. Im Gegensatz zum PW-Doppler sendet der **CW-Doppler** ein *kontinuierliches* Signal aus, was Vorteile im Hochflussbereich bringt. Infolgedessen wird der CW-Doppler zur HZV-Messung (s. u.) und zur Quantifizierung des Ausmaßes von Herzklappenfehlern eingesetzt. Das Besondere am (gepulsten) **Farbdoppler** schließlich ist, dass mit seiner Hilfe der Blutfluss sogar *flächenhaft* dargestellt werden kann, wodurch die Detektion von Klappenvitien und die Quantifizierung ihres Schweregrades nochmals verbessert werden. Außerdem lassen sich mit dem Farbdoppler intrakardiale Shuntverbindungen am besten aufdecken, vor allem aber lässt sich auch die Shuntrichtung bestimmen (*blau*: von der Schallquelle weg; *rot*: auf sie zu [willkürlich festgelegt; Merkhilfe: „BART“ = blue away, red towards]).

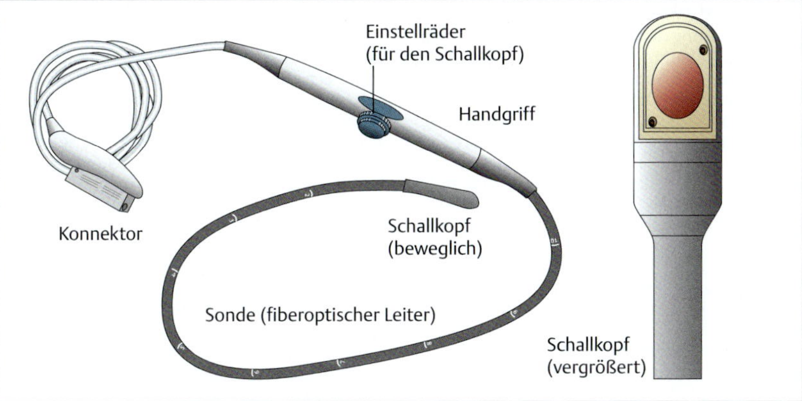

Abb. 9.33 TEE – Schallsonde und Schallkopf (vergrößert).

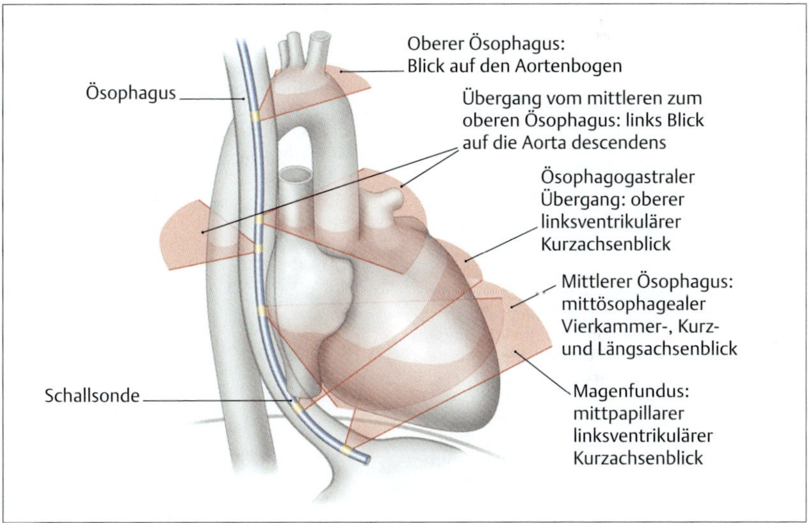

Abb. 9.34 TEE – Schnittebenen (Grundeinstellungen).

Abb. 9.35 TEE – multiplane Technik. (Quelle: Kleideiter U, Dalla Pozza R, Haas N. Ausrüstung. In: Kleideiter U, Dalla Pozza R, Haas N, Hrsg. Pädiatrische Echokardiografie. 1. Auflage. Stuttgart: Thieme; 2019. DOI:10.1055/b-006-149 618)

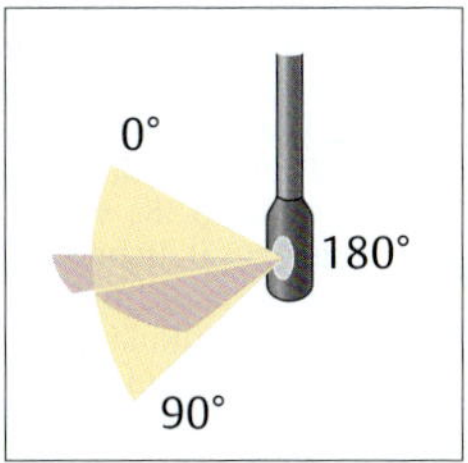

Technischer Ablauf

Nach Einleitung der Narkose und nach endotrachealer Intubation des Patienten wird zum Schutz der TEE-Sonde ein Beißring eingelegt. Durch diesen hindurch wird anschließend die Sonde vorsichtig eingeführt, wobei der Kopf des Patienten in Neutralstellung gelagert sein sollte. Nach der Passage des Hypopharynx mit nur leichtem Druck muss sich die Sonde ohne Widerstand in den Ösophagus vorschieben lassen. Die Einstellung der einzelnen Schnittebenen (▸ Abb. 9.34) erfolgt vom Magenfundus aus bis hinauf zum oberen Ösophagus. Sie kann durch Abwinkelung (Angulation) der Sondenspitze in zwei Ebenen optimiert werden, was zwei Drehräder am Bediengriff der TEE-Sonde ermöglichen. Ein weiteres Bedienelement am Sondengriff erlaubt es, die Wandlerelemente im Schallkopf stufenlos um bis zu 180° zu drehen („multiplane Technik"; ▸ Abb. 9.35).

Schnittebenen

Die für klinische Zwecke am häufigsten benutzten Schnittebenen sind der mittpapillare linksventrikuläre Kurzachsenblick, der mittösophageale Vierkammerblick und der mittösophageale Kurz- und Längsachsenblick auf die Aortenklappe (▸ Abb. 9.34).

- Der **mittpapillare linksventrikuläre Kurzachsenblick** wird oft als erste Schnittebene eingestellt. Im Falle, dass sich die beiden Papillarmuskeln der Mitralklappe während der Systole berühren (Phänomen der „kissing papillary muscles") (▸ Abb. 9.36), lässt sich ein *intravasaler Volumenmangel* diagnostizieren. Werden als früheste Zeichen einer *myokardialen Ischämie* regionale Wandbewegungsstörungen entdeckt, so können diese entsprechend ihrer Lokalisation der stenosierten Koronararterie zugeordnet werden.
- Der **mittösophageale Vierkammerblick** (▸ Abb. 9.37) gibt Aufschluss über die Koordination der Bewegungen von rechtem und linkem Herzen, weitere Hinweise auf die Pumpfunktion, ermöglicht eine B-Mode-Darstellung und erlaubt die Doppleruntersuchung der *AV-Klappen (Segelklappen)* (im Farb- und PW-Modus) sowie die Diagnose eines *Perikardergusses.*
- Der **mittösophageale Kurz- und Längsachsenblick** auf die *Aortenklappe* lässt in der B-Mode-Darstellung morphologische Klappenveränderungen gut erkennen (*Kurzachsenblick*: ▸ Abb. 9.38), während der **Längsachsenblick** zusätzliche Möglichkeiten eröffnet, wie die Untersuchung der Klappenfunktion, des linksventrikulären Ausflusstraktes, die Quantifizierung eines Aortenvitiums und die Bestimmung des *Herzzeitvolumens.*

Abschätzung des Herzzeitvolumens

Das Herzzeitvolumen entspricht dem Produkt aus Herzfrequenz und Schlagvolumen. Während sich die Herzfrequenz aus der EKG-Aufzeichnung ergibt, lässt sich das Schlagvolumen nach dem Dopplerprinzip ermitteln („Doppler-Echokardiografie"). Da auf diese Weise jedoch prinzipbedingt nur die Blutflussgeschwindigkeit gemessen wird, benötigt man zur Errechnung des Schlagvolumens zusätzlich noch den Durchmesser des durchströmten Gefäßes. In praxi wird die Aortenklappe (im transgastralen Längsachsenblick) angeschallt und die *Fließgeschwindigkeit über die gesamte Systole* bestimmt. Gegen die Zeit aufgetragen, ergibt sich daraus grafisch eine typische Kurve (▸ Abb. 9.39). Die Fläche unterhalb dieser Kurve wird im angeschlossenen Rechner als Flächenintegral („Velocity-time-Integral") automatisch berechnet. Anschließend misst man (im mittösophagealen Längsachsenblick) den Durchmesser des Klappenrings (oder des linksventrikulären Ausflusstraktes), wobei für die Ermittlung der *Querschnittsfläche* die idealisierte Annahme zugrunde gelegt wird, dass die Klappenöffnung kreisförmig wäre. Das Schlagvolumen (SV) ergibt sich dann als Produkt des Velocity-time-Integrals (VTI) und der Querschnittsfläche (A): $SV = VTI \times A$.

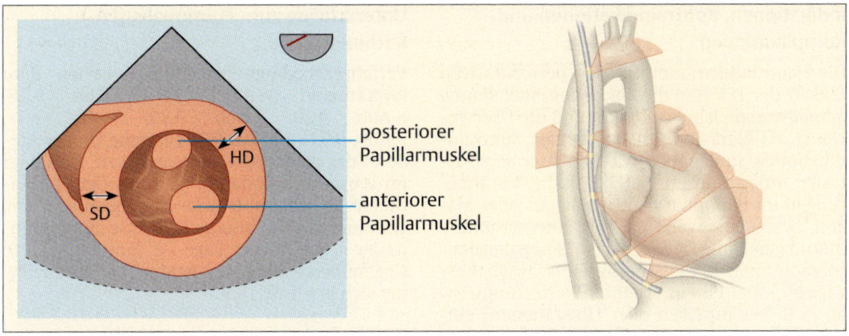

Abb. 9.36 Mittpapillarer linksventrikulärer Kurzachsenblick. (Quelle: Lambertz H. Linker Ventrikel – Durchmesser- und Wanddickenbestimmung. In: Lambertz H, Lethen H, Hrsg. Transösophageale Echokardiografie. 4., unveränderte Auflage. Stuttgart: Thieme; 2018. DOI:10.1055/b-005-145 258)

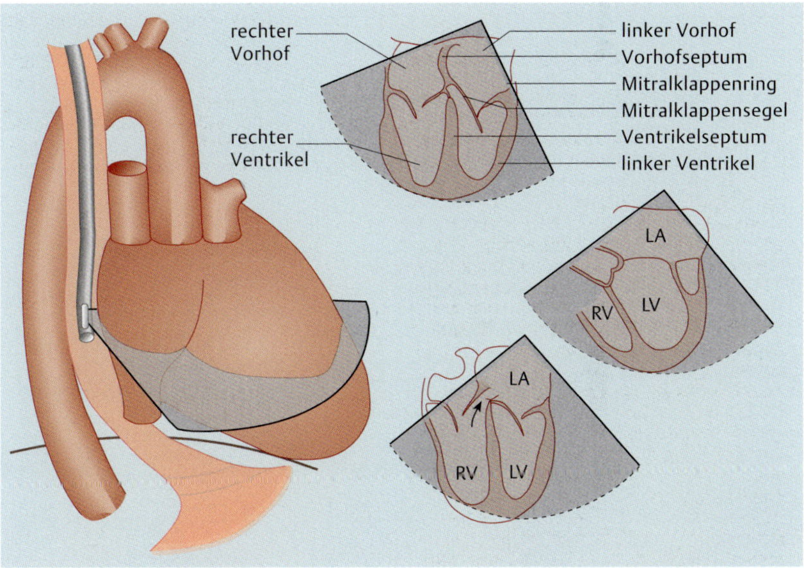

Abb. 9.37 Mittösophagealer Vierkammerblick. B-Mode. (Quelle: Lambertz H. Transatriale Darstellung des Herzens. In: Lambertz H, Lethen H, Hrsg. Transösophageale Echokardiografie. 4., unveränderte Auflage. Stuttgart: Thieme; 2018. DOI:10.1055/b-005-145 258)

Indikationen, Kontraindikationen und Komplikationen

Die Hauptindikationen für den perioperativen Einsatz der TEE sind die *Abklärung einer akuten hämodynamischen Instabilität* und die *Überwachung des kardialen Risikopatienten*. Kontraindikationen sind neben frischen ösophagogastralen Anastomosen pathologische Veränderungen im Hypopharynx, Ösophagus oder Magen, besonders wenn sie mit einer erhöhten Blutungsneigung (z. B. unter Antikoagulanzientherapie oder bei ausgeprägteren Ösophagusvarizen) oder einem erhöhten Verletzungsrisiko (z. B. bei Tumoren oder Ulzerationen) einhergehen. Blutungen wie auch Perforationen sind beschrieben worden, kommen jedoch bei umsichtiger Handhabung und bei Beachtung der Kontraindikationen nur sehr selten vor.

Unterschiede zum Pulmonalis-(PA-) Katheter

Verfahrensbedingt bestehen zwischen dem PA-Katheter (▸ Abb. 9.27, ▸ Abb. 9.28, ▸ Abb. 9.29, ▸ Abb. 9.30, ▸ Abb. 9.31, ▸ Abb. 9.32) und der TEE typische Unterschiede in der diagnostischen Wertigkeit. Dies liegt im Wesentlichen daran, dass mit dem PA-Katheter vor allem Drücke gemessen werden, während die TEE direkte Hinweise auf Volumina zu liefern in der Lage ist. Eine detaillierte Gegenüberstellung der beiden Verfahren findet sich in ▸ Tab. 16.8.

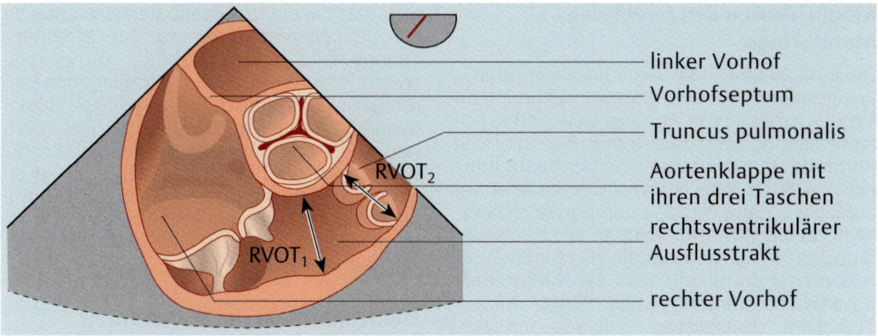

Abb. 9.38 Mittösophagealer Kurzachsenblick. (Quelle: Lambertz H. Rechter Ventrikel und Ausflusstrakt – Durchmesserbestimmung. In: Lambertz H, Lethen H, Hrsg. Transösophageale Echokardiografie. 4., unveränderte Auflage. Stuttgart: Thieme; 2018. DOI:10.1055/b-005-145 258)

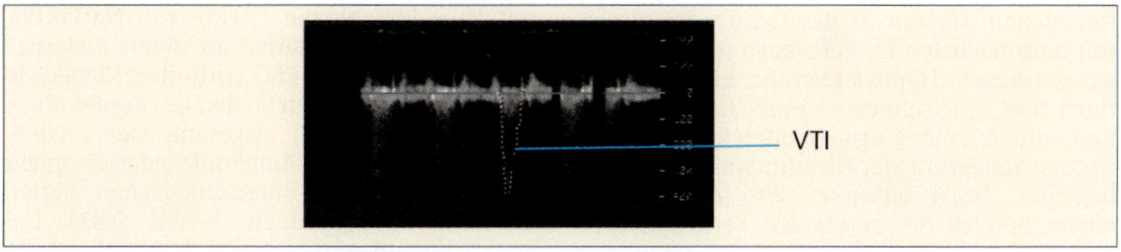

Abb. 9.39 Messung des Herzzeitvolumens.

Möglichkeiten des zerebralen Monitorings

Die intraoperative Überwachung der Hirntätigkeit gestaltet sich bei Allgemeinanästhesien im Vergleich zu der von Atmung, Herz und Kreislauf eindeutig am schwierigsten. Eine klinische Kontrolle ist – abgesehen von der Beurteilung der Pupillen (Größe, Form) und deren Reaktion auf Licht – unter Narkose und Muskelrelaxation nicht möglich. Nur mithilfe elektrophysiologischer Verfahren kann die Hirnfunktion direkt erfasst und damit auch die **Narkosetiefe** objektiviert werden (▶ Abb. 9.40). Andere Techniken ermöglichen lediglich indirekte Aussagen, indem sie die zerebrale Oxygenierung oder Perfusion oder den Hirnstoffwechsel einschätzen lassen.

Zerebrale Homöostase

Neben dem Herzen ist das Gehirn das Organ mit dem höchsten O_2-Verbrauch ($CMRO_2$) und der geringsten Hypoxietoleranz. Eine **Hypoxie** führt hier sehr schnell zu einer Laktatazidose und wird von einer ausgeprägten kompensatorischen Steigerung der Hirndurchblutung (CBF) begleitet. Normalerweise wird der CBF in einem Bereich des zerebralen Perfusionsdruckes (CPP) von 60–150 mmHg durch regulative Veränderungen der Gefäßweite konstant gehalten („zerebrovaskuläre Autoregulation“). Erst bei Über- oder Unterschreiten der autoregulatorischen Grenzen folgt die Durchblutung direkt dem Perfusionsdruck („druckpassive Durchblutung“). Der CPP wird aus der Differenz des arteriellen Mitteldrucks (MAP) und des intrakraniellen Drucks (ICP) berechnet. Physiologisch liegt der ICP zwischen 0 und 15 mmHg, sodass in dieser Situation der MAP die bestimmende Größe für den Perfusionsdruck ist. Dies ändert sich aber gravierend, wenn der ICP deutlich ansteigt, wie z. B. beim schweren Schädel-Hirn-Trauma. Als kritische Grenzwerte des CPP, unterhalb deren eine zerebrale **Ischämie** zu erwarten ist, gelten

- ca. 40 mmHg bei Gesunden und
- 60–70 mmHg bei pathologischer intrakranieller Hämodynamik (z. B. ICP-Steigerung, zerebrovaskuläre Insuffizienz).

Die **zerebrovaskuläre Autoregulation** ist ein zweckmäßiger Schutzmechanismus des Organismus. Sie soll verhindern, dass ein Abfall des arteriellen Blutdrucks eine Hirnischämie und ein Anstieg eine Hyperperfusion mit ICP-Erhöhung (→ Hirnödem) nach sich zieht. Allerdings ist diese Autoregulation äußerst störanfällig und kann durch Hypoxie, Hyperkapnie, aber auch durch volatile Anästhetika (zerebrale Vasodilatation) beeinträchtigt und sogar aufgehoben werden (▶ Abb. 9.41). Daraus wird klar, dass die entscheidende Voraussetzung für die perioperative Sicherung der zerebralen Energieversorgung die Stabilität solcher indirekten Faktoren ist. Wenn es gelingt, den pulmonalen Gasaustausch, die allgemeine Hämodynamik sowie den Flüssigkeits-, Elektrolyt- und Säure-Base-Haushalt in der Balance zu halten und wenn ferner das Gehirn keiner direkten Schädigung ausgesetzt ist (z. B. intrakranieller Eingriff), dann müssen postoperativ in der Regel keine Funktionsstörungen befürchtet werden.

Elektrophysiologische Verfahren

Elektroenzephalogramm

Das Elektroenzephalogramm (EEG) repräsentiert die Summe der spontanen postsynaptischen exzitatorischen und inhibitorischen elektrischen Potenziale der Hirnrinde. Mit seiner Hilfe können die Effekte von **Narkotika, Hypnotika und Sedativa** an deren Zielorgan erfasst werden. Das EEG wird über Klebeelektroden an bestimmten Stellen des Kopfes abgeleitet. Es lassen sich insgesamt vier Wellenformen nach ihrer *Amplitude oder Frequenz* unterscheiden und unterschiedlichen Aktivitätszuständen zuordnen (▶ Abb. 9.42). Das Spektrum verlagert sich von den unter Wachheit dominierenden β-Wellen über langsamere α-Wellen unter Sedierung zu noch langsameren θ- und δ-Wellen bei bereits mäßiger Narkose („Synchronisation“), bis schließlich unter tiefer Narkose ein sog. Burst-Suppression-Muster auftritt (isoelektrische, von einigen Spikes unterbrochene Linie, ▶ Abb. 9.43). Die maximale Dämpfung ist an einem Sistieren der elektrischen Hirnsignale zu erkennen, d. h. an einem isoelektrischen EEG („Nulllinie“). Hierunter ist der Funktionsstoffwechsel im Gehirn aufgehoben – das gilt fast auch schon für das Burst-Suppression-Muster –, und es bleibt nur noch der zur Erhaltung der neuronalen Integrität nötige Strukturstoffwechsel übrig. Mit dem Erlöschen des Funktionsstoffwechsels ist normalerweise die maximal mögliche Reduktion des zerebralen O_2-Verbrauchs erreicht. Da die Hirndurchblutung von der Stoffwechselaktivität abhängt, sinkt entsprechend der Abnahme des O_2-Verbrauchs auch die Perfusion. Nur Narkotika und Hypnotika (volatile Anästhetika, Barbiturate, Propofol, Etomidat) können ein isoelektrisches EEG erzeugen, nicht aber Benzodiazepine, Ketamin und Opioide. Diese Substanzen führen zu andersartigen, teilweise charakteristischen Veränderungen.

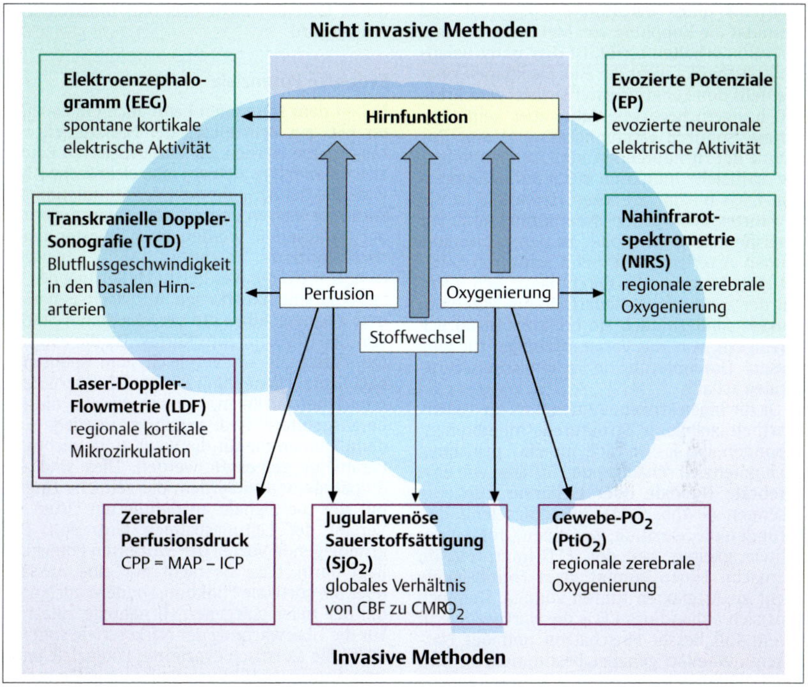

Abb. 9.40 Möglichkeiten des zerebralen Monitorings.

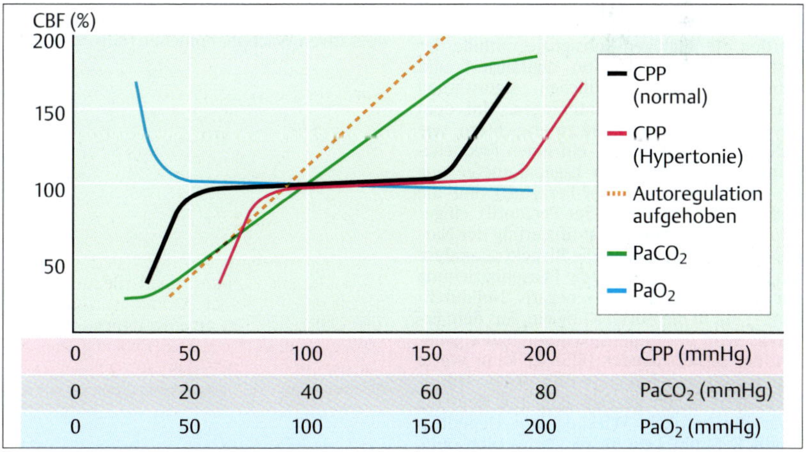

Abb. 9.41 Autoregulation der Hirndurchblutung.

Während unter Barbituraten, Propofol und Etomidat die Kopplung von Metabolismus und Perfusion erhalten bleibt, ist dies unter volatilen Anästhetika nicht der Fall. Sie können zwar ebenfalls den Funktionsstoffwechsel zum Erliegen bringen, bewirken dabei aber keine Abnahme, sondern erstaunlicherweise eine Zunahme der Hirndurchblutung („Entkopplung"). Die artifizielle Induktion eines Burst-Suppression-EEGs mit intravenösen Hypnotika ist ein bewährtes Prinzip der „Neuroprotektion" vor Eingriffen am Gehirn oder an den hirnversorgenden Arterien sowie beim schweren Schädel-Hirn-Trauma. Hierdurch lässt sich nicht nur der zerebrale O_2-Bedarf auf ein Minimum senken, sondern auch ein erhöhter Hirndruck verringern, was die Voraussetzungen für eine bessere Durchblutung in ischämischen Hirnarealen schafft.

Da die bioelektrische Aktivität an die Unversehrtheit zellulärer Strukturen (Membranen) gebunden ist, lassen sich im EEG prinzipiell auch potenziell schädigende Einflüsse wie eine **zerebrale Hypoxie oder Ischämie** frühzeitig erkennen (► Abb. 9.44). Allerdings fehlt den Befunden die Spezifität, was einen Großteil der Schwierigkeiten bei der EEG-Interpretation ausmacht. Hinzu kommt, dass Fremdsignale leicht zu Artefakten führen können. Dennoch lässt sich anhand des EEGs die Narkosetiefe in jedem Fall besser einschätzen und der Narkosemittelbedarf genauer bestimmen, als dies mit indirekten Parametern wie Herzfrequenz und Blutdruck möglich ist.

Bei intraoperativer Anwendung des EEGs kommt es darauf an, dass die Signale vollautomatisch, d. h. computergestützt ausgewertet werden („prozessiertes EEG") und dass die Geräte einfach zu handhaben sind. Zunächst werden die analogen Rohsignale mithilfe der Fast-Fourier-Transformation digitalisiert und dann nach unterschiedlichen Algorithmen einer Spektralanalyse unterzogen. Um dem Anwender die Beurteilung zu erleichtern, wie sich die Aktivität auf die einzelnen Frequenzbänder verteilt, wurden Lageparameter wie die *Medianfrequenz* (50er-Perzentil) und die *spektrale Eckfrequenz* (95er-Perzentil) eingeführt. Dem Ziel einer Quantifizierung der Narkosetiefe kommt zurzeit die **Bispektralanalyse** am nächsten. Sie bezieht die Phasenbeziehung der EEG-Signale (positiv – negativ, Nulldurchgänge) mit in die Auswertung ein. Aus dem Ergebnis wird ein dimensionsloser Index gebildet, der *Bispektralindex* (BIS). Er kann Werte von 0–100 annehmen (► Abb. 9.45). Untersuchungen haben gezeigt, dass mit dem BIS zwar die kortikale Wirkung von Hypnotika (außer Ketamin!) gut überwacht werden kann, aber die Blockade nozizeptiver Afferenzen (z. B. durch Opioide) nicht oder nur unzureichend erfasst wird.

Evozierte Potenziale

Neben dem spontanen kann auch ein evoziertes EEG zur Beurteilung der Narkosetiefe herangezogen werden. Bei den evozierten Potenzialen handelt es sich um eine elektrische Aktivität des Gehirns, die nach der Stimulation bestimmter Nerven entsteht. Zur Quantifizierung der Narkosetiefe werden am häufigsten *akustisch evozierte Potenziale* (AEP) eingesetzt (► Abb. 9.46). Sie werden durch Reizung des Innenohrs mit akustischen Impulsen generiert und gelangen über die verschiedenen Stationen der Hörbahn zum Kortex. Da die evozierten Potenziale im Vergleich zum spontanen EEG-Signal generell ca. eine Zehnerpotenz schwächer ausfallen, müssen sie aus diesem herausgefiltert und verstärkt werden. Erst dann können die für die Bewertung wichtigen Parameter gemessen werden. Dies sind die *Amplitude* und außerdem die zeitliche *Latenz*, mit der die Signale an definierten Orten im Verlauf der Leitungsbahnen eintreffen. Der grundlegende Vorteil der evozierten Potenziale liegt darin, dass sie nicht nur eine Aussage über die kortikale Funktion, sondern auch über die der tiefer gelegenen Hirnanteile zulassen. Für die Überwachung der Narkosetiefe sind vor allem die akustisch evozierten Potenziale *mittlerer Latenz* (MAEP) von Bedeutung. Sie repräsentieren die kortikale Primärantwort auf akustische Reize und werden von Hypnotika dosisabhängig unterdrückt, was sich zuerst in einer Abnahme ihrer Amplitude und einer Zunahme ihrer Latenz äußert. Dagegen korreliert eine Vergrößerung der Amplitude mit intraoperativen Wachphänomenen (Kap. 5.3).

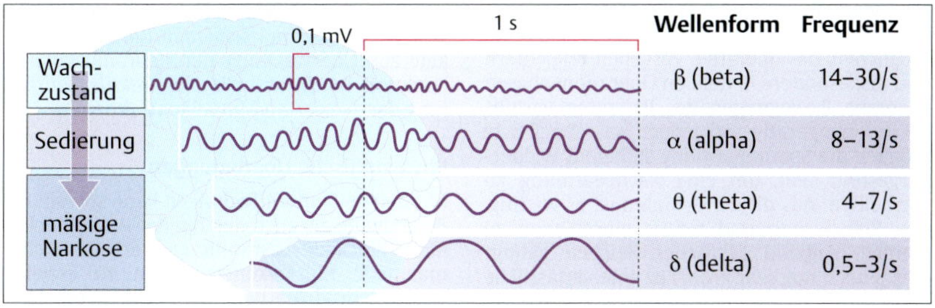

Abb. 9.42 Frequenzspektrum des EEG.

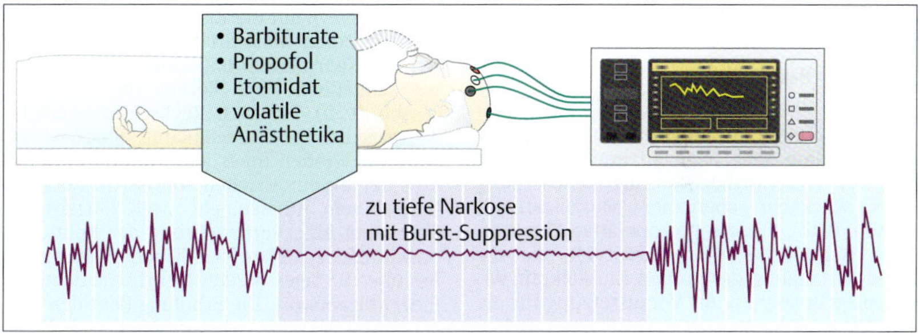

Abb. 9.43 Burst-Suppression-EEG bei tiefer Narkose.

• zerebrale Hypoxie oder Ischämie	• Hypokapnie • Hypo-/ Hyperthermie

Abb. 9.44 Faktoren, die das EEG beeinflussen.

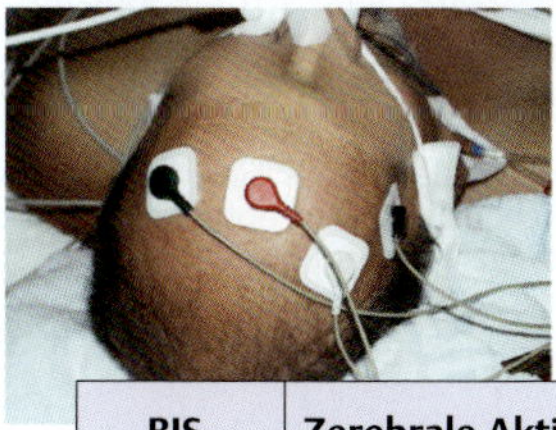

BIS	Zerebrale Aktivität
> 80	Wachheit
= 40	tiefe Hypnose
< 20	Burst-suppression-EEG

Abb. 9.45 Bispektralindex (BIS) und zerebrale Aktivität.

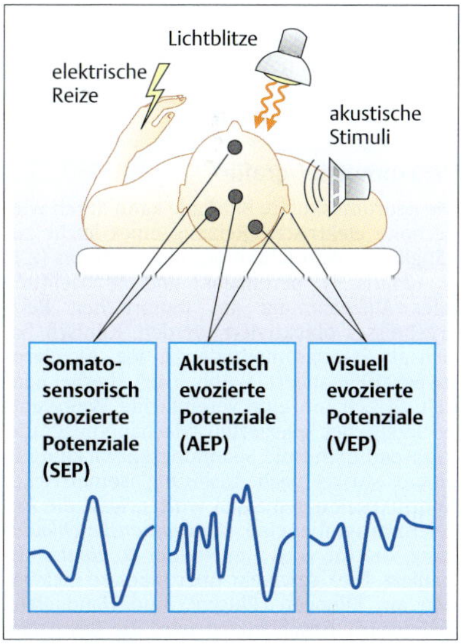

Abb. 9.46 Evozierte Potenziale.

Eine Muskelrelaxation soll die Atemwegssicherung im Rahmen der Laryngoskopie sicher ermöglichen, das operative Vorgehen erleichtern und insbesondere in heiklen Operationsphasen spontane Bewegungen des Patienten verhindern. Postoperativ soll jedoch so schnell wie möglich die Spontanatmung suffizient wiederhergestellt sein, um eine Nachbeatmung zu vermeiden. Aus diesen Gründen ist es wichtig, den Relaxierungsgrad richtig einschätzen zu können. Anhand klinischer Zeichen gelingt dies jedoch nur sehr grob. Für eine verlässliche Beurteilung ist eine apparative Überwachung erforderlich. Hierbei werden die muskulären Antworten auf eine elektrische Nervenstimulation gemessen und aufgezeichnet („Relaxometrie/-grafie") (▶ Abb. 9.54).

Klinische Beurteilung

Die klinische Beurteilung des Relaxierungsgrades ist vor allem intraoperativ am narkotisierten Patienten sehr ungenau und beschränkt sich im Wesentlichen auf die Beobachtung einer Rückkehr spontaner Muskelaktivität (▶ Abb. 9.47). Für die postoperative Einschätzung wurden Kriterien entwickelt, die die Wiedererlangung der groben Muskelkraft widerspiegeln können. Als Voraussetzung für die **Extubation** gilt, dass der Patient über mindestens 10 Sekunden

- die Augen öffnen,
- den Kopf anheben (sensibelster Parameter),
- die Zunge herausstrecken,
- die Hand drücken und
- den gestreckten Arm heben

kann und dass außerdem sein Atemzugvolumen größer als 500 ml ist.

Relaxometrie/-grafie

Die neuromuskuläre Blockade kann durch wiederholte elektrische Reizung eines leicht zugänglichen gemischten peripheren Nervs (z. B. N. ulnaris, N. peronaeus) und Beobachtung oder Aufzeichnung des motorischen Reizergebnisses objektiviert werden. Klinisch hat sich als Standardmethode die sog. **Akzeleromyografie** etabliert (▶ Abb. 9.48). Hierbei handelt es sich um eine vereinfachte Weiterentwicklung der evozierten Mechanomyografie. Während damit die Spannungsentwicklung in einem Muskel nach Auslösung isometrischer Kontraktionen gemessen wird, erfasst die Akzeleromyografie eine *Kontraktionsbeschleunigung*. Hierfür wird zumeist der *N. ulnaris* stimuliert. Dies geschieht über bipolare Elektroden am Ellbogen (Pluspol) und Handgelenk (Minuspol). Anschließend wird die Bewegung des Daumens (M. adductor pollicis) mithilfe eines miniaturisierten Sensors gemessen, der am Daumenendglied befestigt ist. Eine noch einfachere, aber nur *semiquantitative* Möglichkeit zur Überwachung der neuromuskulären Funktion ist die *visuelle* oder *taktile* Beurteilung der evozierten Muskelkontraktionen.

Physiologische Überlegungen

Mit den genannten Techniken kann sowohl die *Ausprägung* als auch der *Typ* der neuromuskulären Blockade bestimmt werden. Um sicher maximale Muskelkontraktionen zu erzielen und so reproduzierbare Ergebnisse zu erhalten, muss der Nerv *supramaximal* stimuliert werden (s. u.). Hierdurch wird erreicht, dass sich alle Fasern des Muskels kontrahieren und dementsprechend die Kraftentwicklung maximal ist. Durch Muskelrelaxanzien vermindert sich die Kontraktionsamplitude *dosisabhängig*, bis schließlich eine Reizantwort ausbleibt (▶ Abb. 9.50). Das lässt Rückschlüsse auf das Ausmaß der neuromuskulären Blockade zu. Beachtet werden muss jedoch, dass mehr als 70 % der Bindungsstellen von einem Relaxans besetzt sein müssen, ehe nach Einzelreizen überhaupt eine Verminderung der Kontraktionskraft festzustellen ist („Eisbergphänomen"). Bei über 95 %iger Besetzung erlischt dann die Einzelreizantwort. Die Erholung läuft den umgekehrten Weg. Wiederum können bei voll messbarer Muskelaktivität noch 70–75 % der Rezeptoren blockiert sein.

Stimulationsarten

Die in der Klinik gebräuchlichsten Stimulationsmuster sind

- die Einzelreizung (Twitch) und
- die Vierfachreizung (Train of Four, TOF)

sowie für spezielle Fragestellungen die *tetanische Stimulation* mit anschließender Einzelreizung (Posttetanic Count, PTC) (▶ Abb. 9.49). Für eine supramaximale Stimulation wird die Reizintensität (mA) 10–20 % höher gewählt, als es für eine maximale Muskelkontraktion notwendig wäre. In der Praxis sind dafür meist *40mA* ausreichend. Eine zu hohe Stromstärke sollte unbedingt vermieden werden, weil sie zu einer direkten Muskelstimulation führt und dadurch das Ergebnis erheblich verfälscht wird.

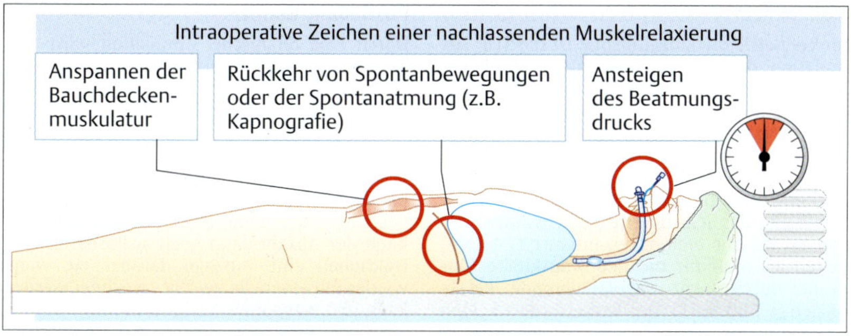

Abb. 9.47 Klinische Beurteilung des Relaxierungsgrades.

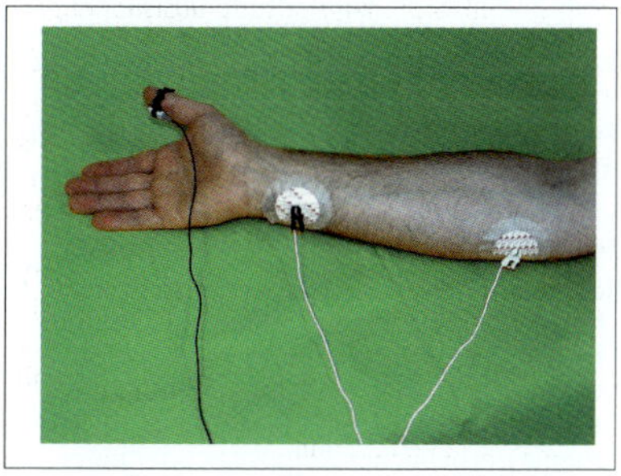

Abb. 9.48 Akzeleromyografie.

Stromstärke	40 mA (Erwachsene)
Einzelreize (ER)	Frequenz 0,1 Hz (Dauerbetrieb), Reizdauer 0,1–0,2 ms
Train of four (TOF)	Reizfrequenz 2 Hz (max. alle 10 s)
Tetanus	Frequenz 50 Hz, Reizdauer 5 s (max. alle 5 min)
Posttetanische ER	Frequenz 1 Hz

Abb. 9.49 Grundeinstellung des Nervenstimulators.

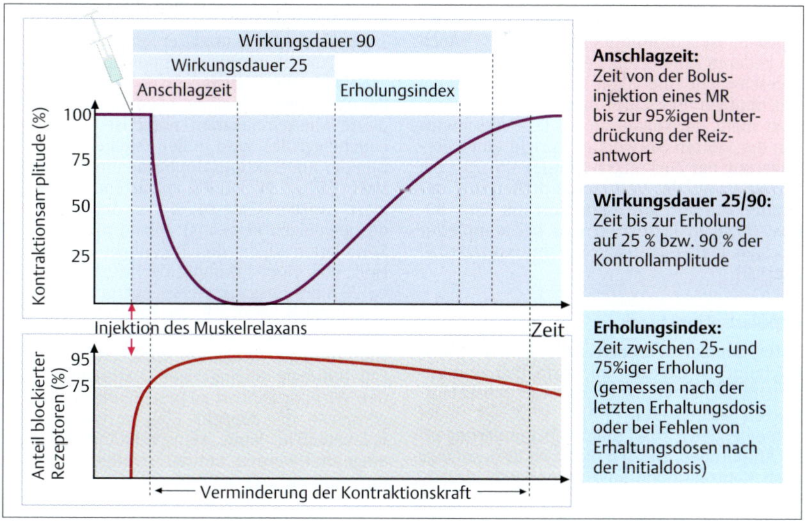

Abb. 9.50 Veränderung der Einzelreizantworten durch Muskelrelaxanzien.

Train of Four

Im Vergleich zur Einzelreizung ist die TOF-Stimulation deutlich sensibler und ermöglicht auch eine Differenzierung zwischen der Wirkung nicht depolarisierender und depolarisierender Relaxanzien. Es werden vier supramaximale Reize mit einer Frequenz von 2 Hz appliziert. Das Verhältnis der vierten zur ersten Zuckungsamplitude (TOF-Ratio oder TOF-Quotient) und das schrittweise Verschwinden der vierten bis zur ersten Reizantwort (T4-Zahl) gelten als Maß für die neuromuskuläre Blockade durch nicht depolarisierende Relaxanzien (▶ Abb. 9.51). Der Test erfordert keinen präoperativen Kontrollwert und ist, solange die Stromstärke 40mA nicht überschreitet, auch nicht schmerzhaft. Zu bedenken ist aber, dass selbst bei 70–75 %iger Blockade der Rezeptoren noch eine normale TOF-Ratio vorliegen kann (s. o.). Eine TOF-Variante ist die mitunter angewendete *„double burst stimulation"*. Hier folgen der zweite Reiz so eng auf den ersten und der vierte so eng auf den dritten, dass dazwischen eine Erschlaffung des Muskels nicht mehr möglich ist. Es kommt dann zu einer Superponierung, sodass insgesamt zwei verstärkte Reizerfolge registriert werden können.

Kompetitiver Block

Unter nicht depolarisierenden Relaxanzien ändern sich die Reizantworten mit zunehmendem Blockierungsgrad in charakteristischer Weise (▶ Abb. 9.52). Zuerst vermindert sich die vierte Antwort, bis sie schließlich nicht mehr messbar ist („Ermüdungsphänomen"). Auch die anderen Antworten werden nach und nach abgeschwächt und dann aufgehoben, bis bei vollständiger Blockade überhaupt keine Antwort mehr nachzuweisen ist. Das Verschwinden der vierten Antwort entspricht einer Verringerung der Zuckungsamplitude um 75 % bei Einzelreizung, der Verlust der dritten und der zweiten Antwort korrespondiert mit einer 80- bzw. 90 %igen Reduktion und bei kompletter Blockade fehlen dann alle TOF-Antworten (T4-Zahl = 0).

Depolarisationsblock

Unter depolarisierenden Relaxanzien (Succinylcholin) ist dagegen im Normalfall kein unterschiedliches Verhalten der vier Muskelantworten festzustellen (▶ Abb. 9.52). Es findet sich eine gleich ausgeprägte Verminderung *aller* Amplituden. Die TOF-Ratio ist also, solange noch Kontraktionen auszulösen sind, idealerweise immer gleich 1.

Posttetanic Count

Durch eine tetanische Stimulation wird eine Muskelkontraktion hervorgerufen, die über die gesamte Reizdauer anhält (▶ Abb. 9.52). Die Kontraktionsamplitude ist aufgrund der Summation größer als die nach Einzelreizen. Eine sich daran direkt anschließende *Einzelreizung* lässt bei sehr tiefen kompetitiven Blockaden, bei denen unter TOF-Stimulation bereits keine Reizantworten mehr nachzuweisen sind, anhand der Anzahl dann noch auslösbarer Kontraktionen eine Aussage darüber zu, wann wieder mit einem Reizerfolg gerechnet werden kann und wann eine Antagonisierung Aussicht auf Erfolg verspricht. Unter nicht depolarisierenden Relaxanzien führen außerdem die ersten Einzelreize nach tetanischer Stimulation typischerweise zu einer verstärkten Muskelantwort, was als *posttetanische Potenzierung* bezeichnet wird. Diese fehlt hingegen bei einem Depolarisationsblock. Die tetanische Reizung ist schmerzhaft und darf deshalb nicht am wachen Patienten durchgeführt werden.

Praktische Anwendung und Bedeutung

Die Indikation für eine Relaxometrie besteht
- bei allen Eingriffen, bei denen eine komplette Relaxierung angewendet wird
- wenn Relaxanzien bei Patienten mit gestörter neuromuskulärer Funktion (z. B. Myasthenie), erheblicher Adipositas oder einer Schlafapnoe eingesetzt werden sollen
- bei eingeschränkter Elimination von Relaxanzien (Leber-, Nierenerkrankungen)
- zur Diagnostizierung und Differenzierung der Blockade bei unklarer Relaxierung
- zur Quantifizierung eines postoperativen Relaxansüberhanges

Bei *operativen Eingriffen*, bei denen eine komplette Muskelrelaxation nötig ist (z. B. Oberbaucheingriffe), wird in der Regel eine Reduktion der Kontraktionsamplitude um 95 % angestrebt (ED_{95}). Hier sollte spätestens „nachrelaxiert" werden (mit ca. ¼ der Ausgangsdosis des jeweiligen Relaxans), sobald mit der TOF-Stimulation wieder drei Zuckungen auszulösen sind, was einer Erholung der Muskelkraft auf ca. 20 % des Ausgangswertes entspricht. In diesem Bereich kehrt z. B. die Bauchdeckenspannung allmählich zurück (▶ Abb. 9.54). Für die *endotracheale Intubation* wird, um in jedem Fall optimale Bedingungen anzustreben und den Wirkungseintritt zu beschleunigen, im Allgemeinen die *doppelte* ED_{95} verwendet. Die Relaxometrie kann selbstverständlich auch eingesetzt werden, um den richtigen Intubationszeitpunkt zu ermitteln.

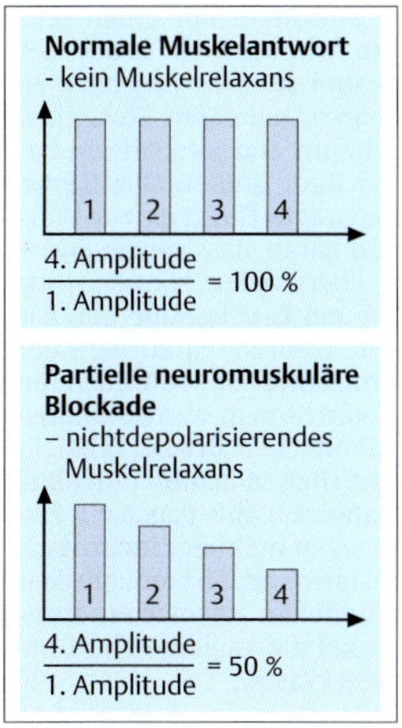

Abb. 9.51 Ergebnisse der TOF-Stimulation.

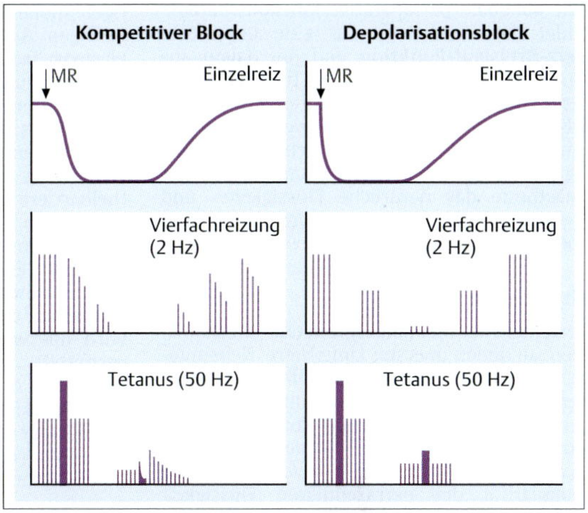

Abb. 9.52 Typen der neuromuskulären Blockade (Kontraktionscharakteristika).

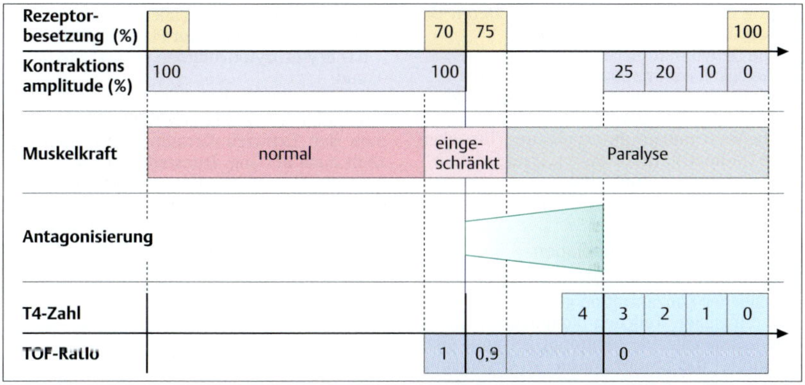

Abb. 9.53 Hemmung der neuromuskulären Überleitung durch nicht depolarisierende Muskelrelaxanzien in Abhängigkeit vom Grad der Rezeptorblockade.

Muskuläre Reizantwort	Relaxometrie	Klinische Bedeutung
> 90 %	TOF-Ratio > 0,9	„Seufzeratmung", kräftiger Hustenstoß → Extubation
> 70 %	TOF-Ratio > 0,7	ausreichende Spontanatmung, aber noch Aspirationsgefahr
50 %	TOF-Ratio = 0,5	Atemzugvolumen deutl. vermindert → oberflächliche Eingriffe
< 25 %	T4-Zahl ≤ 3	Relaxation der Bauchmuskulatur → Oberbaucheingriffe
≤ 5 %	T4-Zahl = 0	Relaxation der Larynxmuskulatur → endotracheale Intubation

Abb. 9.54 Grad der neuromuskulären Blockade und klinische Bedeutung.

Eine adäquate perioperative Infusionstherapie bildet das Fundament für eine ungestörte **Herz-Kreislauf-Funktion** und der davon abhängigen **Organperfusion**. Er trägt entscheidend zur Sicherung des kapillaren Stoffaustausches bei und ist somit eine wesentliche Voraussetzung für eine erfolgreiche Anästhesie. Da der operative Eingriff zusammen mit der Anästhesie das natürliche Flüssigkeits- und Elektrolytgleichgewicht verändert, sind perioperativ einige Besonderheiten zu beachten.

Physiologie

Verschiedene ineinandergreifende Mechanismen, an denen in erster Linie Niere, Nebenniere, Hypophyse und Lunge beteiligt sind, regulieren den Volumenbestand und Elektrolytgehalt des Organismus und sorgen für eine **Homöostase** in den Körperflüssigkeiten (► Abb. 9.55). Für die Konstanz von Menge und Osmolarität der extrazellulären Flüssigkeit sind vor allem das *antidiuretische Hormon* (ADH) und das *Renin-Angiotensin-Aldosteron-System* verantwortlich. Der wichtigste Stimulus für eine ADH- und Aldosteronsekretion ist die (absolute) **Hypovolämie,** d. h. die Verminderung des intravasalen Volumens. Deren Ursachen sind im operativen Bereich

- eine Dehydratation (durch präoperative Flüssigkeitskarenz sowie intraoperative Flüssigkeitsverdunstung über dem Wundgebiet [„Evaporation"]),
- eine Verschiebung extrazellulärer Flüssigkeit ins traumatisierte Gewebe („Transsudation" oder „Sequestration") und
- ein Blutverlust.

Physikochemische Grundlagen

Wenn zwei Flüssigkeitsräume mit unterschiedlicher Konzentration gelöster, aber nicht frei diffusibler Teilchen voneinander durch eine semipermeable Membran getrennt sind, diffundiert das Lösungsmittel (im Organismus Wasser) so lange von dem Raum der niedrigeren Konzentration in den der höheren, bis die Teilchenkonzentration in beiden Räumen gleich ist („Osmose"). Der **osmotische Druck**, der dabei aufgebaut wird, hängt von der Anzahl der gelösten, osmotisch aktiven Teilchen ab (Ionen). Er kann als *Osmolalität* gemessen werden. Die Osmolalität beschreibt die molare Teilchenkonzentration pro kg Lösungsmittel (Einheit: mosmol/kg H_2O; Normalwert im Plasma: ca. 290mosmol/kg). Die *Osmolarität* ist dagegen eine rechnerische Größe und erfasst die molare Teilchenkonzentration pro Liter Lösung (Normalwert im Plasma: ca. 290mosmol/l) (► Abb. 9.56). Eiweiße (Proteine) haben im Gegensatz zu Elektrolyten wegen ihrer niedrigen molaren Konzentration nur einen sehr geringen Anteil am osmotischen Druck des Plasmas. Trotzdem sind sie ganz erheblich an der Verteilung der extrazellulären Flüssigkeit zwischen Intravasalraum und Interstitium beteiligt. Dies liegt an ihrer großen Oberfläche, die ihnen eine ausgeprägte Fähigkeit zur Wasserbindung gibt, und daran, dass sie die Endothelbarriere kaum überwinden können. Deshalb bauen auch sie ein Druckgefälle auf, das Wasser vom Ort der niedrigeren zu dem der höheren Eiweißkonzentration diffundieren lässt. Bei Eiweißen spricht man vom **kolloidosmotischen oder onkotischen Druck** (KOD). Er wird überwiegend durch *Albumin* (70–80 %) vermittelt (Normalwert im Plasma: 24–28 mmHg). Ihm entgegen wirkt der hydrostatische Druck. Hydrostatischer und onkotischer Druck steuern in einem fein aufeinander abgestimmten Wechselspiel die kapillare Filtration und Reabsorption von Wasser.

Flüssigkeitsräume

Es lassen sich drei große, durch Membranen getrennte Flüssigkeitsräume (Kompartimente) unterscheiden:

- der Intrazellulärraum (IZR),
- der Intravasalraum (nur Plasmavolumen – das Erythrozytenvolumen gehört zum IZR) und
- das Interstitium.

Intravasalraum und Interstitium bilden zusammen den Extrazellulärraum (EZR). Zum EZR zählt auch der sog. *Transzellulärraum*. Er umfasst die Flüssigkeit, die sich in Hohlorganen sammelt (normalerweise ca. 1l). Die einzelnen Kompartimente stehen über das Blutplasma und seine Bestandteile miteinander in Verbindung und unterliegen einem ständigen Flüssigkeits- und Stoffaustausch („dynamisches Gleichgewicht"). Der Anteil des Wassers am Körpergewicht und seine Verteilung ändern sich altersabhängig (► Abb. 9.57 links).

Verteilung der Elektrolyte

Elektrolyte sind wesentliche Bestandteile der Körperflüssigkeiten. Es handelt sich um Säuren, Basen und Salze, die in wässriger Lösung in *Kationen* (z. B. Natrium, Kalium, Kalzium) und *Anionen* (z. B. Chlorid, Hydrogencarbonat) dissoziieren (Maßeinheit: mmol/l oder mval/l). Die unterschiedliche ionale Zusammensetzung der Flüssigkeitsräume (► Abb. 9.57 rechts) wird durch aktive, d. h. energieverbrauchende Transportmechanismen (z. B. Na^+/K^+-ATPase) und den sog. Gibbs-Donnan-Effekt (unterschiedliche Verteilung mehrfach geladener Makromoleküle [Proteine], die die Membranen nicht passieren können) aufrechterhalten.

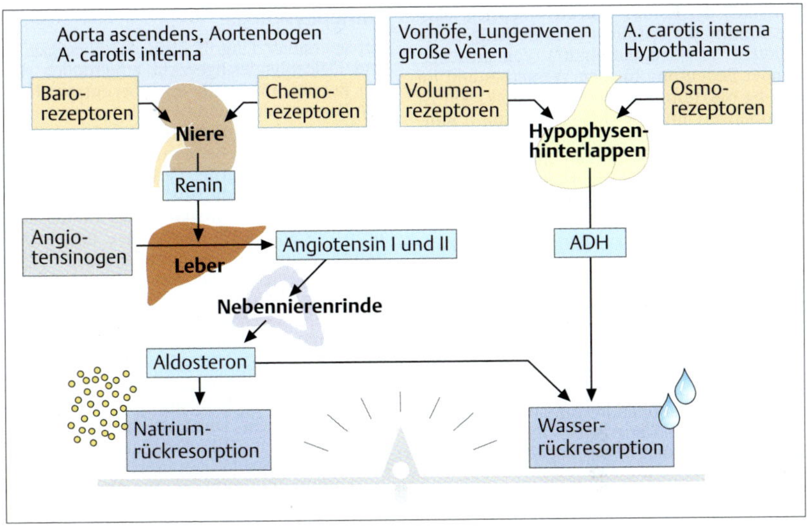

Abb. 9.55 Regulationsmechanismen.

Osmolarität (mosmol/l)
= (Natrium im Serum [mmol/l] + 5) · 2*

*Der Faktor 2 bedeutet, dass Na^+ von derselben Anzahl osmotisch aktiver Anionen (Cl^-, HCO_3^- etc.) begleitet wird.

Abb. 9.56 Berechnung der Plasma- oder Serumosmolarität nach Faustformel.

Zahlenangaben in % des Körpergewichts

Erwachsene	
Gesamtwasseranteil	50–60
Intrazellulärraum	40
Extrazellulärraum	20
– Interstitium	15
– Plasma	5
Blutvolumen	7,5

Neugeborene	
Gesamtwasseranteil	70–80
Intrazellulärraum	35–40
Extrazellulärraum	35–40
– Interstitium	35
– Plasma	5
Blutvolumen	8,5

	Extrazellulärraum		
Kationen	**Plasma**	**Interstitielle Flüssigkeit**	**Intrazellulärraum**
Natrium	142	144	10
Kalium	4	4	140
Kalzium	5	3	20
Magnesium	3	2	30
Gesamt (mval/l)	154	153	200
Anionen			
Chlorid	103	114	4
Hydrogencarbonat	24	30	12
Sulfat + Phosphat	6	3	129
Organische Säuren	1	5	0
Proteine	20	1	55
Gesamt (mval/l)	154	153	200

Abb. 9.57 Größe und ionale Zusammensetzung der Flüssigkeitsräume (Kompartimente).

Innerhalb der Kompartimente entspricht aber die Summe der Kationen stets derjenigen der Anionen („Elektroneutralität"). Von entscheidender Bedeutung für den Wasserbestand im EZR ist **Natrium**, das hier das Hauptkation ist (Normalwert im EZR: 135–145 mmol/l). **Kalium** ist dagegen das Hauptkation des IZR (Normalwert dort ca. 150 mmol/l, im EZR nur 3,5–5,0 mmol/l). Die Aufrechterhaltung der Konzentrationsgradienten dieser beiden Ionen bildet die Grundlage für die elektrische Erregbarkeit der Zellen. Der relativ geringe Kaliumbestand des EZR hat praktische Konsequenzen. Eine unkritische Substitution von Kalium kann wegen des sehr kleinen extrazellulären Verteilungsvolumens und einer nur langsamen Umverteilung vom EZR in den IZR kurzfristig zu einem deutlichen Anstieg der Plasmakonzentration (> 5,5 mmol/l) mit schweren kardialen Komplikationen bis hin zu einem Herzstillstand führen. Daher sollen möglichst nicht mehr als 20 mmol/h i. v. zugeführt werden (s. u.).

Wasserbilanz

Bei ausgeglichenem Flüssigkeitshaushalt entspricht die zugeführte Wassermenge den im selben Zeitraum erlittenen Verlusten (▶ Abb. 9.58 oben). Der tägliche Wasserumsatz beträgt beim Erwachsenen ca. 3,5 % des Körpergewichts, was bei 70 kg etwa 2400 ml entspricht. Bei Kindern verhält sich der Umsatz umgekehrt zum Alter. Neugeborene erreichen Werte über 10 % (100–120 ml/kg/d). Den Hauptanteil der Verluste macht die Ausscheidung über die *Nieren* aus (▶ Abb. 9.58, Mitte). Dennoch reicht es nicht aus, sich zur Ermittlung des Flüssigkeitsbedarfs nur am Urinvolumen und an den anderen messbaren Verlusten zu orientieren. Es muss auch bedacht werden, dass Wasser in nicht unbeträchtlicher Menge unbemerkt über die äußere Haut und die Schleimhäute verlorengeht. Diese sog. *Perspiratio insensibilis* kommt ohne Beteiligung der Schweißdrüsen zustande und unterliegt starken Schwankungen (▶ Abb. 9.58 Mitte). Sie kann durch Mehr- oder Hyperventilation, Fieber oder erhöhte Umgebungstemperatur von normal 10–15 ml/kg/d auf bis zu 40 ml/kg/d ansteigen (entsprechend ca. 1–3 l/d). Andererseits fällt aus dem Intermediärstoffwechsel sog. *Oxidationswasser* an (ca. 15 ml pro 100 kcal Energieumsatz). Unter Ruhebedingungen (≈ 2000 kcal/d) sind das für einen Erwachsenen ungefähr 300 ml. Bei Katabolie nimmt die Menge zu (bei Abbau von 1 kg Körperfett fallen über 900 ml Oxidationswasser an). Oxidationswasser ist natriumarm und kaliumreich.

Pathophysiologie

Ein operativer Eingriff kann das Flüssigkeits- und Elektrolytgleichgewicht empfindlich stören. Bereits präoperativ muss bei entsprechender Karenz mit gewissen Defiziten gerechnet werden. Intraoperativ kommen, abhängig vom Ausmaß des Gewebetraumas und somit von der Größe des Eingriffs, Verluste durch Evaporation, Transsudation bzw. Sequestration hinzu, was eine Gegenreaktion des Organismus auslöst (▶ Abb. 9.58 unten). Diese besteht zunächst in einer **ADH-Ausschüttung**, sodass (natrium-)freies Wasser retiniert wird und die Plasmaosmolarität absinkt („osmotische Hypotonie"). Hierdurch wird die **Aldosteronsekretion** stimuliert („sekundärer Hyperaldosteronismus"), was aber nicht ausreicht, um die Natriumkonzentration im EZR wieder in den physiologischen Bereich anzuheben („Flüssigkeitshomöostase geht vor Natriumhomöostase"). Die verminderte Osmolarität des EZR fördert die intrazelluläre Wasseraufnahme und trägt so zu einer Entwicklung von Wundödemen bei, die aber primär interstitieller Natur sind und durch die Flüssigkeitsverschiebung ins traumatisierte Gewebe hervorgerufen werden. Aufgrund der Hyponatriämie wird schließlich die Nierendurchblutung (weiter) gedrosselt („tubuloglomerulärer Rückkopplungsmechanismus"). Bei ausgeprägter Hyponatriämie besteht die Gefahr eines akuten Nierenversagens.

Prophylaxe und Therapie

Die perioperative Infusionstherapie soll das physiologische Gleichgewicht im Flüssigkeits- und Elektrolythaushalt erhalten oder im Bedarfsfall wiederherstellen. Dazu müssen neben den messbaren auch die nicht messbaren Verluste ersetzt, ein etwaiges präoperatives Defizit muss ausgeglichen werden. Aus diesen Faktoren lassen sich Anhaltswerte für den intraoperativen Flüssigkeitsbedarf ableiten. Er setzt sich zusammen aus dem **Basisbedarf** (sensible und insensible Verluste ohne Operation) und den operationsbedingt zu erwartenden **Flüssigkeitsverlusten**, die von Größe und Dauer des Eingriffs abhängen (▶ Abb. 9.59). Bei größeren operativen Eingriffen richtet sich die Menge der Infusionstherapie nach den Parametern des hämodynamischen Monitorings. Sonderregelungen gelten für Patienten mit *manifester Herzinsuffizienz* (→ Flüssigkeitsrestriktion) oder *terminaler Niereninsuffizienz* (→ verminderter Basisbedarf), worauf hier aber nicht näher eingegangen werden kann.

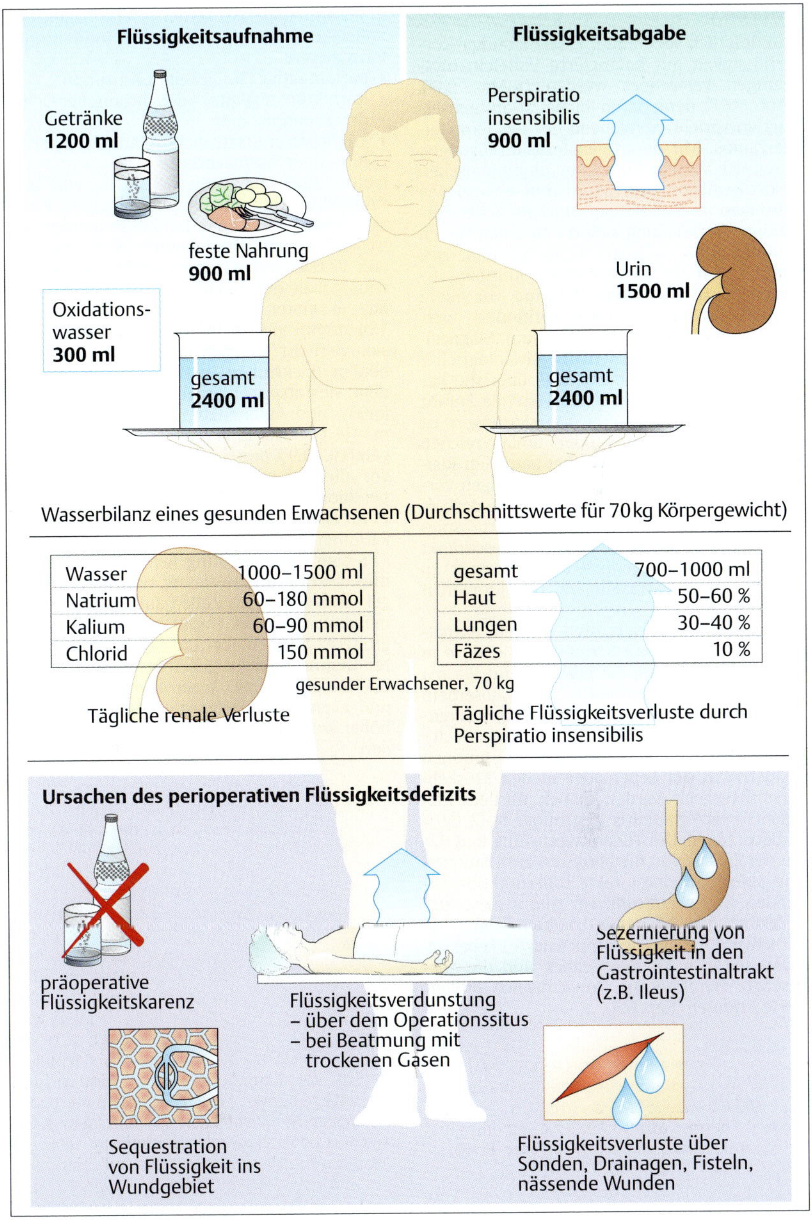

Abb. 9.58 Wasserbilanz und Flüssigkeitsverluste.

Kristalloide

Grundsätzlich sollen zum Ersatz isotoner Körperflüssigkeit nur **balancierte Vollelektrolytlösungen** verwendet werden (▶ Abb. 9.60, ▶ Abb. 9.61), denn deren ionale Zusammensetzung entspricht weitgehend der des Extrazellulärraums. Mit derartigen Infusionslösungen lassen sich Verschiebungen im physiologischen Elektrolytmuster des Organismus ebenso wie Störungen im Säure-Base-Haushalt sicher vermeiden. Sie zeichnen sich durch einen hohen Kationenanteil, in erster Linie *Natrium*, aus. Damit sollen die körpereigenen Kompensationsmechanismen unterstützt und vor allem eine Plasmahyposmolarität verhindert werden. Daneben enthalten sie Kalzium, Magnesium und Kalium in gleichfalls physiologischer Konzentration („Isoionie"). Eine über die bereits enthaltene Menge hinausgehende Zufuhr von *Kalium* (durch angereicherte Lösungen) ist nur bei Kaliummangel oder umfangreichen Eingriffen nötig, besonders bei kardialen Risikopatienten, um Herzrhythmusstörungen vorzubeugen. Bei ihnen sollten unter wiederholten Laborkontrollen hochnormale Serumspiegel angestrebt werden. Zunächst beschränkt sich die Korrektur jedoch auf das leicht zu berechnende extrazelluläre Kaliumdefizit (▶ Abb. 9.62).

Balancierte Vollelektrolytlösungen enthalten – anders als NaCl 0,9 % (s. u.) – *Chlorid* in einer Konzentration, die etwa der im Plasma entspricht (98–110 mmol/l), und außerdem zum Ladungsausgleich *metabolisierbare (organische) Anionen* (Laktat, Acetat oder Malat). Solche Lösungen sind, solange die Anionen (oxidativ) in der Leber oder in den Muskeln verstoffwechselt werden können, für den Flüssigkeitsersatz eindeutig gegenüber NaCl 0,9 % zu bevorzugen. Die Verstoffwechslung und damit der Einsatz von metabolisierbaren Anionen sind jedoch an eine intakte Leberfunktion gebunden. Bei *Leberinsuffizienz* sind insbesondere laktathaltige Lösungen kontraindiziert. Das gilt sowohl für die (dekompensierte) Leberzirrhose als auch für den Schock und die ausgeprägte Hypothermie. Sonst drohen *prolongierte Azidosen* (Kap. 9.5).

Zusammengefasst lassen sich für balancierte Vollelektrolytlösungen folgende **Indikationen** formulieren:

- perioperative Flüssigkeitssubstitution
- Korrektur subakuter oder chronischer Dehydratationszustände
- kurzfristiger Ersatz nicht zu ausgeprägter Blut- oder Plasmaverluste

Isotone Kochsalzlösung (NaCl 0,9 %) wird irreführend häufig auch als „physiologische Kochsalzlösung" bezeichnet. Die Zusammensetzung ist jedoch nicht physiologisch. Abgesehen davon, dass andere Kationen fehlen und der Natriumgehalt mit 154 mmol/l zu hoch ist, liegt das in erster Linie an dem mit ebenfalls 154 mmol/l viel zu hohen Chloridanteil. Physiologisch ist lediglich die Konzentration der beiden Elektrolyte zusammen (308mval/l), denn sie entspricht genau der Summe der Kationen- und Anionenkonzentrationen im Plasma (je 154mval/l). Bei Infusion größerer Mengen NaCl 0,9 % besteht die Gefahr der Natrium-, vor allem aber der *Chloridüberladung* (→ hyperchlorämische Azidose; Kap. 9.5). Daher gibt es für isotone Kochsalzlösung nur wenige Indikationen (▶ Abb. 9.63).

5 %ige Glukoselösung liefert dem Organismus elektrolytfreies Wasser, weil sie in der Regel schnell von den Zellen aufgenommen und metabolisiert wird. Damit besteht bei Zufuhr größerer Mengen aber die Gefahr intrazellulärer Ödeme. Glukose 5 % sollte deshalb, wenn überhaupt, nur bei *hypertoner Dehydratation* und eventuell bei *Hypoglykämie* (hier besser höher konzentrierte Glukose) verwendet werden.

Eingriff	Flüssigkeitsbedarf (ml/kg KG/h)
oberflächlicher Eingriff	0
kleiner Eingriff (z.B. Tonsillektomie, Adenotomie)	<1 ml
mittlerer Eingriff (z.B. Herniotomie, Appendektomie, Thorakotomie)	2 ml
großer Eingriff (z.B. Kolonresektion, Oberbaucheingriff)	3 ml

Abb. 9.59 Anhaltswerte für den intraoperativen Flüssigkeitsersatz.

Eine **balancierte Vollelektrolytlösung** ist idealerweise
- weitgehend isoionisch (Na^+, K^+, Ca^{2+}, Cl^-)
- isoton (290 ± 10 mosmol/kg H_2O)
- isohydrisch (BE_{pot} = 0 ± 5 mmol/l)

Abb. 9.60 Anforderungsprofil für eine balancierte Vollelektrolytlösung.

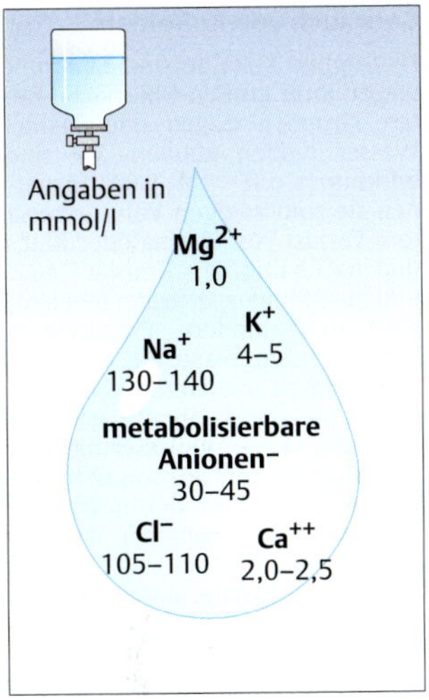

Abb. 9.61 Zusammensetzung einer balancierten Vollelektrolytlösung.

Kaliumbedarf (mmol) =

$$0{,}2 \cdot (K^+\text{-Soll-Wert im Serum} - \text{Ist-Wert}) \cdot \text{kg Körpergewicht}$$

0,2 = ungefährer Anteil des EZR am Körpergewicht (Erwachsene)

Abb. 9.62 Berechnung des extrazellulären Kaliumdefizits.

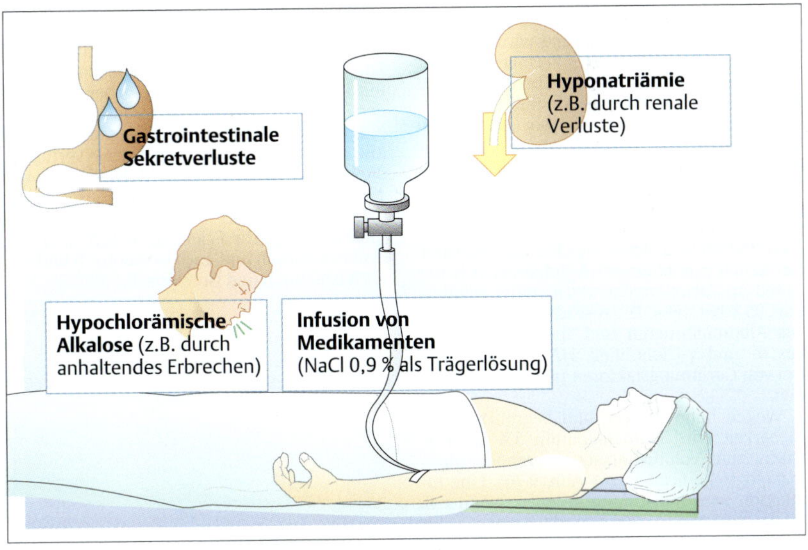

Abb. 9.63 Indikationen für isotone Kochsalzlösung (NaCl 0,9 %).

Gebrauch von Kolloiden

Hydrophile Kolloide sind Makromoleküle, die wegen ihrer großen Oberfläche zahlreiche polare Gruppen tragen und deshalb sehr gut Wasser binden können. Sie sind *onkotisch* wirksam (s. o.) (▶ Abb. 9.64). In erster Linie dienen sie zum **zügigen Volumenersatz** bei akutem Verlust von Plasma oder Blut, um schnell und nachhaltig den Kreislauf zu stabilisieren und eine Minderperfusion lebenswichtiger Organe zu verhindern. Präparate mit höherer Wasserbindungskapazität als Plasma sind hyperonkotisch und werden *Plasmaexpander* genannt. Sie ziehen ebenso wie hyperosmolare Lösungen Wasser gewissermaßen aus dem Interstitium in den Intravasalraum. Aus Verfügbarkeits- und Kostengründen werden künstliche Kolloide gegenüber natürlichen (Albumin) bevorzugt.

Kolloidpräparate, deren kolloidosmotischer Druck dem des Plasmas entspricht, sind *isonkotisch*, aber per se nicht isosmotisch (= isoton), denn die Konzentration der Kolloidteilchen ist, da sie Makromoleküle sind, nur sehr gering. Um *isosmotische* Präparate zu erhalten, müssen die Kolloide in einer plasmaisotonen Elektrolytlösung solvatisisiert werden. Diese sollte das Elektrolyt- und Säure-Base-Muster des Plasmas so gut wie möglich nachbilden, um infusionsbedingte Dysbalancen zu vermeiden. Auf diese Weise erhält man *balancierte* Kolloidpräparate (▶ Abb. 9.65, ▶ Abb. 9.66).

Humanalbumin

Humanalbumin (HA) ist ein aus ca. 580 Aminosäuren aufgebautes Protein und wird üblicherweise aus dem gepoolten Plasma gesunder Spender gewonnen. Für die Spenderauswahl gelten die für jede Blutspende üblichen Kriterien. Außerdem muss wie bei gefrorenem Frischplasma eine Sperrfrist vor Freigabe der Präparate zwischengeschaltet werden („Quarantänelagerung"). Das Ausgangsplasma wird in mehreren Schritten aufbereitet, um pathogene Erreger zu inaktivieren sowie Isoagglutinine und andere Plasmaeiweiße zu entfernen. Der Reinheitsgrad eines HA-Präparats, d. h. der Anteil an *Albuminmonomeren*, muss mindestens 95 % betragen. Die restlichen 5 % bestehen aus Albumindimeren und -polymeren sowie aus α- und γ-Globulinen. HA-Präparate sind frei von Gerinnungsfaktoren und β-Lipoproteinen.

Wegen hoher Kosten und begrenzter Verfügbarkeit wird Humanalbumin 5 % nur restriktiv zum Volumenersatz verwendet (pharmakologische Eckdaten: ▶ Abb. 9.70). Eine Indikation wird meist dann gesehen, wenn z. B. schwerwiegende Kontraindikationen für künstliche Kolloide bestehen (s. u.). Höherprozentige HA-Zubereitungen wie HA 20 % dienen dagegen ausschließlich zur *Albuminsubstitution* bei therapiebedürftiger Hypalbuminämie (Albumingehalt < 2,5 g/dl bzw. Plasmaproteingehalt < 4,5 g/dl ohne Kapillarlecksyndrom).

Gefrorenes Frischplasma

Gefrorenes Frischplasma (FFP) enthält alle Plasmakomponenten (also Albumin ebenso wie Gerinnungsfaktoren und -inhibitoren) in weitgehend nativer Form (Näheres: Kap. 9.6). Wegen des auch unter idealen Bedingungen nicht ausschaltbaren Restrisikos, Infektionskrankheiten zu übertragen (z. B. Hepatitis, Aids), wird die Indikation aber streng gestellt (z. B. Massivtransfusion mit Verdünnungs- oder Verbrauchskoagulopathie). Eine alleinige Hypovolämie ist niemals eine Indikation!

Hydroxyethylstärke

Hydroxyethylstärke (HES) ist ein pflanzliches Kolloid und besteht hauptsächlich aus Amylopectin, einem Polysaccharid mit überwiegend α-1,4-glykosidisch verbundener D-Glukose. Um eine rasche Spaltung durch die endogene α-Amylase zu verhindern und damit die renale Ausscheidung zu verzögern, wird an bestimmten Kohlenstoffatomen der Glukosebausteine die Hydroxyl- durch eine *Hydroxyethylgruppe* ersetzt. Das unterschiedliche Ausmaß dieser Substituierung wird durch den Substitutionsgrad wiedergegeben. HES-Zubereitungen sind *polydispers*, d. h., sie bestehen – im Gegensatz zu Humanalbuminpräparaten – aus einem Gemisch von Molekülen unterschiedlicher Größe. Zur Deklarierung wird deshalb immer die mittlere Mol(ekül)masse angegeben. Die Zahl der HES-haltigen Handelspräparate ist in jüngster Zeit extrem zurückgegangen (s. u.). Mittlerweile sind nur noch solche verfügbar, die HES mit einer mittleren Molekülmasse von 130 000 Dalton, einem Substitutionsgrad von 0,42 und in 6 %iger Konzentration enthalten (pharmakologische Eckdaten: ▶ Abb. 9.70). Sie sind isonkotisch und auch isosmotisch und z. T. auch isoionisch und isohydrisch.

Natürliche Kolloide
(Plasmabestandteile)

- Humanalbumin
- pasteurisierte Plasmaproteine
- gefrorenes Frischplasma

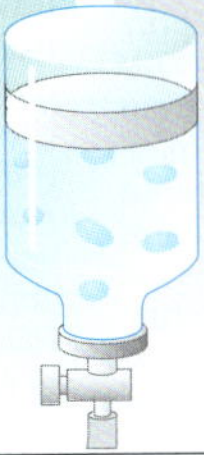

Künstliche Kolloide
(Plasmaersatzstoffe)

- Hydroxyethylstärke
- Gelatine

Abb. 9.64 Kolloidale Plasmaersatzmittel.

Ein **balanciertes Kolloidpräparat** ist idealerweise
- isonkotisch (normaler KOD)
- weitgehend isoionisch (Na^+, K^+, Ca^{2+}, Cl^-)
- isoton (290 ± 10 mosmol/kg H_2O)
- isohydrisch ($BE_{pot} = 0 \pm 5$ mmol/l)

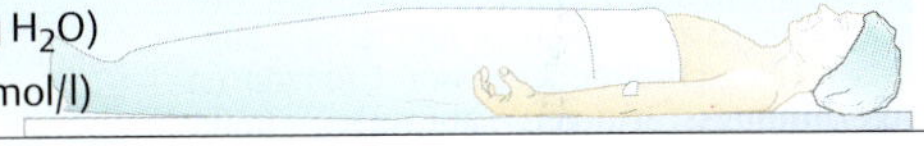

Abb. 9.65 Anforderungsprofil für ein balanciertes Kolloidpräparat.

	Isonkotisch	Isoionisch	Isoton	Isohydrisch
Humanalbumin	leicht hyponkotisch	nein	ja	nein
Hydroxyethylstärke	ja	ja	ja	ja
Gelatine	ja	ja	hypoton	ja

Abb. 9.66 Übersicht über erhältliche Kolloidpräparate.

- Volumenüberladung (z.B. bei Herzinsuffizienz)
- anaphylaktoid-anaphylaktische Reaktionen (ca. 1 : 1000)
- Störungen der Blutgerinnung
  - als Folge der Hämodilution
  - funktionelle Thrombozytopathie (besonders HES)
- Speicherung im mononukleären phagozytierenden System (HES)
- länger anhaltender Juckreiz (HES)

Abb. 9.67 Nebenwirkungen von Kolloiden.

Gelatine

Bei Gelatine handelt es sich um ein Polypeptid. Es wird als Abbauprodukt aus tierischem Kollagen gewonnen. Diese „native“ Gelatine ist ein heterogenes Molekülgemisch mit Molekülmassen zwischen wenigen 1000 und mehreren 100 000 Dalton (pharmakologische Eckdaten: ▶ Abb. 9.70). Der Anteil hochmolekularer Fraktionen führt dazu, dass unbehandelte Gelatine bei Zimmertemperatur gelförmig ist. Um eine Gelierung zu verhindern, muss der Anteil der großen Moleküle deutlich reduziert werden, was durch hydrolytische Spaltung und anschließende Vernetzung der Peptidbruchstücke erreicht wird.

Nebenwirkungen

Insgesamt sind Nebenwirkungen bei richtiger Anwendung der Kolloide selten (▶ Abb. 9.67). Abgesehen von einer Hypervolämie und Unverträglichkeitsreaktionen (▶ Abb. 9.68), können bei Überschreiten gewisser Grenzdosen **Blutgerinnungsstörungen** auftreten, unter HES auch unabhängig von dem blutverdünnenden Effekt (Hämodilution). Der *Hämodilutionseffekt* kommt bei allen Substanzen in gleichem Maße vor. Er führt vorübergehend zu einer Verdünnung des Gerinnungspotenzials und Verringerung der Thrombozytenzahl, was jedoch bei physiologischen Ausgangswerten in der Regel keine negativen Auswirkungen hat. So kann z. B. die Abnahme der Thrombozytenzahl in großem Umfang durch eine reaktive Plättchenausschwemmung aus der Milz kompensiert werden. Für HA und Gelatine sind über die Dilution hinausgehende Gerinnungsveränderungen nicht bekannt oder nicht relevant. Demzufolge unterliegen beide auch keiner Dosierungsbeschränkung. Dagegen kann HES eine Verminderung der Aktivität von *Gerinnungsfaktoren* (besonders Faktor VIII/Willebrand-Faktor) auslösen, was sich dann vor allem in einer *(reversiblen) Beeinträchtigung der Thrombozytenaggregation* äußert. Dies wird jedoch zumeist erst bei Überschreiten des Dosislimits relevant. Es liegt für HES 130/0,42 6 % bei 50 ml/kg/d.

Kolloide werden unterhalb einer Molekülmasse von 50 000–70 000 Dalton glomerulär filtriert und zu einem gewissen Teil auch im proximalen Tubulus reabsorbiert. Dabei kommt es zu einer **Schwellung der Epithelzellen** („osmotische Nephrose“), deren pathologische Bedeutung unklar ist. Eine *Dehydratation* muss durch ausreichende (parallele) Zufuhr kristalloider Lösungen unbedingt vermieden bzw. korrigiert werden. Bei fortgeschrittener oder terminaler Niereninsuffizienz sollte die Applikation künstlicher Kolloide unterbleiben.

Kolloide werden in den Zellen des **mononukleären phagozytierenden Systems** (MPS; früher: retikuloendotheliales System) abgebaut und z. T. auch längerfristig lysosomal gespeichert. Eine Beeinträchtigung (z. B. Immunsuppression, Leberfunktionsstörungen) ist jedoch zumindest bei HA nicht zu erwarten, denn davon werden nur relativ geringe Mengen aufgenommen und nur kurzfristig eingelagert. Bei HES bzw. Gelatine liegen die Dinge etwas anders. Als negative Auswirkungen einer Anhäufung großer Mengen von HES im MPS können ein *Pruritus (Juckreiz)* und sehr selten auch eine *Hepatosplenomegalie* auftreten. Ein hartnäckiger Pruritus kommt aber fast nur bei der Hämodilutionstherapie des Hörsturzes vor.

Anmerkung zu HES

Aufgrund zahlreicher Publikationen ist HES in Verruf gekommen, und in der Folge wurden zahlreiche HES-haltige Präparate vom Markt genommen. Die Diskussion über mögliche schädliche Einflüsse von HES (akutes Nierenversagen bei Intensivpatienten, Beeinträchtigung des MPS bei septischen Patienten) scheint abgeschlossen. Die europäische Arzneimittelbehörde erlaubt die Anwendung von HES nur noch im Rahmen von Studien und nach persönlicher Meldung jedes Anwenders. HES sollte im Besonderen nicht mehr bei Patienten eingesetzt werden, die einer Intensivtherapie bedürfen, und ebenso nicht bei Patienten mit septischem Krankheitsbild (▶ Abb. 9.69).

Primärer Volumenersatz bei ausgeprägter Hypovolämie

Da **Kristalloide** rasch ins Interstitium abströmen und schnell renal eliminiert werden, entsteht nur ein geringer und kurzer intravasaler Volumeneffekt. Zur Substitution von 1 ml Plasma müssen bis zu 3 ml kristalloide Lösung infundiert werden, wodurch der KOD im Plasma abnimmt und Flüssigkeit von intra- nach extravasal verschoben wird, was die Neigung zur Ödembildung verstärkt. Natürliche wie auch künstliche **Kolloide** sind den Kristalloiden in der Primärtherapie eines intravasalen Volumendefizits vorzuziehen, wenn eine Hypovolämie bedrohlichen Ausmaßes vorliegt, wie z. B. im hypovolämischen oder im hämorrhagischen Schock (▶ Abb. 9.71). Da Kolloide den Intravasalraum nur langsam verlassen, hält der Volumeneffekt länger an. Sie lassen so eine effektivere und nachhaltigere hämodynamische Wirkung erzielen. Um gewichtige Nachteile für den Elektrolyt- und Säure-Base-Haushalt zu vermeiden, sollen *balancierte Kolloidpräparate* bevorzugt werden.

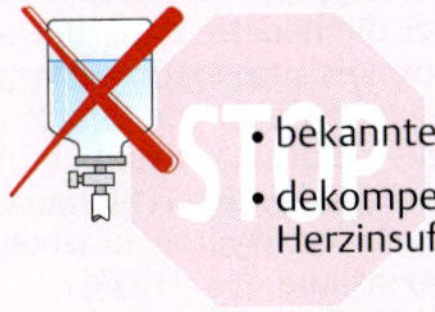

- bekannte Allergie
- dekompensierte Herzinsuffizienz

Abb. 9.68 Absolute Kontraindikationen für Kolloide.

- Sepsis
- Verbrennungen
- eingeschränkte Nierenfunktion oder bei Nierenersatztherapie
- kritisch kranke Patienten (i.d.R. Intensivpatienten)

Abb. 9.69 Spezielle Kontraindikationen für HES.

	Konzentration (g/dl)	Molekülmasse (10^3 Dalton)	Volumeneffekt (%)	Volumenwirkdauer (h)
Humanalbumin	5	66	70–100	3
Hydroxyethylstärke	6/0,42[1]	130[2]	100	3–4
Gelatine	4	30	70–100	1–2

[1] Substitutionsgrad [2] mittlere Molekülmasse

Abb. 9.70 Pharmakologische Eckdaten von kolloidalen Plasmaersatzmitteln.

Empfehlungen für die Praxis

1. Zum primären Volumenersatz sollten bei ausgeprägter Hypovolämie, auch im hypovolämischen-hämorrhagischen Schock, balancierte kristalloide Infusionslösungen eingesetzt werden.
2. Balancierte isotone Vollelektrolytlösungen sollen primär bei Intensivpatienten zum Volumenersatz verwendet werden.
3. Wenn eine akute Hypovolämie allein mit Kristalloiden nicht ausreichend therapiert werden kann, können darüber hinaus Gelatine und Humanalbumin zum Einsatz kommen.
4. FFP darf nur bei gleichzeitig bestehenden oder bei drohenden Gerinnungsstörungen verwendet werden.
5. Es sollten grundsätzlich Präparate in flexiblen Kunststoffbeuteln bevorzugt werden, weil diese eine Druckinfusion und damit einen zügigen Volumenersatz ermöglichen.

Abb. 9.71 Primärer Volumenersatz bei ausgeprägter Hypovolämie.

Damit die elektrischen, chemischen und enzymatischen Vorgänge im Organismus ungestört ablaufen können, muss der pH-Wert, d. h. die H^+-Konzentration, in den Körperflüssigkeiten in sehr engen Bereichen gehalten werden. Unter Beteiligung von Lunge, Niere und Leber sorgen Puffer dafür, dass eine **Übersäuerung** durch ständig anfallende flüchtige und nicht flüchtige (fixe) Säuren verhindert wird (z. B. CO_2 aus dem oxidativen, Milchsäure aus dem nicht oxidativen Stoffwechsel).

Grundlagen

Puffer sind chemisch in der Lage, den pH-Wert in einer wässrigen Lösung in bestimmten Grenzen konstant zu halten. Ein *Puffersystem* besteht aus einer schwachen Säure („H^+-Donator") und ihrer korrespondierenden Base („H^+-Akzeptor"). Zwischen beiden besteht ein Fließgleichgewicht, das dem Massenwirkungsgesetz gehorcht (▶ Abb. 9.72, 1.). Werden diesem System Säuren zugesetzt, so bindet der Puffer H^+-Ionen, werden Basen zugefügt, so gibt er H^+-Ionen frei. Auf diese Weise werden größere Schwankungen der H^+-Konzentration vermieden, was einer pH-Änderung entgegenwirkt. Der pH-Bereich (Pufferbereich), in dem ein Puffersystem wirksam ist, kann aus der *Henderson-Hasselbalch-Gleichung* ermittelt werden (▶ Abb. 9.72, 2.). Die Stärke einer Säure (oder Base) hängt davon ab, in welchem Ausmaß in einer wässrigen Lösung freie Ionen entstehen. Dies wird durch die *Dissoziationskonstante K* wiedergegeben (▶ Abb. 9.72, 3.), die in der Henderson-Hasselbalch-Gleichung als negativer dekadischer Logarithmus gebraucht wird ($pK = -\log_{10}K$ oder auch $-\lg K$). Der *pH-Wert* gibt den aktuellen Gehalt an freien Protonen (H^+-Konzentration) an und ist definiert als negativer dekadischer Logarithmus der molaren H^+-Konzentration (▶ Abb. 9.72, 4.). Reines Wasser reagiert neutral und hat einen pH-Wert von 7,0, denn der Anteil von H^+- und OH^--Ionen ist gleich. Wird nun eine Säure (H^+) oder eine Base (A^-) hinzugegeben, dann wird der pH-Wert im ersten Fall kleiner und im zweiten Fall größer als 7,0. Im menschlichen Blutplasma liegt er arteriell zwischen 7,36 und 7,44 (im Mittel 7,40) und ist damit leicht alkalisch (IZR-pH = 6,8–7,0; Erythrozyten-pH = 7,28–7,30).

pH-regulierende Mechanismen

Das Konstanthalten des pH-Werts im inneren Milieu ist das Resultat eines komplexen Zusammenspiels von Puffersystemen (chemische Regulation) und Eliminationsorganen, in erster Linie Lunge (respiratorische Regulation) und Niere (renale Regulation) (▶ Abb. 9.73). Unter den Puffersystemen (▶ Abb. 9.74) hat **Bicarbonat** (HCO_3^-/H_2CO_3) die größte Bedeutung, denn es hat die höchste Kapazität und kommt sowohl intra- als auch extrazellulär vor. Zudem lässt es sich mithilfe von Blutproben leicht analysieren („Blutgasanalyse", BGA). Die im Stoffwechsel anfallenden H^+-Ionen werden unter Verbrauch von Hydrogencarbonat (HCO_3^-) in Kohlensäure (H_2CO_3) überführt (▶ Abb. 9.74). Trotzdem wird das Verhältnis der Konzentration von HCO_3^- zu H_2CO_3, das 20 zu 1 beträgt, normalerweise nicht oder nur kurzfristig verändert. Das liegt daran, dass der Bicarbonatpuffer – und das ist sein entscheidender Vorteil! – durch pulmonale und renale Mechanismen ständig erneuert wird, er bildet gewissermaßen ein offenes System. Über die **Atmung** wird CO_2 entfernt, was relativ schnell geht, während die **Niere** H^+-Ionen eliminiert und HCO_3^- rückresorbiert, was aber mehr Zeit benötigt.

Überwachungsparameter

Da die Puffersysteme untereinander sowie mit den pulmonalen und renalen Regulationsmechanismen in ständiger Wechselwirkung stehen, genügt zur Beurteilung des Säure-Base-Haushalts die Kenntnis folgender Komponenten im Blut: *pH-Wert, PCO_2* und *Standardbicarbonat* (▶ Abb. 9.73).

Als **Standardbicarbonat** (SB) bezeichnet man eine fiktive HCO_3^--Konzentration im Plasma unter Normoventilation ($PaCO_2 = 40$ mmHg, 37 °C). Diese Bedingung wird in vitro künstlich erzeugt. So lässt sich der Einfluss eines sich ändernden PCO_2 ausschalten, was eine Beurteilung des metabolischen Bereichs ermöglicht. Im Gegensatz zum Standardbicarbonat spiegelt das *aktuelle Bicarbonat* den Einfluss des gemessenen und damit in vivo vorhandenen PCO_2 wider. Die Konzentration der *Pufferbasen* im Vollblut (Normalwert: 48 mmol/l) erfasst alle Pufferanionen (HCO_3^-, HPO_4^{2-}, Proteinat$^-$, Hb^-). Eine hieraus abgeleitete rechnerische Größe ist der **Baseüberschuss** („base excess", BE). Er gibt Aufschluss über die Abweichung der aktuellen Pufferbasekonzentration vom oben genannten Normalwert, der auf Standardbedingungen bezogen ist (pH-Wert = 7,40, $PCO_2 = 40$ mmHg, $sO_2 = 100\,\%$, T = 37 °C, Hb = 15 g/dl; Normalbereich des BE: –2 bis +2 mmol/l).

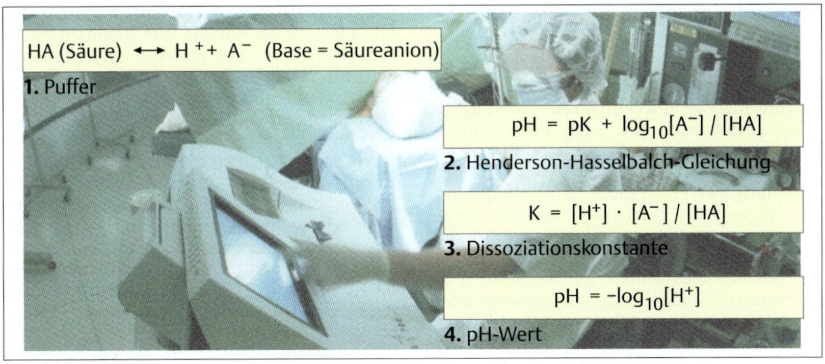

Abb. 9.72 Säure-Base-Haushalt – Grundlagen.

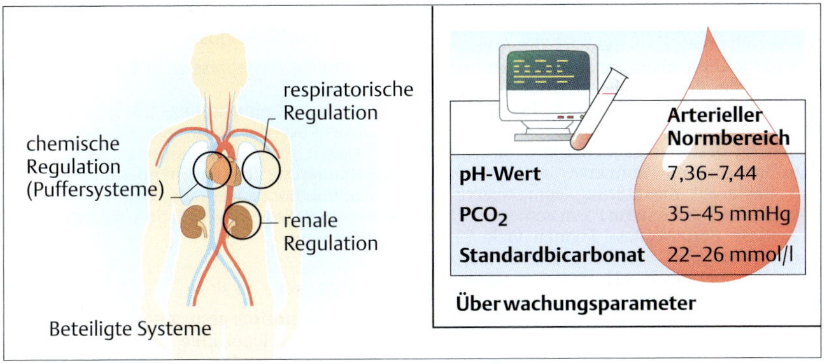

Abb. 9.73 pH-Regulation – Beteiligte Systeme und Überwachungsparameter.

Puffer	Funktion	Anteil an Gesamtpufferkapazität (%)	
		Plasma	Erythrozyten
Bicarbonat (HCO_3^-/H_2CO_3)	Bindung nicht flüchtiger Säuren	35*	20*
Phosphat (HPO_4^{2-}/H_3PO_4)	"	5	
Plasmaproteine	"	10	
Hämoglobin	Bindung flüchtiger Säuren (CO_2)		30
		Σ **100 %**	

*effektiver Anteil wegen der raschen Regenerierbarkeit noch größer

Puffersysteme des Bluts

Protonen + Hydrogencarbonat ⟷ Kohlensäure ⟷ Wasser + Kohlendioxid

$$H^+ + HCO_3^- \longleftrightarrow H_2CO_3 \rightleftarrows H_2O + CO_2$$

Carboanhydrase (intrazellulär)

Reaktionsgleichung für den Bicarbonatpuffer (HCO_3^-/H_2CO_3)

Abb. 9.74 Puffersysteme des Bluts und Bicarbonatpuffer.

Störungen des Säure-Base-Haushalts

Störungen des Säure-Base-Haushalts können **respiratorisch** und/oder **metabolisch** bedingt sein (▶ Abb. 9.75). Respiratorische Störungen erkennt man an einer primären Änderung des PCO_2, metabolische an einer des Standardbicarbonats. In beiden Fällen hat dies ab einer bestimmten Ausprägung, spätestens mit Erschöpfung der Pufferkapazität, Auswirkungen auf den pH-Wert. Zunächst versucht der Organismus gegenzusteuern und den pH-Wert konstant bzw. im physiologischen Bereich zu halten. Solange dies gelingt, gilt die Störung als *kompensiert*, anderenfalls als *dekompensiert* (manifest). Bei einer respiratorischen Störung ändert sich kompensatorisch das Standardbicarbonat, bei einer metabolischen der PCO_2. Die Änderungen von Standardbicarbonat und PCO_2 verlaufen immer in gleicher Richtung.

Bei der **Analyse** einer Änderung des pH-Werts sollte man als erstes nach der Ausgangsstörung suchen. Hierzu muss man herausfinden, welcher der beiden Parameter, PCO_2 oder Standardbicarbonat, vom Normalwert in solcher Weise abweicht, dass dies die pH-Verschiebung erklären kann. Danach betrachtet man den anderen Parameter, um einzuschätzen, inwieweit die Störung kompensiert ist oder ob eine kombinierte Form vorliegt.

Azidose und Alkalose können viele Ursachen haben (s. u.). Erst bei stärkerer Ausprägung, d. h. bei einem **pH-Wert von unter 7,2 oder über 7,6** werden die Auswirkungen für den Organismus relevant (s. u.). Bei Allgemeinanästhesien oder Analgosedierungen kommt den respiratorischen Störungen (Hyperventilationsalkalose – Hypoventilationsazidose; evtl. arterielle Hypoxie) besondere Bedeutung zu.

Eine spezielle Form der Azidose ist die **Verdünnungs- oder Infusionsazidose.** Sie ist die typische Komplikation einer übermäßigen Zufuhr kristalloider Lösungen. Diesen Lösungen fehlt nämlich (aus galenischen Gründen) die physiologische Pufferbase HCO_3^-. Deshalb führen sie zu einer Verdünnung (Dilution) der HCO_3^--Konzentration im Extrazellulärraum, und zwar unabhängig von den jeweils zugesetzten Anionen (Chlorid, Laktat etc.). Am nachhaltigsten kann eine Verdünnungsazidose allerdings bei Verwendung von Lösungen ausfallen, die als Anion ausschließlich Cl^- enthalten (z. B. NaCl 0,9 %), während bei denjenigen, denen auch verstoffwechselbare Anionen wie Laktat beigemengt sind, schon nach kurzer Zeit (in der Regel innerhalb Minuten) die Azidose kompensiert werden oder sogar überschießend in eine sog. **Postinfusionsalkalose** („Rebound-Alkalose") umschlagen kann. Im Falle von Laktat entsteht unter Verbrauch von H^+-Ionen Milchsäure, die dann bei Anwesenheit von genügend Sauerstoff metabolisiert wird. Da die H^+-Ionen aus der Kohlensäure stammen, bleibt HCO_3^- übrig, was den pH-Wert zur alkalischen Seite hin verschiebt.

Mit dem **potenziellen Base Excess** (BE_{pot}) lässt sich der Einfluss einer Infusionslösung auf den Säure-Base-Stoffwechsel charakterisieren (Kap. 9.4). Er gibt die Menge an HCO_3^- (in mval/l) an, die nach der Infusion einer Lösung im Organismus durch den Stoffwechsel entsteht oder verbraucht wird (s. u.). Er lässt sich aus dem BE der betreffenden Lösung und der Summe der darin enthaltenen metabolisierbaren Anionen (mA) unter Berücksichtigung deren Wertigkeit wie folgt berechnen: BE_{pot} = [mA] – BE [mval/l]

Hauptursachen von Azidose und Alkalose

Respiratorische Azidose

- zentrale Atemdepression (z. B. Narkotika, Opioide)
- periphere Atemlähmung (z. B. Relaxanzien)
- Obstruktion der Atemwege (z. B. Bewusstlosigkeit, Asthma, Aspiration)
- Behinderung der Lungenentfaltung (z. B. Pneumothorax, Pleuraerguss)
- akzidentelle Hypoventilation (fehlerhafte Beatmung)

Respiratorische Alkalose

- kompensatorisch gesteigerte Spontanatmung bei Hypoxämie
- Aufregung oder Angst; Schmerzen
- falsche Einstellung des Respirators

Metabolische Azidose

- Anhäufung nicht flüchtiger Säuren (Additionsazidose)
  - Laktatazidose (Hypoxie, Leberversagen)
  - Nierenversagen
  - diabetische Ketoazidose
- abnormer Verlust von HCO_3^- (Subtraktionsazidose): akuter Blutverlust, profuse Diarrhö
- Retentionsazidose (mangelhafte H^+-Ausscheidung bei renaltubulärer Insuffizienz)
- Verdünnungsazidose (überhöhte Zufuhr HCO_3^--freier Lösungen)
- Verteilungsazidose bei Hyperkaliämie (verminderter Austausch von intrazellulärem Na^+ gegen extrazelluläres H^+)

Metabolische Alkalose

- Additionsalkalose
  - überhöhte Zufuhr von Lösungen mit metabolisierbaren (organischen) Anionen

	pH	SB (mmol/l)	PCO_2 (mmHg)
Normalwerte	7,36–7,44	22–26	35–45
Metabolische Azidose	n oder ↓	↓	n oder komp. ↓
Metabolische Alkalose	n oder ↑	↑	n oder komp. ↑
Respiratorische Azidose	n oder ↓	n oder komp. ↑	n bis ↑
Respiratorische Alkalose	n oder ↑	no oder komp. ↓	n bis ↓

SB = Standardbicarbonat; n = normal; komp. = kompensatorisch; ↓ erniedrigt; ↑ erhöht

Abb. 9.75 Störungen des Säure-Base-Haushalts – Übersicht.

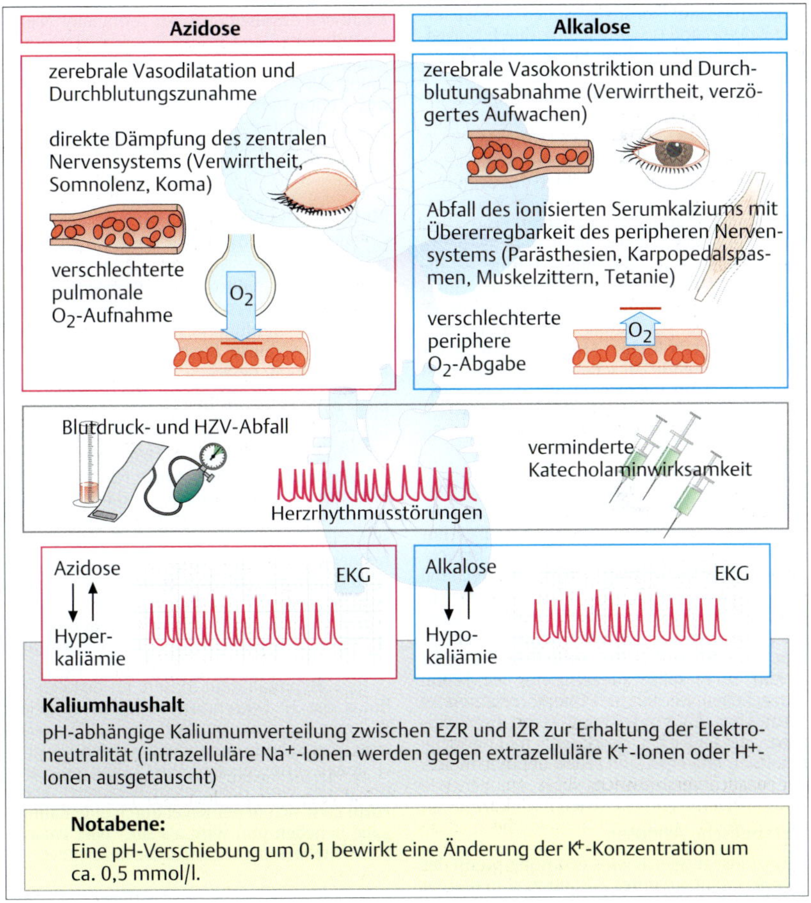

Abb. 9.76 Auswirkungen von Azidose und Alkalose.

  - Überkorrektur einer metabolischen Azidose
- Subtraktionsalkalose (Verlust von HCl, z. B. bei Erbrechen oder Magensaftableitung)
- Retentionsalkalose (z. B. verminderte renale HCO_3^--Ausscheidung bei Hypochlorämie)
- Kontraktionsalkalose (extrazelluläre Volumenverluste, besonders unter Schleifendiuretika)
- Verteilungsalkalose bei Hypokaliämie (vermehrter Austausch von intrazellulärem Na^+ gegen extrazelluläres H^+)

(▶ Abb. 9.76)

Therapie

Respiratorische Störungen sollen immer ursächlich therapiert werden, d. h. durch Normalisierung der Ventilation. Bei einer akuten respiratorischen Azidose mit einem $PaCO_2$-Anstieg auf über 55–60 mmHg ist die Indikation für eine Intubation und kontrollierte Beatmung gegeben. Chronische Störungen (z. B. COPD) benötigen dagegen in der Regel keine solche Behandlung, sondern eine des Grundleidens. Eine Hyperventilation kann beim wachen, spontan atmenden Patienten Folge einer Hypoxämie sein, sodass diese stets als erstes ausgeschlossen werden muss. Häufig ist die Hyperventilation aber durch Aufregung, Angst oder Schmerzen bedingt und darf dann durch Sedativa oder Analgetika beseitigt werden. Auch bei metabolischen Störungen gilt es, die zugrunde liegende Ursache auszuschalten. Erst wenn dies nicht möglich ist und der pH-Wert in kritische Bereiche kommt, ist eine symptomatische Therapie mit Säuren oder Basen indiziert.

Substitution von Säuren und Basen

Säuren und Basen sollten nach Möglichkeit nur gezielt substituiert werden, d. h. nach Berechnung der erforderlichen Dosis entsprechend dem Ergebnis der Blutgasanalyse, und zur Applikation der hyperosmolaren Lösungen sollte ein zentralvenöser Katheter benutzt werden. Das errechnete **extrazelluläre Defizit** (▶ Abb. 9.77) sollte zunächst nur zur Hälfte ausgeglichen werden, um Überkorrekturen zu vermeiden. Im Vordergrund steht die Pufferung metabolischer Azidosen; metabolische Alkalosen hingegen sind selten und noch seltener substitutionsbedürftig.

Metabolische Azidosen

Ein Azidoseausgleich wird erst nötig, wenn der pH-Wert *akut* auf unter 7,2 fällt. Erst in diesem Bereich wird eine Azidose hämodynamisch relevant. Mittel der Wahl ist **Natriumhydrogencarbonat** ($NaHCO_3$; ▶ Abb. 9.78). Es wird als 1-molare, d. h. 8,4 %ige Lösung (1 ml enthält je 1 mmol Na^+ und HCO_3^-) nach Berechnung des Dosisbedarfs eingesetzt. Eine Blindpufferung sollte vermieden werden. (Ausnahme: Maligne-Hyperthermie-Krise, dann max. 1 mmol $NaHCO_3$/kg KG). Außerdem muss beachtet werden, dass $NaHCO_3$ bei nicht angepasster, d. h. nicht gesteigerter, maschineller Ventilation zu einer Zunahme der CO_2-Konzentration führt – auch intrazellulär –, was die Azidose dann zunächst sogar noch verstärkt („paradoxe intrazelluläre Azidose"; ▶ Abb. 9.79). Bei Hypernatriämie ($Na^+ > 150$ mmol/l) sollte statt $NaHCO_3$ **Trispuffer** (THAM, Trometamol) verwendet werden (▶ Abb. 9.80). *Chronische metabolische Azidosen* (z. B. bei terminaler Niereninsuffizienz) sind in der Regel respiratorisch kompensiert. Bei einer kontrollierten Beatmung sollte diesem Umstand durch Anpassung des Atemminutenvolumens Rechnung getragen werden. Die Indikation für einen medikamentösen Azidoseausgleich ist hier besonders streng zu stellen.

Metabolische Alkalosen

Im Allgemeinen sind nur schwere Alkalosen therapiebedürftig (pH > 7,6). Auch hier wird primär keine vollständige Korrektur angestrebt, denn überschüssiges HCO_3^- kann bei normaler Nierenfunktion rasch eliminiert werden. Die Alkalose bleibt nur bei fehlender Kompensation bestehen, wenn also im proximalen Tubulus anhaltend HCO_3^- rückresorbiert oder im distalen Tubulus weiter H^+ sezerniert wird. Dann muss ein *Volumenmangel* oder eine *Hypokaliämie* erwogen werden.

Im **Volumenmangel** wird Na^+ rückresorbiert und damit auch HCO_3^-. Dafür wird Cl^- ausgeschieden, sodass eine *Hypochlorämie* entsteht. Diese Form spricht gut auf chloridangereicherte Lösungen (z. B. NaCl 0,9 %) an und wird daher als *salz- oder chloridsensible metabolische Alkalose* bezeichnet. Nur in sehr schweren Fällen ist eine direkte Zufuhr von H^+-Ionen erforderlich (0,1- oder 0,2-normale Salzsäure).

Eine **Hypokaliämie** fördert im distalen Tubulus die H^+-Sekretion im Austausch gegen K^+-Ionen („Kaliumsparmechanismus"), sodass trotz des schon vorhandenen Defizits weiter H^+-Ionen verlorengehen. Die Cl^--Konzentration im Serum wird dabei nicht verändert. Diese Form lässt sich in der Regel durch eine Kaliumgabe beheben und wird als *salz- oder chloridresistente metabolische Alkalose* bezeichnet.

$NaHCO_3$-Bedarf (mmol) = 0,2 · negativer „base excess" (BE) · kg KG

0,2 = ungefährer Anteil des EZR am Körpergewicht (Erwachsene)

Abb. 9.77 Faustformel für die Substitution von Säuren und Basen.

$$NaHCO_3 + H^+ \rightarrow Na^+ + H_2CO_3 \rightarrow H_2O + CO_2$$

Abb. 9.78 Reaktionsgleichung für Natriumhydrogencarbonat.

- Immer die Ursache einer metabolischen Azidose suchen und möglichst ausschalten
- Pufferung erst unterhalb eines pH-Werts von 7,2
- Steigerung des Ateminutenvolumens bei Beatmung, weil unter $NaHCO_3$ der PCO_2 im Blut ansteigt (sonst Verstärkung der Azidose)
- Bei spontan atmenden, nicht intubierten Patienten mit kombinierter respiratorisch-metabolischer Azidose sind $NaHCO_3$ und Trispuffer absolut kontraindiziert (cave: „CO_2-Narkose").
- Bei Hypernatriämie (Na^+ > 150 mmol/l) statt $NaHCO_3$ Trispuffer verwenden
- Eine pufferinduzierte extrazelluläre pH-Erhöhung führt durch Umverteilung zum Abfall der K^+-Konzentration im Serum, was evtl. eine Kaliumsubstitution erforderlich macht.

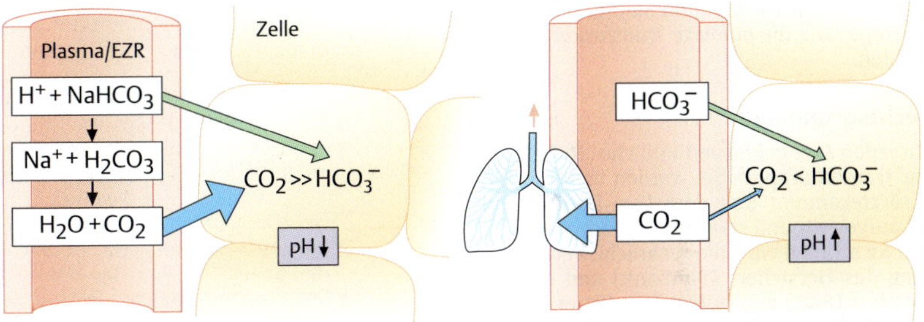

Abb. 9.79 Leitsätze zur Azidosebehandlung.

Wirkungsmechanismus von Trispuffer: Bindung von von H^+ und Bildung von HCO_3^-

Reaktionsgleichung
$Tris + H_2CO_3 \rightarrow Tris\text{-}H^+ + HCO_3^-$

Der **Trisbedarf** errechnet sich nach der Formel:
0,3-molares Tris (ml) = negativer BE · kg KG

Nebenwirkungen von Tris
- Kumulation bei Niereninsuffizienz bzw. Oligoanurie
- Atemdepression (→ $PaCO_2$-Anstieg)
- Gewebenekrosen bei versehentlicher paravasaler Zufuhr

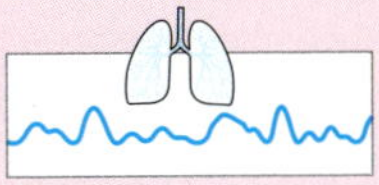

Abb. 9.80 Trispuffer.

Das Prinzip der modernen Transfusionsmedizin besteht in der Auftrennung von Blut in seine Einzelkomponenten und deren gezieltem, d. h. bedarfsorientiertem Einsatz im Sinne einer **„Hämotherapie nach Maß“.** Wegbereitend hierfür waren Fortschritte auf den Gebieten der Medizintechnik und Kryobiologie, die es ermöglichen, Vollblut zu separieren und Zellkonzentrate, gerinnungsaktive Präparate und Eiweißkomponenten z. T. über Jahre haltbar zu machen. Da auch die grundlegenden Probleme bei der Bluttransfusion bewältigt scheinen, rücken mehr die selteneren Risiken wie die Übertragung von Viren in den Vordergrund. Mit der Transfusion homologer (von einem anderen Menschen stammender) zellulärer Blutbestandteile ist aktuell ein Übertragungsrisiko für

- das Hepatitis-B-Virus von unter 1:200 000,
- das HI-Virus von unter 1:1,5 Mio. und
- das Hepatitis-C-Virus von unter 1:10 Mio.

verknüpft. In diesem Zusammenhang wird die Transfusion von *Fremdblut* deutlich restriktiver gehandhabt als noch vor wenigen Jahren. Das liegt auch daran, dass eine Transfusionsindikation überhaupt erst bei niedrigeren Hämoglobingrenzwerten gesehen wird, die immunologischen Auswirkungen der Fremdblutgabe kritisch bewertet werden und stärker alternative Konzepte wie die *autologe Transfusion* verfolgt werden.

Rechtsgrundlage

Für jeden Arzt gelten verbindliche **„Richtlinien zur Hämotherapie“.** Sie werden von der Bundesärztekammer und dem Paul-Ehrlich-Institut aufgestellt und ständig fortgeschrieben. Mit den Richtlinien wird die rechtliche Verantwortung des Herstellers (Blutbank) und des Anwenders (Arzt) gegenüber dem Patienten und dem Spender geregelt (▸ Abb. 9.81). Im Folgenden sollen kurz die für den anästhesiologischen Bereich wichtigsten Gesichtspunkte dargestellt werden.

Transfusionsvorbereitung und -durchführung

Blut und Blutbestandteile (z. B. Erythrozytenkonzentrat EK, Thrombozytenkonzentrat TK, Fresh Frozen Plasma FFP, Fibrinogen, Prothrombinkomplex PPSB u. a.) sind *verschreibungspflichtige* Arzneimittel. Deshalb fallen die Durchführung und Überwachung einer Transfusion immer in die Verantwortung eines Arztes. Vor der Transfusion sind die allgemeinen Regeln der ärztlichen Aufklärung zu beachten. Präoperativ ist, wenn es sich um *elektive* Eingriffe handelt, außerdem die Möglichkeit einer autologen Transfusion zu prüfen. Hierüber ist der Patient ebenfalls zu informieren und zu beraten. Die Maßnahmen, die vor einer Transfusion ergriffen werden müssen, richten sich nach einem festen Schema (▸ Abb. 9.82).

Hauptinhalte der Transfusionsrichtlinien

- Blutspende inkl. Untersuchung auf Spendetauglichkeit
- blutgruppenserologische Untersuchung
- Herstellung und Lagerung von Blutkomponenten
- Transfusion von Blut und Blutbestandteilen
- Maßnahmen bei transfusionsbedingten Nebenwirkungen
- Eigenblutspende und Eigenbluttransfusion
- Anti-D-Prophylaxe bei Rh-negativen Schwangeren

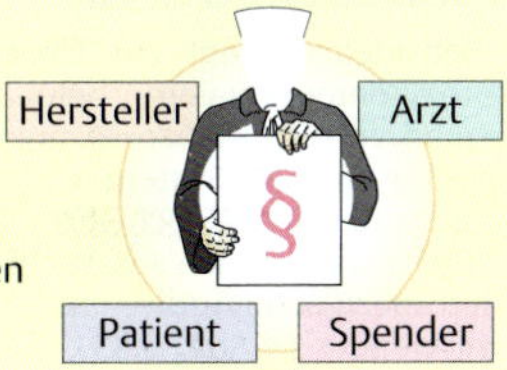

Abb. 9.81 Hämotherapie – Rechtsgrundlage.

- Entnahme einer Blutprobe („Nativblut") beim Empfänger
- blutgruppenserologische Untersuchung:
  - Bestimmung der AB0-Merkmale
  - Bestimmung des Rhesusfaktors
  - Durchführung eines Antikörpersuchtests (zum Auffinden sog. irregulärer Antikörper)
  - serologische Verträglichkeitsprobe („Kreuzprobe"): Empfängerserum + Spendererythrozyten
- Prüfung der Identität von Empfänger, Blutprobe und Konserven (auch im Notfall):
  - Vergleich der Blutgruppe des Empfängers (Originalbefund) mit der Blutgruppenbeschriftung auf der zu transfundierenden Konserve
  - abschließende Identitätssicherung: Vergleich der Patientendaten mit den Konservendaten und dem Ergebnis des AB0-Bedsidetests

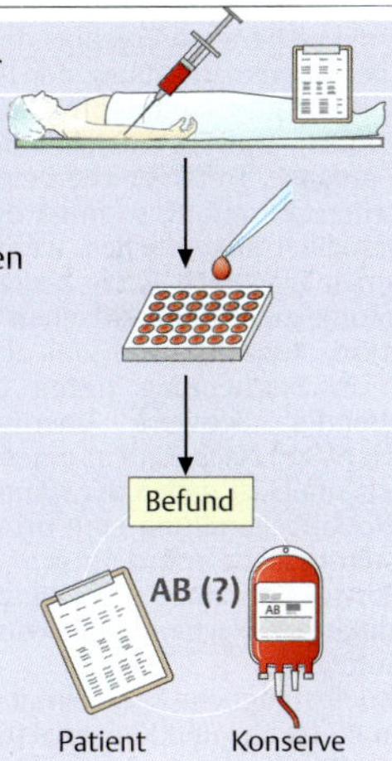

Abb. 9.82 Ablauf einer Transfusion eines Erythrozytenkonzentrats (EK) Konserve.

ABO-Bedsidetest bei EK-Gabe

Der Bedsidetest dient zur Überprüfung von Erythrozytenmerkmalen beim Empfänger. Zwingend vorgeschrieben ist nur die **Empfängertestung im ABO-System,** um so Verwechslungen und damit schwere hämolytische Transfusionsreaktionen auszuschließen. Hierzu werden spezifische Anti-A- und Anti-B-Testseren verwendet (► Abb. 9.83). Darüber hinaus kann der Rhesusfaktor (nur das Merkmal D) mit Anti-D-Serum überprüft werden.

Einleitung einer Transfusion

Bei entsprechendem Ergebnis des Bedsidetests und bei Übereinstimmung der Patienten- und Konservendaten kann die Transfusion eingeleitet werden. Dies ist ausschließlich eine ärztliche Aufgabe. Treten Zeichen einer Unverträglichkeitsreaktion auf, so muss die Transfusion unverzüglich abgebrochen werden. Bei einer Allgemeinanästhesie ist zu bedenken, dass die Symptome einer **hämolytischen Transfusionsreaktion** zunächst nur in abgeschwächter Form in Erscheinung treten und erst mit wachsender Schwere deutlicher werden (► Abb. 9.84). Nach Eintritt eines Transfusionszwischenfalls ist neben der symptomorientierten Notfallbehandlung eine dringliche Abklärung der Ursache erforderlich:

- sofortige Entnahme einer Blutprobe beim Empfänger (Nachweis oder Ausschluss einer Hämolyse),
- schnellstmögliche Kontrolluntersuchung von Blutprobe und Konserve in der zuständigen Blutbank.

Eine Transfusionsreaktion ist meldepflichtig und muss umgehend dem Transfusionsbeauftragten der Abteilung mitgeteilt werden, um das vorgeschriebene Vorgehen und die entsprechende Dokumentation zu überwachen.

Die wichtigen Reaktionstypen sind:

1. **ATR:** Allergische oder anaphylaktische Reaktionen (Schweregrad I–IV).
2. **FNHTR:** Febrile, nicht-hämolytische Transfusionsreaktionen.
3. **Pulmonale/Kardiale Ereignisse:** kardiale Volumenüberlastung mit Lungenödem (transfusion associated circulatory overload; TACO) sowie die seltene, aber schwere immunologische Lungenschädigung (transfusion-related acute lung injury; TRALI).

Hämovigilanz

Hämovigilanz ist das systematische Überwachungs- und Meldesystem für die gesamte Transfusionskette und ein wichtiges Instrument der Patientensicherheit. Transfusionsreaktionen sind insgesamt selten. Während **schwerwiegende unerwünschte Reaktionen (SAR)** nur bei etwa **1 von 10 000–20 000** Transfusionen auftreten, kommen milde Verläufe (allergisch/febril) deutlich häufiger vor (0,5–1 %).

Ursachen und Fehlerquellen bei Transfusionen

Der Großteil schwerer Zwischenfälle in Folge von ABO-inkompatibler EK Fehltransfusion basiert auf **Human Factors**, während technische Defekte kaum eine Rolle spielen.

Zentral dabei sind Verwechslungen von Patient oder Konserve, mangelhafte Identitätskontrolle am Bett sowie Kommunikations- und Dokumentationsdefizite.

Typische Durchführungsfehler sind:

- Falscher Patient, falsche Blutgruppe oder Komponente.
- fehlende/unzureichende Kreuzprobe.
- zu hohe Transfusionsgeschwindigkeit.
- Mißachtung von Kontraindikationen (z. B. Herzinsuffizienz → TACO).
- mangelnde Hygiene oder unzureichende Überwachung.

Notfalltransfusion von EK

In akut lebensbedrohlichen Situationen gelten Sonderregeln. Hier ist der behandelnde Arzt zur Abwendung der Lebensgefahr berechtigt, eine Erythrozytentransfusion ohne vorherige Kreuzprobe durchzuführen. Dabei bestehen zwei Verfahrensmöglichkeiten:

- Ist die **Blutgruppe des Empfängers unbekannt,** so können zur Erstversorgung bis zum Eintreffen des Blutgruppenbefunds (plasma- und damit hämolysinfreie) Rhesus-negative und Kell-negative Erythrozytenkonzentrate der Blutgruppe 0 transfundiert werden. Eine Kreuzprobe muss dem Patienten in jedem Fall vor einer Notfalltransfusion entnommen werden, um weitergehende transfusionsmedizinische Untersuchungen im Verlauf durchführen zu können.
- Ist die **Blutgruppe des Empfängers bekannt,** so dürfen kompatible Erythrozytenkonzentrate ohne Abwarten des Ergebnisses der Kreuzprobe transfundiert werden: **„ungekreuzte Konserven“.** Ein Bedsidetest muss immer durchgeführt werden.

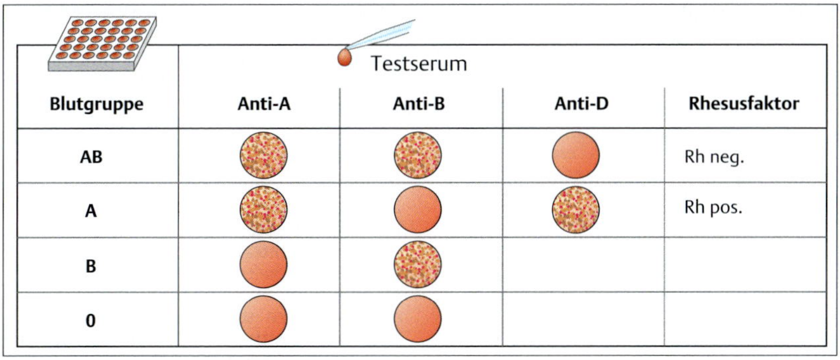

Abb. 9.83 Ergebnisse des Bedsidetests.

Allgemeine Symptome	Symptome bei zunehmendem Schweregrad
• Kreuz- und Lendenschmerzen • Übelkeit/Erbrechen • Hitzegefühl • Juckreiz • kalter Schweiß • Blässe • Schüttelfrost • Engegefühl im Brustkorb mit Atemnot	• urtikarielle Exantheme • Bronchospasmus • Tachykardie • arterielle Hypotonie • Schocksymptome • akutes Nierenversagen • hämorrhagische Diathese (Verbrauchs-koagulopathie)

Abb. 9.84 Hämolytische Transfusionsreaktion.

Blutkomponenten

Schon länger werden keine Vollblutkonserven mehr transfundiert, sondern nur noch einzelne Blutkomponenten. Hierzu werden die zellulären und plasmatischen Blutbestandteile nach der Blutspende durch Zentrifugierung voneinander getrennt. Dies ermöglicht die Herstellung von Erythrozyten-, Thrombozyten-, Leukozyten- und Plasmakonserven (▶ Abb. 9.85). Mit biochemischen Methoden können außerdem Eiweiße fraktioniert werden (Albumin, Gerinnungsfaktoren, Immunglobuline etc.), sodass sich „gepooltes" Plasma (meist aus 1000 Einzelspenden bestehend) auch zu angereicherten Präparaten (Konzentrate) verarbeiten lässt.

Erythrozytenpräparation

Ein Erythrozytenkonzentrat enthält dieselbe Menge an roten Blutkörperchen wie Vollblut, jedoch deutlich weniger Plasmabestandteile und mittlerweile kaum noch Leukozyten. Bei der Zentrifugierung wird zwar der sog. Buffy-coat (Sedimentationsschicht zwischen Erythrozyten und Plasma, bestehend aus Leukozyten, Thrombozyten und Zelltrümmern) entfernt, der Restanteil an Leukozyten ist dann aber immer noch erheblich. Da Leukozyten beim Empfänger eine HLA-Sensibilisierung und die Bildung von leukozytären Antikörpern (→ febrile Transfusionsreaktionen) auslösen können, müssen sie inzwischen soweit wie möglich eliminiert werden, z. B. durch spezielle Filtrierung („Leukozytendepletion").

Das Erythrozytenkonzentrat wird klassisch aus *einer* humanen Blutspende (Ausgangsvolumen 450±45 ml) hergestellt. Nach Separierung des (thrombozytenreichen) Plasmaanteils (→ Aufbereitung z. B. als FFP; s. u.), einschließlich des größten Teils einer Stabilisatorlösung (CPDA1 [Citrat, Phosphat, Dextrose, Adenin] oder ACD [Acidum citricum, Dextrose]), werden die Erythrozyten in unterschiedlicher *Additivlösung* (z. B. SAG-M, PAGGS-M, ADSOL) resuspendiert. Stabilisatorlösungen dienen primär der Gerinnungshemmung (Plasma), Additivlösungen sollen den Erythrozytenstoffwechsel mit Substraten unterstützen. Dennoch fallen mit zunehmender Lagerungsdauer der pH-Wert und der 2,3-Diphosphoglycerat-(DPG-)Gehalt in den Erythrozyten ab. Hierdurch nimmt deren O_2-Affinität zu, sodass die O_2-Abgabe an das Gewebe erschwert wird („Valtis-Kennedy-Effekt"). Allerdings kann 2,3-DPG nach der Transfusion schnell (innerhalb von 6–12 Stunden) resynthetisiert werden. Die Haltbarkeit eines solchen **Standard-Erythrozytenkonzentrats** beträgt je nach verwendetem Additiv zwischen 42 und 49 Tage bei sachgemäßer Lagerung im erschütterungsfreien Kühlschrank und einer Temperatur von + 4 ± 2 °C. Nach dieser Zeit ist der Anteil der Erythrozyten, die auch noch 24 Stunden nach der Transfusion funktionsfähig sind, auf ca. 75 % der Ausgangsmenge abgesunken. Die mittlere Überlebenszeit dieser Erythrozyten beträgt ca. 60 Tage. Für begrenzte Indikationen (▶ Abb. 9.86) werden die Erythrozyten mehrmals mit NaCl 0,9 % gewaschen, wodurch sämtliche Plasmaproteine entfernt werden. **Gewaschene Konzentrate** haben allerdings nur eine kurze Haltbarkeit (6 Stunden bei Raumtemperatur).

Erythrozyten sollen in der Routineversorgung **AB0-identisch** und möglichst auch **Rh-untergruppengleich** transfundiert werden. Eine nur Rh-kompatible Transfusion führt nämlich unweigerlich zu einer Sensibilisierung und damit zur Bildung „irregulärer" Rh-Antikörper, mit der Folge, dass dann nur noch Rh-identisch transfundiert werden darf. Rh-negative Frauen im gebärfähigen Alter dürfen außer in extremen Notfällen keine Rh-positiven Erythrozyten (Merkmal D) erhalten. In Notfällen oder bei Versorgungsengpässen kann AB0-kompatibel transfundiert werden (▶ Abb. 9.89). Voraussetzung ist allerdings, dass durch Waschen der Erythrozyten die Isoagglutinine (natürliche Antikörper) weitestgehend entfernt werden.

Gefrorenes Frischplasma

Das dem Spender entnommene Plasma wird sofort tiefgefroren („fresh frozen plasma", FFP) und anschließend bei ca. –30 °C gelagert. Dadurch hat es eine Haltbarkeit von 12 Monaten. Nach dieser Zeit beträgt die Konzentration der Gerinnungsfaktoren und Inhibitoren im aufgetauten Präparat noch mindestens 70 % der ursprünglichen Werte, wobei die Aktivität allerdings nach dem Auftauen schnell abnimmt. Um das Risiko einer Virusübertragung zu reduzieren, wird FFP während der ersten 6 Monate „quarantänegelagert" (sog. Q-Plasma) und erst dann freigegeben, wenn sich bei einer Nachuntersuchung des Spenders keine klinischen und serologischen Hinweise auf eine Infektion, insbesondere mit Hepatitis- und HI-Viren, finden.

FFP soll nicht in einem starren Verhältnis zu Erythrozytenkonzentraten, sondern in Abhängigkeit von der (angestrebten) Gerinnungsaktivität transfundiert werden. Bei gegebener Indikation sollten zügig **mindestens 10–15 ml/kg KG** verabreicht werden.

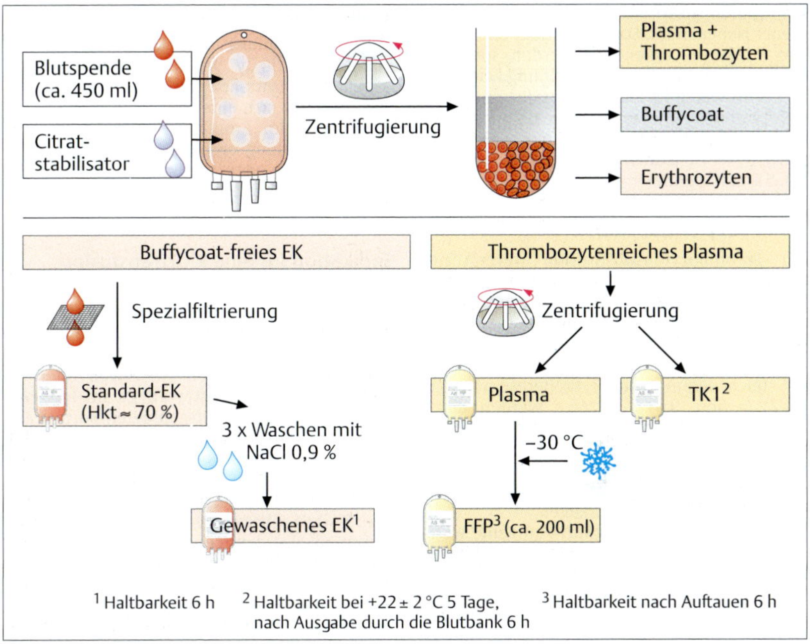

Abb. 9.85 Herstellung von Blutkomponenten.

Leukozytendepletiertes Standard-Erythrozytenkonzentrat
- akute und chronische substitutionsbedürftige Anämie

Gewaschenes Erythrozytenkonzentrat
- Plasmaproteinunverträglichkeit
- autoimmunhämolytische Anämie
- paroxysmale nächtliche Hämoglobinurie
- kongenitaler IgA-Mangel

Gefrorenes Frischplasma („fresh frozen plasma")
- Verdünnungskoagulopathie bei Massivtransfusion
- drohende oder manifeste Blutung bei komplexen Gerinnungsstörungen (Verbrauchskoagulopathie, Synthesestörungen)
- Plasmaaustausch und Plasmapherese
- Substitution von Faktor V und XI (keine Konzentrate verfügbar)
- Kontraindikationen:
  - absolut: Antikörper gegen IgA (dann b. Bed. Faktorenkonzentrate)
  - relativ: kongenitaler IgA-Mangel

Abb. 9.86 Indikationen für verschiedene Blutkomponenten.

Die Albuminsubstitution ist dabei ein willkommener Nebeneffekt. Da Blutspender auf irreguläre Antikörper untersucht werden, spielt das Rh-System für die Plasmazuordnung keine Rolle. Ebensowenig ist eine Kreuzprobe nötig. Antikörperfreies AB-Plasma kann demnach universell, d. h. bei jeder Blutgruppe, verwendet werden; es ist jedoch nur begrenzt verfügbar (ca. 5 % der Spender).

Thrombozytenpräparation

Zur Thrombozytensubstitution werden nur noch leukozytendepletierte Thrombozytenkonzentrate eingesetzt. Es handelt sich entweder um gepoolte Konzentrate (bestehend aus 4–6 blutgruppengleichen Einzelkonzentraten aus jeweils einer 450-ml-Blutspende) oder um hochangereicherte Zytapheresepräparate (TKZ) (▶ Abb. 9.87). Letztere werden durch Zellseparation von einem Spender gewonnen und enthalten im Vergleich zum Einzelkonzentrat (TK1) die 4–6-fache Menge an Thrombozyten. Sie sind unter hämatologisch-immunologischen Aspekten zu bevorzugen.

Thrombozyten tragen ABH-Antigene, wenn auch nur in schwacher Ausprägung, hingegen keine Rh-Antigene. Sie sollten deshalb **AB0-blutgruppenidentisch** oder zumindest -kompatibel transfundiert werden. Bei Rh-negativen Frauen im gebärfähigen Alter und bei Kindern sollten wegen der Gefahr einer Alloimmunisierung durch den Restbestand an Erythrozyten außer bei Lebensgefahr keine Rh-positiven Thrombozytenpräparate verwendet werden. Außerdem befinden sich HLA-Klasse-I-Antigene auf Thrombozyten, sodass es sich insbesondere bei chronisch erforderlicher Substitution oder bei Organtransplantationen empfiehlt, HLA-verträgliche Präparate nach entsprechender Typisierung zu benutzen. Die kritische Schwelle für eine Blutungsgefährdung aufgrund eines Thrombozytenmangels wird in der Literatur unterschiedlich beurteilt. Die Angaben reichen von 30 000–90 000/μl. Patienten mit einer Thrombozytenzahl von 10 000–30 000/μl sollen im Alltag vor Spontanblutungen weitestgehend geschützt sein, wenn nicht auch eine Thrombozytopathie besteht. Während der **perioperativen Phase** (bis mindestens zum 4. postoperativen Tag) sollten in Abhängigkeit von der Größe des Eingriffs **Thrombozytenzahlen** von **≥ 50 000/μl** (bei Patienten mit schwerem Schädel-Hirn-Trauma oder nach intrakraniellen Eingriffen ≥ 90 000/μl) als Zielwerte angesehen werden (▶ Abb. 9.88). Bei gleichzeitiger Thrombozytenfunktionsstörung (z. B. durch Urämie, Leberinsuffizienz, Medikamente) sind individuell höhere Werte anzustreben.

Radioaktive Bestrahlung

Durch Bestrahlung von Blutprodukten mit mindestens 30 Gy werden die immunkompetenten T-Lymphozyten proliferationsunfähig, wodurch sich eine sog. Graft-versus-Host-Reaktion beim Empfänger verhindern lässt. Eine Bestrahlung empfiehlt sich bei Immunsupprimierten oder Immundefizienten, bei Patienten mit malignen Tumoren sowie bei Neugeborenen und Säuglingen.

Indikation für eine Bluttransfusion

Bei jedem Blutverlust hat zunächst der Volumenersatz zur Sicherstellung der **Normovolämie** die höchste Priorität (Kap. 9.4). Was die Erythrozytensubstitution angeht, so muss unterschieden werden, ob ein akuter oder ein chronischer Blutverlust vorliegt. Im letzteren Fall können bei voll ausgeprägten körpereigenen Adaptationsmechanismen die Grenzwerte für eine Bluttransfusion niedriger angesetzt werden. In jedem Fall jedoch muss sichergestellt sein, dass die Vorteile einer Transfusion die Risiken überwiegen. Blutverluste ziehen aufgrund des kompensatorischen Einstroms von interstitieller Flüssigkeit eine zunehmende *Blutverdünnung* nach sich. Die Verzögerung beträgt dabei mehrere Stunden. Laborparameter wie die Hb-Konzentration können somit in der Akutphase ausgesprochen irreführend „normal“ sein. Die Indikation für einen Erythrozytenersatz besteht erst, wenn die **O_2-Transportkapazität des Bluts** (DO_2) in kritische Bereiche abgefallen ist ($DO_2 = HZV \times CaO_2$; Normalwert in Ruhe ungefähr 1000 ml/min, kritischer Bereich bei 400 ml/min). Das bedeutet, dass der Verlust von Sauerstoffträgern nicht mehr durch einen weiteren Anstieg des Herzzeitvolumens ausgeglichen werden kann (z. B. anhaltender Abfall der zentralvenösen O_2-Sättigung auf unter 70 %; Kap. 9.1). Bei einer Bluttransfusion handelt es sich also immer um eine „Einzelfallentscheidung“. Allgemein verbindliche Grenzwerte lassen sich folglich nicht aufstellen, zur groben Orientierung können aber gewisse Anhaltswerte gegeben werden (▶ Abb. 9.90). Sie gelten allerdings nur unter bestimmten Voraussetzungen, von denen Folgende am wichtigsten sind: strikte Normovolämie, ungestörte pulmonale O_2-Aufnahme bzw. adäquate Oxygenierung und keine Erkrankungen, die die kompensatorische HZV-Steigerung behindern.

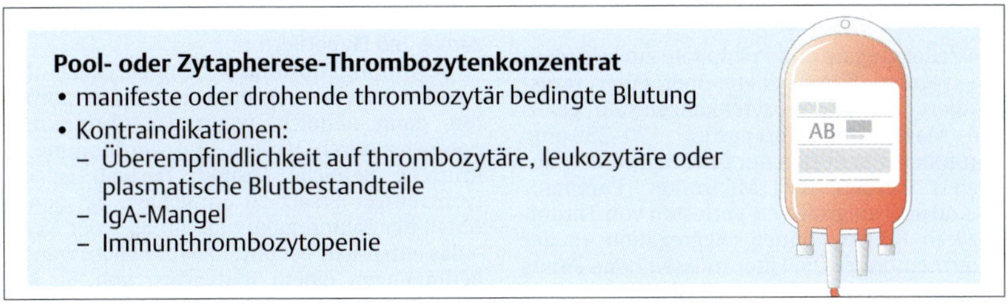

Abb. 9.87 Anwendung der Thrombozytensubstitution.

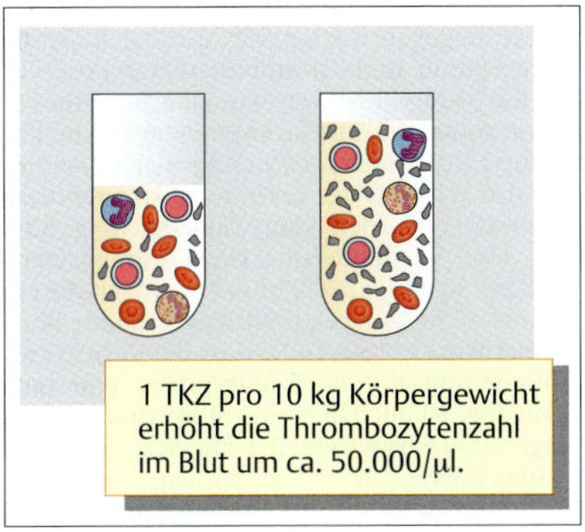

Abb. 9.88 Faustregel zur Thrombozytensubstitution.

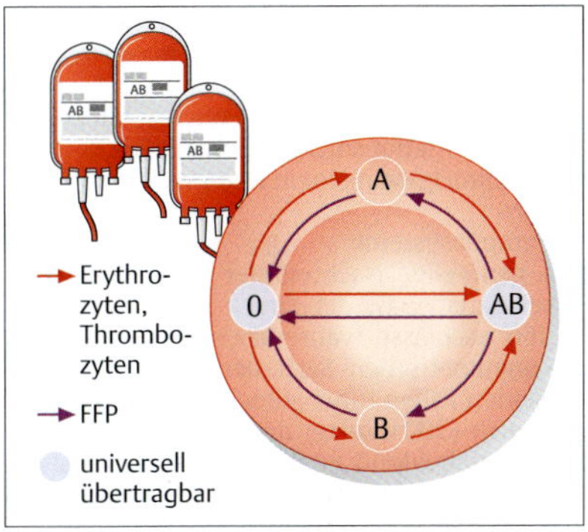

Abb. 9.89 Kompatible Transfusion.

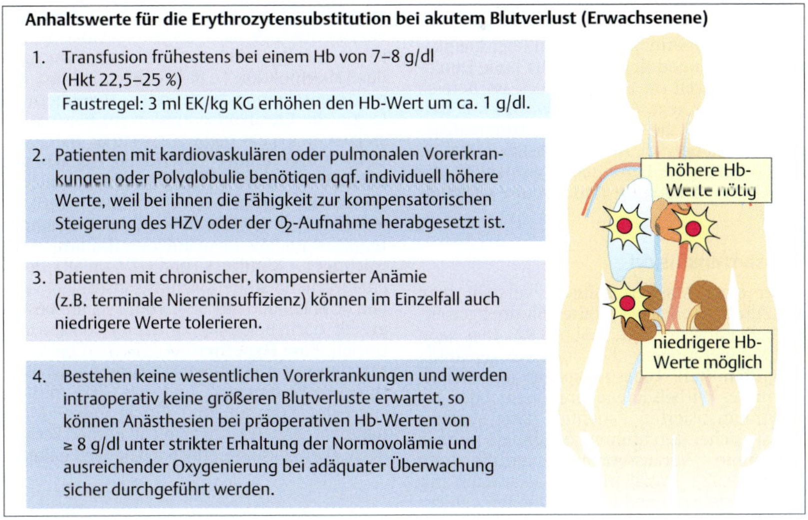

Abb. 9.90 Indikationen für eine Bluttransfusion.

Praxis der Transfusion

Um Zellaggregate und Präzipitate zurückzuhalten, werden Blutprodukte über Filter transfundiert. Für Erythrozytenkonzentrate genügen **Makrofilter** (Porengröße 170–230 µm). Thrombozyten dürfen nur über Makrofilter appliziert werden, weil Mikrofilter (Porengröße ≤ 40 µm) zu größeren Verlusten von Thrombozyten führen können (Aggregation an der Filtermembran). Die Filter müssen hohe Flüsse zulassen, um auch den Anforderungen einer Massivtransfusion gerecht zu werden. Für die **schnelle Transfusion** (oder auch Infusion) stehen folgende Methoden zur Verfügung:

- einfache pneumatische Manschetten, die manuell aufgepumpt werden (max. Druck 300 mmHg) (▶ Abb. 9.91)
- apparativ-pneumatische Systeme, bei denen der Insufflationsdruck (ebenfalls max. 300 mmHg) von einem Kompressor erzeugt wird
- Pumpensysteme

Ein genereller Nachteil der einfachen Manschetten ist, dass der Druck unter der Transfusion nachlässt, während er bei den apparativ-pneumatischen Systemen konstant bleibt. In beiden Fällen führt jedoch der eng begrenzte Druck (300 mmHg) dazu, dass die Zufuhrrate entscheidend vom Durchflusswiderstand abhängt, d. h. in erster Linie vom Venen- und Kanülendurchmesser sowie von der Viskosität der applizierten Flüssigkeit. Erythrozytenkonzentrate sollten deshalb zur Verbesserung der Fließeigenschaften vorher mit isotoner Kochsalzlösung aufgeschwemmt werden. Das ist bei Verwendung von Pumpensystemen nicht erforderlich. Sie ermöglichen auch über kleinkalibrige Venen und Kanülen relativ hohe Durchflussraten, weil ihr Abschaltdruck im Bereich mehrerer bar liegt. Allerdings wächst mit steigendem Druck die Gefahr der Bluttraumatisierung (→ Hämolyse). Als Hauptrisiko ist bei allen Systemen die **Luftembolie** zu nennen, die jedoch durch korrekte Handhabung vermeidbar ist.

Massivtransfusion

Unter einer Massivtransfusion versteht man die Zufuhr großer bis größter Blutmengen innerhalb kürzester Zeit (▶ Abb. 9.92). Dies kann bei Notoperationen, aber auch bei geplanten Eingriffen (z. B. Lebertransplantation, Gefäßchirurgie, Wirbelsäulenoperationen) oder bei polytraumatisierten Patienten nötig werden. Um sie sicher durchführen zu können, müssen bestimmte Voraussetzungen erfüllt sein (▶ Abb. 9.92). Trotzdem muss auch dann mit Nebenwirkungen und Komplikationen gerechnet werden: Gerinnungsstörungen, Hyperkaliämie, Citratüberladung, ionisierte Hypokalzämie und Hypothermie.

Gerinnungsstörungen können auch bei Ausbleiben einer Verbrauchsreaktion auftreten, dann nämlich, wenn das Gerinnungspotenzial durch Verlust und Verdünnung in kritische Bereiche absinkt. Deshalb ist ein rechtzeitiger Ersatz zu empfehlen. Bei einem Abfall der Faktorenaktivität auf 35 % der Norm – das entspricht bei physiologischen Ausgangsbedingungen einem Blutverlust von ca. 80–90 % – wird die Qualität der Hämostase grenzwertig (▶ Abb. 9.93). Hier sollte FFP in hämostatisch wirksamer Dosierung (≥ 10–15 ml/kg KG) zugeführt werden. Faktorenkonzentrate sollten dagegen nur gezielt, d. h. nach Gerinnungsbefund und Thrombelastographie (TEG, ROTEM), eingesetzt werden. Eine Blindsubstitution sollte auf Antithrombin oder solche klinischen Situationen beschränkt bleiben, in denen das Ergebnis der Gerinnungsanalyse nicht abgewartet werden kann (Einzelheiten: Kap. 9.7). Eine Verminderung der Thrombozytenzahl auf 30 000–50 000/µl – das entspricht bei normalen Ausgangsverhältnissen einem Blutverlust von ca. 130–140 % – ist bei ungestörter Plättchenfunktion noch tolerierbar. Spätestens dann aber ist auch hier eine Substitution zu erwägen (bei Erwachsenen 1 TKZ oder 4–6 TK1) (▶ Abb. 9.93).

Die Gefahr einer **Hyperkaliämie** besteht vor allem bei Transfusion älterer Erythrozytenkonzentrate in größerer Zahl, weil bei ihnen hämolysebedingt der Kaliumgehalt erhöht ist. **Citrat** wird in nennenswerter Menge nur mit FFP zugeführt (Stabilisatorlösung). Bei normaler Stoffwechsellage kann es jedoch rasch in der Leber metabolisiert werden. Erst Störungen der Leberfunktion (z. B. bei Leberzirrhose, hämorrhagischem Schock oder Hypothermie) lassen die Citratkonzentration im Plasma ansteigen. Das nicht mehr ausreichend metabolisierte Citrat bindet Ca^{2+}-Ionen, sodass sich dann eine **ionisierte Hypokalzämie** entwickelt (normales Gesamtkalzium; ▶ Tab. 16.10 u. ▶ Tab. 16.11). Hierdurch wird der Gefäßtonus reduziert und die Myokardkontraktilität beeinträchtigt (→ Blutdruck- und HZV-Abfall). Dementsprechend sollte Kalzium substituiert werden (z. B. Kalziumgluconat 10 % i. v.), am besten gezielt nach Bestimmung der Plasmakonzentration. Eine **Hypothermie** lässt sich bei einer Massivtransfusion durch Erwärmung der Erythrozytenkonzentrate und des FFP mithilfe spezieller Apparate und durch andere Maßnahmen (Kap. 9.8) zwar nicht immer verhindern, aber zumindest doch in Grenzen halten.

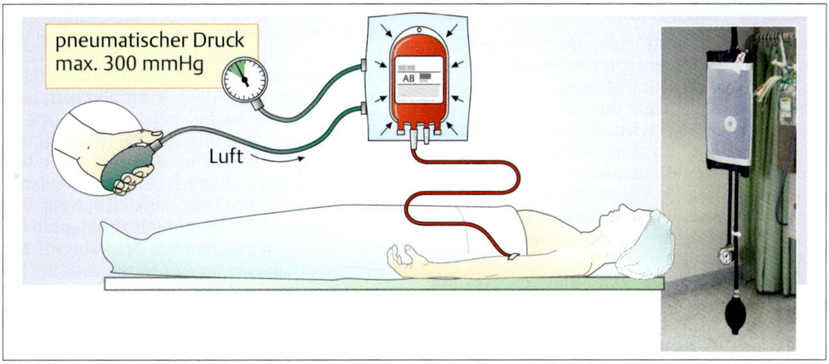

Abb. 9.91 Einfache Drucktransfusionsmanschette.

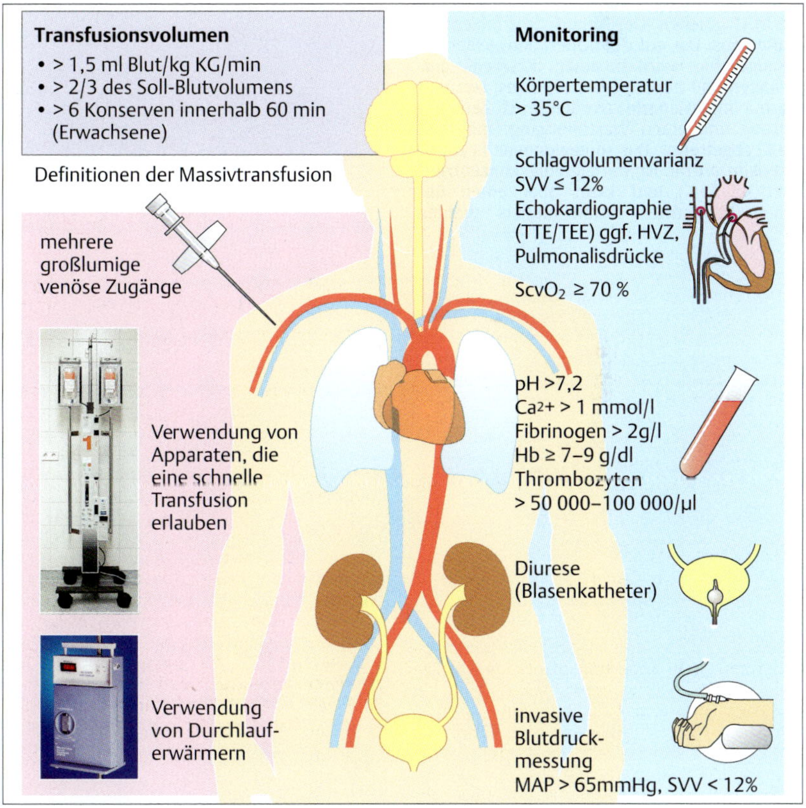

Abb. 9.92 Definitionen und Voraussetzungen für eine Massivtransfusion.

Autologe Transfusion

Eine Eigenblutübertragung lässt die meisten schwerwiegenden Risiken der Fremdblutübertragung, wie Virusinfektionen, immunologische Unverträglichkeit und Immunsuppression, vermeiden. Sie wird deshalb dort, wo es möglich ist, auch aus forensischer Sicht gefordert. Zu den fremdblutsparenden Maßnahmen gehören die maschinelle Autotransfusion und die präoperative Eigenblutspende.

Die **maschinelle Autotransfusion** (MAT) kann bei Patienten eingesetzt werden, die keine Kontamination des Operationsgebietes mit Bakterien oder malignen Zellen aufweisen. Durch eine γ-Bestrahlung des Retransfusats lassen sich maligne Zellen allerdings abtöten oder in ihrer Proliferationsfähigkeit irreversibel hemmen, was dann auch hier die Anwendung der MAT ermöglicht. Bei tumorfernen Eingriffen wird dagegen mehrheitlich auch ohne Bestrahlung keine Kontraindikation für die MAT gesehen. Der Ablauf sieht folgendermaßen aus: Das aus dem Operationsgebiet abgesaugte Blut wird in einem Reservoir aufgefangen und heparinisiert. Detritus, Fett und Plasma (inkl. Heparin) werden durch Zentrifugierung und einen Waschvorgang (mit NaCl 0,9 %) abgetrennt. Das so gewonnene Erythrozytenkonzentrat ist mittelgradig konzentriert (Hkt 45–55 %) und kann über einen üblichen Makrofilter retransfundiert werden (► Abb. 9.94). Um eine bakterielle Kontamination zu verhindern, ist die Verwendbarkeit nach den Richtlinien auf 6 Stunden begrenzt.

Eine **präoperative Eigenblutspende** sollte unter Beachtung der Kontraindikationen (► Abb. 9.95) vor blutreichen *elektiven* Operationen durchgeführt werden. Sie ist prinzipiell bei Patienten mit einem Körpergewicht von mindestens 30 kg möglich. Entsprechend der Haltbarkeit der Erythrozytenkonzentrate von z. B. höchstens 49 Tagen in PAGGS-Mannit-Lösung kann ca. 6 Wochen vor dem Eingriff mit den Blutentnahmen begonnen werden. Bei Erwachsenen können so bis zu 6 EK und 6 FFP gewonnen werden. Durch die wiederholte Blutentnahme wird eine intensive, anhaltende Blutneubildung im Knochenmark angeregt, was auch postoperativ von großem Vorteil ist.

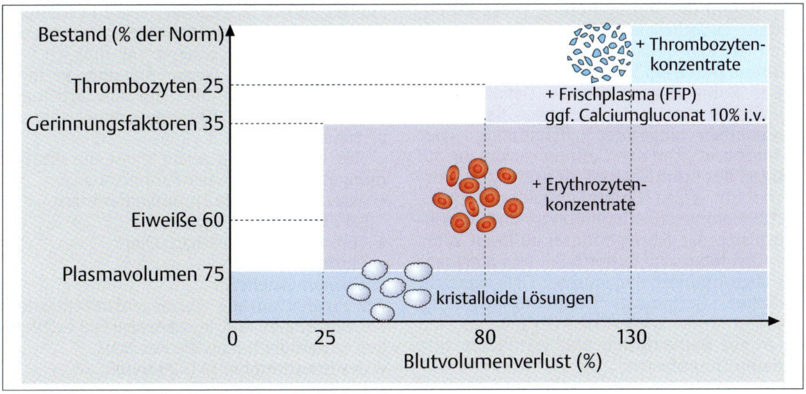

Abb. 9.93 Volumen- und Blutsubstitution bei massiven Blutverlusten.

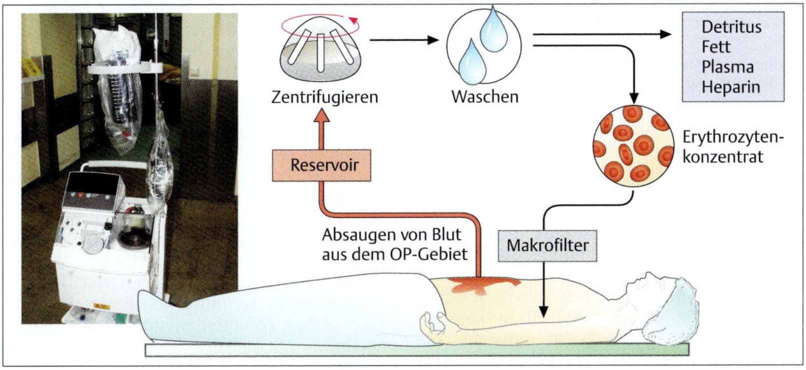

Abb. 9.94 Autotransfusionsgerät.

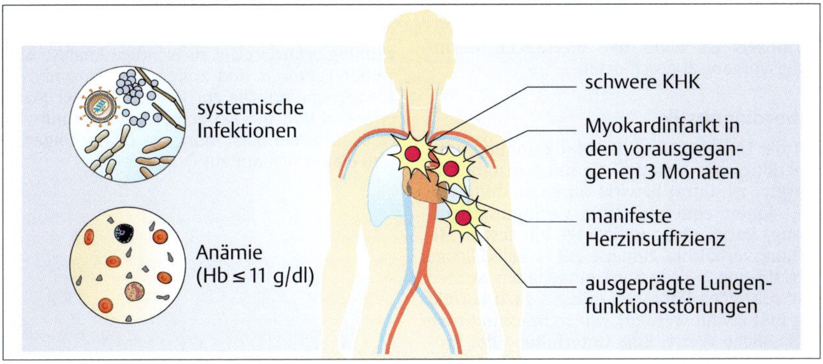

Abb. 9.95 Kontraindikationen für präoperative Eigenblutspende.

Das System der **Blutgerinnung** (Koagulation) umfasst endotheliale Faktoren, Thrombozyten (Blutplättchen) und plasmatische Gerinnungsfaktoren. Durch ein komplexes Zusammenspiel dieser Komponenten werden Gefäßläsionen abgedichtet und die notwendigen Reparaturmaßnahmen eingeleitet („Blutstillung" oder „Hämostase"). Um den Gerinnungsvorgang auf den Ort des Erfordernisses zu begrenzen, existieren für einige Gerinnungsfaktoren spezifische Hemmstoffe (Inhibitoren) und als Gegenspieler, der Fibringerinnsel auflösen kann, das **fibrinolytische System.** Ein fein aufeinander abgestimmtes, dynamisches Gleichgewicht zwischen Gerinnung, Gerinnungshemmung und Fibrinolyse schützt den Organismus zum einen vor Blutverlusten und verhindert zum anderen Thrombosen.

Grundlagen

Die Aktivierung des Gerinnungssystems verläuft *kaskadenartig* (▶ Abb. 9.96). Hierbei sind zwei unterschiedliche Startreaktionen möglich:

- über das intrinsische (= endogene) oder
- über das extrinsische (= exogene) System.

Das **intrinsische System** wird bei Endothelverletzungen durch Kontakt von Blut mit einer Fremdoberfläche (z. B. Kollagen, Mikrofibrillen, Kunststoffe) aktiviert (Faktor XII). Unterstützt wird dieser Vorgang von Phospholipiden (Plättchenfaktor 3) aus Thrombozyten, die schon primär in die Gefäßwandabdichtung mit einbezogen sind (Pfropfbildung durch Plättchenaggregation). Im **extrinsischen System** wird der Gerinnungsprozess durch Gewebethromboplastin (Gewebefaktor III) in Gang gesetzt. Gewebethromboplastin entsteht bei Schädigung oder Verletzung subendothelialer Strukturen. Die endogene und die exogene Vorphase münden gemeinsam in die Aktivierung von **Faktor X,** was die Bildung von Thrombin und schließlich von Fibrin auslöst. Mit der Entstehung eines stabilen Fibringerinnsels ist dann der eigentliche Gerinnungsvorgang abgeschlossen.

Labordiagnostik

Für die Untersuchung der Blutgerinnung wird eine Blutprobe benötigt, die mit Natriumcitrat versetzt ist. Citrat bewirkt durch Bindung von Ca^{2+}-Ionen eine reversible Gerinnungshemmung. Dabei muss unbedingt ein festes Mischungsverhältnis, zumeist 1:9 (1 Teil 3,8 %ige Citratlösung, 9 Teile Blut), eingehalten werden (die speziellen Röhrchen müssen dazu korrekt mit Blut gefüllt werden). Nur so bekommt man verlässliche Werte. Eine Unterfüllung der Probe mit Blut führt, ebenso wie eine Polyglobulie (ab Hkt > 60 %), fälschlicherweise zu verlängerten Gerinnungszeiten. Außerdem muss bei der Blutentnahme so schonend wie möglich vorgegangen werden (kurze Stauung, geringer Sog, dicklumige Kanüle), um eine artifizielle Gerinnungs- oder Fibrinolyseaktivierung zu verhindern.

Zur **Orientierung** reicht meist die Bestimmung folgender globaler Parameter aus:

- aktivierte partielle Thromboplastinzeit (aPTT)
- Thromboplastinzeit nach *Quick*
- Thrombinzeit (TZ)
- Thrombozytenzahl

ggf. ergänzt um die Fibrinogenkonzentration. Bei **Blutungen** und besonderen Fragestellungen ist darüber hinaus die Kenntnis

- der Antithrombin-(AT-)Aktivität,
- der Reptilasezeit (RZ),
- der Konzentration der D-Dimere und
- ggf. der Thrombozytenaggregation

nützlich. **Antithrombin** (früher: Antithrombin III) ist der wichtigste natürliche Gerinnungsinhibitor. Seine Wirkungen laufen spontan nur langsam ab, werden aber durch Heparin stark beschleunigt („Heparin-AT-Komplex"). Die **Reptilase** ist ein thrombinähnliches Enzym, das allerdings nicht von Heparin beeinflusst wird. Deshalb können mit der parallelen Bestimmung von RZ und TZ Heparineffekte von Hyperfibrino(geno)lysen unterschieden werden. Bei den **D-Dimeren** handelt es sich um plasmininduzierte Fibrinspaltprodukte (im Gegensatz zu Fibrinogenspaltprodukten). Sie sind eindeutige Zeichen einer Fibrinolyse. Werden erhöhte Plasmakonzentrationen von D-Dimeren gefunden, so muss neben der Plasmin- auch eine Thrombinbildung stattgefunden haben („sekundäre Hyperfibrinolyse") (▶ Abb. 9.97).

Mit den globalen Tests werden grob alle Faktoren außer Faktor XIII erfasst. **Faktor XIII** ist für die stabile Quervernetzung von Fibrin notwendig und muss ggf. separat bestimmt werden. Eine detaillierte Einschätzung der Gerinnung erfordert die aufwendige Analyse einzelner Faktoren und zudem der Thrombozytenaggregation. Die zur Beurteilung der Plättchenfunktion in vivo gemessene Blutungszeit (z. B. subaqual nach *Marx*) ist relativ ungenau und eignet sich nur zur Orientierung.

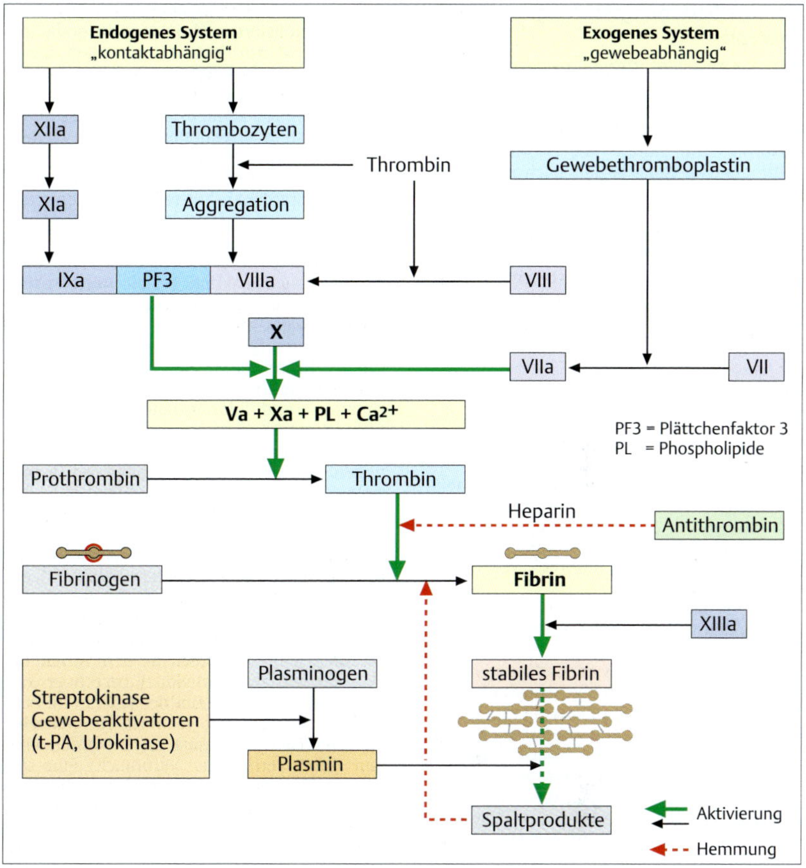

Abb. 9.96 Vereinfachter Ablauf der Gerinnungskaskade.

	Normalbereich	Erfassung
Part. Thromboplastinzeit (PTT)	35–40 sec	endogenes System: Faktor XII, XI, IX, VIII, X, V, II, I
Thromboplastinzeit nach Quick	70–120 %	exogenes System: Faktor VII, X, V, II, I
Thrombinzeit (TZ)	17–22 sec	Faktor I und Fibrinbildung
Reptilasezeit (RZ)	17–22 sec	wie TZ, aber heparinunabhängig
Thrombozytenzahl	150 000–400 000/µl	
Fibrinogen (Faktor I)	200–400 mg/dl	
Antithrombin	70–100 %	
D-Dimere	< 0,5 µg/ml	fibrinspezifische D-Spaltprodukte

Abb. 9.97 Normalwerte und Aussagekraft wichtiger Gerinnungstests.

Häufige Gerinnungsstörungen und ihre Therapie

Ein Ersatz von Gerinnungsfaktoren oder Thrombozyten ist wegen der damit verbundenen Risiken nur dann indiziert, wenn Hämostasestörungen bereits bestehen oder sicher zu erwarten sind. Sofern kein Notfall vorliegt, sollte ausschließlich gezielt nach Analyse des Gerinnungsablaufs und möglichst erst nach Ausschaltung der Ursache (z. B. chirurgische Blutstillung) substituiert werden. In einer akut lebensbedrohlichen Situation darf dagegen die Therapie nicht wegen ausstehender Labordaten, die zudem nie den aktuellen Stand widerspiegeln, verzögert werden (→ Blind- bzw. kalkulierte Substitution).

Akute Blutung

Zu den wichtigsten erworbenen Gerinnungsstörungen gehören diejenigen, die durch intraoperative oder posttraumatische Blutverluste entstehen. Hierbei können drei ineinandergreifende Pathomechanismen unterschieden werden:

- Mit dem Verlust an Blutvolumen geht auch Gerinnungspotenzial verloren („Verlustkoagulopathie").
- Ein gleichzeitiger Volumenersatz (z. B. mit Kolloiden) bewirkt eine Hämodilution („Verdünnungskoagulopathie").
- Bei nicht rechtzeitiger oder adäquater Therapie kommt es durch überschießende Gerinnungsaktivierung zu einem Verbrauch von Faktoren und Inhibitoren sowie von Thrombozyten („Verbrauchskoagulopathie").

Vor allem gilt es, eine Verbrauchskoagulopathie zu verhindern. Hierzu dient das **Stufenkonzept,** das bei der Massivtransfusion dargestellt wurde (Kap. 9.6). Im Mittelpunkt steht zunächst die Erhaltung oder Wiederherstellung des intravasalen Volumens und der O_2-Transportkapazität des Bluts, dann folgt die Zufuhr von Gerinnungsinhibitoren (Antithrombin) und -faktoren in Form von FFP, anschließend der Ersatz von Thrombozyten und zuletzt, falls noch nötig, eine gezielte Normalisierung des Inhibitor- und Faktorenpotenzials durch entsprechende Konzentrate.

Disseminierte intravasale Koagulation

Aus einer lokal begrenzten Aktivierung des Gerinnungssystems kann sich unter bestimmten Umständen eine disseminierte intravasale Koagulation entwickeln (▶ Abb. 9.98). Voraussetzung ist eine Erschöpfung des Inhibitorpotenzials. Das führt dazu, dass sich der Gerinnungsprozess ungebremst über den Ort der Verletzung hinaus ausdehnt und verselbständigt („Phase der Hyperkoagulabilität"). Die Folge einer generalisierten Fibrin- und Thrombenbildung sind Mikrozirkulationsstörungen, die zu einem hypoxisch-ischämisch bedingten Ausfall einzelner Organe bis hin zu einem Multiorganversagen führen können. Ist schließlich, unterstützt durch eine sekundäre (reaktive) Hyperfibrinolyse, das Gerinnungspotenzial verbraucht („Phase der Hypokoagulabilität"), dann drohen außerdem schwere Blutungskomplikationen.

Neben der Beseitigung der Ursache und einer kardiopulmonalen Stabilisierung muss die Verbrauchsreaktion gezielt unterbrochen werden. Dazu ist es nötig, als erstes den **AT-Plasmaspiegel** mithilfe von Konzentraten zu normalisieren (ggf. in Form einer Blindsubstitution). In der Phase der Hypokoagulabilität muss darüber hinaus mit **FFP** das gesamte Gerinnungs- und Inhibitorpotenzial angehoben werden. FFP enthält alle plasmatischen Gerinnungsfaktoren und -inhibitoren sowie Plasminogen und die Fibrinolyseinhibitoren in physiologischer Konzentration (Kap. 9.6). Erst dann dürfen **Gerinnungsfaktoren** in konzentrierter Form (PPSB [Prothrombinkomplex mit den Faktoren II, VII, IX und X], Fibrinogen, Faktor XIII) substituiert werden (▶ Abb. 9.99), die, vorher gegeben, wegen fehlender Inhibitoren die Verbrauchsreaktion unterhalten würden. Gleiches gilt für den Ersatz von **Thrombozyten.** Die Dosis sollte entsprechend dem Ausfall der Gerinnungsanalyse individuell berechnet werden (▶ Abb. 9.100). Bleibt der kalkulierte Plasmaspiegelanstieg aus, so muss ein weiterhin erhöhter Faktorenumsatz angenommen werden (durch Verlust oder Verbrauch). Eine spezifische Hemmung der Fibrinolyse, z. B. durch *Tranexamsäure* (Cyklokapron), ist bei einer sekundären Hyperfibrinolyse meist nicht erforderlich, da mit der Hemmung der Gerinnungsaktivität durch AT auch die Fibrinolyseaktivität nachlässt. Unter AT muss selbst bei extremer Überdosierung nicht mit einer Blutungsneigung gerechnet werden, es sei denn, dass in dieser Situation zusätzlich Heparin gegeben wird. Deshalb empfiehlt es sich, in der akuten Phase einer Verbrauchskoagulopathie grundsätzlich auf Heparin zu verzichten.

Gerinnungspräparate

Nebenwirkungen von Gerinnungspräparaten und die Dokumentation ihrer Anwendung sind ▶ Abb. 9.101 und ▶ Abb. 9.102 zu entnehmen.

- nahezu alle Formen des Schocks
- Einschwemmung thromboplastischen Materials bei
  - Erythrozytenzerstörung: hämolytische Syndrome
  - Gewebetraumatisierung: Polytrauma
  - Operationen: bes. an Prostata, Uterus, Pankreas, Lunge
  - akuten Organnekrosen: nekrotisierende Pankreatitis, Leberzerfall
  - Tumorzellnekrosen
  - geburtshilflichen Komplikationen: Fruchtwasserembolie
- Schädigung des Gefäßendothels mit Freilegung subendothelialer Strukturen
- Bakterienendotoxine: bes. gramnegative Septikämien
- Immunreaktionen: Antigen-Antikörper-Komplexe mit Komplementaktivierung

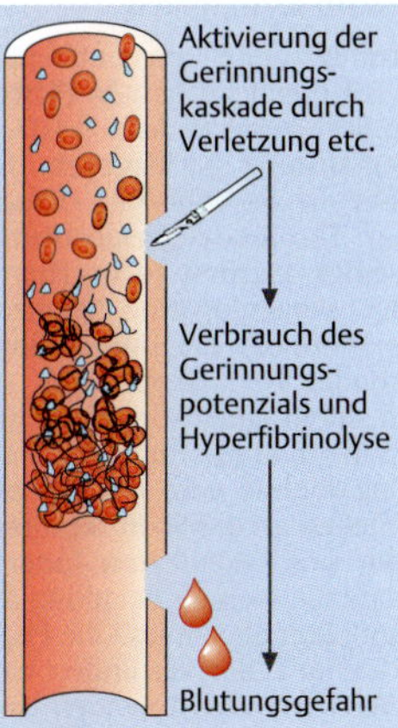

Abb. 9.98 Ursachen einer disseminierten intravasalen Koagulation.

Notabene: 1 Einheit (IE) eines Faktors oder Inhibitors pro kg KG erhöht dessen Aktivität im Plasma um 1–2 %.

1 IE eines Faktors oder Inhibitors entspricht derjenigen Aktivität, die auch in 1 ml eines Frischplasmapools enthalten ist. Das bedeutet, dass idealerweise mit jeder Einheit FFP jeweils ca. 200 IE Faktoren und Inhibitoren zugeführt werden.

Abb. 9.99 Faustregel zur Substitution von Gerinnungsfaktoren.

Erforderliche Fibrinogendosis (g) = erwünschter Anstieg (g/l) · Plasmavolumen (l)

Plasmavolumen (l) = kg KG · 0,04

Abb. 9.100 Berechnung der Fibrinogensubstitution und des Plasmavolumens.

- Übertragung von Viren
  - Risiko am höchsten bei FFP
  - bei Faktorenkonzentraten sehr unwahrscheinlich
- unerwünschte Gerinnungsaktivierung bei Überdosierung oder zu schneller Applikation von Faktorenkonzentraten (heute selten, weil viele Präparate Heparin und Antithrombin enthalten)
- vereinzelt allergische Reaktionen bis hin zum anaphylaktischen Schock

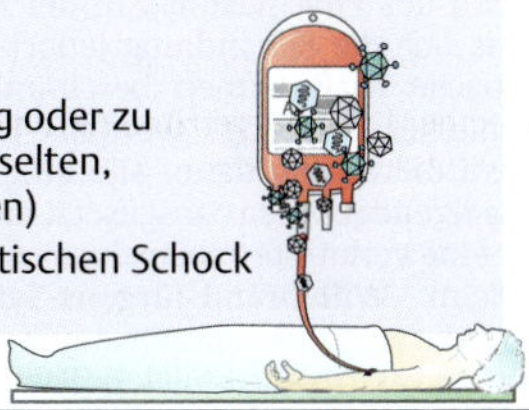

Abb. 9.101 Nebenwirkungen von Gerinnungspräparaten.

Thrombozytopenien

Thrombozytopenien entstehen überwiegend als Folge eines erhöhten Plättchenumsatzes in der Peripherie (▸ Abb. 9.103 links). Eine Bildungsstörung ist dagegen deutlich seltener. Außer in bedrohlichen Situationen soll vor einer Thrombozytensubstitution die Ursache beseitigt werden (z. B. Therapie einer Verbrauchskoagulopathie, Splenektomie bei Morbus Werlhof). Bei immunologisch bedingtem Thrombozytenmangel kann die Immunreaktion durch Glukokortikoide und hochdosierte Immunglobuline unterbrochen werden. Immunglobuline vom IgG-Typ binden mit ihren Fc-Stellen an die Fc-Rezeptoren von Thrombozyten und Monozyten (oder Makrophagen), sodass die weitere Beladung der Plättchen mit Immunkomplexen und die Phagozytose bereits beladener Zellen verhindert werden.

Bei Thrombozytopenien ist generell zu beachten, dass **Heparin** aufgrund der Verminderung des heparinantagonistisch wirkenden Plättchenfaktors 4 geringer inaktiviert wird. Außerdem kommt bei reduzierter Plättchenzahl die heparinvermittelte Hemmung der thrombininduzierten Thrombozytenaggregation stärker zum Tragen. Aus diesen Gründen muss die Heparindosis, besonders in der postoperativen Phase, der Thrombozytenzahl angepasst, d. h. bei einer Thrombozytopenie verringert werden.

Thrombozytopathien

Störungen der Thrombozytenaggregation sind selten angeboren, sondern meist erworben als Folge unterschiedlichster Grunderkrankungen oder einer Medikamentengabe (▸ Abb. 9.103 rechts). Der Verdacht sollte intraoperativ bei einer diffusen (kapillaren) Blutung geweckt werden, wenn Thrombozytenzahl und plasmatische Gerinnung normal ausfallen. Eine pathologisch verlängerte Blutungszeit erhärtet den Verdacht. Zur exakten Diagnostizierung müssen spezielle Aggregationstests durchgeführt werden, die aber intraoperativ zu zeitaufwendig sind. Ein dauerhafter Therapieerfolg lässt sich nur durch Beseitigung der Ursache erzielen (Sanierung der Grundkrankheit, Absetzen des Pharmakons). In der Akutsituation muss sich die Behandlung jedoch auf symptomatische Maßnahmen beschränken. Bei bedrohlicher Blutung werden Thrombozyten substituiert, die dann allerdings auch dem schädigenden Agens ausgesetzt sind und somit nur eine verkürzte Lebensdauer haben.

Beim **Willebrand-Jürgens-Syndrom** entsteht die Aggregationsstörung durch einen Defekt am Faktor-VIII-Molekül (Fehlen des „Ristocetinkofaktors“ [RCo]). Mit *Desmopressin* (DDAVP; Minirin), einem Vasopressinderivat, kann die Faktor-VIII-Aktivität kurzfristig auf etwa das Dreifache des Ausgangswertes gesteigert werden (Kurzinfusion von 0,4 µg/kg KG über ca. 30 Minuten). Nur bei schweren Defekten ist eine Behandlung mit *F-VIII:RCo-haltigen Präparaten* (z. B. Haemate) nötig. Die Gabe von Desmopressin ist als unspezifische Maßnahme oft auch bei anderen Thrombozytopathien erfolgreich.

Perioperative Hämostase

Für eine angemessene Blutstillung und um Blutungskomplikationen zu vermeiden, sollte die Gerinnungsaktivität in der perioperativen Phase bestimmte **Mindestwerte** nicht unterschreiten (▸ Abb. 9.104). Bei Patienten mit Gerinnungsdefekten (z. B. Hämophilie) müssen im Einzelfall in enger Abstimmung mit dem Gerinnungsphysiologen exakte perioperative Substitutionspläne aufgestellt und eingehalten werden. Ein besonderes Vorgehen ist auch bei Patienten erforderlich, die unter einer Dauertherapie mit **oralen Antikoagulanzien** vom Cumarin-Typ stehen. Wird bei ihnen ein operativer Eingriff nötig, so empfiehlt sich nach Prüfung der Indikation folgende Verfahrensweise:

- Wenn genügend Zeit bleibt, wird das Präparat abgesetzt, und man wartet die *Spontanerholung* des Quick-Werts auf über 50 % der Norm unter gleichzeitiger Low-Dose-Heparinisierung ab (ca. 1 Woche bei Phenprocoumon [Marcumar]).
- Eine Halbierung dieser Zeitspanne kann durch wiederholte Gabe von *Vitamin* K_1 (Konakion) erreicht werden: 2 × 10–20 mg/d p. o. (Wirkungseintritt frühestens nach 6–10 Stunden). Bei entsprechender Dringlichkeit kann Vitamin K_1 i. v. zugeführt werden: maximal 20 mg pro Einzeldosis (Wirkungseintritt nach ca. 3 Stunden).
- Eine gleichzeitige Gabe von *PPSB* (initial 1000–3000 IE, weitere Korrekturen ca. 6–8-stündlich nach Gerinnungsstatus) ist dem absoluten Notfall vorbehalten (z. B. Soforteingriff bei intrakranieller Blutung), weil die hierdurch ausgelöste abrupte Korrektur der Gerinnungsverhältnisse mit einer deutlich erhöhten Thromboemboliegefahr einhergeht.

Zum perioperativen Umgang mit *Thrombozytenaggregationshemmern*: Kap. 3.3.

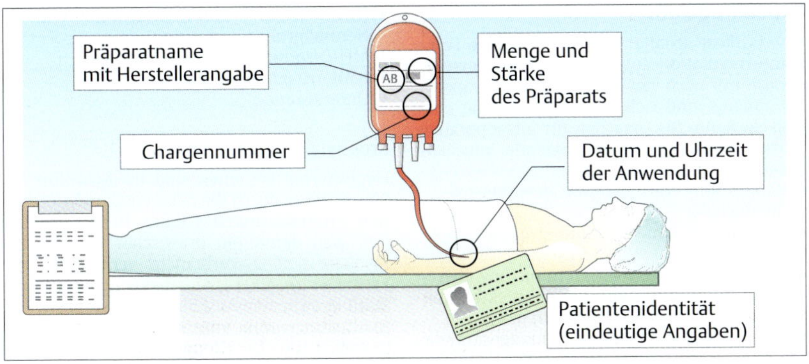

Abb. 9.102 Dokumentation der Anwendung von Gerinnungspräparaten.

Ursachen einer Thrombozytopenie

Umsatzsteigerung

- Verbrauchskoagulopathie
- Sepsis
- Splenomegalie
- Antikörperbildung
  - Morbus Werlhof (Autoantikörper)
  - post transfusionem, medikamentös-allergisch (z.B. Heparin), postinfektiös
- hämolytisch-urämisches Syndrom, thrombotisch-thrombozytopenische Purpura

Knochenmarkdepression

- primär (z.B. Leukämie)
- sekundär: medikamentös-toxisch

Ursachen einer Thrombozytopathie

Erworben

- Stoffwechselstörungen (Nieren-, Leberinsuffizienz)
- Sepsis
- pharmakogen
  - Acetylsalicylsäure
  - Antibiotika (Penicilline, Cephalosporine)

Angeboren

- Willebrand-Jürgens-Syndrom
- Bernard-Soulier-Syndrom

Abb. 9.103 Ursachen von Thrombozytopenie und Thrombozytopathie.

Perioperativ angestrebte Gerinnungswerte

- PTT und TZ normal, Fibrinogen > 100 md/dl, Quick > 50 %
- Thrombozyten
  - ≥ 50000/µl bis wenigstens zum 4. postoperativen Tag (cave: gleichzeitige Thrombozytopathie)
  - ≥ 90000/µl bei und besonders nach intrakraniellen Eingriffen sowie bei schwerem SHT
- Einzelfaktorenaktivität > 50 % bei großen Operationen bis zum Abschluss der Wundheilung

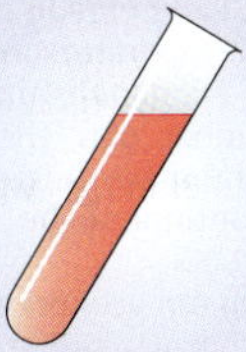

Abb. 9.104 Perioperative Hämostase.

Thermoregulation

Eine Narkose schaltet die physiologische Temperaturregulation aus, sodass die Körpertemperatur nur noch von der Umgebungstemperatur abhängt und sich eine **Hypothermie** entwickeln kann. Als Ursachen für intraoperative Wärmeverluste kommen folgende physikalische Mechanismen infrage:

- Konvektion (Wärmeabgabe an vorbeiströmende Luft)
- Radiation (Wärmeabstrahlung an die Umgebung)
- Evaporation (Flüssigkeitsverdunstung über dem Operationsgebiet; Hautdesinfektion mit kalten, alkoholischen Lösungen u. a.)
- Konduktion (Wärmeabgabe an Gegenstände, mit denen der Körper direkten Kontakt hat)

Besonders bei großen und langen Eingriffen mit ausgedehnten Wundflächen und erheblichen Volumenverschiebungen (z. B. Massivtransfusion) sowie generell bei Kindern in den ersten Lebensjahren (relativ größere Körperoberfläche) muss mit einer stärkeren Auskühlung gerechnet werden. Eine Hypothermie kann, abhängig von ihrer Ausprägung, die Homöostase deutlich beeinträchtigen (▶ Abb. 9.105). Am schwerwiegendsten sind dabei die kardiozirkulatorischen Veränderungen.

Eine **Hyperthermie** kommt perioperativ um einiges seltener vor. Sie kann Ausdruck

- eines Wärmestaus,
- einer reduzierten Schweißabgabe (z. B. Atropin bei Kleinkindern),
- pyrogenhaltiger Infusionen/Transfusionen,
- einer Sepsis oder
- einer thyreotoxischen Krise

sein. Die bedrohlichste Form ist eine durch bestimmte Pharmaka getriggerte hypermetabolische Entgleisung („maligne Hyperthermie" [MH]; Kap. 13.6).

Diagnose

Die Körperkerntemperatur wird am häufigsten mit einer *rektalen* oder einer *ösophagealen* Sonde gemessen. Bei Patienten, bei denen eine längere postoperative Intensivtherapie zu erwarten ist, kann eine in den *Blasenkatheter* integrierte Temperatursonde von Vorteil sein. Wird ein *Pulmonaliskatheter* verwendet, so lässt sich über den Thermistor die zentrale Bluttemperatur bestimmen.

Eine kontinuierliche Temperaturmessung ist indiziert bei

- Eingriffen mit größeren Volumenverschiebungen,
- langen Eingriffen (> 2–3 Stunden),
- Kindern im 1. Lebensjahr,
- kontrollierter Hypothermie (Kardio- und Neurochirurgie),
- MH-Disposition oder MH-Verdacht,
- hämorrhagischem Schock o. Ä. und
- Unterkühlung.

Prophylaxe und Therapie

Hypotherme Patienten sind im Anschluss an eine Narkose durch die dann wieder einsetzenden **Frierreaktionen** („Kältezittern") gefährdet, weil damit ein drastischer Anstieg des myokardialen O_2-Verbrauchs verbunden sein kann (bis zu 400 %). Aus diesem Grund empfiehlt es sich, eine Auskühlung durch geeignete Maßnahmen von vornherein zu verhindern (▶ Abb. 9.106). Die Körperkerntemperatur sollte vor Narkoseausleitung **über 36 °C** betragen (→ ggf. Wiedererwärmung); bei *kardiovaskulären Risikopatienten* sollte sogar Normaltemperatur erreicht sein.

Urinausscheidung

Eine adäquate Spontandiurese ist nicht nur Zeichen einer intakten Nierenfunktion, sondern auch eines suffizienten Kreislaufs. Bei größeren intraoperativen Volumenverschiebungen und bei langen Eingriffen (> 2–3 Stunden) wird daher die Urinausscheidung überwacht, wofür in der Regel ein *transurethraler Blasenkatheter* gelegt wird. Perioperativ wird ein **Harnzeitvolumen von ≥ 1 ml/kg/h** angestrebt. Um dies zu erreichen, müssen einige Voraussetzungen erfüllt sein (▶ Abb. 9.107). Grundsätzlich sollte **kein Dopamin** mehr zur Verbesserung der Nierenperfusion und Urinausscheidung eingesetzt werden. Entsprechenden Untersuchungen zufolge kann mit einer Dopaminprophylaxe ein akutes Nierenversagen nicht verhindert werden; im Einzelfall können aber bedrohliche Herzrhythmusstörungen auftreten. Auch die Anwendung von Schleifendiuretika wie **Furosemid** ist nicht sinnvoll. Furosemid beeinflusst nur die Wasserbilanz, verbessert jedoch nicht die Elimination harnpflichtiger Substanzen. Daher sollte die Indikation auf *Hyperhydratationszustände* beschränkt bleiben. Nur bei Patienten mit unklarer Nierenfunktion mag aus diagnostischen Gründen die Gabe einer Testdosis (10 mg i. v.) gerechtfertigt sein.

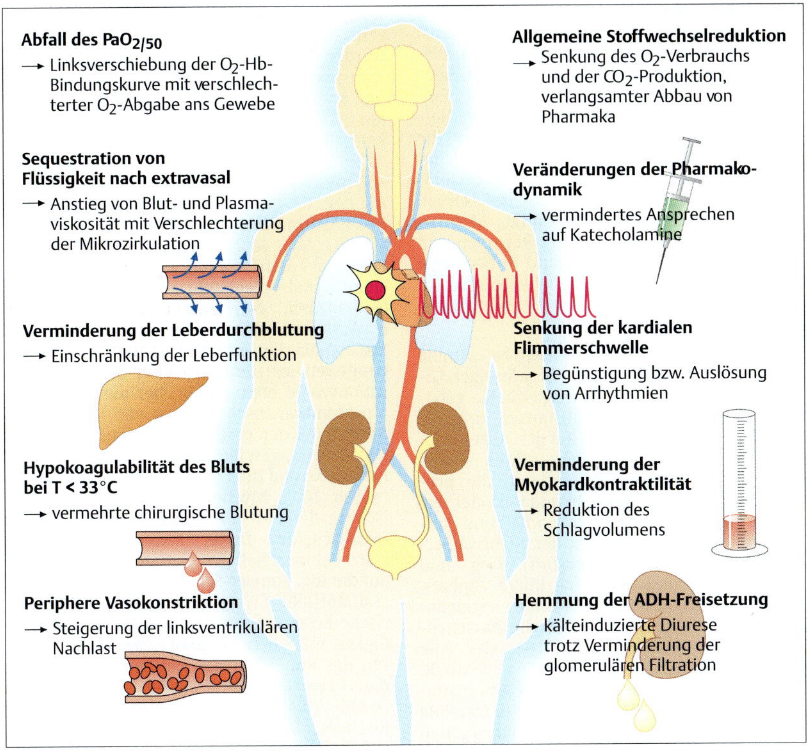

Abb. 9.105 Anästhesierelevante Auswirkungen einer Hypothermie.

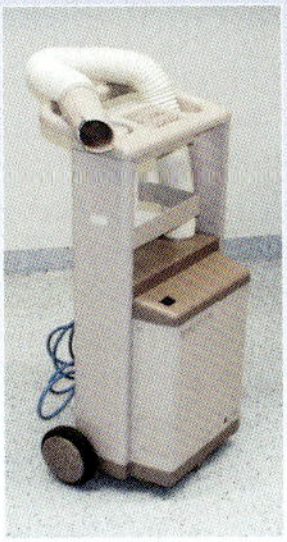

- Bedecken des Patienten mit Folie und Tüchern
- Benutzung eines Beatmungsfilters
- Low-Flow- oder Minimal-Flow-Beatmung
- konvektive Erwärmung (z.B. Heizmatte/-decke)
- apparative Erwärmung von Infusionen und Transfusionen
- Erhöhung der Umgebungstemperatur

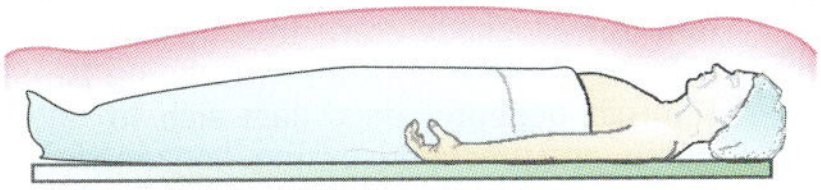

Abb. 9.106 Maßnahmen zur Verhinderung einer intraoperativen Auskühlung.

1. Urinvolumina (Definitionen)
   Polyurie: > 2500 ml/d
   Normurie: 900–1500 ml/d
   Oligurie: < 400 ml/d
   Anurie: < 100 ml/d
   komplette Anurie: kein Urin
2. Voraussetzungen für eine adäquate Spontandiurese
   - ausreichendes intravasales Volumen
   - ausreichendes HZV
   - ausreichender renaler Perfusionsdruck (MAP > 80 mmHg)
   - kein postrenales Abflusshindernis

Abb. 9.107 Urinausscheidung.

Lokalanästhetika (LA) sind Pharmaka, die bei topischer Anwendung eine reversible, regional begrenzte Blockade der neuralen Erregungsleitung ermöglichen. Wirkorte sind das Rückenmark und die Spinalganglien (z. B. Spinal-, Epiduralanästhesie), periphere Nerven oder Nervenbündel (z. B. Plexusanästhesie) oder die Nervenendigungen (z. B. Infiltrations-, Oberflächenanästhesie). Es können sämtliche Qualitäten im Innervationsgebiet gemischter Nerven ausgeschaltet werden (Sensibilität, Motorik, vegetative Funktionen). Andere Regionen und Funktionen des Organismus sind in der Regel nicht betroffen; das Bewusstsein bleibt erhalten.

Chemie

Lokalanästhetika sind aromatische Amine (▶ Abb. 10.1) und reagieren in wässriger Lösung überwiegend schwach basisch. Sie gehören zu den *amphiphilen* Substanzen, d. h., sie sind einerseits *lipophil*, was auf den ungesättigten aromatischen Ring zurückzuführen ist, und andererseits *hydrophil*, was durch die protonierbare Aminogruppe (sekundäres oder tertiäres Amin) bedingt ist („sekundär" und „tertiär" bezeichnen die Anzahl der Nichtwasserstoffsubstituenten am Stickstoff). Ring- und Aminogruppe sind über eine kurze aliphatische Zwischenkette (2–3 C-Atome) miteinander verbunden. Je nachdem, ob die Zwischenkette eine Esterbindung (-COO-) oder eine (Carbon-)Amidbindung (-NHCO-) enthält, spricht man von Aminoestern oder Aminoamiden (Säureamide). **Aminoester** sind instabile Verbindungen und werden rasch hydrolytisch gespalten, im Plasma unter anderem durch die Pseudocholinesterase. Dabei entsteht ein charakteristischer Metabolit, die *Paraaminobenzoesäure* (PAB). Sie ist für die möglichen allergischen Reaktionen verantwortlich. Ester-LA werden daher heute kaum noch verwendet. **Aminoamide** sind dagegen deutlich stabiler. Sie werden fast ausschließlich in der Leber metabolisiert. Hierbei wird kein PAB gebildet, sodass Allergien auf Amid-LA extrem selten sind; allerdings enthalten einige Handelspräparate („Durchstechflaschen") den Konservierungsstoff *Methylparaben*, der aufgrund seiner Verwandtschaft mit PAB eine sog. *Paragruppen-Allergie* auslösen kann. Als Besonderheit entsteht beim Abbau von Prilocain der Methämoglobinbildner *o-Toluidin* (Kap. 10.3).

Wirkungsweise

Die zwischen Nervenzelle und EZR bestehende Ionenkonzentrationsdifferenz erzeugt ein **Ruhepotenzial** von ca. –80 mV („innen gegen außen"). Das Ruhepotenzial ist das Ergebnis einer nahezu selektiven Durchlässigkeit der Membran für K^+-Ionen. Die Na^+-Kanäle sind in dieser Phase weitgehend geschlossen. Die Konzentrationsgradienten dieser beiden Ionen werden durch aktiven, energieverbrauchenden Transport von Na^+-Ionen nach extrazellulär und K^+-Ionen nach intrazellulär aufrechterhalten (ATP-abhängige „Na^+/K^+-Pumpe"). Bei Erregung der Zelle steigt das Ruhepotenzial an, bis es bei Überschreiten eines Schwellenwerts (ca. –50 mV) schlagartig zu einer massiven Zunahme der Na^+-Leitfähigkeit und damit zu einem Na^+-Einstrom in die Zelle kommt („Depolarisation"; ▶ Abb. 10.2). Hierdurch kehrt sich das Potenzial kurzfristig auf ca. + 30 mV um („Overshoot") und es entsteht ein **Aktionspotenzial** (AP). Durch den anschließenden passiven K^+-Ausstrom fällt nach Inaktivierung der Na^+-Kanäle das Potenzial wieder auf den Ausgangswert ab („Repolarisation"). Die Depolarisationswelle breitet sich über die benachbarten Membranabschnitte aus und leitet so das AP entlang der gesamten Nervenfaser weiter. Die Leitungsgeschwindigkeit hängt von der *Faserdicke* und dem Grad der *Myelinisierung* ab (▶ Abb. 10.3). Myelin fungiert als elektrischer Isolator, denn im Bereich der Myelinbedeckung (Markscheide) findet kein Ionenaustausch statt. Bei markhaltigen Nervenfasern ist dieser auf die sog. *Ranvier-Schnürringe* beschränkt (→ „saltatorische Erregungsleitung"). Die saltatorische Erregung erhöht die Leitungsgeschwindigkeit erheblich. **Lokalanästhetika** stabilisieren das Ruhepotenzial, indem sie Na^+-Kanäle *dosis- bzw. konzentrationsabhängig* blockieren (▶ Abb. 10.4). Dadurch können keine AP-auslösenden Depolarisationen mehr entstehen, sodass die Impulsfortleitung unterbrochen wird. Die LA-Wirkung soll wie folgt zustande kommen: Das LA diffundiert in ungeladener Form (Base) durch die Membran, um dann in der Zelle protoniert zu werden, was durch den hier niedrigeren pH-Wert gefördert wird. Die protonierte Form (Kation) bindet an das Innere der Na^+-Kanäle, bevorzugt im offenen Zustand und möglicherweise rezeptorspezifisch, und behindert bzw. verhindert so den Na^+-Einstrom. Zusätzlich können die Na^+-Kanäle durch eine unspezifische Einlagerung der LA in die Membran „deformiert" und von außen verschlossen werden. Die **Analgesie** erklärt sich aus dem Unterbrechen der Impulsfortleitung in den nicht myelinisierten C-Fasern und den schwach myelinisierten Aδ-Fasern (▶ Abb. 10.3). Da die Empfindlichkeit auf LA mit zunehmender Faserdicke abnimmt, werden zur Blockade stark myelinisierter Fasern (Aβ, Aα) höhere LA-Konzentrationen benötigt. Klinisch bedeutet dies, dass sich im Idealfall durch entsprechend gering konzentrierte LA auch eine *selektive Analgesie* ohne Verlust der Berührungsempfindung und Motorik erreichen lässt („Differenzialblock").

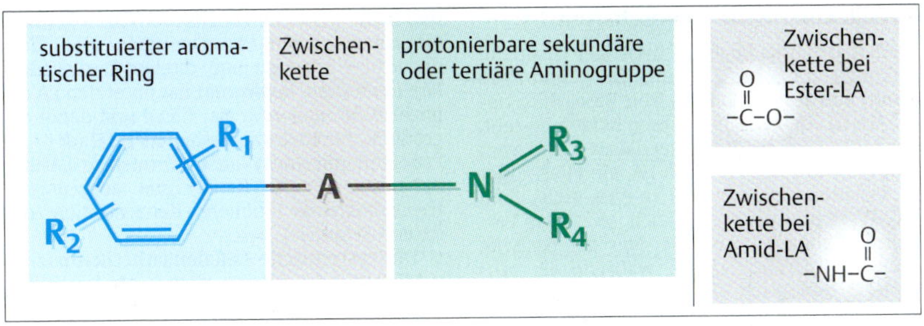

Abb. 10.1 Grundstruktur der Lokalanästhetika (LA).

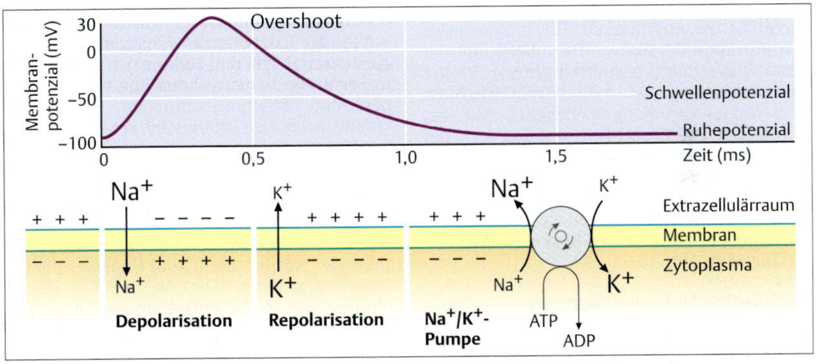

Abb. 10.2 Erregungsablauf am Nerv.

Nervenfasertyp		myelinisiert	Durchm. (μm)	Leitgeschwindigkeit (m/s)	Empfindlichkeit auf LA	Vermittelte Funktion
A	α	+++	12–20	60–120	+	Motorik, Lageempfindung
	β	++	5–12	30–70	++	Berührung, Vibration
	γ	+	3–6	15–30	++	Muskeltonus
	δ	+	1–4	12–25	+++	Schmerz und Temperatur
B		(+)	< 3	3–15	++++	präganglionärer Sympathikus
C			< 1	0,5–2,0	++++	Schmerz und Temperatur, postganglionärer Sympathikus, Parasympathikus

LA = Lokalanästhetika

Abb. 10.3 Einteilung der Nervenfasern.

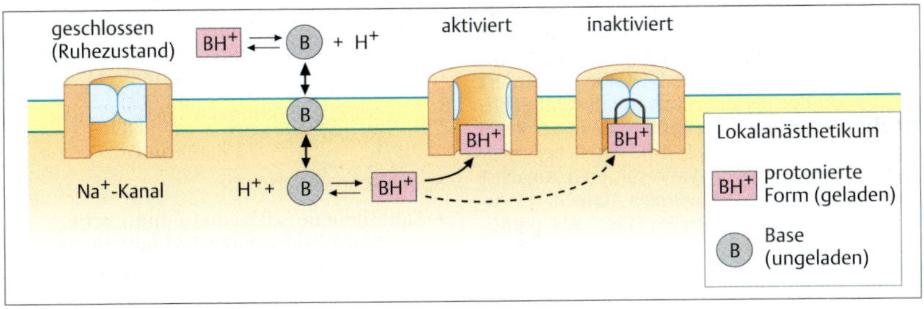

Abb. 10.4 Blockade des Natriumkanals durch Lokalanästhetika.

Physikochemische Eigenschaften

Lokalanästhetika liegen in wässriger Lösung in protonierter Form (Kation, BH^+; *quartäres* Amin) und als ungeladene, freie Base (B; *tertiäres* Amin) vor. Zwischen diesen beiden besteht, abhängig vom pH-Wert der Lösung und vom pK_S-Wert des betreffenden LA, ein Fließ- oder Dissoziationsgleichgewicht (▶ Abb. 10.5). Sind **pK_S-Wert** und pH-Wert gleich, so ist das Verhältnis Kation zu Base 1:1. Nur der basische Anteil ist membrangängig, während der protonierte biologisch aktiv ist. Je niedriger der pK_S-Wert eines LA ist, desto höher ist der Anteil an freier Base und umso leichter wird folglich das Nervengewebe penetriert, d. h., umso kürzer ist die Anschlagzeit. Die intrazelluläre Konzentration der aktiven Form bestimmt das Ausmaß der Erregungsunterbrechung. Weiter unterscheiden sich LA in ihrer **Lipidlöslichkeit** (Fett-Wasser-Verteilungskoeffizient). Mit zunehmender Lipidlöslichkeit verkürzt sich der Wirkungseintritt und verlängert sich die Wirkungsdauer (Fixation am Wirkort und protrahierte Freisetzung aus der Proteinbindung).

Durch intravenös verabreichtes Dexamethason wird die Dauer einer Regionalanästhesie verlängert (▶ Abb. 10.6).

Allgemeine Nebenwirkungen

Unerwünschte Wirkungen von Lokalanästhetika können *toxisch* oder *allergisch* bedingt sein. Da Allergien auf Säureamide äußerst selten sind, gilt das Hauptaugenmerk den toxischen Effekten.

Toxizität

Für die systemische Toxizität von LA ist deren „membranstabilisierende Wirkung" verantwortlich. Diese dominiert an den *Nerven- und Myokardzellen*. Ursache einer toxischen Reaktion kann eine *absolute Überdosierung*, eine *rasche Resorption* (relative Überdosierung) oder eine *versehentliche intravasale LA-Injektion* sein. Schweregrad und Verlauf werden nicht nur von der absoluten Höhe der LA-Plasmakonzentration, sondern noch mehr von der Geschwindigkeit des Konzentrationsanstiegs bestimmt. Demgemäß ist das Risiko bei einer intravasalen Fehlinjektion am größten. **Es muss durch vorherige sorgfältige Aspiration und anschließende fraktionierte LA-Gabe minimiert werden.** Außer bei der intravasalen Fehlinjektion treten zentralnervöse Symptome in der Regel vor kardiovaskulären auf, d. h. schon bei niedrigeren Plasmaspiegeln. Sie resultieren zunächst aus einer *gesteigerten zerebralen Aktivität* (Unruhe, Muskelzittern; Krampfanfälle). Als pathognomonisches Früh- und Warnzeichen gilt ein taubes Gefühl oder ein Kribbeln auf der Zunge und in der perioralen Region. Ihr folgen bei weiter zunehmenden Plasmaspiegeln eine ZNS- und schließlich auch eine (direkte) kardiovaskuläre *Depression*. *Bupivacain* hat unter den LA die höchste Affinität zum Na^+-Kanal und damit die größte Kardiotoxizität. Besonders gefährdet sind Patienten mit *Tachykardie* (vermehrte LA-Bindung an den Na^+-Kanal) und ausgeprägter *Hypoproteinämie* (höhere Konzentration des freien LA-Anteils).

Die **systemische Lokalanästhetikatoxizität** (**LAST**) ist eine seltene, aber letale Komplikation in der Regionalanästhesie. Die Inzidenz liegt bei peripheren Blockaden bei 0,04–0,18 %, bei epiduralen Verfahren zwischen 0,012–0,11 %. Eine Symptomübersicht von LAST ist in ▶ Abb. 10.7 dargestellt. Symptome betreffen zunächst das ZNS und äußern sich nachfolgend in Form von hämodynamischen Komplikationen und Rhythmusstörungen. Gleichzeitig könnte auch eine allergische Reaktion vorliegen.

Therapie

Symptomatische Behandlung

Bei ersten Anzeichen einer LA-Intoxikation sollte der wache Patient zum Hyperventilieren aufgefordert werden, um die zerebrale Durchblutung und so die Anflutung des LA zu vermindern. In der Alkalose nimmt zudem der ionisierte LA-Anteil intrazellulär ab. Ein Krampfanfall sollte durch Benzodiazepine verhindert oder unterbrochen werden. Die O_2-Applikation ist hierbei eine rein unspezifische Maßnahme. Kommt es zu kardiovaskulären Reaktionen (▶ Abb. 10.7), so müssen sie symptomatisch behandelt werden.

1. Unterbrechung der Lokalanästhetika-Zufuhr
2. ABC-Vorgehen (Airway, Breathing, Circulation):
   - Oxygenierung und ggf. Beatmung
   - Sicherung der Atemwege, ggf. Intubation
3. Antiepileptische Therapie:
   - i. v. Gabe von Propofol oder Benzodiazepinen (z. B. Midazolam), ggf. Barbiturate
4. Kreislaufunterstützung:
   - Volumengabe und Vasopressoren
   - Vorgehen nach Advanced Life Support Algorithmus
   - Adrenalindosis nach Leitlinie: 1 mg bei Erwachsenen (Diskussion über Dosisreduktion: Adrenalin 1 µg/kg KG i. v.; speziell bei LAST)

Spezifische Behandlung

- Lipidtherapie (20 % Lipid-Emulsion i. v.)
  - initial 1,5 ml/kg über 1 Minute i. v.
  - anschließend Infusion von 0,25 ml/kg/min, oder ggf. alle 5 Minuten wiederholen

$$\text{Lokalanästhetikum (Base)} + H_2O \rightleftarrows BH^+ + OH^-$$

Abb. 10.5 Dissoziationsgleichgewicht.

Generikum	Mol.-masse[1]	pKs (25 °C)	Prot.-Bdg.[2] (%)	Plasma-HWZ (h)	Wirkdauer[3] (h)	Max.-Dosis[4] (mg)	Anwendung
Ester-Typ							
Procain	236	8,9	5,8	0,14	0,5–1,0	500	Infiltration
Tetracain	264	8,5	76		2–8	100	oberflächlich
Amid-Typ							
Lidocain	234	7,9	64	1,6	1–2	400 (500)[5]	Infiltration, Schleimhaut, epikutan, periphere Nerven, spinal, (epidural)
Prilocain	220	7,9	55	1,6	1–3	400	Infiltration, periphere Nerven, (epidural)
Mepivacain	246	7,7	78	1,9	1–3	400 (500)[5]	Infiltration, periphere Nerven, spinal, (epidural)
Ropivacain	274	8,1	95	1,8	2–6	225 (800mg/24h)	(Infiltration), periphere Nerven, spinal, epidural
Bupivacain	288	8,1	96	2,7	2–8	150 (400mg/24h)	(Infiltration), periphere Nerven, spinal, epidural

Wirkdauer: kurz – mittellang – lang

[1] Die Molmasse (in Dalton) ist für die LA-Base angegeben. [2] Hauptbindungspartner der LA im Plasma ist das saure α_1-Glykoprotein. [3] Verfahrensabhängig (ebenso wie der Wirkungseintritt). [4] Die maximal empfohlene Dosis ist die LA-Menge, bei der eine Resorption wie bei subkutaner Infiltration zugrunde gelegt.
Sie ist bezogen auf einen 70 kg schweren, gesunden Patienten. Bei Anwendung im Bereich gut durchbluteter Gewebe (z.B. Schleimhäute) gilt ca. die Hälfte der angegebenen Mengen als Höchstdosis.
[5] Mit Adrenalinzusatz

Abb. 10.6 Übersicht über gebräuchliche Lokalanästhetika.

Zentralnervöse Reaktionen

- Enthemmung: Unruhe, Schwindel, Übelkeit/Erbrechen, Euphorie, Muskelzittern
  → generalisierte Krampfanfälle
- Dämpfung: Koma
  → zentraler Atemstillstand

Hämodynamische Reaktionen

- Blutdruckabfall (durch Vasodilatation und negative Inotropie)
- Bradykardie
- AV-Blockierung
- ventrikuläre Arrhythmien (bes. Bupivacain)
- Herzstillstand

Allergische Reaktionen (Hautreaktionen bis hin zum anaphylaktischen Schock)

- Ester-Lokalanästhetika
- Paragruppen-Allergie (Methylparaben) bei Amid-Lokalanästhetika

Abb. 10.7 Allgemeine Nebenwirkungen von Lokalanästhetika.

Im Gegensatz zur Allgemeinanästhesie wird bei Regionalanästhesien im Wesentlichen nur die Nervenleitung vom und zum Operationsgebiet blockiert. Durch rückenmarknahe Injektion von Lokalanästhetika (LA) lassen sich auf einfache Art Sensorik und Motorik in relativ großen Körperarealen ausschalten.

Anatomische Grundlagen

Dem Rückenmark, das sich beim Erwachsenen von der Medulla oblongata (For. magnum) bis zum 1. oder 2. Lendenwirbel ($L_{1/2}$) erstreckt (bei ca. 5 % bis $L_{2/3}$) und hier als *Conus medullaris* endet, entspringen insgesamt 31 Nervenpaare: 8 zervikale (C), 12 thorakale (Th), 5 lumbale (L), 5 sakrale (S) und 1 kokzygeales (▶ Abb. 10.8). Bis auf das kokzygeale verlassen alle den Wirbelkanal segmental als *Spinalnerven* durch die Zwischenwirbellöcher (For. intervertebralia). Aufgrund des unterschiedlichen Längenwachstums von Rückenmark und Wirbelsäule verlaufen die thorakalen Spinalnerven annähernd horizontal, während die lumbalen und sakralen schräg abwärts zu den Foramina ziehen, was an einen Pferdeschwanz erinnert („Cauda equina"). Rückenmark und Cauda equina werden vom *Durasack* umhüllt. Er besteht aus der Lamina interna der Dura mater sowie der Arachnoidea und der Pia mater und reicht bis zum 2. Sakralwirbel (S_2). Der Raum zwischen Arachnoidea und Pia mater enthält den Liquor cerebrospinalis und wird als **Spinal-, Subarachnoidal- oder Intrathekalraum** bezeichnet (▶ Abb. 10.9, ▶ Abb. 10.10). Die Gesamtmenge des *Liquors* beträgt beim Erwachsenen 120–150 ml. Davon befinden sich 30–35 ml im Spinalkanal und hiervon ungefähr 5 ml zwischen L_3 und S_2. Der Liquor wird in den Plexus chorioidei der Hirnventrikel kontinuierlich neu gebildet und in den Villi arachnoidales (Pacchioni-Granulationen) reabsorbiert. Unterhalb des Conus medullaris sind im Spinalraum neben dem Liquor nur noch Nervenstränge vorhanden; sie setzen sich kaudal des Durasacks bis ins Steißbein fort („Filum terminale"). Vorder- und Hinterwurzel der Spinalnerven sowie die Spinalganglien liegen dagegen oberhalb von S_2 intrathekal („Wurzeltaschen"). Der **Epi- oder Periduralraum** befindet sich zwischen Lamina interna und Lamina externa der Dura (die Lamina externa entspricht dem Periost des Wirbelkanals). Die anatomisch korrekte Bezeichnung müsste deshalb eigentlich „Intraduralraum" lauten. Dieser Raum enthält Fett und Venengeflechte (Pl. venosus vertebralis) sowie Lymphspalten, aber keine freie Flüssigkeit. Seine sagittale Weite, d. h. der Abstand zwischen Lig. flavum und Rückenmark, beträgt lumbal 5–6 mm (Höhe $L_{1/2}$) und hoch thorakal nur 2–3 mm.

Somatisches Nervensystem

Somatische Nervenfasern verlassen den Wirbelkanal streng segmental. Die Anteile, die aus dem Vorder- und Hinterhorn des Rückenmarks stammen (Vorder- und Hinterwurzel), vereinigen sich vor ihrem Austritt zu den **Spinalnerven,** die dann afferente (sensible) und efferente (motorische) Fasern enthalten. Die Spinalnerven werden im weiteren Verlauf zu Nervenplexus gebündelt. Aus diesen gehen schließlich die peripheren Hauptnerven für die Versorgung der Arme, Beine und inneren Organe hervor.

Vegetatives Nervensystem

Das vegetative Nervensystem setzt sich aus einem sympathischen und einem parasympathischen Anteil zusammen („Sympathikus" – „Parasympathikus"; ▶ Abb. 10.11). Die Neurone des **Sympathikus** liegen im Rückenmark zwischen C_8 und L_2 und werden in den Seitensträngen miteinander verbunden. Nur in diesem Bereich treten sympathische Fasern aus dem Wirbelkanal aus (über die Rami communicantes albi der Spinalnerven). Sie verlaufen danach zunächst in enger Nähe zur Wirbelsäule und bilden prävertebral den Truncus sympathicus („Grenzstrang"). Dieser enthält sowohl prä- als auch postganglionäre Fasern. Eine Umschaltung vom 1. auf das 2. Neuron kann in den Grenzstrangganglien selbst oder in den Hals-, Bauch- und terminalen Ganglien stattfinden. Kopf und Hals werden durch Faseranteile aus dem oberen Thorakalmark versorgt (→ Ganglion stellatum). Der **Parasympathikus** entstammt zum einen dem Hirnstamm, wo er Fasern an die Hirnnerven III, VII und IX abgibt und den parasympathischen Hauptnerv, den *N. vagus* (X), bildet; zum anderen entspringen seine Fasern im Sakralmark und versorgen Blase, Genitalien, Rektum und unteres Kolon bis zum Cannon-Böhm-Punkt (auf Höhe der linken Kolonflexur). Parasympathische Neurone werden erst in den Zielorganen von prä- auf postganglionär umgeschaltet.

Methodische Grundlagen

Von den rückenmarknahen Anästhesien werden am häufigsten die Spinal- und die Epiduralanästhesie angewendet. Sie werden auch als zentrale Nervenblockaden bezeichnet, weil die Nerven ausgeschaltet werden, noch bevor oder während sie den Wirbelkanal verlassen. Oberhalb von L_2 werden dabei somatische Fasern zusammen mit sympathischen erfasst, unterhalb davon nur somatische. Für die Beurteilung der **Analgesiehöhe** kann man sich an den Dermatomen, d. h. den segmental innervierten Hautarealen, orientieren (▶ Abb. 10.12) und prüft hier die Empfindungsqualitäten „kalt/warm" oder „spitz/stumpf".

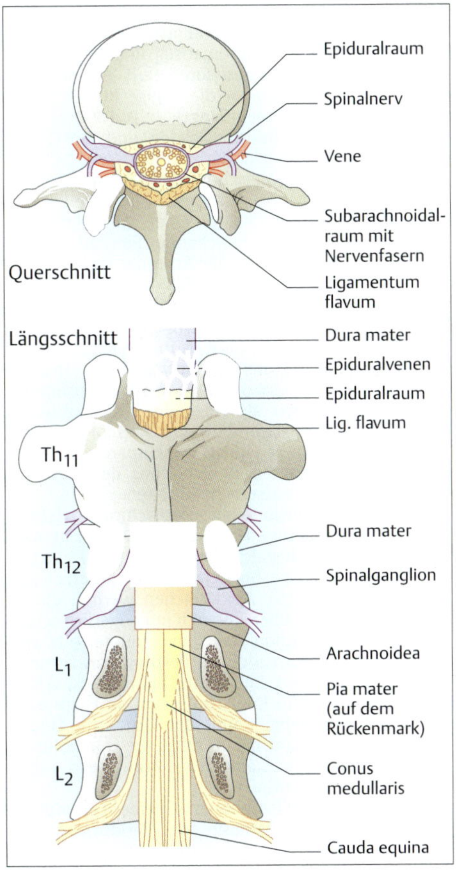

Abb. 10.8 Wirbelkanal.

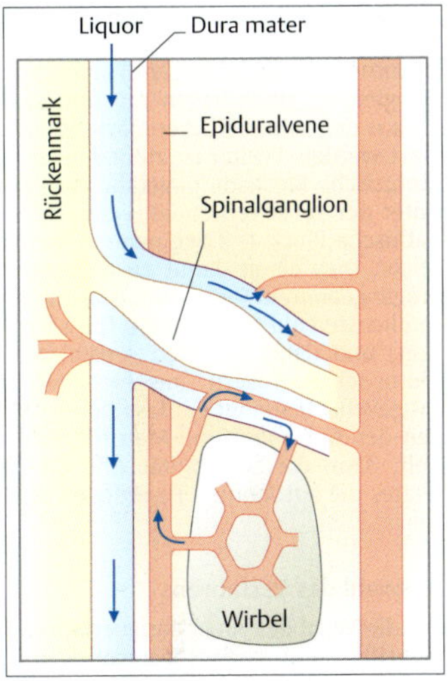

Abb. 10.9 Liquorraum (seitliche Ansicht).

- klar, farblos, leicht alkalisch
- Dichte (bei 37°C) ≈1,000 mg/ml
- pH 7,4± 0,04
- Glukose 50–80 mg/dl
- Eiweiß 15–45 mg/dl
- Elektrolytgehalt ähnlich wie im Plasma
- Produktionsrate: bis zu 0,4 ml/min (bei Liquorverlust)

Abb. 10.10 Liquor (Kenndaten).

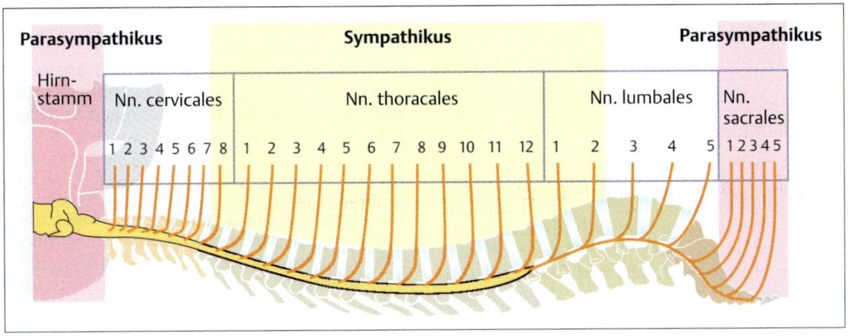

Abb. 10.11 Sympathikus und Parasympathikus.

Dabei ist jedoch zu beachten, dass die Dermatome und die tiefer gelegenen Schichten (Myotome, viszerale Organe) anatomisch nicht auf gleicher Höhe liegen müssen, auch wenn sie aus demselben Rückenmarksegment innerviert werden. Weiter ist zu bedenken, dass die motorische Blockade ungefähr zwei Segmente unter der sensiblen endet, während der sympathische Block 1–2 Segmente höher als diese reicht. Dies hängt damit zusammen, dass die *präganglionären* Sympathikusfasern am empfindlichsten auf LA reagieren (bessere Penetration) und daher vor den sensiblen und den motorischen Fasern ausgeschaltet werden. Umgekehrt bedeutet es, dass sich beim Abklingen der Anästhesie die Motorik als erstes erholt, dann die Sensibilität und dass erst als letztes die autonomen Funktionen zurückkehren.

Auswahl des Verfahrens

Für die Wahl des Anästhesieverfahrens spielen eingriffs- und patientenspezifische Faktoren eine Rolle (Kap. 2.4). Haupteinsatzgebiete der rückenmarknahen Techniken sind Operationen an der unteren Extremität bis zur Leiste, transurethrale urologische und geburtshilfliche Eingriffe (▸ Abb. 10.13). Da der Patient in der Regel während der Operation wach ist, muss er ausführlich über den Ablauf informiert werden. Seine Kooperation ist eine wesentliche Voraussetzung für die erfolgreiche Durchführung einer Regionalanästhesie. Viele Patienten wünschen eine Anxiolyse oder Sedierung zur Spinalanästhesie.

Steriles Vorgehen

Die Durchführung rückenmarknaher Anästhesien erfordert ein streng steriles Vorgehen. Neben Haube und Mundschutz müssen sterile Handschuhe getragen werden. Vor Beginn wird das gesamte Material auf einem steril abgedeckten Tisch vorbereitet. Die Haut wird großflächig um die Einstichstelle herum gesäubert und desinfiziert („Wischdesinfektion"). Es sollte ein Lochtuch zum Abdecken benutzt werden.

Komplikationen

Besonders bei hohem Anästhesieniveau kann die begleitende ausgedehnte *Blockade präganglionärer Sympathikusfasern* („Sympathikolyse") zu einer ausgeprägten **Vasodilatation** (arteriell und venös) mit entsprechender Abnahme von Herzzeitvolumen und Blutdruck führen. Bei einer Ausschaltung der Nn. accelerantes (Th_{1-4}) kann außerdem eine **Bradykardie** auftreten. Eine vorab nicht ausgeglichene Hypovolämie (z. B. Exsikkose) begünstigt die Entwicklung einer Hypotension erheblich. Die Therapie ist symptomatisch und umfasst primär neben Vasopressoren (z. B. Akrinor) und ggf. Atropin immer die zügige Korrektur des relativen Volumenmangels (z. B. 1000 ml einer kristalloiden Infusionslösung) und eine O_2-Applikation. Wegen der zu erwartenden Sympathikolyse soll schon vor Beginn einer rückenmarknahen Anästhesie Flüssigkeit infundiert werden (500 ml einer Vollelektrolytlösung). Eine hochreichende Blockade beeinträchtigt überdies die Atmung, meist jedoch nur subjektiv durch Ausfall der Atemhilfs- und Interkostalmuskulatur (Verhinderung des tiefen Durchatmens). Zu einer **Ateminsuffizienz** (▸ Abb. 10.14) kommt es in der Regel erst bei einer Anästhesiehöhe oberhalb von Th_4. Die Ursache ist meist eine *Minderperfusion des Atemzentrums* als Folge der Kreislaufinsuffizienz. Eine Hemmung der Zwerchfellatmung, bedingt durch eine *Phrenikusparese*, entsteht dagegen erst bei Ausschaltung der Segmente C_{3-5} und ist entsprechend selten.

Postpunktioneller Kopfschmerz („Postdural Puncture Headache", PDPH) tritt nach einer intrathekalen Punktion auf und führt im Verlauf zu lageabhängigen Kopfschmerzen (KS) (▸ Abb. 10.15). Als Ursachen werden ein Liquorverlust über eine sich nur zögerlich schließende Punktionsstelle und andererseits eine chemisch-entzündliche Reizung von Hirnnerven diskutiert. Bei einem Liquorverlust erklärt man sich die Kopfschmerzen als Folge einer Gefäßdehnung. Damit der Druck im Liquorraum konstant bleibt, muss die Durchblutung zunehmen, was eine Erweiterung der zerebralen Gefäße voraussetzt.

Treten bei Patienten nach einer Liquorpunktion, Spinalanästhesie oder Periduralanästhesie mit Duraperforation Symptome auf (▸ Abb. 10.15), wird Bettruhe mit Flachlagerung zur Symptomlinderung und gesteigerte Flüssigkeitsaufnahme initiiert (primär zunächst p. o., ggf. i. v.). Zur Analgesie sind Nichtopiat-Analgetika verfügbar. Koffein kann in den ersten 24 Stunden die Symptome lindern (Dosisreduktion bei Stillenden). Transnasale Gabe von Lidocain mittels Zerstäuber (MAD) kann Linderung der Kopfschmerzen verschaffen.

„Bloodpatch"

Bei Persistenz der Beschwerden (Tage) führt eine epidurale Injektion von Eigenblut („Bloodpatch") in nahezu allen Fällen zum Verschluss des Duradefekts. **Neurologische Dauerschäden** sind bei sachgerechtem Vorgehen extrem selten. Die Ursache für neurologische Defizite liegt in diesen seltenen Fällen in einer Kom-

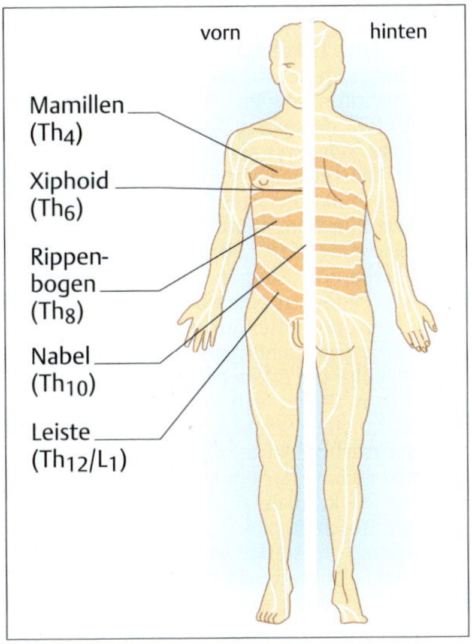

Abb. 10.12 Dermatome.

Eingriffslokalisation

- Eingriffe an der unteren Extremität und im Beckenbereich
- kleinere Eingriffe im Unter- oder Mittelbauch (z.B. Leistenhernie)
- transurethrale Prostataresektion
- Geburtshilfe (inkl. Sectio caesarea)

Begleiterkrankungen

- kardiopulmonale Erkrankungen
- zerebrale Arteriosklerose
- endokrine E. (z.B. Diab. mell.)
- Maligne-Hyperthermie-Disposition
- erhöhtes Aspirationsrisiko
- Intubationshindernisse

Abb. 10.13 Indikationen für RM-nahe Anästhesien.

- Kreislaufinsuffizienz
- Ateminsuffizienz
- postspinale Kopfschmerzen
- passagere Blasenentleerungsstörungen
- direkte Rückenmarkschädigung
- Rückenmarkkompression durch Epiduralhämatom oder -abszess

Abb. 10.14 Komplikationen RM-naher Anästhesien.

- lageabhg. (durch Orthostase verstärkt)
- Lokalisation: frontal, okzipital, nuchal
- Altersgipfel: 3.–5. Lebensdekade
- häufiger bei Frauen und bei Migräne

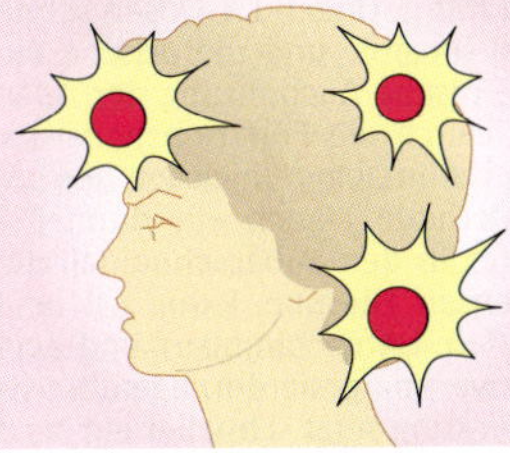

Abb. 10.15 Postspinale Kopfschmerzen.

pression von Nervenwurzeln durch ein Hämatom oder einen Abszess im Epiduralraum. Vereinzelt kommt auch eine direkte Traumatisierung des Rückenmarks bzw. der Nervenwurzeln mit der Punktionsnadel vor oder eine ätiologisch ungeklärte adhäsive Arachnoiditis. Um das Risiko einer Hämatomentwicklung zu minimieren, wird für die Durchführung rückenmarknaher Anästhesien eine *normale Blutgerinnung* gefordert (▶ Abb. 10.16).

Spinalanästhesie

Bei der Spinalanästhesie (SPA) wird das LA in den Liquorraum injiziert – meist auf Höhe $L_{3/4}$ – und damit direkt an die Spinalnervenwurzeln herangebracht. Da die Nerven hier noch keine bindegewebige Umhüllung haben, lassen sich schon mit geringen LA-Dosen schnell und sicher eine sensible und motorische Blockade sowie eine rasche Ausbreitung der Anästhesie erreichen. Durch die Punktionsnadel kann alternativ zur einmaligen Injektion des LA („Single-Shot-Methode") auch ein dünner Kunststoffkatheter in den Subarachnoidalraum eingeführt werden. Hierüber kann, z. B. bei längeren Eingriffen, LA nachinjiziert und auch eine postoperative Analgesie durchgeführt werden. Die SPA-Wirkung setzt schneller ein als die der Epiduralanästhesie (meist innerhalb von 5–10 Minuten). Die SPA hat eine deutlich ausgeprägte motorische Blockade.

Spinalnadeln

Nadeldesign und Nadelstärke sind ausschlaggebend für die Häufigkeit postspinaler Kopfschmerzen (▶ Abb. 10.17). Je dünner die Nadel ist, desto kleiner ist die Duraperforation und desto geringer ist das Risiko. Hier bieten die sog. *atraumatischen Spinalnadeln nach Sprotte* eindeutige Vorteile. Sie sind rotationssymmetrisch geschliffen, was das Punktionstrauma im Bereich der Dura minimiert. Dies schlägt sich in einer sehr niedrigen Kopfschmerzrate von z. T. unter 1 % nieder. Sprotte-Spinalnadeln werden zumeist mit einem Außendurchmesser von 24 G (Gauge) benutzt, sie haben wie alle Spinalnadeln einen Mandrin, der das Ausstanzen eines Gewebezylinders und dessen Einschleppen in den Spinalkanal verhindert.

Medikamente

Die Wahl des **Lokalanästhetikums** richtet sich vor allem nach der für die Operation erforderlichen Wirkungsdauer. Es stehen *isobare* LA mit in etwa derselben Dichte wie Liquor und *hyperbare* (schwerer als Liquor) zur Verfügung. Für die Anästhesieausbreitung sind neben der Höhe des Punktionsortes *Menge und Dichte des LA* sowie *Injektionsvolumen und -geschwindigkeit* entscheidend (▶ Abb. 10.18, ▶ Abb. 10.19). Bei hyperbaren Lösungen spielt auch die Lagerung des Patienten eine wichtige Rolle. Ältere Menschen und Patienten in reduziertem Allgemeinzustand benötigen niedrigere Dosen. Ebenso sollte die Dosis bei erhöhtem intraabdominalem Druck vermindert werden (z. B. Adipositas oder Schwangerschaft), weil hier der Subarachnoidalraum infolge einer vermehrten Füllung der epiduralen Venen kleiner ist, was die kraniale Ausbreitung des LA begünstigt. Durch Zugabe von **Opioiden** kann die LA-Wirkung verstärkt werden. Hierzu wird, vor allem in der Geburtshilfe, Sufentanil eingesetzt, wobei 10 µg die LA-Dosis um ca. 30 % verringern lassen. Häufiger treten danach als Nebenwirkungen Juckreiz, Übelkeit und Erbrechen auf. Eine (relevante) Atemdepression nach rückenmarknaher Applikation solch einer geringen Menge Sufentanil ist dagegen sehr unwahrscheinlich.

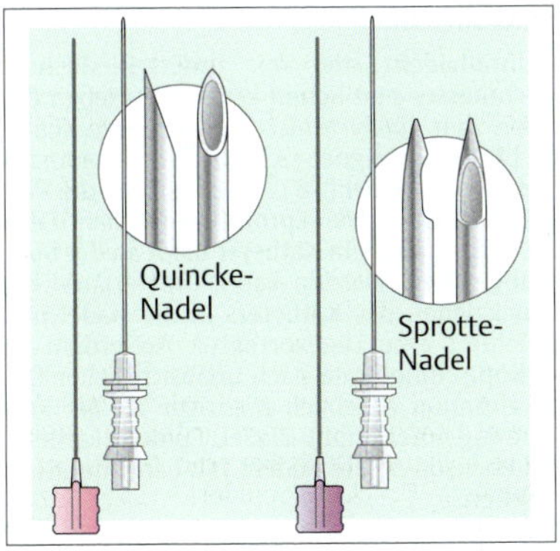

Abb. 10.16 Spinalnadeln.

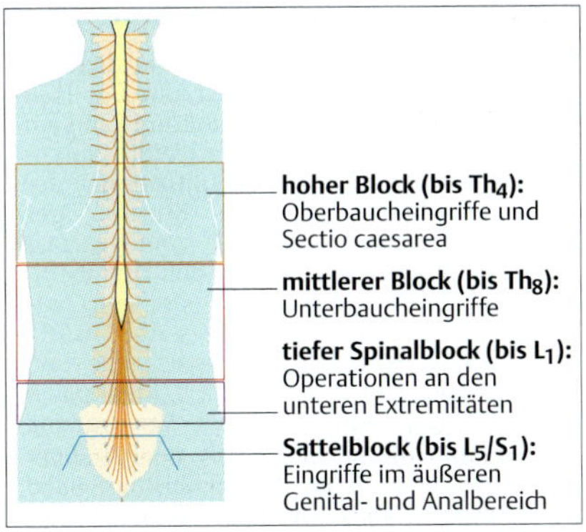

Abb. 10.17 Anästhesieausdehnung Spinalanästhesie.

Medikament	Fixationszeit	Wirkdauer	Dosis (ml)	Ausdehnung	Maximaldosis
Mepivacain 4 % – hyperbar –	5–10 min	45–60 min (bis 120 min)	0,6–0,8	Sattelblock (S_{1-5})	80 mg = 2 ml
			0,8–1,2	bis L_1	
			1,0–1,4	bis Th_{10}	
			1,4–1,8	bis Th_5	
Bupivacain 0,5 % – hyperbar –	10–30 min	≈ 150 min (bis 240 min)	0,5–1,0	Sattelblock (S_{1-5})	20 mg = 4 ml
			1,0–1,5	bis L_1	
			1,5–2,0	bis Th_{10}	
			2,0–4,0	bis Th_5	
Bupivacain 0,5 % Ropivacain 0,5% – beide isobar –	10–30 min	≈150 min (bis 240 min)	2,0–4,0	abhängig von Barbotage* und Injektionsgeschwindigkeit	20 mg = 4 ml

*(wiederholte) Aspiration von Liquor in die LA-gefüllte Spritze und anschließende (zügige) Injektion

Abb. 10.18 Anwendung von Lokalanästhetika zur Spinalanästhesie (Punktionshöhe $L_{3/4}$).

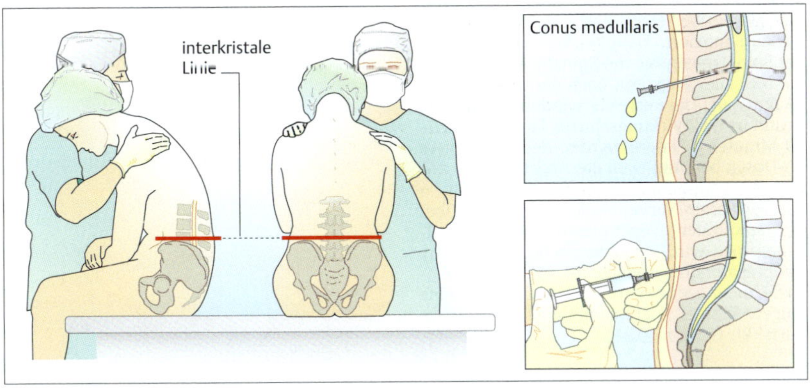

Abb. 10.19 Punktionstechnik zur Spinalanästhesie (Punktionshöhe $L_{3/4}$).

Technik

Als Zugang für die Spinalanästhesie dient in der Regel der Zwischenwirbelraum $L_{3/4}$ ($L_{4/5}$ oder $L_{2/3}$ auch möglich). Die Punktion kann am sitzenden oder liegenden Patienten durchgeführt werden. Bei der Identifizierung der Zwischenwirbelräume durch Ertasten der Dornfortsätze macht man sich zunutze, dass die Verbindungslinie zwischen den Darmbeinschaufeln den Dornfortsatz L_4 oder den Zwischenwirbelraum $L_{4/5}$ schneidet (▶ Abb. 10.20). Anschließend werden die Einstichstelle und der Stichkanal mit 2–4 ml LA (z. B. Mepivacain 1 %) infiltriert. Besonders bei Verwendung dünner Spinalnadeln empfiehlt es sich, diese über eine vorher eingeführte Führungskanüle (Introducer) vorzuschieben. Während der Punktion sollen beide Hände des Anästhesisten zur Stabilisierung der Nadel am Rücken des Patienten abgestützt werden. Die Stichrichtung verläuft streng in der Mittellinie und leicht schräg nach kranial (wie die Dornfortsätze). Der höhere Widerstand des relativ derben Lig. flavum ist manchmal beim Durchtritt der Nadel zu spüren. Bei korrekter subarachnoidaler Lage muss nach Entfernen des Mandrins Liquor aus der Nadel zurücklaufen. Dann sollte die LA-gefüllte Spritze vorsichtig aufgesetzt, Liquor aspiriert und das LA zügig injiziert werden. Dabei muss die Nadel mit einer Hand arretiert werden, um eine Dislokation und so eine unwirksame extrathekale LA-Applikation zu vermeiden (▶ Abb. 10.20).

Epiduralanästhesie

Die Epi- oder Periduralanästhesie (PDA) ermöglicht je nach Indikation eine Blockade thorakaler, lumbaler und/oder sakraler Rückenmarksegmente. Hierzu wird das LA entweder in Single-Shot-Technik oder aber, was bevorzugt wird, über einen Katheter in den Epiduralraum injiziert. Hauptwirkort sind wie bei der Spinalanästhesie die Spinalnervenwurzeln, die hier allerdings erst nach der Diffusion des LA durch die Dura erreicht werden. Aus diesem Grund ist der Wirkungseintritt langsamer (20–30 Minuten). Zudem werden deutlich höhere LA-Dosen benötigt, weil das Anästhetikum z. T. über die Foramina intervertebralia abfließt (→ paravertebrale Nervenblockade) und z. T. über die epiduralen Venenplexus ins Blut aufgenommen wird (→ systemische Wirkungen). Hauptanwendungsgebiete der PDA sind Eingriffe, die länger dauern oder nach denen eine längere Schmerztherapie nötig ist, und die Geburtshilfe (▶ Abb. 10.21).

Epiduralnadeln

Epiduralnadeln sind mit unterschiedlichem Durchmesser und Schliff erhältlich. Neben der klassischen *Tuohy-Nadel*, deren Spitze scharf geschliffen ist, eignet sich auch die atraumatische *Sprotte-Nadel* (18 G) sehr gut für die PDA (▶ Abb. 10.22). Die Sprotte-Nadel hat dabei den Vorteil, dass ein Katheter nicht an der Spitze abgeschert werden kann. Dies erlaubt ein Zurückziehen des Katheters in die Nadel und erleichtert eine Lagekorrektur. Außerdem ist die Kopfschmerzrate nach unabsichtlicher Duraperforation erheblich niedriger als bei Verwendung einer Tuohy-Nadel. Epiduralkatheter sind ebenso wie die Nadeln mit Längenmarken versehen.

- lange operative Eingriffe, ggf. in Kombination mit einer Allgemeinanästhesie
- Geburtserleichterung (ggf. Sectio caesarea)
- postop. od. chronische Schmerztherapie
- gezielte segmentale Blockaden, z.B. thorakal bei Rippenserienfrakturen

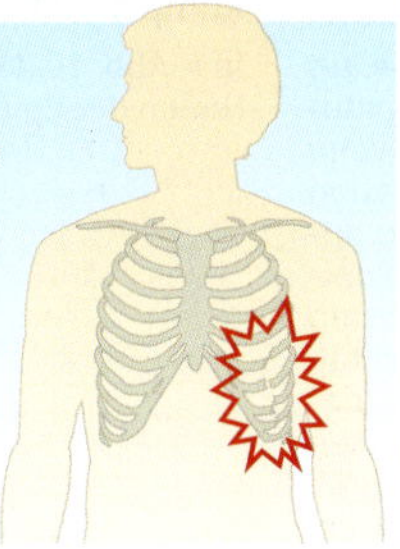

Abb. 10.20 Indikationen für eine Periduralanästhesie als Katheterverfahren (PDA bzw. PDK).

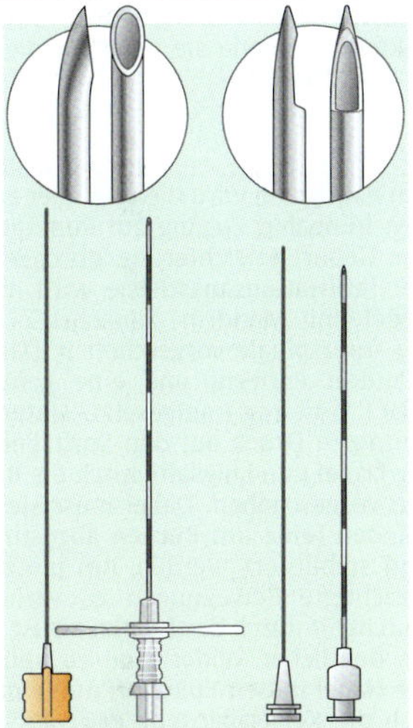

Abb. 10.21 Epiduralnadeln.

- Menge und Konzentration des Lokalanästhetikums
- Injektionsort und Injektionsgeschwindigkeit
- Größe, Gewicht und Alter des Patienten
- Schwangerschaft
- Arteriosklerose
- Lagerung des Patienten (kontrovers)

Abb. 10.22 Indikationen für eine Katheterepiduralanästhesie.

Medikamente

Von den LA werden hauptsächlich **Bupivacain** (Carbostesin) und **Ropivacain** (Naropin) epidural eingesetzt (▶ Abb. 10.24). Sie müssen, wenn intraoperativ eine komplette Muskelrelaxation erforderlich ist, in hohen Konzentrationen appliziert werden (Bupivacain 0,5 [0,75]%, Ropivacain 0,75 % oder 1 %). Hier bietet Ropivacain den Vorteil einer geringeren Kardiotoxizität. Für die postoperative Analgesie reichen dagegen wesentlich geringere Konzentrationen (Bupivacain 0,1–0,25 %, Ropivacain 0,1–0,3 %). Hierunter bleibt die Motorik weitgehend erhalten. Zur Verstärkung der Analgesie oder zur Absenkung der LA-Dosis ist auch bei der PDA eine Kombination mit **Sufentanil** möglich. Die Anästhesieausbreitung hängt von ähnlichen Faktoren ab, wie sie auch für die SPA gelten (▶ Abb. 10.23).

Technik

Am häufigsten wird die PDA über einen medianen lumbalen Zugang auf Punktionshöhe $L_{3/4}$ zur Geburtserleichterung durchgeführt. Nach der Infiltrationsanästhesie wird die Epiduralnadel (mit Mandrin) zunächst 2–3 cm in das Lig. interspinale vorgeschoben. Dann wird der Mandrin entfernt und eine gefüllte Spritze (NaCl 0,9 %-Lsg.) aufgesetzt. Unter ständigem geringem Druck auf den Spritzenkolben wird die Nadel nun langsam durch die Bandstrukturen vorgeschoben. Dabei muss sie mit beiden Händen (eine am Rücken abgestützt) geführt und stabilisiert werden, um plötzliche unbeabsichtigte Bewegungen zu verhindern. Der Durchtritt durch das *Lig. flavum* ist in der Regel als deutlicher Widerstand zu spüren. Sobald die Nadel in den Epiduralraum eindringt, lässt sich die Kochsalzlösung ganz leicht injizieren („loss of resistance"). Nach einer Aspirationskontrolle (Blut, Liquor) kann ein Katheter eingeführt werden. Er soll sich leicht vorschieben lassen, aber nicht weiter als 3 cm tief im Epiduralraum platziert werden, weil sonst die Gefahr besteht, dass er lateral in Wurzeltaschen abgleitet und sich verschlingt oder verknotet. Vor der Applikation der errechneten LA-Dosis müssen eine *intrathekale* und eine *intravasale Fehllage* der Nadel- bzw. der Katheterspitze ausgeschlossen werden. Dazu kann eine Testdosis von 2–3 ml LA injiziert werden. Bei intrathekaler Fehllage würde sich dann eine SPA ausbilden, bei intravasaler würde die Herzfrequenz ansteigen (Adrenalineffekt). Auch bei korrekter Lage soll die Wirkdosis entweder langsam über die Kanüle oder fraktioniert über den Katheter gegeben werden.

Komplikationen

In ▶ Abb. 10.25 sind einige spezielle Komplikationen der Epiduralanästhesie aufgeführt.

Medikament	Wirkeintritt (min)	Fixationszeit[1] (min)	Wirkdauer (min)	Repetition[2] (min)	Blockadequalität	Max.-Dosis (mg)
Mepivacain 2 %	5	20	≈ 90	≈ 60	komplett	400
Bupivacain	5–10	20–30	150–240	90–120	sympathisch[3] + sensorisch + motorisch	150
0,1 %						
0,25 %						
0,5 %						
Ropivacain	5–10	20–30	150–240	90–120	sympathisch[3] + sensorisch + motorisch	250
0,2 (0,1) %						
0,75 %						
1 %						

1 Zeit, nach der die maximale Wirkung erreicht ist („Latenzzeit"); 2 Nachinjektion der halben Initialdosis wegen nachlassender Wirkung erforderlich; 3 in Komb. mit epiduralem Sufentanil auch analgetisch

Abb. 10.23 Anwendung von Lokalanästhetika zur Epiduralanästhesie.

- Fehlapplikation des Lokalanästhetikums
  - subarachnoidal → totale Spinalanästhesie
  - intravasal → Lokalanästhetika-Intoxikation
- hohe Epiduralanästhesie
- allergische (Kreislauf-)Reaktionen
- postspinale Kopfschmerzen nach versehentlicher Duraperforation

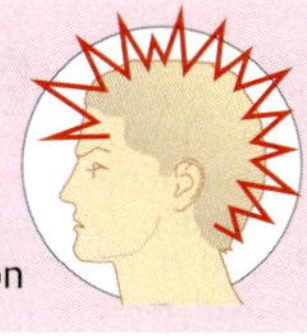

Abb. 10.24 Spezielle Komplikationen der Epiduralanästhesie.

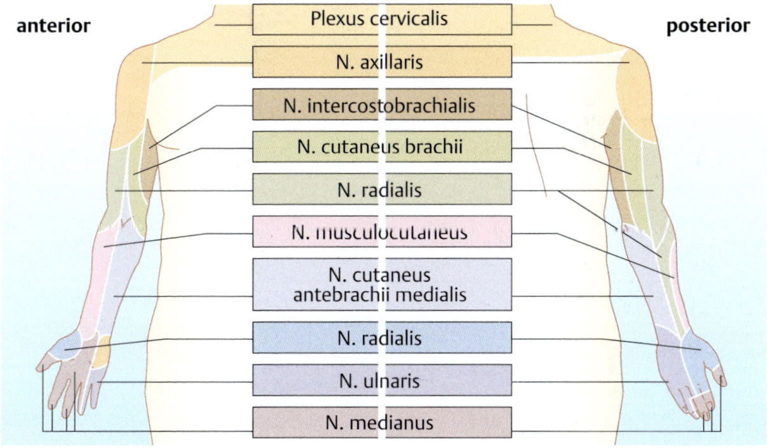

Abb. 10.25 Innervation der oberen Extremität (anterior und posterior).

Unter einer **peripheren Nervenblockade** versteht man die vorübergehende Ausschaltung der neuralen Informationsübertragung durch Injektion von Lokalanästhetika (LA) in die unmittelbare Nähe von Nervengeflechten (Plexus), Nervenstämmen oder einzelnen Nerven. Auf diese Weise kann die Anästhesie im Wesentlichen auf das Operationsgebiet begrenzt werden. Im Folgenden werden drei Techniken zur Blockade des Plexus brachialis beschrieben.

Anatomische Grundlagen

Die ventralen Äste der Spinalnervenwurzeln C_5 bis Th_1 bilden den Pl. brachialis und versorgen den Arm und die Schulter. Sie vereinigen sich nach ihrem Austritt aus dem Wirbelkanal zu Bündeln, die zusammen mit der A. subclavia durch die *hintere Skalenuslücke* (zwischen M. scalenus anterior und medius) austreten. Der Pl. brachialis besteht aus drei Faszikeln (Fasc. lat., post. und med.) und verläuft mit der begleitenden Arterie und Vene in einer Bindegewebshülle (Gefäßnervenscheide). Aus den Faszikeln gehen in der *Achselhöhle* die drei Hauptnerven für den Arm hervor: N. medianus, N. radialis und N. ulnaris. Der ebenfalls wichtige N. musculocutaneus zweigt bereits oberhalb davon aus dem Fasc. lateralis ab (▶ Abb. 10.26).

Methodische Grundlagen

Der Pl. brachialis kann in seinem Verlauf an verschiedenen Stellen blockiert werden, was je nach Zugang Operationen an der oberen Extremität einschließlich der Schulter ermöglicht (▶ Abb. 10.27).

Allgemeine Risiken

Die Plexus-brachialis-Anästhesie lässt die typischen Risiken einer Allgemeinanästhesie vermeiden und ist insgesamt ein sehr sicheres Verfahren. Zu beachten ist aber, dass *relativ hohe LA-Dosen* benötigt werden, weshalb zentralnervöse und kardiovaskuläre Nebenwirkungen auftreten können (Kap. 10.1). Wichtig ist es daher, neben sorgfältigen Aspirationskontrollen die Gefahr einer intravasalen Fehlapplikation durch fraktionierte LA-Gabe zu minimieren. Das Risiko einer *Nervenschädigung* ist bei Verwendung atraumatisch geschliffener Nadeln sehr gering, besonders wenn ein Nervenstimulator oder ein Ultraschallgerät zur Lokalisierung benutzt wird.

- Infektionen im Punktionsgebiet
- (gesicherte) Allergien gegen die verwendeten Pharmaka
- Blutgerinnungsstörungen bei bestimmten Blockaden (z.B. infraklavikuläre Plexusblockade)
- Ablehnung des Verfahrens durch den Patienten

Abb. 10.26 Allgemeine Kontraindikationen Regionalanästhesie.

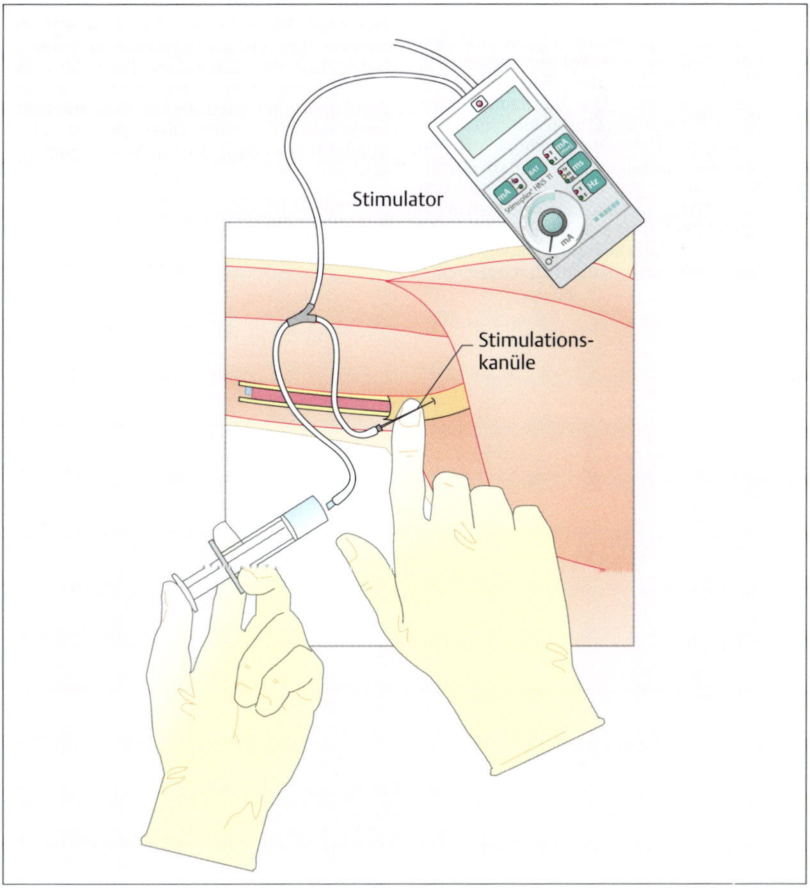

Abb. 10.27 Elektrische Nervenstimulation.

Kontraindikationen

Für periphere Nervenblockaden bestehen nur wenige absolute Kontraindikationen (▶ Abb. 10.28). Bei den Verfahren, bei denen nach versehentlicher Gefäßpunktion eine Blutstillung nicht durch digitale Kompression möglich ist (zu tief liegende Gefäße), muss eine normale Blutgerinnung vorliegen. Neurologische Ausfälle im zu anästhesierenden Gebiet gelten als relative Kontraindikation. Entschließt man sich in diesen Fällen zu einer Nervenblockade, so muss der neurologische Ausgangsbefund sorgfältig dokumentiert werden. Des Weiteren sind lokale Infektionszeichen auszuschließen.

Sonografie

Die sonografisch gesteuerte Regionalanästhesie ist der moderne Standard und trägt enorm zum Patientenkomfort und -sicherheit in der Anästhesiologie bei. Die hochauflösenden Schallköpfe können Strukturen mit einer Größe von wenigen Millimetern sichtbar machen und erlauben inzwischen eine sehr zuverlässige Unterscheidung von Gefäßen, Muskeln und Nerven. Dadurch, dass auch die Begleitstrukturen sichtbar sind, lässt sich die Rate der Komplikationen (z. B. intraneurale Injektion, Gefäß- und Pleuraverletzungen) deutlich reduzieren.

Nervenstimulator

Mithilfe einer elektrischen Stimulation lassen sich Nerven identifizieren (▶ Abb. 10.27). Dies erhöht nicht nur die Erfolgsrate und Qualität der Blockade, sondern trägt auch wesentlich zur Verhinderung von Nervenverletzungen bei, weil ein direkter Kontakt des Nervs mit der Kanülenspitze vermieden und diese *perineural* platziert werden kann. Hierzu werden über eine spezielle Kanüle (Stimulationskanüle), die abgesehen von ihrer Spitze elektrisch isoliert ist, rhythmische Impulse (Frequenz 2 Hz) ins Gewebe abgegeben. Die Impulse sind so beschaffen, dass sie nur in motorischen Nervenfasern eine Reizantwort auslösen (Reizdauer 0,1 ms). Wenn noch bei einer Stromstärke von *weniger als 0,4mA* rhythmische Muskelkontraktionen auftreten, kann davon ausgegangen werden, dass die Kanülenspitze in unmittelbarer Nähe des stimulierten Nervs liegt. Daraufhin kann die errechnete LA-Dosis fraktioniert und unter wiederholter Aspirationskontrolle injiziert werden. Diese Technik hat im Vergleich zur Sonografie an Verbreitung verloren.

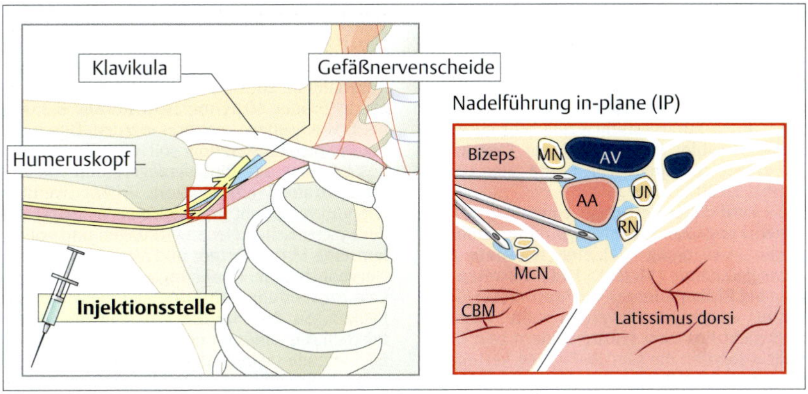

Abb. 10.28 Axilläre Plexusblockade (AXP). MN: N. medianus, AV: Vena axillaris, AA: Arteria axillaris, UN: N. ulnaris, RN: N. radialis, McN: N. musculocutaneus, CBM: M. coracobrachialis.

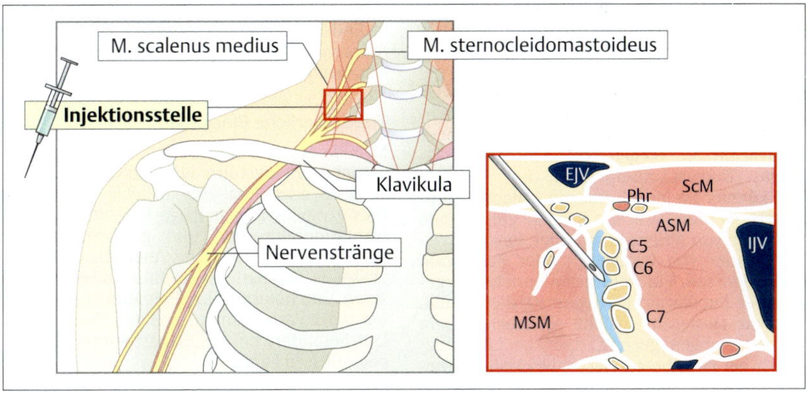

Abb. 10.29 Interskalenäre Blockade (ISB) des Plexus brachialis. EJV: Vena jugularis externa, ScM: M. sternocleidomasteoideus, MSM: M. scalenus medius, ASM: M. scalenus anterior, Phr: N. phrenicus, IJV: Vena jugularis interna, VA: A. vertebralis

Lokalanästhetika

Für periphere Nervenblockaden werden in der Regel *Amid-LA mit mittellanger oder langer Wirkungsdauer* verwendet. Hiervon zeichnet sich das mittellang wirkende **Prilocain** (Xylonest) durch kurze Anschlagzeit, sehr gute Blockade sensibler wie motorischer Fasern und die größte therapeutische Breite aller LA aus (► Abb. 10.30).

Es wird daher bevorzugt eingesetzt. Als Nebenwirkung kann allerdings unter höheren Dosen (> 10 mg/kg KG) eine relevante *Methämoglobinämie* (MetHb > 10 %) auftreten, sodass bei Risikopatienten auf Mepivacain (Scandicain) ausgewichen werden sollte. Dadurch, dass nicht Prilocain selbst, sondern sein Metabolit *o-Toluidin* die MetHb-Bildung verursacht, steigt die MetHb-Konzentration nur langsam an. Der maximale Plasmaspiegel wird erst nach ca. 4 Stunden erreicht, jedoch ist eine Lippenzyanose bereits bei einem MetHb-Gehalt von 4–5 % zu beobachten. Durch Redoxsysteme wie *Toluidinblau* (3 mg/kg KG i. v.) oder *Methylenblau* (1–2 mg/kg KG i. v.) kann MetHb in Hämoglobin zurückverwandelt werden. Wichtig zu wissen ist, dass MetHb von den klinisch gebräuchlichen Pulsoxymetern nicht erfasst wird (Kap. 9.1). Zur Verlängerung der Blockade bietet sich das lang wirksame **Bupivacain** oder **Ropivacain** an. Wegen fast identischer pK_S-Werte (Bupivacain/Ropivacain 8,1, Prilocain 7,9) können sie jeweils gut mit Prilocain kombiniert werden, was die schnell einsetzende Wirkung von Prilocain mit der langen Wirkungsdauer von Bupivacain oder Ropivacain verbinden soll. Für Ropivacain spricht die gegenüber Bupivacain geringere Kardiotoxizität. Was die Dosierung angeht, so haben neuere Untersuchungen gezeigt, dass die LA-Grenzdosen bei peripheren Nervenblockaden generell höher als früher üblich angesetzt werden können (► Abb. 10.31).

Adrenalinzusatz

Unter bestimmten Voraussetzungen kann die Wirkung von LA durch Vasokonstriktoren wie Adrenalin (1:200 000 oder 1:100 000, entsprechend 5 oder 10 µg/ml; Höchstdosis: 0,25 mg bei Erwachsenen) verstärkt werden. Durch die lokale Vasokonstriktion soll der Abtransport des LA über das Blut verzögert und die LA-Konzentration am Wirkort erhöht werden. Hiervon verspricht man sich eine Verringerung der systemischen Nebenwirkungen und vor allem eine Verbesserung und Verlängerung der Nervenblockade. Unabhängig davon ist die lokale Anwendung von Adrenalin nicht frei von Risiken. So besteht die Gefahr einer *ischämischen Nervenläsion* und *systemisch toxischen Effekten* wie tachykarden Rhythmusstörungen, krisenhaften Blutdruckanstiegen und Myokardischämien.

Kontraindikationen für den Zusatz von Adrenalin zum LA sind z. B. arterielle Hypertonie, KHK, Hyperthyreose, Mikroangiopathien, trizyklische Antidepressiva, Injektion in Endstromgebiete z. B. Akren. Aus Sicht der Autoren sollte daher bei Nervenblockaden auf Adrenalin verzichtet werden.

Kontinuierliche Blockaden

Mithilfe eines Katheters, der in die Gefäßnervenscheide eingeführt wird, lässt sich die Anästhesie oder Analgesie beliebig verlängern. Dies ermöglicht sehr lange Eingriffe (z. B. Replantationschirurgie) und postoperativ den Verzicht auf systemische Analgetika. Die begleitende Sympathikolyse führt zu einer besseren Durchblutung im Operationsgebiet und reduziert Vasospasmen, was den Heilungsverlauf besonders bei Gefäßanastomosen günstig beeinflussen kann.

Absolut

- Gerinnungsstörungen (Quick < 60 %, PTT > 40 s, TZ > 20 s, Thrombozyten < 100 000/µl)
- therapeut. Antikoagulation (nicht Low-Dose-Heparin oder ASS ≤ 100 mg/d)
- hypovolämischer Schock
- manif. Herzinsuffizienz, exzess. Hypertonus, instab. Angina pectoris
- Hirndruckerhöhung (z.B. SHT, intrakranielle Tumoren)
- Rückenmarktumoren (Gefahr der Massenverschiebung)
- extrem unphysiologische OP-Lagerung
- Infektion im Bereich der Punktionsstelle
- Allergie gegen verwendete LA
- Ablehnung durch den Patienten

Relativ

- Querschnitt, Multiple Sklerose, Bandscheibenvorfall (forensisch-psychologische Gründe)
- Sepsis (Gefahr der intrathekalen Keimeinschleppung bei blutiger Punktion)
- erhebliche Wirbelsäulendeformierung
- Kinder, unkooperative Patienten

Abb. 10.30 Kontraindikationen für RM-nahe Anästhesien.

Operationsbereich	axillär	supraklavikulär	interskalenär
Hand/Unterarm	+	(+)	
Ellbogen	+	+	
Oberarm ohne Schulter		+ plus Nn. intercostobrachiales	
proximaler Humerus			+
Schulter			+
Klavikula (lat. Drittel)			+ plus Nn. supraclaviculares

Abb. 10.31 Operationsbereiche der verschiedenen Plexus-brachialis-Blockaden.

Allgemeiner Hygienestandard der Regionalanästhesie

Die zehn wichtigsten Regeln („Hygienegebote") der RA finden sich in ▸ Abb. 10.34. Für die postoperative Nachbetreuung von regionalanästhesiologischen Katheterverfahren ist die Verfügbarkeit eines Schmerzdienstes mit täglichen Visiten obligat. Die sorgfältige Erhebung und Dokumentation der relevanten Befunde und das konsequente Einleiten adäquater Maßnahmen, z. B. bei Infektzeichen, fokalen neurologischen Defiziten, epiduralem Hämatom, Meningitis oder postpunktionellem Kopfschmerz sind Teil der modernen Regionalanästhesie und daher vorgeschriebenes Strukturmerkmal einer Klinik. Ein Abweichen von den dargelegten Vorgaben aus verschiedenen Gründen (Personalressourcen, Zeitdruck etc.) erhöht das Risiko für lebensbedrohliche Komplikationen.

Axilläre Blockade (AXP)

Die Blockade des Pl. brachialis über den axillären Zugang (▸ Abb. 10.33) ist relativ risikoarm und eine sehr verbreitete Methode für Eingriffe am Unterarm (z. B. distale Radiusfraktur, Cimino-Shunt) und der Hand. Wird eine Blutsperre am Oberarm erforderlich, werden zusätzlich 5–10 ml LA zur Blockade der Nn. intercostobrachiales als subkutaner Ringwall an der Innenseite des Oberarmes injiziert.

Technik

Die sonografisch geführte Regionalanästhesie wird empfohlen. Die Sonografie trägt zur Prävention akzidenteller Nerven- und Gefäßpunktionen mit dem Risiko irreversibler Schäden bei. Der Arm wird in der Schulter rechtwinklig ausgelagert und im Ellbogen gebeugt. Nach Entfernung der Behaarung und nach Hautdesinfektion wird die **A. axillaris** als Leitstruktur möglichst weit proximal aufgesucht. Die Plexusnadel wird dann in einem Winkel von 45° zur Haut geführt. Die sonografische Nadelführung kann in der kurzen Achse („out of plane", OOP) oder in der langen Achse („in plane", IP) erfolgen.

Durch den Einsatz von Sonografie ist es möglich, eine differenzierte Visualisierung der perineuralen Injektionen vorzunehmen. Es ist möglich zwischen perineuralen (außerhalb des Nervs), intraneuralen (unterhalb des Epineuriums, Injektionsschmerz) und intrafaszikulären (innerhalb des Perineuriums) Injektionen zu unterscheiden. Zudem können so Zusammenhänge mit postoperativen neurologischen Komplikationen systematisch erfasst werden.

Während die Anästhesie im Bereich des **N. medianus** in der Regel komplett ist, gilt dies nicht immer für den **N. radialis** und den **N. ulnaris**. Gezielte Blockaden (Nervenstimulator!) können dies beheben. Aufgrund der besonderen Anordnung der Nervenfasern (außen proximale Fasern, innen distale Fasern) breitet sich die Anästhesie immer von proximal nach distal aus. Da der **N. musculocutaneus** die Gefäßnervenscheide meist schon vor der Achselhöhle verlässt, muss er ggf. gesondert ausgeschaltet werden. Er verläuft im M. coracobrachialis, der als etwa fingerdicker Muskel oberhalb der A. axillaris gut zu tasten ist. Es werden 15–30 ml LA sonografisch gezielt injiziert.

Lokalanästhetika	Maximaldosis Einzelinjektion
kurz wirksam	
Lidocain	200 mg
mittellang wirksam	
Mepivacain	300 mg
Prilocain	400 mg
lang wirksam	
Bupivacain	150 mg
Levobupivacain (kont.)	150 mg (400 mg/24 h)
Ropivacain (kont.)	225 mg (800 mg/24 h)

Abb. 10.32 Maximal-Dosierung von LA für peripheren Nervenblockaden.

Blockadetyp	OP-Zeit < 3h	OP-Zeit 4–8h	LA-Volumen (Sonografie)
axillär	Mepivacain 1,5 %	Ropivacain 0,375 %	15–30 ml
supraklavikulär	Mepivacain 1,5 %	Ropivacain 0,375 %	15–30 ml
interskalenär	Mepivacain 1,5 %	Ropivacain 0,75 %	5–10 ml
Ringwall	Mepivacain 0,5–1 %		5–10 ml

Abb. 10.33 LA-Dosierungen bei Plexus-brachialis-Anästhesien („Single-Shot-Technik").

Supraklavikuläre Blockade des Plexus brachialis

Die supraklavikuläre Plexusblockade (▶ Abb. 10.34) ermöglicht Eingriffe unterhalb der Schulter, z. B. am Ellbogen, und gefäßchirurgische Eingriffe (z. B. Shunt proximal der Ellbeuge) in der distalen Hälfte des Oberarms. Für eine verlässliche Blockade des Oberarms werden zusätzlich die Nn. intercostobrachiales mittels subkutanen Ringwalles (5–10 ml LA) an der proximalen Innenseite des Oberarmes blockiert (▶ Abb. 10.26).

Risiken

Da bei einer Gefäßpunktion keine digitale Blutstillung (Kompression) der A. subclavia möglich ist, sollte bei vorliegender Koagulopathie oder Antikoagulation diese Indikation streng gestellt werden. Es wird empfohlen, die Farbdoppler-Funktion während der sonografisch unterstützten Injektion zu nutzen, um Gefäße gut abgrenzen zu können.

Anatomie

Der Plexus brachialis verläuft eng gebündelt lateral und etwas dorsal der A. subclavia über die 1. Rippe. Zwischen M. scalenus anterior und M. scalenus medius bildet sich die Skalenuslücke, durch die A. subclavia und Plexus brachialis hindurchtreten.

Technik

Bei einer supraklavikulären Blockade wird unter Ultraschallkontrolle oberhalb der Klavikula „in plane" die Haut punktiert. Wichtig ist dabei die deutliche Darstellung von Plexus, A. subclavia, M. scalenus anterior, M. omohyoideus, der Pleura (Pleuragleiten) und der 1. Rippe, um Verletzungen zu vermeiden. 15–30 ml LA werden perineural unter sonografischer Kontrolle injiziert. Dabei ist darauf zu achten, dass auch die sog. „Corner-Pocket" (C 8 → Truncus inferior → N. ulnaris) zwischen der 1. Rippe und der A. subclavia mit ausreichend LA erreicht wird. Mögliche Komplikationen sind Pneumothorax, Phrenicus-Parese und Gefäßpunktionen, vor allem der A. subclavia.

Interskalenäre Blockade (ISB)

Der interskalenäre Zugang (▶ Abb. 10.29) erlaubt die am weitesten proximale Blockade des Pl. brachialis und eignet sich vor allem für Eingriffe an der Schulter (▶ Abb. 10.27). Die Nähe zu besonders empfindlichen Strukturen (N. phrenicus, Ganglion stellatum, N. recurrens, N. vagus, A. vertebralis, Spinalkanal) erfordert aber eine exakte anatomische Orientierung und umsichtige Durchführung.

Technik

Der Kopf des Patienten wird geringfügig zur Gegenseite gedreht. Um das Aufsuchen der **hinteren Skalenuslücke,** die auf Höhe des 6. Halswirbels liegt, zu erleichtern, sollte der Patient den Kopf etwas anheben. Dadurch werden der M. sternocleidomastoideus gut sichtbar und die Skalenuslücke tastbar. Als Leitstruktur für die Einstichhöhe dient der Ringknorpel.

Die Blockade kann im Liegen oder Sitzen, beim wachen oder sedierten Patienten je nach Standard der Klinik durchgeführt werden. Nach Hautdesinfektion und Lokalanästhesie wird die Haut punktiert und die Nadel sonografisch geführt. Wegen der Nähe zur A. vertebralis und zum Spinalkanal ist eine sehr sorgfältige Aspirationskontrolle nötig. Die Gesamtmenge des LA muss langsam (über mehrere Minuten) und unter wiederholter Aspiration appliziert werden. Eine unerwünschte „Mitblockade" des **N. phrenicus** ist häufig, ebenso eine unerwünschte **Stellatumblockade** (→ Horner-Syndrom). Auch der **N. recurrens** ist nicht selten betroffen (→ Heiserkeit). Daraus ergeben sich spezifische Kontraindikationen wie kontralaterale Parese der genannten Nerven, kontralateraler Pneumothorax und schwere Lungenfunktionsstörungen. Unbeabsichtigte Injektionen kleinster Mengen von LA (1–2 ml) in die **A. vertebralis** führen zu schwersten Komplikationen wie z. B. Krampfanfällen. Ähnlich gefährlich ist eine Injektion in den **Spinal- oder Epiduralraum**.

Zusammenfassung Dokumentation einer Regionalanästhesie

Neben den üblichen Informationen wie Dauer, Datum sowie Beginn und Ende der Behandlung und den Vitalparametern (vor, während und nach der Anlage des Katheters und Punktion) ist es wichtig, die folgenden Aspekte sorgfältig in der Patientenakte bzw. im Narkoseprotokoll zu dokumentieren:

- Punktionskanüle: Typ und Größe
- Punktionstechnik: Sonografie, ggf. Nervenstimulation oder Dual-Guidance-Verfahren
- bei Katheteranlage: Einlagetiefe des Katheters (Hautniveau)
- Medikamente: Wirkstoff, Konzentration, Volumen
- Verlauf der Punktion
    - vorbestehende neurologische Auffälligkeiten
    - Eindringtiefe der Punktionskanüle
    - Ergebnis der Aspirationsprobe
        - Komplikationen (Mehrfachpunktionen, blutige Punktionen, Injektionsschmerz, Parästhesien mit Lokalisation, selbstlimitierend?)
- Ausbreitung der Anästhesie
- Patientenwunsch mit oder ohne Anxiolyse/Sedierung vermerken

„10 Gebote“ zu Hygienemaßnahmen bei der Regionalanästhesie

1. Rahmenbedingungen: Hygieneplan, Räumlichkeit, Personenzahl beschränken
2. Vorbereitung des Behandlers: Schmuck, Uhren, Ringe ablegen, Händedesinfektion, Mund-Nasen-Schutz, Haube, sterile Handschuhe, Steriler Kittel bei Anlage kontinuierlicher Katheterverfahren
3. Vorbereitung des Patienten
   - Rasur, falls notwendig mittels „Clipper"
   - Entfetten und Säubern der Haut (mechanische Reinigung)
   - Hautdesinfektion: Wirksubstanz mit Remanenz (Langzeitwirkung, z.B. Chlorhexidin oder Octenidin)
   - Einwirkzeit beachten, danach Haut trocknen lassen
   - nicht durch „Desinfektionsmittelsee“ punktieren (Verschleppung von Antiseptikum → Arachnoiditis, chron. Schmerzen)
   - Abdeckfolien: großflächiges, selbstklebendes Lochtuch und großzügige sterile Arbeitsflächen
4. Spezifische Antibiotikaprophylaxe ist nicht erforderlich
5. Medikamente und Material müssen hygienischen und arzneimittelrechtlichen Anforderungen genügen, u.a. Einmalartikel zur Punktion und Katheteranlage
6. ultraschallgesteuerte Punktionen: Schallkopf mit steriler Hülle
7. Geeignete Verbandstechnik und Fixierung
8. Erkennung infektiöser Komplikationen durch tägliche Visiten:
   a) Indikationsstellung: Indikation zur Fortsetzung der Therapie muss taglich neu überprüft werden
   b) Punktionsort: Die Einstichstelle des Katheters muss täglich klinisch überprüft werden
9. Diskonnektionen erhöhen das Infektionsrisiko
10. Infektzeichen sind Warnsignale und müssen konsequent verfolgt werden.

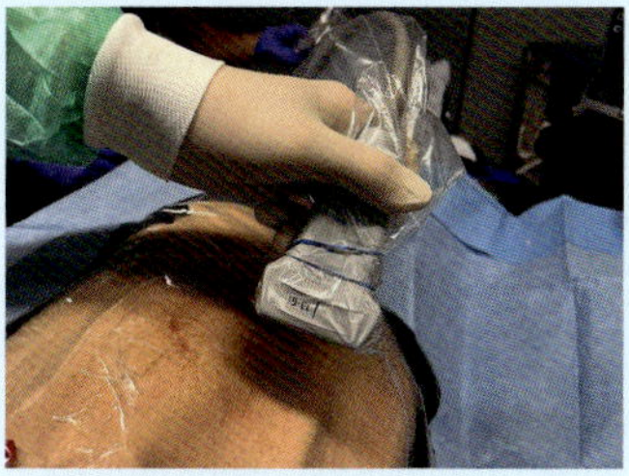

Abb. 10.34 10 Hygienegebote der Regionalanästhesie – Kurzfassung.

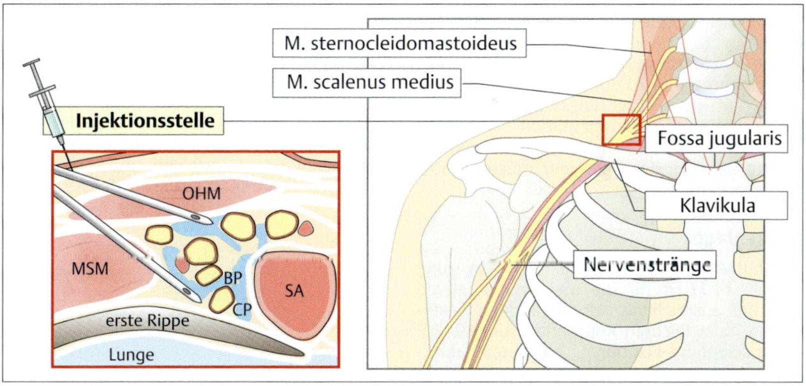

Abb. 10.35 Supraklavikuläre Blockade. MSM: M. scalenus medius, OHM: M. omohyoideus, SA: A. subclavia, BP: Plexus brachialis, CP: Corner Pocket mit Truncus inferior.

Der Begriff „Operationslagerung" bezeichnet diejenige Körperposition des Patienten, die dem Operateur den bestmöglichen Zugang zum Operationsgebiet verschafft. Während so zwar das operative Vorgehen erleichtert wird, können lagerungsbedingt Komplikationen auftreten, vor allem dann, wenn kardiorespiratorische Größen in stärkerem Maße verändert werden. Außerdem können bei nicht sachgemäßer Lagerung Druckschäden entstehen, bevorzugt an peripheren Nerven. Deshalb ist es wichtig, die anatomischen und physiologischen Besonderheiten der verschiedenen Lagerungsformen zu kennen und zu berücksichtigen.

Für die meisten (abdominalen) Operationen ist, ebenso wie für die Einleitung einer Allgemeinanästhesie, die **Rückenlage** das Standardverfahren; für viele Eingriffe sind jedoch Modifikationen oder auch gänzlich andere Lagerungen erforderlich, z. B.:

- Steinschnittlagerung in der Gynäkologie, Urologie und Proktologie
- Bauchlagerung in der Orthopädie und Neurochirurgie
- Flankenlagerung in der Urologie
- sitzende Position in der Neurochirurgie

Die endgültige Lagerung des Patienten für die Operation sollte aus medizinischen und juristischen Gründen immer unter Federführung des Operateurs oder seines Vertreters stattfinden. Im Verlauf des Eingriffs und des anästhesiologischen Managements ist es unerlässlich, regelmäßig Lagerungskontrollen der zugänglichen Abschnitte des Patienten durchzuführen und entsprechend zu dokumentieren. Bei Verdacht auf einen Lagerungsschaden müssen eine schlüssige Dokumentation und eine gründliche Untersuchung erfolgen. Sowohl der Patient als auch der Operateur müssen informiert werden.

Rückenlage

Die horizontale oder flache Rückenlagerung (▶ Abb. 11.1) ist für die meisten operativen Eingriffe ausreichend. Modifikationen bestehen in einer leichten Kopftieflage um 10–20° („Trendelenburg-Position"), diskreten seitlichen Neigung des Operationstisches, geringfügigen Oberkörperaufrichtung oder einer Auslagerung eines, bzw. beider Arme. Bei der Armauslagerung ist vor allem der **Pl. brachialis** gefährdet, weshalb eine Abduktion um mehr als 90° und eine Außenrotation ebenso wie eine Drehung des Kopfes zur Gegenseite unterbleiben müssen. Am besten wird der Kopf in der sog. Neutralstellung gelagert und durch Unterlegen eines weichen Gummirings oder durch speziell geformte Schaumstoffkissen in dieser Position gesichert. Der **N. ulnaris** kann bei seitlicher Armanlagerung in seinem Sulkus geschädigt werden, wenn der Ellbogen einer harten Unterlage ungepolstert aufliegt.

Bauchlage

Die Bauchlagerung (▶ Abb. 11.2) ist z. B. bei Eingriffen an der **Wirbelsäule** erforderlich und birgt spezielle Risiken. Bereits das Lagerungsmanöver zum Wechsel von Rücken- zur Bauchlagerung ist ein komplexer Vorgang für das OP-Team und risikobehaftet. Während des Lagerungsmanövers besteht die Gefahr einer akzidentellen Extubation und Dislokation von Kathetern. Selbst eine optimale Positionierung des Patienten beeinflusst die Kreislaufphysiologie erheblich und muss im anästhesiologischen Management berücksichtigt werden.

Neben dem Schutz des Plexus brachialis sowie weiterer peripherer Nerven der unteren Extremität gilt besondere Sorgfalt Kopf, Augen, Hals und Genitale des Patienten. Bei nasaler Intubation muss die **Zunge** z. B. mithilfe einer Mullbinde im Mund geschützt werden (siehe auch Kap. 5.4), da sie anschwellen kann, was möglicherweise den Atemweg nach Extubation einschränken könnte und damit eine primäre Extubation unmöglich machen kann. Besonders wichtig ist eine „freie" Lagerung von Augen, **Kehlkopf** und **Abdomen**, um die Beweglichkeit des Zwerchfells nicht einzuschränken und den venösen Rückfluss nicht zu behindern („Kavakompression" mit Kreislaufinstabilität und verstärkter venöser Blutung im OP-Gebiet). Eine Überstreckung der Halswirbelsäule ist ebenfalls zu vermeiden.

Generell sind in Allgemeinanästhesie Lid- und Sekretionsreflexe nicht vorhanden, weshalb der Augenschutz nach einem klinikspezifischen Standard erfolgen muss. Jeglicher Druck auf die Bulbi ist zu vermeiden.

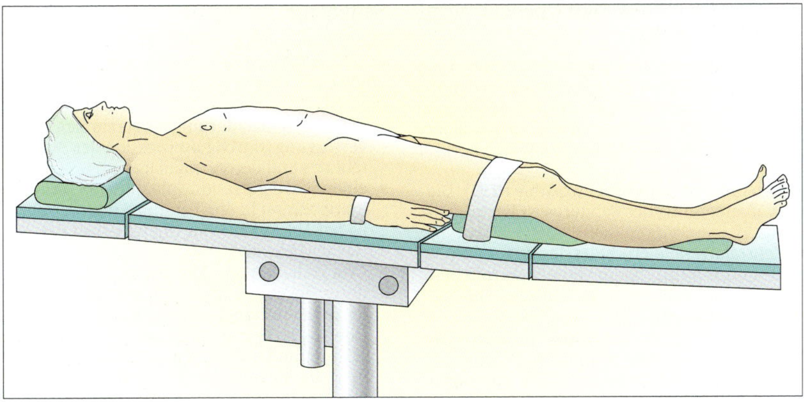

Abb. 11.1 Rückenlage.

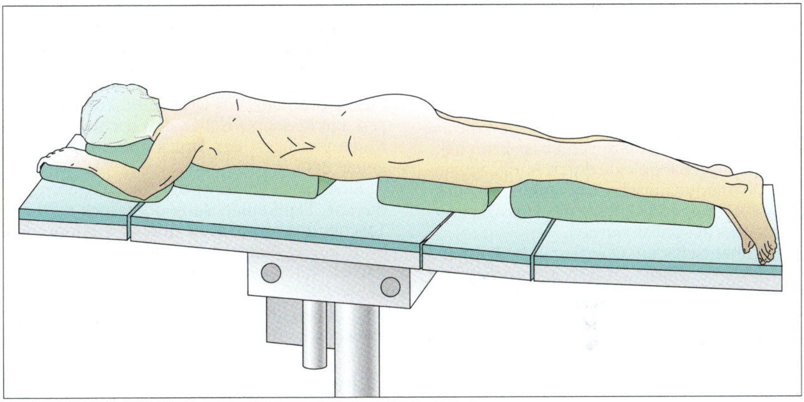

Abb. 11.2 Bauchlage.

Perioperativer Visusverlust („perioperative vision loss“, POVL)

Eine seltene Komplikation der Bauchlagerung ist ein Visusverlust. Hauptursachen stellen die ischämische Optikusneuropathie (ION) und der Verschluss der A. retinae („retinal artery occlusion“, RAO) dar. Differenzialdiagnosen für POVL umfassen:

- ischämische Optikusneuropathie (ION): Die Blutversorgung des Sehnervs ist beeinträchtigt.
- Zentralarterienverschluss der Retina (RAO): Der Visusverlust hängt von der betroffenen retinalen Gefäßregion ab und kann stark ausgeprägt sein.
- orbitales Kompartmentsyndrom: häufig mit Augenverletzungen verbunden. Direkter Druck auf das Auge kann venöse Stauungen und erhöhten Augeninnendruck („intraocular pressure“, IOP) verursachen.
- kortikale Blindheit: resultiert aus einer Ischämie in der visuellen Hirnrinde oder einem subkortikalen Ödem in den parietookzipitalen Regionen. Passagere hypotone Phasen oder Embolien können die Ursache sein.
- Hypophysenapoplexie: eine seltene Ursache, die durch spontane Blutung oder Infarkt in einem Hypophysentumor oder -gewebe auftritt. In der perioperativen Phase kann die Hypophysenapoplexie durch Antikoagulation, hämodynamische Schwankungen oder blutverdünnende Effekte des Flüssigkeitsersatzes ausgelöst werden.
- Hornhautschäden: Oberflächliche Epitheldefekte der Hornhaut (Erosio corneae) treten vor allem bei inkomplettem Lidschluss nicht nur bei Bauchlagerung auf.

Risikofaktoren für lagerungsbedingte Schäden sind

- verminderter venöser Rückfluss durch Abwärtslage des Kopfes,
- langer Operationszeitraum mit erhöhtem Augen- und Gesichtsgewebedruck,
- Hypotonie (erniedrigter MAP) und erhöhter Augeninnendruck (IOP; normal 16 ±5 mmHg): Diese können den okularen Perfusionsdruck (OPP; Ocular Perfusion Pressure) und die Durchblutung des Sehnervs und der Retina vermindern. Zielwert für das anästhesiologische Management ist ein OPP ≥ 50 mmHg. (OPP = MAP − OIP)

Erblindung oder andere dauerhafte Augenschäden müssen bei Eingriffen in Bauchlagerung als seltenes Risiko aufgeklärt werden. Die sorgfältige Lagerung, Polsterung, regelmäßige Lagerungskontrollen, ggf. Druckentlastung und die Überwachung hämodynamischer Parameter sind essenziell.

Seitenlage

Die Seitenlagerung (▶ Abb. 11.3) wird für Eingriffe im Bereich des **Thorax** oder der **Nieren** angewandt. Die besonderen Risiken bestehen hier in

- einer Verschlechterung der zerebralen Blutversorgung (durch Kompression der Aa. vertebrales und der Vv. jugulares),
- einer Schädigung von Spinalnerven (durch Kompression in den Foramina intervertebralia bei Abknicken oder Überstrecken der Halswirbelsäule),
- Druckschäden und Minderdurchblutung des unten liegenden Armes. Eine mögliche Minderdurchblutung kann durch kontinuierliche Überwachung mit Pulsoxymetrie frühzeitig erkannt und unmittelbar aufgehoben werden. Der Messort der Pulsoxymetrie und damit die umsichtige Lagerung sollte im Narkoseprotokoll dokumentiert werden.

Der Plexus brachialis des unten liegenden Arms kann verletzt werden, wenn der Oberkörper auf die Achsel und damit den Nervenplexus drückt. Die achsengerechte Lagerung der Halswirbelsäule kann durch ein Kissen gewährleistet werden. Der oben liegende Arm wird oftmals „aufgehängt“, um auch hier den Plexus brachialis vor Druck und Zug zu schützen. Ein Kissen zwischen den leicht gebeugten Knien verringert den Druck auf das unten liegende Bein.

Eine spezielle Form der Seitenlagerung ist die sog. **Flankenlagerung** oder auch **seitliche Taschenmesserposition** für bestimmte Eingriffe an der Niere. Hierfür wird der Patient zunächst auf die Seite gedreht, dann werden Kopf- und Fußende des Operationstisches so weit abgesenkt, dass die Flanke am höchsten zu liegen kommt.

Steinschnittlage

Die Steinschnittlagerung (▶ Abb. 11.4) ist wie die Flankenlagerung und die sitzende Position eine extreme Lagerungsvariante mit **kardiorespiratorischem Effekt** (s. u.). Sie wird oft mit einer leichten Kopftieflage kombiniert. Neben den Vorsichtsmaßregeln, die für die Rückenlage zu beachten sind, ist hier für den Schutz des **N. peronaeus** im Bereich des Fibulaköpfchens zu sorgen.

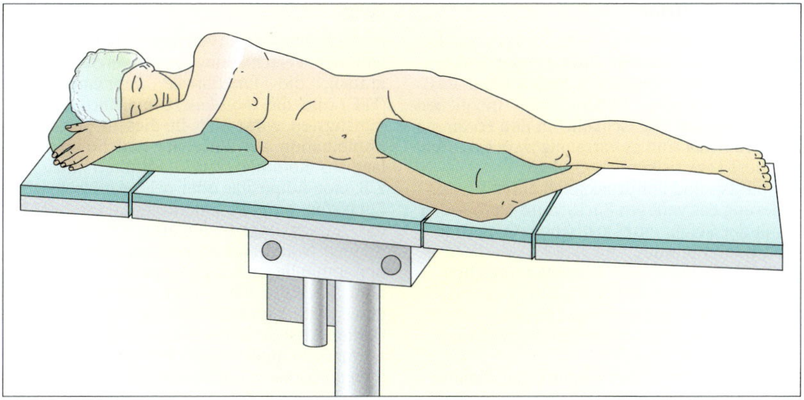

Abb. 11.3 Seitenlage.

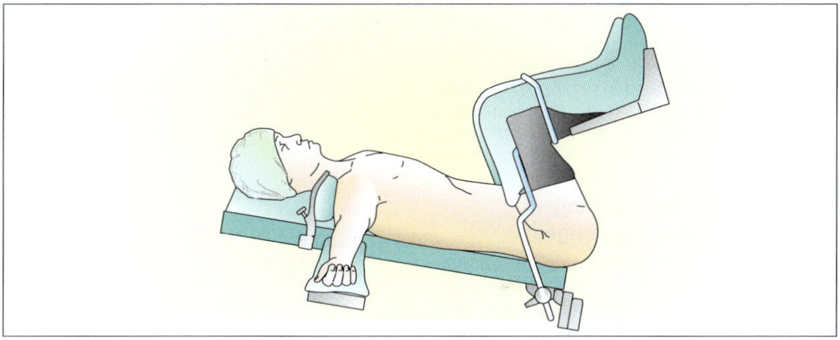

Abb. 11.4 Steinschnittlage.

Sitzende Position

Die sitzende Position (▸ Abb. 11.5) ist für **bestimmte intrakranielle Operationen und Eingriffe an der Schulter („Beach-Chair-Position")** notwendig. Neben einer möglichen Schädigung der Nn. ischiadici in den Foramina infrapriformia sind es vorrangig zwei Faktoren, die diese Lage risikoreich machen:

- ein HZV- und Blutdruckabfall durch Verminderung des venösen Rückstroms, verbunden mit der Gefahr eines kritischen Abfalls der Hirndurchblutung,
- die Möglichkeit einer lebensbedrohlichen Luftembolie bei Verletzung intrakranieller Venen oder von Durasinus (negativer Druck in den kranialen Abschnitten des venösen Systems im Sitzen).

Die intraoperative Überwachung der Patienten zu intrakraniellen Eingriffen in sitzender Position muss den besonderen Gefahren Rechnung tragen. Sie umfasst über die Standardmaßnahmen hinaus die invasive Messung des arteriellen und zentralvenösen Drucks sowie zur Detektion intravasaler Luft mittels transösophagealer Echokardiografie. Der arterielle Mitteldruck muss hoch genug sein, um im Sitzen einen ausreichenden zerebralen Perfusionsdruck zu gewährleisten. Gegebenenfalls müssen dazu Vasopressoren eingesetzt werden.

Physiologische Veränderungen bei verschiedenen Lagerungen

Die durch die beschriebenen Lagerungen ausgelösten physiologischen Veränderungen betreffen in erster Linie Herz, Kreislauf und Lunge (▸ Abb. 11.6).

Herz und Kreislauf

Im Vordergrund stehen die *Veränderungen des venösen Rückstroms.* Beim Absenken der Beine unter das Herzniveau (z. B. sitzende Position, Flankenlagerung) wird der venöse Blutfluss aus den abhängigen Körperpartien zum Herzen vermindert, was in der Regel HZV und Blutdruck abfallen lässt. Werden die Beine dagegen über das Herzniveau angehoben (z. B. Steinschnitt-, Kopftieflagerung), so wird der venöse Rückfluss deutlich gesteigert. Bei herzinsuffizienten Patienten kann dadurch eine myokardiale Volumenüberlastung entstehen. Eine zusätzliche Kopftieflagerung behindert den Venösen Abfluss aus dem Kopf.

Lunge

Je nach Körperlage verringern sich, abhängig von der Verschiebung des Zwerchfells nach kranial, die *funktionelle Residualkapazität* (FRC) und die *thorakale Compliance.* Am ungünstigsten wirkt sich in diesem Sinne eine Kombination aus Kopftief- und Steinschnittlage aus. Kommen weitere Faktoren hinzu, wie z. B. eine Adipositas oder bei laparoskopischen Eingriffen ein Kapnoperitoneum, so werden die Auswirkungen verstärkt. Die vermehrte Bildung von Mikroatelektasen (bevorzugt in den unten liegenden Lungenabschnitten) kann dann leicht zu einer arteriellen Hypoxie und einer Hyperkapnie führen. Bei beatmeten Patienten lässt sich dies durch lungenprotektive Atemzugvolumina, einen PEEP und langsamen inspiratorischen Gasfluss weitgehend vermeiden. Aufgrund der verminderten Compliance müssen dabei allerdings höhere Beatmungsdrücke in Kauf genommen werden. In diesem Zusammenhang ist vor allem bei der Bauchlage darauf zu achten, eine abdominale Kompression mit entsprechender Beeinträchtigung der Zwerchfellbewegungen zu verhindern.

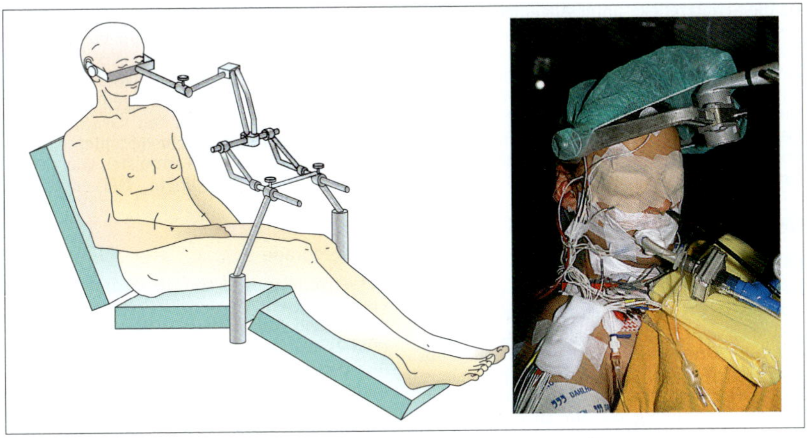

Abb. 11.5 Sitzende Position.

	FRC und Compliance	Venöser Rückstrom	Besonderheiten
Rücken-/Seitenlage	↓	±0	
Kopftieflage	↓↓	↑	Behinderung des hirnvenösen Abflusses, Erhöhung des intragastralen Drucks und damit erhöhtes Aspirationsrisiko, Gefahr der Tubusdislokation in einen Bronchus, Schwellung des oberen Atemwegs
Bauchlage	(↓)	±0	Gefahr der Kavakompression, IOP (intraokulärer Druck)
Steinschnittlage	↓	↑	
Sitzende Position	(↓)	↓↓	Gefahr der Luftembolie

FRC = funktionelle Residualkapazität; Compliance = thorakale Compliance

Abb. 11.6 Lagerungsbedingte physiologische Veränderungen.

Da die Schutzreflexe unter Allgemeinanästhesien generell und unter Regionalanästhesien lokal ausgeschaltet sind, besteht die Gefahr, dass anatomische Strukturen unbemerkt geschädigt werden. Auch bei sorgfältigster Durchführung der Lagerung ist der Eintritt von Nervenläsionen, Gewebenekrosen oder eines Kompartmentsyndroms nicht vollständig auszuschließen.

Nervenschäden

Pathogenese

Nerven können in ihrem Verlauf geschädigt werden, wenn sie knöchernen Strukturen direkt aufliegen und als Folge unsachgemäßer Lagerung **Druck** auf diesen Bereich ausgeübt wird (z. B. N. radialis, N. ulnaris, N. peronaeus, N. facialis). Demgegenüber kann **Zug** zu einer Nervenüberdehnung bis hin zu einem Wurzelausriss führen (z. B. Plexusläsion bei Herunterfallen eines Arms). Bei einer Überdehnung besteht die Gefahr, dass kleinere Nervengefäße reißen und sich intraneural Hämatome bilden. Das pathogene Substrat derartiger Schädigungen ist eine kompressionsbedingte **Ischämie der Vasa nervorum.** Je nach Ausmaß wird hierdurch nur der Funktions- oder auch der Strukturstoffwechsel der Nervenzellen gestört. Wird der Strukturstoffwechsel längere Zeit beeinträchtigt, so entwickeln sich Nekrosen.

Besonderheiten unter Anästhesie

Bei allen Methoden der Schmerzausschaltung, also sowohl bei Allgemeinanästhesien als auch bei Regionalanästhesien, können Patienten sonst für sie unangenehme und schmerzhafte Positionen einzelner Körperpartien nicht mehr wahrnehmen. Bei nicht anästhesierten Patienten treten dagegen bereits nach wenigen Minuten Schmerzen auf, wenn z. B. der Arm um mehr als 90° abduziert wird (häufig ist dabei auch der Radialispuls nicht mehr zu fühlen). Schon 30–40 Minuten in einer solchen Lage können ausreichen, um einen Nerv ernsthaft zu schädigen.

Prädispositionen

Unter den Faktoren, die eine Nervenschädigung begünstigen, finden sich angeborene Anomalien ebenso wie erworbene Erkrankungen (▶ Abb. 11.7). Während bei angeborenen Anomalien die sog. **Engpasssyndrome** dominieren (z. B. Hypertrophie des M. scalenus anterior und medius, Existenz einer Halsrippe, anomaler Ursprung des Pl. brachialis), handelt es sich bei erworbenen Erkrankungen überwiegend um primäre oder sekundäre **Störungen der Mikrozirkulation.** Neben schon vorhandenen Mikroangiopathien (z. B. bei Diabetes mellitus) können auch im Verlauf einer Operation auftretende kardiozirkulatorische Veränderungen (z. B. Schock, disseminierte intravasale Koagulation oder ausgeprägte Hypothermie) den Blutfluss in den Vasa nervorum reduzieren. Bei einer **Kachexie** fehlen den Patienten die subkutanen Fettpolster, was sie anfälliger für druckbedingte Nervenschäden macht.

Schweregrade

Nervenverletzungen können in drei Schweregrade eingeteilt werden: Neurapraxie, Axonotmesis und Neurotmesis (▶ Abb. 11.8). Während es sich bei der **Neurapraxie** nur um eine funktionelle Schädigung mit völliger Rückbildung von Sensibilitätsstörungen und möglicherweise leichten Paresen innerhalb weniger Tage handelt, finden sich bei der Axonotmesis und vor allem bei der Neurotmesis strukturelle Läsionen. Bei der **Axonotmesis** bleiben die bindegewebigen Nervenhüllstrukturen (Epi-, Peri-, Endoneurium) als Leitschiene für die Regeneration erhalten; bei der **Neurotmesis** hingegen sind sämtliche Nervenanteile betroffen, sodass eine Restitutio an integrum in der Regel nicht möglich ist. Hierzu ist eine Reanastomosierung der Nervenenden notwendig.

Prävention und Therapie von Nervenschäden

Durch Vermeidung extremer Lagerungen, weiche Unterpolsterung von aufliegenden nervenführenden Knochenstrukturen und nicht einschnürende Fixierung von Extremitäten lassen sich Nervenschäden in den allermeisten Fällen verhindern, zumindest dann, wenn risikoerhöhende Faktoren fehlen (▶ Abb. 11.9). Kommt es zu einer Schädigung, so ist eine fachneurologische Begutachtung zur exakten Befunderhebung und Einleitung der nötigen therapeutischen Maßnahmen erforderlich. Bei kompletter Durchtrennung eines Nervs ist immer eine neurochirurgisch-operative Behandlung anzustreben.

- angeboren (→ Plexus brachialis)
  - Hypertrophie des M. scalenus anterior und medius
  - Existenz einer Halsrippe
  - anomaler Ursprung des Plexus brachialis
- erworben
  - Mikrozirkulationsstörungen als Folge von Mikroangiopathien, Schock, disseminierter intravasaler Koagulation, Hypothermie
  - Kachexie

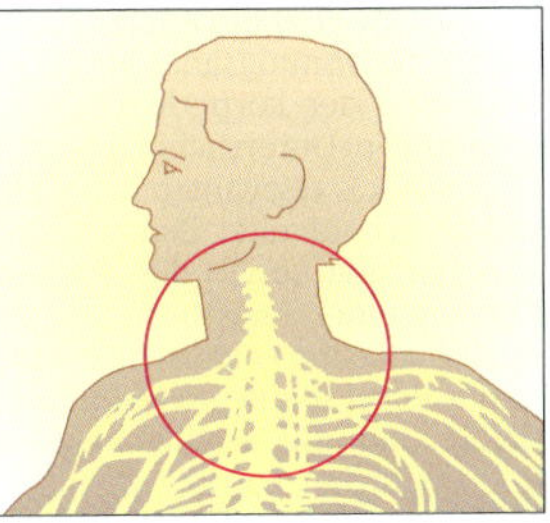

Abb. 11.7 Prädispositionen für eine lagerungsbedingte Nervenschädigung.

	Neurapraxie	Axonotmesis	Neurotmesis
Schädigungsform	Commotio nervi ohne Kontinuitätsunterbrechung	lokale Zerstörung von Axonen und Markscheiden	totale oder subtotale Nervendurchtrennung
Ursachen	Prellung, Druck, Ödem, Hämatom	Quetschung	Schnittverletzung, schwerste Quetschung
Elektromyogramm	keine Denervierungszeichen	passagere Denervierung	nach 1–2 Wochen typische Denervierungspotenziale
Nervenleitungsgeschwindigkeit	leicht vermindert	erheblich vermindert oder aufgehoben	keine Nervenleitung
Therapie	konservativ	konservativ	operativ (Nervennaht)
Regeneration	rasch und vollständig	protrahiert, aber i.d.R. vollständig	ohne Operation unvollständig

Abb. 11.8 Übersicht über die verschiedenen Schweregrade einer Nervenschädigung.

Prävention

- Vermeidung extrem unphysiologischer Lagen
- weiche Unterpolsterung von Nervenauflagepunkten
- Fixierung von Extremitäten

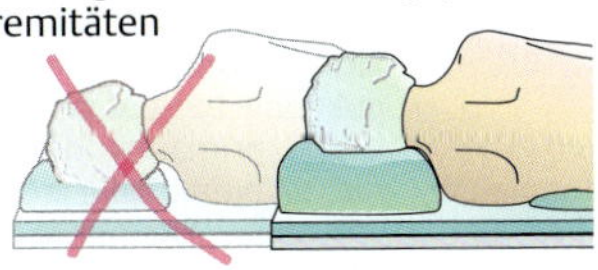

Therapie

- konservativ
  - gezielte Krankengymnastik
  - Reizstromtherapie → Durchlutungsförderung, Verhinderung von Muskelatrophien, Kontrakturen und Gelenkversteifungen
- operativ
  - Nervenreanastomierung

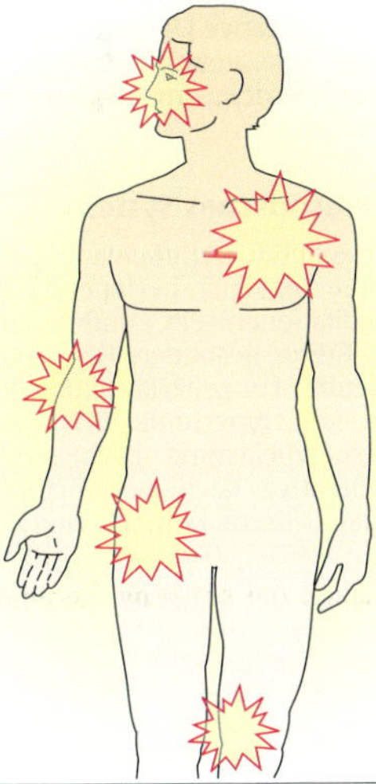

Abb. 11.9 Prävention und Therapie von Nervenschäden.

Präoperativ sind die Anamnese inkl. standardisierter Gerinnungsanamnese, subjektive Einschätzung der körperlichen Belastbarkeit, die körperliche Untersuchung und eine rationale Diagnostik relevanter Begleiterkrankungen von entscheidender Bedeutung für die Risikoeinschätzung sowie die Planung und Durchführung einer Anästhesie. Bei der Vorstellung in der anästhesiologischen Ambulanz sollten in der Regel die Begleiterkrankungen diagnostiziert und die medikamentöse Therapie in übersichtlicher Form (z. B. bundeseinheitlicher Medikationsplan; BMP) vorliegen. Der Neubeginn, Pausieren, Weiter- und Fortführung der Dauermedikation inkl. Antikoagulation sind relevant für das perioperative Komplikationsrisiko.

Darüber hinaus dient die Prämedikationsvisite dazu, bisher nicht diagnostizierte Risiken, Erkrankungen und Störungen zu erkennen.

Neben der Diagnose an sich muss jeweils der Schweregrad der Erkrankung oder Störung erhoben werden. Es können ggf. weitere Diagnostik und die Konsultation entsprechender Fachdisziplinen erforderlich sein. Die Konsultation umfasst folgende Fragestellung:

- Ist die Begleiterkrankung optimal behandelt?
- Besteht die Möglichkeit, die Therapie und den präoperativen Zustand zeitgerecht zu verbessern?

Die perioperative Risikoeinschätzung nimmt der Anästhesist in der Zusammenschau im nächsten Schritt vor.

Falls eine adäquate Behandlung bislang nicht erfolgt ist, sollte bei elektiven Eingriffen eine präoperative Optimierung angestrebt und mit dem Operateur der Zeitpunkt des Eingriffs beraten werden, um das perioperative Risiko zu verringern.

Respiratorisches System

Vorbestehende pulmonale Erkrankungen erhöhen die Inzidenz perioperativer pulmonaler Komplikationen (PPC) und damit das perioperative Risiko. Besondere Relevanz liegt bei progredienten Lungenerkrankungen vor, die eine pulmonale Hypertonie (PH) mit konsekutiver Rechtsherzbelastung nach sich ziehen. Das perioperative Rechtsherzversagen stellt eine äußerst kritische Komplikation dar.

Perioperative pulmonale Komplikationen (PPC)

Schon bei Lungengesunden wird die Häufigkeit perioperativer pulmonaler Komplikationen (Kap. 13.2) erheblich von der Lokalisation des operativen Eingriffs mitbestimmt (Inzidenz von PPC bei Eingriffen am Thorax: 40–80 %, Oberbauch: 20–40 %, Unterbauch: 10–20 %, extraabdominal: 1–2 %). **Respiratorische Insuffizienz** wird begünstigt durch eine Vorschädigung der Lunge, die intraoperative Beeinträchtigung der funktionellen Residualkapazität (Kap. 7.5, Kap. 11.1), postoperative Störungen der Atemmechanik (z. B. durch Schmerzen) oder postoperative Atemdepression (z. B. Überhang von der neuromuskulären Blockade durch Muskelrelaxanzien). Bei einer chronischen pulmonalen Insuffizienz (resp. Insuffizienz-Typ I: hypoxämisch) ist die O_2-Aufnahme eingeschränkt, die CO_2-Abgabe jedoch ungestört. Die chronische ventilatorische Insuffizienz (resp. Insuffizienz-Typ II: hyperkapnisch) ist eine Störung sowohl der O_2-Aufnahme als auch der CO_2-Abgabe.

Die akute wie auch die chronische resp. Insuffizienz kann anhand einer arteriellen Blutgasanalyse (BGA) differenziert werden. Die Messwerte sind dabei vor dem Hintergrund des vorliegenden Schweregrades der Lungenerkrankung zu interpretieren, die verschiedene Referenzwerte mit sich bringen. Eine chronische Tages-Hyperkapnie liegt z. B. bei $PaCO_2 \geq 50$ mmHg vor.

Ohne vorbestehende Lungenerkrankung spricht man von einer akuten Hypoxämie bei einem arteriellen Sauerstoffpartialdruck von $PaO_2 < 70$ mmHg (oder einer arteriellen O_2-Sättigung $SaO_2 < 95$ %, akutes „B-Problem“). Ursachen einer Hypoxämie können neben der resp. Insuffizienz z. B. auch eine Anämie (vgl. O_2-Gehalt, ▸ Abb. 9.7) oder eine Kohlenstoffmonoxidvergiftung (CO-Intoxikation) sein. Eine Hypokapnie besteht bei einem $PaCO_2 < 35$ mmHg.

Zur primären Risikoeinschätzung postoperativer pulmonaler Komplikationen (PPC) sind vor allem Anamnese und körperliche Untersuchung relevant. Bei Anzeichen von Oxygenierungsstörungen sollte die O_2-Sättigung mittels **Pulsoxymetrie** (SpO_2) bestimmt werden.

Der **ARISCAT-Score** (Assess Respiratory Risk in Surgical Patients in Catalonia) ermöglicht eine Risikobewertung für PPC (▸ Tab. 12.1). Weiterführende apparative Untersuchungen (Röntgenübersichtsaufnahme des Thorax, Spirometrie, Blutgasanalyse) können sinnvoll sein, wenn direkte Konsequenzen für das perioperative Management abgeleitet werden können, wie z. B. die präoperative Entlastung eines klinisch relevanten Pleuraergusses.

Tab. 12.1 ARISCAT-Score: Summe der Punkte der zutreffenden Risikofaktoren zur Vorhersage postoperativer pulmonaler Komplikationen (PPC).

Präoperative Risikofaktoren	Punkte	+	Eingriffsassoziierte Risikofaktoren	Punkte	=	Risikoklasse	Risiko für PPC (%)	Summe Punkte
Alter (Jahre): 51–80	3		Eingriffsort: Oberbauch	15		niedrig	1,6	< 26
Alter (Jahre): > 80	16		Eingriffsort: intrathorakal	24		mittel	13,3	26–44
präoperative SpO_2 (%): 91–95	8		OP-Dauer (h): 2–3	16		hoch	42,1	≥ 45
präoperative SpO_2 (%): ≤ 90	24		OP-Dauer (h): > 3	23				
respiratorischer Infekt im letzten Monat	17		Notfalleingriff	8				
präoperative Anämie (Hb ≤ 10 g/dl)	11							

Risiko für PPC während des Krankenhausaufenthaltes (%). Die oben vergebenen Punkte werden addiert. Die Summe ordnet den Patienten einer Risikogruppe zu.

Klassifikation von Lungenerkrankungen

Nach atemmechanischen Gesichtspunkten lassen sich **restriktive und obstruktive Lungenerkrankungen** unterscheiden. Für die Diagnosestellung und Differenzierung der Störung und respiratorischer Insuffizienz sind spirometrische Untersuchungen erforderlich. Bei den *restriktiven* ist die belüftete (ventilierte) und durchblutete (perfundierte) Lungenoberfläche, d. h. die Gasaustauschfläche, vermindert, was intra- und extrapulmonale Ursachen haben kann (► Abb. 12.1); bei den *obstruktiven* Lungenerkrankungen sind die Strömungswiderstände in den Atemwegen erhöht.

Restriktive und obstruktive Veränderungen können einzeln, aber auch kombiniert auftreten. In jedem Fall bilden Verteilungsstörungen, d. h. eine Fehlabstimmung von Ventilation und Perfusion, die pathophysiologische Grundlage für eine Beeinträchtigung des pulmonalen Gasaustausches, die bis hin zu einer akuten respiratorischen Insuffizienz gehen kann.

COPD

Mit der Abkürzung „COPD" („chronic obstructive pulmonary disease") bezeichnet man die **chronische obstruktive Lungenerkrankung**. Unter diesem Begriff wird eine Reihe von chronischen Krankheitsbildern zusammengefasst, deren gemeinsames Merkmal die Atemwegsobstruktion ist: 1. die chronische obstruktive Bronchitis, 2. das obstruktive Lungenemphysem und 3. das asthmatoide Syndrom.

Bei der Entstehung einer COPD wirken *exogene Noxen* (Reizstoffe, Infektionserreger) mit *endogenen Faktoren* (bronchiale Hyperreaktivität, reduzierte bronchopulmonale Abwehr) zusammen (► Abb. 12.2). Die *chronische Schädigung der Bronchialschleimhaut* beeinträchtigt den ziliaren Reinigungsmechanismus. Es kommt zu vermehrter Produktion zähen Bronchialsekrets und entzündlichem Schleimhautödem, was sich klinisch als typische bronchitische Symptomatik, d. h. in Form von *Husten und Auswurf*, zeigt. Von einer chronischen Bronchitis spricht man, wenn Husten und Auswurf länger als 8 Wochen andauern. Es kommt durch Umbauvorgänge zu einer Erschlaffung und Rarefizierung des Lungengerüsts („Emphysem"). Die begleitende Reduktion des Kapillargebiets kann in Kombination mit der hypoxischen pulmonalen Vasokonstriktion („Euler-Liljestrand-Mechanismus"; Kap. 7.5) zu einer rechtsventrikulären Nachlaststeigerung (pulmonal-vaskulärer Widerstand; PVR) führen. Aufgrund der chronischen Steigerung des PVR entwickelt sich eine pulmonalarterielle Hypertonie mit einem Cor pulmonale chronicum (rechtsventrikuläre Hypertrophie).

Als Folge der Atemwegsobstruktion ist die Atemarbeit erhöht und die Belastungsreserve eingeschränkt. Die Gasaustauschstörung betrifft die O_2-Aufnahme und die CO_2-Abgabe. Bei fortgeschrittener Erkrankung sind $PaCO_2$-Werte von 60 mmHg in Ruhe nicht selten. Im Laufe der Zeit adaptiert sich die Atemregulation an die chronische Hyperkapnie. In der Spirometrie fallen eine erniedrigte Vitalkapazität und ein überproportional vermindertes forciertes exspiratorisches Volumen auf. Extremformen der COPD wären der *Pink Puffer* und der *Blue Bloater* (► Abb. 12.3).

Die Morphologie eines **Lungenemphysems** ist die *irreversible* Erweiterung der Lufträume distal der Bronchioli terminales infolge einer Zerstörung der Bronchialwände. Aus dem damit verbundenen *Verlust von Surfactant*, dem Faktor, der die Oberflächenspannung der Alveolen vermindert, resultiert eine Instabilität der Bronchiolen, die dann während der Exspiration kollabieren können, noch bevor die normale Ausatmung beendet ist.

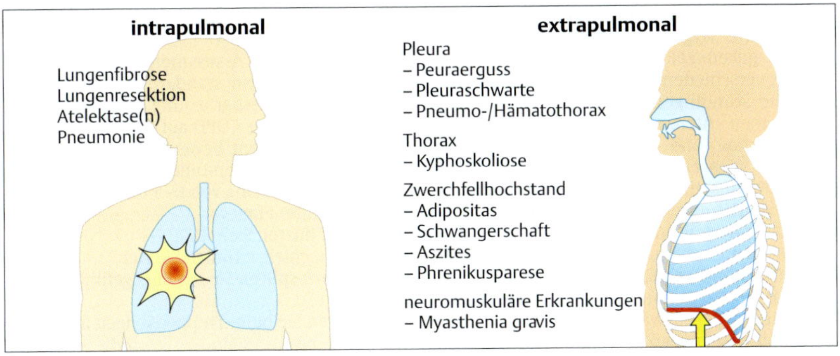

Abb. 12.1 Ursachen restriktiver Lungenveränderungen.

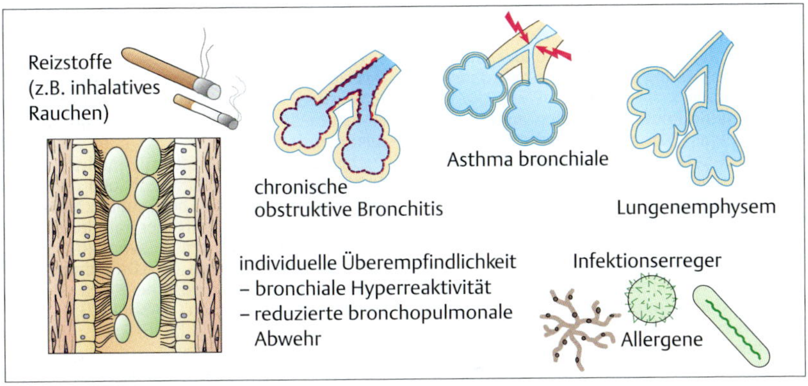

Abb. 12.2 Ursachen der COPD.

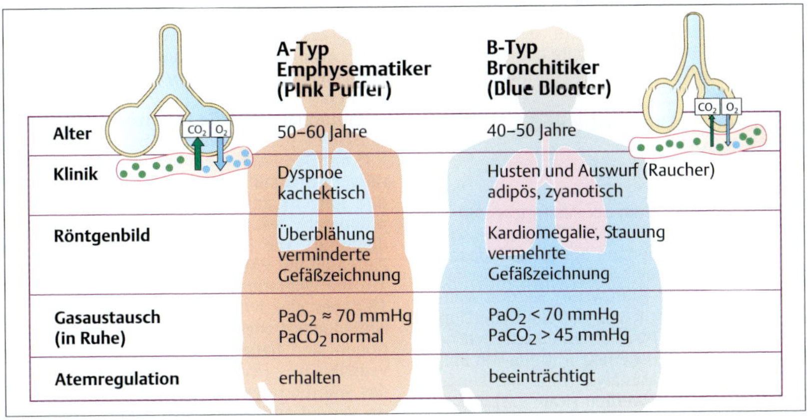

	A-Typ Emphysematiker (Pink Puffer)	B-Typ Bronchitiker (Blue Bloater)
Alter	50–60 Jahre	40–50 Jahre
Klinik	Dyspnoe kachektisch	Husten und Auswurf (Raucher) adipös, zyanotisch
Röntgenbild	Überblähung verminderte Gefäßzeichnung	Kardiomegalie, Stauung vermehrte Gefäßzeichnung
Gasaustausch (in Ruhe)	$PaO_2 \approx 70$ mmHg $PaCO_2$ normal	$PaO_2 < 70$ mmHg $PaCO_2 > 45$ mmHg
Atemregulation	erhalten	beeinträchtigt

Abb. 12.3 Extremformen der COPD.

Das **Asthma bronchiale** ist durch eine ausgesprochene *Hyperreagibilität des Bronchialsystems* gekennzeichnet. Auf diesem Boden können verschiedene allergische und nicht allergische Stimuli generalisierte Obstruktionen der kleinen Atemwege („Bronchospasmus") mit Dyspnoe und exspiratorischem Stridor auslösen. Während dieser Anfälle finden sich neben der spastischen Kontraktion der Bronchialmuskulatur auch eine vermehrte Produktion von zähem Bronchialsekret und eine ödematöse Schleimhautschwellung, was beides die Obstruktion verstärkt. Im Extremfall kann sich aus einem Asthmaanfall ein sog. **Status asthmaticus** entwickeln (persistierende schwerste Atemwegsobstruktion mit respiratorischer Globalinsuffizienz). Zu Beginn der asthmatischen Erkrankung ist die Lungenfunktion im anfallfreien Intervall noch unbeeinträchtigt. Das ändert sich aber mit zunehmender Krankheitsdauer. Durch einen allmählichen entzündlichen Umbau mündet auch ein Asthma bronchiale schließlich in ein Lungenemphysem.

Lungenerkrankungen werden außerdem in verschiedene Phänotypen nach Ausprägung der Typ-2-Entzündung eingeteilt. Beim Asthma unterscheidet man zwischen T2-high- und T2-low-Asthma. Der sog. eosinophile Phänotyp (T2) hat einen Anteil von 30 % bei COPD- und 50 % bei Asthma-Exazerbationen. Die spezifischen pathophysiologischen Mechanismen, die für die verschiedenen Phänotypen verantwortlich sind, können in Wechselwirkung treten, was zu Interaktionen zwischen den unterschiedlichen Erscheinungsformen führen kann.

Dabei spielen Typ-2-Helferzellen und verschiedene mit T2-assoziierte Interleukine eine wichtige Rolle. Daraus ergeben sich mögliche Behandlungsansätze (Interleukin-Inhibitoren, z. B. IL-5, IL-4, IL-13) oder Anti-IgE-Therapie mit Omalizumab, vor allem bei schwerem Asthma. Die Behandlung sollte daher pneumologisch aktuell evaluiert bzw. optimiert sein.

Präoperative Diagnostik und Behandlung

Diagnostik

Nur bei Auffälligkeiten der Anamnese und körperlichen Untersuchung (CAT, Dyspnoe, chronischer Husten, Giemen, Sputum, Hypoxämie [$SpO_2 \leq 95\,\%$], rezidivierende respiratorische Infekte der unteren Atemwege) werden weiterführende Diagnostik wie radiologische Untersuchungen, eine *Spirometrie* und eine *arterielle Blutgasanalyse* erforderlich. Mithilfe von Spirometrie und Blutgasanalyse kann die Lungenfunktion beurteilt werden (Kap. 2.2). Restriktive und obstruktive Lungenerkrankungen können so voneinander abgegrenzt werden (▸ Tab. 12.2).

Der **COPD Assessment Test** (**CAT**; ▸ Abb. 12.4) ist ein standardisierter Fragebogen zur Anamneseerhebung und Bewertung des Ausmaßes der COPD auf das Leben des Patienten. Der Patient bewertet die eigenen Beschwerden und Symptome seiner Erkrankung COPD auf einer Skala von 0–5 durch Beantwortung folgender Fragen:

- Wie oft husten Sie?
- Wie verschleimt fühlen Sie sich?
- Inwiefern spüren Sie ein Engegefühl in der Brust?
- Kommen Sie beim Treppensteigen außer Atem?
- Inwiefern sind Sie bei häuslichen Aktivitäten eingeschränkt?
- Haben Sie Bedenken, aufgrund Ihrer Lungenerkrankung das Haus zu verlassen?
- Wie gut schlafen Sie?
- Wie viel Energie haben Sie?

Das numerisch bewertete Ausmaß der Beschwerden wird addiert und stellt dadurch eine aktuelle Erhebung dar, die im Verlauf gut dokumentierbar ist.

Die beste Aussagekraft im Hinblick auf die pulmonale Reserve geben FEV_1 und die unter Belastung (Ergometrie) bestimmten PaO_2 und $PaCO_2$. Insbesondere wird der Parameter **FEV_1** herangezogen, um den Schweregrad einer COPD zu kategorisieren (GOLD-Stadium I–IV) und das Risiko einer postoperativen Ateminsuffizienz einzuschätzen (▸ Abb. 12.7).

Bei Erwachsenen gilt das Risiko

- bei $FEV_1 > 2$ l als normal,
- bei $FEV_1 = 0{,}8–2$ l als erhöht und
- bei $FEV_1 < 0{,}8$ l als sehr hoch.

Falls bei einer fortgeschrittenen Lungenerkrankung der Verdacht auf eine pulmonalarterielle Hypertonie (PAH) mit Rechtsherzbelastung bestätigt oder ausgeräumt werden soll, müssen eine *Echokardiografie* und ggf. auch eine *Rechtsherzkatheteruntersuchung* durchgeführt werden.

Pulmonal arterielle Hypertonie (PAH): systolischer pulmonalarterieller Druck (sPAP > 35 mmHg). PAH ist ein bedeutender perioperativer Risikofaktor, und es ist bei schwer herz- und lungenkranken Patienten essenziell, dies präoperativ festzustellen (z. B. durch Echokardiografie). Die 30-Tage-Sterblichkeitsrate bei Patienten mit PAH, die sich nicht kardiochirurgischen Operationen unterziehen, liegt bei **2–18 %** bei elektiven Eingriffen und steigt bei Notfalloperationen auf **15–50 %**. Die Komplikationen sind hauptsächlich auf akutes rechtsventrikuläres (RV) Versagen zurückzuführen, das während der Narkoseeinleitung oder erst im Verlauf auftreten kann. Daher ist PAH ein bedeutender Risikofaktor.

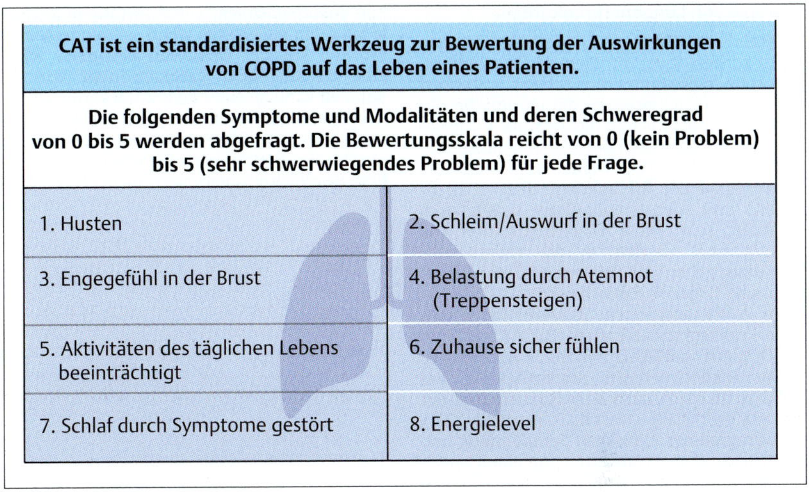

Abb. 12.4 CAT (COPD Assessment Test).

Tab. 12.2 Spirometrische Abgrenzung restriktiver und obstruktiver Lungenerkrankungen.

–	VC	FEV_1 (absolut)	FEV_1/VC (= FEV_1 relativ)
Restriktion	↓	↓	normal
Obstruktion	±0/ ↓	↓	↓

VC: Vitalkapazität; FEV_1: forciertes Exspirationsvolumen

Therapie von Lungenerkrankungen

Während restriktive Lungenerkrankungen durch konservative, vor allem pharmakotherapeutische Maßnahmen nur schwer verbessert werden können, sprechen die chronische obstruktive Bronchitis und das Asthma bronchiale sehr gut darauf an. Die medikamentöse Stufentherapie der COPD richtet sich nach dem Schweregrad der Erkrankung (GOLD-Klassifikation) und sollte perioperativ internistisch optimiert sein. Diese Dauermedikation soll weitergeführt werden. In die Therapieentscheidung gehen der Schweregrad der Symptome und folgende Faktoren ein: 1. GOLD-Stadium, 2. Vorangegangene Exazerbationen mit/ohne Krankenhausaufenthalt, 3. CAT und Grad der Dyspnoe (mMRC-Einteilung; ▶ Abb. 12.5).

Die medikamentöse Stufentherapie der COPD richtet sich nach dem Schweregrad der Erkrankung (GOLD-Klassifikation, ▶ Abb. 12.6), Schweregrad der klinischen Symptomatik und ggf. vorhandenen Hinweisen für einen spezifischen Phänotyp (high-T2 vs. low-T2) und sollte perioperativ pulmonologisch optimiert und beibehalten werden.

Die Therapie besteht aus mehreren Säulen – antiobstruktiver medikamentöser Therapie, physikalischer Atemtherapie zur Sekretmobilisation und entblähenden Maßnahmen. Mehrere Medikamentenklassen werden symptomatisch und nach Phänotyp in verschiedenen Kombinationen angewendet:

- antiobstruktive Therapie mit
  - inhalative langwirksamen oder kurzwirksamen Bronchodilatatoren (langwirksame Beta-Agonisten; LABA; z. B. β2-Sympathomimetika) und
  - inhalative kurz- und langwirksame Anticholinergika (langwirksame Muskarin-Rezeptor-Antagonisten; LAMA; z. B. Tiotropiumbromid)
- antiinflammatorische Therapie: inhalative Kortikosteroide (ICS) bei rezidivierenden Exazerbationen/Hospitalisationen und/oder begleitendem Asthma bronchiale, T2-Phänotyp
  - Phosphodiesterase-4 (PDE-4)-Inhibitor: Roflumilast (≥ GOLD 3)
  - persistierende Exazerbationen trotz hochdosierter Therapie mit LAMA/LABA/ICS
- physikalische Atemtherapie
- Physiotherapie (Erhalt der Mobilität)
- **Langzeit-Sauerstofftherapie** (**LTOT**): O_2-Therapie bei Hypoxämie oder Rechtsherzversagen
- nicht invasive Überdruckbeatmung (NPPV) bei ventilatorischer hyperkapnischer resp. Insuffizienz

Eine *Nikotinabstinenz* verbessert die pulmonale Situation nachhaltig, wenn sie mindestens 4 Wochen vor der Operation begonnen wird. Eine Nikotin- bzw. Tabakabstinenz von 24 Stunden kann zu einer Reduktion kardiovaskulärer Komplikationen, wie z. B. Myokardiaschämie, beitragen. Eine postulierte gesteigerte Magensaftsekretion nach dem Tabakgenuss ist bzgl. des Nüchternheitsstatus nicht relevant.

• Perkussion:	hypersonorer Klopfschall
• Auskultation:	abgeschwächtes Atemgeräusch
– Obstruktion:	Giemen und Brummen
– Bronchitis:	grobblasige Rasselgeräusche
– Spastik:	exspirator. Pfeifen, verlängertes Exspirium
• Röntgenbild:	erhöhte Strahlentransparenz, evtl. Bullae bei Lungenemphysem
• Blutgase:	PaO_2↓, $PaCO_2$↑
• Spirometrie:	VC↓, FRC*↑, FEV_1↓ (abs. u. rel.)
• Blutbild:	Polyglobulie

• ggf. Zeichen der Rechtsherzbelastung

*funktionelle Residualkapazität

mMRC-Einteilung (modified Medical Research Council) zur Beurteilung der Dyspnoe.

Grad	Symptome
0	Dyspnoe bei schweren Anstrengungen
I	Dyspnoe bei schnellem Gehen oder leichten Anstiegen
II	Langsameres Gehen als Gleichaltrige wegen Dyspnoe
III	Dyspnoe bei Gehstrecke um 100 m
IV	Dyspnoe beim An-/Ausziehen

Abb. 12.5 Befunde der Lungenerkrankungen und die mMRC-Einteilung der Dyspnoe.

Global Initiative for Chronic Obstructive Lung Disease (GOLD)-Klassifikation der Limitation des forcierten Exspirationsvolumen bei COPD Post-Bronchodilatation und Patienten mit einer FEV_1/VK < 0,7.

Grad	Ausprägung	FEV_1
GOLD 1	mild	≥ 80% des Sollwerts
GOLD 2	moderat	< 80% bis ≥ 50% des Sollwerts
GOLD 3	schwer	< 50% bis ≥ 30% des Sollwerts
GOLD 4	sehr schwer	< 30% des Sollwerts

FEV_1 = forciertes Exspirationsvolumen in 1 s; FEV_1/VK-Verhältnis von forciertem Exspirationsvolumen in 1 s zur Vitalkapazität (VK).

Abb. 12.6 GOLD-Klassifikation. GOLD: Global Initiative for chronic obstructive Lung Disease.

Anästhesiologisches Vorgehen

Präoperative Vorbereitung

Die gewohnte antiobstruktive Medikation sollte bis zur Operation weitergeführt werden. Glukokortikoide müssen bei chronischer Anwendung in einer Dosis oberhalb der Cushing-Schwelle (30 mg Hydrocortison tgl.; Kap. 3.3) perioperativ vorübergehend höher dosiert werden. Präoperativ ist vor allem bei Asthmatikern für eine gute Stressabschirmung zu sorgen.

Anästhesieführung

Bei peripheren Eingriffen sollte eine Regionalanästhesie bevorzugt werden. Eine Allgemeinanästhesie erfordert bei Patienten mit hyperreagiblem Bronchialsystem ein besonderes Vorgehen (▸ Abb. 12.8). Bei der Medikamentenauswahl sind Substanzen, die systemisch Histamin freisetzen (z. B. Barbiturate, Succinylcholin) und damit den Tonus der Bronchialmuskulatur erhöhen können, möglichst zu vermeiden. Obwohl Opioide über einen parasympathomimetischen Effekt ebenfalls den Tonus steigern können, werden sie eingesetzt. Beachtet werden muss zudem – besonders bei Emphysematikern –, dass nach schneller intravenöser Gabe von Opioiden eine Thoraxrigidität auftreten kann (Kap. 4.4). Vorteilhaft sind *volatile Anästhetika*, denn sie wirken bronchodilatatorisch. Dies gilt auch für *S-Ketamin*, das für die Behandlung des Status asthmaticus verwendet wird. Für die Intubation wird – vor allem bei Asthmatikern – eine *tiefe Narkose* benötigt, um so einen Bronchospasmus oder Asthmaanfall zu verhindern. Bei der maschinellen Beatmung ist es wichtig, einerseits hohe Spitzendrücke wegen der Gefahr eines Barotraumas (Kap. 7.5) und andererseits eine Behinderung der Ausatmung durch zu kurze Exspirationszeiten zu vermeiden (I:E). Besteht bei einer fortgeschrittenen COPD eine metabolisch kompensierte respiratorische Azidose (Kap. Wahl des Muskelrelaxans), dann darf der Patient nicht abrupt normoventiliert werden, weil damit die Azidose unvermittelt in eine Alkalose umschlagen würde, verbunden mit der Gefahr einer zerebralen und koronaren Minderperfusion (Kap. 9.5).

Vor der Extubation sollte nicht routinemäßig endotracheal abgesaugt werden, sondern nur bei Bedarf und dann auch nur bei ausreichend tiefer Narkose. Auf *Cholinesterasehemmer* zur Antagonisierung eines Relaxansüberhanges sollte möglichst verzichtet werden, weil sie über einen parasympathomimetischen Effekt bronchokonstriktorisch wirken können. Daher sollte bei dieser Patientengruppe z. B. Rocuronium eingesetzt werden, um spezifische Aufhebung der neuromuskulären Blockade durch Sugammadex nutzen zu können. Für die postoperative Schmerztherapie sind *Prostaglandinsynthesehemmer* (z. B. Acetylsalicylsäure) nicht geeignet, denn sie führen zu einem Anstieg der ebenfalls bronchokonstriktorisch wirkenden Leukotriene. Empfehlenswert sind dagegen *Metamizol* und Opioide wie *Piritramid* (Kap. 14.4).

Zur *akuten bronchialen Obstruktion* (Bronchospasmus, Asthmaanfall) siehe Kap. 13.2.

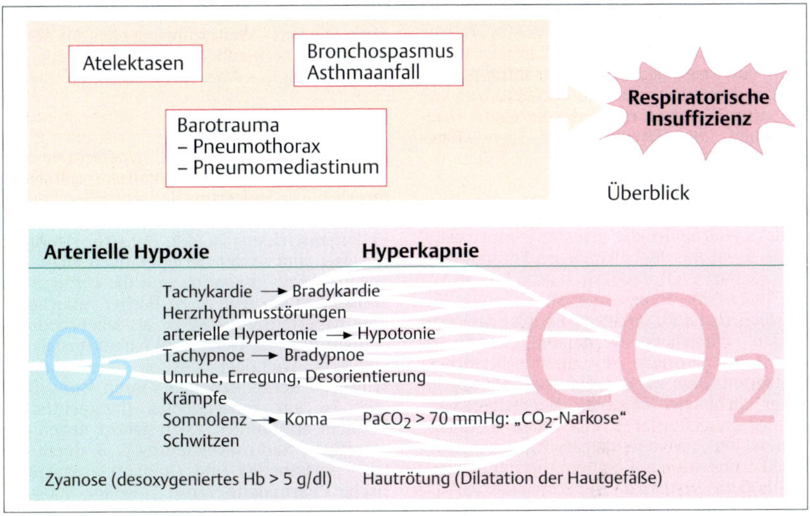

Abb. 12.7 Klinische Zeichen der Ateminsuffizienz.

Kategorie	Maßnahmen
Beatmung	• FiO_2 situativ anpassen (Resorptionsatelektasen vermeiden) • Atelektasen vermeiden: adäquater PEEP, vorsichtige Recruitment-Manöver bei SpO_2 < 92 % (Zielwert bei COPD: mind. 88–92% SpO_2 unter Beachtung der präoperativen Baseline und des Hb-Werts) • lungenprotektive Beatmung, um Volutrauma zu vermeiden: Spitzendruck < 30 mbar, Tidalvolumen 6–8 ml/kg Körpergewicht • endotracheales Absaugen vermeiden
Anästhesietechnik	• Regionalanästhesie wenn möglich • inhalative Anästhesie mit Sevofluran • Histaminfreisetzende Substanzen vermeiden (z.B. Barbiturat, Succinylcholin) • neuromuskuläre Überwachung (quantitative Relaxometrie) • Vermeiden von Antagonisierung mit Cholinesterasehemmern (z.B. Neostigmin) • restriktive Volumenzufuhr
pulmonale Infektionsprophylaxe	• Mundhygiene • Cuffdruck-Messung • Magensonde vermeiden, ggf. wenn indiziert
chirurgische Technik	• wenn möglich, minimal invasive Operationstechnik
postoperativ	• gewissenhafte Analgesie regionalanästhesiologische Verfahren • Atemtherapie • Frühmobilisierung • Physiotherapie

Abb. 12.8 Maßnahmen zur Prävention von postoperativer Pneumonie.

Im Gegensatz zu respiratorischen Komplikationen, die eher in der frühen postoperativen Phase auftreten, finden sich kardiovaskuläre Komplikationen bereits häufiger intraoperativ. Prädisponierend wirken Vorerkrankungen wie die *arterielle Hypertonie*, die *koronare Herzkrankheit*, die *Herzinsuffizienz* sowie *Herzrhythmusstörungen*.

Arterielle Hypertonie

Man unterscheidet die primäre (= essenzielle) Hypertonie von den sekundären Formen (kardiovaskulär, renal, endokrin u. a.; ▶ Tab. 16.12). Die essenzielle Hypertonie ist mit etwa 95 % deutlich am häufigsten. Sie ist ätiologisch nicht geklärt. Wahrscheinlich handelt es sich um eine multifaktorielle Störung der Blutdruckregulation. Dem können aus pathophysiologischer Sicht ein erhöhtes Herzzeitvolumen („Volumenhochdruck“), ein erhöhter Gefäßwiderstand („Widerstandshochdruck“) oder eine Kombination aus beidem zugrunde liegen. Die *isolierte systolische Hypertonie* beruht dagegen darauf, dass mit zunehmendem Lebensalter die „Windkesselfunktion“ der Aorta aufgrund geringer werdender Elastizität nachlässt. Bei länger bestehender Hypertonie entwickeln sich sklerotische Veränderungen an den arteriellen Gefäßen („Arterio-/Arteriolosklerose“). Sie bilden nicht nur die Grundlage für eine Fixierung des Hypertonus, sondern können auch zu schwerwiegenden Organveränderungen führen (▶ Abb. 12.10).

Perioperative Besonderheiten

Die unbehandelte Hypertonie ist perioperativ mit großen Blutdruckschwankungen assoziiert. Blutdruckauslenkungen werden durch eine *Hypovolämie* (Flüssigkeitskarenz, Diuretikatherapie etc.) deutlich verstärkt. Die präoperativ optimierte Behandlung der Hypertonie führt zu weniger perioperativen Komplikationen und Kreislaufschwankungen. Es wird empfohlen, vor planbaren Eingriffen den Blutdruck medikamentös einzustellen. Eine bereits bestehende Medikation sollte unbedingt fortgeführt und nicht abrupt abgesetzt werden, um eine schwere Blutdruckentgleisung zu verhindern. Antihypertensive Therapie wird vorrangig mit einzelnen Medikamenten oder Kombinationen der folgenden Medikamentengruppen durchgeführt: ACE-Hemmer, AT 1-Rezeptorblocker, Betablocker, Calciumantagonisten, Diuretika, Thiazide. Die Auswahl einzelner Substanzen wird aufgrund der bestehenden weiteren Begleiterkrankungen getroffen. Besteht z. B. eine koronare Herzkrankheit (KHK), sind Betablocker geeignet. Patienten mit Herzinsuffizienz und Diabetes mellitus profitieren von ACE-Hemmern als antihypertensive Therapie. Die Fort-, Weiterführung oder das Absetzen der Dauermedikation in der perioperativen Phase ist in ▶ Abb. 12.11 dargelegt.

Hypertensiver Notfall

Als hypertensiven Notfall („hypertensive Krise“) bezeichnet man eine anfallartig auftretende erhebliche Steigerung des arteriellen Drucks (systol. > 220 mmHg, diastol. > 120 mmHg) mit Endorganschäden (▶ Abb. 12.10). Häufigste Auslöser sind in der perioperativen Phase die *endotracheale Intubation* und die *chirurgische Stimulation* bei jeweils zu flacher Anästhesie. Eine hypertensive Krise ist als lebensbedrohlich einzustufen, weil sie zu einem Ausfall der Funktion wichtiger Organe und anderen schweren Komplikationen führen kann. Deshalb ist ein konsequentes therapeutisches Handeln erforderlich. Dazu gehört neben der **sofortigen Narkosevertiefung** (z. B. durch volatile Anästhetika und Opioide) eine **spezifische Pharmakotherapie.** Folgende Substanzen können eingesetzt werden:

- als Mittel der 1. Stufe Urapidil oder Nifedipin
- als Mittel der 2. Stufe Dihydralazin, Clonidin
- als Reservemedikamente z. B. Nitroprussidnatrium
- bei gleichzeitiger Linksherzinsuffizienz Glyceroltrinitrat

Koronare Herzkrankheit

Die koronare Herzkrankheit (KHK) entsteht auf dem Boden einer Koronarsklerose. Diese führt zu einer Stenosierung einer oder mehrerer Koronararterien und bei entsprechender Ausprägung zu einer Koronarinsuffizienz, d. h. zu einem Missverhältnis zwischen myokardialem O_2-Angebot und O_2-Verbrauch (bzw. O_2-Bedarf). Die Folge ist eine Myokardischämie und -hypoxie, zunächst nur bei Belastung, dann auch in Ruhe. In Abhängigkeit von Stenosegrad und -lokalisation und der Anzahl der betroffenen Gefäße kann sich eine KHK wie folgt manifestieren:

- stabile, belastungsabhängige oder instabile, auch in Ruhe auftretende Angina pectoris (Extremform: Prinzmetal-Angina)
- akutes Koronarsyndrom
- Myokardinfarkt
- Herzinsuffizienz
- Herzrhythmusstörungen
- plötzlicher Herztod

Definition von Hypertonie nach WHO (Klassifikation der Blutdruckwerte)		
Blutdruckkategorie	**systolischer Wert (mmHg)**	**diastolischer Wert (mmHg)**
normal bis hochnormal	120–139	80–89
Hypertonie Grad 1 (mild)	140–159	90–99
Hypertonie Grad 2 (moderat)	160–179	100–109
Hypertonie Grad 3 (schwer)	≥180	≥110

Abb. 12.9 Definition von Hypertonie nach WHO (Klasssifikation der Blutdruckwerte).

Als *akutes Koronarsyndrom* bezeichnet man eine ausgeprägte Ruheangina unabhängig von ihrer Ursache (instabile Angina pectoris, Prinzmetal-Angina, [transmuraler] Myokardinfarkt im Frühstadium). Neben der morphologisch fixierten Stenose können dynamische Faktoren, wie z. B. Vasospasmen oder fluktuierende Thromben, die Obstruktion verstärken und eine wesentliche Rolle spielen.

Die bedeutendsten Risikofaktoren für die Entstehung von Koronarsklerose sind Rauchen, Bluthochdruck, Hypercholesterinämie, Diabetes mellitus, Übergewicht, Bewegungsmangel, das männliche Geschlecht und ein fortgeschrittenes Lebensalter.

Eine Dekompensation des Zustands von Patienten mit kardialen Begleiterkrankungen kann perioperativ aufgrund verschiedenster Ursachen auftreten. Diese Patienten befinden sich unter Umständen in einem fragil kompensierten physiologischen Gleichgewicht, das umso weniger stabil ist, je schwerwiegender die begleitende Erkrankung und Störung ausgeprägt sind. Ein Beispiel dafür ist eine verringerte Koronarreserve bei einer KHK und geringe Volumentoleranz bei Herzinsuffizienz (→ Frank-Starling). Gesunde Patienten können die üblichen Belastungen eines chirurgischen Eingriffs, z. B. Volumenverlust durch Blutung, Kapnoperitoneum und die dafür notwendigen anästhesiologischen Maßnahmen, besser kompensieren als ein Patient mit Begleiterkrankung.

Bei Herzpatienten treten häufiger kardio- und zerebrovaskuläre Ereignisse auf, z. B. Volumenüberladung, Arrhythmien und Myokardischämie (MI Typ I, MI Typ II, MINS, siehe Kap. 13.3)

Der **Revised Cardiac Risk Index** (**RCRI**, ▸ Tab. 12.3) ist ein klinisches Instrument zur Abschätzung des kardialen Risikos bei nicht kardialen Operationen. Der RCRI trifft eine Aussage über die perioperative Wahrscheinlichkeit der folgenden schwerwiegenden Komplikationen (MACE, „major cardiac events“): Myokardinfarkt, Herzstillstand, Lungenödem, schwere Arrhythmien (z. B. ventrikuläre Tachykardie, Vorhofflimmern), Dekompensation der Herzinsuffizienz. Jeder Risikofaktor wird mit 1 Punkt gewichtet. Die Gesamtpunktzahl bestimmt das Risiko perioperativer kardialer Komplikationen. Der RCRI objektiviert die Risikobewertung und unterstützt die klinische Entscheidungsfindung für eine sichere Patientenversorgung.

Perioperative Besonderheiten

Patienten mit KHK sind perioperativ gefährdet, eine Myokardischämie oder sogar einen Myo-

Tab. 12.3 Revised Cardiac Risk Index nach Lee (rCRI).

6 Risikofaktoren für MACE (major cardiovascular events)	
• Hochrisikoeingriff (z.B. großer intrathorakaler, intraabdominaler oder gefäßchirurgischer Eingriff)	
• Anamnese einer ischämischen Herzerkrankung (z. B. Herzinfarkt, Angina pectoris)	
• kongestive Herzinsuffizienz (z. B. anamnestisch oder aktuelle Behandlung)	
• Anamnese einer zerebrovaskulären Herzerkrankung (z. B. Schlaganfall, transitorische ischämische Attacke)	
• Diabetes mellitus mit Insulintherapie	
• präoperative Niereninsuffizienz (Serumkreatinin > 2 mg/dl)	
Anzahl vorhandenen Risikofaktoren	**Risiko für MACE (%)**
∑0	0,4 %
∑1	0,9 %
∑2	6,6 %
∑≥3	>11 %

MACE = Major Cardiovascular Events (z. B. Myokardinfarkt, Lungenembolie, Kammerflimmern, Herzstillstand).

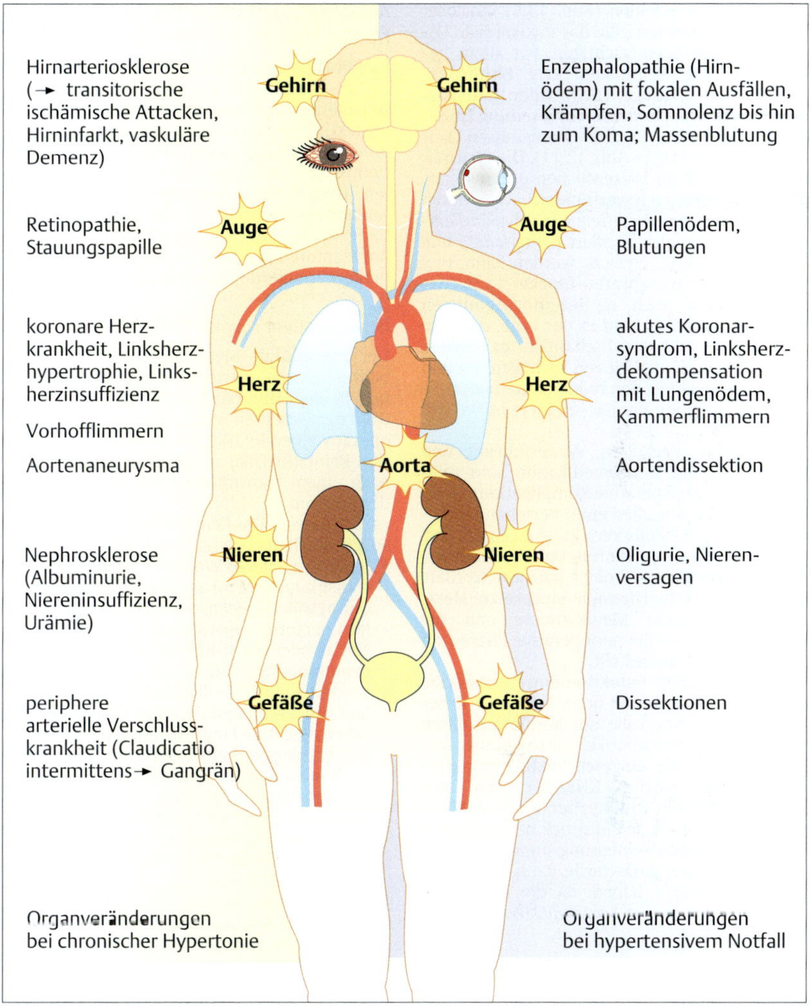

Abb. 12.10 Organveränderungen bei chronischer Hypertonie und bei hypertensivem Notfall.

kardinfarkt zu erleiden (Kap. 13.3). Auslöser können Faktoren sein, die das myokardiale O_2-Gleichgewicht beeinträchtigen, vor allem hämodynamische Reaktionen wie **Blutdruckabfälle oder -anstiege, Tachy- oder Bradykardien.** In der präoperativen Vorbereitung ist daher die Weiterführung der antianginösen Dauertherapie wichtig (▶ Abb. 12.11). Die Pharmakotherapie soll im Wesentlichen den myokardialen O_2-Verbrauch vermindern, was durch eine *Senkung von Herzfrequenz, Myokardkontraktilität, kardialer Nachlast („afterload") und Vorlast („preload")* erreicht werden kann. Insbesondere **Betarezeptoren-Blocker** (z. B. Metoprolol) und auch **α_2-Rezeptor-Agonisten** (Clonidin; Kap. 3.2) sind in der Lage, die Rate perioperativer Myokardischämien zu senken, indem sie die Häufigkeit von Tachykardien und hypertensiven Episoden reduzieren (myocardial injury after non-cardiac-surgery; MINS, siehe Kap 13.3).

Neubeginn, Pausieren, Weiterführung und Fortführung der Dauermedikation sind relevant für das perioperative Komplikationsrisiko. Das plötzliche Absetzen einer bestehenden Behandlung mit Betablockern kann zu einem sog. Rebound-Phänomen führen. Daher sollten Betablocker perioperativ nicht pausiert werden. Häufig in der Dauertherapie eingesetzte Herz-Kreislauf-wirksame Medikamente und die Empfehlungen für die perioperative Phase sind in ▶ Abb. 12.11 dargestellt.

Die intravenöse Induktion einer Anästhesie wird langsam titrierend unter kontinuierlicher engmaschiger Kontrolle der kardiovaskulären Wirkung der Anästhetika durchgeführt und berücksichtigt die eingeschränkte Koronarreserve bedingt durch die KHK. Bei kardio- und zerebrovaskulären Risikopatienten ist eine invasive kontinuierliche Blutdruckmessung während der Anästhesieeinleitung sinnvoll sein.

Eine **Allgemeinanästhesie** kann bei diesen Patienten Vorteile haben, da die Anästhesie z. B. im Vergleich zur Spinalanästhesie besser steuerbar sein kann.

Anästhetika-induzierte Präkonditionierung (APC)

Es gibt Hinweise, dass volatile Anästhetika und andere Medikamente durch Stimulation verschiedener intrazellulärer Signalwege kardioprotektive Mechanismen anstoßen und somit günstig für den perioperativen Verlauf von Patienten mit kardialem Risikoprofil sein könnten. Über verschiedene Rezeptoren wie z. B. Adenosinrezeptoren, δ-Opioidrezeptoren, KATP-Kanäle sowie muskarinische Acetylcholinrezeptoren wird die Anästhetika-induzierte Präkonditionierung vermittelt.

Perioperativer Myokardinfarkt

Der transmurale Myokardinfarkt ist eine der bedrohlichsten perioperativen Komplikationen. In einer Untersuchung erlitten weniger als 0,5 % der Patienten ohne (bekannte) KHK perioperativ einen Infarkt, während das perioperative Reinfarktrisiko in den ersten 3 Monaten nach einem transmuralen Infarkt 20–40 %, in der Zeit von 3–6 Monaten ca. 10 % und danach ca. 5 % betrug. Die Reinfarktletalität war dabei ausgesprochen hoch (z. T. über 30 %).

- In den ersten 4–6 Wochen nach einem transmuralen Myokardinfarkt (Reaktionsstadium) sollen – ebenso wie bei instabiler Angina pectoris – operative Eingriffe nur im Notfall oder bei dringlicher Indikation vorgenommen werden.
- Elektive Eingriffe sollen frühestens nach Ablauf von 3 Monaten durchgeführt werden.
- Lebenswichtige Eingriffe innerhalb dieser Fristen erfordern ein angepasstes, erweitertes Monitoring (ST-Strecken-Analyse; kontinuierliche arterielle Druckmessung und ZVK [→ ZVD bei rechtsventrikulärer Insuffizienz]; evtl. transösophageale Echokardiografie, in seltenen Fällen ein pulmonalarterieller Katheter [PAK]).

Perfusionsstörungen der Koronararterien bzw. des Myokards können hinsichtlich ihres Pathomechanismus genauer kategorisiert werden: in die Myokardischämie (MI Typ II), eine reversible Durchblutungsstörung ohne Nekrose, und den beschriebenen Myokardinfarkt (MI Typ I), der durch eine anhaltende Ischämie mit teilweise irreversibler Zellnekrose gekennzeichnet ist (siehe Kapitel 13.3).

Herz-Kreislauf-wirksame Medikamente	Wirkmechanismus	Perioperative Empfehlung zur Begleitmedikation
Betablocker	negativ inotrop, dromotrop, chronotrop → RR↓, antiischämisch	• Weiterführen der Dauertherapie ist empfohlen • Neubeginn wird selten durchgeführt: bei Vorliegen kardialer Risikofaktoren, hohem eingriffsassoziiertem Risiko und dokumentierter Myokardischämie unter Belastung wird der Neubeginn abgewogen
ACE-Hemmer/ AT1-Blocker	Unterbrechen die hypertensive Wirkung des Renin-Angiotensin-Aldosteron-Systems (RAAS): Hemmung des Angiotensin-Converting-Enzyme (ACE) → Angiotensin I zu Angiotensin II↓ → Vasokonstriktion durch Angiotensin II↓ → RR↓ Aldosteron-Sekretion↓ → Na^+- und H_2O-Rückresorption↓ → RR↓	• Pausieren bei großen Eingriffen Sympathikolyse z.B. durch PDK oder erwartet erheblichen Volumenverschiebungen Indikation: 1. arterielle Hypertonie, dann am OP-Tag pausieren für 24 h 2. Herzinsuffizienz mit linksventrikulärer Dysfunktion, Weiterführen der Dauertherapie bei nicht kardiochirurgischen Eingriffen
Kalziumantagonisten		• Fortführen der Dauertherapie ist empfohlen
Nifedipin-Typ	vorwiegend Vasodilatation peripher → RR↓, mögliche Verstärkung einer Angina-pectoris-Symptomatik mit Steal-Phänomen	
Verapamil-Typ	negativ inotrop. negativ chronotrop und negativ dromotrop, mögliche AV-Blockierung, Bradykardie	
Nitrate/Molsidomin	Koronardilatation, Vorlastsenkung (Weitstellung der Kapazitätsgefäße), Nachlastsenkung (Weitstellung der arteriellen Gefäße bei Hochdosierung)	• Fortführen der Dauertherapie ist empfohlen
Diuretika	unterschiedliche Wirkstoffe z.B.: Thiaziddiuretika, Schleifendiuretika, kaliumsparende Diuretika	Pausieren am OP-Morgen und postoperativ fortführen (Indikation: Hypertonie/ Herzinsuffizienz • dann fortsetzen bei Zeichen von Hypervolämie (Dosis anpassen?) Weiterführen fortsetzen bei Indikation chronischer Niereninsuffizienz

Abb. 12.11 Herz-Kreislauf-wirksame Medikamente und Empfehlungen für die perioperative Phase.

Herzinsuffizienz

Bei der Herzinsuffizienz ist die ventrikuläre Pumpfunktion des Herzens eingeschränkt. Der metabolische Bedarf des Organismus übersteigt die kardiale Leistungsfähigkeit bzw. besitzt nur eine geringe funktionelle Reserve. Hauptursachen sind die koronare Herzkrankheit, die arterielle Hypertonie, eine Myokarditis, Herzklappenfehler (Vitien) und Herzrhythmusstörungen. Eine Herzinsuffizienz kann akut oder chronisch auftreten und sich als *Linksherz-, Rechtsherzinsuffizienz oder Globalinsuffizienz* zeigen. Allgemeine Zeichen einer Herzinsuffizienz sind geringe körperliche Belastbarkeit, Herzrhythmusstörungen, Verwirrtheitszustände, Kurzatmigkeit. Zur Einteilung nach Schweregrad (Belastungs-, Ruheinsuffizienz) dient die Klassifikation der *New York Heart Association* (NYHA; ► Abb. 12.12).

Perioperative Besonderheiten

Patienten mit einer Herzinsuffizienz reagieren deutlich empfindlicher auf negativ inotrope Anästhetika, auf Blutdruckschwankungen, Hyper- oder Hypovolämie und Hypoxämie. Unter dem Einfluss (z. B. Kapnoperitoneum) und den Folgen des chirurgischen Eingriffs und der damit verbundenen Anästhesie besteht die Gefahr, dass der Kreislauf eines Patienten mit einer Herzinsuffizienz intraoperativ oder postoperativ dekompensiert. Die medikamentöse Therapie sollte daher perioperativ nicht unterbrochen werden. Bei einer *manifesten* Herzinsuffizienz (NYHA IV) können lebenswichtige Operationen nur unter entsprechend erweitertem Kreislaufmonitoring durchgeführt werden. Patienten, die sich kardiochirurgischen Eingriffen unterziehen müssen, werden z. B. mit invasiver Blutdruckmessung, ZVK und transösophagealer Echokardiografie ausgestattet, um die intraoperativ differenzierte Kreislauftherapie durchführen zu können. Für kleinere Eingriffe können für Risikopatienten vor allem periphere Regionalverfahren Vorteile bieten (z. B. axilläre Plexusblockade: Dialyseshunt am Unterarm; distaler Ischiadikusblock (DIB) + N.-femoralis-Blockade: Eingriffe am Fuß und Unterschenkel wie z. B. Amputationen, Wunddebridements in der Gefäßchirurgie).

NYHA-Klassifikation

NYHA-Stadium	subjektive Beschwerden	Belastbarkeit in Watt
I	Herzerkrankung (objektiver Nachweis einer kardialen Dysfunktion) ohne körperliche Limitation	>100 Watt
II	Herzerkrankung mit geringer körperlicher Limitation (Beschwerden bei stärkerer körperlicher Belastung, z.B. Bergaufgehen oder Treppensteigen)	bis 100 Watt
III	Herzerkrankung mit höhergradiger körperlicher Limitation (Beschwerden bei leichter körperlicher Belastung, z.B. Gehen in der Ebene)	bis 50 Watt
IV	Herzerkrankung mit Beschwerden bei allen körperlichen Aktivitäten und in Ruhe	Belastung nicht möglich

Abb. 12.12 NYHA-Klassifikation der Herzinsuffizienz.

Therapieprinzipien der Herzinsuffizienz (Vier-Säulen-Modell)

Reversible kardiale Funktionsstörungen müssen präoperativ behandelt werden. Ziel sind die Beseitigung von Stauungszeichen und die Erhöhung des linksventrikulären Schlagvolumens. Hierzu gibt es pharmakologisch vier Säulen, d. h. Ansatzpunkte der medikamentösen Basistherapie der Herzinsuffizienz mit reduzierter Ejektionsfraktion (HFrEF, LV ≤ 40 %), siehe ▶ Abb. 12.15.

Die vier Säulen werden in drei Schritten jeweils alle 1–2 Wochen nacheinander begonnen:

1. Beginn von Betablocker und SGLT 2-Inhibitor
2. ACE-Hemmer
3. Mineralokortikoidrezeptor-Antagonisten (z. B. Spironolacton)

Viele Substanzen haben gemischte Wirkungen. *ACE-Hemmer* und *AT_1-Rezeptor-Antagonisten* vermindern sowohl die Nachlast als auch die Vorlast und werden mittlerweile bereits in frühen Stadien der Herzinsuffizienz eingesetzt. *Diuretika* dienen in erster Linie zur Verringerung des Plasmavolumens, um so eine Stauungssymptomatik zu beseitigen (z. B. beim Lungenödem); *Schleifendiuretika* führen darüber hinaus zu einer mäßigen Venodilatation mit leichter Abnahme der Vorlast. Inzwischen werden auch *Betarezeptoren-Blocker* in niedriger Dosis adjuvant bei kompensierter Herzinsuffizienz zugeführt, allerdings nur solche ohne intrinsische Aktivität und negativ inotrope Eigenwirkung, wie z. B. Metoprolol. Damit lässt sich wieder ein besseres Ansprechen der kardialen β-Rezeptoren auf endogene Katecholamine erreichen („Up-Regulation").

Die SGLT 2-Hemmer sind indiziert in der Dauertherapie von Diabetes mellitus und leitliniengerecht in der Therapie der Herzinsuffizienz. Bei diesen Patienten kann unter laufender SGLT2-Inhibitor-Therapie eine Sonderform der metabolischen Azidose – die euglykämische Ketoazidose (EDKA, ▶ Abb. 12.29) – auftreten, welche aufgrund oft unauffälliger Blutzuckerwerte eine besondere diagnostische Herausforderung darstellt. Der indirekte Nachweis von Ketonkörpern gelingt durch die Kalkulation der Anionenlücke. (Anionenlücke = Na^+ – [HCO_3^- + Cl^-] *Normwert [3–11 mmol/L]*). Die Therapie besteht u. a. aus intravenöser Gabe von Insulin, kombiniert mit Glucose-Substitution sowie intensivmedizinischer Überwachung. SGLT 2 sollten je nach Umfang des geplanten Eingriffs 24–72 Stunden präoperativ pausiert werden.

SGLT 2-Hemmer sind zur Therapie des Typ-2-Diabetes entwickelt worden. Sie sind eine der „vier Säulen" der Herzinsuffizienztherapie. SGLT 2-Hemmer reduzieren signifikant die Mortalität (26 %) aufgrund von Herzinsuffizienz. Darüber hinaus ist auch die Anzahl der Krankenhausaufenthalte bei Patienten mit symptomatischer chron. HFrEF (Heart Failure with reduced Ejection Fraction) reduziert. Dies ist unabhängig davon, ob ein Typ-2-Diabetes vorliegt.

Herzrhythmusstörungen

Herzrhythmusstörungen sollen das perioperative Risiko erhöhen, auch wenn hierzu kaum verlässliche Untersuchungen vorliegen. Ob planbare Eingriffe für eine antiarrhythmische Behandlung oder die Anlage eines Herzschrittmachers (▶ Abb. 12.13) verschoben werden müssen, hängt neben eingriffsspezifischen Faktoren wie Lokalisation und Umfang der Operation vor allem von Art und Schweregrad der Rhythmusstörung sowie den zugrunde liegenden Ursachen ab. Bei symptomatischen Patienten und nicht abgeklärter Synkope sollte die Indikation für eine Schrittmacherimplantation durch ein kardiologisches Konsil geprüft werden. Auf die einzelnen Arrhythmieformen kann an dieser Stelle nicht eingegangen werden. Es muss auf die einschlägigen Lehrbücher verwiesen werden. Zur *Akuttherapie von Herzrhythmusstörungen* siehe Kap. 13.3.

Perioperative Besonderheiten

Eine antiarrhythmische Therapie soll – in der Regel abgesehen von Herzglykosiden – auch am Operationstag fortgeführt werden. Hierbei müssen mögliche **Interaktionen** zwischen Antiarrhythmika und Anästhetika beachtet werden (negative Inotropie, Chronotropie und Dromotropie). Eine Sensibilisierung des Myokards gegenüber Katecholaminen spielt dagegen bei den neueren volatilen Anästhetika wie Isofluran und Sevofluran klinisch keine Rolle mehr.

Präoperative Diagnostik und ihr Stellenwert

Eine präoperative kardiologische Diagnostik dient nicht nur zur Erfassung von Risikofaktoren, sondern ggf. auch als Grundlage für die Einleitung therapeutischer Maßnahmen, die die Ausgangssituation verbessern können (▶ Abb. 12.14). Vorrangiges Ziel ist hierbei die Steigerung der Belastungsreserve des Patienten. Die höchste Aussagekraft in Bezug auf die kardialen Reserven haben **ergometrische Verfahren** (Belastungs-EKG, Stressechokardiografie). Entweder wird eine Belastungssituation durch definierte körperliche Anstrengung herbeigeführt oder – besonders bei Patienten mit eingeschränkter Beweglichkeit – durch die Gabe kardial stimulierender Pharmaka imitiert.

- Sick-Sinus-Syndrom, höherer SA-Block
- AV-Block III.°, AV-Block II.° Typ Mobitz
- bifaszikulärer Block + AV-Block I.°
- Karotissinussyndrom
- pharmakoresistente Bradyarrhythmia absoluta (< 50/min)
- bradykarde Herzinsuffizienz, Herzinsuffizienz mit Linksschenkelblock
- Digitalisüberdosierung

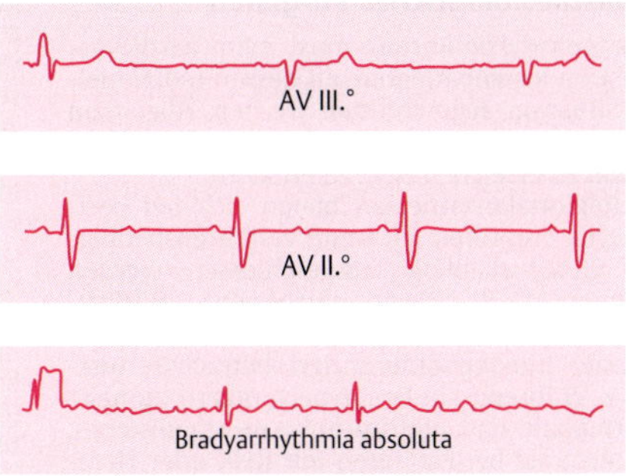

Abb. 12.13 Herzrhythmusstörungen – Indikationen für einen perioperativen Schrittmacher.

Methode	Stellenwert
Anamnese	Auffälligkeiten und grobe Belastbarkeit im Alltag, Synkopen. Dauermedikation
klinische Untersuchung	Zeichen der Herzinsuffizienz, Rhythmusstörungen, Herz- und Strömungsgeräusche
Ruhe-EKG (12-Kanal)	ST-Strecken-Veränderungen, abgelaufener Herzinfarkt, Art der Rhythmusstörung
Thorax-röntgen	Herzmorphe (Form und Größe), pulmonaler Flüssigkeitsgehalt (→ Lungenödem)
Belastungs-EKG	Objektivierung von Belastungsreserve, Belastungsangina und belastungsabhängigen ST-Strecken-Veränderungen; erfasst Koronarstenosen ab ca. 75%iger Lumeneinengung
Echo-kardiografie	Myokardkontraktilität (z.B. LVEF, RVEF),Kontraktionsanomalien (hypo-, akinetische oder dyskinetische Areale), Form und Größe der Herzvorhöfe und -kammern, Form und Funktion der Herzklappen
Stressechokardiografie	Objektivierung der Belastungsreserve (höhere Sensitivität und Spezifität als Belastungs-EKG, besonders bei 1- und 2-Gefäß-Erkrankungen; auch bessere regionale Zuordnung möglich); erfasst Koronarstenosen ab ca. 70%iger Lumeneinengung
Koronar-angiografie	Morphologie der einzelnen Koronararterien: erfasst Stenosen ab ca. 40 %iger Lumeneinengung
Ventrikulografie	Form und Größe der Herzvorhöfe und -kammern, Funktion der Herzklappen, intrakavitäre Drücke (besonders LVEDP) und Druckgradienten bei Herzvitien
Herz-CT (Koronar-CT-Angiografie, CCTA)	wichtigen Stellenwert zur Früherkennung von Koronarstenosen bei Patienten mit intermediärem Risiko
PET-MRT	ggf. für spezielle Fragestellungen zur Anatomie und Gewebefunktion des Myokards insbesondere zur Beurteilung von Myokarditis, Narbengewebe oder Endokarditis
Kardiale Biomarker	z.B. Troponin, NT-proBNP

Abb. 12.14 Präoperative herzspezifische Diagnostik und ihr Stellenwert.

Anästhesiologisches Vorgehen

Die Anästhesieführung muss beim kardiovaskulären Risikopatienten auf dessen individuelle Situation zugeschnitten werden. Allgemein gilt es, präoperativ einen kompensierten Zustand zu erreichen bzw. zu erhalten.

Regionalanästhesien bieten sich bei peripheren Eingriffen an, wenn verfahrensbedingte Blutdruckabfälle ausgeschlossen werden können (z. B. Plexusanästhesien). *Rückenmarksnahe Techniken* (Spinal-, Epiduralanästhesie) müssen differenziert betrachtet werden. Während sie bei Hypertonikern zumeist vorteilhaft das Blutdruckniveau stabilisieren, können sie bei Patienten mit KHK oder Herzinsuffizienz zu folgenschweren Blutdruckabfällen mit Myokardischämien bis hin zur Dekompensation führen. Daher sollen rückenmarksnahe Verfahren nicht unkritisch eingesetzt werden

- in den ersten Monaten nach Herzinfarkt,
- bei instabiler Angina pectoris und
- bei manifester Herzinsuffizienz (NYHA IV).

Bei besonderen Risikokonstellationen und Herausforderungen kann es sinnvoll sein, ein epidurales Katheterverfahren mit fraktionierter Injektion des Lokalanästhetikums bis zum Erreichen der gewünschten Wirkung einzusetzen. Abgesehen von peripheren Nerven- und Plexusblockaden ist die **Allgemeinanästhesie** das Verfahren der Wahl. Hierbei muss einerseits für eine ausreichende Reizabschirmung gesorgt, andererseits eine zu starke kardiovaskuläre Suppression vermieden werden. Dies gelingt in der Regel mit einer *balancierten Anästhesie* am besten, wobei Opioide die Basisanalgesie schaffen sollen und volatile Anästhetika entsprechend der situativen Reizkonstellation dosiert werden. Vorteil der volatilen Anästhetika ist ihre gute Steuerbarkeit, weshalb sie besonders zur Regulierung des Blutdrucks unter rasch wechselnder chirurgischer Stimulation geeignet sind.

Zur Narkoseinduktion bei kardialen Risikopatienten muss eine mögliche kardiale Dekompensation durch das Anästhesieteam antizipiert werden. Entsprechende Vorbereitungen leiten sich davon ab. Dazu gehören neben der Standardausrüstung des Atemwegsmanagements spezielle Vorkehrungen für die differenzierte Kreislauftherapie (z. B. kontinuierliche Noradrenalingabe) und die Anlage einer invasiven arteriellen Blutdruckmessung (inv. BP).

Es empfiehlt sich, primär vor Narkoseeinleitung zwei periphere Venenverweilkanülen (PVK) und die arterielle Blutdruckmessung vor Induktion der Narkose zu etablieren. Über einen kleinkalibrigen PVK wird kontinuierlich ein Vasopressor wie z. B. Noradrenalin nach Standard des Hauses mittels Spritzenpumpe gestartet, während stringent die Präoxygenierung durchgeführt wird. Es kann ggf. sinnvoll sein, einen ZVK bereits vor der Narkoseeinleitung anzulegen und für die Katecholaminzufuhr zu nutzen („Pressure-Line"). Über den zweiten PVK können die Induktionsmedikamente und Volumenflüssigkeit verabreicht werden („Push-Line"). Die Wirkung der Anästhetika kann somit kontinuierlich beobachtet und es kann unmittelbar effizient behandelt werden. Zum intraoperativen erweiterten Monitoring können noch eine transösophageale Echokardiografie, Pulsdruckkurvenvariabilität (PPV, Pulse Pressure Variation) und eine kontinuierliche ZVD-Messung genutzt werden.

Der Sinusrhythmus (SR) optimiert die ventrikuläre Vorlast und damit das Schlagvolumen bzw. das Herzzeitvolumen. Der Erhalt des Sinusrhythmus ist daher ein wichtiges Ziel der differenzierten Kreislauftherapie, vor allem bei Klappenvitien wie z. B. der Aortenklappenstenose.

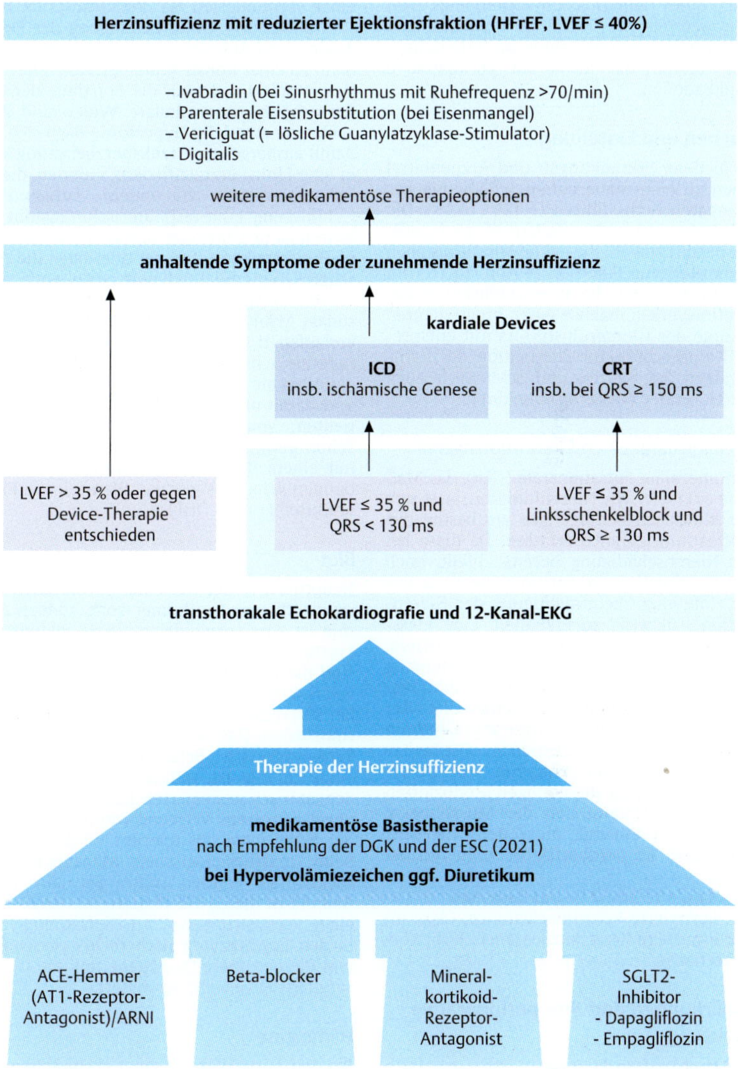

Die individuelle Anpassung der medikamentösen Therapie erfolgt abhängig von Komorbiditäten und patientenspezifischen Risikofaktoren. Laut nationaler Versorgungsleitlinie (NVL) ist ein schrittweise abgestimmtes Vorgehen bei ARNI, Mineralokortikoid-Rezeptor-Antagonisten und SGLT2-Inhibitoren empfohlen.

Abb. 12.15 Vier-Säulen-Modell der Therapie der Herzinsuffizienz mit reduzierter Ejektionsfraktion (HFrEF, LVEF ≤ 40 %).

Die chronische Niereninsuffizienz ist das Ergebnis eines allmählichen Untergangs von Nephronen. Sie hat vielfältige Auswirkungen auf andere Organe und erhöht im fortgeschrittenen Stadium das Risiko für perioperative Komplikationen.

Ursachen und Einteilung

Verschiedene Erkrankungen und Arzneimittel können zu einer dauerhaften Schädigung des Nierenparenchyms führen (▶ Tab. 16.13). Die Entwicklung einer chronischen Niereninsuffizienz betrifft sowohl die exkretorische als auch die inkretorische Funktion (▶ Abb. 12.16). Im Vordergrund steht die **Beeinträchtigung der Exkretion,** erkennbar an einer progredienten Abnahme des Glomerulusfiltrats mit entsprechend eingeschränkter Elimination der harnpflichtigen Substanzen und schließlich auch unzureichender Wasserausscheidung.

Kreatininclearance und Retentionswerte

Die glomeruläre Filtrationsrate (GFR), das Maß für die exkretorische Nierenfunktion, lässt sich unter klinischen Bedingungen am besten mit der Kreatininclearance erfassen. Da diese bei einer Nierenschädigung bereits abfällt, noch bevor das Kreatinin im Serum ansteigt, ist mit ihrer Hilfe eine Beeinträchtigung der Nierenfunktion frühzeitig zu erkennen. Eine messbare Erhöhung der Retentionswerte (Kreatinin, Harnstoff) findet sich erst bei einem Untergang von mehr als 50 % des ursprünglich funktionstüchtigen Nierengewebes, was einer GFR oder Kreatininclearance von weniger als 60 ml/min entspricht. Die Kreatininclearance sollte bei Erwachsenen *größer als 90 ml/min* sein. Da sie auch von der Menge des endogen produzierten Kreatinins und somit von der Muskelmasse des Patienten abhängt, muss der Laborwert auf dessen Körperoberfläche umgerechnet werden:

$Cl_{korr} = Cl_{Lab} \times 1{,}73 m^2/KOF$ des Patienten

Cl_{korr}: korrigierte Kreatininclearance; Cl_{Lab}: im Labor ermittelte Kreatininclearance; KOF: Körperoberfläche

Auswirkungen und ihre perioperative Bedeutung

Herz, Kreislauf und Lunge

Im frühen Stadium einer chronischen Niereninsuffizienz führt der Verlust von Nephronen zu einer glomerulären Hyperperfusion, d. h. zu einer kompensatorischen Steigerung der Durchblutung und Filtration in den verbleibenden Glomeruli. Mit der Zeit sklerosieren die Gefäße („Glomerulosklerose“), was zu einer Ischämie der Tubulusepithelien und so zu einer verminderten Na^+-Rückresorption führt (→ Na^+-Verlust). Unter Beteiligung des Renin-Angiotensin-Aldosteron-Systems kommt es dann zu einer Konstriktion der Vasa afferentia. Das verstärkt nicht nur die Abnahme der GFR, der erhöhte renovaskuläre Widerstand zieht auch eine **arterielle Hypertonie** nach sich. Die damit einhergehende Linksherzbelastung kann in eine **Linksherzinsuffizienz** münden, die bei Dekompensation zu einem **Lungenödem** („Fluid-Lung“) mit respiratorischer Insuffizienz führen kann. Oft findet sich auch eine **koronare Herzkrankheit**, bei der allerdings die typischen Symptome durch eine begleitende vegetative Neuropathie maskiert werden können, sodass Myokardischämien oft klinisch stumm verlaufen, d. h. ohne Angina pectoris. Die Neuropathie schränkt zudem die Sympathikusreaktionen ein (→ orthostatische Dysregulation) und damit auch die Fähigkeit urämischer Patienten, Volumenverluste zu kompensieren. Schon geringe Volumenverluste können dann mit einem deutlicheren **Blutdruckabfall** verbunden sein. Dies gilt vor allem für die Phase unmittelbar nach Dialyse.

Blut

Hauptursache der bei einer chronischen Niereninsuffizienz fast immer vorhandenen **Anämie** ist eine verminderte renale Bildung von Erythropoetin. Im fortgeschrittenen Stadium sind die Patienten meist an *Hämoglobinwerte von 6–8 mg/dl* adaptiert und benötigen – außer bei Blutverlusten – normalerweise keine Bluttransfusion. Das bedeutet aber auch, dass die kardiovaskuläre Belastungsreserve deutlich eingeschränkt ist, sodass ein Abfall des kompensatorisch gesteigerten HZV, z. B. durch die negativ inotrope Wirkung von Anästhetika, in der Regel nicht gut toleriert wird und daher beim anästhesiologischen Management berücksichtigt werden sollte. Bei chronischer Anämie ist die O_2-Hb-Bindungskurve als Folge einer Vermehrung von 2,3-Diphosphoglycerat in den Erythrozyten nach rechts verschoben, was die periphere O_2-Abgabe und die O_2-Versorgung der Gewebe verbessert.

Hämostase

Bei den Auswirkungen einer chronischen Niereninsuffizienz auf die Blutstillung steht die Beeinträchtigung der **Thrombozytenfunktion** durch Urämietoxine ganz im Vordergrund. Typisch für eine Thrombozytopathie ist eine verlängerte Blutungszeit bei normaler Thrombozytenzahl und normaler plasmatischer Gerinnung.

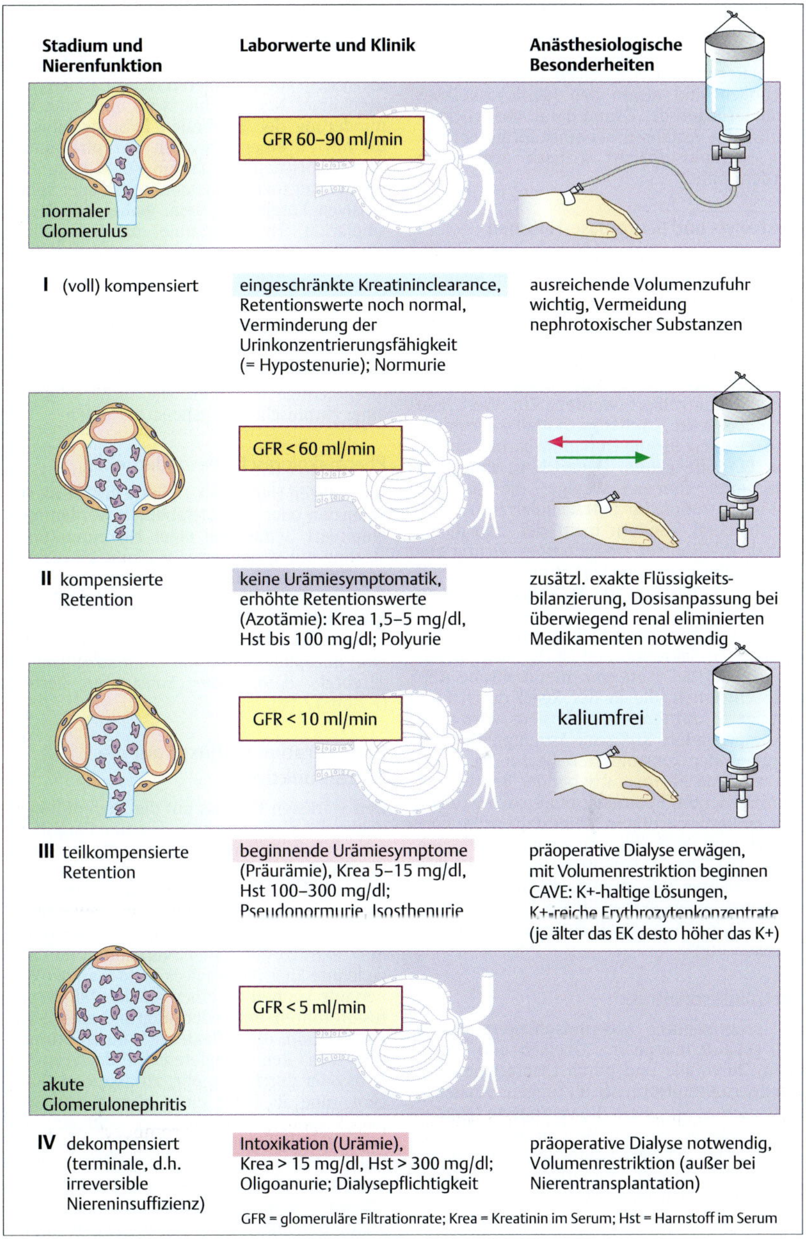

Abb. 12.16 Stadien der chronischen Niereninsuffizienz.

Bei entsprechendem Ausmaß können chirurgische Blutungen verstärkt werden. Außerdem nimmt das Blutungsrisiko bei rückenmarksnahen Regionalanästhesien zu. Die Hämostasestörungen sind neben den kardiovaskulären Veränderungen der Grund dafür, dass rückenmarksnahe Verfahren bei einer fortgeschrittenen Niereninsuffizienz kritisch abgewogen werden sollten.

Elektrolyt- und Säure-Base-Haushalt

Die bei fortschreitender Niereninsuffizienz beeinträchtigte Elimination von Kalium kann zu einer **Hyperkaliämie** mit bedrohlichen Herzrhythmusstörungen führen (bei einem Serumkalium > 6,0 mmol/l AV-Blockierungen, schwere Bradykardien und Asystolie möglich). Folglich muss das Serumkalium perioperativ engmaschig kontrolliert werden. Ein Wert von *5,5 mmol/l* sollte – außer im Notfall – als oberster Grenzwert für die Durchführbarkeit operativer Eingriffe gelten. Dennoch ist innerhalb bestimmter Grenzen weniger die absolute K^+-Konzentration im Extrazellularraum (EZR) entscheidend, sondern mehr der transmembranale K^+-Gradient. Deshalb ist es wichtig, abrupte Änderungen des Verhältnisses zwischen extra- und intrazellulärer K^+-Konzentration zu vermeiden.

Bei einer Niereninsuffizienz sind ferner die tubuläre H^+-Sekretion und HCO_3^--Reabsorption gestört. Dies lässt eine **metabolische Azidose** entstehen, die in der Regel durch eine gesteigerte Atmung kompensiert wird (bei Dekompensation Kußmaul-Atmung). Dies ist während der kontrollierten Beatmung intraoperativ und postoperativ bei der Beurteilung der suffizienten Spontanatmung nach Extubation zu berücksichtigen. Keinesfalls sollte vorschnell eine Puffertherapie eingeleitet werden (Kap. 9.5). Die H^+-Retention begünstigt eine Hyperkaliämie, indem intrazelluläre Na^+-Ionen vermehrt gegen extrazelluläre H^+-Ionen statt gegen K^+-Ionen ausgetauscht werden („Verteilungsstörung").

Gastrointestinaltrakt

Bei progredienter Niereninsuffizienz finden sich gehäuft Inappetenz, Übelkeit und Erbrechen, Durchfälle und durch Ulzerationen bedingte gastrointestinale Blutungen. Anästhesiologisch ist vor allem die **verzögerte Magenentleerung** bedeutsam, weil sie das Aspirationsrisiko bei der Narkoseeinleitung erhöht. Sie erklärt sich aus der vegetativen Neuropathie, die zu einer Gastroparese führen kann.

Nervensystem

Abhängig vom Schweregrad der Niereninsuffizienz reichen die Auswirkungen auf das Nervensystem von peripheren Neuropathien (inkl. vegetativer Neuropathie; s. o.) über eine Verminderung der zerebralen Leistungsfähigkeit bis hin zu einer schweren **Enzephalopathie** mit urämischem Koma. Ein Koma kann Ausdruck einer toxisch-metabolischen oder hypertensiven Entgleisung sein, wobei eine Hyposmolarität (Hyponatriämie) die Entwicklung eines Hirnödems in beiden Fällen fördert.

Immunsystem

Eine chronische Niereninsuffizienz beeinträchtigt das Immunsystem und führt zu **Infektanfälligkeit**. Das gilt besonders für dialysepflichtige Patienten, die nicht selten an einer chronischen Virushepatitis leiden.

Pharmakologische Besonderheiten

Die meisten Hypnotika, Opioide und Muskelrelaxanzien oder ihre Metaboliten werden renal eliminiert, sodass bei einer Nierenfunktionsstörung mit verlängerter Wirkung zu rechnen ist. Dagegen ist das Verteilungsvolumen bei Zunahme des EZR vergrößert, weshalb höhere Initialdosen zur Aufsättigung nötig sein können. Ferner muss berücksichtigt werden, dass eine Enzephalopathie die Empfindlichkeit auf zerebral dämpfende Substanzen erhöht (▶ Abb. 12.17).

Perioperative Einflüsse auf die Nierenfunktion

Den stärksten Einfluss auf die Nierenfunktion haben die durch den chirurgischen Eingriff angestoßenen inflammatorischen Mechanismen und perioperativen Einschränkungen der Perfusion (▶ Abb. 12.18). Insbesondere Operationen an der Bauchaorta oder den Nieren selbst, große abdominale Eingriffe, Herzoperationen mit extrakorporaler Zirkulation und ausgedehnte Eingriffe am Becken oder an der Wirbelsäule können zu einer renalen Minderperfusion führen, entweder aufgrund einer Vasokonstriktion, die reflektorisch durch Stimulation des Renin-Angiotensin-Aldosteron-Systems oder durch vermehrt zirkulierende Katecholamine als Folge eines gesteigerten Sympathikotonus entstehen kann, oder aufgrund einer Gefäßokklusion (z. B. Abklemmen der Aorta). Die stressinduzierte Vasokonstriktion betrifft die Vasa afferentia wie auch die Vasa efferentia, was eine glomeruläre und eine tubuläre Ischämie nach sich ziehen kann. Zusätzlich wird, um die Flüssigkeitshomöostase zu

Organ/System	Veränderung	Ursache
Herz und Kreislauf	Hypertonus orthostatische Dysregulation KHK Linksherzinsuffizienz Perikarditis	Hypervolämie, Reninanstieg vegetative Neuropathie Arterio-/Arteriolosklerose chron. Volumen- u. Druckbelastung toxisch
Lunge	Lungenödem Pleuritis	unzureichende Flüssigkeitsausscheidung
Blut	normochrome Anämie	Erythropoetinmangel, Hämolyse, vermind. Eisenresorption, Knochenmarkdepression
Gerinnung	Thrombozytopathie	toxisch
Elektrolythaushalt	$K^+\uparrow$ $PO_4^{3-}\uparrow$ $Mg^{2+}\uparrow$ $Na^+\downarrow$ $Ca^{2+}\downarrow$	vermind. Ausscheidung vermind. Ausscheidung vermind. Ausscheidung Salzrestriktion vermind. Vitamin-D- Umwandlung
Säure-Base-Haushalt	metabolische Azidose	vermind. tubuläre H^+-Ausscheidung
Eiweißhaushalt	Hypoproteinämie	renaler Eiweißverlust
Gastrointestinaltrakt	Übelkeit, Erbrechen	verzögerte Magenentleerung
Nervensystem	Enzephalopathie Polyneuropathie	toxisch(-metabolisch) toxisch(-metabolisch)
Immunsystem	eingeschränkte Phagozytose	toxisch

Abb. 12.17 Auswirkungen der chronischen Niereninsuffizienz und ihre perioperative Bedeutung.

erhalten, die ADH-Freisetzung angeregt und auch dadurch die Diurese vermindert. Die Nierenfunktion kann weiter durch operative Komplikationen wie Verletzung oder Traumatisierung einer Niere oder eine Ureterobstruktion beeinträchtigt werden. Darüber hinaus kann jede **Verminderung des HZV oder des renalen Perfusionsdruckes,** wenn sie ein gewisses Maß überschreitet, zu einer Abnahme der Nierendurchblutung und damit der glomerulären Filtration und der Tubulusfunktionen führen.

Als Auslöser kommen die Beatmung (mit höherem PEEP), ein Rückstau vor dem rechten Herzen im Rahmen eines Pumpversagens, hypotone Phasen sowie alle Formen der Kreislaufdepression infrage (z. B. hämorrhagischer Schock). Eine Nierenschädigung ist aber auch möglich durch **nephrotoxische Substanzen,** z. B. Aminoglykoside (direkte Schädigung der Tubuluszellen), Röntgenkontrastmittel (Verschlechterung der Nierendurchblutung durch Hyperviskosität, direkte Toxizität), Prostaglandinsynthesehemmer wie Acetylsalicylsäure (Reduktion der Nierendurchblutung durch Verminderung von PGE_2 und PGI_2) und Schleifendiuretika (indirekt als Folge einer Dehydratation).

Nierenschädigung durch volatile Anästhetika?

Die modernen volatilen Anästhetika gelten im Allgemeinen als nicht nephrotoxisch. Die Elimination volatiler Anästhetika ist unabhängig von der Nierenfunktion. Eine Anämie verringert jedoch den Blut-Gas-Verteilungskoeffizienten und damit die Pharmakokinetik. Daher kann eine verlängerte Induktions- und Erholungsdauer beobachtet werden.

Direkte nephrotoxische Wirkungen können theoretisch bei **Sevofluran** bestehen. Dessen Metabolisierung setzt *Fluoridionen* frei. Dies wurde konzentrations- und zeitabhängig mit Nierenversagen in Verbindung gebracht. Die Fluoridplasmaspiegel unter Sevofluran sind allerdings im Vergleich zu dem in der Vergangenheit verwendeten Anästhetikum Methoxyfluran deutlich geringer. In kontrollierten Untersuchungen, auch an Patienten mit renaler Vorschädigung, konnte *kein* vermehrtes Auftreten von Nierenfunktionsstörungen unter Sevofluran beobachtet werden. Ähnliches gilt für das durch chemische Interaktion von Sevofluran mit trockenem Atemkalk in CO_2-Absorbern entstehende *Compound A*, eine Vinyletherverbindung, die sich tierexperimentell als nephrotoxisch erwiesen hat. Inzwischen gilt es sicher, dass die nötigen Schwellendosen beim Menschen mit Sevofluran nicht erreicht werden.

Anästhesiologisches Vorgehen

Planbare Eingriffe sollen bei chronisch niereninsuffizienten Patienten erst nach optimaler Vorbereitung, d. h. nach Beseitigung aller akut reversiblen Störungen durchgeführt werden. Hypervolämie, Hyperkaliämie und metabolische Azidose lassen sich durch eine präoperative Dialyse routinemäßig beheben.

Daher ist die Dokumentation der Details und Anamnese (Art der Dialyse, die Frequenz und die üblichen „Dialysetage", z. B. Mo–Mi–Fr, ggf. Trinkmengenbeschränkung) wichtig für die perioperative Planung.

Anästhesieführung

Solange die Niereninsuffizienz noch nicht das terminale Stadium („end stage renal disease", ESRD) erreicht hat, muss das anästhesiologische Regime darauf ausgerichtet werden, die Funktion und Nierenperfusion perioperativ stabil zu halten (▸ Abb. 12.19). Um eine ausreichende renale Perfusion und O_2-Versorgung zu gewährleisten, sind ein entsprechendes HZV und ein entsprechender Perfusionsdruck erforderlich. Eine besondere Patientengruppe stellen nierentransplantierte Patienten dar, deren Nierenfunktion zusätzlich von der ausreichenden medikamentösen Immunsuppression abhängt. Außerdem sind nephrotoxische Substanzen zu vermeiden. Bei peripheren Eingriffen sollten **Regionalanästhesien** bevorzugt werden. Wird eine **Allgemeinanästhesie** durchgeführt, so sollten bei fortgeschrittener Niereninsuffizienz möglichst Substanzen eingesetzt werden, die nicht renal eliminiert werden, um Kumulationseffekte zu vermeiden. Patienten mit relevanter Gastroparese (anamnestische Hinweise sind z. B. Übelkeit und Erbrechen) müssen als nicht nüchtern betrachtet werden, was bei der Narkoseinduktion zu berücksichtigen ist. Der Dialyseshunt bzw. der betreffende Arm ist stets umsichtig zu lagern und regelmäßige Funktionskontrollen (tastbares „Schwirren" über dem Shunt) sind durchzuführen.

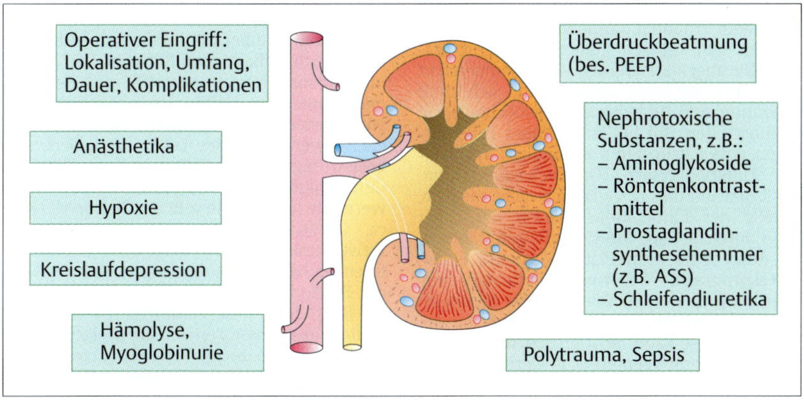

Abb. 12.18 Perioperative Einflüsse auf die Nierenfunktion.

1. Optimierung der renalen Perfusion und O_2-Versorgung

- Aufrechterhaltung von HZV und renalem Perfusionsdruck
  - Normovolamie
  - Normotomie (MAP > 65mmHg)
  - Vermeidung hoher Beatmungsdrücke
  - Erhaltung der Normoxämie und Normokapnie
- Vermeidung von schwerer Anämie

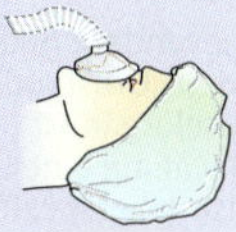

2. Anästhesieverfahren

- Bevorzugung von Regionalanästhesien bei peripheren Eingriffen
- rückenmarknahe Verfahren nur in den Stadien I und II bei intakter Blutgerinnung

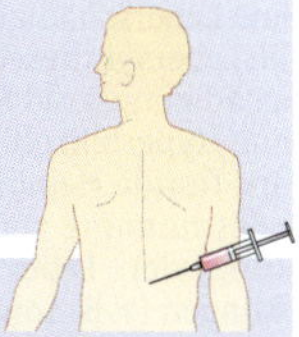

3. Anästhetika und Adjuvanzien

- keine Prämedikation mit Benzodiazepinen bei Enzephalopathie
- Dosisanpassung bei renal eliminierten Pharmaka zur Vermeidung einer Kumulation
- Bevorzugung nicht renal eliminierter Muskelrelaxanzien (z.B. Mivacurium, cis-Atracurium)
- nach RSI mit Rocuronium, ggf. Aufrechterhaltung nach Relaxometrie mit cis-Atracurium (Elimination unabhängig von Leber- und Nierenfunktion; "Hofmann-Elimination")
- kein Succinylcholin bei Hyperkaliämie

4. Sonstiges

- Vermeidung nephrotoxischer Substanzen
- Schutz des Shuntarms (Lagerung)
- K+-Gehalt von Infusionslösungen und Blutprodukten (z.B. EK) berücksichtigen
- Nicht-nüchtern-Einleitung bei Gastroparese

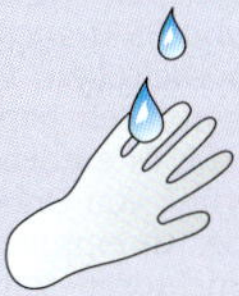

Abb. 12.19 Anästhesiologisches Vorgehen bei chronischer Niereninsuffizienz.

Lebererkrankungen sind je nach Schweregrad mit einem erhöhten perioperativen Risiko verbunden und müssen dementsprechend präoperativ abgeklärt werden. Eine kompensiert eingeschränkte Leberfunktion kann sich unter Operation und Anästhesie verschlechtern, im ungünstigsten Fall bis zum akuten Leberversagen entwickeln. Ein vollständiger apparativer Funktionsersatz (Organersatzverfahren) der Leberfunktion ist technisch nicht möglich. Anteile der Eliminationsfunktion der Leber kann durch das sog. MARS-Verfahren (**M**olecular **A**dsorbents **R**ecirculating **S**ystem), einem extrakorporalen Leberunterstützungssystem, übernommen werden. Die komplexe Synthese- und Speicherfunktion sowie die Aufgabe der Thermogenese kann nicht ersetzt werden. Die fehlenden Komponenten (z. B. Gerinnungsfaktoren, Albumin, Glucose) müssen substituiert werden, um schwere damit verbundene Komplikationen zu verhindern. Bei irreversiblem Funktionsausfall der Leber bleibt nur eine Transplantation.

Präoperative Diagnostik

Die besondere Bedeutung der Leber ergibt sich aus dem Umstand, dass sie das zentrale Stoffwechselorgan ist (▶ Abb. 12.20). Bei klinischem Verdacht auf eine Lebererkrankung werden zunächst leberspezifische Laboruntersuchungen durchgeführt. Mit deren Hilfe lässt sich

- eine Leberschädigung erkennen,
- die Lebersyntheseleistung und damit der Schädigungsgrad einschätzen,
- eine Hyperbilirubinämie differenzieren,
- eine floride Hepatitis diagnostizieren.

Zur Bestimmung von Form, Größe und Durchblutung der Leber sind apparative Untersuchungen (z. B. Sonografie) erforderlich. Weiterhin müssen die Auswirkungen von Leberveränderungen auf die Funktion anderer Organe beurteilt werden.

Leberschädigung

Um eine Leberschädigung zu erkennen und abzuklären, wird die Aktivität bestimmter im Serum vorkommender Enzyme gemessen: *LDH, ASAT und GLDH*. Anhand typischer Enzymmuster können leichte Zellschäden von Nekrosen unterschieden werden. Während die LDH, ALAT und ASAT auch in anderen Organen (z. B. Herzmuskelzellen) vorkommen, was differenzialdiagnostisch berücksichtigt werden muss, ist die GLDH ein leberspezifisches Enzym. Die Zerstörung von Organellen ist ein Zeichen der Nekrose. Als empfindlichster Indikator von Leberzellnekrosen gilt die GLDH, da sie ausschließlich in den Mitochondrien vorkommt.

Lebersyntheseleistung

Informationen über die Lebersyntheseleistung lassen sich anhand der Aktivität von *Gerinnungsfaktoren* (Quick-Wert, PTT etc.), der *Plasmacholinesterase* (PChE) sowie der *Plasmaalbuminkonzentration* erhalten, denn diese Eiweiße werden in der Leber produziert. Am besten eignen sich Vitamin-K-unabhängige Gerinnungsfaktoren mit einer kurzen Halbwertszeit (HWZ), wie z. B. der *Faktor V* (HWZ ca. 12 Stunden). Eine erniedrigte Aktivität weist direkt auf eine eingeschränkte Leberfunktion hin. Wegen der langen Halbwertszeit der PChE (ca. 10 Tage) und des Albumins (ca. 21 Tage) sind diese Parameter zu träge, um akute Funktionsstörungen anzuzeigen, beide dienen daher mehr zur Verlaufsbeurteilung bei chronischen Lebererkrankungen (z. B. Leberzirrhose).

Hyperbilirubinämie

Eine Hyperbilirubinämie kann Ausdruck einer eingeschränkten exkretorischen Leberfunktion (DD Cholestase: Gallenabflussstörung) sein. Sie macht sich klinisch als *Ikterus* bemerkbar, wenn die Konzentration des *Gesamtbilirubins* (Norm: bis 1,1 mg/dl) einen Wert von etwa 2 mg/dl übersteigt („Sklerenikterus"). Das Gesamtbilirubin umfasst das *direkte*, mit Glukuronsäure konjugierte und das *indirekte*, nicht konjugierte Bilirubin. Direktes Bilirubin ist das wasserlösliche Endprodukt des Bilirubinstoffwechsels, es wird normalerweise mit der Galle ausgeschieden. Von differenzialdiagnostischer Bedeutung ist, ob beide Bilirubinanteile gleichermaßen erhöht sind oder ob Unterschiede bestehen.

Leberzirrhose

Eine Leberzirrhose kann zu einer Leberinsuffizienz führen und das perioperative Risiko deutlich erhöhen. Zur Kategorisierung des Schweregrades einer chronischen Lebererkrankung kann die Einteilung nach Child-Pugh herangezogen und eine 1-Jahres-Überlebensrate abgeschätzt werden (▶ Abb. 12.21 oben).

Ein Instrument zur Evaluation während einer Dekompensation ist der sog. Na-MELD-Score („model for end stage liver disease"), der das Ausmaß einer Leberinsuffizienz quantifiziert und eine Einschätzung der 3-Monats-Mortalität bietet. Der Na-MELD-Score dient primär zur Beurteilung der Transplantationspriorität von Patienten mit Leberinsuffizienz. Der Score basiert auf folgenden Laborwerten: Serum-Natrium, Bilirubin, INR (international normalized ratio), Kreatinin. Höhere Werte deuten auf eine schlechtere Leberfunktion hin

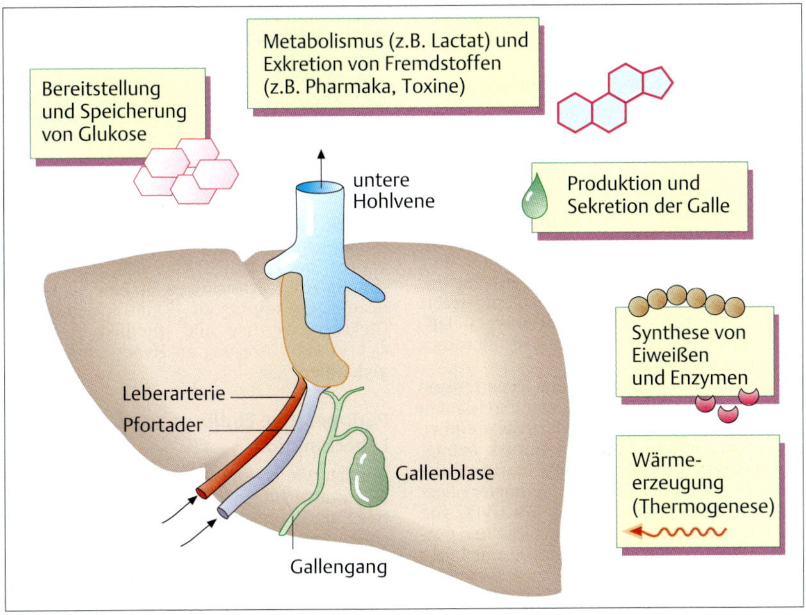

Abb. 12.20 Partialfunktionen der Leber.

	Klasse A	Klasse B	Klasse C
Albumin (g/dl)	> 3,5	2,8–3,5	< 2,8
Bilirubin (mg/dl)	< 2,0	2,0–3,0	> 3,0
Aszites	nein	therapierbar	refraktär
Enzephalopathie	nein	Somnolenz	Sopor bis Koma
Quick-Wert (%)	> 70	40–70	< 40
1-Jahres-Überlebensrate	fast normal	85%	35%

Prognostische Einteilung chronischer Lebererkrankungen (mod. nach Child/Pugh)

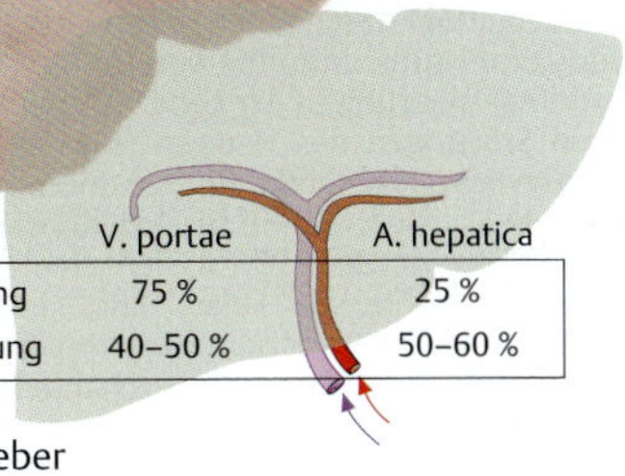

	V. portae	A. hepatica
Anteilige Durchblutung	75 %	25 %
Anteilige O_2-Versorgung	40–50 %	50–60 %

Physiologische Blut- und O_2-Versorgung der Leber

Abb. 12.21 Einteilung chronischer Lebererkrankungen sowie physiologische hepatische Blut- und O_2-Versorgung.

und erhöhen somit die Dringlichkeit einer Transplantation.

Pathophysiologie und Auswirkungen

Die Leber wird unter physiologischen Bedingungen zum überwiegenden Teil über die Pfortader und deutlich geringer über die A. hepatica durchblutet (▶ Abb. 12.21 unten). Bei einem zirrhotischen Umbau wird jedoch der portale Blutfluss intrahepatisch mehr und mehr behindert. Bis zu einem gewissen Grad kann der Abfall der Pfortaderdurchblutung durch eine Zunahme des Herzzeitvolumens und der arteriellen Perfusion kompensiert werden. Hierbei sinkt der periphere Gefäßwiderstand und der systemische Blutdruck nimmt tendenziell ab.

Die Entstehung einer portalen Hypertension und der Ausbildung von Kollateralkreisläufen geht mit einer fortschreitenden Zirrhose einher. Der physiologische Portalvenendruck beträgt 3–5 mmHg; der HVPG (hepatic venous pressure gradient, klinisch relevanter Parameter) liegt normalerweise bei < 5 mmHg. Ein HVPG von 5–9 mmHg entspricht einer subklinischen portalen Hypertension, ab ≥ 10 mmHg entstehen Varizen, ab ≥ 12 mmHg besteht ein relevantes Blutungsrisiko. Die dabei entstehenden Ösophagus- und Kardialvarizen sind mit einem erhöhten Blutungsrisiko assoziiert, insbesondere bei gleichzeitig beeinträchtigter Hämostase.

Hämostasestörungen bedürfen spezifischer Gerinnungsdiagnostik (z. B. Thrombelastografie) und können drei Ursachen haben:

- verringerte Synthese von Gerinnungsfaktoren mit balancierter Gerinnungsstörung und gleichzeitiger Thromboseneigung trotz erhöhter INR
- Verminderung der zirkulierenden Thrombozyten durch ein lienales Pooling bei staungsbedingter Splenomegalie
- toxisch bedingte Reduktion der Thrombozytenaggregation

Portale Hypertension und Hypalbuminämie fördern die Bildung eines **Aszites.** Hinzu kommt eine vermehrte Natrium- und Wasserretention, bedingt durch einen sekundären Hyperaldosteronismus und eine verminderte Aldosteroninaktivierung in der Leber. Daraus resultieren **Störungen des Wasser-, Elektrolyt- und Säure-Base-Haushalts,** die oft durch eine begleitende Nierenfunktionseinschränkung noch verstärkt werden. Wenn sich eine Nierenfunktionsstörung als Folge einer Lebererkrankung entwickelt, spricht man von einem **hepatorenalen Syndrom.** Hierbei handelt es sich um eine ischämische Tubulopathie ohne wesentliche histomorphologische Veränderungen. Die durch den Aszites ausgelöste Steigerung des intraabdominalen Drucks führt zu einem Zwerchfellhochstand und so zu einer **Beeinträchtigung der Lungenfunktion** (reduzierte funktionelle Residualkapazität, FRC) sowie, vergleichbar mit der Adipositas, zu einer **Refluxneigung** und damit zu einem erhöhten Aspirationsrisiko während der Narkoseeinleitung (→ RSI Kap. 5 und Kap. 6).

Die bei einer Zirrhose eingeschränkte Entgiftungsfunktion der Leber begünstigt das Entstehen einer **Enzephalopathie**. Des Weiteren können hepatisch eliminierte Pharmaka (z. B. Midazolam, Diazepam, Morphin) kumulieren, was bei der Anästhetikaauswahl und der Dosierung zu berücksichtigen ist. Eine bei Leberinsuffizienz auftretende Beeinträchtigung der Glukoseverwertung und -produktion äußert sich in einer Neigung zu **Hyper- und Hypoglykämien**.

Perioperative Einflüsse auf die Leberfunktion

Ähnlich wie bei der Niere steht auch bei der Beeinträchtigung der Leberfunktion der **operative Eingriff** im Vordergrund. Verursacht durch einen gesteigerten Sympathikotonus, kommt es zu einer hepatischen Vasokonstriktion mit entsprechender Reduktion der Durchblutung (▶ Abb. 12.22). Die stärksten Auswirkungen haben in dieser Hinsicht Oberbaucheingriffe und Eingriffe an der Leber selbst.

Anästhesiologisches Vorgehen

Störungen der Leberfunktion sollen so weit möglich präoperativ korrigiert werden. Akute Hepatitiden sollten vollständig abgeklungen sein. Strenge Anforderungen an die Eingriffsindikation gelten für die chronisch-aggressive Hepatitis und die fortgeschrittene Leberzirrhose (Klasse B und C nach Child/Pugh). Darüber hinaus gilt der Grundsatz, dass alle Faktoren, die zu einer Beeinträchtigung der hepatischen O_2-Bilanz führen, zu vermeiden oder auf ein Mindestmaß zu beschränken sind (▶ Abb. 12.23).

Exkurs Kapnoperitoneum

Ein Kapnoperitoneum wird zur Laparoskopie mit einem intraabdominellen Druck (IAP) von etwa 12–15 mmHg erzeugt, um ausreichend Raum für Operationen zu schaffen. Dabei gilt 15 mmHg als empfohlene Obergrenze, um negative Auswirkungen auf Herz-Kreislauf-Funktion und die Perfusion von Leber und Niere zu vermeiden.

Bei kardiopulmonalen Hochrisikopatienten kann eine sog. Low-Pressure-Laparoskopie erwogen werden, um unerwünschte Effekte auf Kreislauf, Beatmung und Nierenfunktion zu minimieren. Dabei wird der IAP so niedrig wie möglich gewählt (idealerweise ≤ 10–12 mmHg).

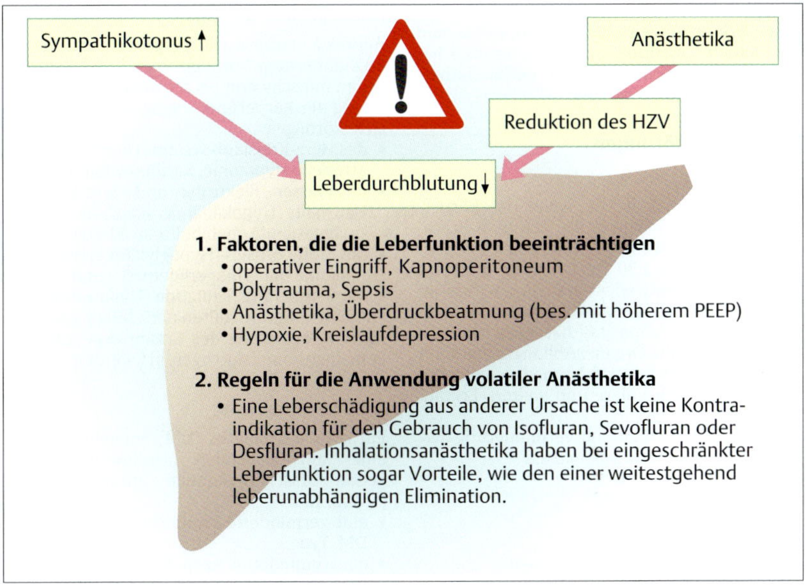

Abb. 12.22 Perioperative Einflüsse auf die Leberfunktion.

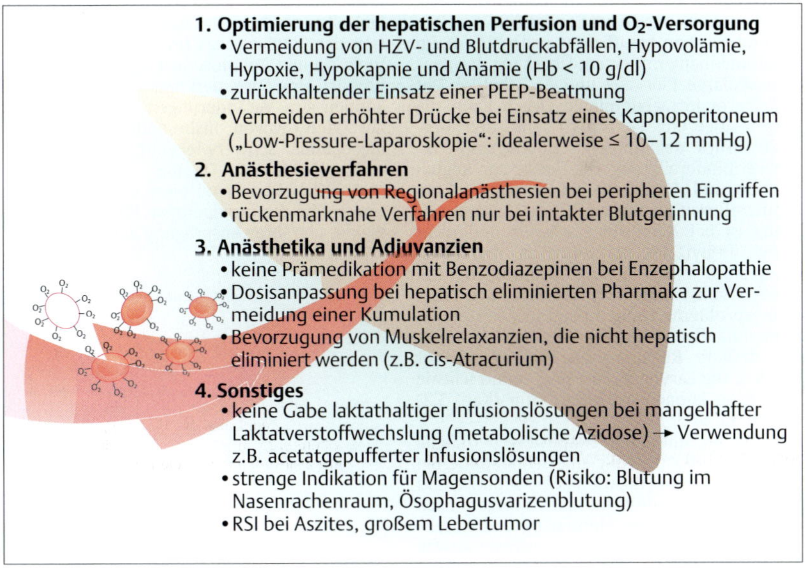

Abb. 12.23 Anästhesiologisches Vorgehen bei Lebererkrankungen.

Unter den Stoffwechsel- und endokrinologischen Erkrankungen sind die **Adipositas** und der **Diabetes mellitus** am häufigsten und haben dementsprechend in der perioperativen Phase die größte Bedeutung.

Ernährungsstörungen

Adipositas

Eine Adipositas liegt vor, wenn das Körpergewicht das Normalgewicht nach dem Broca-Index um mehr als 30 % überschreitet oder der Body-Mass-Index ≥ 30 ist. Bei mehr als 100 %iger Überschreitung oder einem Body-Mass-Index von ≥ 40 spricht man von einer Adipositas permagna. Die Adipositas hat Auswirkungen auf so gut wie alle Organe. Abhängig von ihrer Dauer und ihrem Ausmaß können sich respiratorische, kardiovaskuläre und weitere Erkrankungen entwickeln:

- Zwerchfellhochstand mit Verminderung der funktionellen Residualkapazität
- arterielle Hypertonie
- koronare Herzkrankheit
- Linksherzinsuffizienz
- pulmonale Hypertonie
- Hiatushernie mit Refluxösophagitis
- Schlafapnoe

Durch eine Adipositas wird die kardiopulmonale Belastungsreserve erniedrigt und das perioperative Risiko erhöht. Im Vordergrund stehen dabei respiratorische Komplikationen. Vor allem postoperativ ist der Patient von einer **respiratorischen Insuffizienz** bedroht, z. B. im Zusammenhang mit einem Überhang der neuromuskulären Blockade und Anästhetika. Der gesteigerte intraabdominale Druck kann die Magenentleerung verzögern und den Verschlussdruck des unteren Ösophagussphinkters vermindern, sodass die Gefahr von **Regurgitation und Aspiration** bei eingeschränkten Schutzreflexen zunimmt. Die Maskenbeatmung ist bei Adipösen erschwert und nicht selten wegen der verminderten thorakalen Compliance sogar mit Atemwegshilfen (z. B. Guedel-Tubus) nicht durchführbar. Auch **Beatmungsprobleme** können beim intubierten Patienten häufiger auftreten. Wenn möglich sollten deshalb Regionalanästhesien bevorzugt werden. Die Laryngoskopie und endotracheale Intubation können erschwert sein (Kap. 5.2) (▸ Abb. 12.24).

Patienten mit einer Adipositas permagna haben in 5–10 % der Fälle eine **Schlafapnoe.** Sie erhalten zur Prämedikation keine Sedativa und benötigen zumindest bis zum Morgen nach der Operation Apnoe-Monitoring und Nasen-CPAP-System („continuous positive airway pressure"), um die oberen Atemwege offenzuhalten.

Anorexie und Kachexie

Anorexia nervosa (Körpergewicht oft bis zu 40 % unter dem Normalgewicht) und Kachexie gehen mit schwerer bis schwerster Beeinträchtigung der Körperfunktionen einher. Es finden sich Störungen

- des Herz-Kreislauf-Systems (Bradykardie, arterielle Hypotonie, Kardiomyopathie),
- des Wasser-, Elektrolyt- und Säure-Base-Haushalts (Hypokaliämie, -kalzämie, -magnesiämie, metabolische Azidose),
- des Stoffwechsels (Hypoglykämie, Hypoproteinämie mit „Hungerödemen") und
- der Temperaturregulation (Hypothermie).

Planbare Eingriffe sollten nach Möglichkeit erst nach Verbesserung des Ernährungs- und Allgemeinzustands durchgeführt werden.

Diabetes mellitus

Ein Diabetes mellitus (DM) entsteht als Folge einer unzureichenden Insulinwirkung. Folgende Ursachen können infrage kommen (▸ Abb. 12.25):

- eine verminderte Insulinsekretion; DM Typ I
- ein vermindertes Ansprechen der Insulinrezeptoren (relativer Insulinmangel)
- Überwiegen kontrainsulinärer Hormone

Beim Typ-1-Diabetes zerstört das Immunsystem autoimmun die β-Zellen. Beim Typ-2-Diabetes führt die Insulinresistenz der peripheren Zielzellen zur kompensatorischen Hypersekretion der β-Zellen, was im Verlauf deren Dysfunktion und Apoptose bedingt. Diabetes mellitus ist eine Systemerkrankung. Mit der Zeit können sich Veränderungen an den Gefäßen ausbilden, wovon insbesondere die *Mikroangiopathie* schwerwiegende Auswirkungen auf sämtliche Organe haben kann (▸ Abb. 12.26). Es sind diese Organmanifestationen, die das perioperative Risiko in Abhängigkeit von ihrer Ausprägung z. T. deutlich ansteigen lassen.

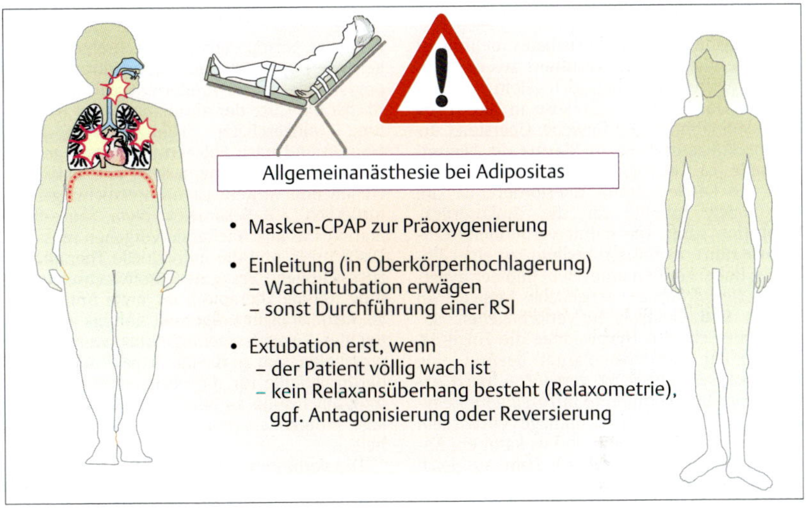

Abb. 12.24 Allgemeinanästhesie bei Adipositas.

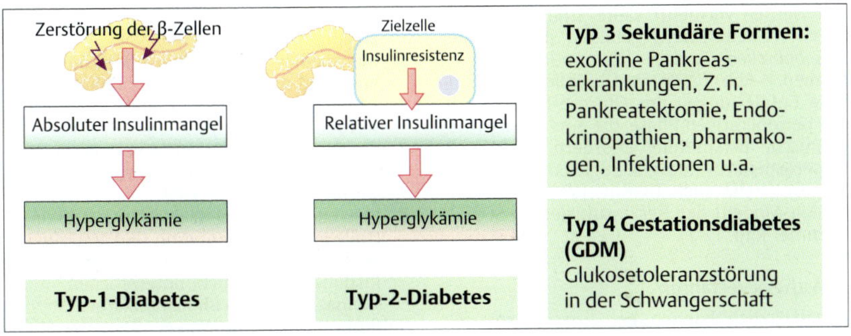

Abb. 12.25 WHO-Klassifikation des Diabetes mellitus.

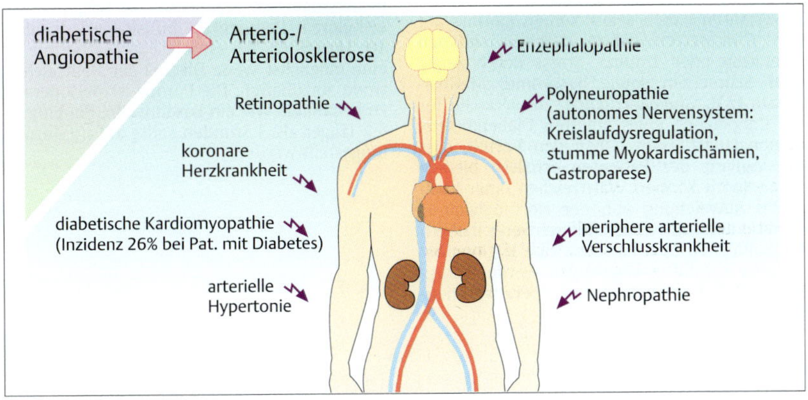

Abb. 12.26 Organmanifestationen bei Diabetes mellitus.

Hyperglykämie und ihre akuten Folgen

Der Leitbefund bei einem Diabetes mellitus ist die Hyperglykämie. Sie resultiert aus der Glukoseverwertungsstörung, d. h. dem ausbleibenden Transport von Glukose in die Zellen der insulinabhängigen Gewebe. Übersteigt die Glukosekonzentration im Plasma die Nierenschwelle (ca. 180 mg/dl), dann wird die Kapazität des Carriersystems überfordert, das im proximalen Tubulus für die Glukoserückresorption sorgt. Die damit verbundene *Glukosurie* führt, osmotisch bedingt, zu einer Polyurie. Dabei können unter dem Bild der *hypertonen Dehydratation* erhebliche Mengen an Wasser und Elektrolyten verlorengehen, sodass eine schwere *Hypovolämie* die Folge ist. Die erhöhte Serumosmolarität bewirkt eine Flüssigkeitsverschiebung von intra- nach extrazellulär und somit eine *intrazelluläre Dehydratation.* Auf dieser Grundlage entwickeln sich zerebrale Symptome und es kann ein *Koma* entstehen (▶ Abb. 12.28). Zum Ausgleich der mangelhaften Energiegewinnung aus der Glykolyse werden der *Eiweiß- und Fettabbau* aktiviert (Proteolyse und Lipolyse). Infolgedessen werden vermehrt saure Stoffwechselprodukte (α-Ketosäuren) gebildet, die zu einer *metabolischen Azidose* (Ketoazidose) führen können. ▶ Abb. 12.29 gibt Überblick über kritische Entgleisungen des Glucose-Haushalts in der perioperativen Phase, die eine intensivmedizinische Behandlung erfordern: 1. DKA, 2. Hyperosmolares Koma, 3. Euglykämische Ketoazidose (siehe auch Therapieprinzipien [Vier-Säulen-Modell] der Herzinsuffizienz – SGLT 2-Hemmer Kap. 12.2).

Anästhesieverfahren

Grundsätzlich können bei einer Person mit Diabetes Allgemein- oder Regionalanästhesien durchgeführt werden. Die modernen Anästhesieverfahren haben selbst keinen Einfluss auf den Glukosestoffwechsel. Dagegen können Operation oder Trauma, Stress durch Angst oder Schmerzen sowie bestimmte Medikamente (z. B. Glukokortikoide) die Ursache für die Entgleisung eines latenten Diabetes sein. Regionalanästhesien haben den Vorteil, dass die Vigilanz des Patienten erhalten bleiben kann. Somit können Warnzeichen einer kritischen Abweichung von der Normoglykämie klinisch erkannt werden. Bei schwerer diabetischer Polyneuropathie sollte eine Regionalanästhesie sorgfältig abgewogen werden (sorgfältige Dokumentation der präoperativen neurologischen Baseline).

Perioperatives Vorgehen

Ziel ist es, perioperativ Stoffwechselentgleisungen wie Hyperglykämie, Ketoazidose und Hypoglykämie zu verhindern. Dazu muss zunächst die Güte der antidiabetischen Behandlung eingeschätzt (Blutzuckertagesprofil, HbA1c) und nach Folgeerkrankungen gesucht werden; ggf. sind engmaschig Blutzuckerkontrollen und weitere Laboruntersuchungen erforderlich (z. B. Serumelektrolyte, Säure-Base-Status). Das anschließende Vorgehen muss den Diabetestyp und die individuelle Therapie berücksichtigen. Bei guter Stoffwechseleinstellung soll die Therapie (Diät, orale Antidiabetika, Insulin) nicht umgestellt und bis zum Vortag des Eingriffs weitergeführt werden. Wir empfehlen, sich an die klinikspezifischen Standardprotokolle für die perioperative Behandlung mit Insulin zu halten. Standardisierte lokale Protokolle erhöhen die Patientensicherheit.

Die vorbestehende intensivierte Insulintherapie kann nach folgenden Prinzipien perioperativ gestaltet werden:

1. Reduktion (nicht Pausieren) der Langzeitinsuline am Vorabend, ggf. am OP-Tag um 20 %.
2. Intermediär- und Mischinsuline können am Vorabend der OP auf 75 % der üblichen Dosis und am OP-Morgen auf 50 % reduziert werden.
3. Am OP-Tag sollten Insuline bzw. kurzwirksame Insulinanaloga bei Nahrungskarenz gar nicht gegeben werden.
4. Eine engmaschige intraoperative BZ-Kontrolle und Dokumentation sind angezeigt.
5. Bei Typ-1- und Typ-3-Diabetes wird die Insulin-Therapie nicht unterbrochen (Ketoazidose nach 8h Insulinkarenz).

Subkutane Insulinpumpen: Diese verabreichen kontinuierlich ein kurzwirksames Insulinanalogon. Präoperativ ist Folgendes zu evaluieren: Pumpentyp, Infusionsort, Insulinart, Dosierung. Bei Einsatz von Diathermie ist eine möglichst weite Distanz zur Neutralelektrode einzuhalten. Die Pumpe ist perioperativ zu behandeln wie ein Basalinsulin. Bei Eingriffen länger als 3 Stunden sollte auf i. v.-Insulin umgestellt werden.

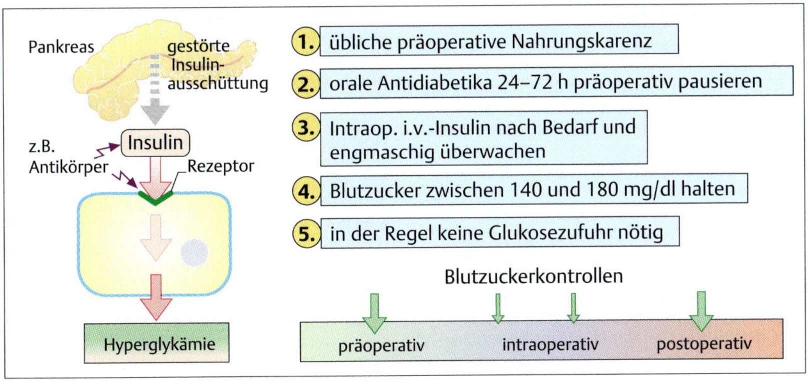

Abb. 12.27 Perioperatives Vorgehen bei gestörter Insulinausschüttung.

Perioperative Störungen des Glukosehaushalts

allgemeine Symptome einer Ketoazidose: Polyurie, Polydipsie, Tachypnoe, Gewichtsverlust, Dehydratation, Erbrechen, Azetongeruch, Kopfschmerzen, verändertes Bewusstsein.

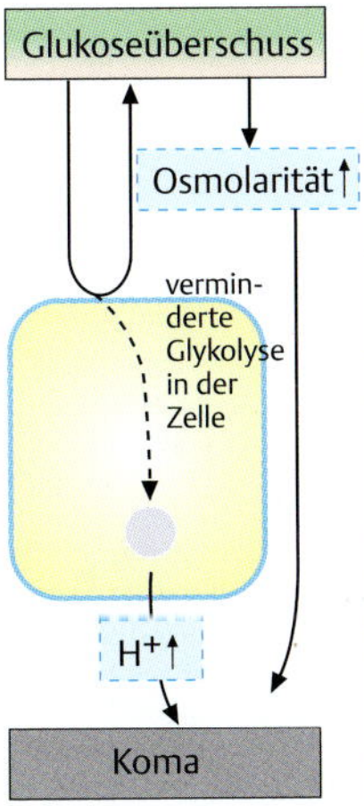

	keto-azidotisches Koma (DKA)	**hyper-osmolares Koma**	**euglykämische Ketoazidose (EDKA)**
Vorkommen	jüngere Patienten	ältere Patienten	SGLT-2-Hemmer-Einnahme in der perioperativen Phase
Serum-Osmolalität (mOsmol/l)	300–320	> 320	normal 275 – 295; ggf. leicht erhöht
metabolische Azidose (pH)	7,0–7,2	keine oder nur mäßig Azidose	7,0–7,3
Hypokaliämie	im Verlauf	durch Diurese	mäßig
Blutzucker (mg/dl)	> 250	> 600	< 250

Abb. 12.28 Perioperative Störungen des Glukosehaushaltes.

Vorgehen am OP-Tag

Folgendes Vorgehen hat sich bewährt (▶ Abb. 12.27):

1. Der insulinpflichtige Patient sollte zur Vermeidung von Stress und zu langer Nahrungskarenz an erster Stelle auf dem Operationsplan stehen.
2. Die übliche Nahrungskarenz muss eingehalten werden.
3. Orale Antidiabetika werden ggf. 24h–48h abgesetzt (▶ Abb. 12.29), Insulin wird am Morgen des Operationstags nicht mehr verabreicht.
4. Perioperativ wird ein Blutzucker von 140–180 mg/dl angestrebt. Morgens vor der Operation sollen der Nüchternblutzucker und evtl. auch die Serumelektrolyte (Natrium, Kalium) bestimmt werden. Weitere Blutzuckerkontrollen sollen intraoperativ etwa stündlich und postoperativ alle 2–4 Stunden durchgeführt werden.
5. Die Insulinsubstitution richtet sich nach der Höhe und dem Verlauf des Blutzuckerspiegels. Perioperativ werden nur kurz wirkende Insuline (Normal- bzw. Humaninsulin) intravenös injiziert und der Blutzuckerspiegel muss in Sedierung oder Narkose engmaschig durch BZ-Analysen überwacht werden. Eine subkutane Applikation ist wegen möglicher Änderungen der Resorptionsverhältnisse (z. B. Vasokonstriktion im Schock) nicht sinnvoll.
6. Glukose wird perioperativ nicht zugeführt, es sei denn, es besteht oder entwickelt sich eine Hypoglykämie (BZ ≤ 70 mg/dl). Hierzu werden z. B. 40 % Glukoselösungen (G40) i. v., bolusweise jeweils 10 ml, verabreicht.

Als Kontraindikationen für planbare Eingriffe gelten ein präoperativer Nüchternblutzucker von < 60 mg/dl oder > 300 mg/dl und eine Ketonurie. Liegen ein HbA1C > 8 % vor, sollte ein elektiver Eingriff aufgeschoben werden, um die antidiabetische Therapie zu optimieren. Bei **Notfällen** und entgleistem Glukosestoffwechsel ist es vorrangig, den Blutzucker auf unter 300 mg/dl zu senken. Möglichst schon vor Anästhesiebeginn sollte auch damit begonnen werden, Flüssigkeits- und Elektrolytverluste (Kalium) auszugleichen und eine metabolische Azidose allmählich zu korrigieren (siehe Exkurs Notfallnarkose).

Medikamente	Beispiele	Mechanismus	Komplikation	Management
Biguanide	Metformin	reduziert die hepatische Glukoseproduktion und erhöht die Glukoseaufnahme in die Muskulatur	Laktatazidose	**Bei OP mit geringem/ mittleren Risiko für Gewebshypoxie, Nieren- und Leberinsuffizienz:** Gabe am Vortag. Pause am OP-Tag. **Bei OP mit hohem Risiko für Gewebshypoxie:** Metformin-Pause ab 48h präoperativ.
Sulfonyl-harnstoffe	Tolbutamid, Glibenclamid, Glimepirid	stimuliert die Insulinsekretion der β-Zellen	Hypoglykämie	**Gabe am Vortrag. Am OP-Tag pausieren.** Fortführen wenn orale Nahrungsaufnahme wieder aufgenommen wird
Thiazolidindione	Glitazone	verringert die Insulinresistenz	Flüssigkeits-retention	**Gabe am Vortrag. Gabe am OP-Tag.**
Glucagon-like-Peptid-1-Rezeptor-Agonisten (GLP-1-Agonist)	-natide -glutide	stimuliert die Insulinsekretion	verzögerte Magen-entleerung (RSI empfohlen)	**1x wöchentliche Dosierung:** Pausieren für eine Woche vor dem OP-Tag bei elektiven Eingriffen **Täglich applizierter GLP-1-Agonist:** am OP-Tag pausieren.
Dipeptidyl-Peptidase-4-Inhibitoren (DPP-4)	-gliptin	Erhöhung der glucoseabhängigen Insulinausschüttung durch Hemmung der Dipeptidyl-peptidase-4	Hypoglykämie	**Gabe am Vortag. Gabe am OP-Tag.**
Sodium-Glukose-Cotransporter-2-Inhibitoren (SGLT2)	-gliflozin	fördert die renale Glukose-ausscheidung	euglykämische Ketoazidose (EDKA)	**vor der Operation pausieren: niedriges Risiko 24–48 h, mittleres/hohes Risiko 72 h präoperativ**

Abb. 12.29 Orale Antidiabetika.

Erkrankungen der Schilddrüse

Bei Schilddrüsenerkrankungen müssen präoperativ die Stoffwechselfunktion und die Organgröße abgeklärt werden. Unbehandelte Hyper- oder Hypothyreosen können das perioperative Risiko erheblich erhöhen (▶ Abb. 12.30). Planbare, elektive Eingriffe dürfen nur bei euthyreotem Stoffwechsel durchgeführt werden. Bei einer Schilddrüsenvergrößerung (Struma) ist zu prüfen, ob eine Verdrängung und Kompression der Trachea vorliegen (Tracheazielaufnahme oder CT), die die Atmung (Dyspnoe, Stridor, Schluckbeschwerden, Phonation bzw. Beatmung) erschweren können. Auch an eine Tracheomalazie muss in diesem Zusammenhang gedacht werden.

Hyperthyreose

Hauptursachen sind autonome Schilddrüsenadenome, der Morbus Basedow und akute Thyreoiditiden. Bei einer Hyperthyreose besteht die Gefahr, dass sie perioperativ in Form einer lebensbedrohlichen **thyreotoxischen Krise** entgleist (▶ Abb. 12.31). Auslöser können neben dem operativen Stress eine Iodexposition (Kontrastmittel) oder bestimmte Medikamente, z. B. Amiodaron, sein. Deshalb muss Hinweisen auf Schilddrüsenüberfunktion sorgfältig nachgegangen werden.

Die Basistherapie besteht aus den *Thyreostatika:* 1. Thionamide inhibieren die Schilddrüsenperoxidase; 2. Perchlorate hemmen die Iod-Aufnahme. Die Schilddrüse synthetisiert die Hormone T_4 (Thyroxin) und T_3 (Triiodthyronin). Bis die Konzentration im Plasma nachhaltig absinkt, dauert es 1–2 Wochen, da zunächst die noch in der Schilddrüse und im Gewebe vorhandenen Hormone „verbraucht" werden müssen (HWZ von T_4 ca. 7 Tage). Ist eine Operation zwingend vor Erreichen einer Euthyreose erforderlich, so können als symptomatischer Ansatz zusätzlich durch eine β-Rezeptoren-Blockade (z. B. Propranolol, intraoperativ Esmolol) die kardiovaskulären Effekte der Krise vermindert werden.

Geplante Iodexposition durch Kontrastmittel: Bei geplanter Gabe von iodhaltigem Kontrastmittel und möglicher latenter Hyperthyreose wird eine Prophylaxe mit Perchlorat und ggf. Thiamazol zur Protektion durch Hemmung der Iodination und Iodisation empfohlen. Hierzu klinik- und abteilungsspezifische Standards befolgen.

Hypothyreose

Eine Hypothyreose kann primär in der Schilddrüse durch verminderte Hormonsubstitution oder sekundär durch eine Hypophysenvorderlappeninsuffizienz verursacht werden. Hypothyreote Patienten können empfindlich auf Anästhetika reagieren (Atem- und Herz-Kreislauf-Depression). Präoperativ ist eine ausreichende *Hormonsubstitution* notwendig. Das Myxödemkoma (▶ Abb. 12.32) ist eine seltene, jedoch kritische Dekompensation eines bestehenden Schilddrüsenhormonmangels, die u. a. in Zusammenhang mit Infekten oder chirurgischen Eingriffen entstehen kann.

Struma

Eine Struma ist am häufigsten Folge eines endemischen Iodmangels. Die kompensatorische Hyperplasie bewirkt in der Regel, dass die Funktion normal ist. Bei Strumektomien kann mit **Intubationsschwierigkeiten** gerechnet werden (Kap. 6.2). Außerdem kann es intraoperativ zur Verletzung der Nn. recurrentes kommen. Für die intraoperative Funktionsüberwachung des N. laryngeus recurrens werden spezielle Endotrachealtuben (Elektromyografie; EMG-Tuben) verwendet. Diese tragen Oberflächenelektroden, die auf Höhe der Stimmbänder (M. vocalis) zum Liegen kommen. Es empfiehlt sich, die Intubation mittels Videolaryngoskopie vorzunehmen. Das intraoperative Neuromonitoring (IONM) ermöglicht die Überwachung der Stimmbandfunktion während der chirurgischen Präparation. Das IONM setzt voraus, dass der Patient *nicht relaxiert* ist. Entsprechend sind kurzwirksame Muskelrelaxanzien zur Intubation empfohlen. Eine Überwachung der Erholung der neuromuskulären Funktion (Relaxometrie; Train-of-Four, TOF) ist nach Standard der Schilddrüsenchirurgie notwendig.

Eine einseitige **Rekurrensparese** verursacht einen inspiratorischen Stridor, eine beidseitige führt zu einem Verschluss bzw. einer Enge der Glottis.

Bei der seltenen akzidentellen Entfernung aller Epithelkörperchen entwickelt sich ein **Hypoparathyreoidismus** mit Hypokalzämie. Um dies zu verhindern, kann es notwendig sein, dass präoperativ und im kurzen Intervall nach Resektion intraoperativ das Parathormon im Serum bestimmt werden muss. Die Details des Vorgehens müssen im OP-Team-Time-out besprochen und sichergestellt werden.

Erkrankungen der Nebennieren

Phäochromozytom

Phäochromozytome sind seltene katecholaminproduzierende Tumoren des chromaffinen Gewebes. Sie finden sich hauptsächlich (> 90 %) im Nebennierenmark. Die meisten sezernieren eine Kombination von *Noradrenalin und Adre-*

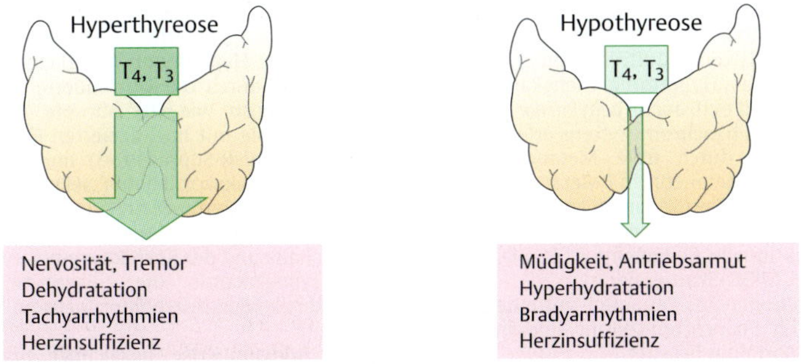

Abb. 12.30 Symptome bei Störungen der Schilddrüsenfunktion.

Thyreotoxische Krise
Letalität >20%

Symptome
- Unruhe, Verwirrtheit, Tremor, später Somnolenz und schließlich Koma
- Hyperthermie (T > 40°C, DD maligne Hyperthermie Kap. 13.6), Hypovolämie, Hyperglykämie
- Tacharrhythmien (oft Vorhofflimmern), art. Hypertension, Herzinsuffizienz

Therapie
- Sedierung und invasive Beatmung
- Hemmung der Hormonsynthese (z.B. mit Thiamazol i.v.)
- Beta-Rezeptoren-Blockade
- Glukokortikoidsubstitution zur Verhinderung einer sekundären NNR-Insuffizienz
- Ausgleich von Flüssigkeits- und Elektrolytdefiziten
- Senkung der Körpertemperatur
- Plasmapherese zur Eliminierung von eiweiß-gebundenen T_3 und T_4
- ggf. Thyreodektomie

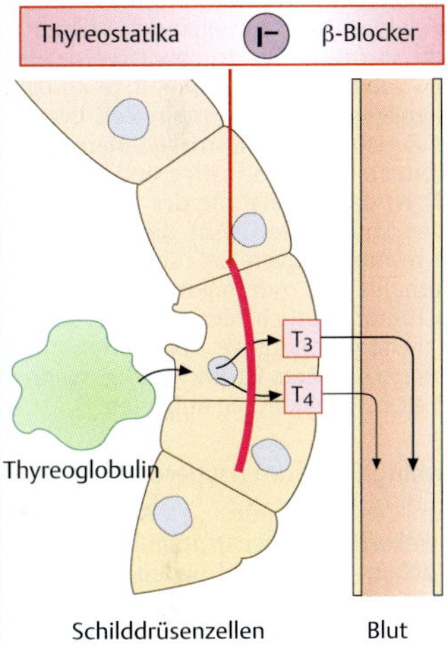

Abb. 12.31 Thyreotoxische Krise.

Myxödemkoma
Letalität > 15%

Symptome
- Verlangsamung, Somnolenz bis Koma
- Hypothermie (T bis 32 °C), Hypoglykämie, Hypoventilation
- Bradyarrhythmien, Hypotension, Herzinsuffizienz

Therapie
- Notfallnarkose und invasive Beatmung
- Hormonsubstitution: L-Thyroxin i.v., Hydrokortison i.v.
- Ausgleich von Flüssigkeits- und Elektrolytdefiziten
- langsames Erwärmen

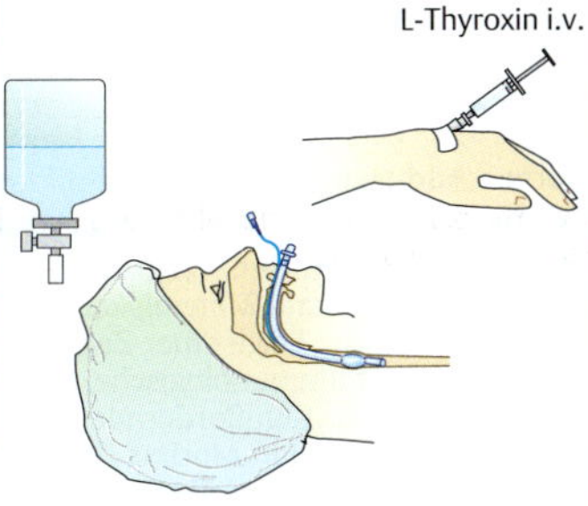

Abb. 12.32 Myxödemkoma.

nalin, wobei gewöhnlich Noradrenalin überwiegt. Daraus erklärt sich die typische Symptomatik (▶ Abb. 12.33). Sie besteht vor allem in einer anfallsweise auftretenden *Hypertonie* (typische Trias: Hypertonie, Tachykardie, Kopfschmerz) und evtl. auch *Tachykardie*. Die Diagnostik eines Phäochromozytoms erfolgt primär biochemisch durch freie Metanephrine im Plasma (Normetanephrin + Metanephrin). Bei biochemischer Bestätigung folgt die Lokalisationsdiagnostik durch Bildgebung, CT/MRT und ggf. funktionelle Bildgebung (z. B. 68Ga-Dotatate-PET, MIBG-Szintigraphie).

Operationen bei Patienten mit einem nicht erkannten Phäochromozytom sind mit einer hohen Mortalität belastet.

Um dabei krisenhafte Blutdruckanstiege zu vermeiden, müssen die Patienten über 14 Tage mit einem *α-Rezeptoren-Blocker* in langsam ansteigender Dosis vorbehandelt werden. Ziel ist nicht nur eine Blutdrucknormalisierung, sondern vor allem eine nachhaltige Zunahme des Plasmavolumens, was mehr Zeit benötigt. Mit der Zunahme des Plasmavolumens (erkennbar an einem Gewichtsanstieg und einem Hkt-Abfall) wird die Abnahme des arteriellen Gefäßtonus kompensiert. Auf diese Weise können die intraoperativen Gefäßreaktionen auf Noradrenalin und Adrenalin bei Manipulationen am Tumor deutlich verringert werden. Eine zusätzliche präoperative Applikation eines *β-Rezeptoren-Blockers* ist notwendig, wenn im Anfall auch Tachykardien auftreten.

Cushing-Syndrom (Hypercortisolismus)

Beim Cushing-Syndrom (▶ Abb. 12.34) ist die *Glukokortikoidkonzentration zu hoch*. Hauptursachen sind ACTH-bildende Hypophysenadenome („Morbus Cushing") und hormonaktive Tumoren der **Nebennierenrinde (NNR)**. Auslöser kann aber auch eine längere Kortikoidtherapie mit Dosen oberhalb der Cushing-Schwelle sein (Kap. 3.3). Vor einer Tumorentfernung muss eine etwaige Hypertonie behandelt, der Blutzucker eingestellt und der Wasser- und Elektrolythaushalt normalisiert werden. Postoperativ müssen wegen der noch anhaltenden NNR-Suppression ausreichend Kortikoide substituiert werden.

Morbus Addison

Dem Morbus Addison (▶ Abb. 12.34) liegt eine primäre NNR-Insuffizienz zugrunde, d. h. ein *Mangel an Gluko- und Mineralokortikoiden*. Er ist in der Regel die Folge einer Zerstörung der NNR durch autoimmunologische, entzündliche, ischämische, raumfordernde oder neoplastische Prozesse. Ein Morbus Addison kann auch im Rahmen einer Sepsis auftreten. Es kann z. B. zu einer disseminierten intravasalen Koagulation mit hämorrhagischer NNR-Nekrose kommen („Waterhouse-Friderichsen-Syndrom"). Eine Hypophysenvorderlappeninsuffizienz führt durch die verminderte ACTH-Sekretion ebenso wie die abrupte Beendung einer Therapie mit hochdosierten Glukokortikoiden (→ NNR-Suppression) nur zu einem Ausfall der Glukokortikoide („sekundäre NNR-Insuffizienz"). Perioperativ steht neben der Normalisierung des Wasser- und Elektrolythaushalts und der Korrektur einer eventuellen Hypoglykämie die Substitution von Glukokortikoiden in erhöhter Dosis im Vordergrund.

Als **Addison-Krise** bezeichnet man eine akute NNR-Dekompensation (▶ Abb. 12.35). Hierbei handelt es sich um ein lebensbedrohliches Kreislauf- und Stoffwechselversagen, ausgelöst durch einen schweren Mangel an Cortisol und Aldosteron (z. B. bei Operationen, nach Trauma oder bei Infektionen). Zusätzlich zu den oben genannten Maßnahmen müssen der Kreislauf stabilisiert und die metabolische Azidose korrigiert werden. Über Einsatz von Glukokortikoiden (Hydrocortison i. v.) hinaus müssen auch Mineralokortikoide substituiert werden (z. B. Fludrocortison).

Conn-Syndrom

Das Conn-Syndrom (▶ Abb. 12.34) ist durch eine *exzessive Produktion von Aldosteron* geprägt und wird am häufigsten durch NNR-Adenome verursacht („primärer Hyperaldosteronismus"). Präoperativ werden die Störungen des Wasser- und Elektrolythaushalts (ausgeprägte Hypokaliämie) korrigiert. Zur Unterdrückung der Aldosteronwirkungen ist eine vorübergehende Behandlung mit Aldosteronantagonisten sinnvoll (z. B. Spironolacton). Hierbei ist jedoch zu beachten, dass die volle Wirkung erst nach einigen Tagen erreicht wird.

Akromegalie

Der Akromegalie liegt eine *Überproduktion von Wachstumshormon* (STH) zugrunde, ausgelöst durch ein Hypophysenadenom. Bei diesen Patienten ist wegen der anatomischen Veränderungen (Makroglossie, großer Unterkiefer, veränderte Gesichtsproportionen) mit schwierigem Atemwegsmanagement zu rechnen. Oft finden sich weitere anästhesierelevante Störungen wie Hyperglykämie, Hypernatriämie, Hypokaliämie, arterielle Hypertonie, Herzrhythmusstörungen und Herzinsuffizienz.

	Symptome	Komplikationen
Herz und Kreislauf	paroxysmal: Hypertonie, Tachykardie, Extrasystolie, Angina pectoris	Herzinsuffizienz Lungenödem Herzinfarkt
ZNS	Nervosität, Kopfschmerzen Sehstörungen, Schwindel	intrakranielle Blutung Hirninfarkt
Abdomen	Übelkeit, Erbrechen, Durchfälle	ischämische Enterokolitis
Niere	Polyurie	Hypovolämie, Elektrolytstörungen
Stoffwechsel	erhöht: Blutzucker, freie Fettsäuren	
Allgemein	Gewichtsverlust, Schweißausbrüche	

Abb. 12.33 Symptome-Phäochromozytom.

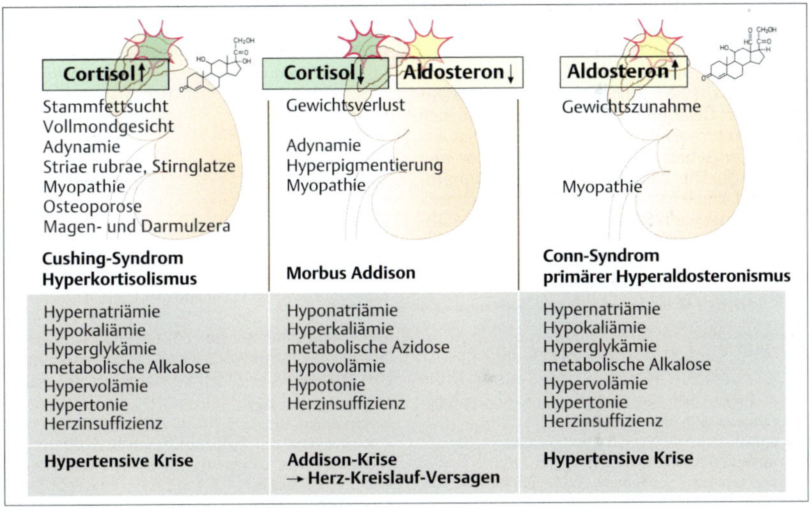

Abb. 12.34 Erkrankungen der Nebennierenrinde.

Addison-Krise
Mangel an Gluko- und Mineralokortikoiden

Symptome
- Tachykardie, Hypotonie
- Erbrechen, Durchfall
- Hypovolämie und Schock
- Hyperkaliämie, Hyponatriämie, Hypoglykämie
- metabolische Azidose
- Hyperthermie
- Somnolenz

Therapie

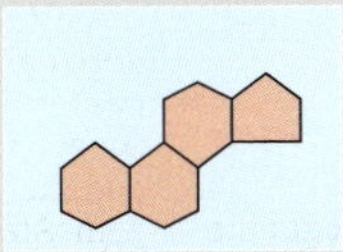

Substitution von Gluko- und ggf. auch Mineralokortikoiden

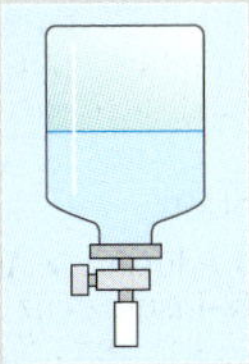

Ausgleich von Flüssigkeits-, Elektrolyt-, Base- und Glukosedefiziten

Abb. 12.35 Akute Nebennierenrinden(NNR)-Dekompensation.

Zerebraler Insult

Ein zerebraler Insult (Apoplexie, Schlaganfall) entsteht vor allem auf der Grundlage der Arteriosklerose mit dadurch bedingten Störungen der Hirndurchblutung. In über 85 % der Fälle beruht er auf einer **Mangeldurchblutung** (ischämischer Insult oder Hirninfarkt), in nur 10–15 % ist er Folge einer Einblutung in das Hirnparenchym (hämorrhagischer Insult) bzw. in ca. 5 % in den liquorgefüllten Subarachnoidalraum (Subarachnoidalblutung, SAB).

Zerebrovaskuläre Insuffizienz

Die Hirnarteriosklerose kann diffus verteilt sein oder auch nur einzelne Gefäße betreffen (▶ Abb. 12.36). In fast 50 % der Fälle findet sich eine umschriebene Stenose im extrakraniellen Verlauf der A. carotis interna, in fast 10 % ist deren intrakranieller Anteil betroffen. Die restlichen Fälle verteilen sich im Wesentlichen auf die A. cerebri media (ca. 25 %) und die A. vertebralis (ca. 10 %). Mit zunehmender Ausdehnung der Gefäßeinengungen entwickelt sich eine zerebrovaskuläre Insuffizienz (Missverhältnis zwischen zerebralem O_2-Angebot und O_2-Bedarf). Die daraus resultierende Symptomatik ist zunächst nur flüchtig, bis es schließlich bei kritischen Stenosen oder einem Gefäßverschluss zu Ischämien kommen kann, die einen Untergang von Hirngewebe und damit neurologische Defizite nach sich ziehen (▶ Tab. 12.4).

Exkurs BE-FAST

BE-FAST ist ein Akronym, das vor allem in der präklinischen Notfallmedizin als ein schnelles Screeninginstrument für die klinische Untersuchung bei zerebraler Insuffizienz eingesetzt wird. Es kann z. B. im Aufwachraum einen fokussierten Untersuchungsgang ordnen:

- B („balance"): Gangunsicherheit/Gleichgewichtsstörungen
- E („eye"): Sehstörungen, Störungen der Okulomotorik (Augenbewegungen)
- F („facial expression"): Mimik, zentrale Fazialisparese
- A („arm weakness"): Arm motorisch eingeschränkt
- S („speech difficulties"): Sprachverständnis/Sprachproduktion gestört
- T („time is brain"): rasches Handeln notwendig → ohne Zögern eine Bildgebung veranlassen

Tab. 12.4 Neurologische Symptomatik nach Lokalisation der Störung.

Karotisstenose (> 50 % der Fälle)	Durchblutungsstörung des Hirnstamms, d. h. A. vertebralis/basilaris/cerebri posterior (vertebrobasiläre Insuffizienz, VBI)
• einige Minuten andauernde einseitige Sehstörung (Amaurosis fugax) • Sprachstörungen (motorische und sensorische Aphasien) • kontralaterale Hemiparese und -hypästhesie • Bewusstseinsstörungen, Synkopen	• Hirnnervenausfälle • Nystagmus, Ataxie • Reflexdifferenzen, Pyramidenbahnzeichen • Dysarthrie • Dysdiadochokinese • einseitige Sensibilitätsstörung • transitorische Amnesie

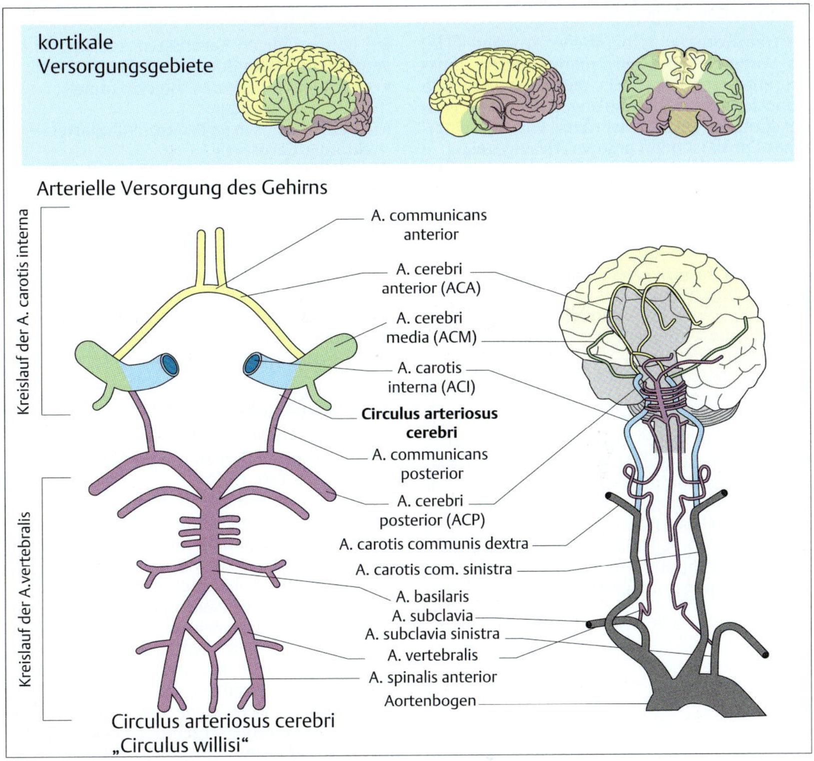

Abb. 12.36 Arterielle Versorgung des Gehirns.

Präoperative Diagnostik

Da transitorische ischämische Attacken (TIA) als Vorboten eines Hirninfarkts gelten, muss bei entsprechenden Hinweisen gezielt nach stenosierenden Veränderungen hirnversorgender Gefäße gesucht werden. Ein neurologisches Konsil ist dann präoperativ angezeigt.

Der zeitliche Abstand zwischen einem stattgehabten zerebralen Insult und einem elektiven Eingriff sollte mehr als 9 Monate betragen, da von Störung der Autoregulation der zerebralen Perfusion über mindestens 3 Monate nach dem Ereignis gerechnet werden muss. Für die Einschätzung des perioperativen Risikos ist zu klären, ob **hämodynamisch relevante Stenosen** vorliegen. Das ist dann der Fall, wenn Veränderungen der Makrohämodynamik, also ein HZV- oder Blutdruckabfall, zu einer zerebralen Minderperfusion mit Ischämiesymptomen führen. In diesen Fällen ist das perioperative Risiko deutlich erhöht, sodass planbare Eingriffe nicht ohne kritische Abwägungen vorgenommen werden sollten. Zur näheren Abklärung eignet sich die Dopplersonografie der Halsgefäße. Zur morphologischen Beurteilung (z. B. Infarkte oder Blutungen) kann die Computertomografie (CT) oder die Magnetresonanztomografie (MRT) eingesetzt werden.

Therapieprinzipien

Bei höhergradigen Karotisstenosen sind interventionelle Behandlungen möglich:

- radiologisch perkutan interventionell (z. B. Stenting) oder
- gefäßchirurgisch (z. B. Carotis-Endarteriektomie, Carotis-CEA)

Die Möglichkeiten konservativer Maßnahmen sind hingegen nur begrenzt. Damit lassen sich allenfalls eine Progredienz der Stenose und zerebrale Embolien verhindern. Neben der Ausschaltung oder Behandlung von Risikofaktoren besteht die medikamentöse Sekundärprophylaxe aus **Hemmung der Thrombozytenaggregation**, z. B. Acetylsalicylsäure (100 mg/d) oder Clopidogrel, und der Gabe von HMG-CoA-Reduktase-Hemmern (Statinen).

Anästhesiologisches Vorgehen

Das Ziel des anästhesiologischen Managements ist grundsätzlich die perioperative Homöostase (▶ Tab. 12.5):

Eine Hyperventilation führt zu einer Abnahme der Hirndurchblutung, eine Hypoventilation kann eine regionale Minderperfusion nach sich ziehen (Steal-Effekte) (▶ Abb. 12.37). Erweitertes hämodynamisches Monitoring (inv. Blutdruck) und ggf. Neuromonitoring oder zerebrale Nahinfrarotspektroskopie (NIRS) kann indiziert sein, z. B. bei Eingriffen an der Carotis (z. B. CEA) oder in Beach-Chair-Position (z. B. Humerus oder Schulter), weil das zielgerichtete hämodynamische Management die neurologischen Behandlungsergebnisse (Outcome) relevant beeinflusst.

Tab. 12.5 Homöostase zur zerebralen Protektion.

	Zielwewrte
Normoxämie	$PaO_2 > 70$ mmHg, $SpO_2 > 94$ %
Normokapnie	$PaCO_2$ 35–38 mmHg
Normovolämie	Diurese > 0,5 ml/kg/h, $SzvO_2 > 70$ %
Normotonie	MAD ≥ 65 mmHg, BPsys > 100 mmHg, CPP 60–70 mmHg
Normothermie	36,5–37,5 °C
Normoglykämie	80–180 mg/dl bzw. 4,4–10 mmol/l

PaO_2: O_2-Partialdruck; SpO_2: pulsoxymetrische periphere O_2-Sättigung; $PaCO_2$: CO_2-Partialdruck; $SzvO_2$: zentralvenöse O_2-Sättigung; MAD: mittlerer arterieller Druck; BP_{sys}: systolischer Blutdruck; CPP: zerebraler Perfusionsdruck

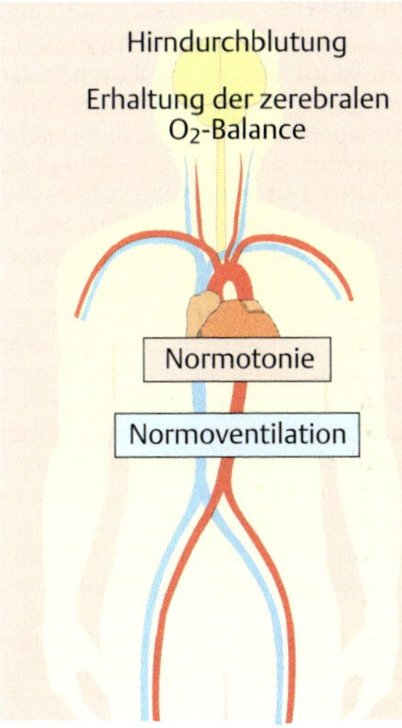

1. Optimierung der zerebralen Perfusion, O_2- und Substratversorgung
- Vermeidung von HZV-Abfällen sowie Blutdruckschwankungen von mehr als ±20 %, Hypovolämie, Anämie (Hb < 10 g/dl) und Polyglobulie
- Vermeidung von Hypoxie, Hypo- und Hyperkapnie
- Vermeidung von Hypo- und Hyperglykämie (BZ 140–180 mg/dl)

2. Anästhesieverfahren
- inv. Blutdruckmessung
- ggf. erweitertes Neuromonitoring (z.B. NIRS)
- Bevorzugung von Regionalanästhesie bei peripheren Eingriffen
- rückenmarknahe Verfahren wegen der Gefahr des Blutdruckabfalls durch Sympathikolyse vorsichtig abwägen

3. Anästhetika und Adjuvanzien
- Senkung des zerebralen O_2-Verbrauchs durch geeignete Anästhetika wie Barbiturate, Propofol, Etomidat, Isofluran, Sevofluran
- kein N_2O (Steigerung des zerebralen O_2-Verbrauchs)
- kein Succinylcholin bei Patienten mit Paresen (Hyperkaliämiegefahr)

Abb. 12.37 Anästhesiologisches Vorgehen bei zerebrovaskulären Erkrankungen.

Zerebrales Anfallsleiden (Epilepsie)

Für die Anästhesie sind vor allem die **Grand-mal-Anfälle** von Bedeutung. Sie sind die Folge einer *synchronisierten Depolarisation größerer kortikaler Neuronenverbände.* Da Krampfanfälle beim narkotisierten und relaxierten Patienten klinisch stumm verlaufen und nur im EEG zu erkennen sind, aber aufgrund der Steigerung von Hirnstoffwechsel und O_2-Bedarf zu einer *zerebralen Hypoxie* führen können, müssen sie durch geeignete Maßnahmen verhindert werden. Hierzu gehört, dass der Plasmaspiegel von Antikonvulsiva im therapeutischen Bereich liegen muss. Diese Medikamente werden auch noch am Morgen vor der Operation und ggf. sogar intraoperativ verabreicht. Zur Prämedikation eignen sich besonders Benzodiazepine, weil sie die Krampfschwelle anheben. *Regionalanästhesien* haben den Vorteil, dass ein Anfall klinisch sofort erkannt und therapiert werden kann. Bei *Allgemeinanästhesien* muss eine Hyperventilation, die die zerebrale Durchblutung abfallen lässt, vermieden werden, ebenso wie die Gabe solcher Anästhetika, die die Krampfschwelle senken oder einen Anfall vortäuschen können (▸ Abb. 12.38).

Morbus Parkinson und Parkinson-Syndrom

Bei **Morbus Parkinson** liegt eine Degeneration der dopaminergen Neurone der Substantia nigra in den Basalganglien vor. Der Dopaminmangel hat zur Folge, dass die cholinerge Aktivität überwiegt und die typischen extrapyramidalen Bewegungsstörungen auftreten: Akinesie, Rigor und Ruhetremor.

Von einem **Parkinson-Syndrom** spricht man bei exogener Verursachung (z. B. durch Schädel-Hirn-Trauma, Intoxikation, Dopaminantagonisten). Die motorischen Störungen können u. a. die Atemmechanik und die Effektivität von Hustenstößen einschränken, das postoperativ zu respiratorischen Komplikationen führen kann. Zudem sind können vegetative Funktionen gestört sein (orthostatische Hypotonie, Magen-, Darm- und Harnblasenatonie).

Der Morbus Parkinson wird hauptsächlich symptomatisch mit Pharmaka behandelt, die die dopaminerg-cholinerge Balance wiederherstellen (▸ Tab. 16.14). Perioperativ soll diese Therapie unbedingt beibehalten und der Einsatz dopaminantagonistischer Medikamente (z. B. Haloperidol) wie auch von Cholinesterasehemmern vermieden werden (▸ Abb. 12.39). Komplikationen sind *akinetische Krisen* oder ein malignes Dopa-Entzugssyndrom, das einer Malignen-Hyperthermie-Krise ähnelt.

Myasthenia gravis

Die Myasthenia gravis ist eine Autoimmunkrankheit. Sie wird durch zirkulierende *IgG-Antikörper* ausgelöst, die *gegen postsynaptische Acetylcholinrezeptoren der neuromuskulären Endplatte* gerichtet sind und die Rezeptoren entweder zerstören oder blockieren. Leitsymptom ist eine im Tagesverlauf zunehmende, belastungsabhängige Schwäche der Skelettmuskulatur. Zunächst sind die von den Hirnnerven innervierten Muskeln betroffen (→ Facies myasthenica, Ptose), im weiteren Verlauf dehnt sich die Symptomatik auf andere Muskelgruppen und schließlich auch auf die Schluck- und Atemmuskulatur bis hin zur *Ateminsuffizienz* aus . Therapeutische Optionen bestehen in

- symptomatischer Therapie (Cholinesterasehemmer, z. B. Pyridostigmin),
- verlaufsmodifizierender Therapie (Immuntherapie mit Glukokortikoiden, Thymektomie) und
- Interventionstherapie bei Exazerbation und myasthenischer Krise (i. v. Immunglobuline, Plasmapherese).

Cholinesterasehemmer erhöhen die Acetylcholinkonzentration an den neuromuskulären Synapsen. Bei Überdosierung kann eine *cholinerge Krise* auftreten, bei Unterdosierung eine *myasthenische Krise* (▸ Tab. 16.15).

Anästhesiologisches Vorgehen

Patienten mit Myasthenie reagieren überaus empfindlich auf *nicht depolarisierende Relaxanzien.* Falls möglich, sollte auf sämtliche Relaxanzien verzichtet (z. B. durch den Einsatz von Regionalanästhesie, Intubation in tiefer Anästhesie mit Propofol und Remifentanil) oder die Dosis deutlich reduziert werden. Succinylcholin kann verwendet werden, jedoch kann die neuromuskuläre Blockade verlängert sein. Zu beachten ist, dass zahlreiche Pharmaka die neuromuskuläre Funktion beeinträchtigen können (▸ Tab. 16.16). Ein neuromuskuläres Monitoring mittels Relaxometrie (Train-of-Four, TOF) ist in jedem Fall empfohlen. Eine Antagonisierung kann durch cholinerge Krisen kompliziert sein und soll möglichst vermieden werden. Die Möglichkeit der postoperativen intensivmedizinischen Betreuung sollte zur Verfügung stehen (▸ Abb. 12.40).

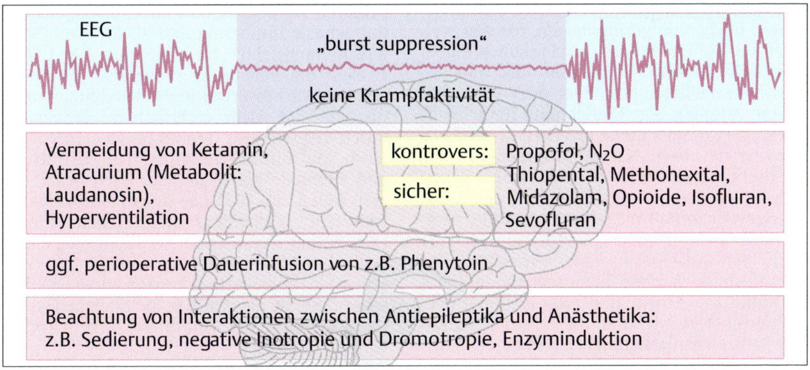

Abb. 12.38 Zerebrales Anfallsleiden (Allgemeinanästhesie).

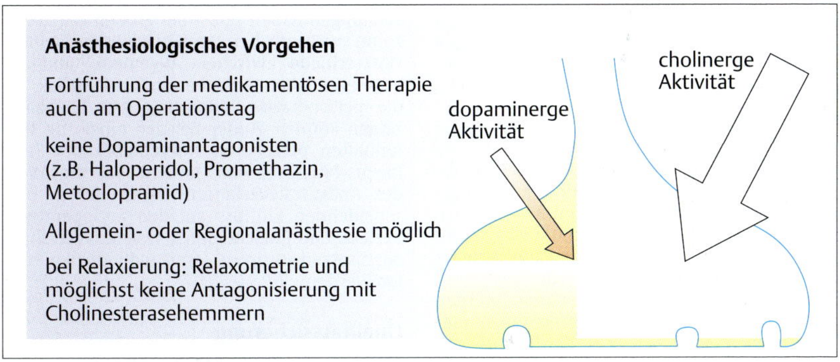

Abb. 12.39 Morbus Parkinson.

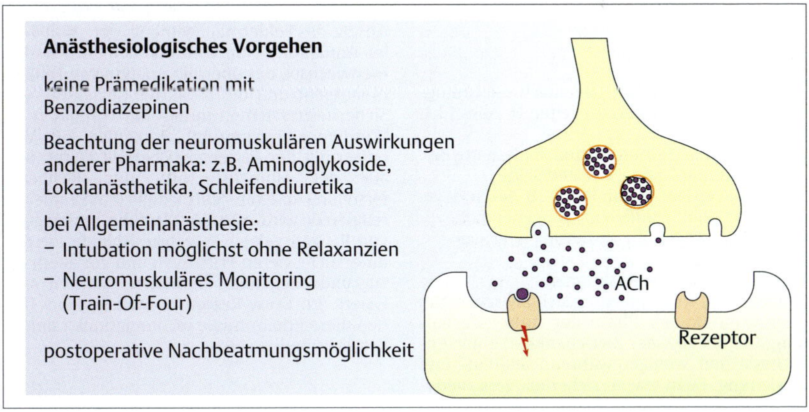

Abb. 12.40 Myasthenia gravis.

Das Spektrum anästhesiologischer Komplikationen reicht von geringfügigen, für den weiteren Verlauf unbedeutenden Ereignissen über reversible Beeinträchtigungen bis hin zu schweren bleibenden Schäden oder sogar tödlichem Ausgang. Als Bezeichnung für schwerwiegende Komplikationen werden Begriffe wie „Anästhesie- bzw. Narkosezwischenfall“ und „kritisches Anästhesie- bzw. Narkoseereignis“ verwendet. Hiervon charakterisiert der **Anästhesiezwischenfall** die schwersten Fälle, nämlich den *Kreislaufstillstand* während oder kurz nach der Anästhesie. Eine Hirnschädigung kann sich auch ohne vorausgehenden Herzstillstand entwickeln, und zwar bei einer prolongierten Hypoxie (z. B. bei einem schwierigen Atemwegsmanagement). Von einem **kritischen Anästhesieereignis** spricht man, wenn eine Komplikation Auswirkungen auf den postoperativen Verlauf hat (z. B. verlängerter Aufenthalt im Aufwachraum) und bei nicht rechtzeitiger Therapie zum Tod des Patienten oder zu schweren dauerhaften Behinderungen führen würde.

Häufigkeiten

Exakte Aussagen zur Häufigkeit anästhesiebedingter Todesfälle sind schwierig, weil eine Abgrenzung zur operations- und erkrankungsbedingten Mortalität nicht immer möglich und die perioperative Mortalität insgesamt nur sehr gering ist. Als Anhalt kann weniger als 1 anästhesiebedingter Todesfall (0,69) auf 100 000 Anästhesien genannt werden (▸ Abb. 13.1). In extremen Altersgruppen oder in speziellen Bereichen (z. B. Kardiochirurgie) sowie bei erheblichen Begleiterkrankungen ist die Mortalität allerdings um einiges höher, bei Patienten ohne Begleiterkrankungen (Risikoklasse ASA I) dagegen um einiges niedriger.

Ursachen

Als häufigste Ursachen der anästhesiebedingten Mortalität (Sterberate) gelten (▸ Abb. 13.1, ▸ Abb. 13.2)

1. Hypoxämie (Fehlintubation, fehlerhafte Beatmung, Aspiration, Gerätedefekte)
2. Herz-Kreislauf-Instabilität (z. B. durch Herzinfarkt, Herzinsuffizienz, Lungenembolie)
3. Medikamentenüberdosierung oder -verwechslung
4. Anaphylaktische Reaktionen

Interessanterweise ereignen sich Zwischenfälle eher während der **Phase der Aufrechterhaltung** (40 bis 70 % der Zwischenfälle) einer Anästhesie und weniger während der Ein- und Ausleitung. Dazu tragen sicherlich verschiedene Aspekte des Human Factors bei. Unter den Zwischenfällen aufgrund von menschlichen Faktoren werden ca. 30 % auf misslungene endotracheale Intubation und 20–25 % auf Gerätebedienungsfehler zurückgeführt. Das unterstreicht die Bedeutung präventiver Maßnahmen wie Verbesserung der Ausbildung in technischen und nicht technischen Fertigkeiten durch regelmäßige Teamtrainings. Des Weiteren sind optimierte apparative Ausstattung und Gerätedesign förderlich. Nach Schätzungen sollen 50–70 % der anästhesiebedingten Todesfälle vermeidbar sein. Neben Human Factors und technischem Versagen bleiben jedoch immer schicksalhafte Verläufe aufgrund schwerer Begleiterkrankungen oder genetischer Defekte, die wie z. B. die maligne Hyperthermie unter der Anästhesie erst manifest werden (Kap. 13.6).

Allgemein- vs. Regionalanästhesie

Retrospektive und neuere prospektive Untersuchungen haben selbst bei großen Fallzahlen keine wesentlichen statistisch signifikanten Unterschiede zwischen Allgemein- und rückenmarknahen Anästhesien im Hinblick auf die perioperative Morbidität und Mortalität zeigen können. Außer bei den eindeutig vorteilhaften peripheren Nervenblockaden (z. B. Plexus-brachialis-Anästhesien) hat die Wahl des Anästhesieverfahrens allein keinen entscheidenden Einfluss auf den perioperativen Verlauf. Die Entscheidung, welches Verfahren einzusetzen ist, muss somit individuell getroffen werden.

Qualitätssicherung

Bei noch so großer Sorgfalt kann es nicht gelingen Fehler, unerwünschte Ereignisse und Komplikationen völlig auszuschalten. Die Sicherheitswissenschaften waren bisher geprägt vom Ansatz des Fehlermanagements der „Null-Fehler-Annahme“. Nun vollzieht sich ein Paradigmenwechsel, der über die Analyse von Fehlern hinausgeht und die proaktive Gestaltung von Sicherheitssystemen in den Mittelpunkt rückt (Resilience-Engineering). Prinzipien zur Verbesserung der Patientensicherheit lassen sich aus der Human-Factors- und Resilienzforschung ableiten. Statt lediglich auf Fehler zu reagieren, wird nun Wert auf die Vorbeugung von Risiken gelegt. Bewährte Abläufe werden untersucht, deren Prinzipien und vor allem die zugrunde liegenden humanen Faktoren analysiert. Im Crew-Ressource-Management fließen diese Erkenntnisse in Simulationstrainings der Akutmedizin ein.

Häufigkeit		Ursachen (allgemein)
• anästhesieassoziierte Mortalität	5–8 : 100 000	• humane Faktoren (ca. 70% der Fälle)
• anästhesiebedingte Mortalität	0,69 : 100 000	• technische Defekte
• perioperative Sterblichkeit (Industrienationen)	400–800 : 100 000	• Begleiterkrankungen
• anästhesiebedingte Sterblichkeit (USA, 1945)	64 : 100 000	• unbekannte genetische Defekte
		• Sicherung der Atemwege unmöglich
		• Medikationsfehler

Abb. 13.1 Perioperative Mortalität – anästhesiebedingte versus anästhesieassoziierte Mortalität.

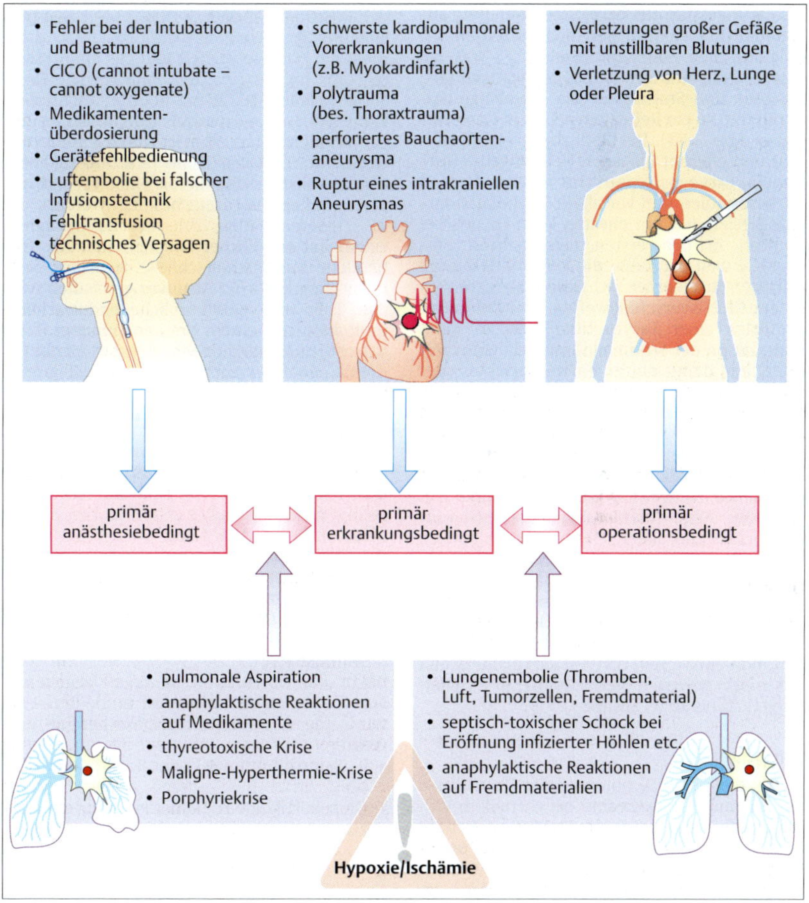

Abb. 13.2 Ursachen perioperativer Mortalität im Einzelnen.

Respiratorische Komplikationen haben wahrscheinlich den größten Anteil an der anästhesiebedingten perioperativen Mortalität. Grund dafür ist, dass sie unbehandelt rasch zu einer **respiratorischen Insuffizienz** und dann zu einem hypoxischen Herzversagen führen können. Bereits in anderen Kapiteln wurden erläutert:

- Intubationskomplikationen (Kap. 6.2)
- pulmonale Aspiration (Kap. 5.2)
- Hypoventilation durch Anästhetika, Analgetika oder Muskelrelaxanzien (Kap. 4.1)

Laryngospasmus und Larynxödem

Als **Laryngospasmus** bezeichnet man eine anhaltende Kontraktion der quergestreiften supraglottischen Kehlkopfmuskulatur, was zu einem Verschluss des Kehlkopfeingangs führt. Auslöser sind Stimuli, die die Atemwege irritieren und so ein Reflexgeschehen in Gang setzen (▸ Abb. 13.3). Der Reflexbogen läuft afferent und efferent über den N. laryngeus superior. Ein Laryngospasmus tritt meist in flachen Narkosestadien und vor allem bei Inhalationsanästhesien auf. Am ehesten kann er sich bei Kindern in den ersten Lebensjahren entwickeln, weil bei ihnen die Reflexaktivität am stärksten ausgeprägt ist. Davon abzugrenzen ist der **Glottisverschlussreflex.** Hier kommt es als Folge einer Larynxstimulation zu einer Kontraktion der Stimmbandmuskeln (Mm. vocales) und damit nur zu einem Verschluss der Stimmritze. Die Stimmritze öffnet sich – im Gegensatz zum Laryngospasmus, der sich erst wieder in der Hypoxie löst, – in der Regel von selbst, sobald der Stimulus wegfällt.

Beim **Larynxödem** handelt es sich um eine ödematöse Schwellung der Glottis und z. T. auch der subglottischen Region. Neben entzündlichen und allergischen Ursachen spielen in der Anästhesie vor allem Manipulationen am Larynx, wie z. B. die traumatische Intubation (Kap. 6.2), eine Rolle (▸ Abb. 13.4). Während sich ein Laryngospasmus oder Glottisverschlussreflex unmittelbar im Anschluss an die Irritation entwickelt, tritt ein Larynxödem erst mit einer gewissen Verzögerung in Erscheinung (z. T. bis zu 24 Stunden).

Symptomatik

Charakteristische Symptome jeder Obstruktion der oberen Atemwege sind bei partiellem Verschluss der **inspiratorische Stridor** (pfeifendes Atemgeräusch) und bei komplettem die **inverse Atmung.** Hierunter versteht man frustrane, ineffektive Atembewegungen mit ausgeprägten, ruckartigen inspiratorischen Einwärtsbewegungen des Thorax im Bereich des Jugulums und der Interkostalräume und gleichzeitigen, durch Kontraktionen des Zwerchfells bedingten Auswärtsbewegungen des Abdomens. Die inverse Atmung wird von schwerster Zyanose und initial Tachykardie und Blutdruckanstieg begleitet. Darauf folgen mit dem Atemstillstand die Bradyarrhythmie und der Blutdruckabfall und schließlich der hypoxische Kreislaufstillstand. Ein Kreislaufstillstand kann aber auch sofort durch einen Vagusreflex ausgelöst werden.

Therapie

Ein **Laryngospasmus** erfordert unverzüglich ein therapeutisches Eingreifen. Wenn sich mit den Basismaßnahmen (▸ Abb. 13.5) keine umgehende Besserung herbeiführen lässt, dann muss die Narkose vertieft und ggf. ein Muskelrelaxans injiziert werden. Eine geringe Dosis *Succinylcholin* (10–20 mg beim Erwachsenen) kann den Laryngospasmus durchbrechen. Ein **Larynxödem** kann zumeist durch intravenöse Gabe eines *Glukokortikoids* (z. B. 250 mg Prednisolon) und die Inhalation einer vernebelten *adrenalinhaltigen Lösung* beseitigt werden. Erst in schweren Fällen, d. h. bei ausgeprägtem Ödem mit erheblicher Dyspnoe oder bei drohendem Komplettverschluss der Atemwege, muss ein *künstlicher Atemweg* geschaffen werden. Falls eine herkömmliche endotracheale Intubation mit einem dünnen Tubus (z. B. ID 6,0 mm) nicht möglich sein sollte, muss der Patient konio- oder tracheotomiert werden.

Akute bronchiale Obstruktion

Eine akute bronchiale Obstruktion kann Ausdruck eines **reflektorischen Bronchospasmus** oder **Asthmaanfalls** sein. Eine Unterscheidung gelingt nicht immer. Die ersten Schritte sind in beiden Fällen (▸ Abb. 13.6):

- Sicherstellung des Gasaustausches, vorrangig der Oxygenierung, Hyperkapnie kann toleriert werden
- Narkosevertiefung
- Reizminimierung (Unterbrechen jeder Stimulation)

Bleibt die Obstruktion dennoch bestehen – was auf einen **Asthmaanfall** hindeutet –, so wird eine spezifische Pharmakotherapie notwendig:

- β_2-Sympathomimetika zur Bronchodilatation
- Glukokortikoide zur Unterbrechung der Entzündungsreaktion

- Sekrete, Blut oder Erbrochenes
- Intubationsversuch, Einführen einer oro- oder nasopharyngealen Atemwegshilfe oder einer Larynxmaske bei zu flacher Narkose
- schmerzhafte operative Stimulation bei unzureichender Narkosetiefe unter Maskenbeatmung
- Extubation während des Exzitationsstadiums

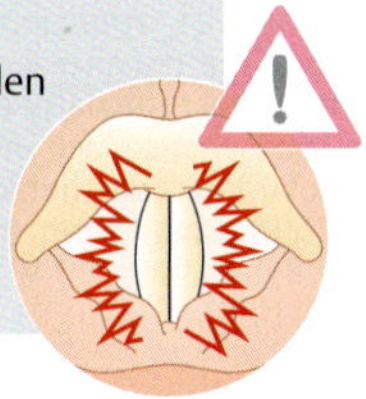

Abb. 13.3 Auslöser eines Laryngospasmus.

- traumatische Intubation, z.B.
  - mehrere Intubationsversuche
  - zu großer Endotrachealtubus
- unsteriler Endotrachealtubus
- allergische Reaktion
- infektiöse Laryngitis

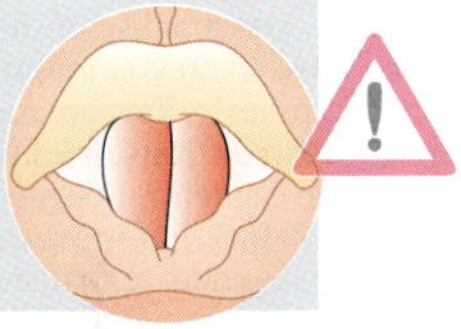

Abb. 13.4 Auslöser eines Larynxödems.

rasche Beseitigung des auslösenden Stimulus:
- pharyngeale Stimuli:
  - zielgerichtetes Absaugen von Sekret aus dem Pharynx
  - rasch pharyngeale Absaugmaneuver beenden
  - oropharyngeale Atemwegshilfen z.B. Guedel entfernen
- schmerzhafte Stimuli beenden
  - Zufuhr 100 % O_2 über dicht sitzende Maske (Masken-CPAP)
  - intravenöse Narkosevertiefung, ggf. Muskelrelaxans mit Succinylcholin

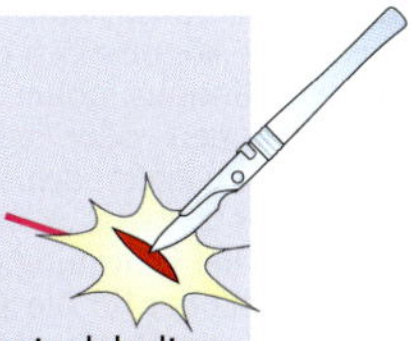

Abb. 13.5 Therapie des Laryngospasmus.

1. intraoperative Diagnose
- plötzliche, deutliche Erhöhung des Beatmungsdrucks
- Bronchospastik: pfeifende Nebengeräusche + verlängertes Exspirium – Hypoxämie – Kapnografie „Haifischflossen“

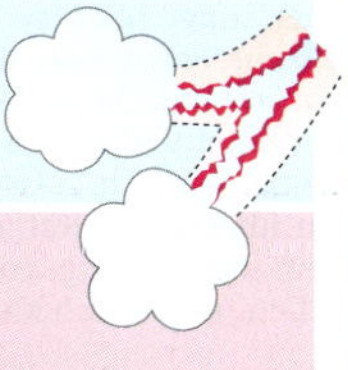

2. Basismaßnahmen
- sofortiges Unterbrechen der operativen Manipulationen
- Überblähung („Auto-PEEP“) verhindern:
  - vollständige Exspiration ermöglichen: O_2 100 %, AF 4–6/min, I:E 1:3, endexsp. Flowkurve vollständig? Ggf. kurze Diskonnektion
  - primär Oxygenierung sicherstellen, Hyperkapnie zunächst tolerabel
- Narkosevertiefung (Sevo- oder Isofluran, ggf. auch i.v.)

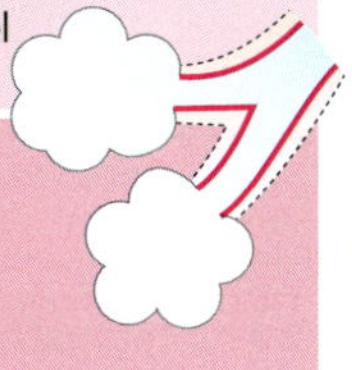

3. spezifische Pharmakotherapie:
- β_2-Mimetika: Reproterol i.v. fraktioniert
- i.v. Kortikoidsteroid: z.B. Methylprednisolon i.v.
- ggf. i.v. Magnesium bei länger anhaltender Symptomatik
- ggf. i.v. S-Ketamin
- ggf. bei respiratorischen Azidose: Trometamol 36,34 % (3-molar)

Falls Anaphylaxie: i.v. Adrenalin 10 µg bis 100 µg titrierend

Abb. 13.6 Vorgehen bei akuter bronchialer Obstruktion. Intraoperativer Bronchospasmus.

Wenn möglich, werden β_2-Mimetika zunächst endobronchial appliziert. Bei schwerer Obstruktion mit entsprechend stark behindertem Atemstrom ist inhalativ eine Wirkung nicht zu erwarten, ebenso wie eine Narkosevertiefung mit volatilen Anästhetika dann nicht erfolgreich sein kann. Dann muss die medikamentöse Behandlung i. v. begonnen werden (▸ Abb. 13.6).

Atelektasen

Bei einem Verschluss peripherer oder zentraler Atemwege kommt es mit der Resorption der distal verbliebenen Luft zu einem Kollaps der betroffenen Lungenabschnitte („Atelektase"). Der Verschluss kann von innen („Obstruktion") oder von außen („Kompression") verursacht werden. **Obstruktionsatelektasen** entstehen häufig durch Schleim, Koagel oder Fremdkörper (z. B. Zahn), **Kompressionsatelektasen** durch verdrängende (expansive) Pleuraergüsse, Pneumothorax, Bronchialtumoren oder operative Manipulationen an der Lunge und Einlungenventilation (ELV).

Eine Sonderform sind die **Resorptionsatelektasen.** Sie können sich bei längerer Anwendung (> 6 Minuten) hoher inspiratorischer O_2-Konzentrationen oder bei einseitiger Beatmung nach zu tiefer, d. h. endobronchialer Intubation des zumeist rechten Hauptbronchus entwickeln. Bei Beatmung mit 100 % Sauerstoff (FiO_2 1.0) fehlt der für die Stabilisierung der Alveolenwand nötige Stickstoff. In vermindert ventilierten Arealen besteht dann die Gefahr, dass die Alveolen kollabieren, wenn der ins Blut aufgenommene Sauerstoff nicht schnell genug nachströmen kann. Die Belüftung nur einer Lunge hat eine Totalatelektase der anderen zur Folge, was dann mit einer schweren Störung der Oxygenierung und Erhöhung des pulmonal vaskulären Widerstands (PVR) verbunden ist (s. u.). Auch endotracheales Absaugen über einen Katheter, z. B. zur Extubation, kann die Bildung von Atelektasen nach sich ziehen (siehe auch Kap. 5.4).

Je nachdem, wie viel Lungengewebe betroffen ist, werden **Makro- und Mikroatelektasen** unterschieden (▸ Abb. 13.7). Handelt es lediglich um partielle Verschlüsse, bei denen noch eine Restbelüftung stattfinden kann, dann spricht man von **Dystelektasen.** Röntgenologisch nachzuweisen sind allerdings nur Makroatelektasen (▸ Abb. 13.9). Atelektasen führen zu einer erhöhten venösen Beimischung (Zunahme des funktionellen Rechts-links-Shunts) und damit zu einem Abfall des PaO_2. Demgegenüber bleibt der $PaCO_2$ so lange unbeeinträchtigt, wie CO_2 noch über andere Alveolarbezirke vermehrt ausgeatmet werden kann. Das liegt daran, dass CO_2 viel leichter durch biologische Membranen diffundiert als O_2 (▸ Abb. 13.8).

Therapie

Bei Obstruktionsatelektasen muss die Bronchiallumenverlegung beseitigt werden (z. B. Absaugung von Schleim, bronchoskopische Entfernung von Fremdkörpern). Kompressionsatelektasen erfordern ebenfalls eine an den Ursachen ausgerichtete Behandlung (z. B. Entlastung eines Pleuraergusses oder Pneumothorax).

Pneumothorax

Unter einem Pneumothorax versteht man eine Luftansammlung im Pleuraraum. Es können folgende Formen unterschieden werden: der (nach innen oder außen) offene Pneumothorax, der geschlossene Pneumothorax und der Spannungspneumothorax (▸ Abb. 13.10). Charakteristisch ist das sog. *Mediastinalpendeln*: Unter Spontanatmung dringt Luft bei jeder Inspiration in den Pleuraspalt ein, was eine Verschiebung des Mediastinums zur Gegenseite bewirkt; (▸ Abb. 13.11). Beim **geschlossenen Pneumothorax** besteht keine Verbindung zwischen dem Pleuraraum und der Außenluft, d. h., die Pleura parietalis ist intakt. Der geschlossene Pneumothorax ist vielmehr die Fol-

- Plattenatelektase (Subsegmentatelektase)
- Segmentatelektase
- Lappenatelektase
- Totalatelektase einer Lunge

Abb. 13.7 Makroatelektasen.

Perkussion

- gedämpfter Klopfschall

Auskultation

- abgeschwächtes bis aufgehobenes Atemgeräusch

Röntgenbild

- geringere Strahlentransparenz des atelektatischen Lungenbezirks
- Verziehung der benachbarten Strukturen zur Atelektase hin
- Überblähung benachbarter Areale

Lungensonografie: leberähnlicher, dichter echoarmer Bereich

Blutgase

- PaO_2↓, $PaCO_2$ initial↓, zuletzt↑

Abb. 13.8 Diagnose der Atelektase.

- instrumentelle Pleuraverletzungen, z.B.
  - Punktion der V. subclavia oder V. jugularis interna
  - operativ
- Barotrauma unter maschineller Beatmung
- (Spontan-)Ruptur einer subpleuralen Emphysemblase
- Asthmaanfall
- Perforation zerfallender infiltrativer Prozesse in die Pleurahöhle
- Thoraxtrauma mit Rippenfrakturen
- Tracheotomie
- Kapnothorax zu Thorakoskopie

Abb. 13.10 Ursachen eines Pneumothorax.

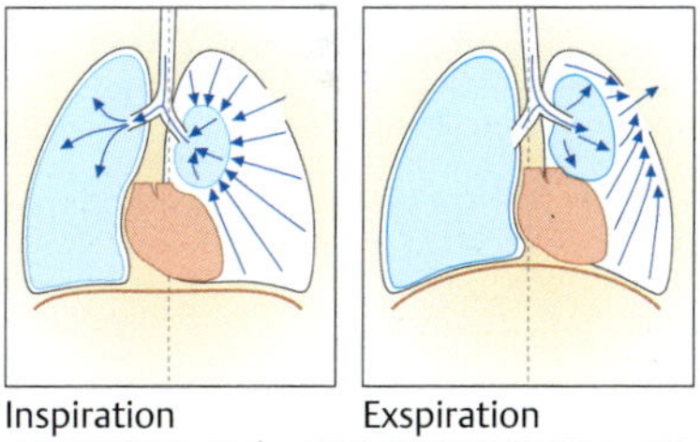

Abb. 13.11 Mediastinalpendeln beim offenen Pneumothorax (Spontanatmung).

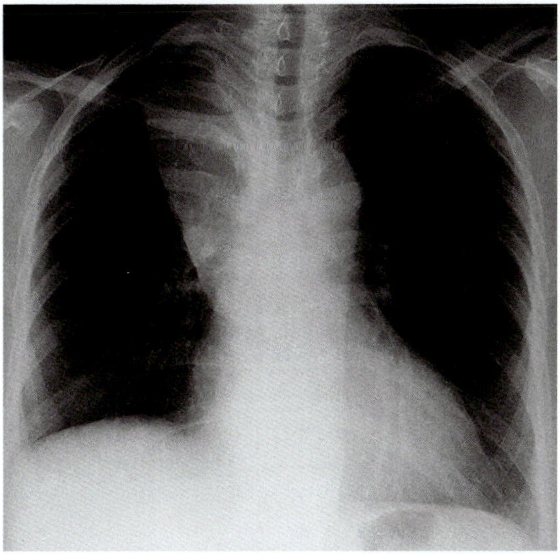

Abb. 13.9 Rechtsseitige Oberlappenatelektase. (Quelle: Bause H, Friederich P. Atelektase. In: Schulte am Esch J, Bause H, Kochs E, Scholz J, Standl T, Werner C, Hrsg. Duale Reihe Anästhesie. 4. Auflage. Stuttgart: Thieme, 2011. DOI:10.1055/b-001-2158)

ge sich schnell wieder verschließender Mikroverletzungen der Pleura visceralis. Am gefürchtetsten ist der **Spannungspneumothorax.** Hier wirkt das pleurale Leck gewissermaßen als Ventil („Ventilpneumothorax“, ▸Abb. 13.12), das inspiratorisch den Eintritt von Umgebungsluft zulässt, exspiratorisch aber den Austritt blockiert. Daraus resultiert eine schnelle Druckerhöhung im Pleuraspalt, sodass die Mediastinalorgane zur Gegenseite verdrängt werden und es zu einer Kompression von Lunge, Herz und den großen Gefäßen kommt (▸Abb. 13.13).

Barotrauma bzw. Volutrauma

Bei maschineller Beatmung mit hohem inspiratorischem Druck oder Volumina können Alveolen überdehnt werden und rupturieren. Handelt es sich um eine *inkomplette* Ruptur, so ist die Pleura visceralis intakt. Luft kann dann interstitiell entlang den alveolären Septen bis ins Mediastinum und von dort bis in die Halsweichteile vordringen („Mediastinal- und Weichteilemphysem“; s. u.). Bei *kompletter* Ruptur ist auch die Pleura visceralis durchtrennt, sodass Luft in den Pleuraraum gerät. Die komplette Ruptur ist unter Beatmung in der Regel mit einem Ventilmechanismus verbunden (→„Spannungspneumothorax“, ▸Abb. 13.14). Eine beidseitige Ruptur führt zu einem doppelseitigen Pneumothorax. Er muss umgehend entlastet werden, um ein Kreislaufversagen zu verhindern. Gesunde Lungen von Erwachsenen tolerieren relativ hohe Beatmungsdrücke, ohne dass sich ein Barotrauma entwickelt. Bei pulmonalen Erkrankungen mit erniedrigter Compliance (z. B. Emphysem) liegt diese Grenze jedoch z. T. deutlich darunter, wobei eine individuelle Vorhersage nicht möglich ist. Daher empfiehlt es sich, inspiratorische Spitzendrücke von 20–30 cmH_2O nicht zu überschreiten.

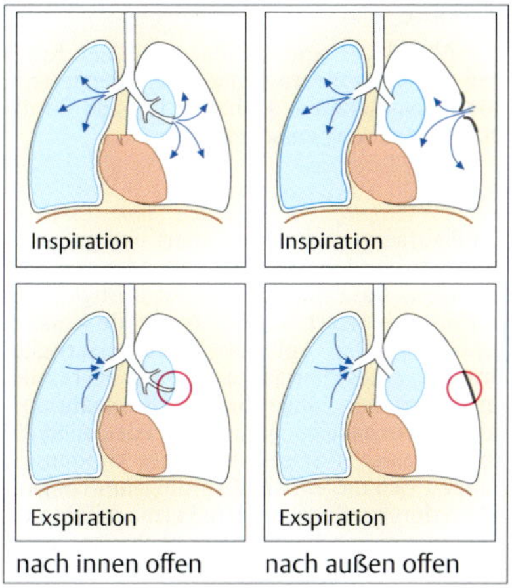

Abb. 13.12 Ventilmechanismus beim Spannungspneumothorax.

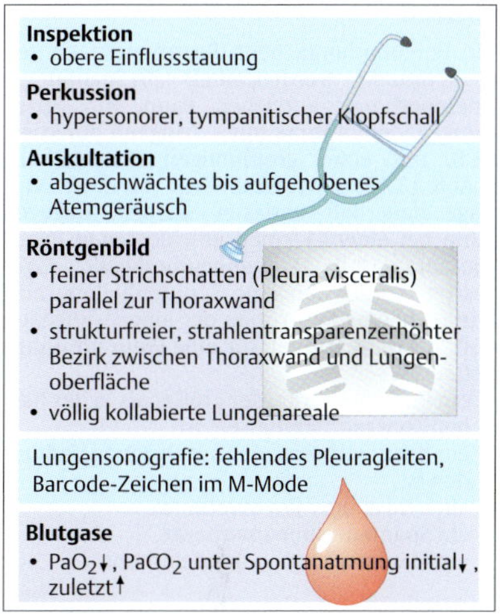

Abb. 13.13 Diagnose des Spannungspneumothorax.

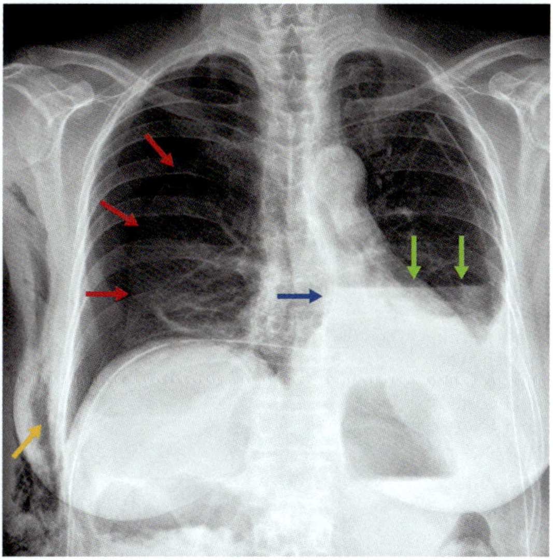

Abb. 13.14 Rechtsseitiger Spannungspneumothorax (rot) mit Verschiebung des Mediastinums (blau), Unterhautemphysem (gelb) und Pleuraerguss links (grün). (Quelle: Schülke C, Welp H. Typische Befunde. In: Waurick K, Schülke C, Hrsg. Radiologie für Anästhesisten. 1. Auflage. Stuttgart: Thieme; 2014. DOI: 10.1055/b-002-96 295)

Therapie

Ein Pneumothorax beim Beatmungspatienten muss drainiert werden, damit kein Spannungspneumothorax entstehen kann. Ein Spannungspneumothorax muss dringend punktiert (z. B. mit einer großlumigen Venenkanüle, ▸ Abb. 13.15) und anschließend mit einer Drainage dauerhaft entlastet werden. Dagegen kann bei einem kleinen geschlossenen Pneumothorax (z. B. Mantelpneumothorax) abgewartet werden, ob eine Spontanheilung eintritt, d. h. eine Resorption der eingedrungenen Luft. Als **Indikationen für eine Pleuradrainage** gelten

- ein Pneumothorax, der größer als ⅓ des halben Thoraxdurchmessers ist,
- ein Pneumothorax, der mit Dyspnoe verbunden ist,
- ein beidseitiger Pneumothorax,
- ein Spannungspneumothorax,
- ein Pneumothorax unter Beatmung.

Pleuraerguss

Pleuraergüsse entstehen bei abnormer Ansammlung von Flüssigkeit im Pleuraraum. Dabei kann es sich um Transsudat, Exsudat, Blut, Lymphe (Chylus) oder Eiter handeln. Man unterscheidet folgende Formen:

- Hydrothorax (Syn.: Fluido- oder Serothorax; Sonderform Infusionsthorax)
- Hämatothorax
- Chylothorax
- Pleuraempyem

In der Anästhesie sind vor allem die traumatisch bedingten blutigen Ergüsse von Bedeutung. Sie entstehen nach kombinierter Verletzung von Gefäßen und der Pleura parietalis, z. B. bei einem Thoraxtrauma oder fehlerhafter Punktion einer zentralen Vene (▸ Abb. 13.16). Sind der lymphführende Ductus thoracicus und die Pleura betroffen, so entwickelt sich ein linksseitiger Chylothorax. Eine zusätzliche Verletzung der Lunge nach Perforation der Pleura visceralis führt gleichzeitig zu einem Pneumothorax. Man spricht dann von einem Hydro-, Hämato- oder Chylopneumothorax.

Diagnose

In ▸ Abb. 13.17 sind die diagnostischen Kriterien für einen Pleuraerguss zusammengestellt. Röntgenaufnahmen (▸ Abb. 13.18) sind für die Diagnostizierung entscheidend.

Therapie

Ein Pleuraerguss muss punktiert und ggf. auch drainiert werden, wenn er entweder den pulmonalen Gasaustausch beeinträchtigt oder bakteriell infiziert ist oder wenn die Ursache geklärt werden soll. Nach therapeutischer Drainage eines Pleuraergusses kann bei rascher Entfaltung der Lunge ein sog. Reexpansionsödem (reexpansion pulmonary edema, REPE) der entlasteten Seite beobachtet werden. Es handelt sich um ein nicht kardiogenes Lungenödem durch mikrovaskuläre Permeabilitätsstörung infolge mechanischen Gewebestresses. In schweren Fällen kann es zu einem Lungen- und Kreislaufversagen führen. Risikofaktoren für ein Reexpansionsödem sind junges Erwachsenenalter, relevanter Pneumothorax oder Pleuraerguss (> 24 Stunden) und die rasche Entfaltung der Lunge.

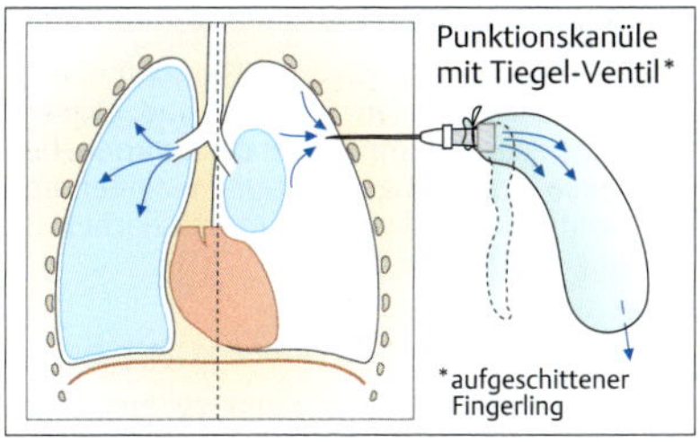

Abb. 13.15 Punktion beim Spannungspneumothorax.

- iatrogen-traumatisch
  - Arterien- und Pleuraläsion bei Punktion der V. subclavia
  - Infusion bei extravasaler Lage eines Kavakatheters
- Thoraxtrauma
- kardiale Dekompensation, Lungenembolie
- bakterielle Pneumonien
- subphrenischer Abszess, akute Pankreatitis
- nephrotisches Syndrom, urämische Pleuritis
- Autoimmunkrankheiten
- Bronchial- oder Mammatumoren

Abb. 13.16 Ursachen eines Pleuraergusses.

Perkussion
- gedämpfter Klopfschall

Auskultation
- abgeschwächtes bis aufgehobenes Atemgeräusch

Röntgenbild
- homogene Trübung der betroffenen Thoraxhälfte mit nach kranial abnehmender Dichte
- bei großen Ergüssen Verdrängung des Mediastinums zur Gegenseite
- Nachweisgrenze bei Rückenlage im a.–p. Strahlengang erst ab ca. 0,5 l Flüssigkeit, sonografisch bereits ab 50 ml

Lungensonografie: Unkomplizierter Pleuraerguss: homogen echofrei mit Lungengewebe; fehlendes Lungengleiten

Blutgase
- PaO_2 ↓, $PaCO_2$ unter Spontanatmung initial ↓ zuletzt ↑

Abb. 13.17 Diagnose eines Pleuraergusses.

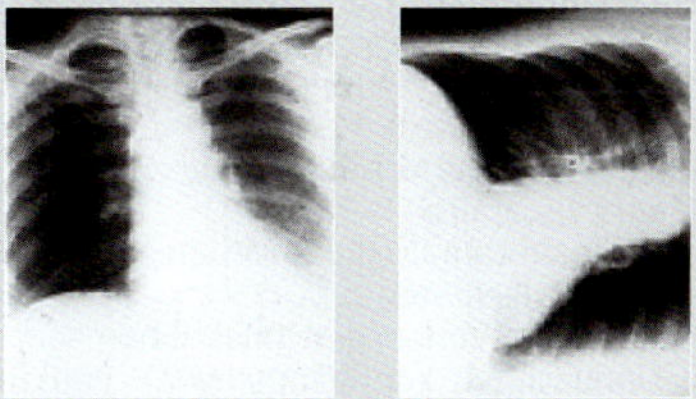

Homogene sichelförmige Verschattung entlang der linken Thoraxwand (linkes Bild). Es handelt sich um Flüssigkeit im Pleuraraum, da sie in linker Seitenlage (Bild rechts) nach kranial frei ausläuft. (Liegendaufnahmen)

Abb. 13.18 Linksseitiger Pleuraerguss. (Quelle: Röntgenthorax. In: Greten H, Rinninger F, Greten T, Hrsg. Innere Medizin. 13. Auflage. Stuttgart: Thieme; 2010. DOI: 10.1055/b-002-35711)

Pleurapunktion und Pleuradrainage

Als Zugang zur Pleurahöhle wird bei einem **Pneumothorax** (▸ Abb. 13.19) stets der *höchste* Punkt gewählt: am auf dem Rücken liegenden Patienten der 2./3. ICR in der Medioklavikularlinie (nach *Monaldi*) oder der 2./3. ICR in der vorderen Axillarlinie. Im Falle eines Spannungspneumothorax wird der Monaldi-Zugang bevorzugt, weil sich damit der Pleuraraum am schnellsten und einfachsten erreichen lässt. Zur Entlastung eines **Pleuraergusses** (▸ Abb. 13.20) wird im Gegensatz zum Pneumothorax immer ein möglichst *tiefer* Punkt aufgesucht: am auf dem Rücken liegenden Patienten z. B. der 4./5. ICR in der mittleren Axillarlinie (nach *Bülau*).

Um eine Verletzung von Abdominalorganen, insbesondere der Leber, und des Zwerchfells zu vermeiden, soll nicht unterhalb der Mamillarlinie und stets unter sonografischer Kontrolle punktiert werden. Andere typische **Komplikationen** können sein:

- ein Pneumothorax (durch Verletzung der Pleura visceralis)
- ein Hämatothorax (durch Verletzung von Interkostalgefäßen)
- im weiteren Verlauf eine Infektion

Im Unterschied zur (einmaligen) Punktion wird bei einer **Pleura- oder Thoraxdrainage** ein großlumiger Schlauch, der neben einer endständigen auch mehrere seitliche Öffnungen haben muss, in den Pleuraraum eingeführt. Mithilfe eines Dauersogs kann dann ein großer Pneumothorax bis zum Spontanverschluss der Verletzung oder große, nachlaufende Pleuraergüsse entlastet werden, damit sich die kollabierten oder komprimierten Lungenanteile wieder entfalten. Beim Beatmungspatienten muss ein Pneumothorax drainiert werden, um die Gefahr eines Spannungspneumothorax auszuschalten. Technisch geht man am besten so vor, nach einer Querinzision der Haut das Gewebe bis zur Pleura mit einer *Klemme* stumpf freizupräparieren (▸ Abb. 13.21). Anschließend wird mit deren Spitze die Pleura parietalis durchstoßen, woraufhin sich schwallartig Flüssigkeit, Blut oder Luft entleeren sollte. Geführt durch die Klemme, wird dann der Drain so weit in die Pleurahöhle vorgeschoben, bis alle Drainöffnungen intrapleural liegen. Seine richtige Lage erkennt man an einem atemsynchronen Beschlagen der Innenwand. Nun wird die Sogquelle angeschlossen und eine Röntgenaufnahme des Thorax zur Kontrolle und Dokumentation der Drainlage angefertigt.

Pneumothoraxdrainage

Es gibt analoge und digitale Thoraxdrainagesysteme. Die digitalen Systeme sind elektronisch gesteuerte Pumpen, die die funktionellen Prinzipien der analogen Systeme vereinen und die Handhabung sowie Patientensicherheit im Umgang deutlich verbessern.

Prinzipien der analogen Drainagesysteme

Um Luft aus dem Pleuraraum zu entfernen, verwendet man am besten ein *2-Flaschen-Saugsystem* (▸ Abb. 13.23). In der ersten Flasche, die mit etwa 200 ml Aqua dest. gefüllt wird, befindet sich eine lange Glasröhre, die mit der Außenluft Kontakt hat. Die Spitze der Glasröhre wird ungefähr 2 cm ins Wasser eingetaucht, wodurch ein sog. Wasserschloss entsteht. Das Wasserschloss bewirkt, dass bei einem Ansteigen des intrapleuralen Drucks auf über 2 cmH_2O (z. B. bei Hustenstößen des Patienten) Luft oder Flüssigkeit aus dem Pleuraraum in die Flasche entweichen kann, und verhindert andererseits, dass z. B. bei defekter Sogquelle oder zu gering eingestelltem Sog während spontaner Atemzüge Luft in den Pleuraraum gelangen kann. Die zweite Flasche, die mit deutlich mehr Aqua dest. gefüllt wird, dient zur Kontrolle des Unterdrucks. Sie wird durch einen Schlauch mit der Wasserschlossflasche und durch einen weiteren mit der Sogquelle verbunden. Eine skalierte Glasröhre wird 10–20 cm tief ins Wasser der zweiten Flasche eingetaucht; die Eintauchtiefe entspricht dem Sog in „cmH_2O“ (**Sogbegrenzung**). Ein Ausperlen von Luft in der ersten Flasche zeigt, dass eine bronchoalveoläre Leckage vorhanden ist.

Ergussdrainage

Zur Entfernung von Flüssigkeit aus dem Pleuraraum (▸ Abb. 13.22) wird das *3-Flaschen-Saugsystems* (▸ Abb. 13.23) verwendet. In der ersten Flasche wird die Flüssigkeit aufgefangen und die Menge gemessen, die zweite und dritte dienen, wie oben beschrieben, als Wasserschloss und Sogbegrenzung.

Komplikationen

Im Zusammenhang mit der Durchführung von Pleuradrainagen können folgende Komplikationen auftreten:

- Blutung
- Verletzung der Lunge, anderer thorakaler und evtl. auch abdominaler Organe
- Dislokation der Drainage nach extrapleural

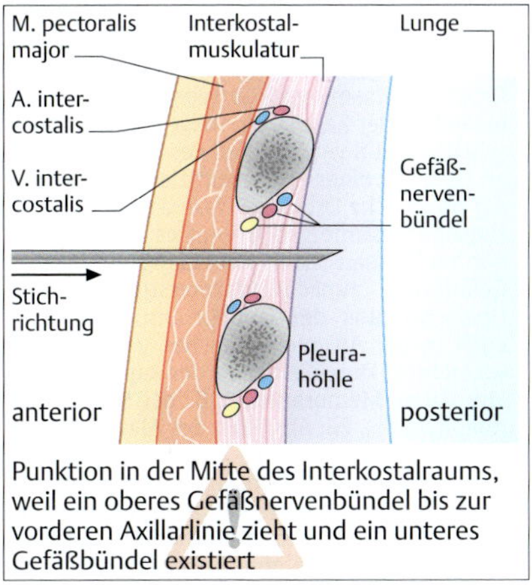

Abb. 13.19 Vordere Pleurapunktion (Pneumothorax).

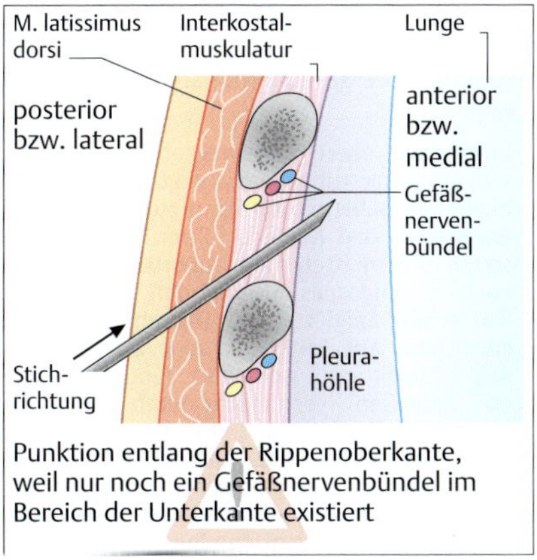

Abb. 13.20 Hintere/seitliche Pleurapunktion (Erguss).

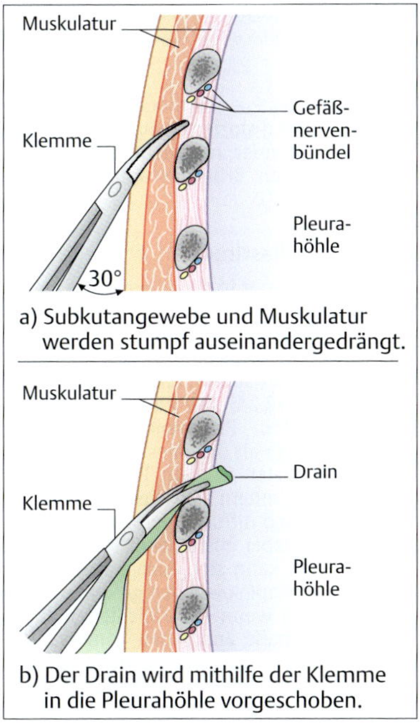

Abb. 13.21 Stumpfe Anlage einer Pleuradrainage.

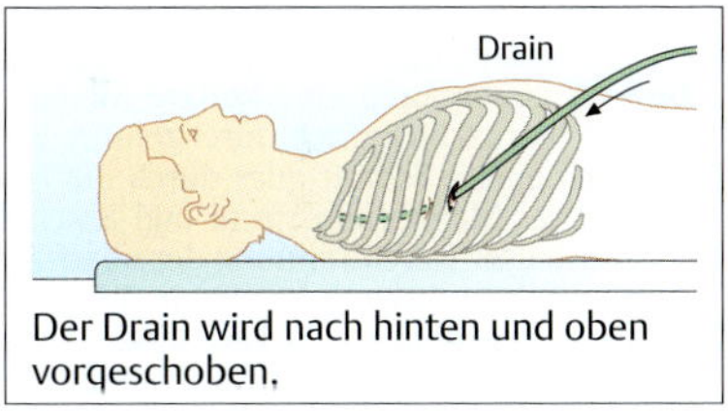

Abb. 13.22 Drainageanlage bei Erguss.

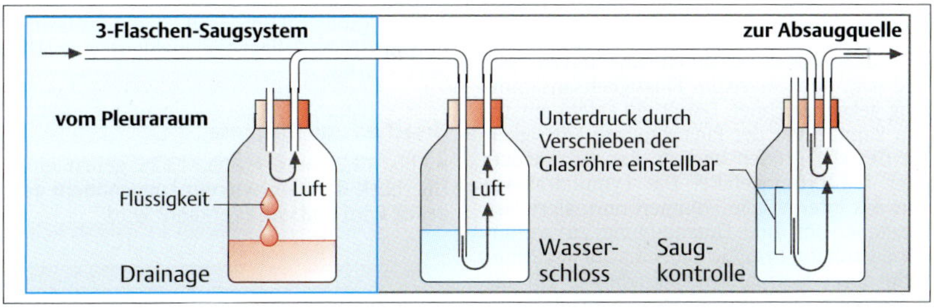

Abb. 13.23 Absaugsystem.

- Weichteilemphysem (z. B. wenn eine Öffnung des Drains außerhalb der Pleurahöhle liegt)
- Infektionen

Ein anhaltender Pneumothorax kann auf einer verlegten oder dislozierten Drainage beruhen, aber auch auf einer ausgedehnten Lungenverletzung, ggf. mit Bronchusruptur („persistierendes Luftleck").

Pneumomediastinum

Luft kann nicht nur in den Pleuraraum eindringen, sondern unter bestimmten Umständen auch ins Mediastinum. Man spricht dann von einem Pneumomediastinum oder Mediastinalemphysem. Hier spielen andere Faktoren eine Rolle (▸ Abb. 13.24). Die klinische Bedeutung eines isolierten Pneumomediastinums ist weitaus geringer als die eines Pneumothorax.

Meist entlastet sich ein Pneumomediastinum spontan, indem sich die Luft ihren Weg selbst bahnt und diffus in den Halsweichteilen verteilt. Das dabei entstehende **Weichteilemphysem** kann kann sich auch weiter ausdehnen und den Kopf sowie den gesamten Rumpf erfassen. Auch wenn ein Weichteilemphysem extreme Ausmaße annehmen kann, so ist es doch nicht bedrohlich und begrenzt sich in seinem Wachstum schließlich selbst.

Selten kommt es bei massiver Luftansammlung zu einer Kompression intrathorakaler Venen („obere Einflussstauung") mit Reduktion des venösen Rückstroms zum Herzen und nachfolgender Kreislaufdepression („Spannungspneumomediastinum"). Als therapeutische Maßnahme kann eine **kollare Mediastinotomie** thoraxchirurgisch durchgeführt werden: Nach einem Schnitt quer durch die Haut oberhalb des Manubrium sterni und anschließender scharfer Durchtrennung der oberflächlichen und der mittleren Halsfaszie dringt der Operateur stumpf in das lockere Bindegewebe des vorderen Mediastinums vor, bis Luft nach außen entweicht (▸ Abb. 13.24). Eine Entlastung führt zu einer raschen Besserung der Symptomatik.

Lungenödem

Ein Lungenödem ist durch eine *interstitielle* und evtl. auch *alveoläre* Flüssigkeitsansammlung gekennzeichnet. Damit ein Ödem entstehen kann, muss der Einstrom von Flüssigkeit ins Gewebe größer sein als der Abtransport über die Lymphgefäße. Die Lymphdrainage hält das interstitielle Volumen normalerweise konstant. Um eine Ödembildung zu verhindern, kann die Lymphe dabei bis auf das Zehnfache ihres Normalwerts zunehmen. Für die Aufrechterhaltung des Flüssigkeitsgleichgewichts zwischen dem intra- und dem extravasalen Raum sind folgende Faktoren maßgeblich: der hydrostatische und der onkotische Druck im Plasma und Gewebe sowie die Permeabilität der Kapillaren. Steigt der hydrostatische Druck im venösen Teil des Kapillargebiets an (z. B. bei einer Herzinsuffizienz) oder sinkt der onkotische Druck im Plasma (z. B. bei einer Hypalbuminämie), so kommt es zu einem erhöhten Nettoausstrom von Flüssigkeit aus dem Gefäßraum – zunächst ins Interstitium und bei Überschreitung der Lymphtransportkapazität auch in die Alveolen. Gleiches geschieht bei vermehrter Durchlässigkeit der kapillaren und alveolären Membranen (z. B. bei Sepsis oder Anaphylaxie). Ein Absinken des Alveolardrucks erhöht ebenfalls den transmembranalen Druckgradienten in Richtung des Interstitiums. Dieser Mechanismus spielt unter anderem bei zu rascher Wiederentfaltung der Lunge nach einseitigem Kollaps eine Rolle, z. B. wenn ein länger bestehender Pneumothorax oder Pleuraerguss abrupt entlastet wird („Lungenödem e vacuo"). Zur Therapie des *kardiogenen* Lungenödems (▸ Abb. 13.27) siehe Kap. 13.3.

Negative-pressure pulmonary edema (NPPE)

Eine akute obere Atemwegsobstruktion wie z. B. ein postextubativer Laryngospasmus oder akute Tubusobstruktion kann zu NPPE bei Erwachsenen und Kindern führen. Bei Kindern treten die meisten Fälle intensivmedizinisch nach Laryngospasmus, akuten infektiösen Krupp oder Epiglottitis mit und ohne Endotrachealtubus auf. Im OP ist eine akute Atemwegsobstruktion durch akute Tubusobstruktion („Zubeißen") vermeidbar durch die Einlage eines Beißschutzes zur Extubation. **Daher ist die Einlage eines Beißschutzes zur Extubation empfohlen.** Eine glottische oder supraglottische Enge und Obstruktion werden durch Stridor und respiratorische Insuffizienz symptomatisch. Das Lungenödem wird dann meist nach Einleitung einer kontrollierten Beatmung diagnostiziert. In pädiatrisch-intensivmedizinischen Studien mit schwerer akuter oberer Atemwegsobstruktion (z. B. Laryngospasmus, Epiglottitis etc.) liegt die Inzidenz von NPPE bei bis zu 9 %.

Ursachen und Diagnose

▸ Abb. 13.25 und ▸ Abb. 13.26 geben einen Überblick darüber, wie ein Lungenödem ausgelöst wird und wie es erkannt wird.

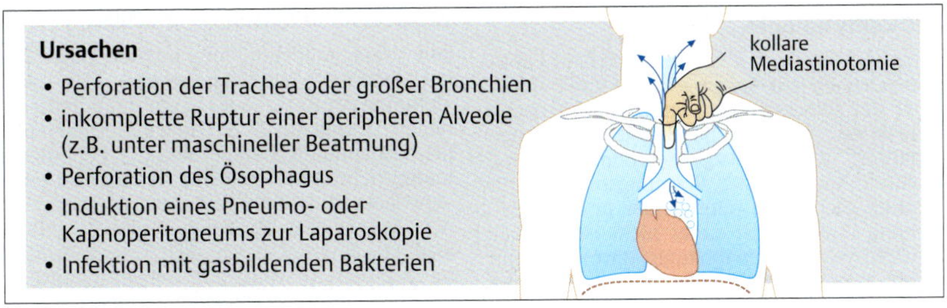

Abb. 13.24 Pneumomediastinum.

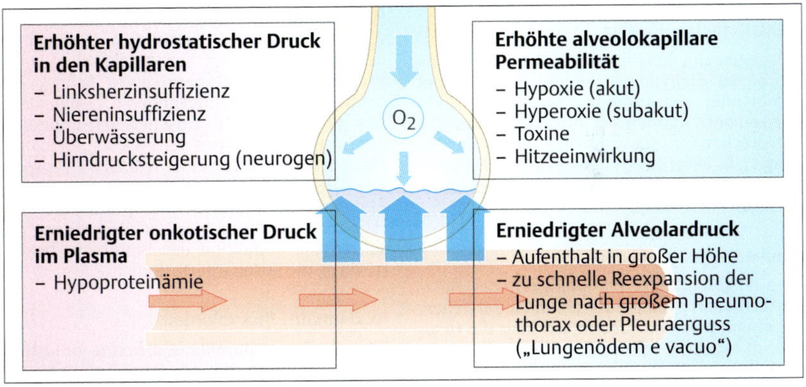

Abb. 13.25 Ursachen eines Lungenödems.

Perkussion
- unauffällig

Auskultation
- fein- bis mittelblasige Rasselgeräusche (alveoläre Infiltration)

Röntgenbild (3 Stadien)

I. basoapikale Umverteilung der Lungenperfusion, Erweiterung der Oberfeldgefäße (bei Aufnahmen im Liegen wegen hydrostatisch bedingter Blutumverteilung nicht zu verwerten)
II. Interstitielles Lungenödem: allgemeine Verminderung der Strahlentransparenz, unscharfe Gefäßkonturen, verdickte Bronchialwände, verdickte horizontale Interlobularsepten (Kerley-B-Linien), positives Pneumobronchogramm
III. alveoläres Lungenödem: kleinfleckige, teilweise konfluierende Herdschatten mit vorwiegend bilateral symmetrischer Verteilung, positives Pneumobronchogramm; evtl. Pleuraergüsse – zusätzlich Herzvergrößerung bei den hydrostatischen Formen

Lungensonografie: >3 vertikale, hyperechogene B-Linien „Lichtkegel", bilateral

Blutgase
- PaO_2↓, $PaCO_2$ unter Spontanatmung initial↓, zuletzt↑

Abb. 13.26 Diagnose eines Lungenödems.

Pathophysiologie

Beeinträchtigungen der Herz-Kreislauf-Funktion beruhen auf Störungen von mindestens einer der folgenden Regelgrößen: elektrische Herzaktion, mechanische Herzaktion (Pumpfunktion), Gefäßtonus, Blutvolumen, Vor-, Nachlast, Kontraktilität, Erregungsbildung und -leitung. Sie stehen miteinander in enger Beziehung und können daher nicht isoliert betrachtet werden. Unabhängig davon, welche Größe vorrangig betroffen ist, münden alle kardiovaskulären Störungen in eine **Abnahme des Herzzeitvolumens** (HZV) (▶ Abb. 13.28).

Elektrische Insuffizienz

Störungen der Reizbildung und/oder -leitung führen zu *Arrhythmien*, wodurch der Ablauf aufeinander abgestimmter, geordneter Herzmuskelkontraktionen beeinträchtigt wird. Bei entsprechender Schwere der Rhythmusstörung (z. B. ventrikuläre Tachykardie, AV-Block III. Grades) kann sich ein mechanisches Herzversagen entwickeln.

Mechanische Insuffizienz

Eine eingeschränkte Pumptätigkeit des Herzmuskels kann primär oder sekundär entstehen. Bei einem *primären* Geschehen liegt die Ursache im Myokard selbst oder führt hier zu unmittelbaren Auswirkungen. Hauptsächlich handelt es sich um den Verlust an kontraktiler Muskelmasse beim Myokardinfarkt oder um die ischämisch bedingte Funktionseinschränkung des Herzmuskels bei der KHK. Weitaus seltener sind strukturelle Läsionen des Myokards als Folge von Myokarditiden oder Kardiomyopathien. Eine *sekundäre* Pumpinsuffizienz kann durch Druck- oder Volumenbelastungen des Herzens verursacht werden, wie sie vor allem bei extrakardialen vaskulären Prozessen (Hypertonus, Lungenembolie) oder bei angeborenen oder erworbenen Vitien (Herzklappenfehler, Septumdefekte) auftreten können. Eine weitere Möglichkeit ist die Behinderung der Herzfüllung durch eine Perikardtamponade (Störung der diastolischen Funktion) (▶ Abb. 13.29).

Veränderter Gefäßtonus („Nachlast")

Eine Widerstandserhöhung im systemarteriellen Gefäßbett (z. B. hypertensive Krise, Abklemmen der Aorta) oder in der pulmonalarteriellen Strombahn (z. B. Lungenarterienembolie, Spannungspneumothorax, PEEP-Beatmung) zieht ebenso wie eine Obstruktion einer Ventrikelausflussbahn (z. B. Aortenstenose) einen Anstieg der kardialen *Nachlast* („afterload") nach sich. Das gilt auch für eine Zunahme der Blutviskosität (z. B. Dehydratation). In diesen Fällen muss das Herz vermehrt Druckarbeit leisten, was mit einem deutlich gesteigerten myokardialen O_2-Bedarf einhergeht. Die Folge kann ein Pumpversagen z. B. sich erschöpfender Koronarreserve sein. Dagegen ist der Gefäßtonus beim anaphylaktischen, septisch-toxischen und neurogenen Schock erniedrigt oder ganz aufgehoben („Vasoplegie"). Das führt zu einer drastischen Verminderung der Nachlast, aber auch der *Vorlast* („preload"). Man spricht auch von einer *relativen Hypovolämie*. Die mit der Vorlastsenkung verbundene Abnahme des venösen Rückstroms lässt das HZV abfallen, die aus der Nachlastsenkung resultierende Reduktion des Blutdrucks beeinträchtigt die Koronarperfusion.

Inadäquates Blutvolumen

Eine *absolute Hypovolämie*, d. h. eine verlustbedingte Abnahme des zirkulierenden Blutvolumens, findet sich bei einer Dehydratation (z. B. mehrstündige präoperative Flüssigkeitskarenz), bei unzureichender intraoperativer Flüssigkeitssubstitution und bei Blutungen, eine *Hypervolämie* bei einer Herz- oder Niereninsuffizienz oder bei übermäßiger parenteraler Flüssigkeitszufuhr. Die Verminderung des HZV bei Hypo- oder Hypervolämie beruht auf einer kritischen Änderung der Vorlast (Senkung bei Hypo- und Steigerung bei Hypervolämie), bei einem Erythrozytenverlust spielt außerdem die Abnahme der O_2-Transportkapazität des Blutes eine Rolle.

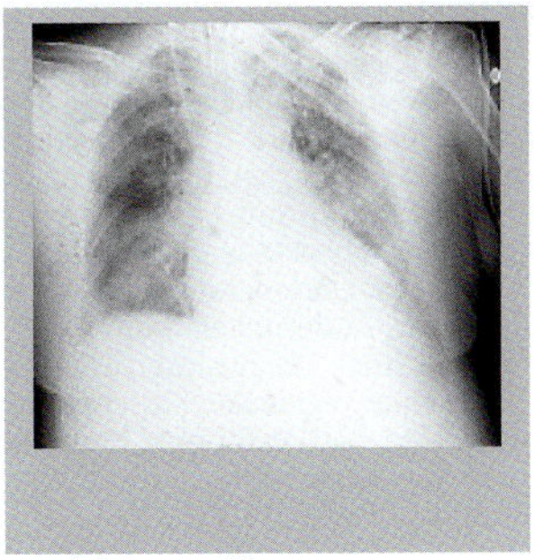

Linksherzvergrößerung; verstrichene Herztaille; feinfleckige, z.T. konfluierende Herdschatten in beiden Lungen (Liegendaufnahme)

Abb. 13.27 Kardiogenes alveoläres Lungenödem. (Quelle: Bause H, Friederich P. Lungenödem. In: Schulte am Esch J, Bause H, Kochs E et al., Hrsg. Duale Reihe Anästhesie. 4. Auflage. Stuttgart: Thieme; 2011. DOI: 10.1055/b-001-2158)

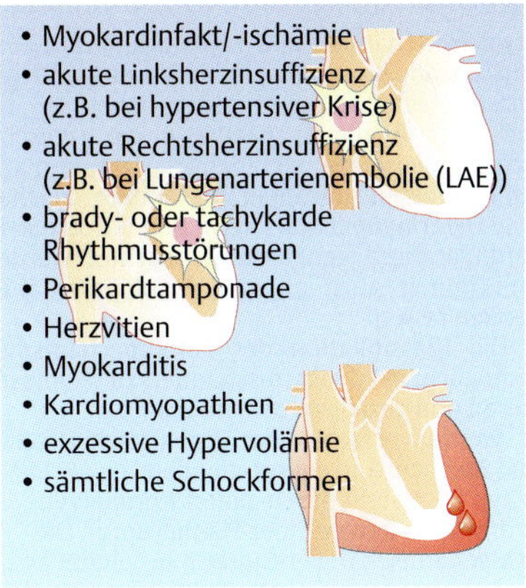

Abb. 13.29 Ursachen des kardialen Pumpversagens.

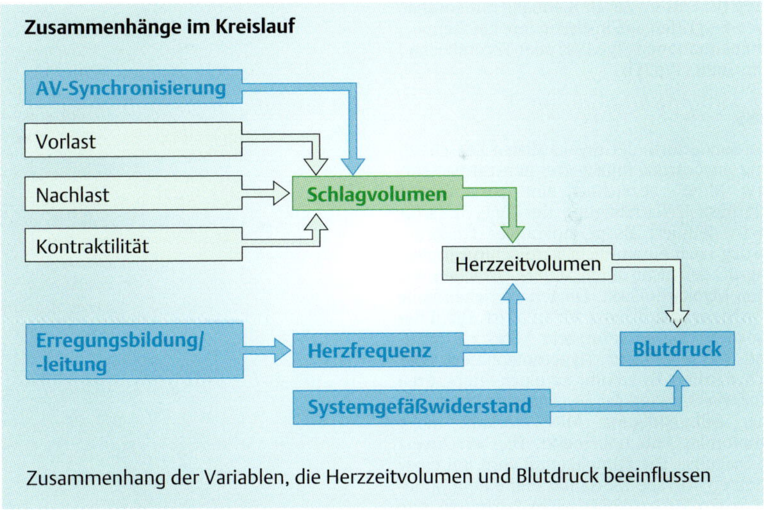

Abb. 13.28 Zusammenhänge im Kreislauf.

Myokardischämie und Myokardinfarkt

Myokardischämien und Myokardinfarkte können intraoperativ und in der postoperativen Phase relevante Konsequenzen haben. Da unter einer Allgemeinanästhesie die typische, richtungweisende pektanginöse Symptomatik fehlt, müssen intraoperativ andere Zeichen wie *Herzrhythmusstörungen* und *ST-Strecken-Veränderungen* genauestens beachtet werden und immer auch an eine Myokardischämie denken lassen.

Die Klassifikation des Pathomechanismus ermöglicht es Myokardischämien zu diagnostizieren und gezielt zu behandeln.
Es werden verschiedene Typen nach Ursache und Mechanismus unterschieden:

- **Typ I:** Entsteht durch akutes Koronarsyndrom, oft infolge einer Plaqueruptur. Die Myokardischämie resultiert aus einem akuten Koronarsyndrom (z. B. Plaqueruptur).
- **Typ II:** Wird durch Sauerstoff-Ungleichgewicht verursacht, definitionsgemäß ohne Plaqueruptur, z. B. bei Hypotonie in der perioperativen Phase, durch Anämie oder Tachykardie, ohne Koronarverschluss
- **Typ III:** Plötzlicher Herztod bei vermuteter Ischämie, bevor eine Biomarkerbestimmung möglich ist
- **Typ IV:** Tritt im Zusammenhang mit koronaren Eingriffen auf, insbesondere bei Stent-Implantationen (Typ IVa) oder Thrombosen im Stent (Typ IVb)

MINS

Eine Sonderform der myokardialen Zellschädigung (myocardial injury after non-cardiac-surgery; MINS) bezeichnet eine perioperative Herzmuskelzellschädigung des Typs II (s. o.). Sie ist definiert als perioperativer Troponin-Anstieg nach einem nicht kardiochirurgischen Eingriff, der nicht durch andere Ursachen wie einen Myokardinfarkt, Lungenarterienembolie oder Niereninsuffizienz erklärbar ist. Typ II der Myokardischämie verursacht MINS z. B. während intraoperativer Hypotoniephasen oder Tachykardien. Es kommt zu einer temporären Minderversorgung des Myokards und damit zu einer Zellschädigung. MINS verläuft meist symptomlos und unbemerkt. Dies erschwert die Diagnose. Die Komplikation wird mit einer erhöhten 30-Tage-Mortalität und einem höheren Risiko für kardiovaskuläre Ereignisse, wie Myokardinfarkt, Arrhythmie oder Herzinsuffizienz, assoziiert. Das frühzeitige Erkennen und gezielte Überwachung sowie enges hämodynamisches Management können dazu beitragen, dieses Risiko postoperativer Komplikationen durch MINS zu reduzieren.

Myokardinfarkt

Eine der schwerwiegendsten und bedrohlichsten perioperativen Komplikationen ist der *transmurale* Myokardinfarkt. Er kann zu Arrhythmien, akuter Linksherzinsuffizienz mit arterieller Hypotension und Lungenödem sowie kardiogenem Schock führen. Bei deutlich mehr als 50 % der perioperativen Myokardischämien fehlen Änderungen von Herzfrequenz oder Blutdruck als Auslöser. Hier liegt die Ursache in einer *regionalen* Einschränkung der myokardialen O_2-Versorgung, ausgelöst durch einen Koronarspasmus oder fluktuierenden Thrombus (► Abb. 13.33).

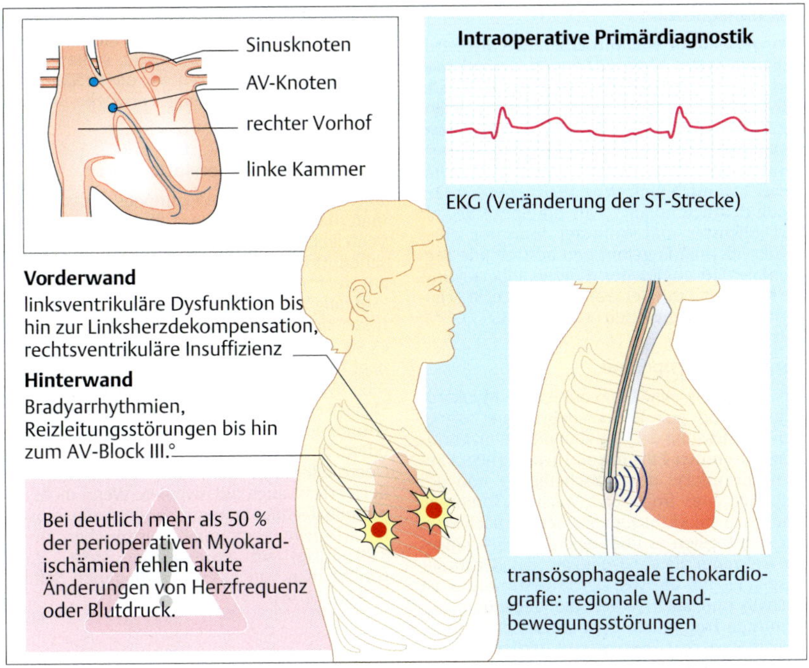

Abb. 13.30 Myokardischämie/-infarkt: Auswirkungen bei unterschiedlicher Lokalisation und primäre Diagnostik.

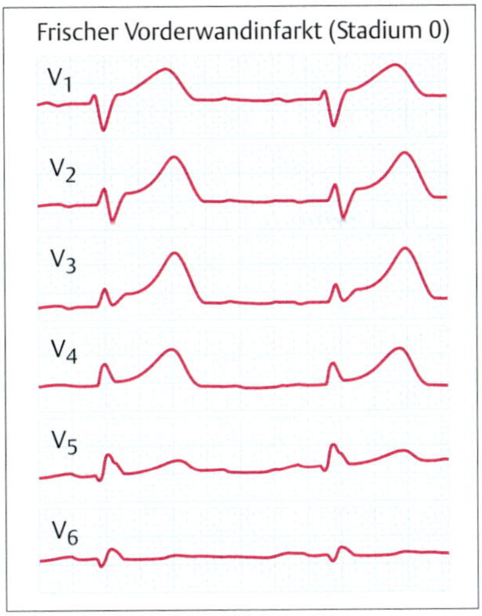

Abb. 13.31 Typische EKG-Veränderungen.

- Optimierung der Oxygenierung und Ventilation
  - $pSaO_2 > 95$ %, PaO_2 100–120 mmHg, $PaCO_2$ 40 mmHg
  - O_2-Gehalt: Hb 7–9 g/dl
- Analgosedierung
- Beseitigung hämodynamischer Instabilitäten wie
  - Tachykardie, Bradykardie, Arrhythmie
  - arterielle Hypo- oder Hypertension
- kausale Therapie bei operationsbedingter Ursache
- spezifische antianginöse Pharmakotherapie, Optimierung von HZV und Blutdruck
- evtl. Fibrinolyse, Ballondilatation oder Stenteinlage

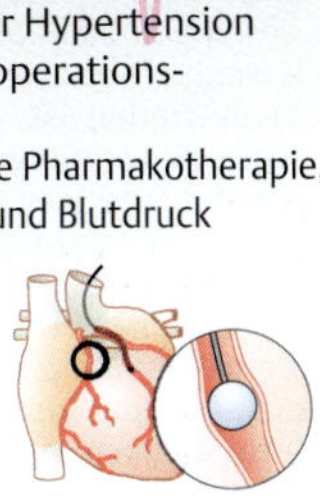

Abb. 13.32 Stufentherapie bei perioperativem Infarkt.

Primärdiagnostik

Wegweisend für eine intraoperative Myokardischämie unter Narkose können *Arrhythmien* und vor allem *Veränderungen der ST-Strecke* sein (▶ Abb. 13.31). Die Lokalisation der Veränderungen erlaubt einen Rückschluss auf die betroffenen Koronararterien (▶ Abb. 13.33). Hierbei ist jedoch zu beachten, dass die Sensitivität dieser technisch einfach zu realisierenden Methode deutlich höher ist als die Spezifität. Als verlässlichster und frühester Indikator einer Myokardischämie gelten neu auftretende segmentale Störungen der Herzwandbewegung. Sie lassen sich mit der *transösophagealen Echokardiografie* nachweisen (▶ Abb. 13.30).

Enzyme und Troponine

Zur Sicherung der Diagnose eines Myokardinfarkts und zur Verlaufsbeurteilung eignet sich die Messung der Aktivität oder Konzentration bestimmter Enzyme und Troponine im Serum, die infolge der Zellschädigung und des Zelluntergangs freigesetzt werden. Troponine sind nach Infarktbeginn im Serum nachweisbar und bleiben es über einen deutlich längeren Zeitraum als das Isoenzym der Kreatinkinase (CK), die CK-MB. Deren Bestimmung ist deshalb und auch wegen der gegenüber bestimmten Troponinen geringeren Herzmuskelspezifität in den Hintergrund gerückt. Früher konnten diese Mikroinfarkte nicht als solche erkannt und nur der instabilen Angina pectoris zugeordnet werden.

Therapie

Treten perioperativ Zeichen auf, die für eine Myokardischämie sprechen können, so muss vorrangig die *(Be-)Atmung* (Oxygenation und Ventilation) überprüft und ggf. optimiert werden. Außerdem ist für eine ausreichende vegetative Abschirmung zu sorgen (z. B. Analgosedierung, Narkosevertiefung), um den myokardialen O_2-Verbrauch zu senken. Ferner sind etwaige *hämodynamische Instabilitäten* und *operationsbedingte Ursachen* (z. B. Schmerzreize) zu beseitigen. Bei Persistenz der Symptomatik soll, wenn ein kausaler therapeutischer Ansatz nicht zu finden ist, im nächsten Schritt eine *spezifische antianginöse Pharmakotherapie* eingeleitet und das *HZV* zusammen mit dem *diastolischen arteriellen Druck* als den entscheidenden Determinanten der Koronarperfusion *optimiert* werden. In den ersten Stunden eines Infarktgeschehens ist es durch eine Rekanalisierung der verschlossenen Koronararterie möglich, den dauerhaften Verlust von Herzmuskelgewebe zu verhindern oder zu minimieren. Der Einsatz von *Fibrinolytika* ist perioperativ allerdings nur bei vertretbarem Blutungsrisiko oder in sonst aussichtslosen Fällen gerechtfertigt. Ansonsten sollte ein interventionelles Verfahren wie die *Ballondilatation* oder die *Stenteinlage* erwogen werden (▶ Abb. 13.32).

Linksherzdekompensation

Unter einer Linksherzdekompensation versteht man die akute Ruheinsuffizienz des linken Ventrikels. Hierbei kommt es zu einem **kritischen Abfall des HZV** und daraus resultierend zu einer *Hypotonie* im großen und zu einer „*Stauung*" im kleinen Kreislauf. In der Regel findet sich eine kompensatorische *Tachykardie*, es sei denn, die Ursache der Dekompensation liegt in einer *Bradykardie*. Als Folge des erhöhten hydrostatischen Drucks tritt vermehrt Flüssigkeit aus den Lungenkapillaren ins Interstitium aus und es entwickelt sich ein **Lungenödem**. In schweren Fällen beschränkt sich das Ödem allerdings nicht aufs Interstitium, sondern erfasst auch die Alveolen. Wenn nicht die pulmonalvenöse Stauung, sondern eine schwere arterielle Hypotonie (systolischer Druck < 80 mmHg) im Vordergrund steht, dann spricht man von einem **kardiogenen Schock** (▶ Abb. 13.34).

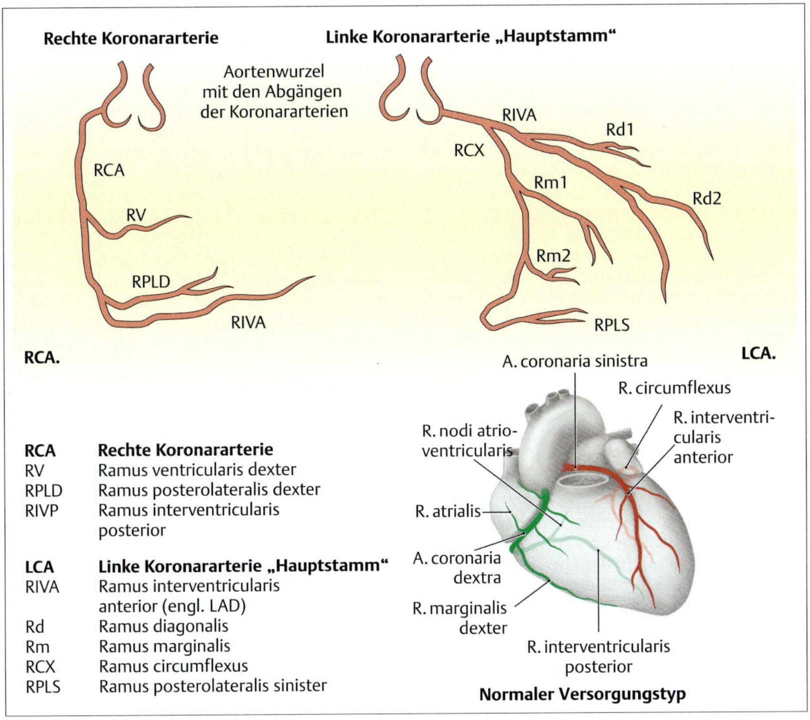

Abb. 13.33 Anatomie der Koronararterien (normaler Versorgungstyp). Schematische Abbildungen von Koronarangiografien der rechten (RCA) bzw. der linken Koronararterie (LCA).

Diagnose

Während eine Linksherzinsuffizienz mit Lungenödem beim wachen Patienten typischerweise zu einem Asthma cardiale (Dyspnoe und Husten) führt, beschränken sich die ersten Symptome unter einer Allgemeinanästhesie auf einen *Abfall des arteriellen Blutdrucks*, eine *Tachy- oder seltener Bradykardie* und ein *Absinken der arteriellen O_2-Sättigung*. Erst eine ausgeprägte arterielle Hypoxie zeigt sich – einen normalen Hämoglobingehalt im Blut vorausgesetzt – auch in einer (zentralen) *Zyanose*. Die genannten Symptome sind aber unspezifisch. Wichtig ist daher die Auskultation der Lungen, die bei einem Ödem feuchte Rasselgeräusche ergeben sollte. Spätzeichen eines Linksherzversagens sind ein Anstieg des zentralvenösen Drucks und beim endotrachealen Absaugen ein schaumig-wässriges, oft blutig tingiertes Sekret als Hinweis auf ein fortgeschrittenes alveoläres Lungenödem.

Besonderheit

Perioperativ dekompensiert eine Herzinsuffizienz nicht unbedingt in der Hypervolämie, sondern nicht selten in der *Hypovolämie*. Dann steht ein ausgeprägter Blutdruckabfall (als Folge der HZV-Abnahme) bei normalen oder nur leicht erhöhten Vorlasten im Vordergrund („kardiogener Schock").

Therapie

Die Sofortmaßnahmen bei einem intraoperativ auftretenden kardiogenen Lungenödem bestehen in *Oberkörperhochlagerung*, *Oxygenierung mit 100% O_2* und *Beatmung mit PEEP* (bis zu ca. 10 cmH_2O). Zur Verringerung des myokardialen O_2-Bedarfs muss eine zu flache Narkose vertieft werden, wobei Substanzen zu bevorzugen sind, die die Myokardkontraktilität nicht oder nicht relevant beeinträchtigen (z. B. Midazolam, Etomidat; Opioide). Entscheidend für den weiteren Verlauf ist die *nachhaltige Optimierung der Vorlast* (▶ Abb. 13.35). Eine zu stark erhöhte Vorlast wird mit Glyceroltrinitrat (initial auch als Spray sublingual) und Schleifendiuretikum sowie durch PEEP-Beatmung (Kap. 7.5) gesenkt. Im kardiogenen Schock kann dagegen, wie oben erläutert, die Vorlast auch zu niedrig sein, sodass eine vorsichtige Volumenzufuhr erforderlich wird. Zur *Verbesserung der Myokardkontraktilität* werden Katecholamine, Vasopressoren und evtl. Phosphodiesterasehemmer verabreicht (s. u.).

Lungenarterienembolie (LAE)

Eine LAE entsteht bei Verengung oder Verlegung der pulmonalarteriellen Strombahn durch thrombotisches Material, Fett, Luft oder Gas (▶ Abb. 13.36). Diagnostische Schwierigkeiten können die vieldeutigen, unspezifischen Symptome bereiten. Oft bestehen kardiopulmonale Begleiterkrankungen. Umso wichtiger ist es, bei jeder nicht erklärbaren Kreislaufdepression auch an eine Lungenembolie zu denken. Gefahr und Häufigkeit einer Thromboembolie sind in den ersten Tagen nach einer Operation oder einem Trauma am größten, während intraoperativ – abgesehen von Embolien bei Thrombektomien – andere Auslöser dominieren (z. B. Luftembolie durch fehlerhafte Infusionstechnik oder nach versehentlicher Eröffnung von Durasinus während intrakranieller Eingriffe in sitzender Position, Gasembolie bei Laparoskopien, knochenzementinduzierte Embolie bei der Hüftendoprothetik).

Pathophysiologie

Primäre Folge einer Lungenembolie ist die Erhöhung des pulmonalen Gefäßwiderstands. Es sind sowohl die **Kreislauftätigkeit** als auch – und das in enger Wechselwirkung – der **pulmonale Gasaustausch** betroffen (▶ Abb. 13.37 oben). Die Schwere der Auswirkungen hängt im Einzelnen von folgenden Faktoren ab: Größe und Lokalisation der Embolie, primäre Leistungsfähigkeit des linken und des rechten Herzens, Zustand der Lunge und des Lungengefäßbetts. Die Einengung der arteriellen Lungenstrombahn bewirkt eine *Zunahme der rechtsventrikulären Nachlast*. Zur Überwindung des erhöhten pulmonalarteriellen Widerstands muss der rechte Ventrikel vermehrt Druckarbeit leisten. Infolgedessen steigt der pulmonalarterielle Mitteldruck („pulmonale Hypertonie"; Kap. 9.1). Bei nicht vorgeschädigtem Myokard beträgt die Grenze der akuten Adaptationsfähigkeit ca. 40 mmHg.

Bei Überlastung des rechten Ventrikels kommt es zu einer Überdehnung und Dekompensation (→ Pumpversagen). Der Abfall des rechtsventrikulären Schlagvolumens beeinträchtigt auch die Füllung und den Auswurf des linken Herzens. Die daraus resultierende *Verminderung der Koronarperfusion* macht sich vor allem im beanspruchten rechten Ventrikels bemerkbar. Zusätzlich führt die Embolie zu einer Umverteilung der Lungendurchblutung. Areale mit normaler Belüftung werden übermäßig stark durchblutet, sodass das Blut hier nicht mehr vollständig mit Sauerstoff gesättigt werden kann (erhöhter funktioneller *Rechts-links-Shunt*). Die shuntbedingte Hypoxämie verschlechtert die Herzfunktion weiter und ak-

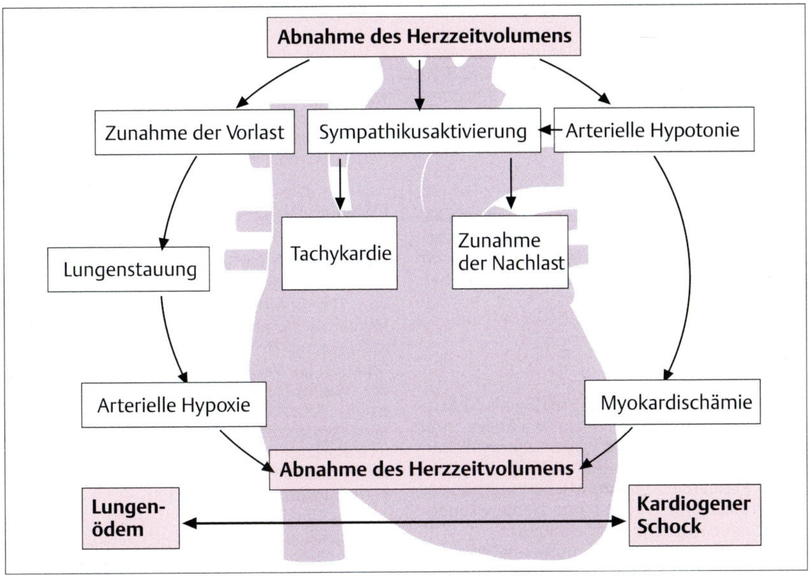

Abb. 13.34 Linksherzdekompensation – Circulus vitiosus.

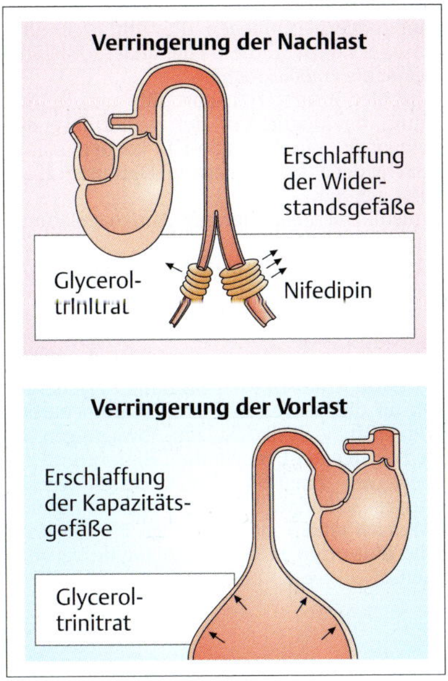

Abb. 13.35 Pharmakawirkungen.

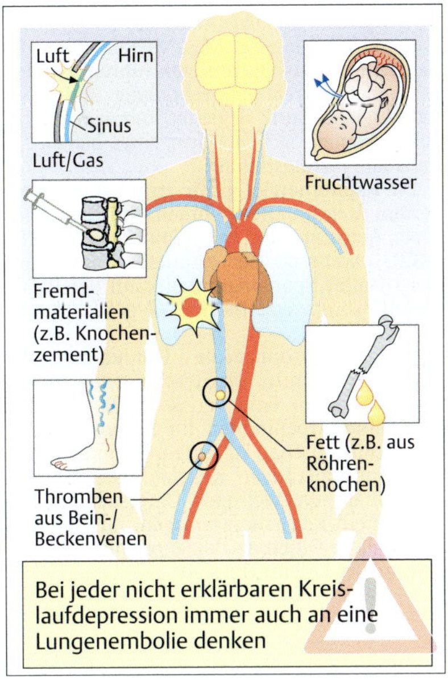

Abb. 13.36 Ursachen einer Lungenembolie.

zentuiert die negativen Auswirkungen auf den Organismus. Distal des Gefäßhindernisses liegende Lungenregionen werden dagegen weniger oder gar nicht mehr durchblutet, aber dennoch belüftet, d. h., die funktionelle *Totraumventilation* nimmt zu, wodurch die CO_2-Elimination behindert wird.

Diagnose

Die Symptome einer Lungenarterienembolie (LAE) sind abhängig vom Ausmaß der Verlegung des pulmonalen Gefäßbetts und oft sehr unspezifisch bis asymptomatisch. Zu den Beschwerden gehören

- Dyspnoe,
- Thoraxschmerz,
- Synkopen,
- Hämoptysen.

Nicht selten wird eine LAE zufällig als Nebenbefund diagnostiziert. Umso wichtiger sind sog. prädisponierende Faktoren, die in Risikoscores erfasst werden (▶ Abb. 13.37).

Bei Patienten mit chronischer pulmonaler Hypertonie können auch schon kleinere Embolien schwerwiegende Folgen haben.

Unter einer Narkose dominieren unspezifische Zeichen: *Hypotonie*, *Tachykardie* (selten primäre Bradykardie), *Arrhythmien* (z. B. Vorhofflimmern), *EKG-Veränderungen* wie S_I/Q_{III}-Typ, Rechtsschenkelblock, ST-Hebungen oder ST-Senkungen in den Ableitungen III, aVF und V_{1-3}, *arterielle Hypoxie* (Abfall der $pSaO_2$), evtl. *Zyanose*, *ZVD-Anstieg*. Massive Embolien, die zu einem Rechtsherzversagen führen, werden von einer *oberen Einflussstauung* und einer *Schocksymptomatik* begleitet, fulminante Embolien können sich in Form eines *plötzlichen Herztodes* manifestieren.

Die **Kapnometrie/-grafie** zeigt bei unverändertem Atemminutenvolumen (AMV) eine abrupte Abnahme des endexspiratorischen CO_2 ($etCO_2$), während der arterielle ($PaCO_2$) ansteigt (unter Spontanatmung kann der $PaCO_2$ wegen kompensatorischer Hyperventilation absinken.

Die **transösophageale Echokardiografie** (TEE) eignet sich zur Überwachung von Patienten mit hohem Embolierisiko, z. B. während bestimmter Operationen im Sitzen oder bei kardiochirurgischen Patienten. In der Situation einer intraoperativen Kreislaufinstabilität ist die TEE die wegweisende Untersuchung, die bei akutem Rechtsherzversagen auf eine LAE als mögliche Differenzialdiagnose hinweist.

Zeichen der LAE im TEE sind

- Rechtsherzbelastung (Dilatation des rechten Ventrikels),
- Wandbewegungsstörungen (Hypokinese) des rechten Ventrikels,
- Trikuspidalinsuffizienz,
- Abweichung des Septums zur linken Seite,
- thromboembolisches Material in den Pulmonalarterien.

Intraoperative Behandlung des akuten Rechtsherzversagens

Aufrechterhaltung des koronaren Perfusionsdrucks durch Noradrenalin. Infolgedessen kann die Durchblutung des rechtsventrikulären Myokards zunehmen, was die wichtigste Voraussetzung für eine verbesserte Ventrikelfunktion ist. Weiteres Ziel ist die Optimierung der Vorlast unter echokardiografischer Kontrolle (Oberkörperhochlagerung, Trendelenburg-Lagerung oder ggf. Volumengabe). Weitere Maßnahmen können den pulmonalen vaskulären Widerstand (PVR) senken:

- Normoxämie: $pSaO_2 \geq 95\,\%$; PaO_2 75–100 mmHg
- Normokapnie: $PaCO_2$ 35–45 mmHg
- inhalative Pulmonalvasodilatatoren, z. B. NO, Iloprost

Bei massiven, fulminanten oder behandlungsrefraktären Embolien muss, wenn diese (höchstwahrscheinlich) thrombotisch bedingt sind, eine *Thrombolyse* mit rt-PA („recombinant tissue plasminogen activator", z. B. Alteplase) erwogen werden. Eine andere Möglichkeit ist die *Embolektomie*.

Ist der Patient transportfähig und besteht damit die Möglichkeit der weiterführenden Diagnostik mittels Angio-CT, können daraus verschiedene therapeutische Optionen abgeleitet werden:

- medikamentöse Therapie: Antikoagulation, systemische Lyse
- lokale kathetergestützte Katheterlyse
- Embolektomie:
  - interventionell kathetergestützt
  - chirurgisch

Das therapeutische Vorgehen bei LAE stellt in der perioperativen Medizin hohe Anforderungen an die interdisziplinäre Zusammenarbeit und kritische Risiko-Nutzen-Abwägungen, da die Folgen einer Lyse vor dem Hintergrund des operativen Eingriffs berücksichtigt werden müssen. So könnte z. B. eine Lysetherapie einer LAE nach einem intrakraniellen Eingriff kritische Blutungen in der Schädelhöhle verursachen.

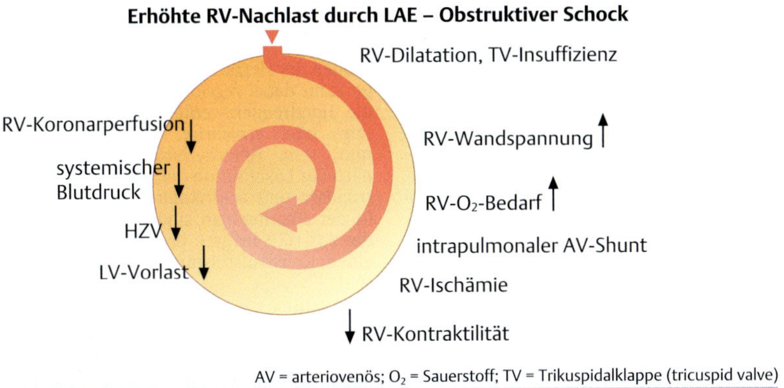

Symptome, Parameter und prädisponierende Faktoren zur Vorhersage einer Lungenarterienembolie (revidierter Genfer Score)	
klinische Zeichen einer tiefen Beinvenenthrombose (TVT): Schmerz bei tiefer Palpation, einseitiges Beinödem	1
einseitiger Beinschmerz	1
Herzfrequenz ≥ 95/min (zählt 2-fach in der Risikobewertung)	2
Operation oder Knochenfraktur innerhalb des vorigen Monats	1
Hämoptysen	1
aktive Krebserkrankung	1
frühere Lungenembolie oder TVT (tiefe Beinvenenthrombose)	1
frühere LE oder TVT	1
Alter > 65 Jahre	1
Risikobewertung der klinischen Wahrscheinlichkeit (nach der Gesamtsumme der oben genannten einzelnen Punktewerte)	Gesamtscore
LAE unwahrscheinlich	0–2
LAE wahrscheinlich	≥ 3

Abb. 13.37 Lungenarterienembolie - revidierter Genfer Score zur Risikobewertung.

Perikardtamponade

Eine Perikardtamponade kann durch Ansammlung von Flüssigkeit oder Luft im Herzbeutel (Pneumoperikard) zustande kommen (▶ Abb. 13.38). Akut können bereits 100 ml Flüssigkeit die Herzfüllung in der Diastole kritisch behindern. Interoperativ kann dies z. B. kurz nach der Sprengung der Aortenklappenstenose (= Valvoplastie) während der TAVI-Prozedur (transcatheter aortic valve implantation; TAVI) passieren. Auf eine Perikardtamponade können dann mehrere Befunde hindeuten:

- *Pulsus paradoxus*, eine sich inspiratorisch verstärkende Halsvenenstauung und das Leiserwerden der Herztöne (sog. **Beck-Trias**)
- arterielle Hypotension
- Tachykardie und ein
- erhöhter ZVD
- EKG: *Niedervoltage* und ischämiebedingte ST-Strecken

Pulsus paradoxus

Als Pulsus paradoxus werden etwas irreführend stärkere atemsynchrone Blutdruckschwankungen (BP_{sys} Δ10 mmHg) bezeichnet. Schon unter Spontanatmung ist der systolische Blutdruck inspiratorisch immer geringfügig niedriger als exspiratorisch. Das hängt mit dem negativen intrathorakalen Druck während der Inspiration zusammen. Hierdurch wird der Druck in den pulmonalen Venen verringert, sodass der Blutstrom zum linken Herzen abnimmt. Die Reduktion der linksventrikulären Füllung führt schließlich zu einem Abfall des Schlagvolumens und damit des Aortendrucks. Für die Beatmung gilt im Prinzip das Gleiche. Jedoch sind dann die Druckverhältnisse invers, d. h., der Blutdruck ist exspiratorisch etwas niedriger als inspiratorisch. Dieses physiologische Prinzip wird bei der Messung der dynamischen Kreislaufparameter Schlagvolumenvarianz (SVV) genutzt. Eine Perikardtamponade verstärkt diese Vorgänge.

Therapie

Ein hämodynamisch wirksamer Perikarderguss (Tamponade) muss umgehend unter sonografischer Kontrolle durch eine *Perikardpunktion* (Perikardiozentese, ggf. Drainage) entlastet werden. Sollte dies nicht gelingen, so muss eine Thorakotomie durchgeführt und die zugrunde liegende Ursache beseitigt werden.

Herzrhythmusstörungen

Unter einer Herzrhythmusstörung versteht man physiologische oder pathologische Änderungen der Herzschlagfolge. Die Herzschlagfolge kann dabei *regelmäßig* oder *unregelmäßig*, die Herzfrequenz *erhöht* (Tachykardie; > 100/min) oder *erniedrigt* (Bradykardie; < 50–60/min) sein. Herzrhythmusstörungen werden nach der Lokalisation der Ursache in *supraventrikuläre* und *ventrikuläre* Formen unterteilt. In der Akutmedizin sind diejenigen relevant, die das HZV kritisch erniedrigen oder die zu einem Kreislaufstillstand führen können.

Therapie

Bei plötzlich auftretenden Arrhythmien muss sofort nach der Ursache gesucht werden, um möglichst eine kausale Therapie durchführen zu können. An erster Stelle steht der Ausschluss bzw. die Beseitigung einer Hypoxie (akutes A- und B-Problem). Weitere Ursachen sind operative Stimuli und zu flache Anästhesie. Häufig beruhen intraoperative Rhythmusstörungen aber auch auf Elektrolytentgleisungen (z. B. Hypokaliämie, ▶ Abb. 13.41).

Eine **symptomatische Therapie** ist indiziert, wenn es sich um hämodynamisch relevante Arrhythmien oder um Vorboten maligner Arrhythmien (Kammertachykardie/-flattern/-flimmern) handelt (▶ Abb. 13.39). Selten sind die sog. Präexzitationssyndrome, wie z. B. Wolf-Parkinson-White (WPW) oder Lown-Ganong-Levine (LGL) die Ursache. Bei **tachykarden Rhythmusstörungen** empfiehlt es sich, das *Serum-Kalium* im Bereich von 4,1–5,0 mmol/l zu halten Ein neu aufgetretenes **tachykardes Vorhofflimmern** kann, wenn die üblichen Ursachen ausgeschlossen sind und das Serum-Kalium normalisiert wurde, unter Narkose durch eine *Kardioversion* behandelt werden. **Bradykarde Rhythmusstörungen** lassen sich meist mit *Atropin*, fraktioniert niedrig dosiert Adrenalin i. v. oder β-Sympathomimetikum *Orciprenalin* (Off-Label) beheben. Bei unzureichendem Erfolg ist jedoch eine *Schrittmacherstimulation* erforderlich (extern über thorakale Elektroden oder intern über eine transvenöse Ventrikelsonde).

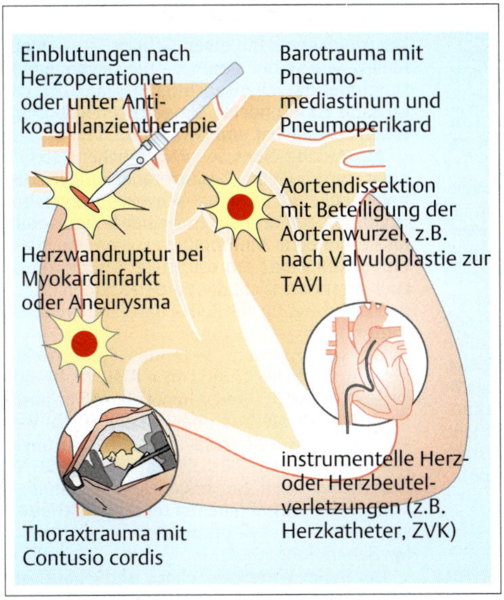

Abb. 13.38 Ursachen einer Perikardtamponade.

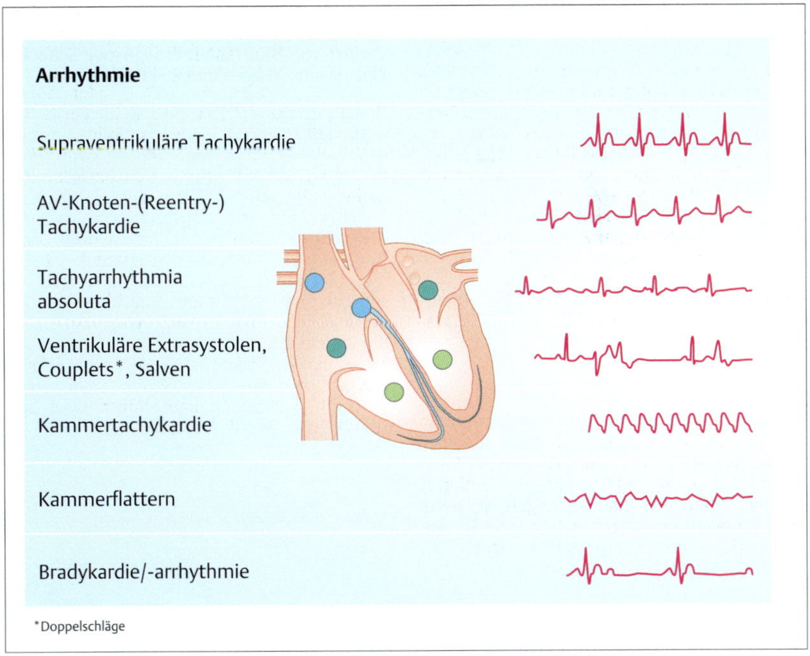

Abb. 13.39 Symptomatische Therapie perioperativer Arrhythmien (Auswahl).

Antiarrhythmika sollen nur bei nicht ermittelbarer oder nicht behebbarer Ursache eingesetzt werden. Wegen der möglichen Nebenwirkungen (▶ Abb. 13.42) sollten dann Substanzen mit kurzer oder ultrakurzer Halbwertszeit bevorzugt werden, z. B. *Esmolol, Landiolol* zur Blockade von β_1-Rezeptoren bei gesteigerten Sympathikotonus oder *Adenosin* zur Suppression der AV-Überleitung bei supraventrikulären Tachyarrhythmien. Die Gabe von *Verapamil* kann bei einer fälschlich als supraventrikuläre Arrhythmie gedeuteten ventrikulären Rhythmusstörung aufgrund der peripheren Vasodilatation deletäre Folgen haben und einen Kreislaufstillstand auslösen. Verapamil soll daher in der Akutphase überhaupt vermieden werden. Die Anwendung von *Herzglykosiden* ist hier ebenso wenig ratsam. Sie führen nicht zu einem unmittelbaren Erfolg, ihre Wirkungen sind nicht steuerbar und die individuelle Empfindlichkeit kann perioperativ stark schwanken (z. B. AV-Block bei Hypokaliämie).

Vier Formen des Schocks

Kennzeichnend für einen Schock ist – unabhängig von seiner Genese – die ungenügende Durchblutung lebenswichtiger Organe mit daraus resultierendem Ungleichgewicht zwischen O_2-Angebot und O_2-Bedarf.

Am Anfang eines Schockgeschehens stehen noch funktionelle Organveränderungen, die reversibel sind, am Ende schwere, irreversible Organschäden und das mit einer hohen Letalität verbundene Multiorganversagen. Für diese Entwicklung sind Störungen der Mikrozirkulation verantwortlich, die zu einer nachhaltigen Beeinträchtigung des Zellstrukturstoffwechsels führen.

Die vier zugrunde liegenden Pathomechanismen des Schocks sind in ▶ Abb. 13.40 dargestellt (4 Quadranten): hypovolämisch (absoluter Volumenverlust oder relativ durch Verschiebung aus dem Intravasalraum), kardiogenes (kardial/extrakardial) und obstruktives Auswurfversagen. Die aufgezeigten physiologischen Mechanismen bieten therapeutische Ansatzpunkte zur symptomatischen und kausalen Behandlung.

Der hypovolämische Schock ist die häufigste Schockform in der perioperativen Phase neben dem anaphylaktischen Schock (Kap. 13.4). Er hat seine Ursache in einer *kritischen Verminderung des zirkulierenden Blutvolumens* durch Verlust von Blut („hämorrhagischer Schock"), Plasma oder Wasser und Elektrolyten.

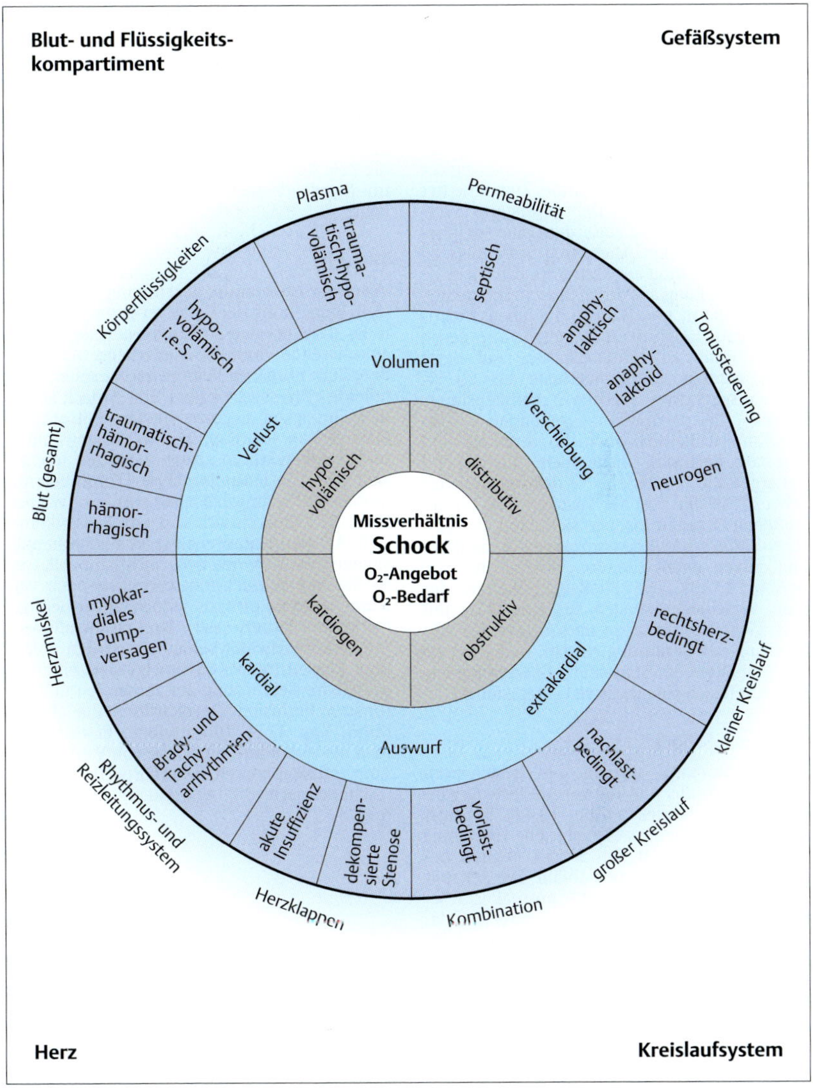

Abb. 13.40 Schock: Übersicht der Pathophysiologie. Übersicht der Pathophysiologie des Schocks. Hypovolämie (absolut, distributiv) kardiogen, obstruktiv. 4 Quadranten: Volumenverlust und - verschiebung, Herzzeitvolumen (HZV) Kardial und extrakardial. Die physiologischen Mechanismen in den Quadranten geben therapeutische Ansatzpunkte für die symptomatische und kausale Behandlung des Schocks. (Quelle: Standl T, Annecke T, Cascorbi I et al. Nomenklatur, Definition und Differenzierung der Schockformen. Dtsch Arztebl Int 2018; 115: 757-68; DOI: 10.3238/arztebl.2 018 0757)

Pathophysiologie

Die Verminderung des intravasalen Volumens führt zu einer Makrozirkulationsstörung durch Abnahme des HZV und des mittleren arteriellen Blutdrucks (MAP). Darauf reagiert der Organismus mit einer Reihe von Kompensationsmechanismen. Im Vordergrund steht die adrenerge Gegenregulation zur *Mobilisierung der kardialen Reserven* (Tachykardie, Zunahme der Myokardkontraktilität). Der gesteigerte Sympathikotonus bewirkt außerdem eine periphere Vasokonstriktion. Hierdurch kommt es zu einer *Zentralisation des Kreislaufs*, d. h. zu einer Blutumverteilung aus dem Splanchnikusgebiet, der Muskulatur und Haut in die lebenswichtigen Organe (Gehirn und Herz), um deren Durchblutung aufrechtzuerhalten. Auf diese Weise können Volumenverluste bis zu ca. 25 % ausgeglichen werden („kompensierter Schock"). Bei darüberhinausgehenden Verlusten kann schließlich auch die zerebrale und koronare Perfusion nicht mehr ausreichend sichergestellt werden („dekompensierter Schock"). In den von der Vasokonstriktion betroffenen Organen machen sich dann die typischen *Mikrozirkulationsstörungen* bemerkbar und setzen einen Circulus vitiosus in Gang (▶ Abb. 13.43). Die Fließeigenschaften des Bluts verschlechtern sich, bis eine Stase mit Flüssigkeitsextravasation und intravasaler Aktivierung der Gerinnung eintritt, und als Folge der anhaltenden schweren Gewebehypoxie entwickelt sich eine massive Laktatazidose.

Diagnose „Schock"

Die Symptomatik spiegelt den gesteigerten Sympathikotonus und die verminderte Organdurchblutung wider (▶ Abb. 13.44). Es muss bedacht werden, dass die arterielle Hypotonie kein Frühzeichen ist. Ein Schock beginnt bereits, bevor der Blutdruck abfällt. Die Rekapillarisierungszeit („Rekapzeit"; normal: ≤2 Sekunden) ist ein Schockzeichen, dass bei der Notfallevaluation eines Patienten standardmäßig erhoben wird und die periphere Durchblutung und damit den Grad der Zentralisierung im kompensierten Schock widerspiegelt.

Bestimmung der Rekapillarisierungszeit

Die „Rekapzeit" wird am Nagelbett eines Fingers oder auf an einer gut durchbluteten Hautstelle (z. B. Stirn, Brustbein) bestimmt. Das Blut wird dort manuell aus dem Kapillargebiet gepresst, bis die Haut kurz blass wird. Die Rekapillierungszeit („capillary refill time", CRT) ist die Zeit, die vergeht, bis die normale Hautfarbe im Nagelbett nach Druckaufhebung zurückkehrt.

Therapie

Vorrangig ist zwar die Beseitigung der Ursache (z. B. Blutstillung bei Gefäßverletzungen), doch muss parallel dazu so rasch wie möglich das zirkulierende Volumen wiederhergestellt werden. Zum primären *Volumenersatz* sollen Kristalloide eingesetzt werden, erst danach kolloidale Flüssigkeit, Erythrozytenkonzentrate und Plasma (Kap. 9.4, Kap. 9.6). Gerinnungsinhibitoren und -faktoren sollen möglichst nur gezielt nach Gerinnungsanalyse (Thrombelastografie, Gerinnungslabor)substituiert werden (Kap. 9.7). Der Einsatz von *Vasokonstriktoren* (z. B. Akrinor, Noradrenalin) ist aus pathophysiologischen Gründen zwar nicht sinnvoll, weil so die Mikrozirkulationsstörungen noch verstärkt werden, oftmals jedoch unvermeidbar. Kritische Phasen der Kreislaufinsuffizienz müssen unmittelbar behandelt werden. Hypotone Phasen (MAP ≤ 65 mmHg) sind eine unmittelbare Gefährdung der zerebralen und koronaren Perfusion (Myokardischämie Typ 2, MINS; Kap. 13.3). Unmittelbare Erstmaßnahmen bei Hypotonie sind Gabe von Vasopressor, Auto-Infusion durch Oberkörpertieflagerung („Schocklagerung"), ggf. Flüssigkeitssubstitution.

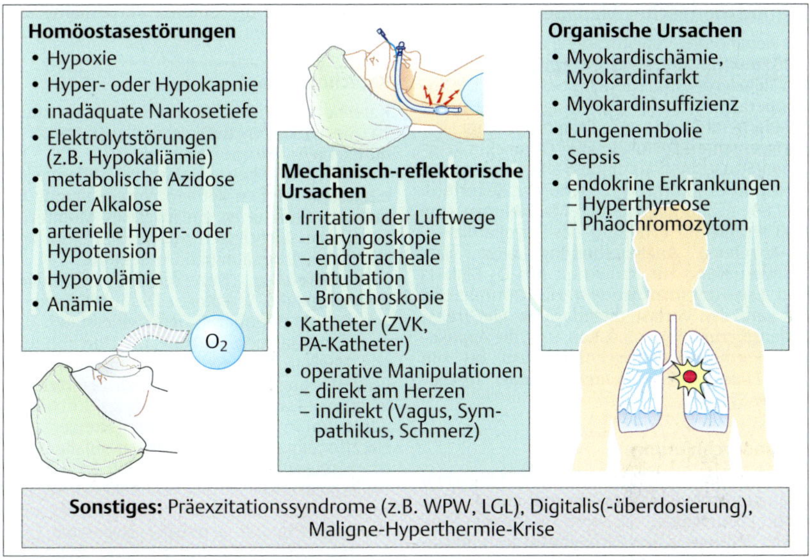

Abb. 13.41 Auslöser perioperativer Arrhythmien.

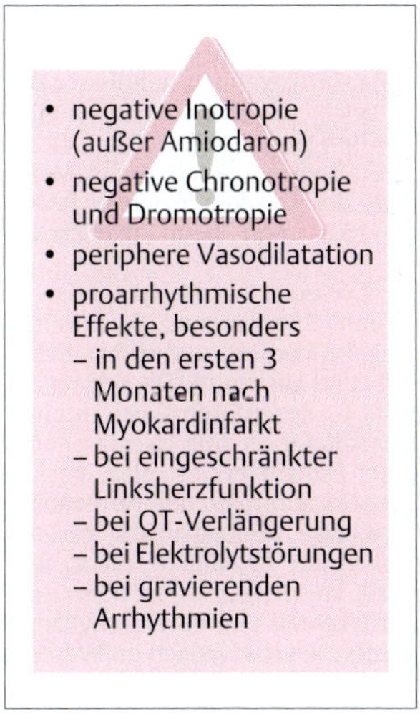

Abb. 13.42 Kardiovaskuläre Nebenwirkungen von Antiarrhythmika.

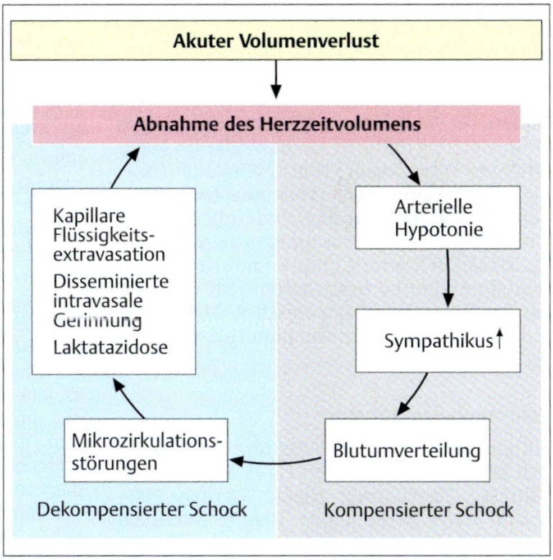

Abb. 13.43 Hypovolämischer Schock – Circulus vitiosus.

Hämodynamisches Management

Die Behandlung von Störungen der Herz-Kreislauf-Funktion muss auf die eingangs genannten Regelgrößen ausgerichtet werden. Die intraoperative Homöostase ist das Ziel, d. h. die Wiederherstellung und Erhaltung einer bedarfsgerechten Perfusion aller Organe, in kritischen Situationen zumindest aber von Gehirn, Herz und Lunge. Das therapeutische Repertoire umfasst neben allgemeinen Maßnahmen, wie O_2-Therapie zur Erhöhung des (myokardialen) O_2-Angebots, Analgosedierung oder Narkosevertiefung zur Reduktion des O_2-Bedarfs und Lagerungsmaßnahmen zur Optimierung der kardialen Vorlast, die *Infusions- und Transfusionstherapie* (Kap. 9.4, Kap. 9.6), die *Applikation kardiovaskulotroper Pharmaka* bis hin zum *Einsatz kreislaufunterstützender mechanischer Systeme*.

Organdurchblutung

Die Organdurchblutung ist unter klinischen Bedingungen nicht messbar und somit nicht direkt beurteilbar. Sie wird in erster Linie durch den regionalen Perfusionsdruck und Gefäßwiderstand geregelt (▸ Abb. 13.45). Ist der Gefäßwiderstand konstant, dann hängen der Perfusionsdruck unmittelbar vom Herzschlagvolumen ab und die Organdurchblutung vom **Herzzeitvolumen.** Das HZV ist daher die entscheidende makrohämodynamische Größe. In der perioperativen Phase werden zur Gewährleistung eines den Erfordernissen entsprechenden zellulären O_2-Angebots normale bis leicht supranormale Werte angestrebt. Unbedingte Voraussetzung dafür ist ein normaler bis leicht erhöhter intravasaler *Volumenbestand* (Normo- oder leichte Hypervolämie). Die zielgerichtete Volumentherapie und differenzierte Katcholamin- und Vasopressortherapie zur Kreislaufstabilisierung muss die Herz- und Nierenfunktion berücksichtigen und erfordert ein invasives hämodynamisches Monitoring (ZVD, SvO_2, kontinuierliche Blutdruckmessung, ggf. PCWP und HZV).

Volumenbelastungstest

Mithilfe eines Volumenbelastungstests lassen sich grob die individuellen Frank-Starling-Verhältnisse einschätzen. Hierzu werden 100–250 ml einer kristalloiden Lösung innerhalb von 5–10 Minuten unter Beobachtung des idealerweise kontinuierlich aufgezeichneten zentralvenösen und arteriellen Drucks infundiert (▸ Abb. 13.46, ▸ Abb. 13.47). Alternativ kann der Patient durch Kippen des Operationstisches in eine leichte Kopftieflage (10–20°) gebracht werden. Dies erhöht den venösen Rückstrom aus der unteren Körperhälfte und führt so zu einem ähnlichen Effekt.

Katecholamine

Katecholamine sind *direkte* Sympathomimetika. Sie wirken in unterschiedlicher Weise an *adrenergen Rezeptoren* (α_1, α_2, β_1, β_2; ▸ Abb. 13.48 oben), sodass sie differenziert eingesetzt werden können. Voraussetzung für ihre Anwendung ist ein invasives Monitoring (s. o.). Die wichtigsten Substanzen sind Noradrenalin, Adrenalin und Dobutamin.

Noradrenalin (Norepinephrin) stimuliert überwiegend *α-Rezeptoren*. Das führt zu einem Anstieg des peripheren Gefäßwiderstands und zu einer Blutdruckerhöhung. Die Durchblutung von Myokard und Gehirn nimmt durch Blutumverteilung aus den vasokonstringierten Gebieten zu. Das HZV wird allerdings durch Noradrenalin in der Regel nicht gesteigert. Die Herzfrequenz kann reflektorisch abfallen (Barorezeptorenreflex). Noradrenalin ist indiziert bei *erniedrigtem peripherem Widerstand* (z. B. septisch-toxischer Schock), aber auch bei sonst *therapieresistenter arterieller Hypotonie* (z. B. massive Lungenembolie, schwerer hypovolämischer Schock).

Adrenalin (Epinephrin; Suprarenin) stimuliert *α- und β-Rezeptoren*, wobei in niedriger Dosierung (1–2 µg/min) der β-Effekt überwiegt. Die Substanz wirkt positiv ino-, chrono-, dromo-, bathmo- und lusitrop (Beschleunigung der Myokardrelaxation), in höherer Dosierung dann auch vasokonstriktorisch. Das HZV steigt über den gesamten Dosisbereich an, ebenfalls die Herzfrequenz. Adrenalin ist Mittel der 1. Wahl bei der *kardiopulmonalen Reanimation* (Kap. 15.3) und beim *allergischen Schock*.

Dobutamin (Dobutrex) ist ein synthetisches Katecholamin mit überwiegend β_1-stimulierender Wirkung. Im Vordergrund stehen daher die positive Ino- und Lusitropie. Die schwächere Erregung von β_2-Rezeptoren führt zu einer peripheren Vasodilatation mit Nachlast- und Vorlastabnahme. Daraus erklärt sich, dass – anders als unter Noradrenalin und Adrenalin – der linksventrikuläre Füllungsdruck gesenkt und die myokardiale O_2-Bilanz nicht verschlechtert wird. Voraussetzung ist allerdings, dass ein Blutdruckabfall und eine Tachykardie vermieden werden. Sie sind jedoch im Wesentlichen nur bei einer *Hypovolämie* zu befürchten. Dobutamin gilt als das Katecholamin der 1. Wahl beim *akuten Linksherzversagen*.

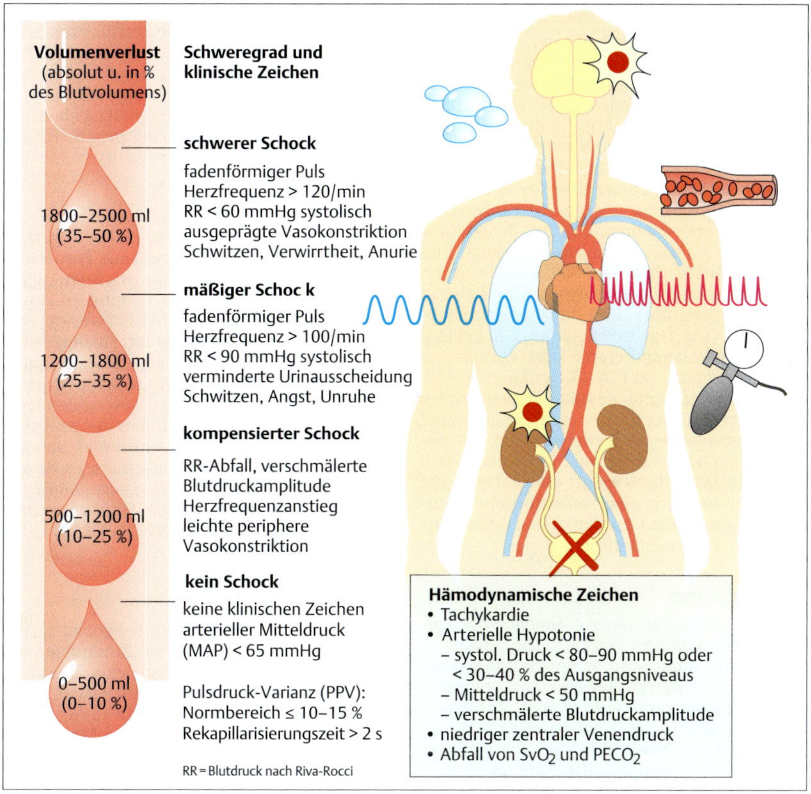

Abb. 13.44 Beziehung zwischen Volumenverlust und klinischer Symptomatik (Erwachsene).

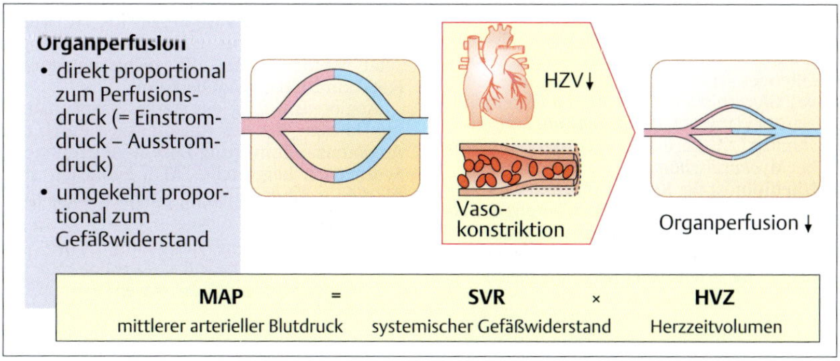

Abb. 13.45 Grundlagen der Organdurchblutung.

Phosphodiesterasehemmer

Hemmstoffe der Phosphodiesterase (PDE) III wie **Enoximon** und **Milrinon** erhöhen über eine *Verminderung des cAMP-Abbaus* den intrazellulären cAMP-Gehalt. In der Herzmuskelzelle hat dies eine Zunahme, in der Gefäßmuskelzelle eine Abnahme der Ca^{2+}-Konzentration zur Folge. PDE-III-Hemmer wirken daher positiv ino-, lusi- und chronotrop sowie peripher vasodilatatorisch. Sie werden, ergänzend zu Dobutamin oder Adrenalin, zur Behandlung des *akuten Linksherzversagens* eingesetzt. Dies kann besonders dann von Nutzen sein, wenn die Empfindlichkeit der myokardialen β_1-Rezeptoren gegenüber Katecholaminen herabgesetzt ist (sog. Down-Regulation, z. B. bei längerer Katecholamintherapie oder chronischer Herzinsuffizienz). Da PDE-III-Hemmer den peripheren Widerstand deutlich senken, muss, damit der Blutdruck nicht zu sehr abnimmt, eine Hypovolämie vermieden werden. Der positiv chronotrope Effekt von PDE-III-Hemmern ist gering ausgeprägt, sodass eine Tachykardie mehr das Ergebnis einer reflektorischen Antwort auf die Blutdrucksenkung und damit Ausdruck einer Hypovolämie ist.

Vasodilatatoren

Vasodilatatoren werden zur *Senkung der kardialen Vor- und/oder Nachlast* verwendet. Es sollen drei Substanzen herausgegriffen werden: Glyceroltrinitrat, Nifedipin und Urapidil.

- **Glyceroltrinitrat** (inkorrekt auch als Nitroglycerin bezeichnet) führt durch Abspaltung von Stickstoffmonoxid zu einer Erschlaffung der glatten Gefäßmuskulatur vor allem im *venösen*, weniger im arteriellen Bereich. Infolgedessen wird der venöse Rückstrom vermindert und der linksventrikuläre enddiastolische Druck nimmt ab („Vorlastsenkung"). In geringerem Maße sinkt auch der periphere Widerstand („Nachlastsenkung"). Das HZV steigt nur dann an, wenn deutlich erhöhte Vorlasten reduziert werden (→ abfallender Schenkel der Frank-Starling-Kurve). Glyceroltrinitrat ist unter anderem indiziert bei *Linksherzinsuffizienz mit Lungenstauung* (z. B. kardiogenes Lungenödem) und bei *Myokardischämien*.
- **Nifedipin** ist der *Kalziumantagonist* mit der stärksten vasodilatatorischen Potenz. Da vor allem der periphere Widerstand gesenkt wird, gehört es zu den Mitteln der 1. Wahl bei der *hypertensiven Krise*.
- **Urapidil** blockiert periphere α_1-Rezeptoren und stimuliert zentrale Serotoninrezeptoren vom 5-HT_{1A}-Typ. Das führt zu einer Abnahme des arteriellen Blutdrucks, ohne dass sich – anders als bei Nifedipin – eine Reflextachykardie entwickelt. Urapidil ist ebenfalls ein Mittel der 1. Wahl bei der *hypertensiven Krise*.

Diuretika

Perioperativ werden ausschließlich *Schleifendiuretika* und davon in erster Linie **Furosemid** eingesetzt. Sie sind die am stärksten wirksamen Diuretika, denn sie verhindern dosisabhängig die *Natrium- und Wasserrückresorption* im gesamten Bereich der aufsteigenden Henle-Schleife bis einschließlich des frühdistalen Tubulus. Auf diese Weise können mehr als 30 % des Primärfiltrats ausgeschieden werden. Dementsprechend nehmen die ventrikulären Füllungsdrücke ab. Furosemid bewirkt zudem eine geringe Venodilatation. Es ist unter anderem indiziert bei *Links- und/oder Rechtsherzinsuffizienz mit Stauungszeichen* („hydropische Herzinsuffizienz") und bei *iatrogener Überwässerung*.

Vasopressoren

Vasopressin und Angiotensin II-Agonisten sind wichtige i. v. Medikamente zur Behandlung des schweren Schocks mit Vasoplegie. Primärer Wirkmechanismus ist die Steigerung des systemisch peripheren Widerstands (SVR) durch Vasokonstriktion an der glatten Muskulatur der Blutgefäße.

Vasopressin wirkt an zwei Hauptrezeptoren: V1-Rezeptoren in Blutgefäßen, V2-Rezeptoren in den Nieren. Synthetisches Vasopressin aktiviert die V1-Rezeptoren in der glatten Gefäßmuskulatur (Vasokonstriktion). Der pulmonalvaskuläre Widerstand (PVR) wird nicht beeinflusst. So kann Vasopressin i. v. zur Kreislaufunterstützung bei schwerem Schock eingesetzt werden, ohne die rechtsventrikuläre Funktion zusätzlich zu belasten.

Angiotensin II ist ein starkes Vasokonstriktor-Hormon, das aus Angiotensin I durch das Angiotensin-Converting-Enzym (ACE) entsteht. Synthetisch hergestellte AT-II-Agonisten sind für die i. v. Anwendung im Schock mit Vasoplegie verfügbar.

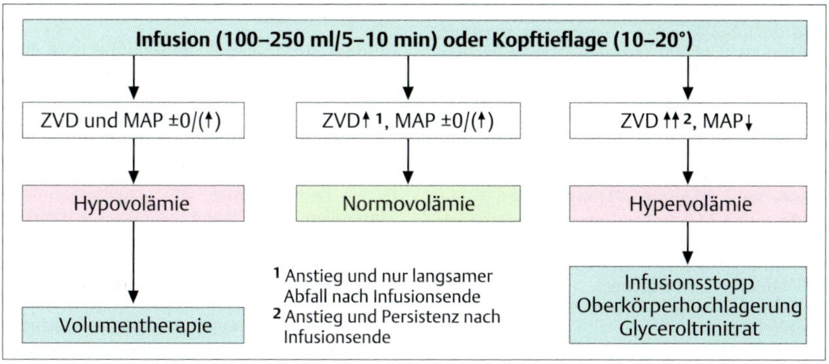

Abb. 13.46 Algorithmus zum Volumenbelastungstest.

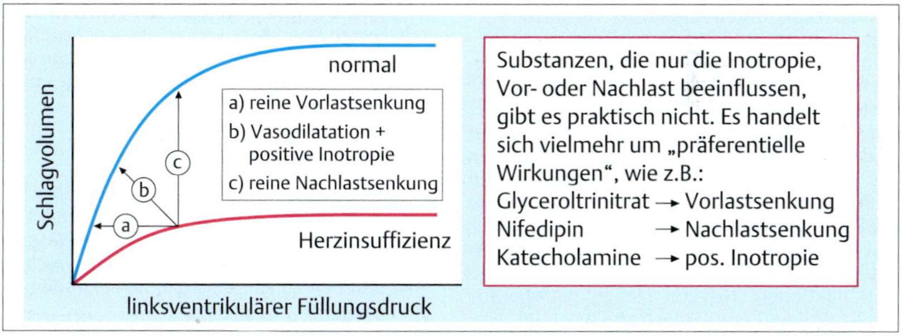

Abb. 13.47 Erläuterung hämodynamischer Therapiekonzepte anhand der Frank-Starling-Kurve.

Substanz	α	β_1	β_2	D_1	D_2
Noradrenalin	+++	++	(+)	ø	ø
Adrenalin	++	+++	+++	ø	ø
Dobutamin	+	+++	+/++	ø	ø

Rezeptoraffinität verschiedener Katecholamine

- (fortbestehende) massive Hypovolämie
- ausgeprägte Azidose (pH < 7,2)
- ionisierte Hypokalzämie
- Hypothermie
- Down-Regulation kardialer β-Rezeptoren
- Mangel an Cortisol oder Schilddrüsenhormonen
- erhebliche Reduktion kontraktilen Myokards

Gründe für eine unzureichende Katecholaminwirkung

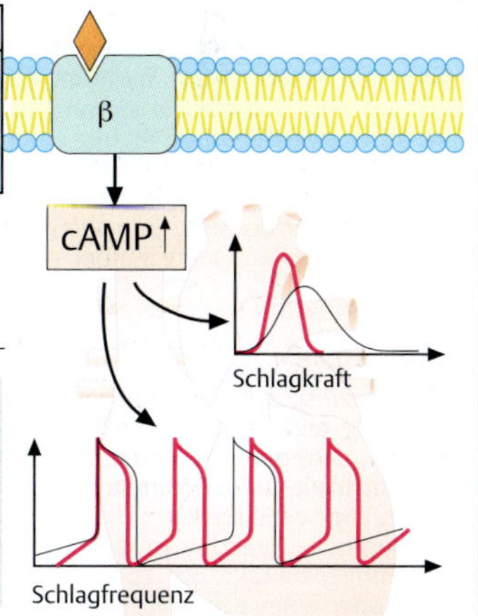

Abb. 13.48 Katecholamine: Rezeptoraffinität, Wirkungen und Wirkungsversagen.

Die Häufigkeit intraoperativer anaphylaktoider und anaphylaktischer Reaktionen wird mit 1:4500 bis 1:28 000 angegeben, wobei anaphylaktische Reaktionen mit einem Anteil von 60–70 % überwiegen sollen.

Mechanismen

Anaphylaktoide und anaphylaktische Reaktionen (► Abb. 13.49 oben) können durch *Arzneistoffe*, deren *Metaboliten* oder in den Handelspräparaten enthaltene *Begleitstoffe* (Lösungsvermittler, Stabilisatoren, Konservierungsmittel) oder *Verunreinigungen* ausgelöst werden (► Tab. 16.17). Pathogenetisch lassen sich unterscheiden:

- anaphylaktoide (= allergoide) Reaktionen: vor allem unspezifische Histaminfreisetzung oder Komplementaktivierung
- anaphylaktische (= allergische) Reaktionen: spezifische, durch Antikörper vermittelte Reaktionen

Unter den **anaphylaktoiden Reaktionen** dominieren diejenigen, die durch eine unspezifische Histaminfreisetzung hervorgerufen werden. Eine Vielzahl unterschiedlicher Pharmaka ist in der Lage, Histamin und weitere Mediatoren aus gewebeständigen Mastzellen oder im Blut zirkulierenden basophilen Granulozyten ohne Antikörperbeteiligung durch rein chemische Interaktionen freizusetzen. Demgegenüber sind **anaphylaktische Reaktionen** echte Immunreaktionen. Hiervon stehen perioperativ die Reaktionen vom Soforttyp (Typ I, IgE-vermittelt) und vom Immunkomplextyp (Typ III, IgG-vermittelt) im Vordergrund.

Tryptase-Serumkonzentration

Ein Anstieg der Tryptase-Serumkonzentration, gefolgt von einem Abfall nach 48 Stunden, weist auf eine Mastzellaktivierung hin und dient als Hinweis und Bestätigung einer stattgehabten anaphylaktischen Reaktion. Das spezifische Agens einer allergischen Reaktion ist nur selten zu bestimmen. Eine allergologische Beratung im Verlauf sollte immer empfohlen werden.

Prädispositionen

Eine unspezifische Histaminfreisetzung ist dosisabhängig und kann daher im Grunde alle Patienten betreffen. Patienten mit erhöhter Empfindlichkeit (z. B. Asthmatiker) reagieren lediglich eher oder stärker. Voraussetzung für eine allergische Reaktion ist dagegen ein früherer Antigenkontakt, der zu einer Sensibilisierung oder einer Kreuzsensibilisierung (z. B. durch Nahrungsmittel) geführt hat.

Symptomatik

Klinisch lassen sich anaphylaktoide und anaphylaktische Reaktionen nicht voneinander abgrenzen. Beide Formen können alle Schweregrade bis hin zum Herz-Kreislauf-Stillstand verursachen (► Abb. 13.50). Hierbei gilt **Histamin** als der wichtigste Mediator (► Abb. 13.49 unten). Während die unspezifische Degranulation von gewebeständigen Mastzellen in der Regel auf lokale Symptome begrenzt ist (z. B. histaminvermitteltes Erythem im Injektionsareal nach Gabe von Atracurium), führt eine Histaminfreisetzung aus basophilen Granulozyten (oder eine Komplementaktivierung) immer zu einer unterschiedlich ausgeprägten systemischen Symptomatik. Unspezifische Reaktionen sind *selbstbegrenzend*, d. h. nur von der Menge des freigesetzten Histamins und seiner Halbwertszeit abhängig, während allergische Reaktionen durch das Ingangsetzen von Mediatorkaskaden *selbsterhaltend* sind. Dennoch können unspezifische Reaktionen lebensbedrohliche Symptome hervorrufen.

Histaminrezeptoren

Die Wirkungen von Histamin werden über eigene Rezeptoren, hauptsächlich H_1- und H_2-Rezeptoren, vermittelt (Kap. 3.2). Die Plasmahalbwertszeit von Histamin ist ausgesprochen kurz und beträgt nur ungefähr 60 Sekunden.

Diagnose

Der Verdacht auf erhöhte und klinisch wirksame Histaminplasmaspiegel sollte durch einen plötzlichen, anders nicht erklärbaren **Herzfrequenzanstieg** und **Blutdruckabfall** geweckt werden. Um Hautreaktionen nicht zu übersehen, empfiehlt es sich, den Patienten auf dem Operationstisch nie ganz abzudecken. Hautreaktionen zeigen sich am häufigsten im thorakalen Bereich.

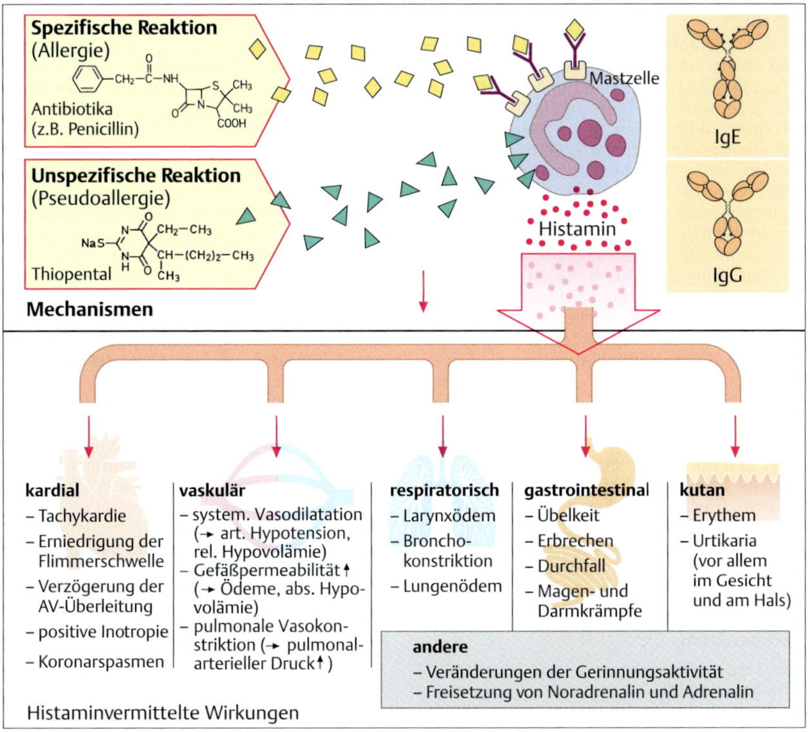

Abb. 13.49 Unverträglichkeitsreaktionen – Mechanismen und histaminvermittelte Wirkungen.

Stadium	Symptomatik	Therapie
0	lokal begrenzte Hautreaktionen	keine
I	generalisierte Hautreaktionen (Flush, Erytheme, Urtikaria, Ödeme)	Unterbrechung der Exposition mit dem auslösenden Agens, ggf. Antihistaminika (H_1- + H_2-Antagonist)
II	Tachykardie, arterielle Hypotonie; Dyspnoe, Übelkeit	Antihistaminika + Glukokortikoid (z.B. 100 mg sulfitfreies Prednisolon), ggf. Vasopressoren (z.B. Akrinor); O_2-Zufuhr
III	Schock, Bronchospastik, Larynxödem; Erbrechen, Defäkation; Bewusstseinstrübung/-verlust	Adrenalin (0,5–1 µg/kg/KG i.v. fraktioniert, ggf. mehrfach) + Volumenersatz + bei überwiegender Bronchospastik auch β_2-Sympathomimetikum Reproterol 90 µg fraktioniert als Bolus i.v., ggf. Intubation und Beatmung mit 100% O_2, Antihistaminika und Glukokortikoide: erst nach initialer Stabilisierung
IV	Atem- und Kreislaufstillstand	kardiopulmonale Reanimation 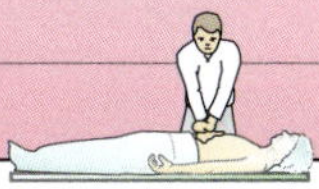

Abb. 13.50 Einteilung und Therapie anaphylaktoid-anaphylaktischer Reaktionen.

Therapie

Welche therapeutischen Schritte einzuleiten sind, hängt davon ab, wie ausgeprägt die Symptomatik ist. Als basale Maßnahme ist stets jede weitere Exposition mit histaminfreisetzenden Wirkstoffen zu vermeiden, zusätzlich können die Histaminrezeptoren blockiert werden. Vorrangige Bedeutung bei schweren Reaktionen hat die Therapie mit **Adrenalin** (Epinephrin; Kap. 13.3) (▶ Abb. 13.51). Neben der kreislaufstimulierenden und bronchospasmolytischen Wirkung kann Adrenalin in höherer Dosierung Membranen stabilisieren. Auf diese Weise hemmt es unspezifisch die weitere Degranulation von Mastzellen und basophilen Granulozyten und vermindert durch Reduktion der Gefäßpermeabilität zudem die Ödementwicklung. Entscheidend für den therapeutischen Erfolg sind jedoch die Normalisierung des stark erniedrigten Gefäßtonus und die Steigerung der Myokardkontraktilität. Ferner muss so schnell wie möglich das (absolute und relative) intravasale **Volumendefizit** beseitigt werden. Hierzu wird zügig eine kristalloide Flüssigkeit infundiert. Zusätzlich muss für eine adäquate Oxygenierung gesorgt werden, wozu ggf. eine Sicherung des Atemwegs mittels Intubation und Beatmung erforderlich sind.

Nachbereitung

Tritt eine Besonderheit wie z. B. eine allergische Reaktion auf, ist es die Pflicht des Anästhesisten, den Operateur und den Patienten darüber zu informieren. Hierzu genügt die mündliche Information im Aufwachraum nicht. Es ist empfohlen, dem Patienten schriftliche Informationen über die Unverträglichkeitsreaktion zu überreichen.

Prophylaxe

An erster Stelle steht die Expositionsprophylaxe, d. h., bei disponierten Patienten müssen alle potenziell histaminfreisetzenden Stoffe vermieden werden. Außerdem sollen sämtliche verwendeten Medikamente langsam injiziert werden. Darüber hinaus kann eine präventive Gabe von H_1-Rezeptor-Antagonisten sinnvoll sein (Kap. 3.2). Hierdurch lassen sich die Rate und der Schweregrad anaphylaktoider Reaktionen vermindern, bei anaphylaktischen Reaktionen wird möglicherweise die Letalität gesenkt (▶ Abb. 13.52).

Latexallergien

Epidemiologische Untersuchungen zeigen eine seit einigen Jahren steigende Inzidenz von Latexallergien (▶ Abb. 13.53). Deswegen verwundert es nicht, dass Latexallergien gerade im anästhesiologischen und operativen Bereich erheblich an Bedeutung gewonnen haben.

Bei der Latexallergie handelt es sich um eine *IgE-vermittelte Reaktion* auf Latexproteine. Latex, der Milchsaft des Kautschukbaums, ist Ausgangsstoff für zahlreiche medizinische Produkte. Er enthält ungefähr 250 Proteine, wovon etwa 60 allergen sind. Aufgrund uneinheitlicher Fertigungsstandards gibt es große Unterschiede im Allergengehalt industrieller Latexprodukte. Nicht selten bestehen *Kreuzunverträglichkeiten* auf bestimmte Lebensmittel, wie z. B. Bananen, Kiwis, Mangos, Avocados und Esskastanien. Als **Prädispositionen** gelten dysraphische Fehlbildungen wie Spina bifida (bis zu 70 %), urogenitale Fehlbildungen (Sensibilisierung vermutlich wegen häufiger Blasenkatheterisierung) und die Atopie.

Ein **Latexkontakt** im medizinischen Bereich kann über Haut und Schleimhäute, seröse Häute (z. B. Peritoneal- oder Pleuradrainagen), Injektionen und Infusionen zustande kommen. Als besonders gefährlich ist die *aerogene Exposition* einzustufen, z. B. über die heute nicht mehr zulässigen gepuderten Latexhandschuhe. Die **klinische Symptomatik** reicht von Erythemen, Kontakturtikaria und Rhinokonjunktivitis über den Asthmaanfall bis zum Vollbild des anaphylaktischen Schocks. Im Gegensatz zu den durch intravenöse Antigenzufuhr ausgelösten Reaktionen ist eher mit einem verzögerten Einsetzen der Symptome zu rechnen (ca. 30 Minuten nach Exposition).

Bei Unverträglichkeitsreaktionen während medizinischer Behandlungen (unklare Kreislaufdepression, Bronchospastik oder Hautveränderung) ist immer auch eine Latexallergie in Betracht zu ziehen. Dann ist umgehend auf die Verwendung latexfreier Artikel umzustellen. Vor weiteren Eingriffen sollte zur Abklärung der Ursache ein Allergologe hinzugezogen werden. Bei disponierten Patienten muss von vornherein sämtlicher Latexkontakt vermieden werden („latexfreie Anästhesie“).

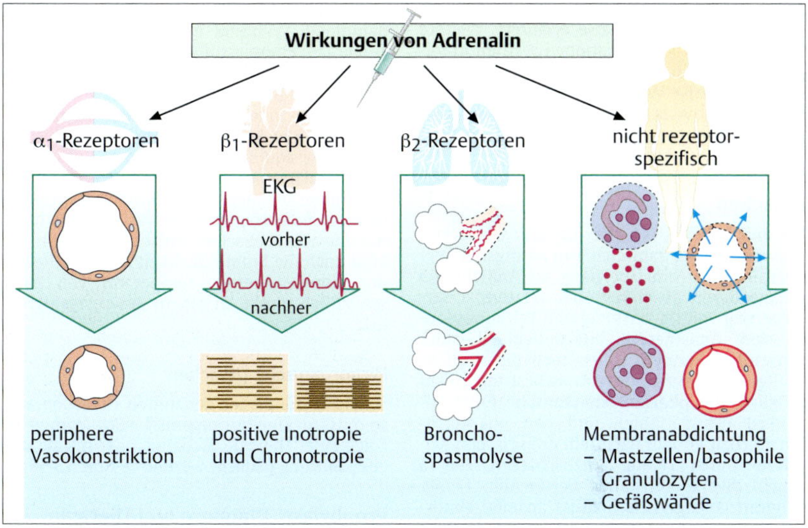

Abb. 13.51 Therapie mit Adrenalin.

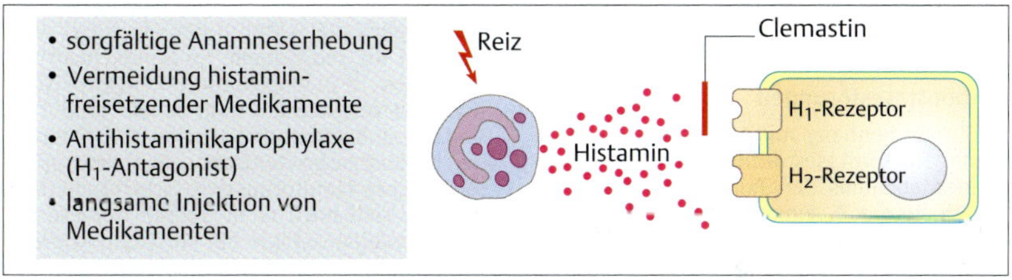

Abb. 13.52 Prophylaktische Maßnahmen bei disponierten Patienten.

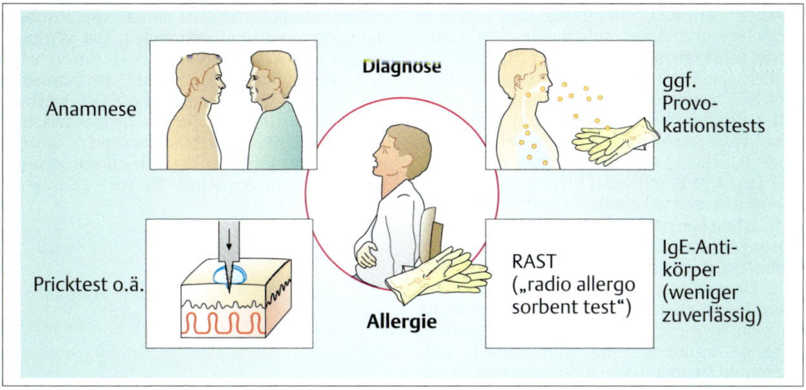

Abb. 13.53 Latexallergien.

An dieser Stelle wird nur das verzögerte Aufwachen aus einer Narkose erläutert. Weitere zentralnervöse Komplikationen werden in folgenden Kapiteln abgehandelt:

- intraoperative Wachphänomene in Kap. 5.3
- postoperative Erregungszustände und zentralanticholinerges Syndrom in Kap. 14.3
- epileptischer Anfall in Kap. 12.6

Ursachen

Die möglichen Ursachen für ein verzögertes Aufwachen sind zahlreich. Am häufigsten liegt allerdings nur ein **Überhang an Anästhetika** infolge deren absoluter oder relativer Überdosierung vor. Da Wirkung und Wirkungsdauer von Anästhetika interindividuell stark schwanken können, ist es auch bei noch so großer Erfahrung des Anästhesisten nicht möglich, die pharmakodynamische Empfindlichkeit des Patienten und den pharmakokinetischen Verlauf nach rein empirischen Kriterien immer richtig einzuschätzen. Hierzu tragen diverse Umstände bei (▶ Abb. 13.54). Differenzialdiagnostisch muss an eine abnorme Reaktion auf zentral wirksame Pharmaka im Sinne eines *ZAS* gedacht werden. Aber auch ein nur scheinbares Nichtaufwachen durch einen *Überhang an Muskelrelaxanzien* ist zu erwägen.

Homöostasestörungen

Im Zusammenhang mit einer Narkose auftretende Homöostasestörungen (▶ Abb. 13.55) können ebenfalls den Aufwachzeitpunkt verzögern, wie z. B. eine fehlerhafte Beatmung. Das gilt nicht nur für eine Hypoxie. Auch eine *Hypoventilation* kann eine Narkose verlängern, z. B. durch verlangsamte Elimination von Inhalationsanästhetika oder durch die Hyperkapnie, wenn diese ausgeprägt genug ist („CO_2-Narkose" bei $PaCO_2 > 70$ mmHg; Kap. 5.3). Eine ausgiebige und länger anhaltende *Hyperventilation* führt nicht nur zu einer Hypokapnie, sondern auch zu einer Entleerung der CO_2-Speicher, sodass dann der Atemantrieb nachhaltig verringert wird. Außerdem kann eine Hypokapnie, ebenso wie eine *arterielle Hypotonie* (z. B. Schock) oder ein *erhöhter intrakranieller Druck* (z. B. schweres SHT) durch die Verminderung der zerebralen Durchblutung das Aufwachen beeinträchtigen. Weiterhin müssen Störungen des Elektrolythaushalts und des Glukosestoffwechsels in Betracht gezogen werden. Eine exzessive *Hyponatriämie* kann, vor allem bei rascher Entstehung (z. B. fehlerhafte Infusionstherapie), ein Hirnödem mit neurologischen Ausfällen, eine sich schnell entwickelnde *Hypernatriämie* dagegen eine pontine Myelinolyse hervorrufen. *Hyperkalzämie* und *Hypermagnesiämie* wirken direkt zentral dämpfend. Während eine *Hypoglykämie* den zerebralen Energiestoffwechsel reduziert, kann eine ausgeprägte *Hyperglykämie* – besonders beim insulinpflichtigen Diabetiker – ein ketoazidotisches oder hyperosmolares Koma verursachen. Um kein Hirnödem aufgrund eines Glukosedysäquilibriums zwischen Extra- und Intrazellulärraum zu provozieren, dürfen dann die Blutzuckerspiegel nur schrittweise gesenkt werden. Eine *Hypothermie* verlangsamt nicht nur die metabolischen Prozesse, sondern erhöht auch die Empfindlichkeit auf Anästhetika und führt bei einer Temperatur von 28 °C schließlich direkt zu einem Bewusstseinsverlust.

Hirnorganische Ursachen

Scheiden die bisher genannten Ursachen aus, so muss an eine hirnorganische Schädigung als Folge einer Hypoxie, Ischämie oder intrakraniellen Blutung gedacht werden (▶ Abb. 13.56).

Prophylaxe, Diagnose und Therapie

Um einen Narkoseüberhang zu verhindern, müssen bei der Auswahl und Dosierung der Medikamente neben der Eingriffsdauer soweit wie möglich die Faktoren berücksichtigt werden, die die individuelle Empfindlichkeit beeinflussen (z. B. Begleiterkrankungen). Nützlich sind Anästhesieverfahren wie eine TIVA und bei Inhalationsanästhesien die Messung der Narkosegaskonzentration. Ein elektrophysiologisches Monitoring der Narkosetiefe (Kap. 9.2) hat sich noch nicht überall durchsetzen können. Verfahren wie die Pulsoxymetrie und Kapnometrie, ergänzt durch Laboranalysen bei längeren oder größeren Eingriffen und bei Risikopatienten, helfen Homöostasestörungen frühzeitig zu entdecken.

Die Relaxometrie lässt einen Relaxansüberhang erkennen und vermeiden. Die Wirkung einiger Medikamente kann antagonisiert werden (Benzodiazepine, Opioide, Relaxanzien), ein ZAS mit Physostigmin beseitigt werden. Wenn diese Ursachen für ein Nichtaufwachen aus der Narkose ausscheiden, muss gezielt nach hirnorganischen Veränderungen gesucht werden (neurologisches Konsil, CCT etc.). (▶ Abb. 13.57)

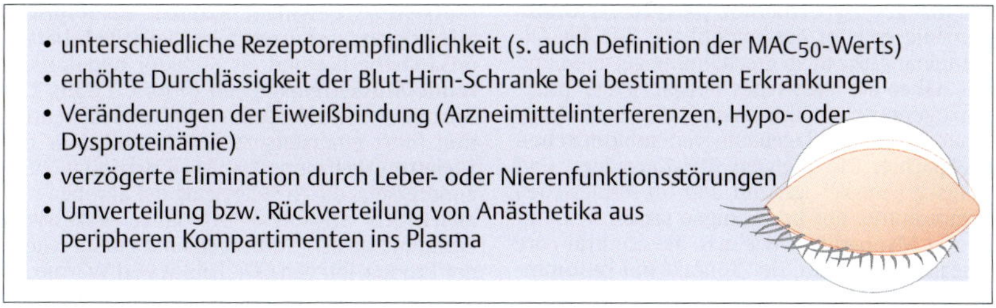

Abb. 13.54 Narkoseüberhang (mögliche Gründe).

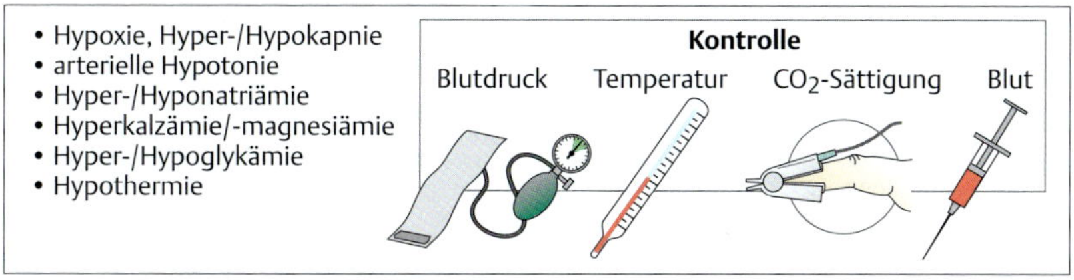

Abb. 13.55 Homöostasestörungen, die das postnarkotische Aufwachen verzögern können.

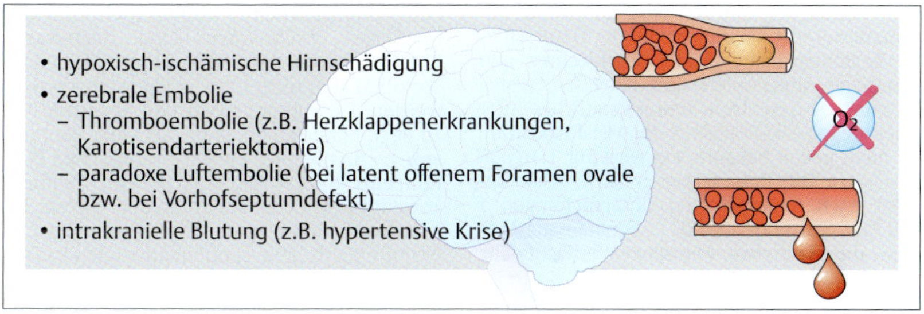

Abb. 13.56 Hirnorganische Veränderungen, die das postnarkotische Aufwachen beeinträchtigen.

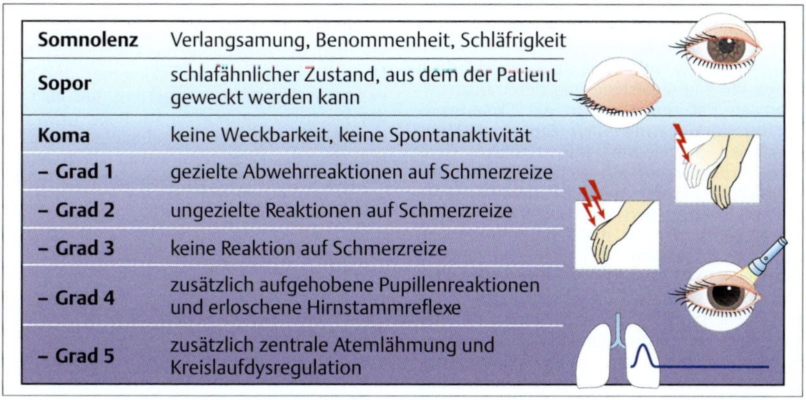

Abb. 13.57 Einteilung der (quantitativen) Bewusstseinstrübung.

Die maligne Hyperthermie (MH) ist als Krankheitsbild erst im Zusammenhang mit der Allgemeinanästhesie in Erscheinung getreten und gilt daher als klassisches Beispiel einer pharmakogenetischen Erkrankung. Sie beruht auf einer seltenen anlagebedingten **subklinischen Myopathie.** Die meisten MH-Genträger sind klinisch (muskel-)gesund und im Alltagsleben symptomfrei, nur bei wenigen lassen sich eindeutig Myopathien, wie z. B. die „central core disease", erkennen. Der Kontakt mit bestimmten Triggersubstanzen, z. B. volatilen Anästhetika, führt zu Krankheitserscheinungen. Triggersubstanzen können abrupt schwere bis schwerste biochemische Veränderungen in der Skelettmuskulatur auslösen und dadurch zu einer lebensbedrohlichen Stoffwechselentgleisung, der sog. **MH-Krise,** führen (▶ Abb. 13.58). Die MH-Krise ist wahrscheinlich die gefährlichste Komplikation einer Allgemeinanästhesie überhaupt, denn sie endet unbehandelt in 70–80 % der Fälle mit dem Tod des Patienten. Gegenwärtig liegt die Letalität unter 10 %.

Epidemiologie

Die Veranlagung zur MH wird autosomal-dominant vererbt. Rassenspezifische Unterschiede bestehen nicht. Beide Geschlechter und sämtliche Altersstufen sind betroffen, wobei männliches Geschlecht und jugendliches Alter überwiegen. Die Prävalenz der MH-Disposition ist nicht genau bekannt, sie wird auf 1:10 000 geschätzt. Die Rate schwerer MH-Krisen beträgt nach retrospektiven Untersuchungen 1 Fall auf 250 000–500 000 Allgemeinanästhesien, die Häufigkeit klinischer Verdachtsfälle etwa 1:20 000.

Pathophysiologie

Der MH liegt eine **Störung der myoplasmatischen Kalziumhomöostase** zugrunde. Auch wenn die Mechanismen im Einzelnen noch nicht endgültig aufgeklärt sind, spricht doch vieles für eine Fehlsteuerung der transmembranalen Kalziumströme in der Skelettmuskulatur (sarkoplasmatisches Retikulum, Mitochondrien, Sarkolemm). MH-assoziierte Genloci wurden bisher auf sechs Chromosomen entdeckt. Bei einem Teil der Patienten konnte außerdem ein genetischer Defekt des Ryanodinrezeptors, der für die Kalziumfreisetzung (mit-)verantwortlich ist („calcium release channel"), nachgewiesen werden. Allen disponierten Patienten ist gemeinsam, dass verschiedene Triggermechanismen auf der Grundlage der angenommenen Membrandysfunktion eine massive Kalziumfreisetzung und/oder verzögerte Kalziumwiederaufnahme auslösen und so eine Kalziumüberflutung der Muskelzelle bewirken können. Als typische MH-Triggersubstanzen gelten **volatile Inhalationsanästhetika** und als Kofaktor **depolarisierende Muskelrelaxanzien** (▶ Abb. 13.59). Der Anstieg der intrazellulären Kalziumkonzentration führt einerseits zu einer Kontraktur der Skelettmuskelfasern (→ Muskelrigidität) und andererseits durch Steigerung der aeroben und anaeroben Glykolyse zu einer exzessiven Zunahme des O_2-Verbrauchs mit entsprechender Produktion von CO_2, Laktat und Wärme (→ hyperkatabole Stoffwechselentgleisung). Als Folge der intrazellulären Laktatazidose und intramitochondrialen Kalziumakkumulation wird die oxidative Phosphorylierung entkoppelt, was den Zusammenbruch des Energiestoffwechsels bedeutet. Die Membranpermeabilität für Ionen, Moleküle, Enzyme etc. nimmt zu und mündet in den irreversiblen Zelluntergang („Rhabdomyolyse"). Medikamente ohne Triggerpotenz sind in ▶ Abb. 13.60 zusammengestellt.

Symptomatik der MH-Krise

Die Symptomatik der MH-Krise ist Ausdruck der dramatischen Stoffwechselsteigerung. Häufigstes *Frühzeichen* sind **tachykarde Rhythmusstörungen**, die wegen fehlender Spezifität aber nicht immer richtig eingeordnet werden. Pathognomonisch und ebenso schon zu Beginn auftretend ist der schnelle, kontinuierliche **Anstieg der endexspiratorischen CO_2-Konzentration** (▶ Abb. 13.61) beim volumenkonstant beatmeten Patienten oder die rasche, massive Zunahme von Atemzugvolumen und Atemfrequenz beim spontan atmenden Patienten. Die Kapnometrie/-grafie gilt deshalb als das sicherste Monitoring zur Früherkennung einer MH-Krise. Sie liefert darüber hinaus wertvolle Hinweise zur Beurteilung des Behandlungserfolgs. Weitere Symptome wie Blutdruckinstabilität, Hypoxämie, Zyanose, Rigor (evtl. mit Beteiligung der Kiefermuskulatur [Masseterspasmus → Kieferklemme]) und eine exzessive Temperatursteigerung, die aber in der Regel ein *Spätzeichen* ist, prägen das klinische Bild der voll ausgebildeten Krise. Je schneller die Körpertemperatur steigt, umso bedrohlicher ist der Verlauf und umso schlechter die Prognose.

Manifestationsformen

Abortive MH
Beschränkung auf ein oder wenige Symptome wie Masseterspasmus oder CK-Erhöhung

Moderate MH
mehrere typische Symptome, jedoch ohne Ausbildung des krisenhaften Krankheitsgeschehens

Fulminante MH
Vollbild der MH-Krise

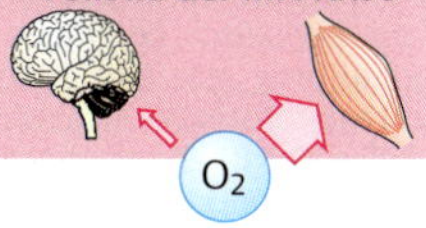

Abb. 13.58 Manifestationsformen der malignen Hyperthermie (MH).

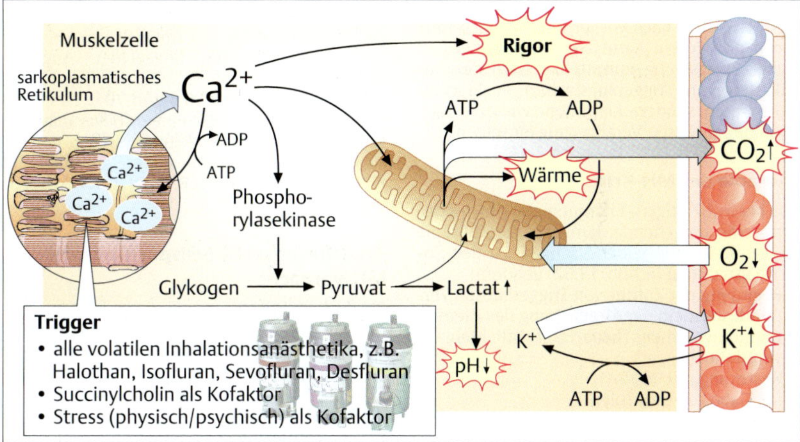

Abb. 13.59 Biochemischer Ablauf der MH-Krise.

- Barbiturate, Propofol, Etomidat, Benzodiazepine
- Ketamin (wegen adrenerger Stimulation und möglicher Auslösung eines Rigors aus differenzialdiagnostischen Gründen problematisch)
- Opioide, N_2O, Xenon
- alle nicht depolarisierenden Muskelrelaxanzien
- alle Lokalanästhetika

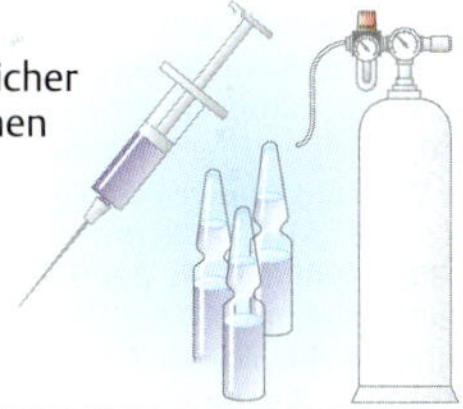

Abb. 13.60 Medikamente ohne MH-Triggerpotenz.

Frühsymptome
- unklare Tachykardie/Tachyarrhythmie, Blutdruckinstabilität
- steiler Anstieg des $PECO_2$
- abnorme Erwärmung und Verfärbung des CO_2-Absorbers
- Abfall der $pSaO_2$, Zyanose
- Rigor (bei 60–80 % der Patienten)
- respiratorisch-metabolische Azidose

Spätsymptome
- exzessiver Anstieg der Körpertemperatur
- Zeichen des Zelluntergangs:
  - Hyperkaliämie, Hyperkalzämie
  - Enzymanstieg (auf mehrere 1000 U/l): **CK, ALAT, ASAT, LDH, HBDH**
  - Myoglobinämie/-urie
- Hyperglykämie (katecholaminbedingt)

Abb. 13.61 Symptomatik der MH-Krise.

An Komplikationen können ein Nierenversagen, eine Verbrauchskoagulopathie und ein Hirnödem entstehen. Auch die Herzmuskulatur scheint nicht direkt von der MH betroffen zu sein, sodass der Tod in der Akutphase meist auf ein hypoxisch bedingtes Herzversagen zurückzuführen ist. Die Labordiagnostik zeigt eine respiratorisch-metabolische Azidose und als Folge der Rhabdomyolyse eine Hyperkaliämie und Hyperkalzämie, eine Myoglobinämie und Myoglobinurie sowie eine Erhöhung der Transaminasen und der Kreatinkinase (CK) im Serum. Bedacht werden muss, dass sich eine MH-Krise auch nach vorher unauffälligen Narkosen entwickeln kann. Sie muss außerdem nicht zwangsläufig unmittelbar nach der Applikation von Triggersubstanzen in Erscheinung treten, sondern kann ohne weiteres auch mit einer gewissen Verzögerung einsetzen.

Therapie der MH-Krise

Nur bei frühzeitigem Erkennen einer MH-Krise kann eine umgehende, konsequente Therapie die Letalität entscheidend senken. Zu den Sofortmaßnahmen (▸ Abb. 13.62) gehören:

- Beendung der Zufuhr von Triggersubstanzen
- mindestens eine Verdreifachung des Atemminutenvolumens (bedarfsgerechte Mehrventilation)
- Beatmung mit 100 % O_2
- i. v. Gabe von Dantrolen

Hiervon kann derzeit nur die Therapie mit **Dantrolen** als spezifisch und kausal angesehen werden. Dantrolen hemmt die weitere Kalziumfreisetzung aus dem sarkoplasmatischen Retikulum, ohne jedoch die Kalziumwiederaufnahme zu beeinträchtigen (Kap. 4.5, ▸ Abb. 4.36). Es ist damit als einzige Substanz in der Lage, den Triggerungsprozess zu durchbrechen. Die Wirkungsdauer beträgt 4–6 Stunden. Die Diagnose „MH-Krise" muss in Zweifel gezogen werden, wenn sich der Zustand des Patienten nach Gabe von 10 mg Dantrolen pro kg KG nicht innerhalb von 20–30 Minuten bessert. Die üblichen *Kalziumantagonisten* sind, abgesehen von ihrer fehlenden Wirkung, bei einer MH-Krise wegen lebensbedrohlicher Interaktion mit Dantrolen (Auslösung eines hyperkaliämischen Herzstillstands) *absolut kontraindiziert*. Selbstverständlich muss eine angefangene Operation so schnell wie möglich beendet werden und ein verschiebbarer Eingriff darf, falls sich die MH-Krise schon im Einleitungsraum entwickelt, nicht mehr begonnen werden.

Diagnostik nach MH-Krise

Bei Patienten mit Verdacht auf MH-Disposition kann die Diagnose mit dem **Halothan-Koffein-Kontrakturtest** (IVKT; zukünftig wohl Sevofluran-Koffein-Kontrakturtest) am Skelettmuskelbiopsat in vitro gestellt werden. Der IVKT bietet immer noch die größte Sensitivität (100 %) und Spezifität (ca. 80 %). Als zusätzliche Untersuchung hat sich in bestimmten Fällen der **Ryanodin-Kontrakturtest** etabliert. Präoperative Bestimmungen der CK im Serum können zwar einen Hinweis auf eine Myopathie liefern, sind jedoch als Screening-Test zur Identifizierung von Anlageträgern für die MH-Diagnostik völlig ungeeignet. Angaben über eine erhöhte CK bei Anlageträgern schwanken zwischen 30 % und 70 %. Eine normale CK schließt also eine MH-Veranlagung keineswegs aus. Des Weiteren stehen genetische Tests zur Mutationsanalyse auf bekannte MH-assoziierte Gene (z. B. RYR1, CACNA1S) zur Verfügung.

Anästhesie bei MH-Disposition oder MH-Verdacht

Zu den wichtigsten präventiven Maßnahmen bei Eingriffen an Patienten mit vermuteter oder bekannter MH-Disposition gehören:

- Verzicht auf Narkosemittel und Pharmaka mit erwiesener oder fraglicher Triggerpotenz
- Verwendung eines „dekontaminierten" Narkosegeräts

Nach entsprechenden Untersuchungen kann durch ein Auswechseln von CO_2-Absorber und Beatmungsschläuchen, Entfernen des Vapors und ca. 10-minütiges Durchspülen des Geräts mit O_2 oder Luft (Flow: 10 l/min) die in einem kontaminierten Gerät befindliche Menge eines volatilen Anästhetikums suffizient entfernt werden. Eine prophylaktische Dantrolengabe (2,5 mg/kg i. v. ca. 45 Minuten vor Narkosebeginn) wird nicht mehr für nötig gehalten, wenn neben der Triggervermeidung ein Monitoring durchgeführt wird, das eine Früherkennung einer MH-Krise sicher gewährleistet (▸ Abb. 13.63). Falls vom Eingriff her möglich, sollten *Regionalanästhesien* mit angemessener Sedierung des Patienten bevorzugt werden.

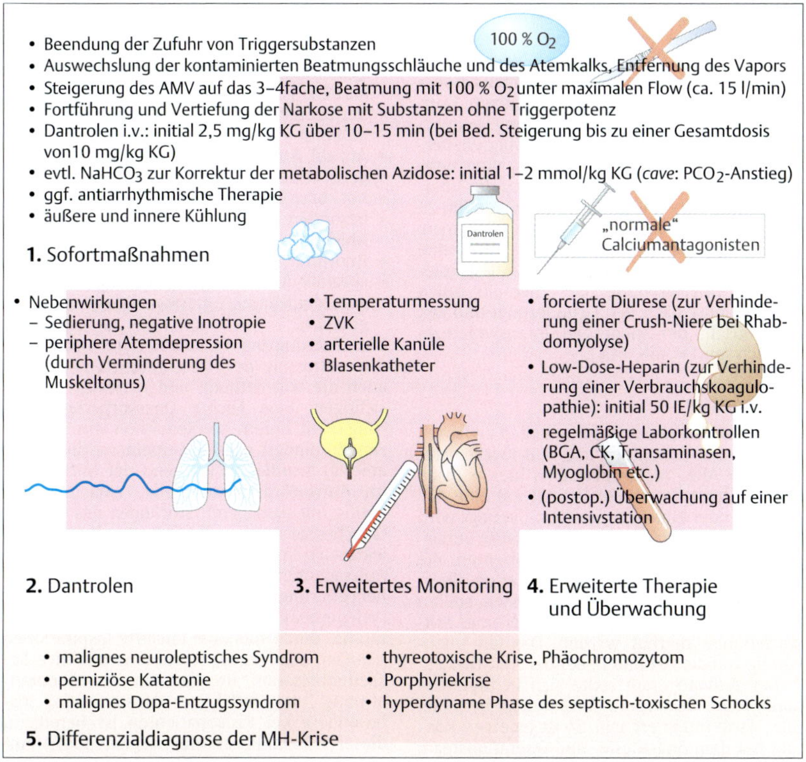

Abb. 13.62 Therapie der MH-Krise.

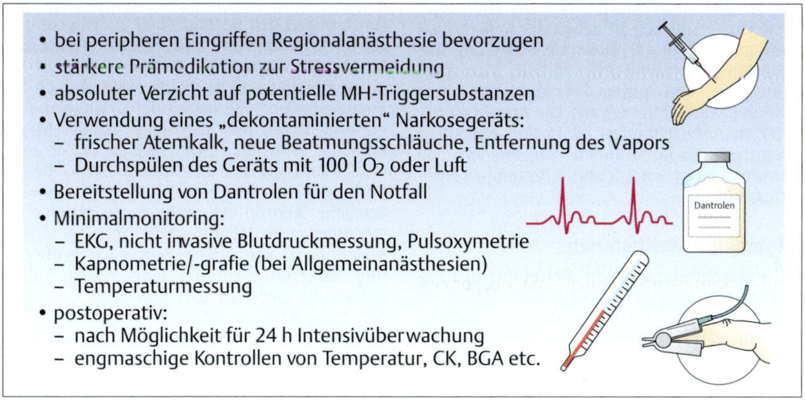

Abb. 13.63 Anästhesie bei MH-Disposition oder MH-Verdacht.

Funktion des Aufwachraums

Die unmittelbar postoperative Phase ist für den Patienten besonders kritisch, weil die körpereigenen Regulations- und Kompensationsmechanismen aufgrund des operativen Traumas und der anästhesiebedingten Nachwirkungen in der Regel noch nicht völlig wiederhergestellt sind. In dieser Phase ist eine sorgfältige und lückenlose Überwachung der Vitalfunktionen notwendig, um Komplikationen zu vermeiden oder sofort therapieren zu können. Dazu dient der „Aufwachraum“ oder eine eventuell etablierte „perioperative Anästhesiestation“. Überwachung und Therapie sollen hier wie dort nach den Grundsätzen und mit den Mitteln der modernen Intensivmedizin möglich sein (▶ Abb. 14.1).

Organisation

Der Aufwachraum ist das Bindeglied zwischen der Operationsabteilung und den Krankenstationen (▶ Abb. 14.2). Spätestens hier wird zu entscheiden sein, ob der Patient auf eine Allgemein- oder eine Intensivstation verlegt wird bzw. ambulant geführt und nach Hause entlassen werden kann. Bis auf die Patienten, die postoperativ auf einer Intensivstation überwacht oder behandelt werden müssen, sollten alle anderen Patienten zunächst in einer Aufwacheinheit betreut werden. Das gilt unabhängig von der Art und Dauer der Anästhesie.

Der Aufwachraum sollte sich in unmittelbarer Nähe des Operationsbereichs befinden oder darin integriert sein. So ist jederzeit Kontakt mit dem Anästhesie- und Operationsteam gewährleistet und bei Komplikationen eine umgehende Rückführung des Patienten in den Operationssaal sichergestellt.

Der ärztliche Leiter des Aufwachraums ist üblicherweise ein Anästhesist. Für die angemessene Versorgung ist neben der apparativen Ausstattung eine ausreichende Besetzung mit erfahrenem Personal erforderlich. Man geht heutzutage von einem Personal-Patienten-Schlüssel von 1:2 bis 1:3 aus. Die Anzahl an benötigten Aufwachbetten ist in den einzelnen operativen Fachdisziplinen verschieden, sie schwankt zwischen 1,5 und 3 Betten pro Operationssaal.

Allgemeine Maßnahmen

Im Aufwachraum geht die Betreuung des Patienten vom Anästhesisten auf eine Pflegekraft über. Diese sollte den Patienten nach Möglichkeit von seiner Aufnahme bis zu seiner Verlegung weiterversorgen. Die Übergabe muss folgende Informationen umfassen:

- Name, Alter sowie relevante Begleiterkrankungen
- durchgeführte Operation und Anästhesie
- ggf. intraoperative Komplikationen
- aktuelle Vitalparameter
- Verlust und Ersatz von Körperflüssigkeiten und Blut
- Anzahl, Art und Status der Katheter, Drainagen, Sonden
- Vor- bzw. Begleiterkrankungen
- besondere Risiken (z. B. Antagonisierung von Muskelrelaxans, Allergien)
- Anordnungen zur Schmerztherapie
- spezielle Anordnungen (z. B. Untersuchungen, Medikamente, postoperative Antikoagulation)

Die Lagerung des Patienten muss neben den Erfordernissen des durchgeführten Eingriffs auch die von Atmung und Kreislauf berücksichtigen. Eine leichte Oberkörperhochlagerung dient zudem der Reduktion von Schmerzen. Zumindest nach Allgemeinanästhesien ist eine O_2-Insufflation während der Initialphase im Aufwachraum angezeigt, weil hiernach häufig mit passageren Störungen des Gasaustausches zu rechnen ist (z. B. durch Mikroatelektasen). Im weiteren zeitlichen Verlauf der Aufwachraumphase erfolgt eine funktionelle Rekrutierung der atelektatischen Lungenareale (Wiederbelüftung der kollabierten Alveolarräume) durch spontane forcierte Inspirationen (Seufzer, engl. sighs) sowie eine effektive Sekretmobilisation im Rahmen der Spontanatmung und reflektiver Hustenstöße. Insbesondere bei Risikopatienten ist bereits in dieser frühen Phase eine begleitende Atemphysiotherapie (z.B. Trilflow-Atemtrainer) zur Optimierung des Gasaustauschs indiziert. Die Vitalfunktionen werden überwacht und dokumentiert (Kap. 14.2). Bis auf kurze periphere Eingriffe wird die Infusionstherapie weitergeführt, wobei den Besonderheiten des postoperativen Flüssigkeits- und Elektrolythaushalts Rechnung zu tragen ist (Kap. 9.4). Wichtig für einen adäquaten Flüssigkeitsersatz ist auch die Bilanzierung der Verluste über Drainagen, den Blasenkatheter und die Magensonde. Medikamente werden grundsätzlich intravenös verabreicht, ggf. per infusionem. Ihre Gabe erfordert ebenso wie eine Bluttransfusion eine ärztliche Anordnung. Aufgrund akzidenteller intraoperativer Hypothermie (intraoperativer Auskühlung) kann besonders nach größeren und längeren Eingriffen eine Wärmezufuhr notwendig sein (Kap. 9.8). Kältereaktionen wie ein Muskelzittern können pharmakologisch behandelt werden, um den O_2-Verbrauch nicht ansteigen zu lassen (Kap. 14.3) (▶ Abb. 14.3).

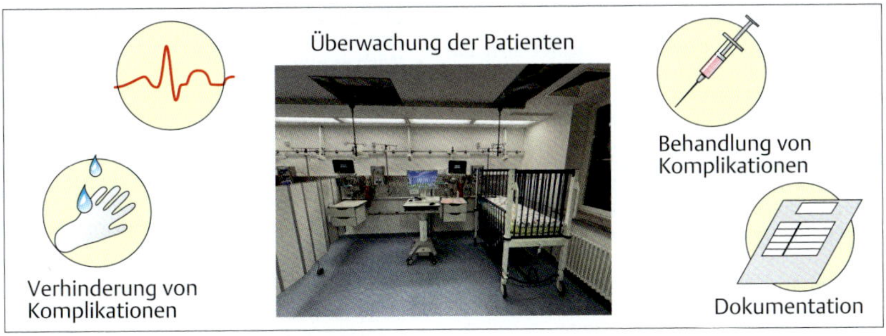

Abb. 14.1 Funktionen des Aufwachraums.

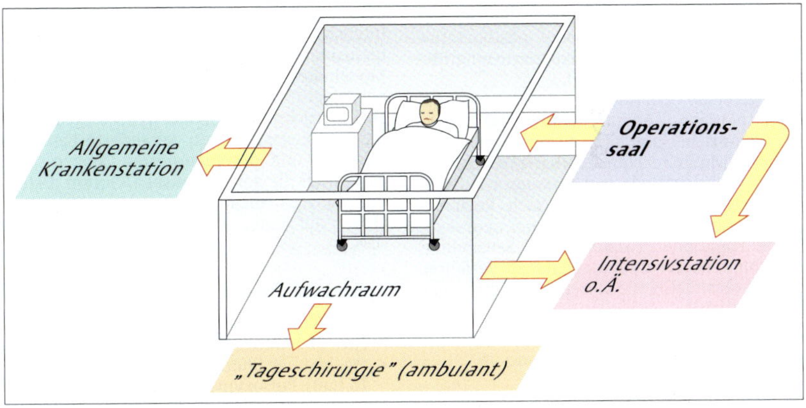

Abb. 14.2 Organisation im Aufwachraum.

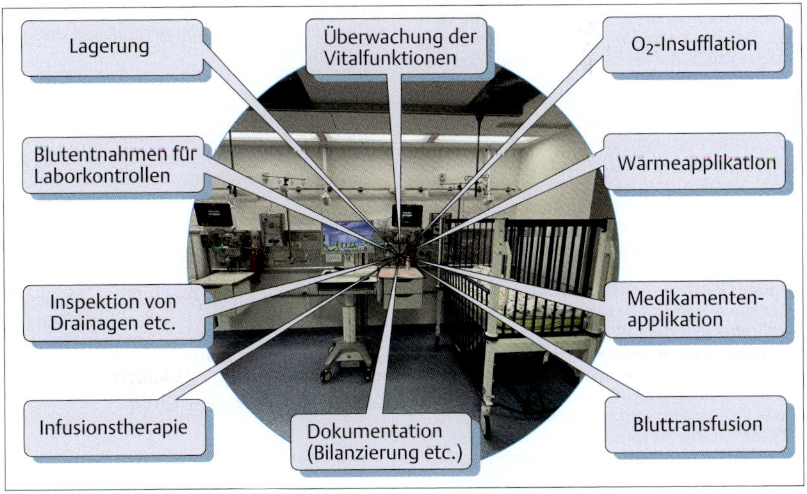

Abb. 14.3 Allgemeine Maßnahmen im Aufwachraum.

Überblick

Das Ausmaß des Monitorings richtet sich in der unmittelbar postoperativen Phase nach

- Begleiterkrankungen des Patienten,
- Art und Umfang des operativen Eingriffs,
- Anästhesieverfahren,
- ggf. intraoperativen Komplikationen.

▸ Abb. 14.4 gibt eine Übersicht der systematischen Einschätzung bei ABCDE-Problemen und postop. Überwachung im Aufwachraum.

Allgemeine und fokussierte Maßnahmen

Klinische Überwachung

Die klinische Untersuchung bildet die Basis der Überwachung. Die allgemeine postoperative Überwachung wird durch fokussierte eingriffsbezogene Kontrollen ergänzt.

Allgemeine Überwachungsmaßnahmen: Bewusstseinslage, Atemfrequenz und -tiefe, Atemgeräusche, Einschätzung der groben Muskelkraft (Muskelrelaxanzüberhang?). Regelmäßig werden *Verbände und Drainagen* auf Blutungszeichen hin inspiziert. Nach Regionalanästhesien ist auf die Rückkehr der neurologischen Funktionen (Motorik und Sensibilität) zu achten, nach rückenmarksnahen Verfahren zudem regelmäßig die *Blasenfüllung* zu prüfen (Harnverhalt).

Fokussierte klinische Überwachung im Aufwachraum (AWR)

In der unmittelbar postoperativen Phase im Aufwachraum können eingriffsassoziierte Komplikationen auftreten bzw. apparent werden. Daher ist eine allgemeine Überwachung ergänzt durch die fokussierte regelmäßige Reevaluation hinsichtlich der eingriffsbezogenen Organsysteme eine Kernaufgabe im Aufwachraum. Ein intraoperativer Schlaganfall kann z. B. beim nun wachen Patienten im AWR durch neurologische Defizite frühzeitig bemerkt werden und es können entsprechende Maßnahmen rechtzeitig ergriffen werden. Das operierte Organsystem ist im Verlauf wiederholt zu evaluieren. Beispiele dafür sind:

- **Schilddrüse:** Prüfung der Phonation und Atmung (Recurrensparese, Stridor, Dyspnoe). *Verbände und Drainagen sowie Halsumfang* sollten wiederholt inspiziert werden.
- **Extremitäten:** Beurteilung der peripheren Perfusion nach gefäßchirurgischen Eingriffen, z. B. *Hautfarbe und Hauttemperatur* sowie *Pulsqualität und Rekapillarisierungszeit*. Diese Parameter müssen nach der operativen Versorgung von Extremitätenfrakturen regelmäßig geprüft werden. Hinzu kommt die periodische Kontrolle der *Sensibilität und Motorik*.
- **Wirbelsäule und ZNS:** Nach Eingriffen am zentralen Nervensystem inkl. Wirbelsäule und gefäßchirurgischen Eingriffen an Carotis und Aorta sind fokussierte neurologische Statuserhebungen angezeigt. Vor allem für intrakranielle Eingriffe gilt das auch für die *Pupillenweite* sowie für die *Pupillenreaktion und fokal-neurologische Defizite*.

Postoperatives Delirium-Screening

CAM-ICU (Confusion Assessment Method for the Intensive Care Unit) ist ein etabliertes Screening-Verfahren und Werkzeug zur Erkennung von Delirium. Im Aufwachraum und auf Intensivstation kann dieser standardisierte Untersuchungsgang mehrere neuropsychiatrische Modalitäten durch Befragung und einfache neurologische Untersuchung erfassen. Dieser Test berücksichtigt akute Verwirrtheit, Aufmerksamkeitsstörungen, veränderte Bewusstseinslage und desorganisiertes Denken. Dies ist typisch für postoperatives Delirium. Delirium indiziert nicht selten weitere Überwachung auf einer Intermediate Care Station (IMC).

Apparative Überwachung

Zu den Standardmaßnahmen gehören

- EKG-Überwachung,
- regelmäßige Blutdruckmessung (mind. alle 15 min), Pulsoxymetrie (Kap. 9.1).

Nach größeren Eingriffen ist oftmals die kontinuierliche *invasive Blutdruckmessung* erforderlich. Weitere Maßnahmen sind

- Messung der Körpertemperatur und Urinausscheidung,
- Röntgenübersichtsaufnahme des Thorax oder Lungensonografie bei pulmonalen Komplikationen (z. B. Atelektase, Pneumothorax, Pleuraerguss, Lungenödem),
- transthorakale Echokardiografie zur Diagnostik von Kreislaufinsuffzienz (Kap. 8.1).

Laborchemische Überwachung

Nach ausgedehnteren Eingriffen oder bei besonderen Begleiterkrankungen werden nicht selten unmittelbar postoperativ Laboruntersuchungen notwendig. In erster Linie handelt es sich dabei um Bestimmungen von Hämoglobin, Hämatokrit, Blutzucker und Elektrolyt (z. B. Kalium, Calzium), sowie um Blutgas- und Gerinnungsanalysen, ggf. Laktat.

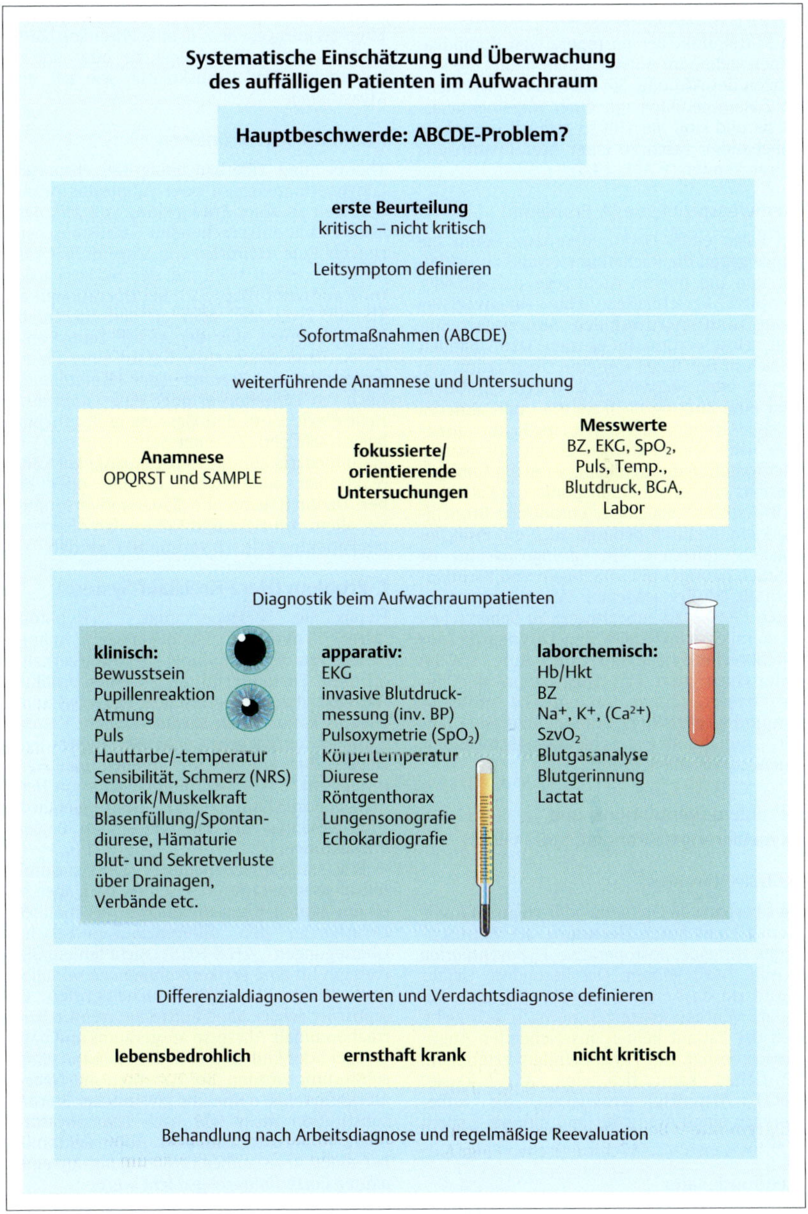

Abb. 14.4 Systematische Einschätzung und Überwachung des auffälligen Patienten im Aufwachraum.

Respiratorisches System

Im Mittelpunkt der postoperativen Komplikationen stehen im Aufwachraum häufig die Störungen der Atmung. Sie entwickeln sich meist im Zusammenhang mit einer Allgemeinanästhesie und sind deshalb so gefährlich, weil sie unbehandelt rasch zu einer **Ateminsuffizienz** führen können (▸ Abb. 14.5).

Atemwegsprobleme (A-Probleme)

Als Folge eines Narkoseüberhangs kann die Zunge gegen die Rachenhinterwand zurückfallen und die oberen Atemwege partiell oder komplett verschließen. Eine *Atemwegsverlegung* kann auch durch den chirurgischen Eingriff selbst verursacht werden. Dann handelt es sich in der Regel um eine Obstruktion von Larynx oder Pharynx, z. B. durch ein Ödem oder eine Blutung nach Karotis- und anderen Halsoperationen oder durch eine Rekurrensparese nach Strumektomie. Durch Stimulation oder Irritation des Kehlkopfs kann ein *Laryngospasmus* entstehen. Bei disponierten Patienten (z. B. Asthma bronchiale, chronische Bronchitis) kann, dadurch bedingt, auch ein *Bronchospasmus* auftreten. Ein Laryngospasmus ist deutlich häufiger bei Säuglingen und Kleinkindern als bei Erwachsenen. Wenn dieser nicht durch CPAP-Maskenbeatmung zu beherrschen ist, kann Succinylcholin den Laryngospasmus durchbrechen (siehe Kap. 13.2, ▸ Abb. 13.5). Im Unterschied zum Laryngospasmus, der nur kurz dauert, können traumatische Intubationen und laryngeale Operationen zu einer länger anhaltenden Schleimhautschwellung, einem *Larynxödem*, führen.

B-Problem (Ventilations- und Oxygenierungsstörungen, $SpO_2 < 96\,\%$)

Zentrale Störungen

Ein Überhang an Opioiden oder volatilen Anästhetika kann durch Hemmung des Atemzentrums für eine postoperative *Hypoventilation* (▸ Abb. 14.6) sorgen. Die besondere Gefahr liegt darin, dass ein steigender $PaCO_2$ keine adäquate Ventilationssteigerung nach sich zieht, weil der Patient keinen ausreichenden Atemantrieb besitzt. Mit zunehmendem arteriellem CO_2-Gehalt kann sich eine „CO_2-Narkose" ($PaCO_2 > 70$ mmHg) entwickeln, die unbemerkt in einen Atemstillstand mündet („silent death").

Atemmuskulatur

Nachwirkende Muskelrelaxanzien können durch die neuromuskuläre Blockade eine *periphere Atemlähmung* verursachen. Hierfür kommen aber auch Komplikationen des operativen Eingriffs infrage, wie z. B. eine Phrenikusparese nach N.-interskalenus-Blockade oder Erkrankungen der Skelettmuskulatur, wie z. B. eine Myasthenie.

Pulmonale Komplikationen

Thorax- und Oberbaucheingriffe, chronische Lungenerkrankungen oder Adipositas prädisponieren zu einer Entwicklung von *Mikroatelektasen* mit entsprechenden Gasaustauschstörungen. Eine *Aspiration* von Mageninhalt kann nach Erbrechen während der Narkoseausleitung auftreten (Kap. 5.2). Bei Operationen am Thorax, Zwerchfell oder an den Nieren, bei Strumektomien oder der Anlage zentralvenöser Katheter besteht die Gefahr einer Pleuraperforation mit *Pneumo- oder Hämatothorax*. Auch ein *Lungenödem* oder eine *Lungenarterienembolie* kann den Gasaustausch erheblich beeinträchtigen. Zu einer Steigerung des Sauerstoffbedarfs kommt es regelmäßig bei Kältereaktionen, motorischer Unruhe oder Fieber. Dadurch kann die Sauerstoffversorgung, vor allem von Herz und Gehirn, bei disponierten Patienten kritisch vermindert werden.

C-Problem (Herz-Kreislauf-System)

Hypoxämie, Hyperkapnie, Hypotonie (MAP < 65 mmHg), Hypovolämie, Anämie, Schmerzen, Unterkühlung oder Harnverhalt – all diese Zustände führen zu einer erhöhten Aktivität des sympathischen Nervensystems. Hieraus können sich kardiovaskuläre Komplikationen entwickeln (*arterielle Hyper- oder Hypotension*, *kardiale Arrhythmien*, eine *Herzinsuffizienz*, ein *Myokardinfarkt* oder ein *Herz-Kreislauf-Stillstand*, ▸ Abb. 14.7). Gefährdet sind Patienten mit entsprechenden Begleiterkrankungen.

Eine *Lungenarterienembolie (LAE)* ist unmittelbar postoperativ eher selten, darf aber bei einem akuten Kreislaufversagen als mögliche Ursache in den differenzialdiagnostischen Überlegungen („4 H & HITS") nicht fehlen. Gleiches gilt für eine *Perikardtamponade*, vor allem nach Thorax- und Oberbaucheingriffen. Ein *septischer Schock* kann auftreten, wenn z. B. intraabdominale Abszesse ausgeräumt und dabei Erreger oder Endotoxine in die Blutbahn eingeschwemmt wurden. Bei Patienten mit Nebennierenrindenatrophie und chronischer Steroidsubstitution muss wie nach Hypophysektomien, Nephrektomien oder Adrenalektomien bei einer Kreislaufbeeinträchtigung an einen *akuten Cortisolmangel* gedacht werden.

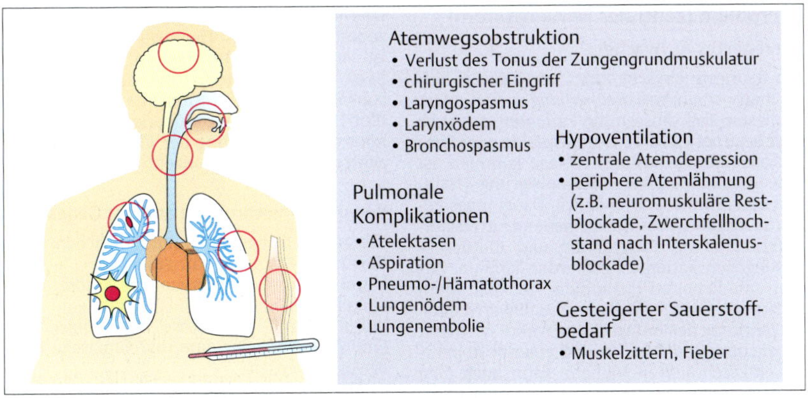

Abb. 14.5 Respiratorische Komplikationen in der postoperativen Phase.

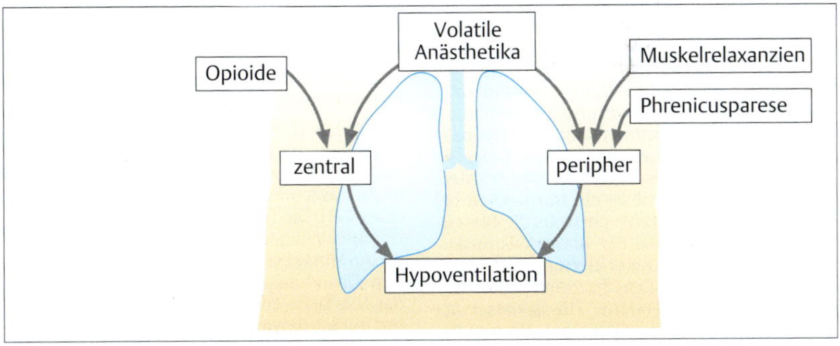

Abb. 14.6 Hypoventilation durch Anästhetika und Relaxanzien.

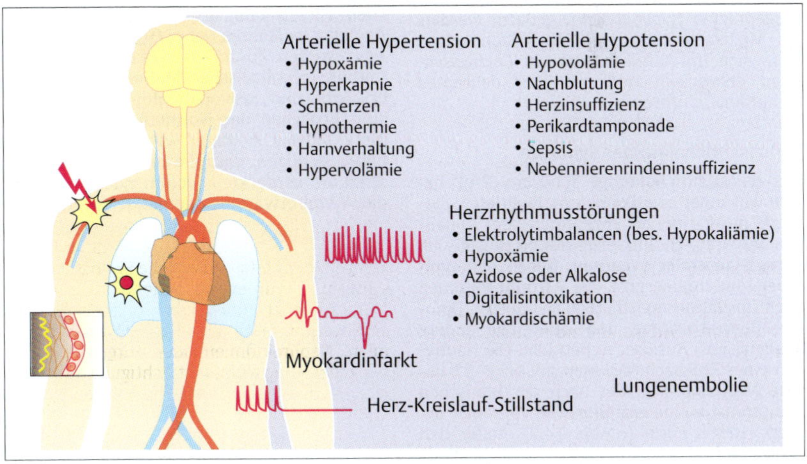

Abb. 14.7 Kardiovaskuläre Komplikationen in der postoperativen Phase.

D-Problem (zentrales Nervensystem)

Verzögertes Aufwachen

Die häufigste Ursache eines verzögerten Aufwachens ist ein *Narkoseüberhang* (▶ Abb. 14.8). In diesem Fall müssen die Patienten ggf. auch nachbeatmet werden. Wenn Opioide oder Benzodiazepine als Auslöser infrage kommen, ist eine medikamentöse Antagonisierung (Naloxon bzw. Flumazenil) möglich. Dabei muss beachtet werden, dass überschießende Kreislaufreaktionen wie Tachykardie und Blutdruckanstieg den Patienten gefährden können. Zudem sind Rebound-Phänomene denkbar, wenn aufgrund unterschiedlicher Halbwertszeiten die Wirkung des Antagonisten früher nachlässt als die des Agonisten. Ursache einer postoperativ eingeschränkten Vigilanz kann auch eine *Hypoglykämie* sein. Daher ist differenzialdiagnostisch eine Blutzuckerbestimmung angezeigt.

Postoperative Erregungszustände

Auch wenn Erregungszustände postoperativ häufig durch *Schmerzen* verursacht werden, so darf in diesem Zusammenhang eine **Hypoxämie** nicht übersehen werden (▶ Abb. 14.8). Sie muss immer als erstes ausgeschlossen werden. Ferner kommt als Auslöser ein *Harnverhalt* bei voller Blase infrage (z. B. obstruierter Blasenkatheter oder Spasmus der Blasenhalsmuskulatur bei nicht katheterisierten Patienten). Weiterhin muss eine *Dehydratation* nach intraoperativ unzureichendem Flüssigkeitsersatz erwogen werden, besonders bei älteren Patienten, und vor allem nach transurethralen Prostataresektionen an die Möglichkeit einer ausgeprägten *Hyponatriämie* gedacht werden. Bei Medikamenten- oder Alkoholabhängigen kann sich im Aufwachraum ein *Entzugssyndrom* entwickeln und zu einer deliranten Symptomatik führen.

Zentralanticholinerges Syndrom

Das zentralanticholinerge Syndrom (ZAS) beruht auf einer medikamentös bedingten Blockade muskarinerger Rezeptoren oder Abnahme der Acetylcholinkonzentration, jeweils im Bereich zentraler Synapsen. Neben den typischen Anticholinergika wie **Atropin** kommen auch Inhalationsanästhetika, Hypnotika, Opioide, Benzodiazepine und zahlreiche andere Pharmaka als Auslöser in Betracht. Die Häufigkeit eines ZAS nach Narkosen soll bei 2–5 % liegen. Man unterscheidet nach der klinischen Symptomatik eine *exzitatorische* von einer *depressorischen* Form (▶ Abb. 14.9). Außer den zentralen finden sich in unterschiedlicher Ausprägung auch periphere Symptome, die ebenfalls Folge einer Blockade muskarinerger Rezeptoren sind. Das Therapeutikum der Wahl ist *Physostigmin* (Anticholium; ▶ Abb. 14.10). Es ist als tertiäres Amin (drei Nichtwasserstoffsubstituenten am N-Atom) in der Lage, die Blut-Hirn-Schranke zu überwinden, und erhöht durch Hemmung der Cholinesterase die zentrale Acetylcholinkonzentration.

Bewusstseinsstörungen anderer Genese

Wenn die bisher genannten Ursachen einer Bewusstseinsstörung ausgeschlossen werden können, müssen *hirnorganische Schädigungen* wie ein Hirnödem, Hirninfarkt oder eine Hirnblutung und *Stoffwechselentgleisungen* wie eine Addison- oder eine thyreotoxische Krise erwogen werden.

Ein geordnetes Abarbeiten der Differenzialdiagnosen, z. B. einer Vigilanzstörung in Notsituationen ermöglicht der Einsatz von Checklisten. Eine empfohlene Checkliste der DGAI ist z. B. die EGENA-App (https://egena-app.de).

Hypothermie

Ein Abfall der Körpertemperatur findet sich besonders nach lang dauernden thorakalen oder abdominalen Operationen. Hierbei kann es zu ausgeprägten Wärmeverlusten kommen (Kap. 9.8). Die Hypothermie führt postoperativ mit dem Wiedereinsetzen der Thermoregulation zu *Muskelzittern* (Shivering). Dadurch können Grundumsatz und O_2-Verbrauch bis auf das Vierfache ansteigen, was vor allem Patienten mit kardiovaskulären Vorerkrankungen gefährdet. Das Kältezittern lässt sich pharmakologisch aufheben oder zumindest abschwächen. Hierzu kann der zentrale α_2-Rezeptor-Agonist *Clonidin* oder aber *Physostigmin* eingesetzt werden. Zusätzlich müssen die Patienten mithilfe physikalischer Maßnahmen wiedererwärmt und Risikopatienten außerdem bis zum Erreichen der Normothermie analgosediert und nachbeatmet werden. Dabei ist zu berücksichtigen, dass die durch die Vasokonstriktion verdeckten Volumendefizite durch die Wiedererwärmung demaskiert werden.

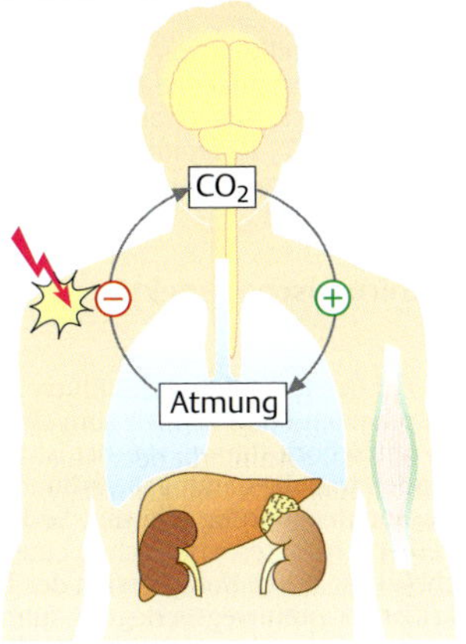

Verzögertes Aufwachen
- Narkoseüberhang
- exzessive Hyperventilation
- Hypoglykämie
- Addison-Krise

Agitiertheit
- Hypoxämie
- Schmerzen
- Harnverhaltung
- Dehydration
- Hyponatriämie
- Delir
- thyreotoxische Krise

Zentralanticholinerges Syndrom

Hirnorganische Schädigungen

Zerebrovaskuläre Ereignisse

Abb. 14.8 Zerebrale Komplikationen in der postoperativen Phase.

zentral
- exzitatorisch: Desorientiertheit, Agitiertheit bis hin zum Delir
- depressorisch: Stupor, Somnolenz bis hin zum Koma; Atemdepression
- evtl. Hyperthemie

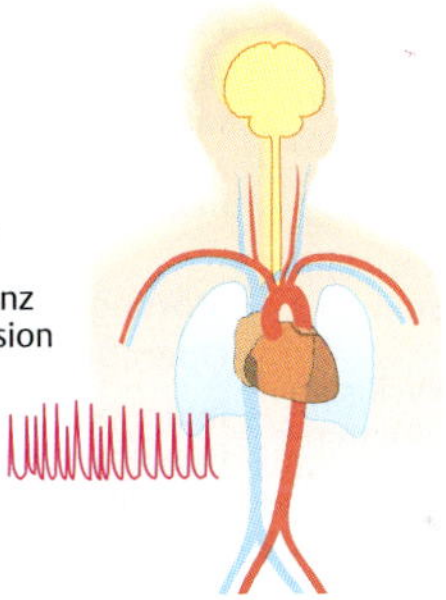

peripher
- tachykarde Rhythmusstörungen
- Mydriasis
- Mundtrockenheit
- Hautrötung
- Harnretention

Abb. 14.9 Symptomatik des zentralanticholinergen Syndroms (ZAS).

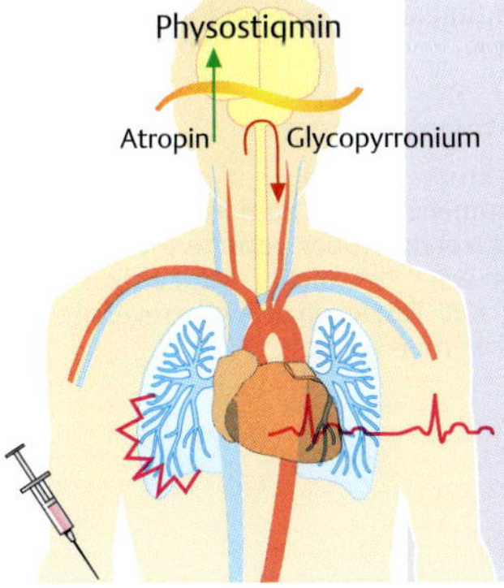

Physostigmin
- Dosierung: 0,03–0,04 mg/kg KG langsam i.v. (max. 2 mg)
- Wirkungseintritt: 2–10 min
- Wirkungsdauer: ca. 30 min
- Nebenwirkungen (durch peripheres und zentrales Überangebot an Acetylcholin)
  - Bradykardie
  - Bronchokonstriktion
  - Hypersalivation
  - Schweißausbruch
  - Übelkeit/Erbrechen
  - Krämpfe
- Antidote
  - Atropin (antagonisiert periphere Symptome, aber evtl. auch die zentrale Hauptwirkung)
  - Glycopyrronium (Robinul; beseitigt als quartäres Amin nur die peripheren Wirkungen)

Abb. 14.10 Therapie des zentralanticholinergen Syndroms.

Hyperthermie

Eine postoperative Hyperthermie beruht meist auf einer Verstellung des Temperatur-Soll-Werts durch Narkose und Operation. Sie kann aber auch Ausdruck einer Septikämie oder in seltenen Fällen sogar einer malignen Hyperthermie sein.

Muskelzittern

Postoperatives Muskelzittern kann, wie beschrieben, eine Reaktion auf intraoperative Wärmeverluste sein. Es kann aber auch bei *normothermen* Patienten auftreten – und zwar besonders nach Inhalationsanästhesien. Der genaue Entstehungsmechanismus ist nicht bekannt. Vorstellbar ist eine unterschiedlich schnelle Abflutung des Anästhetikums aus kortikalen und subkortikalen Regionen. Auch hier kann die Gabe von *Clonidin oder Physostigmin* erfolgreich sein.

Übelkeit und Erbrechen

Postoperative Übelkeit und postoperatives Erbrechen („postoperative nausea and vomiting", PONV) entstehen nach sensorischer oder pharmakologischer Stimulation des Brechzentrums in der Formatio reticularis des Rhombenzephalons. Die durchschnittliche Häufigkeit beträgt 20–30 % (bei allerdings hoher Variabilität), das Maximum liegt in den ersten 2–3 Stunden nach einer Operation.

Der sog. **Apfel-Score** lässt ein PONV-Risiko anhand unabhängiger Prädiktoren patientenspezifisch einschätzen:

1. Weibliches Geschlecht
2. Nichtraucher
3. Positive PONV-Anamnese oder Reisekrankheit
4. Postop. Opioidgabe

Als Ursache spielen vor allem **Inhalationsanästhetika und Opioide** (Reizung chemosensibler Rezeptoren im Bereich der Area postrema) eine Rolle, weniger der chirurgische Eingriff selbst (▸ Abb. 14.11). PONV beeinträchtigt nicht nur das Wohlbefinden des Patienten, sondern kann zu Komplikationen führen, die den Operationserfolg oder den Patienten gefährden. Die Prävention (▸ Abb. 14.12) hat bei der Vermeidung von PONV den höheren Stellenwert.

Um das Risiko von Übelkeit und Erbrechen nach der Narkose (PONV) zu verringern, sind in den Leitlinien das anästhesiologische Management und die Prophylaxe-Maßnahmen festgelegt.

Antiemetika

Für die Rescue-Behandlung von PONV im Aufwachraum stehen verschiedene Pharmaka zur Verfügung. Besonders gute Erfahrungen wurden mit dem 5-HT_3-Rezeptor-Antagonisten Ondansetron und dem H_1-Antihistaminikum Dimenhydrinat gemacht.

Spezielle chirurgische Aspekte

Blutung

Die *Menge und Geschwindigkeit* des Blutverlustes sind entscheidend und können zum akuten C-Problem mit Schock führen. Hierbei ist auch die *Lokalisation* und die damit ggf. verbundene Raumforderung der Blutung relevant. So kann z. B. nach einer Strumaresektion schon eine geringe Nachblutung durch Kompression der Trachea zu kritischer Atemwegsverlegung führen. Nachblutungen sind nicht immer am Blutfluss über die *Drainagen* zu erkennen, da diese verlegt oder disloziert sein können.

Pneumothorax

Bei Oberbauch-, Nieren- oder thorakalen Operationen besteht die Gefahr einer Pleuraverletzung mit Entwicklung eines *Spannungspneumothorax*.

Störungen der Durchblutung nach einer Operation

In der postoperativen Phase kann es zu akuten Durchblutungsstörungen kommen, die im Aufwachraum durch regelmäßige Evaluation erkannt werden können. Nach desobliterierenden Eingriffen kann es z. B. zu einem erneuten Gefäßverschluss kommen, was auf der venösen Seite an einer *Stauungssymptomatik*, auf der arteriellen an einer *Ischämiesymptomatik* zu erkennen ist. Regionalverfahren könnten Durchblutungsstörungen und Nervenschäden maskieren.

Kompartmentsyndrom

Nach Frakturversorgungen können Kompressionsphänomene bis hin zum Kompartmentsyndrom auftreten, wobei periphere Nerven und Muskelgewebe bei nicht rechtzeitiger Intervention, z. B. Faszienspaltung, irreversibel geschädigt werden können.

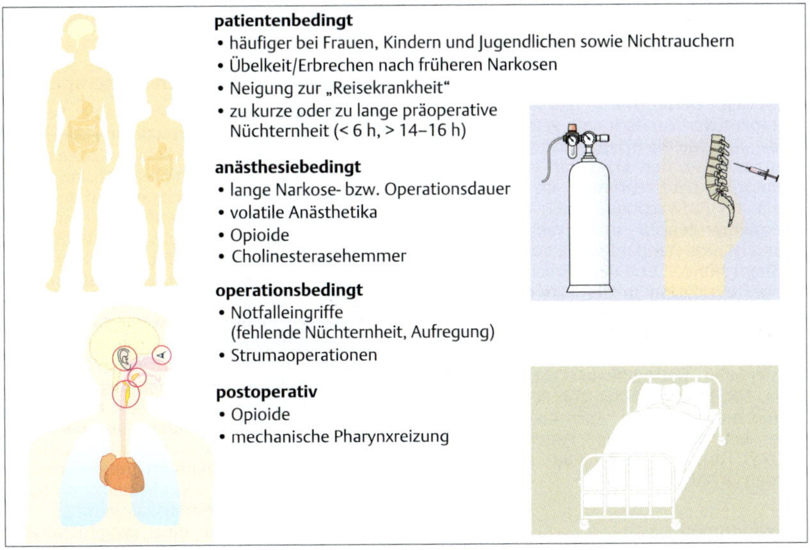

Abb. 14.11 Risikofaktoren für PONV.

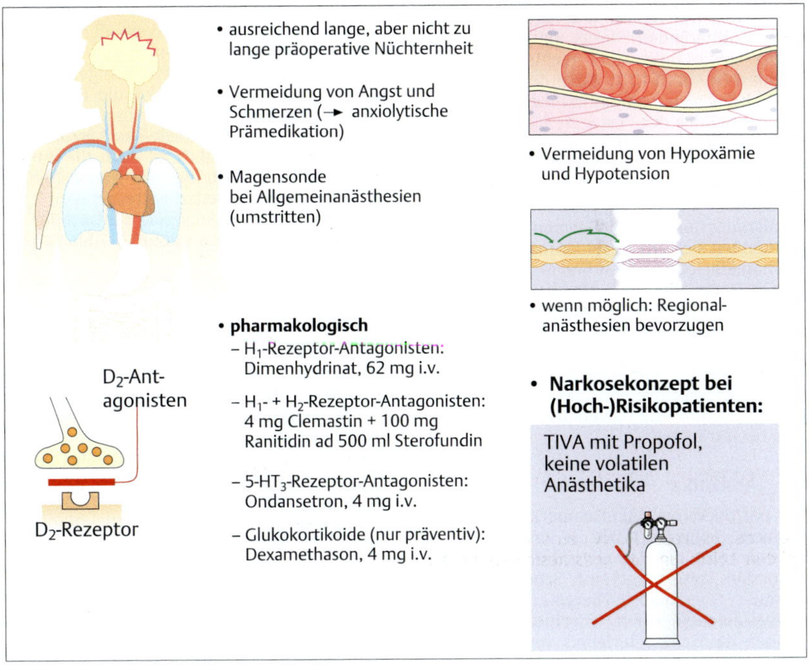

Abb. 14.12 Prophylaxe und Therapie bei PONV.

Postoperativer Wundschmerz

Schmerzen sind nur dann physiologisch sinnvoll, wenn sie auf eine noch nicht bekannte Organschädigung oder Organfunktionsstörung hinweisen. Diese Warnfunktion erfüllt der postoperative Wundschmerz gemeinhin nicht. Er ist ausschließlich Folge des chirurgischen Traumas, also der Erregung von Schmerzrezeptoren (Nozizeptoren) im Operationsgebiet. Im Aufwachraum muss die Analgesie regelmäßig geprüft und evaluiert werden. Hierzu ist eine standardisierte Vorgehensweise im Team sinnvoll und der zeitliche Verlauf der Schmerzevaluation in der Patientenakte und Kurve zu dokumentieren.

Die Schmerzerfassung sollte möglichst objektivierbar und standardisiert ablaufen. Die **Numerische Rating-Skala** (Numeric Rating Scale, NRS) wird häufig zur Bewertung von Schmerzen verwendet. Auch kann die Anamnese bei komplexeren Patienten mittels OPQRST-Format erfasst und dokumentiert werden (▶ Abb. 14.14).

Auswirkungen

Potenziell gefährlich für den Organismus werden Schmerzen durch die **Stimulation des sympathischen Nervensystems** und der daraus resultierenden Steigerung von Herzfrequenz sowie links- und rechtsventrikulärer Nachlast (▶ Abb. 14.13). Außerdem nimmt der O_2-Verbrauch zu, und das in einer Situation, in der er als Folge des Postaggressionsstoffwechsels sowieso schon unphysiologisch gesteigert ist. Hinzu kommt eine präkapillare Vasokonstriktion in den „Schockorganen", die hier die zelluläre O_2-Versorgung einschränkt („Mikrozirkulationsstörung"). Bei disponierten Patienten können sich auf dieser Grundlage Myokardischämien, ein Myokardinfarkt, eine hypertensive Krise oder auch eine kardiale Dekompensation entwickeln. Ferner können Schmerzen, vor allem nach Thorax- oder Oberbaucheingriffen, durch Schonatmung und mangelhaftes Abhusten von Schleim die Bildung von Atelektasen begünstigen und so den Gasaustausch im Sinne einer **alveolären Hypoventilation** beeinträchtigen.

Charakteristika

Der postoperative Wundschmerz ist ein Ruheschmerz. Seine Intensität ist umso größer, je ausgedehnter die Gewebeverletzung ausfällt. Besonders ausgeprägt sind Schmerzen nach Thorax-, Oberbauch-, Nieren-, Gelenk- und Wirbelsäuleneingriffen. Psychische Faktoren können das Schmerzerlebnis verstärken oder abschwächen. Aber auch das Anästhesieverfahren spielt eine Rolle. Die Schmerzintensität verringert sich mit zunehmendem zeitlichem Abstand zur Operation.

Möglichkeiten der Schmerztherapie

Die postoperative Schmerztherapie beginnt sinnvollerweise schon intraoperativ oder sogar noch früher, und zwar als **Schmerzprävention.** Bei Allgemeinanästhesien lässt sich mit *Opioiden* in höherer Dosis bereits ein Teil der postoperativ erforderlich werdenden Analgesie vorwegnehmen („präemptive [Basis-]Analgesie"). Ein weiterer Grund für den postoperativ reduzierten Analgetikabedarf liegt darin, dass Opioide – ebenso wie NSAID (s. u.) – eine Schmerzhypersensibilisierung verhindern helfen („antihyperalgetischer Effekt"). Besonders erfolgreich ist unter diesem Aspekt auch der Einsatz *regionalanästhesiologischer Verfahren.* Sie können z. B. sehr effektiv die Bildung von Schmerzengrammen hemmen und damit die Rate von Phantomschmerzen nach Amputationen verringern. Gleichfalls im präventiven Sinn wirksam ist die Gabe von *Metamizol* als Kurzinfusion kurz vor der Narkoseausleitung.

Die Indikation für eine symptomatische postoperative **Schmerztherapie** ergibt sich grundsätzlich dann, wenn kausal zu behandelnde Ursachen ausgeschlossen werden können. Sie kann auf zweierlei Weise durchgeführt werden: entweder *systemisch* mit in erster Linie intravenös applizierten Analgetika oder *regional* mit Lokalanästhetika, die über noch liegende Epidural- oder Plexuskatheter injiziert werden oder als „single-shot" verabreicht werden können. Möglich ist auch die Zufuhr über eine Spritzenpumpe, die vom Patienten selbst nach seinem Bedarf gesteuert wird („patientenkontrollierte Analgesie": intravenös als PC(I)A [s. u.], epidural als PCEA) (▶ Abb. 14.14).

Analgetika

Opioide

Zur systemischen Behandlung *starker Schmerzen* werden in der Regel Opioide eingesetzt, bevorzugt reine Agonisten mit mittellanger Wirkungsdauer, wie z. B. **Piritramid.** Die sedierende Komponente ist dabei zumeist nützlich. Eine Atemdepression durch Opioide muss dann nicht befürchtet werden, wenn diese richtig angewendet und dosiert werden, d. h., wenn sie die Schmerzwahrnehmung gerade eben ausreichend unterdrücken. Hierzu werden, falls die Loading-Dosis nicht ausreicht, geringere Substanzmengen nach und nach injiziert, bis schließlich die gewünschte Wirkung eintritt („Titration"). Alternativ kann Piritramid auch mithilfe der PCA-Technik (s. u.) vom Patienten selbst zugeführt werden.

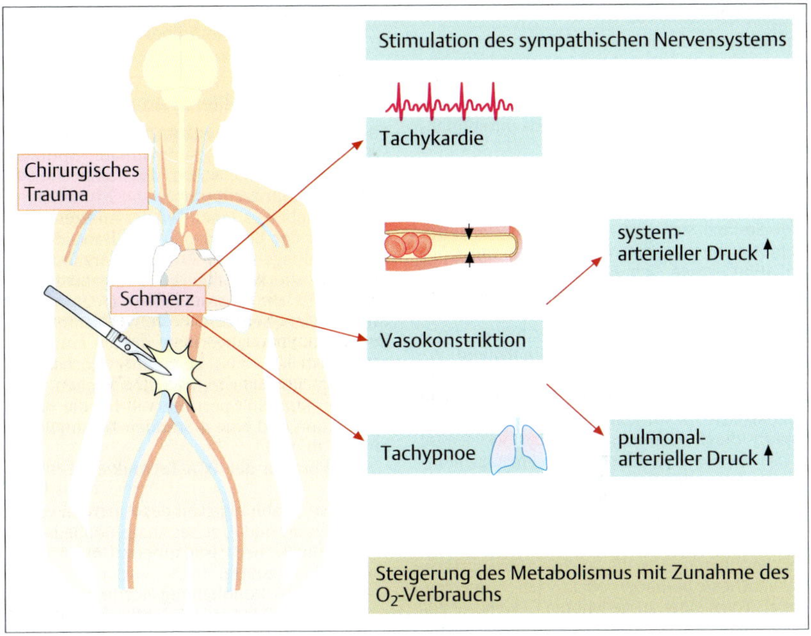

Abb. 14.13 Postoperativer Wundschmerz.

O – Onset (Beginn):

Wann hat der Schmerz begonnen?
Was haben Sie zu dem Zeitpunkt gemacht?

P – Provocation/Palliation (Auslöser/Lindern):

Was verstärkt den Schmerz? (z.B. Bewegung, Druck)
Was lindert den Schmerz? (z.B. Ruhe, Medikamente)

Q – Quality (Qualität):

Wie würden Sie den Schmerz beschreiben?
(z.B. stechend, dumpf, brennend, pulsierend)

R – Radiation (Ausstrahlung):

Strahlt der Schmerz aus? (z.B. in den Arm, das Bein)

S – Severity (Schwere):

Wie stark ist der Schmerz auf einer Skala von 0 bis 10?
Hat sich die Schwere des Schmerzes im Laufe der Zeit verändert?

T – Time (Zeitliche Komponente):

Ist der Schmerz konstant oder kommt und geht er?
Gibt es bestimmte Tageszeiten, zu denen der Schmerz schlimmer ist?

Abb. 14.14 Möglichkeiten der postoperativen Schmerztherapie.

Nicht-Opioid-Analgetika

Bei *leichten oder mittleren Schmerzen* reichen oft schon Nicht-Opioid-Analgetika aus (▶ Abb. 14.15, ▶ Abb. 14.16, ▶ Abb. 14.17); sie können bei starken Schmerzen mit Piritramid kombiniert werden und z. T. auch untereinander („balancierte Analgesie").

Eine Kombination sollte nach Möglichkeit frühzeitig erwogen werden und nicht erst nach dem Einsatz schon größerer Mengen an Opioiden. So lässt sich eine opioidinduzierte Atemdepression vermeiden. Für die *intravenöse* Applikation eignen sich vor allem folgende Substanzen:

- Ibuprofen (NSAID)
- Paracetamol, ein Anilinderivat
- Metamizol (Novaminsulfon), ein Pyrazol (on)-derivat

Nicht-Opioid-Analgetika unterscheiden sich voneinander im Wirkungsmechanismus. **NSAID** führen durch Hemmung der Cyclooxygenase (COX) zu einer Reduktion der Prostaglandinsynthese (vor allem von PGE_2), primär peripher im Wundgebiet, aber auch zentral in Gehirn und Rückenmark. Sie wirken so nicht nur analgetisch (und antihyperalgetisch), sondern aufgrund ihres peripheren Angriffs auch *antiphlogistisch*. Das macht sie besonders effektiv bei Schmerzen, die als Folge einer ausgedehnten Gewebezerstörung entstehen. Sie verursachen wie alle Nicht-Opioid-Analgetika keine Atemdepression.

Paracetamol hat nur eine relativ schwache analgetische Wirkung. Sie soll ausschließlich zentral vermittelt werden, denn Paracetamol reichert sich als nicht saure Substanz nicht im Entzündungsgebiet an. Von Nachteil ist vor allem die (dosisabhängige) Lebertoxizität mit der Gefahr einer akuten Lebernekrose bei absoluter oder relativer Überdosierung.

Bei **Metamizol** sind die Mechanismen, die zur Analgesie führen, ebenfalls nicht geklärt. Sicher ist jedoch, dass eine antiphlogistische Wirkung fehlt. Dafür ist der analgetische Effekt deutlich stärker ausgeprägt als bei den anderen Nicht-Opioid-Analgetika. Aufgrund seiner zusätzlichen *spasmolytischen* Wirkung eignet sich Metamizol sehr gut zur Unterdrückung viszeraler und kolikartiger Schmerzen.

Im Einzelnen lassen sich folgende **Indikationen** für Nicht-Opioid-Analgetika angeben:

- Eingriffe an der Körperoberfläche
- muskuloskelettale Eingriffe
- enorale Eingriffe (NSAID wegen antiödematöser Wirkung von Vorteil)
- laparoskopische Eingriffe (→ Metamizol)
- Eingriffe am Gastrointestinal- oder Urogenitaltrakt (kolikartige Schmerzen → Metamizol)
- ambulante Eingriffe (Vermeidung einer Atemdepression)
- Eingriffe bei alten Patienten (Vigilanzerhaltung), Patienten mit Adipositas permagna oder ehemals Opioidabhängigen

Patientenkontrollierte Analgesie

Für die sog. patientenkontrollierte Analgesie (PCA) kommen programmierbare Spritzenpumpen (Kap. 4.3, ▶ Abb. 4.22) zum Einsatz. Moderne Spritzenpumpen („Schmerzpumpen") erlauben es, einen Teil der Analgesie „aus der Hand der Behandler in die Hand des Patienten zu legen". Der Arzt legt Vorgaben fest, indem er die kontinuierliche Abgaberate der Pumpe für die *Basisanalgesie* programmiert und die Menge eingibt, die vom Patienten nach Bedarf als *Bolus* abgerufen werden kann. Um sicherzustellen, dass bestimmte Höchstmengen nicht überschritten werden können, stellt er außerdem ein Sperrintervall für die Bolusapplikation und eine 4-Stunden-Maximaldosis ein (▶ Tab. 14.1).

Die **Vorteile der PCA-Technik** sind folgende:

- relative Unabhängigkeit des Patienten von Pflegekraft und Arzt bei Analgetikabedarf
- individuelle, bedarfsadaptierte Dosierung der Schmerzmittel
- bei richtiger Handhabung eine hohe Sicherheit des Verfahrens im Hinblick auf eine Atemdepression
- die obligate kontinuierliche Monitorüberwachung verschafft Patientenzufriedenheit und -sicherheit

Tab. 14.1 Patientenkontrollierte Analgesie am Beispiel von Piritramid i. v.

Vorgaben	Piritramid
Dosierung pro ml	2 mg/ml
kontinuierliche Dosis	keine
Patienten-Bolus	1,5 mg
Sperrintervall (Lock-out time)	15 min
4-h-Maximaldosis	20 mg

Ibuprofen

Nicht selektiver, reversibler COX-1- und COX-2-Hemmer (Arylpropionsäure-Derivat)

Mechanismus: periphere Hemmung der Prostaglandinsynthese durch kompetitive Blockade des aktiven Zentrums von COX-1 und COX-2
Mittelstarke analgetische Potenz, vergleichbar mit Diclofenac, aber schwächer als Metamizol oder Opioide

Vorteile
- Keine Atemdepression
- Analgetisch + antiphlogistisch + antipyretisch

Nachteile
- Gastrointestinale NW (Dyspepsie, Ulzera, Blutungen) – korrekt
- Mechanismus: COX-1-Hemmung → verminderte Prostaglandin-E_2-Synthese → reduzierter Schleimhautschutz
- Reversible Thrombozytenfunktionshemmung
- Wechselwirkung mit ASS: Ibuprofen hemmt die Wirkung von niedrig dosiertem ASS kompetitiv an COX-1 der Thrombozyten. Gelegentliche Ibuprofen-Anwendung ist nicht klinisch relevant.
- Hochdosiertes Ibuprofen (≥ 2 400 mg/Tag) ist mit einem erhöhten Risiko für Herzinfarkt und Schlaganfall assoziiert – vergleichbar mit selektiven COX-2-Hemmern
- Nierenfunktionseinschränkung bei Risikopatienten

Unerwünschte Arzneimittelwirkung
- GI-Beschwerden bis Ulzera/Blutungen, Nierenfunktionsstörung bis akutes Nierenversagen, ZNS-Symptome (Schwindel, Kopfschmerzen, Müdigkeit, Erregung)

Kontraindikationen (Auswahl)
- Aktive GI-Ulzera, schwere Niereninsuffizienz, Überempfindlichkeit gegen Ibuprofen oder andere NSAR, Asthma bronchiale mit NSAR-Intoleranz, Schwangerschaft ab 28. SSW (3. Trimenon; Risiko: vorzeitiger Verschluss des Ductus arteriosus Botalli), schwere Herzinsuffizienz (NYHA III–IV), schwere Leberinsuffizienz, ungeklärte Blutbildungsstörungen

Abb. 14.15 Nicht-Opioid-Analgetika: Ibuprofen.

Paracetamol

Anilinderivat mit relativ schwacher Analgesie

Mechanismus: evtl. zentrale Hemmung der Prostaglandinsynthese

Einzeldosis: 10–20 mg/kg KG i.v./rektal
Tageshöchstdosis:
- 60 mg/kg KG bei Erwachsenen
- 100 mg/kg KG bei Kindern

Vorteile
- keine Atemdepression
- keine Hemmung der Thrombozytenaggregation

Nachteile
- keine antiphlogistische Wirkung

Nebenwirkungen bei Überdosierung
- Leberschädigung bis hin zur akuten Lebernekrose

Kontraindikationen
- Leberparenchymerkrankungen
- Niereninsuffizienz

Abb. 14.16 Nicht-Opioid-Analgetika: Paracetamol.

Metamizol

Pyrazol(on)derivat mit mittlerer bis starker analgetischer Wirkung

zentrale Wirkung, Mechanismus ungeklärt

Einzeldosis: 10–20 mg/kg KG i.v./p. inf.

Vorteile
- keine Atemdepression
- keine Hemmung der Thrombozytenaggregation
- zusätzlich spasmolytische Wirkung

Nachteile
- keine antiphlogistische Wirkung

Nebenwirkungen
- Blutdruckabfall bei rascher i.v. Injektion (direkte Vasodilatation)
- Agranulocytose bei Überempfindlichkeit (Inzidenz ca. 5 : 1 Mio.)

Abb. 14.17 Nicht-Opioid-Analgetika: Metamizol.

Der postoperative Patient ist grundsätzlich gefährdet durch Nachwirkungen der Anästhesie und durch ein Auftreten operationsbedingter Komplikationen (z. B. Nachblutungen). Deshalb muss er postoperativ so lange im Aufwachraum bleiben, bis er wieder im Vollbesitz seiner Schutzreflexe ist und keine unmittelbaren Komplikationen von Seiten der Atmung und des Kreislaufs oder als Folge der Operation zu erwarten sind. Erst dann darf er auf eine allgemeine Station verlegt werden. Hierüber entscheidet der Anästhesist, ggf. nach Rücksprache mit dem Operateur.

Verlegung auf eine Allgemeinstation

Für die Verlegung auf eine Allgemeinstation ist es zunächst einmal wichtig, dass der Patient bewusstseinsklar und orientiert ist. Die Spontanatmung muss mechanisch suffizient sein und einen ausreichenden, stabilen Gasaustausch auch ohne Sauerstoffzufuhr gewährleisten. Die Schutzreflexe – insbesondere der Atemwege – müssen völlig wiederhergestellt sein, um bei etwaigem Erbrechen eine Aspiration sicher zu verhindern. Auch vonseiten des Kreislaufs müssen stabile Verhältnisse vorliegen. Die Körperkerntemperatur sollte normotherm, d. h. 36,5 bis 37,4 °C sein. Ein im Zusammenhang mit einer Hypothermie auftretendes, stark herz- und kreislaufbelastendes Muskelzittern muss vor einer Verlegung unbedingt beseitigt werden (▶ Abb. 14.18).

Verlegung auf eine Intensivstation

Instabile Vitalfunktionen, erhebliche Begleiterkrankungen oder Verletzungen machen dagegen ebenso wie ausgedehnte, langwierige Eingriffe eine Überwachung oder sogar eine Therapie auf einer **Intensivstation** erforderlich (▶ Abb. 14.19).

Entlassung nach ambulanten Operationen

Die Entscheidung über die Entlassung eines Patienten in sein häusliches Umfeld wird nach ambulanten Operationen gemeinsam von Operateur und Anästhesist getroffen. Das wesentliche Kriterium ist dafür in der Regel die Wiedererlangung der sog. Straßenfähigkeit, d. h., der Patient muss in der Lage sein, sich in Begleitung (z. B. eines Angehörigen oder einer anderen Vertrauensperson) nach Hause zu begeben. Er erhält schriftliche Verhaltensregeln für die folgenden 24 Stunden, und außerdem wird ihm eine Telefonnummer für den Notfall angegeben, unter der er bei Problemen Hilfe durch einen kompetenten Ansprechpartner bekommen kann. Nicht fehlen darf der Hinweis auf die in dieser Zeit eingeschränkte Geschäftsfähigkeit.

Über die Kriterien für die Verlegung auf eine Allgemeinstation hinaus gelten weitere Anforderungen. Insbesondere muss der Patient geistig klar und völlig orientiert sein. Seine Gehfähigkeit sollte er weitestgehend wiedererlangt haben. Schwindel und Übelkeit sollten im besten Fall nicht vorhanden sein. Ganz wichtig ist, besonders bei noch nicht (völlig) abgeklungenen sensiblen Nervenblockaden, die Beherrschbarkeit von im weiteren Verlauf zu erwartenden Schmerzen. Hierzu sollte dem Patienten am besten das für ihn notwendige Nicht-Opioid-Analgetikum in ausreichender Menge mitgegeben werden, und er sollte über dessen Einnahme klar und verständlich instruiert werden (▶ Abb. 14.20).

Die schlüssige Dokumentation der Entlasskriterien, der eingriffsbezogenen Untersuchungsbefunde inkl. der aktuellen Vitalparameter sind durch die Pflegenden bzw. durch die zuständige Ärztin bzw. den Arzt vorzunehmen und zeitlich korrekt in der Patientenakte zu vermerken.

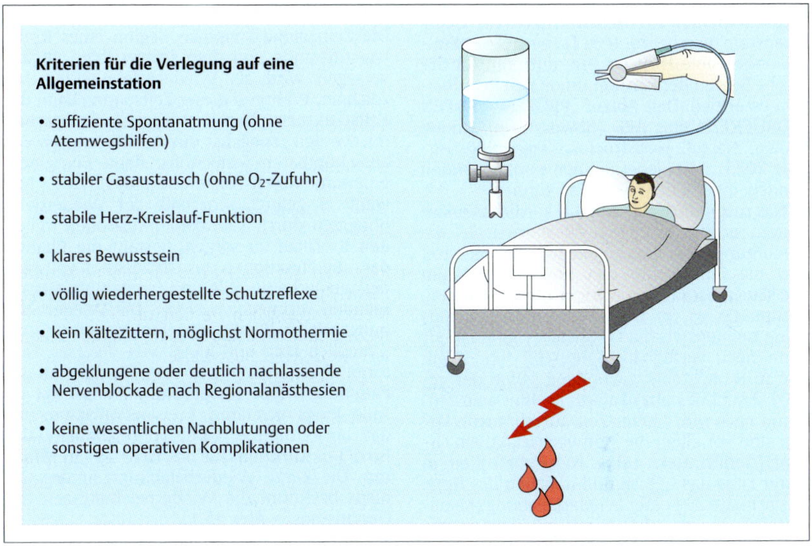

Abb. 14.18 Patientenverlegung auf eine Allgemeinstation.

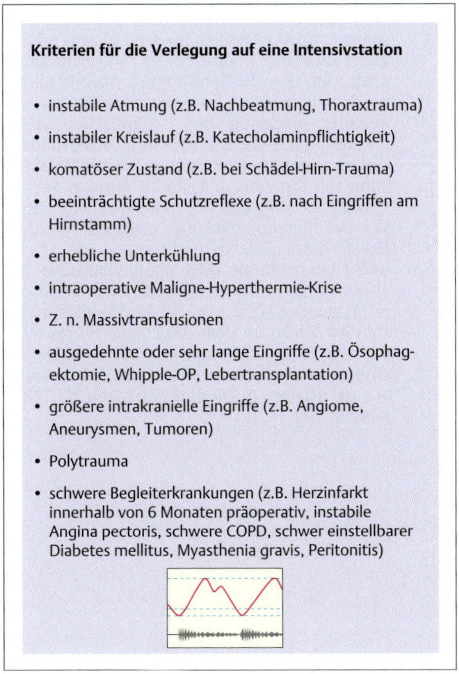

Abb. 14.19 Patientenverlegung auf eine Intensivstation.

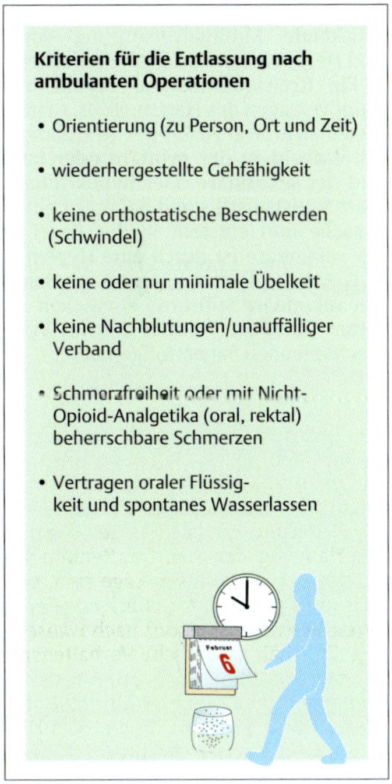

Abb. 14.20 Patientenentlassung nach ambulanten Operationen.

In Deutschland erleiden jährlich etwa 70 000 Menschen einen Kreislaufstillstand. Die Überlebensrate liegt bei ca. 10 %. Da nach 3–5 Minuten irreversible Hirnschäden auftreten, ist der rasche Beginn der kardiopulmonalen Reanimation essenziell. Den Ablauf **„PRÜFEN – RUFEN – DRÜCKEN“** plus AED (Bewusstsein/Atmung prüfen, Notruf, Herzdruckmassage; ERC-Leitlinie 2025) sollte jeder kennen und anwenden können, um effizient helfen zu können.

Das respiratorische und das kardiovaskuläre System sichern in engem Zusammenspiel die Versorgung der Körperzellen mit Sauerstoff und die Elimination von Kohlendioxid. Ein Kreislaufstillstand unterbricht diesen Vorgang abrupt. Da es im menschlichen Organismus keine nennenswerten O_2-Speicher gibt, ist der dann noch verfügbare Sauerstoff (vor allem der an Hämoglobin gebundene sowie der geringe Anteil des physikalisch im Blut gelösten) schon nach sehr kurzer Zeit aufgebraucht. Davon sind vor allem die stoffwechselaktiven Organe (Gehirn, Herz, Leber, Niere) betroffen, in erster Linie das Gehirn und daneben das Herz. Das primäre Ziel einer Wiederbelebung (Reanimation) ist es, die hypoxisch-ischämische Hirnschädigung zu verhindern. Hierzu muss so schnell wie möglich ein ausreichender Kreislauf in Gang gesetzt und bis dahin eine überbrückende Minimalversorgung von Gehirn und Herz mit Sauerstoff gewährleistet werden.

Ein **Kreislaufstillstand** beruht auf einem Pumpversagen des Herzmuskels. Grundsätzlich lassen sich zwei Arten des Kreislaufstillstands unterscheiden: der **primäre oder kardiogene** und der **sekundäre oder hypoxische**. Der primäre Kreislaufstillstand hat meist eine kardiale Ursache und entsteht in der Regel plötzlich, der sekundäre ist durch eine Hypoxie bedingt (z. B. Atemstillstand, hämorrhagischer Schock). Der sekundäre Stillstand entwickelt sich langsamer (5–10 min) durch den im Verlauf sich erschöpfenden Sauerstoffgehalt.

Wiederbelebungszeit

Die Zeitspanne zwischen Beginn eines Kreislaufstillstands und dem irreversiblen Organversagen wird als Wiederbelebungszeit bezeichnet. Während dieser Zeitspanne kann der **Zellstrukturstoffwechsel** noch aufrechterhalten werden (zunächst durch Aufbrauchen des ausschöpfbaren Sauerstoffs, dann Energiegewinnung durch anaerobe Glykolyse). Nur wenn es gelingt, innerhalb der Wiederbelebungszeit durch Thoraxkompressionen für einen Kreislauf zu sorgen, besteht die Chance, dass die Funktionen des Organismus vollständig wiederhergestellt und irreparable Organschäden vermieden werden. Die Wiederbelebungszeit ist für die einzelnen Organe unterschiedlich lang und hängt von diversen Faktoren ab (u. a. Alter und Vorerkrankungen des Patienten, Körpertemperatur). Sie beträgt im Falle eines primären Kreislaufstillstands für das normotherme, nicht vorgeschädigte **Gehirn 3–5 Minuten,** für das **Herz 15–30 Minuten.** Die kurze Wiederbelebungszeit des Gehirns bestimmt die Wiederbelebungszeit des Organismus (▸ Abb. 15.1).

Primärer Kreislaufstillstand

Ein primärer Kreislaufstillstand ist bei Erwachsenen (> 80 %) erheblich häufiger als ein sekundärer Stillstand. Auch wenn es zahlreiche Ursachen gibt, die die Herztätigkeit abrupt unterbrechen können, so dominieren im Erwachsenenalter eindeutig die ischämischen Herzerkrankungen wie die KHK und insbesondere der Myokardinfarkt. Eine hypervagale Reaktion kann intraoperativ z. B. durch Zug am Peritoneum oder aufgrund des okulokardialen Reflexes bei Augenoperationen ausgelöst werden. Jedoch auch Elektrolytstörungen wie Hypo- und Hyperkaliämie oder anaphylaktische Reaktionen kommen in Betracht. Die Differenzialdiagnosen des reversiblen Kreislaufstillstandes sind in ▸ Abb. 15.2 und ▸ Abb. 15.3 dargestellt. Das Akronym **„4 Hs & HITS“** ist eine weit verbreitete Merkhilfe (Mnemonic) aus zertifizierten Trainingsformaten der Notfallmedizin.

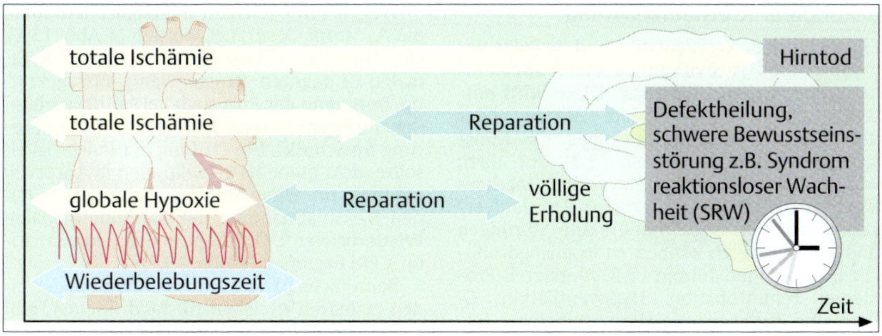

Abb. 15.1 Auswirkungen unterschiedlich langer Ischämiezeiten auf die Wiederbelebung.

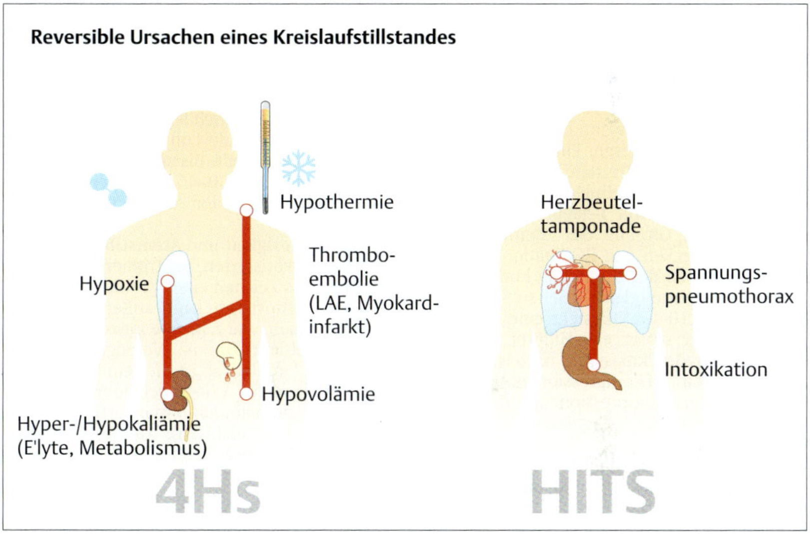

Abb. 15.2 Reversible Ursachen eines Kreislaufstillstandes – 4 Hs & HITS.

Sekundärer Kreislaufstillstand

Ein sekundärer Kreislaufstillstand ist Folge der myokardialen Auswirkungen einer anhaltenden generalisierten Hypoxie. Diese wird entweder durch Störungen der Atmung oder durch nicht kardiogene Störungen des Kreislaufs hervorgerufen (▶ Abb. 15.3). Vor allem während der Einleitung einer Notfallnarkose kann es zu einem sekundären Kreislaufversagen kommen. Begleitende akute Störungen und Erkrankungen können zu lebensbedrohlichen Situationen führen (z. B. A- oder B-Probleme: Fehlintubation, Hypoventilation; C-Probleme: Hypovolämie, Herzinsuffizienz). Intraoperative Ursachen sind neben Beatmungsproblemen insbesondere massive Blutverluste (C-Probleme).

Erkennen des Kreislaufstillstandes bei Erwachsenen

Es sollten nur wenige Sekunden vergehen, um einen Kreislaufstillstand zu erkennen, um keine kostbare Zeit vor Beginn der Reanimationsmaßnahmen zu verlieren. Ein sog. C-Problem wird durch eine Kreislaufinsuffizienz und Schocksymptomatik definiert. Bei einer nicht ansprechbaren Person besteht die Erstmaßnahme in der Öffnung des Atemwegs, u. a. durch Überstrecken und Reklination des Kopfes und Anheben des Kinns. Die Kontrolle der Atmung erfolgt zeitgleich („Sehen – Hören – Fühlen“ max. 10 sek.). Besteht eine Atmungsstörung, muss sofort ein Hilferuf abgesetzt und die Herzdruckmassage mittels Thoraxkompressionen (Kompressionen:Atemspende = 30:2, 100 Kompressionen/min, 5–6 cm Kompressionstiefe) begonnen werden (▶ Abb. 15.7).

Der plötzliche Kreislaufstillstand im Alltag oder im innerklinischen Notfall auf Station unterscheidet sich deutlich von den Umständen des intraoperativen Kreislaufstillstandes aufgrund der sehr unterschiedlichen Umstände. Grundsätzlich gilt in jedem Fall, so schnell wie möglich die Reanimation zu beginnen.

Das Besondere beim narkotisierten und relaxierten Patienten ist, dass viele der typischen Zeichen, wie Atemstillstand, Bewusstlosigkeit etc. begrenzt zu verwerten sind. Wichtigstes und in jedem Fall mit einem Kreislaufstillstand verbundenes diagnostisches Kriterium ist die **Pulslosigkeit.** Sie wird durch Palpation einer großen Arterie festgestellt (A. carotis, A. femoralis).

Wegen ihrer leichten Zugänglichkeit sollte die A. carotis bevorzugt werden (▶ Abb. 15.4). Die Palpation peripherer Arterien (z. B. A. radialis) ist dagegen oftmals wenig aussagekräftig. Dort kann der Puls auch bei (noch) vorhandenem Eigenkreislauf fehlen (z. B. Zentralisierung im Schock). Die Prüfung der Pulslosigkeit sollte nicht mehr als 10 Sekunden in Anspruch nehmen. Im Alltag sollte sie unmittelbar mit den Basismaßnahmen der kardiopulmonalen Wiederbelebung (kardiopulmonale Reanimation, CPR) beginnen (▶ Abb. 15.7).

Beim nicht narkotisierten Patienten, der einen primären Kreislaufstillstand erleidet, gibt es eine charakteristische Abfolge der Symptomatik. Hier lassen sich ungefähre Zeiten angeben (▶ Abb. 15.5). Nach einem freien Intervall von 10–15 Sekunden tritt Bewusstlosigkeit ein, nach 15–45 Sekunden sistiert die Atmung, wobei Schnappatmung einem Atemstillstand gleichzusetzen ist, denn dabei handelt es sich lediglich um ineffektive Zwerchfellkontraktionen. Ein Atemstillstand wird beim nicht intubierten Patienten durch fehlende Thoraxbewegungen und fehlende Luftströmung an Mund und Nase festgestellt. Bis sich die Pupillen erweitern, vergehen 30–45 Sekunden, und erst nach etwa 90 Sekunden sind sie maximal weit und lichtstarr.

Bewusstlosigkeit und **Atemstillstand** scheiden bei narkotisierten, kontrolliert beatmeten Patienten als Zeichen eines Kreislaufstillstands aus. Bewusstlosigkeit kann außerdem andere Ursache haben, wie z. B. eine Intoxikation oder ein Schädel-Hirn-Trauma. Verengen sich primär weite Pupillen, so ist dies ein Hinweis auf eine erfolgreiche Wiederbelebung (beachte: Gabe von Adrenalin kann max. erweiterte Pupillendilatation auslösen). **Graue Hautfarbe** oder eine **Zyanose** kann ein Zeichen einer Kreislaufinsuffizienz sein.

Reversible Ursachen eines Kreislaufstillstands		
4Hs		**Therapie**
Hypoxie	Sauerstoffmangel im Gewebe aufgrund einer verminderten oder fehlenden Sauerstoffzufuhr	1. Sauerstoffgabe, ggf. Beatmung; 2. Atemwegssicherung und Ausschluss einer Fehlintubation. DD: Dislokation des Tubus, Obstruktion des Atemwegs, Pneumothorax, technisches Problem, abdominelles Kompartment: durch erhöhten intraperitonealen Druck, erschwert mechanische Beatmung durch verminderte Compliance der Lunge und Atelektasenbildung.
Hypo-/Hyperkaliämie und andere Elektrolytstörungen	Störungen im Elektrolythaushalt, insbesondere von Kalium, Kalzium und Magnesium	**Ausgleich der Elektrolyte**, ggf. medikamentöse Korrektur. (Kalzium, Insulin/Glukose, Beta-Mimetika etc.) ggf. Hämodialyse
Hypothermie	Körperkerntemperatur unter 30°C, kann durch Kälteexposition oder Stoffwechselstörungen verursacht werden.	**Erwärmungsmaßnahmen** (Decken, Infusionen, ggf. konvektive Wärme, ggf. extrakorporale Zirkulation, z.B. ECMO)
Hypovolämie	Blutverlust oder Flüssigkeitsverlust führt zu geringer Vorlast des Herzens und konsekutiv zu geringem Schlagvolumen und das Herzzeitvolumen sinkt.	1. **Volumengabe** (kristalloide und/oder kolloidale Infusion, ggf. Fresh Frozen Plasma [FFP], Erythrozytenkonzentrat), 2. **chirurgische Kontrolle der Blutung**.
HITS		
Herzbeuteltamponade	Flüssigkeitsansammlung im Perikard, die das Herz komprimiert und die Herzfüllung behindert. Obstruktiver Schock verringert die Vorlast und erhöht die Nachlast des Herzens.	Perikardpunktion zur Entlastung Sonografie ggf. Thorakotomie
Intoxikation	Vergiftungen durch Medikamente, Drogen oder Toxine	**Antidote**, supportive Maßnahmen, ggf. Giftentfernung
Thromboembolie	Lungenarterienembolie (LAE) oder Myokardinfarkt (ggf. reduzierte Kontraktilität)	Chirurgische oder interventionelle Thrombektomie, **Lysetherapie?**, Antikoagulation (z.B. Heparin) Perkutane Koronarintervention (PCI)
Spannungspneumothorax	Gasansammlung im Pleuraraum (z.B. Luft, CO_2) führt ggf. zum Kollaps der Lunge und Verdrängung des Mediastinums und damit verbunden zum obstruktiven Schock.	Entlastung der Pleurahöhle durch Punktion bzw. die Einlage einer **Pleuradrainage**

Abb. 15.3 Reversible Ursachen eines Kreislaufstillstandes.

EKG-Diagnose (schockbar vs. nicht schockbar)

Hinter einer Pulslosigkeit können sich folgende Formen des kardialen Pumpversagens verbergen (► Abb. 15.6): Asystolie, Kammerflimmern (VF), **pulslose Kammertachykardie (pVT)** oder **elektromechanische Entkopplung (Pulseless Electrical Activity, PEA)**. Diese Zustände lassen sich nur mithilfe eines Monitor-EKGs voneinander abgrenzen und ziehen verschiedene Behandlungsalgorithmen nach sich:

- schockbarer Rhythmus Kammerflimmern (VF), pulslose ventrikuläre Tachykardie (pVT)
- nicht schockbar Asystolie/pulslose elektrische Aktivität (PEA)

Während einer **Asystolie** ist das Herz elektrisch und mechanisch inaktiv. Im EKG zeigt sich eine Nulllinie.

Kammerflimmern (VF) ist durch unkoordinierte elektrische Aktivität und mechanisch ineffektive Kontraktionen der Herzmuskelfasern gekennzeichnet. Während einer pulslosen Kammertachykardie (pVT; Frequenz 150–200/min) folgen die mechanischen Herzaktionen so schnell aufeinander, dass es während der Diastole nicht mehr zu einer ausreichenden Füllung der Vorhöfe und Ventrikel kommen kann; es resultiert ein insuffizienter Kreislauf. Bei sog. schockbaren Rhythmen werden durch Defibrillation (S. 396) die unkoordinierten elektrischen Aktivitäten des Myokards depolarisiert. Bei der **elektromechanischen Entkopplung (PEA)** reicht das Spektrum von unauffälligen EKG-Bildern (z. B. bei Hypovolämie als Ursache) bis zu agonal deformierten und verbreiterten QRS-Komplexen, denen aber in keinem Fall effektive Kontraktionen nachfolgen.

Die A. carotis verläuft beiderseits zwischen Schildknorpel und medialem Rand des M. sternocleidomastoideus. Zu ihrer Palpation wird der Kopf des Patienten leicht überstreckt, die Finger gleiten dann vom Schildknorpel aus nach laterokranial.

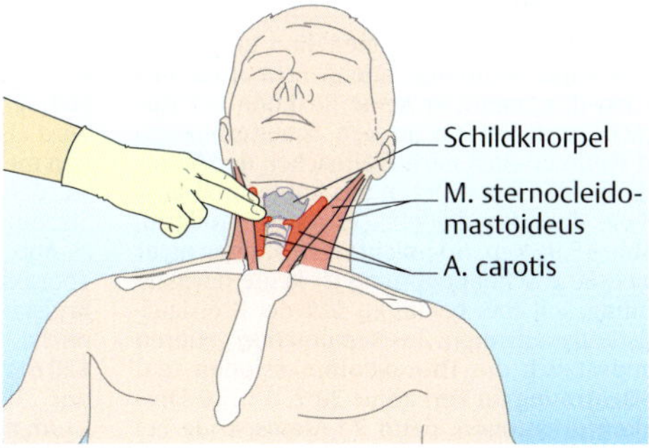

Abb. 15.4 Kreislaufstillstand – Prüfung der Karotispulse.

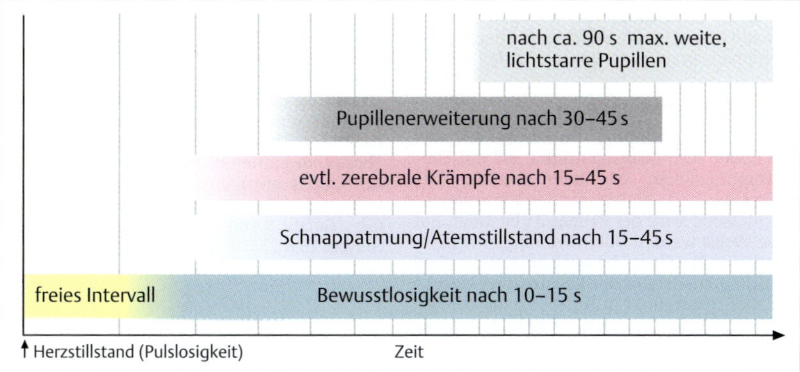

Abb. 15.5 Abfolge der Symptomatik beim primären Kreislaufstillstand.

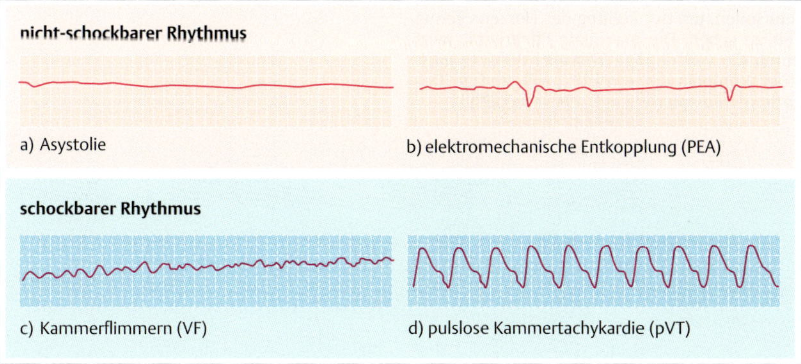

Abb. 15.6 EKG bei Pulslosigkeit.

Basic-Life-Support (BLS)

Wiederbelebungsmaßnahmen sind umgehend zu ergreifen, wenn ein Patient nicht ansprechbar ist, d. h., wenn er keine Reaktion auf Ansprache und Rütteln an den Schultern zeigt, und wenn er auch nach Freimachen der Atemwege durch Überstrecken des Kopfes und Vorziehen des Unterkiefers (Esmarch-Handgriff, ▶ Abb. 15.9; Kap. 6.1) nicht normal oder nicht atmet. Eine Schnappatmung ist keine normale Atmung, soll aber bei bis zu 40 % der Kreislaufstillstände auftreten. Zur Reanimation gehören grundsätzlich die **Thoraxkompressionen** und die **Beatmung** im Verhältnis **30:2**, d. h. **30 Thoraxkompressionen, dann 2 × Atemspende** bei Erwachsenen.

Möglichst ununterbrochene Kompressionen sollen die sog. „No-Flow-Phasen" kurzhalten. Zeitgerechter Wechsel der Person, die die Herzdruckmassage durchführt, ist essenziell, um damit Ermüdungserscheinungen (spätestens alle 2 min) und insuffizienten Thoraxkompressionen vorzubeugen (▶ Abb. 15.7).

Thoraxkompressionen

Direkt nach Feststellung von Bewusstlosigkeit und Apnoe oder Schnappatmung soll mit Thoraxkompressionen begonnen werden. Der Thorax wird 30 × hintereinander komprimiert, anschließend wird der Patient 2 × beatmet. Auf diese Weise werden Unterbrechungen der Zirkulation („No-Flow-Phasen") minimiert und die Erfolgsaussichten der Reanimation verbessert. Der Druckpunkt befindet sich auf der unteren Hälfte des Sternums; ▶ Abb. 15.8), hier werden die Handballen übereinander aufgesetzt, wobei die Finger gestreckt sein sollen. Die Eindrücktiefe beträgt 5–6 cm. Beim Erwachsenen wird eine Kompressionsrate von 100–120/min empfohlen, wobei Kompressions- und Dekompressionsphase gleich lang sein sollen, um der Füllung des Herzens genug Zeit zu geben. Die maximale Effektivität wird durch die vollständige Thoraxentlastung nach jeder Kompression erreicht (vollständige Dekompressionsphase; engl. „chest recoil").

Effektivität

Damit die Thoraxkompressionen wirksam sein können, muss der Patient mit dem Rücken unbedingt auf einer **stabilen Unterlage** liegen. Sie wird als Widerlager benötigt. Die Kompressionen müssen mit gestreckten Armen ausgeführt werden und die Arme müssen dabei mit dem Sternum einen rechten Winkel bilden (▶ Abb. 15.8). Dennoch lässt die rhythmische Thoraxkompression lediglich einen **Minimalkreislauf** entstehen. Mit optimaler Technik erreicht man zwar Blutdruckwerte bis zu 120 mmHg systolisch, diastolisch jedoch meist nur 10–25 mmHg, sodass der Mitteldruck kaum mehr als 40 mmHg beträgt. Die Koronardurchblutung (Perfusion), die hauptsächlich in der Diastole stattfindet, liegt wegen des niedrigen diastolischen Drucks ohne Einsatz von Vasokonstriktoren nur bei ca. 5 % des Normalwerts. Das zu erzielende Herzzeitvolumen bewegt sich zwischen 1 und 2 l/min, womit die Funktionsfähigkeit des Gehirns auf Dauer nicht bewahrt werden kann. Die externe Herzdruckmassage ist umso effektiver, je elastischer der Thorax ist („Recoiling"). **Recoiling** bezeichnet die vollständige Rückfederung des Brustkorbs nach der Thoraxkompression. Beim starren Thorax des älteren Patienten, insbesondere des Emphysematikers, ist nicht nur die Aussicht auf Erfolg vermindert, sondern auch die Gefahr von Komplikationen erhöht (▶ Abb. 15.8).

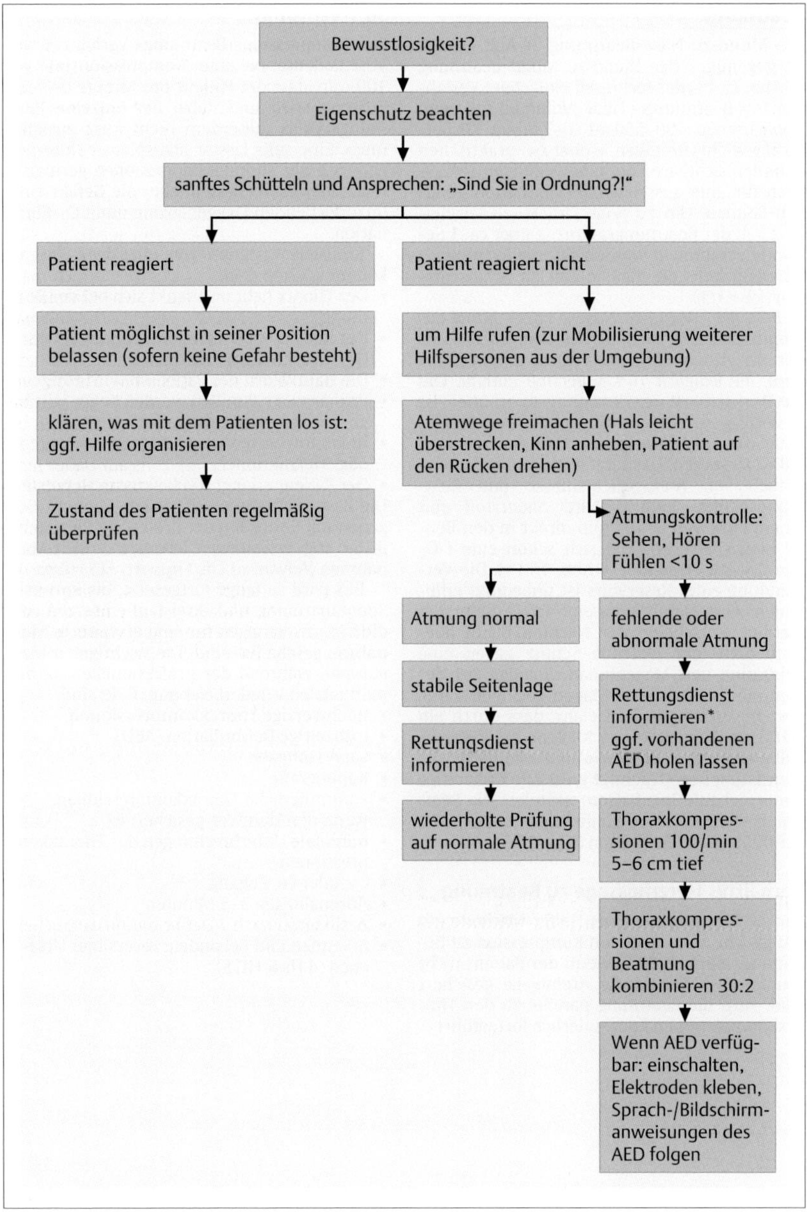

Abb. 15.7 Basismaßnahmen der kardiopulmonalen Reanimation. (Quelle: Striebel H. Bewusstlosigkeit?. In: Striebel H, Hrsg. Anästhesie Intensivmedizin Notfallmedizin. 10., aktualisierte Auflage. Stuttgart: Thieme; 2020. DOI: 10.1055/b000 000 059)

Beatmung

Die **Mund-zu-Nase-Beatmung** (► Abb. 15.10) ist gegenüber der Mund-zu-Mund-Beatmung (► Abb. 15.11) das technisch einfachere Verfahren. Das Beatmungs-(Tidal-)Volumen soll beim Erwachsenen 450–550 ml (6–7 ml/kg Körperidealgewicht) betragen, wobei aus praktischen Gründen sichtbare Thoraxbewegungen als Zeichen für eine ausreichende Ventilation genügen können. Um zu hohe Drücke zu vermeiden, soll der Beatmungsatemzug über ca. **1 Sekunde** verabreicht werden. Für die Exspiration ist wenigstens die gleiche Zeit zu veranschlagen (I:E = 1:1).

Bei der Mund-zu-Nase- oder Mund-zu-Mund-Beatmung ist zu berücksichtigen, dass sie mit der Ausatemluft des Helfers durchgeführt wird, die lediglich 16% Sauerstoff enthält. Um die Wirksamkeit der Beatmung zu erhöhen, ist es wichtig, so früh wie möglich für eine **Steigerung der inspiratorischen O_2-Konzentration** (FiO_2) zu sorgen. Das setzt mindestens den Gebrauch von Atemgesichtsmaske und Beatmungsbeutel voraus. Wird Sauerstoff mit einem Flow von 8–10 l/min direkt in den Beutel eingespeist, so lässt sich schon eine FiO_2 von 0,5–0,6 erreichen (► Abb. 15.11). Die Verwendung eines Reservoirs ist unbedingt empfehlenswert. Damit kann eine $FiO_2 \geq 0{,}8$ erzielt werden. Entscheidender Nachteil bleibt aber auch dann der fehlende Schutz gegen eine Aspiration von Mageninhalt. Solange bei der Beatmung Luft in den Magen gelangen kann, besteht außerdem die Gefahr, dass durch ein stärkeres Aufblähen des Magens die Zwerchfellbeweglichkeit eingeschränkt und damit die Ventilation beeinträchtigt wird. Die frühzeitige **endotracheale Intubation** optimiert die Beatmung während der Reanimation und schützt vor pulmonaler Aspiration (Kap. 15.3).

Verhältnis Herzmassage zu Beatmung

Für die Ein- und die Zwei-Helfer-Methode gilt das gleiche Verhältnis von Kompression zu Beatmung, nämlich **30:2**, wenn der Patient nicht intubiert ist. Sobald die Atemwege gesichert sind, wird die Beatmung parallel zu den Thoraxkompressionen kontinuierlich fortgeführt.

30:2-Verhältnis

Ein Kompressions-Beatmungs-Verhältnis von 30:2 bedeutet bei einer Kompressionsrate von 100/min, dass der Patient pro Minute 6–7-mal beatmet wird und dabei der einzelne Beatmungszyklus außerdem recht kurz ausfallen muss. Einerseits lassen sich so zwar Unterbrechungen der Thoraxkompressionen geringhalten, andererseits besteht aber die Gefahr einer unzureichenden Oxygenierung und CO_2-Elimination.

Klinische Kriterien von effektiven Thoraxkompressionen sind:

- Der Thorax hebt und senkt sich bei der Beatmung.
- Der Karotis- oder Femoralispuls ist bei der Herzdruckmassage tastbar.
- Die Hautkolorit des Patienten wird rosiger.
- Primär weite Pupillen werden enger (gilt bis zur i. v. Gabe von Adrenalin).
- Es kommt zu spontanen Atembewegungen oder Herzaktionen.
- Der Patient erlangt das Bewusstsein wieder.

Die Basismaßnahmen (Basic Life Support, BLS) gehen mit Eintreffen der professionellen Helfer in die sog. erweiterten lebensrettenden Maßnahmen (Advanced Life Support, ALS) über.

BLS wird so lange fortgesetzt, bis entweder Spontanatmung und -kreislauf einsetzen oder die Voraussetzungen für eine **erweiterte Maßnahme** geschaffen sind. Die wichtigsten Maßnahmen während der professionellen kardiopulmonalen Wiederbelebung (CPR) sind:

- **hochwertige Thoraxkompressionen**
- frühzeitige Defibrillation (AED)
- Sauerstoffgabe
- Kapnografie
- kontinuierliche Thoraxkompressionen, wenn der Atemweg gesichert ist
- minimale Unterbrechungen der Thoraxkompressionen
- i. v. oder i.o. Zugang
- Adrenalin alle 3–5 Minuten
- Amiodaron nach 3 Defibrillationsversuchen
- Erkennen und Behandeln reversibler Ursachen (4 Hs & HITS)

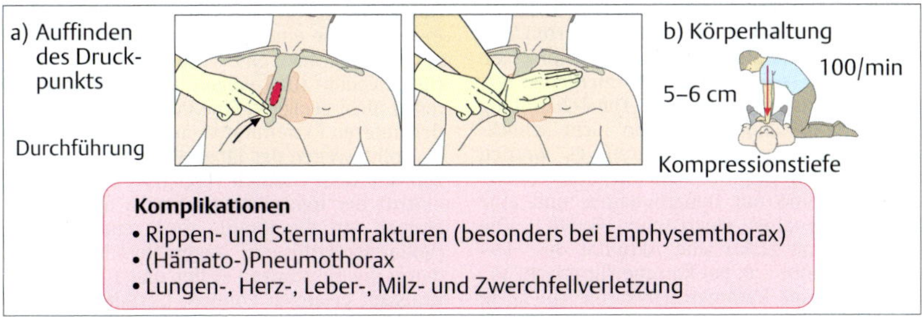

Abb. 15.8 Externe Herzdruckmassage – Durchführung und Komplikationen.

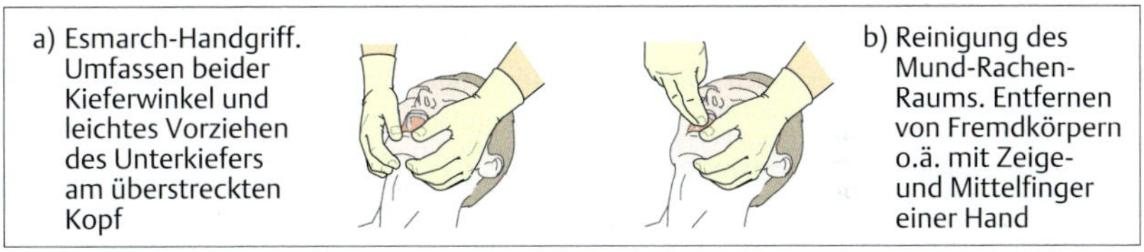

Abb. 15.9 Prüfung der Atemwege.

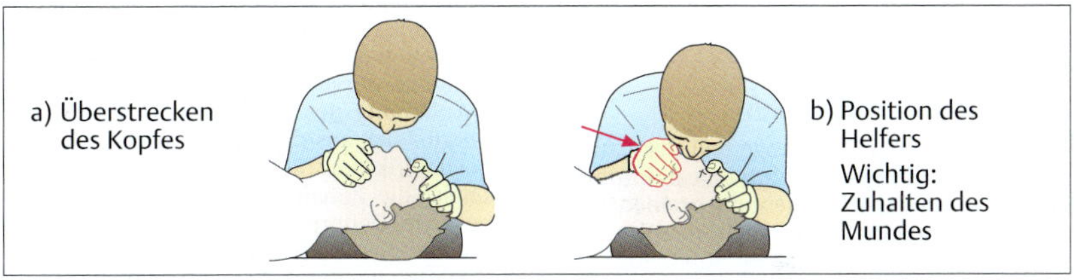

Abb. 15.10 Mund-zu-Nase-Beatmung.

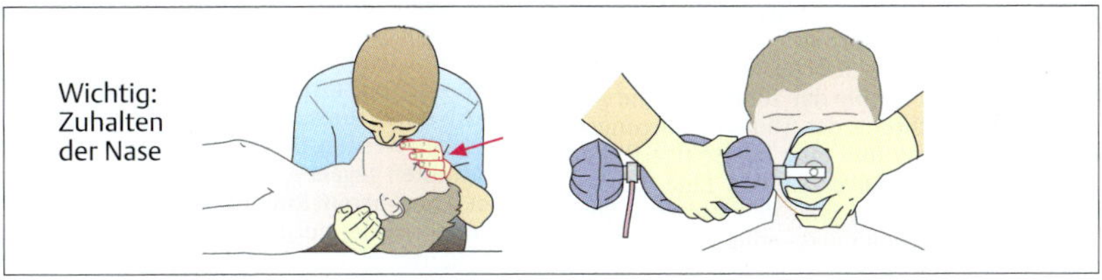

Abb. 15.11 Mund-zu-Mund- und Beutel-Maske-Beatmung (mit Reservoir für O_2 8–10 l/min).

Effiziente Reanimationsmaßnahmen bedürfen eines zielgerichteten und standardisierten Vorgehens nach möglichst regelmäßig trainierten Algorithmen (▸ Abb. 15.15). Hierzu dienen zertifizierte Kursformate des ALS. Die Behandlung lässt sich in schockbaren und nicht schockbaren Rhythmus kategorisieren. Es werden zwei Formen des Kreislaufstillstands unterschieden: eine mit hyperdynamer und eine mit hypodynamer elektrischer Aktivität. Die hyperdyname elektrische Aktivität des Herzens ist erhöht z. B. bei Kammerflimmern (VF) oder pulsloser Kammertachykardie (pVT). In der zweiten Form fehlt die Aktivität oder ist verringert (Asystolie, PEA)

Während der Reanimation müssen die Effektivität und der Erfolg der ergriffenen Maßnahmen immer wieder überprüft werden (Reevaluation).

Zu den erweiterten Maßnahmen gehören:

- Sicherung des Atemwegs: endotracheale Intubation für die Optimierung von Oxygenation und Ventilation, ggf. Larynxmaske
- Anlage eines venösen Zugangs
- Zufuhr von Medikamenten i. v., ggf. intraossär
- alle 2 Minuten Rhythmuskontrolle (Zyklus) und Helferwechsel
- Defibrillation bei schockbaren Arrhythmien
- Erfassung der 4 Hs & HITS (▸ Abb. 15.2 und ▸ Abb. 15.3)

Endotracheale Intubation

Zur Sicherung der Atemwege soll der Patient so früh wie möglich endotracheal intubiert werden. An erster Stelle steht die **orale Intubation.** Sollte eine Intubation nicht möglich sein, so kommen als Alternative supraglottische Atemwegshilfen (z. B. Larynxmaske) infrage. Eine Intubation bietet Schutz vor einer (Makro-)Aspiration und ermöglicht die mechanische Beatmung. Außerdem müssen Beatmung und Thoraxkompressionen nicht mehr miteinander synchronisiert werden. Darüber hinaus wird eine endotracheale Absaugung ermöglicht. Zur Kontrolle der Tubuslage sind neben der Beobachtung der Thoraxbewegungen eine epigastrische und eine beidseitige thorakale Auskultation unverzichtbar. Eine Kapnometrie/-grafie ($etCO_2$) über den weiteren Verlauf der Reanimation muss genutzt werden.

Venöser Zugang

Nach der Intubation, ggf. schon parallel zu Thoraxkompressionen und Atemwegsmanagement sollte ein venöser Zugang gelegt werden, um kardiovaskulär wirksame Medikamente, insbesondere Adrenalin, i. v. verabreichen zu können. Es sollte möglichst eine Vene im Abflussgebiet der V. cava sup. punktiert werden, in erster Linie eine **Unterarm- oder Ellenbeugevene** oder auch eine **V. jugularis ext.** Handrückenvenen sind wegen der Zentralisation meist nicht geeignet. Eine Punktion von Venen der unteren Extremitäten, auch der V. femoralis, sollte wegen des längeren Wegs zum Herzen und dem dadurch verzögerten Wirkungseintritt der injizierten Pharmaka eher unterbleiben. An die Kanüle muss eine Infusion (Vollelektrolytlösung) angeschlossen werden, damit die Substanzen sicher und zügig in den Kreislauf gelangen können. Gestaltet sich die Venenpunktion schwierig oder ist sie nicht möglich, so soll ein **intraossärer Zugang** (z. B. EZ-IO, ▸ Abb. 5.4) gelegt werden (Kap. 5.2).

Pharmakotherapie

Adrenalin

Bei prolongierter Reanimation muss, um die Pumpfunktion des Herzens wiederherzustellen, die Myokardperfusion gesteigert und, um die Chancen für ein Überleben ohne bleibende Schäden zu verbessern, auch die zerebrale Perfusion erhöht werden. Adrenalin (Kap. 13.3) ist das Medikament der Wahl bei Asystolie und PEA, um die Voraussetzungen zu schaffen, dass ein Eigenkreislauf wieder in Gang kommt, und zwar unabhängig davon, ob ein hypo- oder ein hyperdynamer Kreislaufstillstand vorliegt. Entscheidende Wirkkomponente ist in jedem Fall die **Anhebung des diastolischen Blutdrucks.** Sie ergibt sich aus der α-mimetisch bedingten Vasokonstriktion. Bei Kammerflimmern erleichtert die Zunahme der Koronardurchblutung eine Defibrillation ganz erheblich. Bei Asystolie spielt auch die Stimulation der Sinusknotenaktivität durch Adrenalin eine Rolle.

Adrenalin (Synonym: Epinephrin) soll alle 4 Minuten (nach jeder 2. Rhythmuskontrolle im ALS) intravenös, ggf. intraossär injiziert werden (▸ Abb. 15.14). Die Einzeldosis beträgt bei Erwachsenen 1 mg.

- bei nicht schockbarem Rhythmus (z. B. Asystolie oder pulsloser elektrischer Aktivität, pEA): Adrenalin sollte so früh wie möglich gegeben werden. Danach wird Adrenalin alle 4 Minuten gegeben.
- bei schockbarem Rhythmus (z. B. Kammerflimmern oder pulsloser ventrikulärer Tachykardie, pVT): Adrenalin wird nach dem 3. erfolglosen Schock verabreicht und dann alle 4 Minuten wiederholt und beibehalten.

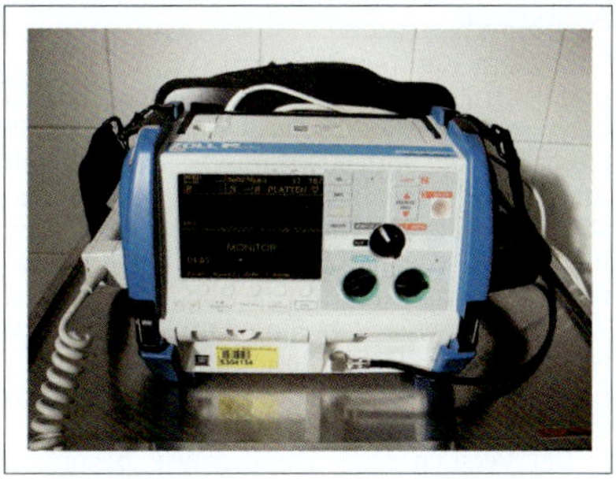

Abb. 15.12 Defibrillator.

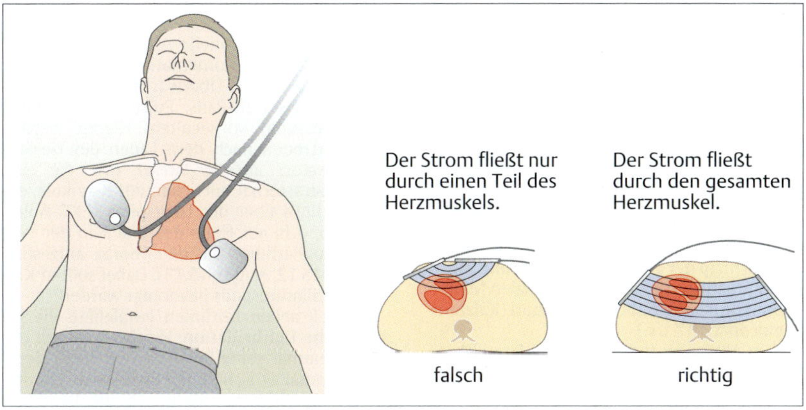

Abb. 15.13 Platzierung der Defibrillationspads.

Amiodaron

Erst wenn Kammerflimmern (VF) oder pulslose ventrikuläre Tachykardie (pVT) auch nach drei Zyklen bzw. Defibrillationen bestehen bleibt, ist eine antiarrhythmische Therapie mit Amiodaron intravenös (i. v.) oder ggf. intraossär (i.o.) indiziert. Die empfohlene Dosierung für Erwachsene beträgt **300 mg i. v. Amiodaron als Bolus-Injektion** (▶ Abb. 15.14). Eine weitere Injektion von Amiodaron 150 mg i. v. ist nach der 5. Defibrillation im ALS (VF/pVT) und weiter bestehendem VF/pVT empfohlen (ggf. Lidocain 50 mg i. v.).

Der Versuch einer Thrombolyse, bevorzugt mit **rt-PA** (z. B. bis zu 50 mg Alteplase im Bolus i. v., ggf. wiederholt), ist bei Verdacht auf Lungenembolie oder Myokardinfarkt gerechtfertigt. Nach einer Lyse wird die CPR für 60–90 min fortgeführt.

Akute Bradykardie mit erhaltenem Kreislauf

Die Anwendung von **Atropin i. v.** ist bei **akuter Bradykardie**, nicht bei Asystolie oder PEA, indiziert; initiale Therapie (0,5 mg Atropin i. v.) bis zur Gesamtmenge von 3 mg. Dagegen kann ein Einsatz von **Kalzium** und Adrenalin bei einer sonst therapieresistenten Bradykardie nützlich sein. Hier könnte eine Hyperkaliämie ($K^+ \geq 6{,}5$ mmol/l) zugrunde liegen. Das Behandlungsprinzip der Hyperkäliämie beruht auf

- der Stabilisierung der myokardialen Membran durch die Gabe von Kalzium (Kalziumgluconat 10 % i. v.).
- dem Abtransport des extrazellulären K^+ nach intrazellulär (Kalium-Shift) durch die Gabe von Insulin mit Glukose 40 % i. v. mit regelmäßigen K^+- und Blutzuckerkontrollen. Des Weiteren unterstützt die Gabe von Natriumbikarbonat i. v. den K-Shift nach intrazellulär durch Senkung des pH-Wertes (ggf. auch Salbutamol).
- der Entfernung des Kaliums durch Akut-Hämodialyse.

Elektrotherapie

Defibrillation

Laut der ERC-Leitlinie 2025 zur Defibrillation wird bei Erwachsenen die folgende Energie empfohlen: eine biphasische Schockabgabe mit mindestens 150–200 Joule für den 1. Schock.

Die frühzeitige Defibrillation ist die entscheidende Maßnahme, um bei einem Kreislaufstillstand aufgrund von **Kammerflimmern** (VF) oder einer **pulslosen ventrikulären Tachykardie** (pVT) einen Sinusrhythmus herbeizuführen. Bei der Defibrillation sorgt ein **Stromimpuls** für eine schlagartige Depolarisation aller unkoordiniert elektrisch aktiven Herzmuskelzellen. Die Defibrillation schafft die Voraussetzungen dafür, dass wieder spontane, vom Sinusknoten gesteuerte Herzaktionen auftreten können.

AED – Zweck und Definition

Ein automatisierter externer Defibrillator (AED) wird im Notfall während BLS eingesetzt, um bei Herzstillstand durch Defibrillation das Herz wieder zu rhythmisieren. Diese Geräte werden an vielen Stellen des öffentlichen Raumes bereitgestellt.

Der AED erkennt automatisch schockbare Arrhythmien. Falls ein Kammerflimmern detektiert wird, gibt der AED einen Elektroschock ab. Das Gerät führt Helfende durch Sprachanweisungen. Auch Laien können einen AED sicher bedienen.

Für die professionelle ALS werden externe Defibrillatoren in Kombination mit Kapnografie und anderen Überwachungsmodalitäten (EKG mittels Defi-Pads, Pulsoxymetrie, Blutdruckmessung) vorgehalten. Hierzu werden die Elektroden nach dem Laden des Gerätekondensators *anterior-lateral*, d. h. die eine rechts parasternal unterhalb der Klavikula, die andere links über der Herzspitze (EKG-Ableitung V6, d. h. auf Höhe des 5. ICR in der vorderen Axillarlinie), auf den Thorax aufgesetzt (▶ Abb. 15.12, ▶ Abb. 15.13). Dabei sollten Klebedefibrillationspads bevorzugt werden.

Die aktuellen Leitlinien empfehlen die **biphasische Defibrillation**. Hierbei wechselt der Strom einmal seine Polarität und fließt demnach einmal zwischen den Elektroden hin und her. Dadurch vermindert sich die benötigte Energie deutlich (bis zu ca. 50 %), d. h., die Defibrillationsschwelle wird reduziert.

Herzschrittmacher

Bei bedrohlichen, persistierenden bradykarden Rhythmusstörungen mit erhaltener Kontraktionsfähigkeit des Myokards ist eine Schrittmachertherapie indiziert (z. B. bei AV-Blockierung nach Herzoperationen oder Bradykardie bei Betablocker-Intoxikation). Die schnellste Maßnahme ist der transkutane, extrathorakale Schrittmacher. Dabei werden anterior-posterior platzierte Klebeelektroden stimuliert (die eine Elektrode linkspräkordial, die andere am Rücken links paravertebral).

Bei passagerer Blockierung des AV-Knotens kann eine vorübergehende transvenöse Schrittmachertherapie die Herzfrequenz und damit das Herzzeitvolumen stabilisieren. Andauernde Schrittmacherabhängigkeit indiziert eine Implantation eines permanenten Schrittmachers.

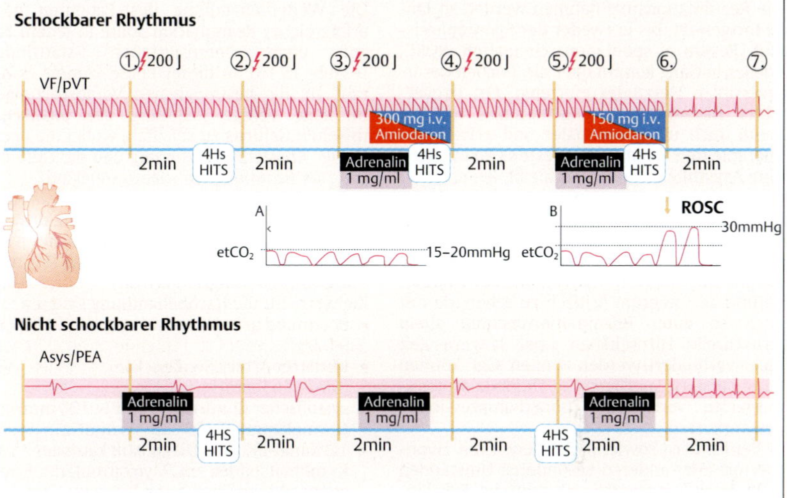

Vf: Kammerflimmern, pVT: pulslose ventrikuläre Tachykardie, Defib. Defibrillation,
30:2: Thoraxkompressionen 30 : Beatmungen 2 mit möglichst wenigen und kurzen Unterbrechungen („now-flow“):

- Rhythmuskontrolle im EKG-Monitor alle 2 min – Unterbrechung nur für 5 s – sofort Thoraxkompressionen fortführen
- Eine Defibrillation sollte <5 s dauern. Die Unterbrechung der Thoraxkompressionen so kurz wie möglich halten

Abb. 15.14 Zeitstrahl des ACLS (nach Empfehlungen des ERC 2025).

Irreversibler Herztod

Die Reanimationsmaßnahmen werden so lange fortgesetzt, bis entweder der Spontankreislauf (Return of spontanous circulation, ROSC) wieder in Gang kommt oder die Zeichen des irreversiblen Herztodes eintreten. Ein **irreversibler Herztod** kann angenommen werden, wenn auch unter optimaler und erweiterter Therapie im EKG **über mindestens 20** Minuten **eine Asystolie** nachweisbar bleibt. Bei noch erhaltener elektrischer Aktivität, z. B. bei Kammerflimmern, muss zwar grundsätzlich eine Wiederbelebbarkeit des Herzens unterstellt werden, aber auch hier ist nach dieser Zeitspanne die Prognose im Hinblick auf eine Restitutio ad integrum kritisch zu sehen, da mit noch so guter Reanimationstechnik allein strukturelle Hirnschäden über längere Zeit nicht verhindert werden können. Ggf. können automatisierte mechanische Thoraxkompressionsgeräte verlässlich Thoraxkompressionen gewährleisten.

Bei Kindern sowie Erwachsenen mit Hypothermie oder anderen besonderen Umständen (z. B. Ertrinkungsunfall, systemische Lokalanästhetika-Intoxikationen; LAST) ist eine darüberhinausgehende Fortführung der Reanimationsbemühungen unter Umständen auch mit extrakorporaler Zirkulation (z. B. ECMO) über einen längeren Zeitraum gerechtfertigt.

„Nobody is dead – until warm & dead“. Dies gilt in der Notfallmedizin, vor allem in Bezug auf Patienten mit **schwerer Unterkühlung (Hypothermie)**. Das bedeutet, dass eine Person erst dann als verstorben gilt, wenn diese bei **normaler Körpertemperatur** reanimationspflichtig ist und keine Lebenszeichen zeigt.

Erfolgreiche Reanimation

Ziel einer Reanimation ist nicht nur die Wiederherstellung eines suffizienten Eigenkreislaufs, sondern auch die **Verhinderung dauerhafter neurologischer Defizite**. Umso wichtiger ist es daher, so früh wie möglich mit der Reanimation, d. h. mit den Thoraxkompressionen (30:2) zu beginnen. Die Zeit, die das Gehirn zur Erholung nach einer Reanimation braucht, nimmt exponentiell mit der Dauer der globalen Hypoxie zu. In diesem Zusammenhang lassen sich drei mögliche Folgezustände unterscheiden:

- sofortiges Aufwachen des Patienten und Wiedererlangen aller ZNS-Funktionen (Hypoxie nicht länger als 3–5 Minuten)
- Wiedereintrübung nach initialem Aufwachen (Hirnödem als Folge einer postischämischen Hypoxie)
- anhaltende Bewusstlosigkeit (Hypoxie länger als 5 Minuten)

Nachbehandlung nach ROSC

Die Weiterbehandlung des Patienten nach erfolgreicher Reanimation sollte in jedem Fall auf einer Intensivstation stattfinden (► Abb. 15.16). In dieser Phase kommt es darauf an, die bestmöglichen Voraussetzungen für eine **völlige Erholung des postischämischen Gehirns** zu schaffen, wobei die *nachhaltige Kreislaufstabilisierung* und die *Optimierung der Beatmung* am wichtigsten sind.

Nach ROSC wird empfohlen, nach dem ABCDE-Konzept eine erneute Evaluation des Patienten vorzunehmen, um keine relevanten Ursachen des Stillstands zu übersehen (Vermeidung von Fixierungsfehlern).

Zielwerte für die Nachbehandlung sind u. a.:

- Beatmung bzw. Oxygenierung mit Ziel SpO_2 94–98 %
- Mittlerer Arterieller Druck (MAP) ≥ 65 mmHg
- systolischer Blutdruck (sysBP) ≥ 100 mmHg
- Normokapnie ($PaCO_2$ 35–45 mmHg)
- 12-Kanal-EKG zur Diagnostik kardialer Krankheitsbilder, z. B. Myokardinfarkt, Erregungsbildungsstörungen, Präexzitationssyndrome etc.
- Aufrechterhaltung einer Körpertemperatur von 32–36 °C für mindestens 24 Stunden. Vermeidung von Fieber > 37,5 °C für mind. 72h nach ROSC (targeted temperature management, TTM)
- Normoglykämie
- Erkennen und Behandeln der Ursache des Kreislaufstillstands (Reevaluation) aller Organsysteme
- Erwäge weitere apparative Diagnostik:
  - Echokardiografie: Pathologien des Herzens und seiner Funktion, V. a. Lungenarterienembolie mit obstruktivem Schock
  - 12-Kanal-EKG: z. B. ST-Hebungen, ggf. Koronarangiografie und perkutane Koronarintervention (PCI)
  - Sonografie des Abdomens, der Gefäße und der Lunge
  - zerebrale Computertomografie (CCT), EEG: Verdacht auf ein neurologisches Geschehen, z. B. intrakranielle Blutung, zerebraler Insult, Krampfanfälle
  - computertomografische Pulmonalangiografie (computed tomography pulmonary angiography, CTPA) und des Thorax: Verdacht auf Lungenarterienembolie, Aortendissektion

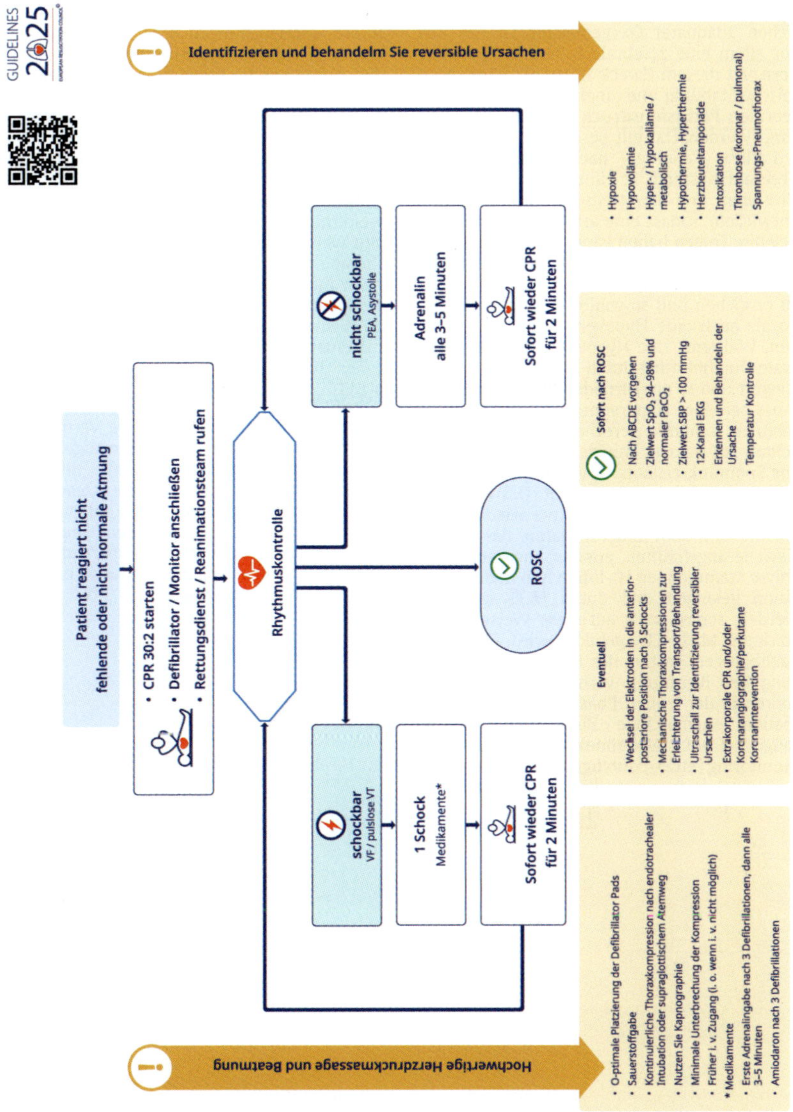

Abb. 15.15 Erweiterte Reanimationsmaßnahmen. (Quelle: Greif R, Lauridsen KG, Djärv T. Kurzfassung der Leitlinien des European Resuscitation Council 2025. Notfall Rettungsmed 2025; 7. https://doi.org/10.1007/s10049-025-01642-0. © German Resuscitation Council (GRC) und European Resuscitation Council (ERC) 2025

Zerebrale Perfusion

Neben adäquater Oxygenierung ist das Ziel, vor allem eine zerebrale Ischämie zu verhindern. Zu diesem Zweck muss für hämodynamische Stabilität und einen **ausreichenden zerebralen Perfusionsdruck** (CPP; Kap. 9.2) gesorgt werden. Das gilt besonders für noch bewusstlose Patienten nach einem längeren Kreislaufstillstand. Bei ihnen können sich ein Hirnödem und damit ein erhöhter Hirndruck entwickeln, sodass eine arterielle Hypotension deletäre Folgen haben kann. Bei der Beatmung solcher Patienten gilt es, eine **Normoventilation bzw. Normokapnie** ($PaCO_2$ ca. 35 mmHg) zu erreichen und sowohl eine Hyperventilation als auch eine Hypoventilation zu vermeiden. Während eine Hypoventilation die zerebrale Durchblutung durch Zunahme des $PaCO_2$ steigert und so ein Hirnödem verstärken kann, muss bei einer Hyperventilation mit einer zerebralen Ischämie gerechnet werden. Zu beachten ist, dass es mit dem Wiedereinsetzen des Spontankreislaufs zu einem drastisch vermehrten Anfall an CO_2 kommt. Das liegt zum einen daran, dass die Glykolyse wieder aerob abläuft, und zum anderen daran, dass die im Gewebe angehäuften, aus der anaeroben Glykolyse stammenden H^+-Ionen nun in die Zirkulation gelangen und durch HCO_3 gepuffert werden, sodass auch auf diese Weise in verstärktem Maße CO_2 gebildet wird. Um einen nachhaltigen Anstieg des $PaCO_2$ durch Anpassung der Beatmung verhindern zu können, sollten in der frühen Phase nach einer Reanimation engmaschige Blutgasanalysen und möglichst auch ein endexspiratorisches CO_2-Monitoring ($etCO_2$) durchgeführt werden.

Zerebraler O_2-Verbrauch

Ältere Untersuchungen sprachen dafür, dass mit einer **milden Hypothermie** (T = 32–34 °C) das neurologische Ergebnis bei Patienten, die nach der Reanimation bewusstlos bleiben, verbessert werden kann. Ob und in welchem Maße daran neben der Senkung des zerebralen O_2-Verbrauchs weitere Mechanismen beteiligt sind, ist unklar.

Eine gezielte Hypothermie 32–36 °C kann weiterhin für ausgewählte Subgruppen erwogen werden. Eine aktive Kühlung zur milden therapeutischen Hypothermie wird jedoch nicht mehr generell empfohlen. Im Fokus des Temperaturmanagements nach ERC-Leitlinie 2025 steht nun die aktive Fiebervermeidung mit einer Ziel-Temperatur von ≤ 37,5 °C.

Zerebraler Glukosestoffwechsel

Von Bedeutung ist nicht nur die Vermeidung einer **Hypoglykämie** (Substratmangel), sondern auch die einer **Hyperglykämie.** Bei einem Überangebot an Glukose drohen in noch minderperfundierten Hirnregionen aufgrund des nicht ausreichend vorhandenen Sauerstoffs eine Laktatazidose (Laktat ist ein Produkt der anaeroben Glykolyse) und dadurch eine Zunahme des Zellschadens.

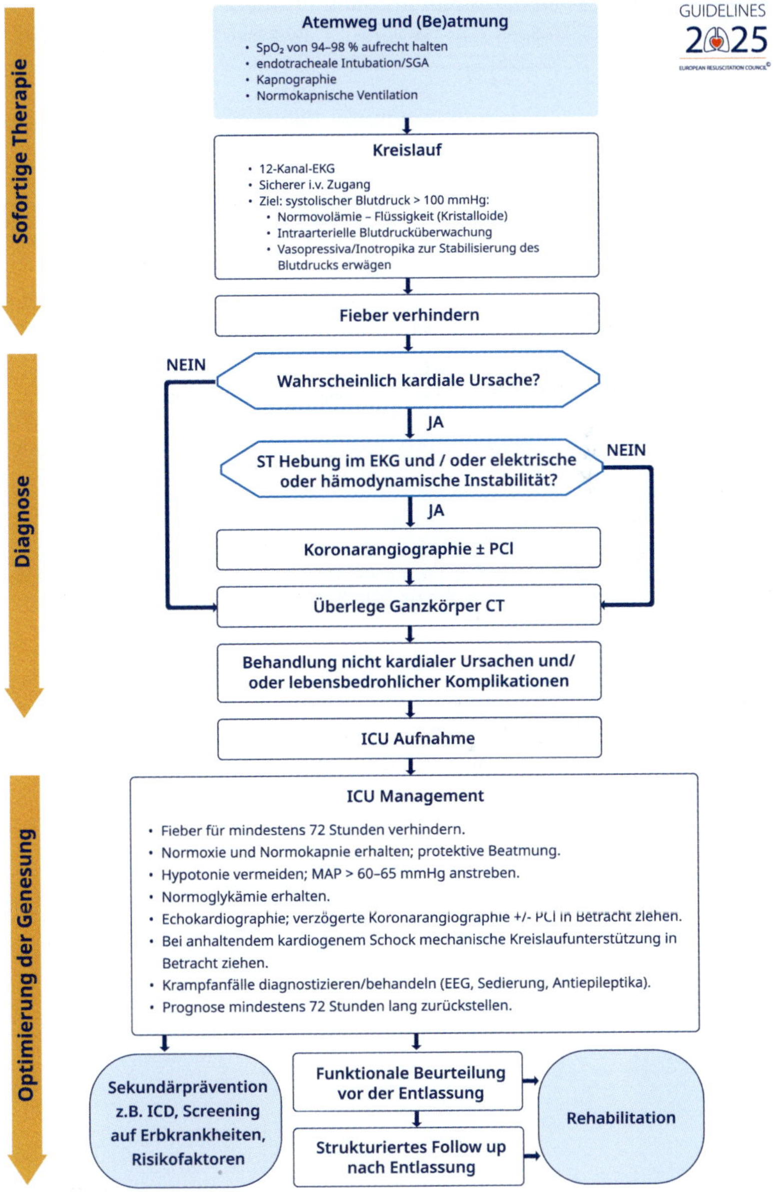

Abb. 15.16 Postreanimationsbehandlung. (Quelle: Greif R, Lauridsen KG, Djärv T. Kurzfassung der Leitlinien des European Resuscitation Council 2025. Notfall Rettungsmed 2025; 7. https://doi.org/10.1007/s10049-025-01642-0. © German Resuscitation Council (GRC) und European Resuscitation Council (ERC) 2025

Tab. 16.1 Eigenschaften und biophysikalische Daten gebräuchlicher Inhalationsanästhetika.

–	Isofluran	Sevofluran	Desfluran	N_2O	Xenon
Geruch	ätherisch	„mild“	ätherisch	geruchlos	geruchlos
Siedepunkt (°C)	48,5	58,5	22,8	−88,5	−108,2
Aggregationszustand bei 20 °C	dampfförmig	dampfförmig	dampfförmig	gasförmig	gasförmig
Dampfdruck bei 20 °C (mmHg)	240	160	669	P_{atm}[1]	P_{atm}[1]
Verteilungskoeffizienten bei 37 °C					
• Blut/Gas	1,40	0,65	0,46	0,47	0,12
• Gehirn/Blut	1,6	1,7	1,3	1,1	?[2]
• Fett/Blut	45	47	27	2,3	ca. 20?
MAC_{50} in 100 % O_2 (Vol.-%) bei 37 °C[3]	1,2	2,0	6,0	104[4]	71
MAC_{50} in 70 % N_2O (Vol.-%) bei 37 °C[3]	0,6	1,1	2,8	–	–
Metabolisierungsrate (%)	< 1	2 – 5	< 0	0	0
Metaboliten	Trifluoracetat	Fluoridionen	Trifluoracetat, Fluoridionen	∅	∅
Explosibilität	∅	∅	∅	∅	∅
Zerstörung der Ozonschicht	gering	sehr gering	sehr gering	gering[5]	nein
Stabilität in Atemkalk	bedingt	∅	∅	ja	ja

[1] atmosphärischer Druck; [2] noch nicht ermittelt; [3] Erwachsene mittleren Lebensalters; [4] theoretischer Wert; [5] aber ausgeprägter Treibhauseffekt; MAC: minimale alveoläre Konzentration

Tab. 16.2 Nebenwirkungen gebräuchlicher Inhalationsanästhetika.

Nebenwirkung	Isofluran	Sevofluran	Desfluran	N_2O	Xenon
Atmung und Atemwege					
Atemdepression	++	+	++	(+)	(+)
Bronchodilatation	+	+	(+)	∅	∅
Schleimhautreizung	ja	∅	ja	∅	∅
Eignung zur Narkoseeinleitung	bedingt	ja	∅	ja[1]	ja[1]
Herz und Kreislauf					
Myokardkontraktilität	(↓)	↓	↓	±0/(↓)	±0
Herzzeitvolumen	↓	(↓)	(↑)	±0	±0
peripherer Gefäßwiderstand	↓↓	↓	↑[2]	(↑)[3]	±0
mittlerer arterieller Druck	↓↓	↓	↑[2]	±0	±0
Herzfrequenz	↑↑	↑	↑[2]	±0	±0
Arrhythmogenität[4]	(+)	(+)	+	∅	∅
myokardialer O_2-Verbrauch	(↓)	↓	↑	±0	±0
Koronardilatation	++	+	+	∅	∅
Myokardperfusion	(↑)[5]	(↑)[5]	↑	±0	±0
Wirkung auf andere Organe					
Hirndurchblutung/-druck	bis 1 MAC ±0	bis 1 MAC ±0	↑	↑	(↑)
Leberdurchblutung/-funktion	±0?	±0?	±0?	±0	±0
Hepatotoxizität	∅	∅	∅	∅	∅
Nierendurchblutung/-funktion	±0?	±0?	±0?	±0	±0
Nephrotoxizität	∅	∅	∅	∅	∅
Varia					
Auslösung von Übelkeit/Erbrechen	++	++	++	+	∅
Stickstoffinterferenz	∅	∅	∅	ja	geringer als bei N_2O
Knochenmarkdepression	∅	∅	∅	bei Langzeiteinsatz möglich	∅
Triggerung einer MH-Krise	+	+	+	∅	∅
Reaktion mit (trockenem) Atemkalk	+	+	++	∅	∅

[1] nur in Kombination mit volatilem A.; [2] durch passagere Sympathikusaktivierung; [3] durch geringe indirekt sympathomimetische Wirkung; [4] Sensibilisierung für Katecholamine; [5] relative Zunahme; MAC: minimale alveoläre Konzentration

Tab. 16.3 Pharmakologische Daten und Eigenschaften gebräuchlicher Injektionshypnotika.

–	Thiopental	Methohexital	Propofol	Etomidat	Midazolam	S(+)-Ketamin
Zubereitung	Trocken-substanz + Lösungsmittel	Trocken-substanz + Lösungsmittel	Sojaöl-Emulsion LCT oder MCT/LCT[1]	Sojaöl-Emulsion MCT/LCT[1]	Lösung (Hydro-chlorid)	Lösung (Hydrochlorid)
Lösungskonzentration	–	–	10 oder 20 mg/ml	2 mg/ml	1 oder 5 mg/ml	5 oder 25 mg/ml
Hypnose						
• Einleitungsdosis	3–7 mg/kg	1–2 mg/kg	1,5–2,5 mg/kg	0,15–0,3 mg/kg	0,15–0,2 mg/kg	0,5–1,0 mg/kg
• Erhaltungsdosis (TIVA)	–	–	4–12 mg/kg/h	–	0,1 – 0,15 mg/kg/h	1 – 3 mg/kg/h
Sedierung						
• Einleitungsdosis	–	0,5 mg/kg	0,5–1,0 mg/kg	–	0,05–0,1 mg/kg	0,25 mg/kg
• Erhaltungsdosis	–	–	1 – 2 mg/kg/h	–	0,05 mg/kg/h	0,5 mg/kg/h
Wirkungseintritt	15–45 s	15–45 s	15–45 s	15–45 s	45–90 s	45–90 s
Dauer der *hypnotischen* Wirkung	5–10 min	5–10 min	5–10 min	5–10 min	15–30 min	10–15 min
Eliminations-HWZ	5–10 h	2–3 h	ca. 1 h	2–3 h	2–3 h	ca. 2 h
Wirkungsüberhang	deutlich	deutlich	gering, Euphorie möglich	minimal	deutlich	deutlich, Halluzinatio-nen möglich
Verwendbarkeit						
• Narkoseeinleitung	ja	ja	ja	ja	ja	ja[2]
• TIVA	∅	∅	ja	∅[3]	möglich[4]	möglich[5]
• i. v. Kurznarkose[6] (< 15 min)	bedingt	bedingt	ja	ja	bedingt[4]	bedingt[2]
• Analgosedierung	bedingt[6]	bedingt[6]	ja[7]	∅	ja[7]	ja[5]

[1] MCT: mittelkettige, LCT: langkettige Triglyceride; [2] immer in Kombination mit Midazolam; [3] cave: mögliche NNR-Suppression!; [4] in Kombination mit S(+)-Ketamin; [5] in Kombination mit Midazolam oder Propofol; [6] in Kombination mit Opioid; [7] in Kombination mit Opioid oder S(+)-Ketamin

Tab. 16.4 Nebenwirkungen gebräuchlicher Injektionshypnotika.

Nebenwirkung	Thiopental	Methohexital	Propofol	Etomidat	Midazolam	Ketamin
Atmung und Atemwege						
Atemdepression	++	++	++	+	(+)	(+)
Bronchodilatation	∅	∅	∅	∅	∅	+
Herz und Kreislauf						
Myokardkontraktilität	↓	↓	↓	±0	±0	↓
Herzzeitvolumen	↓	↓	(↓)	±0	±0/(↓)	↑
peripherer Gefäßwiderstand	variabel	variabel	↓↓	±0	(↓)	↑
mittlerer arterieller Druck	↓	↓	↓↓	±0	(↓)	↑↑
Venodilatation (→ venöses Pooling)	++	++	++	∅	+	∅
Herzfrequenz	↑	↑↑	↓	±0	(↓)	↑↑
myokardialer O_2-Verbrauch	↑	↑	↓	±0	±0/(↓)	↑↑
Wirkung auf andere Organe						
Hirndurchblutung/-druck	↓↓	↓↓	↓↓	↓↓	↓	↑
Leberdurchblutung/-funktion	↓	↓	(↓)	±0	±0	±0
Nierendurchblutung/-funktion	↓	↓	(↓)	±0	±0	±0
Varia						
Antikonvulsion	++	++	+	+	++	(+)
Antiemesis	∅	∅	wahrscheinlich	∅	∅	∅
Venenreizung	ja	ja	ja	gering*	∅	∅
Gewebenekrosen nach Fehlinjektionen	ja	ja	∅	∅	∅	∅
Histaminfreisetzung	ja	ja	∅	∅	∅	∅
NNR-Suppression	(+)	(+)	(+)	+	(+)	∅

* gilt nur für die Fettemulsion

Tab. 16.5 Nebenwirkungen der „Narkose-Opioide".

Nebenwirkung	rezeptorvermittelt	unspezifisch	zentral	peripher	Relevanz
Sedierung	✓	–	✓	–	+
Atmung und Atemwege					
Atemdepression	✓	–	✓	–	++
Dämpfung des Hustenreizes	✓	–	✓	–	+
Thoraxrigidität	✓	–	✓	–	+
Bronchokonstriktion	✓	–	✓	–	(+)
Herz und Kreislauf					
Bradykardie	✓	–	✓	–	+
Blutdrucksenkung	✓	–	✓	–	+
Venodilatation	✓	–	✓	–	+
negative Inotropie	–	✓	–	✓	∅
Varia					
Hemmung der Blasenentleerung	✓	–	✓	–	+
Obstipation	✓	–	–	✓	∅
Übelkeit/Erbrechen	✓	✓	✓	✓	+
Pruritus	✓	✓	–	✓	(+)[1]
Hypothermie	✓	–	✓	–	+
Miosis	✓	–	✓	–	∅

[1] nur bei intrathekaler oder epiduraler Gabe

Tab. 16.6 Pharmakologische Daten und Eigenschaften der „Narkose-Opioide“.

–	Fentanyl	Sufentanil	Alfentanil	Remifentanil
Zubereitung	Lösung (Hydrogencitrat)	Lösung (Hydrogencitrat)	Lösung (Hydrochlorid)	Trockensubstanz + Lösungsmittel
Lösungskonzentration	0,05 mg/ml	0,005 od. 0,05 mg/ml	0,5 mg/ml	–
Narkose				
• Bolusdosis[1]	1–4 µg/kg	0,2–0,5 µg/kg	10–20 µg/kg	1–2 µg/kg
• Erhaltungsdosis (TIVA)	–	ca. 0,5 µg/kg/h	3–5 µg/kg/min	0,1–0,3 µg/kg/min
Analgosedierung				
• Bolusdosis	1–2 µg/kg	0,1–0,2 µg/kg	5–7 µg/kg	0,5–0,75 µg/kg
• Erhaltungsdosis	0,5–1,0 µg/kg	0,05–0,1 µg/kg	0,5–1,0 µg/kg/min	0,025–0,1 µg/kg/min
Anschlagzeit[2]	4–5 min	2–3 min	1–1,5 min	1–1,5 min
Dauer der operativ nutzbaren Wirkung[3]	20–30 min	ca. 30 min	10–15 min	5–10 min
Dauer der Gesamtanalgesie[4]	1–2h	ca. 2h	30–60 min	ca. 20 min
Eliminations-HWZ	3–4h	2–3h	1,5h	5–10 min
kontextsensitive HWZ	–	–	–	3–4 min (konstant!)
Kumulation/Wirkungsüberhang	deutlich	deutlich	mäßig	∅
Indikationen				
• endotracheale Intubation	ja	ja	ja	ja
• balancierte Anästhesie	ja	ja	ja	∅[5]
• TIVA	∅	∅	ja	ja
• i. v. Kurznarkose (< 15 min)[5]	∅	∅	ja	ja
• Analgosedierung[6]	ja	ja	ja	v. a. Kurzeingriffe
• Supplementierung von Regionalanästhesien	ja	∅	∅	∅
• intrathekal/epidural	möglich	möglich[7]	∅	∅[8]

[1] zur Unterdrückung der Intubationsreaktion (immer zusammen mit i. v. Hypnotikum) bzw. zur primären Analgesie bei balancierten Anästhesien; [2] Zeit bis zur maximalen Wirkung; [3] entspricht der Dauer der maximalen Analgesie; [4] umfasst die analgetische Maximal- und Restwirkung; [5] nur On-top-Gabe bzw. als Bolus; [6] in Kombination mit Sedativum; [7] Zulassung nur für epidurale Anwendung; [8] enthält potenziell neurotoxisches Glycin als Hilfsstoff

Tab. 16.7 Pharmakologische Daten und Eigenschaften gebräuchlicher Muskelrelaxanzien.

–	Succinylcholin	Mivacurium	Atracurium	cis-Atracurium	Vecuronium	Rocuronium	Pancuronium
Zubereitung	Lösung (Chlorid)	Lösung (Chlorid)	Lösung (Besilat)	Lösung (Besilat)	Pulver + Lsg.-Mittel	Lösung (Bromid)	Lösung (Bromid)
Lösungskonzentration	10 od. 20 mg/ml	2 mg/ml	10 mg/ml	2 mg/ml	–	10 mg/ml	2 mg/ml
ED_{95}	0,3 mg/kg	0,06–0,08 mg/kg	0,2–0,25 mg/kg	0,05 mg/kg	0,05 mg/kg	0,3 mg/kg	0,05 mg/kg
Intubationsdosis (2-fache ED_{95})	1–1,5 mg/kg[1]	0,15–0,2 mg/kg	0,5–0,6 mg/kg	0,1 mg/kg	0,1 mg/kg	0,6 mg/kg RSI: 1,2 mg/kg	0,1 mg/kg
Repetitionsdosis	–	0,03 mg/kg	0,1 mg/kg	0,02 mg/kg	0,02 mg/kg	0,1 mg/kg	0,02 mg/kg
Erhaltungsdosis (kontinuierlich)	–	4–6 µg/kg/min[2]		1–2 µg/kg/min[2]	–	–	–
Anschlagzeit[3] bei 2-facher ED_{95}	30–60s[1]	2,5–3,5 min	1,5–2,5 min	3–4 min	2–3 min	1–2 min bei RSI-Dosierung: ca. 1 min	3–4 min
DUR_{25}[4] bei ED_{95}	–	ca. 10 min	25–35 min	ca. 25 min	ca. 35 min	ca. 20 min	ca. 30 min
DUR_{25}[4] bei 2-facher ED_{95}	ca. 5 min[1]	15–20 min	30–40 min	40–50 min	30–40 min	35–45 min	90–100 min
Erholungsindex[5] bei 2-facher ED_{95}	ca. 5 min[1]	ca. 10 min[6]	ca. 15 min[6]	ca. 15 min[6]	ca. 15 min	ca. 20 min	30–40 min
Elimination	PChE[7]-Hydrolyse	PChE[7]-Hydrolyse, Esterhydrolyse	Hofmann-Reaktion, Esterhydrolyse	Hofmann-Reaktion	Leber (Niere)	Leber	Niere (Leber)
Kumulation	–	∅	∅	∅	mäßig	mäßig	deutlich
Indikationen							
Intubation	ja	ja	ja	ja	ja	ja	ja
„Blitzeinleitung"	ja	∅	∅	∅	∅	bedingt	∅
Operationen	∅	ja	ja	ja	ja	ja	ja
TIVA	∅	ja	bedingt	∅	∅	∅	∅

[1] ≈ 4-fache ED_{95}; [2] zur Aufrechterhaltung einer ca. 95 %igen neuromuskulären Blockade (die geringere Dosis gilt für eine balancierte Anästhesie mit volatilen Anästhetika, die höhere für eine TIVA); [3] gute Intubationsverhältnisse (ohne Priming); [4] klinische Wirkungsdauer; [5] entspricht dem Repetitionsintervall; [6] dosisunabhängig!; [7] PChE: Plasmacholinesterase. Hinweis: Die in der Tabelle angegebenen Dosen und Zeiten sind Mittelwerte. Sie beziehen sich auf die i. v. Applikation und wurden ohne Anwesenheit wirkungsverstärkender bzw. -verlängernder volatiler Anästhetika ermittelt.

Tab. 16.8 Vergleich von Pulmonaliskatheter und transösophagealer Echokardiografie.

–	Pulmonaliskatheter	transösophageale Echokardiografie
Anlage	nach zentralvenöser Punktion Einführen einer Schleuse und darüber Vorschieben des Katheters bis in eine Pulmonalarterie	transorales Einführen der Sonde in den Ösophagus oder Magen

gemessene Parameter	• zentralvenöser oder rechtsatrialer Druck
	• pulmonalarterieller Druck
	• pulmonalkapillarer Verschlussdruck
	• gemischtvenöse Sauerstoffsättigung
		• Blutströmungsgeschwindigkeit (über der Aortenklappe)
		• Ausmaß von Klappenvitien: Quantifizierung mithilfe verschiedener Verfahren, z. B. durch Bestimmung
		  ◦ der Klappenöffnungsfläche [Planimetrie]
		  ◦ der Flächengröße sog. Jets bei Klappeninsuffizienzen

errechnete Parameter	• Schlagvolumen • Herzzeitvolumen (ggf. kontinuierlich)	• Schlagvolumen • Herzzeitvolumen
abgeleitete Parameter	• totaler peripherer Gefäßwiderstand • Lungengefäßwiderstand • Sauerstoffverbrauch	–
Aussagekraft	• Bestimmung des Herzzeitvolumens (Referenzmethode) • Verifizierung und Quantifizierung einer pulmonalvaskulären Hypertonie • Bestimmung des Sauerstoffverbrauchs des Organismus nach dem Fick-Prinzip (Kap. 9.1, ► Abb. 9.20)	sofortige Beurteilbarkeit • des Füllungszustandes der Herzhöhlen • der globalen und regionalen Pumpleistung des Herzens • der Interaktion zwischen rechtem und linkem Ventrikel • der funktionellen Bedeutung von Herzvitien • von pathomorphologischen Veränderungen (z. B. Endokardauflagerungen, Vorhofthromben) • des Ergebnisses von herzfehlerkorrigierenden Eingriffen
Nachteile	• Bestimmung des Herzzeitvolumens nicht möglich bei intrakardialem Shunt oder bei Trikuspidalinsuffizienz • bei Aorten- oder Mitralinsuffizienz wegen Regurgitation keine Bestimmung des maßgeblichen antegraden Herzzeitvolumens möglich • Risiko anlage- und katheterbedingter Komplikationen • keine (direkten) Aussagen über den Volumenstatus möglich, da lediglich Füllungsdrücke gemessen werden	• für das Einführen der Sonde in der Regel Narkose, zumindest aber Sedierung erforderlich • Aspirationsgefahr bei fehlender Atemwegssicherung • keine kontinuierliche Bestimmung des Herzzeitvolumens und keine automatisierte Erhebung der Parameter möglich • Beurteilung erheblich von der Erfahrung des Anwenders abhängig
Liegedauer	2–3 Tage	nur wenige Stunden, dann zumindest kurzes Entfernen der Sonde notwendig (intermittierende Wiederholung der Untersuchung jedoch theoretisch unbegrenzt möglich)

Tab. 16.9 Diagnostische Wertigkeit von Pulmonaliskatheter (PA-Katheter) und transösophagealer Echokardiografie (TEE).

–	PA-Katheter	TEE
Füllungszustand der Herzhöhlen	+ (nur Vorhofdrücke)	+ +
Myokardkontraktilität	∅	+
Herzzeitvolumen	+ + (Referenzverfahren)	+
Myokardischämie	(+) (erhöhter PCWP)	+ + (Akinesie, Dyskinesie)
Funktion der Herzklappen	∅	+ +
offenes Foramen ovale	∅	+ +
Perikard-, Pleuraerguss	∅	+ +
Pulmonalvaskuläre Hypertonie	+ +	+ *
Lungenembolie	+ (erhöhter PAP)	+ (evtl. Thrombusnachweis)
Aortendissektion	∅	+
Sauerstoffverbrauch des Organismus	+ +	∅

* Geht nur bei (relativer) Trikuspidalinsuffizienz, die bei ausreichendem Anstieg des pulmonalvaskulären Widerstands und entsprechender rechtsventrikulärer Druckerhöhung allerdings regelmäßig auftritt.
PCWP: pulmonalkapillarer Verschlussdruck; PAP: pulmonalarterieller Druck

Tab. 16.10 Kalziumgehalt im Plasma.

–	gesamt	ionisiert	proteingebunden	komplexgebunden
Konzentration	2,0–2,5 mmol/l	1,0–1,3 mmol/l	–	–
relativer Anteil	= 100 %	50 %	40 %	10 %

Tab. 16.11 Auswirkungen einer ionisierten Hypokalzämie.

ionisiertes Serumkalzium	Auswirkungen
< 0,8 mmol/l	Abnahme der Myokardkontraktilität und des Gefäßtonus
< 0,5 mmol/l	deutliche Kreislaufdepression
< 0,3 mmol/l	Störungen der Blutgerinnung

Tab. 16.12 Sekundäre Hypertonien.

Art der Hypertonie	Ursachen
renal	• renovaskuläre Erkrankungen (z. B. Nierenarterienstenose) • glomeruläre Erkrankungen • diabetische Glomerulosklerose (Kimmelstiel-Wilson-Syndrom)
endokrin	• Phäochromozytom • Cushing-Syndrom • Conn-Syndrom • adrenogenitales Syndrom • EPH-Gestose • Hyperthyreose (nur systolische Hypertonie)
kardiovaskulär (bis auf Isthmusstenose nur systolische Hypertonie)	• Sklerose der großen Gefäße • Aorteninsuffizienz • Aortenisthmusstenose (Blutdruckerhöhung nur in der oberen Körperhälfte) • AV-Block III. Grades • hyperkinetisches Herzsyndrom • arteriovenöse Fistel
pharmakogen	• Ovulationshemmer • Steroide • Monoaminoxidasehemmer
neurogen	• zentrale Störungen der Kreislaufregulation (z. B. bei Hirndrucksteigerung)

Tab. 16.13 Häufige Ursachen der chronischen Niereninsuffizienz.

Ursache	Häufigkeit (%)
Diabetes mellitus	ca. 30
arterielle Hypertonie (Nephrosklerose)	ca. 30
Glomerulonephritiden	ca. 15
interstitielle Nephritiden	ca. 5
Zystennieren	ca. 8–10
Systemerkrankungen	ca. 5
Arzneimittel (z. B. Analgetika, Antibiotika)	<5

Tab. 16.14 Pharmakotherapie bei Morbus Parkinson.

Medikamente	Wirkungsmechanismus
L-Dopa + peripherer Dopa-Decarboxylase-Hemmer	liquorgängige Vorstufe des Dopamins Verhinderung der peripheren Umwandlung von Dopa zu Dopamin und damit typischer kardiovaskulärer Nebenwirkungen
Bromocriptin Lisurid	Dopaminagonist Dopaminagonist
Amantadin	Steigerung der Synthese und Sekretion von Dopamin, postsynaptischer Dopaminagonist
MAO_B-Hemmer z. B. Selegilin	Verminderung des Dopaminabbaus
COMT-Hemmer z. B. Tolcapon	Verminderung des Dopaminabbaus
Anticholinergika z.B. Biperiden	Hemmung cholinerger Neurone

Tab. 16.15 Komplikationen einer Therapie mit Cholinesterasehemmern.

–	myasthenische Krise	cholinerge Krise	
Ursache	Unterdosierung	Überdosierung	
Mechanismus	–	anhaltende Depolarisation der neuromuskulären Endplatte	Überstimulation des Parasympathikus
Symptome	muskuläre Ateminsuffizienz, mangelhaftes Abhusten, Schluckstörungen	Muskelschwäche (→ muskuläre Ateminsuffizienz)	Bradyarrhythmie, Hypotonie, Bronchokonstriktion, Hypersalivation, Schwitzen, Miosis, Übelkeit/Erbrechen u. a.
Therapie	Dosis des Cholinesterasehemmers erhöhen	Cholinesterasehemmer absetzen; kein Antidot vorhanden	Atropin o. Ä. als Antidot

Tab. 16.16 Myasthenia gravis – Medikamente, die eine Myasthenia gravis verschlechtern können.

Klasse	Medikamente
Analgetika	Flupirtin, Morphin
Antiarrhythmika	Chinidin, Ajmalin, Procainamid, Mexitil, Betablocker (Pindolol, Propranolol, Timolol topisch)
Antibiotika	Aminoglykoside, Makrolide, Ketolide, Lincomycin, Fluorchinolone, Sulfonamide, Tetracyclin
Antidepressiva	Amitriptylin, Lithium
Antikonvulsiva	Benzodiazepine, Carbamazepin, Ethosuximid, Gabapentin
Antimalaria-Mittel	Chinidin, Chloroquin
Antirheumatika	D-Penicillamin, Chloroquin
Ca-Kanal-Inhibitoren	Verapamil, Nifedipin, Diltiazem
Diuretika	Schleifendiuretika, Acetazolamid
Lokalanästhetika	Ester-Typ
Magnesium	hochdosierte Behandlung (z. B. in der Geburtshilfe)
Psychopharmaka	Chlorpromazin sowie andere Phenothiazine, Benzodiazepine

Tab. 16.17 Substanzen mit anaphylaktoid-anaphylaktischer Potenz.

Substanz	Mechanismus		Besonderheiten/Bemerkungen
–	anaphylaktoid	anaphylaktisch	–
intravenöse Hypnotika			
• Thiopental, Methohexital	+	+	–
• Propofol, Midazolam	–	(+)	–
Ketamin	(+)	–	–
volatile Inhalationsanästhetika	(+)	–	–
Muskelrelaxanzien			
• Succinylcholin	++	++	–
• Vecuronium	(+)	+	Hemmung der Histamin-N-Methyltransferase
• Rocuronium	(+)	++	Hemmung der Histamin-N-Methyltransferase
• Atracurium, Mivacurium	++	–	i. d. R. nur lokale Symptome
Ester-Lokalanästhetika (LA)	+	+	bei Amid-LA dagegen überwiegend durch Konservierungsstoffe oder Lösungsvermittler bedingt
Analgetika			
• NSAID (z. B. ASS)	++	–	durch den Wirkungsmechanismus (Leukotriene ↑)
• Pyrazolderivate (z. B. Metamizol)	–	+	–
Kolloidale Volumenersatzmittel			
• Dextrane		++	präformierte IgG-Antikörper
• Gelatine	++	+	–
• Hydroxyethylstärke	(+)	–	sehr selten
• Humanalbumin	–	(+)	sehr selten
Konservenblut	(+)	(+)	–
Röntgenkontrastmittel	++	+	seltener bei den neueren, nicht ionischen Kontrastmitteln
Heparin	–	(+)	–
Protamin	+++	(+)	–
β-Lactam-Antibiotika	–	+++	1–2 % bei unterschiedlicher R1-Seitenkette; bis zu 40 % bei identischer Aminoseitenkette (Aminopenicillin → Aminocephalosporin)
Glukokortikoide	(+)	(+)	durch Konservierungsstoffe oder Lösungsvermittler
ACE-Hemmer	(+)	–	durch den Wirkungsmechanismus (Bradykinin ↑)
Sulfit	(+)	–	Lösungsvermittler, auch in Adrenalinlösungen; vor allem bei Asthmatikern und Patienten mit ASS-Intoleranz
Methylparaben	–	++	Konservierungsstoff, z. B. in Lokalanästhetikalösungen (Flaschen zur Mehrfachanwendung)
Polymethylmethacrylat (Palacos)	++	–	vor allem in der Hüftendoprothetik verwendet
Ethylenoxid	–	(+)	Sterilisationsgas; „Haptenmechanismus"
Latex	–	++	präformierte IgE-Antikörper

Tab. 16.18 Anästhesiologisch wichtige Daten: Normalwerte.

Messgrößen und Parameter	Normalwerte
1. Blut	
Blutvolumen	Männer 70 ml/kg KG; Frauen 60 ml/kg KG
Hämoglobin (Hb)	♂ 14–18 g/dl; ♀ 12–16 g/dl
Hämatokrit (Hkt)	♂ 42–50; ♀ 36–44
korpuskuläre Bestandteile	
Erythrozyten	♂ 5 Mio./µl; ♀ 4,5 Mio./µl
Retikulozyten	25 000–100 000/µl (oder 0,8–2,0 %)
Leukozyten	4000–8000/µl (Erwachsene)
Thrombozyten	150 000–400 000/µl
Gerinnung	
Blutungszeit (subaqual)	1,5–5,0 min
Thrombinzeit (TZ)	17–22s
Reptilasezeit (RZ)	17–22s
Thromboplastinzeit nach Quick	70–120 %
International Normalized Ratio (INR)	0,8– 1,2
partielle Thromboplastinzeit (PTT)	35–40s
Fibrinogen	200–400 mg/dl
Antithrombin (AT)	70–100 %
D-Dimere	< 0,5 µg/ml
Sauerstoff und Kohlendioxid	
PaO_2 (bei $FIO_2 = 0{,}21$)	70–100 mmHg (altersabhängig)
$AaDO_2$ (bei $FIO_2 = 0{,}21$)	10 mmHg
SaO_2	96–98 %
CaO_2	15–20 ml O_2/100 ml Blut
DO_2	750–1000 ml O_2/min (Erwachsene)
$VO_2 = HZV \times avDO_2$	200–300 ml O_2/min (Erwachsene)
PvO_2	40 mmHg
SvO_2	70–75 %
$avDO_2 = CaO_2 – CvO_2$	4–5 ml O_2/100 ml Blut
$PaCO_2 \approx PECO_2$	35–45 mmHg
$PvCO_2$	40–50 mmHg
2. Serum/Plasma	
Osmolarität (real)	≈ 290mosmol/l
Osmolalität (real)	≈ 290mosmol/kg H_2O
Elektrolyte	
Natrium	135–145 mmol/l
Kalium	4–5 mmol/l
Kalzium (gesamt)	2,0–2,5 mmol/l
Kalzium (ionisiert)	1,0–1,3 mmol/l
Magnesium	0,7–1,1 mmol/l
Chlorid	98–110 mmol/l
Phosphat (anorganisch)	0,6–1,5 mmol/l

Tab. 16.18 Fortsetzung

Messgrößen und Parameter	Normalwerte
Enzyme	
CK	5–80 U/l
CK-MB	< 6 % der CK
ALAT (früher: GPT)	3–22 U/l
ASAT (früher: GOT)	3–18 U/l
GLDH	bis 4 U/l
LDH	120–240 U/l (Erwachsene)
γ-GT	5–28 U/l
AP	30– 90 U/l (Erwachsene)
Cholinesterase	2500–8000 U/l
Amylase	5–35 U/l
Lipase	bis 190 U/l
Eiweiße	
Gesamteiweiß	6–8 g/dl
Albumin	3,5–5,0 g/dl
Troponin T	< 0,1 ng/ml
Troponin I	0,1–2,0 ng/ml
C-reaktives Protein	< 1 mg/dl
Procalcitonin	< 0,5 ng/ml
Säure-Base-Parameter	
pH-Wert	7,36–7,44
Standardbicarbonat	22–26 mmol/l
Gesamtpufferbasen	48 mmol/l
Baseüberschuss	–2 bis + 2 mmol/l
Varia	
Glukose (nüchtern)	60–110 mg/dl
HbA_{1c} (normal)	4–6 %
HbA_{1c} (beim Diabetiker therapeutisch angestrebt)	6–7 %
Kreatinin	0,6–1,2 mg/dl
Harnstoff-N	8–24 mg/dl
Harnstoff	20–50 mg/dl
Harnsäure	2–7 mg/dl
Bilirubin gesamt	0,2–1,1 mg/dl
Bilirubin direkt	< 0,2 mg/dl
Triglyzeride	< 150 mg/dl
Cholesterin	< 200 mg/dl
3. Respiratorische Mess- und Rechengrößen (Erwachsene)	
Atemminutenvolumen (AMV)	6–8 l/min (in Ruhe)
Atemzugvolumen (AZV)	500 ml (in Ruhe)
Atemfrequenz (AF)	8–16/min (in Ruhe)
Vitalkapazität (VC)	> 3,5 l
Einsekundenkapazität (FEV_1)	> 2 l (oder > 75 % der VC)
funktionelle Residualkapazität (FRC)	3,0–3,5 l
Totraumvolumen (V_D)	150–200 ml

Tab. 16.18 Fortsetzung

Messgrößen und Parameter	Normalwerte
4. Kardiovaskuläre Mess- und Rechengrößen	
arterieller Blutdruck (Riva-Rocci)	120/80–140/90 mmHg (Erwachsene)
pulmonalarterieller Druck (PAP)	25/10 mmHg
zentralvenöser Druck (ZVD)	3–6 mmHg
rechtsventrikulärer enddiastolischer Druck (RVEDP)	3–6 mmHg
pulmonalkapillarer Verschlussdruck (PCWP)	6–12 mmHg
linksventrikulärer enddiastolischer Druck (LVEDP)	6 – 12 mmHg
Herzzeitvolumen (HZV)	5–6 l/min (Erwachsene, in Ruhe)
Herzschlagvolumen (SV)	60–90 ml (Erwachsene)
enddiastolisches Volumen (EDV)	120–130 ml (Erwachsene)
endsystolisches Volumen (ESV)	50–60 ml (Erwachsene)
Ejektionsfraktion (EF)	> 0,5
Herzfrequenz (HF)	60–80/min (Erwachsene, in Ruhe)
systemischer Gefäßwiderstand (SVR)	800–1400 ($dyn \times s \times cm^{-5}$)
pulmonaler Gefäßwiderstand (PVR)	100–250 ($dyn \times s \times cm^{-5}$)
5. Weitere Mess- und Rechengrößen	
Urinvolumen	900–1500 ml/d (Erwachsene)
Kreatininclearance	90–100 ml/min (Erwachsene)
Körpertemperatur	36,5–37,0 °C (Tagesmittel)
Body-Mass-Index (BMI)	18,5–24,9

Tab. 16.19 Anästhesiologisch wichtige Medikamente.

Generikum	Präparat (Beispiel)	Indikationen	Hauptwirkungen	Nebenwirkungen/ Besonderheiten
ACE-Hemmer				
Captopril Enalapril	Xanef	Herzinsuffizienz, Hypertonie; Myokardinfarkt (nur Captopril)	Hemmung des „angiotensin-converting enzyme“: venöse und vor allem arterielle Vasodilatation durch Verminderung von Angiotensin II und Vermehrung von Bradykinin; Natriurie durch Hemmung der Aldosteronsynthese	Hyperkaliämie, Verminderung der Nierendurchblutung, Leukozytopenie, Exantheme; **Kontraindikationen:** hereditäres angioneurotisches Ödem (extrem selten), Nierenarterienstenose (bds. oder bei Einzelniere), Z. n. Nierentransplantation, Niereninsuffizienz (Clearance < 30 ml/min)
Antiarrhythmika				
Adenosin	Adrekar	paroxysmale supraventrikuläre Tachykardien	Stimulation myokardialer A_1-Rezeptoren: u. a. Verzögerung der AV-Überleitung (ultrakurze Eigenwirkung: 5–10 s)	kurze Bradyarrhythmie/ Asystolie möglich, geringe Bronchokonstriktion; **Kontraindikationen:** Präexzitationssyndrome (proarrhythmische Wirkung), Asthma bronchiale
Ajmalin	Gilurytmal	tachykarde Rhythmusstörungen bei Präexzitationssyndromen	Klasse-Ia-Antiarrhythmikum: Depolarisationsverzögerung durch Hemmung des schnellen Na^+-Einstroms, zusätzlich Repolarisationsverlängerung	negative Inotropie; Kontraindikation: QT-Verlängerung (proarrhythmische Wirkung)
Amiodaron	Cordarex	nahezu sämtliche (therapieresistenten) Formen von tachykarden Rhythmusstörungen	Klasse-III-Antiarrhythmikum: Repolarisationsverlängerung durch Hemmung des K^+-Ausstroms (**nota bene:** HWZ 14–28 d!)	geringe positive (!) Inotropie, korneale Mikroablagerungen, Fotodermatose, Hyper- oder Hypothyreose, Lungenfibrose, Polyneuropathie; **Kontraindikation:** wie Ajmalin
Dronedaron	MULTAQ	wie Amiodaron	Klasse-III-Antiarrhythmikum wie Amiodaron (HWZ aber nur 25–30h)	im Ggs. zu Amiodaron nicht jodhaltig, daher keine Auswirkungen auf Schilddrüse und Lunge
Flecainid	Tambocor	lebensbedrohliche supraventrikuläre und ventrikuläre Tachyarrhythmien; tachykarde Rhythmusstörungen bei Präexzitationssyndromen	Klasse-Ic-Antiarrhythmikum: Depolarisationsverzögerung durch Hemmung des schnellen Na^+-Einstroms	negative Inotropie, proarrhythmische Wirkungen (**cave:** Herzinfarkt in den ersten 3 Monaten, Linksherzinsuffizienz, QT-Verlängerung)
Lidocain	Xylocain	ventrikuläre Tachyarrhythmien	Klasse-Ib-Antiarrhythmikum: Depolarisationsverzögerung durch Hemmung des schnellen Na^+-Einstroms, zusätzlich Repolarisationsverkürzung	negative Inotropie, zentralnervöse Störungen (Exzitation mit Krämpfen → Koma); **Kontraindikation:** wie Ajmalin

Tab. 16.19 Fortsetzung

Generikum	Präparat (Beispiel)	Indikationen	Hauptwirkungen	Nebenwirkungen/ Besonderheiten
Vernakalant	BRINAVESS	akute Tachyarrhythmia absoluta (zur Konversion des Vorhofflimmerns)	Repolarisationsverlängerung am Vorhofmyokard durch Hemmung des K^+-Ausstroms	reversible Geschmacksstörungen, Bradykardie und arterielle Hypotonie
Antidiabetika				
Glibenclamid	Euglucon	Diabetes mellitus Typ 2	orales Antidiabetikum (Sulfonylharnstoff): Förderung der endogenen Insulinausschüttung	protrahierte Hypoglykämien (hohe Eiweißbindung)
Normalinsulin	–	Hyperglykämie, hyperglykämischer Schock	zumeist rekombinantes Insulin (= Humaninsulin), das auch i. v. injiziert werden kann und schnell, aber nur kurz wirkt	Hypoglykämie bei Überdosierung
Metformin	Glucophage	Diabetes mellitus Typ 2, adjuvant bei Typ 1	orales Antidiabetikum (Biguanidderivat): Drosselung der hepatischen Glukoseproduktion und Verbesserung der peripheren Glukoseutilisation	Laktatazidose; **Kontraindikationen:** Niereninsuffizienz (GFR < 45 ml/min), Leberinsuffizienz
Antidote				
Biperiden	Akineton	extrapyramidale Symptome bei Neuroleptikaüberdosierung, Morbus Parkinson	Hemmung cholinerger Neurone im ZNS durch atropinartige Wirkung	Tachykardie, Extrasystolie, Mundtrockenheit
Dantrolen	–	Maligne-Hyperthermie-Krise	Hemmung der Kalziumfreisetzung aus dem sarkoplasmatischen Retikulum	Sedierung, periphere Atemdepression (Reduktion des Muskeltonus), negative Inotropie
Flumazenil	Anexate	Benzodiazepinüberdosierung/-intoxikation	Benzodiazepinantagonist	Krampfanfall; Benzodiazepin-Rebound
Idarucizumab	Praxbind	Notoperationen, lebensbedrohliche oder nicht beherrschbare Blutungen unter Dabigatran	direkter Dabigatranantagonist (humanisiertes Antikörperfragment)	Hypokaliämie, Fieber
Naloxon	Narcanti	postoperativer Opioidüberhang, Opioidintoxikation	Opioidantagonist	akutes Opioidentzugssyndrom (u. a. Tachykardie, Blutdruckanstieg); Opioid-Rebound; Kontraindikationen: schwere kardiovaskuläre Erkrankungen, Opioidsucht

Tab. 16.19 Fortsetzung

Generikum	Präparat (Beispiel)	Indikationen	Hauptwirkungen	Nebenwirkungen/ Besonderheiten
Neostigmin	–	postoperativer Überhang an nicht depolarisierenden Muskelrelaxanzien, (Atropinintoxikation)	periphere Hemmung der Acetylcholinesterase (quartäres Amin)	Bradyarrhythmie, Bronchokonstriktion, Hypersalivation, Hyperperistaltik; Relaxans-Rebound; Kontraindikationen: Bradyarrhythmien, COPD, lumeneröffnende Eingriffe am Gastrointestinaltrakt; Vollrelaxierung
Physostigmin	Anticholium	zentralanticholinerges Syndrom, Intoxikation mit Atropin, Phenothiazinen, tri- oder tetrazyklischen Antidepressiva	zentrale (und periphere) Hemmung der Acetylcholinesterase (tertiäres Amin)	Bradyarrhythmie, Bronchokonstriktion, Hypersalivation etc.; Übelkeit/Erbrechen, Krampfanfall, Verstärkung extrapyramidaler Symptome (**cave:** Morbus Parkinson!)
Protamin	Protaminchlorid	Blutungen unter Heparintherapie, Heparinüberdosierung	chemische Antagonisierung der Heparinwirkung (Komplexbildung)	Antikoagulation durch Hemmung der Fibrinpolymerisation (**cave:** Überdosierung!)
Sugammadex	Bridion	Rocuroniumüberhang	Einkapselung und anschließende Ausscheidung von Rocuronium	Flush, Bronchospasmus; Relaxans-Rebound bei schwerer Niereninsuffizienz
Vitamin K_1 (= Phytomenadion)	Konakion	Blutungen unter Cumarintherapie	Förderung der hepatischen Synthese von Faktor II, VII, IX und X	Thrombosen, bei i. v. Injektion anaphylaktischer Schock möglich
Antiemetika				
Droperidol Haloperidol	Xomolix Haldol	Übelkeit/Erbrechen	Neuroleptika (Butyrophenone), antiemetische Wirkung durch Blockade von D_2-Rezeptoren	extrapyramidale Bewegungsstörungen, Blutdruckabfall möglich (α-Rezeptoren-Blockade)
Metoclopramid	Paspertin	Übelkeit/Erbrechen	zentrale antiemetische Wirkung (Blockade von D_2-Rezeptoren), Förderung der Magenentleerung	extrapyramidale Bewegungsstörungen
Ondansetron	Zofran	Übelkeit/Erbrechen	zentraler Serotoninantagonist ($5\text{-}HT_3$-Rezeptor-Antagonist)	Kopfschmerzen, Obstipation; Blutdruckabfall, QT-Verlängerung
Antiepileptika				
Phenobarbital	Luminal	generalisierte Krampfanfälle, Krampfprophylaxe; Prämedikation	Barbiturat: generalisierte zerebrale Dämpfung, Antikonvulsion	zentrale Atemdepression, hepatische Enzyminduktion
Phenytoin	Phenhydan	generalisierte Krampfanfälle, Krampfprophylaxe; (digitalisinduzierte Arrhythmien)	Antikonvulsion durch „Membranstabilisierung“; (auch Klasse-1b-Antiarrhythmikum)	Blutdruckabfall (negative Inotropie und periphere Vasodilatation), hepatische Enzyminduktion

Tab. 16.19 Fortsetzung

Generikum	Präparat (Beispiel)	Indikationen	Hauptwirkungen	Nebenwirkungen/ Besonderheiten
Antifibrinolytika				
Aminomethylbenzoesäure Tranexamsäure	Pamba Cyklokapron	Blutungen vor allem bei primärer Hyperfibrinolyse	Hemmung der Umwandlung von Plasminogen zu Plasmin	Thrombosen, **cave:** Verstärkung einer Verbrauchskoagulopathie bei sekundärer Hyperfibrinolyse!
Antihistaminika				
Clemastin Dimenhydrinat Dimetinden	Tavegil Vomex A Fenistil	anaphylaktoid-anaphylaktische Reaktionen, Übelkeit/ Erbrechen	H_1-Rezeptor-Antagonisten der 1. Generation	Sedierung
Promethazin	Atosil	Prämedikation bei Kontraindikationen für Benzodiazepine (z. B. Myasthenia gravis)	H_1-Rezeptor-Antagonist mit neuroleptisch-sedierender Wirkung	extrapyramidale Bewegungsstörungen
Ranitidin	Zantic, Sostril	„Aspirationsprophylaxe“, anaphylaktoid-anaphylaktische Reaktionen; Magen-Darm-Ulzera	H_2-Rezeptor-Antagonist	bei zügiger i. v. Injektion Blutdruckabfall und Herzrhythmusstörungen
Antihypotonika				
Cafedrin + Theodrenalin	Akrinor	(normofrequente) arterielle Hypotonie	indirekt und direkt sympathomimetisch durch Stimulation von α-, β_1- und β_2-Rezeptoren → Steigerung des Gefäßtonus, geringe positive Inotropie	Tachykardie, reflektorische Bradykardie
Phenylephrin	–	(normofrequente) arterielle Hypotonie	überwiegend direkt sympathomimetisch durch Stimulation von α-Rezeptoren → Steigerung des Gefäßtonus	reflektorische Bradykardie; (Tachykardie)
Antikoagulanzien				
Apixaban	ELIQUIS	u. a. orale Thromboseprophylaxe	direkte, d. h. AT-unabhängige Faktor-Xa-Hemmung	Blutungen bzw. Blutungsverstärkung
Dabigatran	Pradaxa	u. a. orale Thromboseprophylaxe	direkte, d. h. AT-unabhängige Thrombinhemmung	Blutungen bzw. Blutungsverstärkung
Danaparoid	Orgaran	Antikoagulation bei Heparinunverträglichkeit (z. B. heparininduzierte Thrombozytopenie)	Heparinoid, vor allem Hemmung von Faktor Xa, deutlich geringer von Thrombin	Blutungen bzw. Blutungsverstärkung, selten Kreuzreaktivität mit heparininduzierten Antikörpern (2–3 %)
Fondaparinux	Arixtra	(perioperative) Thromboseprophylaxe	Pentasaccharid: selektive Faktor-Xa-Hemmung	Blutungen bzw. Blutungsverstärkung

Tab. 16.19 Fortsetzung

Generikum	Präparat (Beispiel)	Indikationen	Hauptwirkungen	Nebenwirkungen/ Besonderheiten
Heparin (unfraktioniert)		(perioperative) Thromboseprophylaxe, komplette Antikoagulation (z. B. Herz-Lungen-Maschine)	Katalyse der Antithrombinreaktionen (u. a. Hemmung von Thrombin und Faktor Xa)	Blutungen bzw. Blutungsverstärkung, schwere Thrombozytopenie (2–3 %)
Heparine (niedermolekular) • Certoparin • Clivarin • Clexane • Dalteparin • Enoxaparin • Fragmin • Fraxiparin • Innohep • Mono-Embolex • Nadroparin • Reviparin • Tinzaparin		hauptsächlich (perioperative) Thromboseprophylaxe	Katalyse der Antithrombinreaktion vor allem in Bezug auf die Hemmung von Faktor Xa	Blutungen bzw. Blutungsverstärkung, schwere Thrombozytopenie (0,2–0,3 %)
Lepirudin	Refludan	Antikoagulation bei Heparinunverträglichkeit (z. B. heparininduzierte Thrombozytopenie)	rekombinantes Hirudin: direkte, d. h. AT-unabhängige Thrombinhemmung	Blutungen bzw. Blutungsverstärkung
Phenprocoumon	Marcumar	langfristige (orale) Antikoagulation	lang wirkendes Cumarinderivat: Vitamin-K-Antagonismus mit Hemmung der hepatischen Synthese von Faktor II, VII, IX, X und Protein C	Blutungen bzw. Blutungsverstärkung, initial hämorrhagische Hautnekrosen bei starkem Abfall von Protein C (< 1 %)
Rivaroxaban	Xarelto	u. a. orale Thromboseprophylaxe	direkte, d.h. AT-unabhängige Faktor-Xa-Hemmung	Blutungen bzw. Blutungsverstärkung
AT_1-Rezeptor-Antagonisten				
Losartan	Lorzaar	Herzinsuffizienz oder Hypertonie bei Unverträglichkeit von ACE-Hemmern	Blockade von AT_1-Rezeptoren für Angiotensin II → venöse und vor allem arterielle Vasodilatation; Natriurie (Hemmung der Aldosteronsynthese)	Hyperkaliämie, Verminderung der Nierendurchblutung, Exantheme; **Kontraindikationen:** Nierenarterienstenose (bds. oder bei Einzelniere), Z. n. Nierentransplantation, Niereninsuffizienz (Clearance < 30 ml/min)
Benzodiazepine				
Midazolam	Dormicum	Prämedikation, Narkoseeinleitung und -supplementierung; generalisierte Krampfanfälle, Status epilepticus	kurz wirkendes Benzodiazepin: Verstärkung GABA-erger Wirkungen → Anxiolyse, Sedierung, Hypnose, Amnesie, Antikonvulsion, zentrale Muskelrelaxation (Hemmung polysynaptischer Reflexe im Rückenmark)	periphere Atemdepression, bei zügiger i. v. Injektion Blutdruckabfall; **Kontraindikationen:** Myasthenien, Muskeldystrophien o. Ä.; Schlafapnoe

Tab. 16.19 Fortsetzung

Generikum	Präparat (Beispiel)	Indikationen	Hauptwirkungen	Nebenwirkungen/ Besonderheiten
Dikalium-clorazepat	Tranxilium	Prämedikation	sehr lang wirkendes Benzodiazepin	periphere Atemdepression; Kontraind. s. o.
Flunitrazepam	Rohypnol	Prämedikation	lang wirkendes Benzodiazepin	periphere Atemdepression; Kontraind. s. o.
Lorazepam	Tavor	Prämedikation (auch sublingual)	mittellang wirkendes Benzodiazepin	periphere Atemdepression; Kontraind. s. o.
Temazepam	Remestan	Prämedikation	mittellang wirkendes Benzodiazepin	periphere Atemdepression; Kontraind. s. o.
Bronchodilatatoren				
Fenoterol	Berotec Partusisten	Asthmaanfall Tokolyse (Wehenhemmung)	β-Sympathomimetikum ($\beta_2 > \beta_1$)	Tachykardie, Extrasystolie Tachykardie, Extrasystolie, Lungenödem
Terbutalin	Bricanyl	Asthmaanfall	β-Sympathomimetikum ($\beta_2 > \beta_1$)	Tachykardie, Extrasystolie
Theophyllin	Euphyllin, Bronchoparat	Asthmaanfall (in Kombination mit β_2-Sympathomimetikum)	Xanthinderivat: Blockade von Adenosinrezeptoren (A_3) → geringere Bronchodilatation als durch β_2-Sympathomimetika	Tachykardie, Extrasystolie, Krampfanfall
Diuretika				
Acetazolamid	Diamox	akute Senkung des Augeninnendrucks bei Glaukomanfall	Carboanhydrasehemmer: Verminderung der Kammerwassersekretion und Diuresesteigerung	als Folge der Carboanhydrasehemmung: Hypokaliämie, metabolische Azidose, Dehydratation
Furosemid	Lasix	Hyperhydratation, Herzinsuffizienz, Lungenödem; hyperkalzämische Krise; forcierte Diurese (Giftelimination)	Schleifendiuretikum: Hemmung der Na^+-Rückresorption im aufsteigenden Teil der Henle-Schleife und im distalen Tubulus; geringe Venodilatation	Hypovolämie (Hämokonzentration → Mikrozirkulationsstörungen), Hypokaliämie, Hypomagnesiämie, Hypokalzämie, metabolische Alkalose; Rebound-Effekt
Glycerol Mannitol	Glycerosteril 10 und 20 %	akute Senkung des Hirn- oder Augeninnendrucks	Osmodiuretika: passagere Erhöhung der Plasma- und Urinosmolarität	Dehydratation; **Kontraindikation:** Herzinsuffizienz (wegen passagerer Hypervolämie)
Spironolacton Eplerenon Kaliumcanrenoat	Aldactone, Osyrol Inspra Aldactone i. v.	primärer oder sekundärer Hyperaldosteronismus, Kombination mit Thiaziddiuretika	kompetitive Aldosteronantagonisten: Hemmung der Na^+-Rückresorption im distalen Tubulus	Hyperkaliämie, metabolische Azidose, Dehydratation
Elektrolyte				
Kalzium	Calciumgluconat, Calciumchlorid	Hypokalzämie, Hyperkaliämie; Allergien; elektromechanische Entkopplung bei Reanimation	positive Inotropie, Steigerung des peripheren Gefäßtonus	bei Überdosierung Herzmuskelkontraktur („stone heart“; **cave:** digitalisierte Patienten!)

Tab. 16.19 Fortsetzung

Generikum	Präparat (Beispiel)	Indikationen	Hauptwirkungen	Nebenwirkungen/ Besonderheiten
Kalium	Kaliumchlorid, Kaliumaspartat	Hypokaliämie, tachykarde Rhythmusstörungen	Stabilisierung des Ruhepotenzials, Verzögerung der AV-Überleitung, Suppression ektoper Foci	bei Überdosierung: Muskelschwäche mit Atemstörungen, diastolischer Herzstillstand; **Kontraindikation:** AV-Block II./III. Grades
Magnesium	Magnesiumsulfat, Magnesiumaspartat	Hypomagnesiämie, tachykarde Arrhythmien; Krampfprophylaxe/-therapie bei EPH-Gestose, Tokolyse (Wehenhemmung)	Steigerung der Na^+/K^+-ATPase-Aktivität, „Kalziumantagonismus"	bei Überdosierung: Muskelrelaxierung, Blutdruckabfall (periphere Vasodilatation), „Magnesiumnarkose"
Kalium + Magnesium	Trophicard, Inzolen	tachykarde Rhythmusstörungen	siehe jeweils Kalium und Magnesium	siehe jeweils Kalium und Magnesium
Fibrinolytika				
Alteplase	Actilyse	Thrombolyse bei Myokardinfarkt, Lungenembolie oder anderen thromboembolischen Gefäßverschlüssen	rekombinanter direkter Gewebeplasminogenaktivator (rt-PA)	Blutungen bzw. Blutungsverstärkung
Urokinase	Corase	wie Alteplase	direkter Plasminogenaktivator	wie Alteplase
Gerinnungspräparate				
Antithrombin (AT)	Kybernin, Atenativ	Verhinderung oder Unterbrechung einer Verbrauchskoagulopathie	wichtigster natürlicher Gerinnungsinhibitor, beschleunigt außerdem die Wirkung von Heparin um mehr als das 1000-Fache	Blutungen bzw. Blutungsverstärkung (nur wenn gleichzeitig Heparin gegeben wird!)
Prothrombinkomplex (PPSB)	Beriplex	lebens- oder organbedrohliche Blutungen unter Cumarinen oder bei Leberinsuffizienz	enthält die Faktoren II, VII, IX, X u. a.	unerwünschte Gerinnungsaktivierung mit disseminierter intravasaler Koagulation (selten)
Glukokortikoide				
Beclomethason (Spray)	Sanasthmyl	chronischer Hustenreiz als Zeichen einer abakteriellen Entzündung der Bronchialschleimhaut	Unterbrechung des entzündlichen Geschehens	Heiserkeit, Soor im Mund-Rachen-Bereich
Cortisol (= Hydrocortison)	–	NNR-Insuffizienz (z. B. perioperative Substitution)	–	–
Dexamethason	Fortecortin	tumorbedingtes Hirnödem, Emesisprophylaxe	Mechanismen unklar	wie Methylprednisolon

Tab. 16.19 Fortsetzung

Generikum	Präparat (Beispiel)	Indikationen	Hauptwirkungen	Nebenwirkungen/ Besonderheiten
Methylprednisolon	Urbason	Allergien, anaphylaktischer oder septisch-toxischer Schock, Status asthmaticus	Hemmung der Antigen-Antikörper-Reaktionen und der Mediatorenfreisetzung, Gefäßabdichtung, verbessertes Ansprechen auf Katecholamine und Bronchodilatatoren	Hyperglykämie, Magen-Darm-Ulzera, Hyperkoagulabilität; ACTH-Suppression bei längerer Anwendung höherer Dosen
Prednisolon	Solu-Decortin H	Allergien, anaphylaktischer Schock, Status asthmaticus	wie Methylprednisolon	wie Methylprednisolon; zusätzlich Na^+- und Wasserretention
Herzglykoside				
Digoxin Acetyldigoxin Methyldigoxin Digitoxin	Lanicor Novodigal Lanitop Digimerck	chronische Herzinsuffizienz, Tachyarrhythmia absoluta	Verminderung der Na^+/K^+-ATPase-Aktivität → positive Inotropie; zentrale Steigerung der Vagusaktivität → Verzögerung der AV-Überleitung	Bradykardie, AV-Block II./III. Grades, Extrasystolie, AV-, Kammertachykardie (**cave:** Hypokaliämie!); **Kontraindikation:** Präexzitationssyndrome (Kammerflimmern möglich)
Inhalationsanästhetika				
Stickoxydul (= Lachgas, N_2O)	–	analgetische Supplementierung einer Allgemeinanästhesie	gasförmiges Anästhetikum	Stickstoffinterferenz, Diffusionshypoxie; Knochenmarkdepression bei längerer Anwendung
Xenon	–	analgetische Supplementierung einer Allgemeinanästhesie	gasförmiges Anästhetikum (chemisch inertes Edelgas)	geringe zentrale Atemdepression
Desfluran	Suprane	Narkoseaufrechterhaltung	volatiles Anästhetikum	zentrale Atemdepression, Atemwegsreizung; passagere Sympathikusstimulation, negative Inotropie; **Kontraindikationen:** wie Isofluran
Isofluran	Forene	Narkoseaufrechterhaltung	volatiles Anästhetikum	zentrale Atemdepression, Atemwegsreizung; negative Inotropie, periphere Vasodilatation; **Kontraindikationen:** maligne Hyperthermie, erhöhter Hirndruck, Schockzustände
Sevofluran	Sevorane	Narkoseaufrechterhaltung, Narkoseeinleitung bei Säuglingen und Kleinkindern	volatiles Anästhetikum	zentrale Atemdepression; rel. geringe negative Inotropie und periphere Vasodilatation; **Kontraindikationen:** wie Isofluran

Tab. 16.19 Fortsetzung

Generikum	Präparat (Beispiel)	Indikationen	Hauptwirkungen	Nebenwirkungen/ Besonderheiten
intravenöse Hypnotika				
Etomidat	Etomidat-Lipuro	Narkoseeinleitung	Kurzhypnotikum ohne analgetische Wirkung; Hirndrucksenkung	zentrale Atemdepression, Myoklonien, NNR-Suppression; Kontraindikation: akute hepatische Porphyrien
Ketamin S (+)-Ketamin	Ketanest S	Analgesie bei Notfallpatienten, Narkoseeinleitung im Schock oder bei Asthma bronchiale, Status ashmaticus	kein richtiges Hypnotikum, sondern Analgetikum mit bewusstseinsverändernder Wirkung („dissoziierte Anästhesie"); Bronchodilatation	Tachykardie, Blutdruckanstieg, Hypersalivation, Rigor; Kontraindikationen: schwere Herzerkrankungen, erhöhter Hirndruck, schweres SHT
Methohexital	Brevimytal	Narkoseeinleitung	Barbiturat: generalisierte zerebrale Dämpfung, Hirndrucksenkung, Antikonvulsion	zentrale Atemdepression → Atemstillstand; negative Inotropie, hepatische Enzyminduktion, Venenreizung, Gewebenekrose bei Fehlinjektion; Kontraindikation: akute hepatische Porphyrien
Propofol	Disoprivan, Propofol-Lipuro	Narkoseeinleitung, TIVA in Kombination mit Opioiden (z. B. Remifentanil)	Hypnotikum ohne analgetische Eigenschaften; Hirndrucksenkung, Antiemesis (?)	zentrale Atemdepression, negative Inotropie, periphere Vasodilatation, Venenreizung
Thiopental	Trapanal	Narkoseeinleitung; generalisierte Krampfanfälle, Status epilepticus	Barbiturat: generalisierte zerebrale Dämpfung, Hirndrucksenkung, Antikonvulsion	wie Methohexital
Kalziumantagonisten				
Clevidipin	Cleviprex	schwere (perioperative) hypertensive Entgleisung	arterielle Vasodilatation (auch koronar)	(überschießender) Blutdruckabfall, reflektorische Tachykardie
Nifedipin	Adalat	hypertensive Krise, stabile oder vasospastische Angina pectoris	arterielle Vasodilatation (auch koronar), geringe negative Inotropie	(überschießender) Blutdruckabfall, reflektorische Tachykardie; **Kontraindikationen:** instabile Angina pectoris, Herzinfarkt in den ersten 4 Wochen
Verapamil	Isoptin	supraventrikuläre Tachykardien, Tachyarrhythmia absoluta	Klasse-IV-Antiarrhythmikum: Verzögerung der AV-Überleitung durch Hemmung des langsamen Ca^{2+}-Einstroms; negative Inotropie, arterielle Vasodilatation	AV-Block II./III. Grades, Blutdruckabfall; **Kontraindikationen:** Präexzitationssyndrome (Kammerflimmern möglich!), Kammertachykardie (Kreislaufstillstand möglich!), Herzinsuffizienz

Tab. 16.19 Fortsetzung

Generikum	Präparat (Beispiel)	Indikationen	Hauptwirkungen	Nebenwirkungen/ Besonderheiten
Katecholamine				
Adrenalin (= Epinephrin)	Suprarenin	anaphylaktischer Schock, Herz-Kreislauf-Stillstand	dosisabhängige Stimulation von β_2-, β_1- und α-Rezeptoren → positive Ino-, Chrono-, Dromo-, Bathmo- und Lusitropie, periphere Vasokonstriktion, Steigerung des diastolischen Aortendrucks (→ Zunahme der Koronarperfusion)	Tachykardie, Extrasystolie, Kammerflimmern, Anstieg des myokardialen O_2-Verbrauchs mit relativer Koronarischämie, Gangrän, Down-Regulation der kardialen β-Rezeptoren
Dobutamin	Dobutrex	kardiogener Schock, akute Linksherzinsuffizienz	β-Sympathomimetikum ($\beta_1 > \beta_2$) → positive Inotropie, geringe Nachlastsenkung	Tachykardie, Extrasystolie, Kammerflimmern, Down-Regulation der kardialen β-Rezeptoren
Noradrenalin (= Norepinephrin)	Arterenol	Schock bei Versagen der Gefäßregulation: septisch-toxischer und spinaler Schock, akuter Querschnitt; Lungenembolie mit Rechtsherzversagen	Stimulation von α- und β_1-Rezeptoren → periphere Vasokonstriktion mit Blutdrucksteigerung (→ Zunahme der zerebralen und koronaren Perfusion)	reflektorische Bradykardie, Tachykardie (selten), Gangrän
Lokalanästhetika (LA)				
Bupivacain	Carbostesin	Spinal-/Epiduralanästhesie, periphere Nervenblockaden	lang wirkendes LA: Hemmung der Bildung und Fortleitung von Aktionspotentialen durch Blockade von Na^+-Kanälen	Exzitation mit Krämpfen → Koma; Bradykardie, AV-Blockierung, ventrikuläre Arrhythmien; negative Inotropie, periphere Vasodilatation; allergische Reaktionen
Mepivacain	Scandicain	Spinal-/Epiduralanästhesie, periphere Nervenblockaden, Infiltrationsanästhesie	mittellang wirkendes LA	wie Bupivacain
Prilocain	Xylonest	periphere Nervenblockaden	mittellang wirkendes LA	wie Bupivacain; zusätzlich Methämoglobinämie
Ropivacain	Naropin	Spinal-/Epiduralanästhesie, periphere Nervenblockaden	lang wirkendes LA	wie Bupivacain
Muskelrelaxanzien (MR)				
Succinylcholin (= Suxamethonium)	Pantolax, Lysthenon	Muskelrelaxation zur Intubation und für Kurzeingriffe, Nichtnüchtern-Einleitung, Laryngospasmus	kurz wirkendes depolarisierendes MR, schnellster Wirkungseintritt von allen MR	periphere Atemlähmung, Bradykardie, Arrhythmien, Hyperkaliämie, Muskelschmerzen; Wirkungsverlängerung bei atypischer Plasmacholinesterase; **Kontraindikationen:** maligne Hyperthermie, Lähmungen, Muskeldystrophien/-atrophien

Tab. 16.19 Fortsetzung

Generikum	Präparat (Beispiel)	Indikationen	Hauptwirkungen	Nebenwirkungen/ Besonderheiten
Atracurium	Tracrium	Muskelrelaxation zur Intubation und für operative Eingriffe	mittellang wirkendes nicht depolarisierendes MR, keine Kumulation (wegen Hofmann-Elimination)	periphere Atemlähmung, bei schneller Injektion Flush durch lokale Histaminfreisetzung möglich, selten Blutdruckabfall
cis-Atracurium	Nimbex	wie Atracurium	mittellang wirkendes nicht depolarisierendes MR, keine Kumulation (wegen Hofmann-Elimination)	wie Atracurium, aber keine Histaminfreisetzung
Mivacurium	Mivacron	Muskelrelaxation zur Intubation und für operative Eingriffe	kurz bis mittellang wirkendes nicht depolarisierendes MR	periphere Atemlähmung, Wirkungsverlängerung bei atypischer Plasmacholinesterase
Pancuronium	–	Muskelrelaxation zur Intubation und für lange operative Eingriffe	lang wirkendes nicht depolarisierendes MR	periphere Atemlähmung, Tachykardie durch atropinartige Wirkung, Kumulation bei Leber- und/oder Niereninsuffizienz
Rocuronium	Esmeron	Muskelrelaxation zur Intubation und für operative Eingriffe, Nicht-nüchtern-Einleitung	mittellang wirkendes nicht depolarisierendes MR, Wirkungseintritt fast so schnell wie bei Succinylcholin	periphere Atemlähmung, Kumulation bei Leber- und/ oder Niereninsuffizienz
Vecuronium	Norcuron	Muskelrelaxation zur Intubation und für operative Eingriffe	mittellang wirkendes nicht depolarisierendes MR	periphere Atemlähmung, Kumulation bei Leber- und/ oder Niereninsuffizienz
Nicht-Opioid-Analgetika				
Acetylsalicylsäure Lysinacetylsalicylat	Aspirin Aspirin i. v.	leichte bis mittlere Schmerzen, Fieber, nicht mikrobielle Entzündungen	nicht steroidales Antiphlogistikum: Reduktion der Prostaglandinsynthese durch nicht selektive, irreversible Hemmung der Cyclooxygenase → Analgesie, Antipyrese, Entzündungshemmung	Blutungen (wegen Thrombozytenaggregationshemmung; **cave:** Thrombozytopathie!), Bronchokonstriktion bei Asthmatikern, Reye-Syndrom bei Kindern; bei chronischer Anwendung: Magen-Darm-Ulzera, Verschlechterung der Nierenfunktion
Diclofenac Ibuprofen	Voltaren	leichte bis mittlere Schmerzen, Fieber, nicht mikrobielle Entzündungen	nicht steroidale Antiphlogistika: im Unterschied zu ASS aber nur reversible Cyclooxygenasehemmung	qualitativ wie ASS, aber nicht so lange anhaltend
Metamizol (= Novaminsulfon)	Novalgin	postoperative, posttraumatische oder kolikartige Schmerzen, hohes Fieber	Pyrazolderivat: Analgesie, Antipyrese, Erschlaffung glatter Muskulatur (Spasmolyse)	Blutdruckabfall (direkte Vasodilatation), anaphylaktischer Schock, Agranulozytose (sehr selten)

Tab. 16.19 Fortsetzung

Generikum	Präparat (Beispiel)	Indikationen	Hauptwirkungen	Nebenwirkungen/ Besonderheiten
Paracetamol	ben-u-ron, i. v. Perfalgan	leichte bis mittlere Schmerzen, Fieber	Anilinderivat: Analgesie, Antipyrese	in therapeutischen Dosen so gut wie keine; bei Überdosierung oder Intoxikation Leberzerfall
Opioide				
Alfentanil	Rapifen	Analgesie bei Allgemeinanästhesien, Analgosedierung (z. B. zusammen mit Midazolam)	zentrale Analgesie (vor allem durch Stimulation von μ-Rezeptoren), Sedierung, antitussive Wirkung	zentrale Atemdepression, Bradykardie, Blutdruckabfall, Thoraxrigidität, Übelkeit/Erbrechen, Harnverhaltung, Miosis
Fentanyl	–	wie Alfentanil	wie Alfentanil	wie Alfentanil
Pethidin	Dolantin	postoperatives Shivering	wie Alfentanil	in subanalgetischer Dosis so gut wie keine
Piritramid	Dipidolor	postoperative oder posttraumatische Schmerzen	wie Alfentanil	zentrale Atemdepression, Übelkeit/Erbrechen, Harnverhaltung
Remifentanil	Ultiva	Analgesie bei Kurznarkosen und bei TIVA	wie Alfentanil	wie Alfentanil
Sufentanil	Sufenta Sufenta epidural	Analgesie bei Allgemeinanästhesien Epiduralanästhesie (zusammen mit Lokalanästhetikum)	wie Alfentanil	wie Alfentanil
Parasympatholytika (Anticholinergika)				
Atropin (= Hyoscyamin)	–	Bradykardie/-arrhythmie, Antisalivation, Physostigminüberdosierung, Organophosphat-Intoxikation	Reduktion des Parasympathikotonus durch kompetitive Blockade muskarinerger Acetylcholinrezeptoren (zentral und peripher)	Tachykardie, Mundtrockenheit, Eindickung des Bronchialsekrets, Harnverhaltung; Temperaturanstieg bei Kindern (Hemmung der Schweißsekretion); bei Intoxikation Krampfanfall → Koma
Butylscopolamin	Buscopan	kolikartige Schmerzen	nur periphere atropinartige Wirkung (quartäres Amin)	Tachykardie, Mundtrockenheit, Harnverhaltung; Temperaturanstieg bei Kindern (siehe Atropin)
Glycopyrronium	Robinul	Antisalivation, Physostigminüberdosierung	wie Butylscopolamin (auch quartäres Amin)	wie Butylscopolamin
Ipratropium (= Isopropylatropin)	Itrop	Bradykardie/-arrhythmie	wie Butylscopolamin (auch quartäres Amin), längere Wirkung als Atropin	wie Butylscopolamin
Phosphodiesterase-III-Hemmer				
Enoximon Milrinon	Perfan Corotrop	akute Linksherzinsuffizienz (oft zusätzlich zu Katecholaminen)	positive Ino- und Lusitropie, geringe positive Chronotropie; periphere Vasodilatation; Up-Regulation der kardialen β-Rezeptoren	Blutdruckabfall, Tachykardie (vor allem reflektorisch), Arrhythmien, Thrombozytopenie

Tab. 16.19 Fortsetzung

Generikum	Präparat (Beispiel)	Indikationen	Hauptwirkungen	Nebenwirkungen/ Besonderheiten
Plasmaersatzmittel				
Gelatine	Gelafusal	schwere Hypovolämie oder hypovolämisch-hämorrhagischer Schock; Hämodilution	künstliches Kolloid: Plasmaersatz	Volumenüberladung, anaphylaktoid-anaphylaktische Reaktionen (selten)
Humanalbumin 5 %	–	schwere Hypovolämie oder hypovolämisch-hämorrhagischer Schock	künstliches Kolloid: Plasmaersatz	Volumenüberladung, anaphylaktoid-anaphylaktische Reaktionen (sehr selten)
Hydroxyethylstärke (nieder-, mittelmolekular)	Volulyte, Tetraspan, Vitafusal	schwere Hypovolämie oder hypovolämisch-hämorrhagischer Schock; Hämodilution	künstliches Kolloid: Plasmaersatz, Verbesserung der Mikrozirkulation	Volumenüberladung, anaphylaktoid-anaphylaktische Reaktionen (sehr selten), Thrombozytenaggregationshemmung (Blutungsverstärkung bei Überdosierung), Nierenfunktionsstörungen (**cave:** Dehydratation), Juckreiz
Puffersubstanzen				
Natriumcitrat	–	„Aspirationsprophylaxe“	partikelfreies Antazidum: rasch einsetzende chemische Neutralisierung der Magensäure	–
Natriumhydrogencarbonat (= $NaHCO_3$)	–	metabolische Azidose	Pufferung von H^+-Ionen durch HCO_3^-	Hypokaliämie, Hypernatriämie, bei Überdosierung metabolische Alkalose, bei mangelhafter CO_2-Abatmung (Hypoventilation) Azidoseverstärkung
Trispuffer (= THAM, Trometamol)	–	metabolische Azidose bei Hypernatriämie	Bindung von H^+-Ionen und Neubildung von HCO_3^-	Atemdepression, Gewebenekrosen bei paravasaler Applikation, Kumulation bei Oligoanurie
Reninhemmer				
Aliskiren	Rasilez	Hypertonie	Bindung an Renin und dadurch Verhinderung der Umwandlung von Angiotensinogen in Angiotensin I → venöse und vor allem arterielle Vasodilatation; Natriurie (Hemmung der Aldosteronsynthese)	wie AT_1-Rezeptor-Antagonisten

Tab. 16.19 Fortsetzung

Generikum	Präparat (Beispiel)	Indikationen	Hauptwirkungen	Nebenwirkungen/ Besonderheiten
Sympatholytika				
Clonidin	Catapresan, Paracefan	Hypertonie, Zustände gesteigerter sympathischer Aktivität (postoperatives Shivering, Opioid- oder Alkoholentzug, Narkosesupplementierung), adjuvante Prämedikation bei Alkoholikern oder KHK-Patienten	Reduktion des Sympathikotonus durch Stimulation zentraler Imidazol(in)rezeptoren; Anxiolyse, Sedierung und Analgesie durch Stimulation zentraler α_2-Rezeptoren; zusätzlich periphere α-Rezeptoren-Stimulation	Bradykardie, (überschießender) Blutdruckabfall (bei i. v. Gabe initial Blutdruckanstieg durch periphere α-Rezeptoren-Stimulation möglich), geringe negative Inotropie
Dexmedetomidin	Dexdor	Sedierung und Anxiolyse	Alpha-Adrenozeptoragonist, vor allem im Hirnstamm	Blutdruckabfall, Bradykardie, Mundtrockenheit. Keine Bolusinjektionen! Pat. bleiben erweckbar
Esmolol	Brevibloc	hypersympathikoton bedingte supraventrikuläre Tachykardien oder Tachyarrhythmien; tachykarde Hypertonie; thyreotoxische Krise	kurz wirkender β-Rezeptor-Antagonist (HWZ 8–10 min): Wirkung wie Metoprolol	wie Metoprolol
Metoprolol	Beloc, Lopresor	wie Esmolol; zusätzlich stabile Angina pectoris, Reinfarktprophylaxe, stabile chronische Herzinsuffizienz	β-Rezeptor-Antagonist (Klasse-II-Antiarrhythmikum): negative Chrono-, Dromo und Bathmotropie; Up-Regulation der kardialen β-Rezeptoren	Bradykardie, (überschießender) Blutdruckabfall (cave: Hypovolämie!), negative Ino- und Lusitropie, Bronchokonstriktion, Hypoglykämie
Phenoxybenzamin	Dibenzyran	Phäochromozytom (präoperative Vorbereitung)	peripherer α_1- und α_2-Rezeptor-Antagonist	überschießender Blutdruckabfall, reflektorische Tachykardie
Prazosin	Adversuten	Phäochromozytom (präoperative Vorbereitung)	postsynaptischer α_1-Rezeptor-Antagonist	wie Phenoxybenzamin
Propranolol	Dociton	wie Metoprolol	β-Rezeptor-Antagonist (wie Metoprolol)	wie Metoprolol
Urapidil	Ebrantil	(normofrequente) Hypertonie, hypertensive Krise	peripherer α_1-Rezeptor-Antagonist und zentraler Serotoninagonist (5-HT_{1A}-Rezeptor-Agonist)	überschießender Blutdruckabfall

Tab. 16.19 Fortsetzung

Generikum	Präparat (Beispiel)	Indikationen	Hauptwirkungen	Nebenwirkungen/ Besonderheiten
Thrombozytenaggregationshemmer				
Abciximab	ReoPro	akutes Koronarsyndrom, Koronarangioplastie, Stentimplantation	irreversible Blockade des thrombozytären GP-IIb/IIIa-Rezeptors	Blutungen bzw. Blutungsverstärkung
Acetylsalicylsäure	Aspirin	Langzeitverhinderung arterieller Thrombosen (z. B. KHK, Z. n. Myokardinfarkt, TIA) und von Thromben bei Vorhofflimmern/-flattern	irreversible Hemmung der thrombozytären Thromboxansynthese (als Folge der Cyclooxygenasehemmung)	Blutungen bzw. Blutungsverstärkung
Clopidogrel	Plavix, Iscover	wie Acetylsalicylsäure	irreversible Blockade des thrombozytären ADP-Rezeptors	Blutungen bzw. Blutungsverstärkung
Eptifibatid Tirofiban	Integrelin Aggrastat	akutes Koronarsyndrom, Koronarangioplastie, Stentimplantation	kompetitive (reversible) Blockade des thrombozytären GP-IIb/IIIa-Rezeptors	Blutungen bzw. Blutungsverstärkung
Vasodilatatoren				
Dihydralazin	Nepresol	hypertensive Krise (besonders bei EPH-Gestose)	direkte Erweiterung ausschließlich von Arteriolen	überschießende Blutdrucksenkung, reflektorische Tachykardie
Glyceroltrinitrat („Nitroglycerin“)	Nitrolingual	Angina pectoris, intraoperative Myokardischämien, akute Linksherzinsuffizienz mit Lungenstauung, hypertensive Krise mit Linksherzinsuffizienz	NO-vermittelte Erweiterung überwiegend von Venen, weniger von Arterien → vor allem Vorlastsenkung	(überschießender) Blutdruckabfall, reflektorische Tachykardie; Tachyphylaxie
Nitroprussidnatrium	nipruss	therapieresistente hypertensive Krise, kontrollierte Hypotension, Linksherzinsuffizienz mit Low-Output-Syndrom	NO-vermittelte Erweiterung von Arteriolen und Venulen	überschießender Blutdruckabfall, reflektorische Tachykardie; Rebound-Hypertension; bei Überdosierung Cyanidintoxikation
Varia				
Desmopressin (DDAVP)	Minirin	zentraler Diabetes insipidus; Hämophilie A, Willebrand-Jürgens-Syndrom, thrombozytär bedingte Blutungen	antidiuretische Wirkung wie Vasopressin, zusätzlich Steigerung der Faktor-VIII-Aktivität	in höherer, d. h. hämostatisch wirksamer Dosis hyponatriämische Hyperhydratation
Glucose 20 %	–	Hypoglykämie, hypoglykämischer Schock	Erhöhung des Blutzuckerspiegels	bei Überdosierung Hyperglykämie, evtl. osmotische Diurese
Ivabradin	Procoralan	Reservesubstanz bei Angina pectoris (z. B. bei Kontraindikationen für β-Rezeptor-Antagonisten)	Blockade sog. I_f-Kanäle, die nur am Sinus- und AV-Knoten vorkommen → Reduktion der Herzfrequenz	subjektive Lichtwahrnehmungen (Blitze o. Ä.) bei Helligkeitswechseln („Phosphene“)

Tab. 16.19 Fortsetzung

Generikum	Präparat (Beispiel)	Indikationen	Hauptwirkungen	Nebenwirkungen/ Besonderheiten
Levosimendan	Simdax	schwere akute Herzinsuffizienz (als Alternative z. B. zu Dobutamin)	Kalziumsensitizer: Sensibilisierung des Myokards gegenüber Kalziumionen (ohne die intrazelluläre Kalziumkonzentration zu erhöhen!)	Tachykardie, starker Blutdruckabfall; **Kontraindikationen:** im Prinzip wie Katecholamine
L-Thyroxin (T_4)	Euthyrox	euthyreote Struma, Hypothyreose, Z. n. Thyreoidektomie	–	Überdosierung („Hyperthyreosis factitia")
Methimazol (= Thiamazol)	Favistan	Hyperthyreose, thyreotoxische Krise	Thyreostatikum: Hemmung der Jodverwertung in der Schilddrüse	bei Überdosierung Strumawachstum; **Kontraindikation:** retrosternale Struma

1772 Entdeckung des Stickoxyduls durch Joseph Priestley (1733–1804)

1760 Euler (Euler-Gleichungen zur Hämodynamik)

1800 Beschreibung der analgetischen Eigenschaften von Stickoxydul durch Sir Humphry Davy (1778–1829), der es als „Lachgas" bezeichnet

1804 Isolierung des Morphiums aus Opium durch den Paderborner Apotheker Friedrich Sertürner (1783–1841)

1831 Entdeckung des Chloroforms durch Justus von Liebig (1830–1873)

1842 Der Landarzt Crawford Williamson Long führt am 30. März in seiner Praxis wahrscheinlich die erste Äthernarkose am Menschen durch, unterlässt jedoch lange Zeit eine Veröffentlichung, sodass ihm der Ruhm als Entdecker verwehrt bleibt.

1845 Horace Wells (1815 – 1848), Zahnarzt in Hartford, Connecticut, demonstriert erfolglos eine Anästhesie durch Lachgasinhalation für eine Zahnextraktion.

1846 Der Zahnarzt William Thomas Green Morton (1819–1868) führt am 16. Oktober am Massachusetts General Hospital in Boston öffentlich die erste erfolgreiche und allgemein anerkannte Äthernarkose durch.

1847 Der Erlanger Chirurg Johan Ferdinand Heyfelder (1798–1869) wendet die Äthernarkose erstmals auch in Deutschland an.
Sir James Young Simpson (1811–1870), Arzt und Geburtshelfer in Edinburgh, führt Chloroform als Narkosemittel ein.

1853 John Snow (1813 – 1858), Anästhesist in London, verabreicht Königin Victoria zur Schmerzlinderung während der Entbindung des Prinzen Leopold Chloroform („Anesthésie à la reine").

1871 Friedrich Trendelenburg (1844–1924), Chirurg in Berlin, verabreicht Chloroform über ein Tracheostoma und benutzt dafür einen Tubus mit Manschette.

1880 Sir William Macewen (1848–1924), Chirurg in Glasgow, stellt die orotracheale Intubation als Alternative zur Tracheotomie vor.

1884 Carl Koller (1857–1944), Augenarzt in Wien, demonstriert die lokalanästhetischen Eigenschaften von Kokain an der Hornhaut des Auges.

1885 James Leonard Corning (1855–1923), New Yorker Neurologe, erzeugt durch zufällige rückenmarknahe Injektion von Kokain Analgesie.

1890 Curt Schimmelbusch (1860–1895), Chirurg in Berlin, beschreibt die Verwendung einer (später nach ihm benannten) Maske zur Verdampfung von Äther und Chloroform.

1892 Carl Ludwig Schleich (1859–1922), Chirurg in Berlin, stellt die Infiltrationsanästhesie mit Kokain vor.

1898 August Bier (1861–1949), Chirurg in Kiel, und sein Assistent August Hildebrandt (1868 – 1954) erproben am 24. August im Selbstversuch erfolgreich die Spinalanästhesie durch gegenseitige Injektion von Kokain.

1901 Franz Kuhn (1866–1929), Chirurg in Kassel, beschreibt seine Technik der orotrachealen Intubation mit biegsamen Metallspiralrohren.
Heinrich Dräger (1847–1917) und sein Bruder Bernhard (1870–1928) entwickeln einen Narkoseapparat für Sauerstoff und Chloroform.

1902 Heinrich Braun (1862–1934), Chirurg in Leipzig, gelingt es, durch Zusatz von Adrenalin zur Kokainlösung deren Effekte zu verlängern und die Resorption zu verzögern.

1903 Emil Fischer (1852–1919), Chemiker in Berlin und Nobelpreisträger (1902) sowie Joseph von Mering (1849–1908), Internist in Halle (Saale), synthetisieren Veronal (Barbital), das erste Barbiturat.

1904 Alfred Einhorn (1856–1917), Chemiker in München, synthetisiert Novocain (Procain), das erste brauchbare Lokalanästhetikum.

1912 Arthur Läwen (1876 – 1958), Chirurg in Leipzig, berichtet über die Verwendung von Kurare zur Muskelrelaxation bei der Bauchdeckennaht.

1915 Frank-Starling-Prinzip (Erstpublikation)

1921 Der spanische Militärarzt Fidel Pagés (1886–1923) beschreibt die lumbale Periduralanästhesie.

1924 Die Chirurgen Paul Sudeck (1866–1945) und Helmut Schmidt (1895–1979) entwickeln in Zusammenarbeit mit der Firma Dräger ein Kreisatmungssystem mit Kohlensäureabsorption.

1926 Der amerikanische Anästhesist John Silas Lundy (1894–1973) stellt sein Konzept der balancierten Anästhesie vor.

1928 Erste Geräte zur Beatmung von Patienten mit der „eisernen Lunge"

1932 Helmut Weese (1897 – 1954), Walter Scharpff und Rheinoff setzen als erste das 1931 von Kropp und Taub synthetisierte Evipan (Hexobarbital) ein.

1937 Der amerikanische Anästhesist Arthur Ernest Guedel (1883–1956) veröffentlicht ein Schema zur standardisierten klinischen Beurteilung der Tiefe einer Äthernarkose.

1942 Die kanadischen Anästhesisten Harold Randall Griffith (1894–1985) und Gladys Enid Johnson (1909–2001) setzen Kurare bei Narkosen für chirurgische Zwecke ein.

1943 Sir Robert Reynolds Macintosh (1897–1989), Oxford, seit 1937 erster Lehrstuhlinhaber für Anästhesie in Europa, beschreibt sein gebogenes Laryngoskop.

1944 Erste Verwendung des Lokalanästhetikums Lidocain durch Torsten Gordh (1907–2010) am Karolinska Institut in Stockholm

1951 Erste klinische Erprobungen des 1949 von Daniel Bovet (1907–1992) beschriebenen Muskelrelaxans Suxamethonium durch Franz Theodor von Brücke (1908–1970) und Otto Mayrhofer (*1920)

1953 Gründung der „Deutschen Gesellschaft für Anästhesie“
Einführung und staatliche Anerkennung der Weiterbildung zum „Facharzt für Anästhesie“ in Deutschland
Einführung eines Beatmungsbeutels durch das Team von Dr. Forrest

1956 Erste klinische Anwendung von Halothan durch Michael Johnstone am Manchester Royal Infirmary

1959 Einführung der Neuroleptanalgesie durch Joris DeCastro (1919–1990) und Paul Mundeleer (*1914)

1960 Erstbeschreibung der malignen Hyperthermie durch den Australier Michael Denborough (*1929)

1961 Erste Anwendung des 1960 von Paul Janssen (1926–2003) synthetisierten Opioidanalgetikums Fentanyl

1965 Kapnografie

1966 Einführung der Ketaminanalgesie durch Günther Corssen und Edward Domino in den USA

1967 Erste kommerzielle BGA-Geräte

1970 Erste Einführung eines Pulmonaliskatheters durch William Ganz und Jeremy Swan

1971 Erste Anwendung von Isofluran

1972 Klinische Erstanwendung von Etomidat durch Alfred Doenicke (*1928) in München

1977 Erste Anwendung von Propofol durch Brian Kay und George Rolly

1983 Erstbeschreibung der Kehlkopfmaske durch den englischen Anästhesisten Archibald Brain (*1942)

1984 Erstzulassung von Midazolam in Deutschland

1985 Erste klinische Anwendung der Pulskonturanalyse

1990 Erstzulassung von Sevofluran für den klinischen Gebrauch in Japan

1996 Einführung des kurz wirksamen Opioidanalgetikums Remifentanil
Einführung der mikroprozessorgesteuerten kontinuierlichen Zufuhr von Propofol

2001 Klinische Einführung der Videolaryngoskopie

2005 „Just a Routine Operation“ – am 29. 3. 2005

2005 Gründung der Clinical Human Factors Group (CHFG) durch Martin Bromiley

$AaDO_2$	alveoloarterielle Differenz des Sauerstoffgehalts
Ach	Acetylcholin
ACLS	erweiterte lebensrettende Maßnahmen („advanced cardiac life support")
ADH	antidiuretisches Hormon
AED	automatisierter externer Defibrillator
AF	Atemfrequenz
AMV	Atemminutenvolumen
AP	Aktionspotenzial
APC	Anästhetika-induzierte Präkonditionierung
ASA	American Society of Anesthesiologists
ASS	Acetylsalicylsäure
AT	Antithrombin; Angiotensin
$avDO_2$	arteriovenöse Differenz des Sauerstoffgehalts
AWR	Aufwachraum
AXP	axilläre Blockade
AZV	Atemzugvolumen; Atemzeitverhältnis
BGA	Blutgasanalyse
BIS	Bispektralindex
BMI	Body-Mass-Index
B-Mode	„brightness modulation"
CAM-ICU	confusion assessment method for the intensive care unit
CaO_2	Sauerstoffgehalt des arteriellen Blutes („content of arterial oxygen")
CAT	COPD Assessment Test
CBF	zerebraler Blutfluss oder Hirndurchblutung („cerebral blood flow")
CBV	zerebrales Blutvolumen („cerebral blood volume")
CC	Verschlusskapazität („closing capacity")
CCO	kontinuierliches HZV („continuous cardiac output")
CCT	kranielles Computertomogramm oder kranielle Computertomografie
CEA	Carotis-Endarteriektomie
CI	Herzindex („cardiac index")
CICO	weder intubieren noch oxygenieren ist möglich („can't intubate – can't oxygenate")
$CMRO_2$	zerebraler Sauerstoffverbrauch („cerebral metabolic rate of oxygen")
CMV	maschinelle (= kontrollierte) Beatmung („continuous mandatory ventilation")
CO	Herzzeitvolumen („cardiac output")
COPD	chronische obstruktive Atemwegserkrankung („chronic obstructive pulmonary disease")
CPAP	kontinuierlich positiver Atemwegsdruck („continuous positive airway pressure")
CPP	zerebraler Perfusionsdruck („cerebral perfusion pressure")
CPPV	Beatmung mit positivem endexspiratorischem Druck („continuous positive pressure ventilation")
CRT	Rekapillierungszeit („capillary refill time")
CSA	kontinuierliche Spinalanästhesie
CT	Computertomogramm oder -grafie
CTPA	computed tomography pulmonary angiography
CV	Verschlussvolumen („closing volume")
CW-Doppler	„continuous-wave"-Doppler
DLT	Doppellumentubus
DO_2	Sauerstoffangebot („delivery of oxygen")
EDV	enddiastolisches Volumen
EDKA	perioperative euglykämische diabetische Ketoazidose
EEG	Elektroenzephalogramm oder -grafie
EK	Erythrozytenkonzentrat
EKG	Elektrokardiogramm oder -grafie
EF	Ejektionsfraktion (Auswurffraktion)
EP	evozierte Potenziale
ESRD	end stage renal disease
EZR	Extrazellulärraum
FEV_1	forciertes exspiratorisches Volumen (Sekundenkapazität)
FFP	gefrorenes Frischplasma („fresh frozen plasma")
FIO_2	inspiratorische Sauerstoffkonzentration („fraction of inspired oxygen")
FOI	fiberoptische Intubation
FONA	emergency front-of-neck airway
FRC	funktionelle Residualkapazität („functional residual capacity")
GFR	glomeruläre Filtrationsrate
GOLD	global initiative for chronic obstructive lung disease
HDM	Herzdruckmassage
HES	Hydroxyethylstärke
HF	Herzfrequenz
HFrEF	heart failure with reduced ejection fraction
HWZ	Halbwertszeit
HZV	Herzzeitvolumen
ICP	intrakranieller Druck („intracranial pressure")

16 Anhang

IE	internationale Einheit(en)
IHD	isovolämische Hämodilution
ILMA	Intubationslarynxmaske
IMC	intermediate care station
INR	international normalized ratio (Umrechnungsstandard für den Quick-Wert)
ION	ischämische Optikusneuropathie
IONM	intraoperatives Neuromonitoring
IOP	Augeninnendruck („intraocular pressure")
IP	in plane
IPPV	Beatmung mit positivem inspiratorischem Druck („intermittent positive pressure ventilation")
IRV	Beatmung mit umgekehrtem Atemzeitverhältnis („inversed ratio ventilation")
ISB	interskalenäre Blockade
ITN	Intubationsnarkose
IZR	Intrazellulärraum
KHK	koronare Herzkrankheit
KG	Körpergewicht
KOD	kolloidosmotischer Druck
KOF	Körperoberfläche
LA	Lokalanästhesie, Lokalanästhetikum
LAE	Lungenarterienembolie
LAP	linksatrialer Druck („left atrial pressure")
LM(A)	Larynxmaske („laryngeal mask [airway]")
LVEDP	linksventrikulärer enddiastolischer Druck („left ventricular enddiastolic pressure")
MAC	minimale alveoläre Konzentration
MANV	Massenanfall von Verletzten
MAP	mittlerer arterieller Druck („mean arterial pressure")
MAT	maschinelle Autotransfusion
MELD	model for end stage liver disease
MH	maligne Hyperthermie
MINS	myocardial injury after non-cardiac surgery
MP	Mallampati
MPS	mononukleäres phagozytierendes System
MR	Muskelrelaxans
NIBP	nicht invasive Blutdruckmessung („non-invasive blood pressure")
NIRS	Nahinfrarotspektroskopie
NIV	non-invasive Ventilation
NNM	Nebennierenmark
NNR	Nebennierenrinde
NO	Stickstoff(mon)oxid
NPPE	negative-pressure pulmonary edema
NSAID	nicht steroidale Antiphlogistika („non-steroidal anti-inflammatory drugs")
NSTEMI	Myokardinfarkt ohne ST-Strecken-Hebung („non-ST-elevation myocardial infarction")
OOP	out of plane
PAK	pulmonalarterieller Katheter
PAP	pulmonalarterieller Druck („pulmonary arterial pressure")
PaO_2	arterieller Sauerstoffpartialdruck
PAO_2	alveolärer Sauerstoffpartialdruck
PAS	perioperative Anästhesiestation
PBA	Plexus-brachialis-Anästhesie
PCA	patientenkontrollierte Analgesie
PCEA	patientenkontrollierte Epiduralanalgesie
PChE	Pseudo- oder Plasmacholinesterase
PCIA	patientenkontrollierte intravenöse Analgesie
PCV	druckkontrollierte Beatmung („pressure controlled ventilation")
PCWP	pulmonalkapillarer Verschlussdruck (Wedge-Druck)
PDA	Periduralanästhesie
PDK	Periduralkatheter
PDPH	postdural puncture headache
PEA	elektromechanische Entkopplung
$PECO_2$	endexspiratorischer Kohlendioxidpartialdruck
PEEP	positiver endexspiratorischer Druck („positive endexpiratory pressure")
pH	potentia Hydrogenii
PIP	Beatmungsspitzendruck („peak inspiratory pressure")
PMI	perioperative myocardial injury
PNB	periphere Nervenblockade
PONV	postoperative nausea and vomiting
POVL	perioperativer Visusverlust („perioperative vision loss")
PPC	postoperative pulmonale Komplikationen
$pSaO_2$	partielle Sauerstoffsättigung des arteriellen Bluts
$PvCO_2$	venöser Kohlendioxidpartialdruck
PvO_2	venöser Sauerstoffpartialdruck
PVR	Lungengefäßwiderstand („pulmonary vascular resistance")
pVT	pulslose Kammertachykardie
PW-Doppler	„pulsed-wave"-Doppler
RAO	Zentralarterienverschluss der Retina („retinal artery occlusion")

RAP rechtsatrialer Druck („right atrial pressure")
RCRI revised cardiac risk index
ROSC return of spontanous circulation
rt-PA rekombinanter Gewebeplasminogenaktivator („recombinant tissue plasminogen activator")
RV Residualvolumen
RVED rechtsventrikulärer enddiastolischer Druck („right ventricular enddiastolic pressure")
SAB Subarachnoidalblutung
SaO_2 Sauerstoffsättigung des arteriellen Blutes
SGLt-2 Sodium-Glucose-Cotransporter-2
SHT Schädel-Hirn-Trauma
SI Schlagvolumenindex („stroke index")
SIMV synchronisierte assistierende und kontrollierte Beatmung („synchronized intermittent mandatory ventilation")
SPA Spinalanästhesie; Spontanatmung
SPK Spinalkatheter
STEMI Myokardinfarkt mit ST-Strecken-Hebung („ST-elevation myocardial infarction")
$Sv_{gem}O_2$ Sauerstoffsättigung des gemischtvenösen Blutes
SvO_2; $SzvO_2$ Sauerstoffsättigung des zentralvenösen Blutes
SV Schlagvolumen („stroke volume")
SVR totaler peripherer Gefäßwiderstand („systemic vascular resistance")
TCD transkranielle Dopplersonografie
TEE transösophageale Echokardiografie
TIA transitorische ischämische Attacke
TIVA total intravenöse Anästhesie
TK Thrombozytenkonzentrat
TOF train of four
t-PA Gewebeplasminogenaktivator („tissue plasminogen activator")
TTM targeted temperature management
va-ECMO veno-arterielle extrakorporale Membranoxygenierung
VC Vitalkapazität („vital capacity")
VCV volumenkontrollierte Beatmung („volume-controlled ventilation")
VF Kammerflimmern
VIP vertikale infraklavikuläre Plexusblockade
VO_2 Sauerstoffverbrauch
VTI Velocity-time-Integral
WHO Weltgesundheitsorganisation (World Health Organization)
ZAS zentralanticholinerges Syndrom
ZNS zentrales Nervensystem
ZVD zentralvenöser Druck
ZVK zentralvenöser Katheter

Sachverzeichnis

B

H

M

N

V

W

X

Z